R.M. Schmidt†, F.A. Hoffmann, J.H. Faiss, W. Köhler, U.K. Zettl

Multiple Sklerose

Rudolf Manfred Schmidt†, Frank A. Hoffmann,
Jürgen H. Faiss, Wolfgang Köhler,
Uwe K. Zettl (Hrsg.)

Multiple Sklerose

7. Auflage

Unter Mitarbeit von Orhan Aktas, Sascha Alvermann, Anja Block, Wolfgang Brück, Jürgen H. Faiss, Brit Fitzner, Peter Flachenecker, Jutta Gärtner, Jeanine Gerken, Judith Haas, Cornelia Hardt, Michael Haupts, Michael Hecker, Frank A. Hoffmann, Uwe Hoppenworth, Peter Huppke, Raimar Kern, Wolfgang Köhler, Markus Krumbholz, Annett Kunkel, Ernst Linke, Roland Martin, Edgar Meinl, Dieter Pöhlau, Alexander Reinshagen, Peter Rieckmann, Michael Sailer, Michael Schifferdecker, Sabine Schipper, Sven Schippling, Hendrik Schmitt, Christina Sokol, Christine Stadelmann-Nessler, Martin Stangel, Hayrettin Tumani, Uwe K. Zettl, Tjalf Ziemssen, Klaus Zimmermann, Frauke Zipp

ELSEVIER

ELSEVIER
Hackerbrücke 6, 80335 München, Deutschland
Wir freuen uns über Ihr Feedback und Ihre Anregungen an books.cs.muc@elsevier.com

ISBN 978-3-437-22084-5
eISBN 978-3-437-18063-7

Alle Rechte vorbehalten
7. Auflage 2018
© Elsevier GmbH, Deutschland

Wichtiger Hinweis für den Benutzer
Ärzte/Praktiker und Forscher müssen sich bei der Bewertung und Anwendung aller hier beschriebenen Informationen, Methoden, Wirkstoffe oder Experimente stets auf ihre eigenen Erfahrungen und Kenntnisse verlassen. Bedingt durch den schnellen Wissenszuwachs insbesondere in den medizinischen Wissenschaften sollte eine unabhängige Überprüfung von Diagnosen und Arzneimitteldosierungen erfolgen. Im größtmöglichen Umfang des Gesetzes wird von Elsevier, den Autoren, Redakteuren oder Beitragenden keinerlei Haftung in Bezug auf die Übersetzung oder für jegliche Verletzung und/oder Schäden an Personen oder Eigentum, im Rahmen von Produkthaftung, Fahrlässigkeit oder anderweitig, übernommen. Dies gilt gleichermaßen für jegliche Anwendung oder Bedienung der in diesem Werk aufgeführten Methoden, Produkte, Anweisungen oder Konzepte.

Für die Vollständigkeit und Auswahl der aufgeführten Medikamente übernimmt der Verlag keine Gewähr.
Geschützte Warennamen (Warenzeichen) werden in der Regel besonders kenntlich gemacht (®). Aus dem Fehlen eines solchen Hinweises kann jedoch nicht automatisch geschlossen werden, dass es sich um einen freien Warennamen handelt.

Bibliografische Information der Deutschen Nationalbibliothek
Die Deutsche Nationalbibliothek verzeichnet diese Publikation in der Deutschen Nationalbibliografie; detaillierte bibliografische Daten sind im Internet über http://www.d-nb.de/ abrufbar.

18 19 20 21 22 5 4 3 2 1

Für Copyright in Bezug auf das verwendete Bildmaterial siehe Abbildungsnachweis

Das Werk einschließlich aller seiner Teile ist urheberrechtlich geschützt. Jede Verwertung außerhalb der engen Grenzen des Urheberrechtsgesetzes ist ohne Zustimmung des Verlages unzulässig und strafbar. Das gilt insbesondere für Vervielfältigungen, Übersetzungen, Mikroverfilmungen und die Einspeicherung und Verarbeitung in elektronischen Systemen.

Um den Textfluss nicht zu stören, wurde bei Patienten und Berufsbezeichnungen die grammatikalisch maskuline Form gewählt. Selbstverständlich sind in diesen Fällen immer Frauen und Männer gemeint.

Planung: Ursula Jahn, München
Projektmanagement: Martha Kürzl-Harrison, München
Redaktion: Karin Beifuss, Ohmden
Satz: abavo GmbH, Buchloe, TNQ Chennai/Indien
Druck und Bindung: Drukarnia Dimograf Sp. z o. o., Bielsko-Biała/Polen
Umschlaggestaltung und Titelfotografie: Spieszdesign, Neu-Ulm

Aktuelle Informationen finden Sie im Internet unter **www.elsevier.de**

Nachruf statt Vorwort

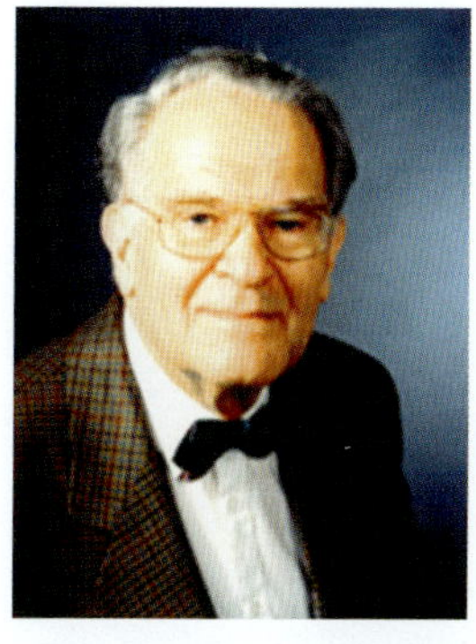

Prof. Dr. med. Rudolf Manfred Schmidt 6.11.1926–21.12.2015

Am 21.12.2015, schon in den Vorbereitungen zu dieser 7. Auflage, verstarb Herr Prof. Dr. med. Rudolf Manfred Schmidt. Er war der Begründer dieser Lehrbuchreihe, die mit der 1. Auflage 1979 im Gustav Fischer Verlag Jena begann. Er war Nestor der MS- und Liquorforschung – weit über seinen mitteldeutschen Wirkungskreis in Jena und Halle/Saale hinaus. Aber er war noch viel mehr: akribischer Forscher, humanistisch geprägter Arzt, einfühlsamer Gesprächspartner, geschätzter Ratgeber und väterlicher Freund, der diese Lehrbuchreihe ständig den aktuellen wissenschaftlichen und klinischen Entwicklungen anpasste, die Herausgebermannschaft erweiterte, verjüngte und bis zuletzt aktiv begleitete und unterstützte. Auch die ersten Planungen dieser Neuauflage hat er noch engagiert begleitet. Leider hat Manfred Schmidt das Erscheinen dieser 7. Auflage seines Lehrbuchs nicht mehr erleben dürfen.

Wir verbliebenen Mitherausgeber erinnern uns in großer Dankbarkeit an die langjährige Zusammenarbeit mit ihm, geprägt von seiner sich niemals in den Vordergrund drängenden, aber dafür umso eindrucksvolleren Kompetenz und Weisheit, und betrachten es als besonderen Auftrag und außerordentliche Ehre, diese MS-Lehrbuchreihe in seinem Sinne fortzuführen.

Nach wie vor liegt der Schwerpunkt des Werkes auf Aspekten der Therapie und Patientenbetreuung. Neben der ausführlichen Darstellung der Therapiemöglichkeiten einzelner MS-Symptome und der Schubtherapien werden die immuntherapeutischen Möglichkeiten besonders eingehend behandelt, deren Spektrum und damit auch Komplexität sich stetig erweitert.

Den Mitautoren, langjährig anerkannten internationalen MS-Klinikern und MS-Wissenschaftlern, die besondere Spezialgebiete bearbeiten, wollen wir wieder herzlich danken.

Für die Hilfe und Unterstützung bei der Veröffentlichung der 7. Auflage danken wir dem Verlag Elsevier, Urban & Fischer, München. Frau Ursula Jahn, Frau Martha Kürzl-Harrison sowie Frau Karin Beifuss sind hier besonders hervorzuheben, ohne deren engagierte, beständige und stets konstruktive Mitarbeit dieses Buch so nicht möglich gewesen wäre.

Frank A. Hoffmann
Jürgen H. Faiss
Wolfgang Köhler
Uwe K. Zettl
Halle (Saale), im Juli 2017

Autorenverzeichnis

Professor Dr. med. Orhan Aktas
Heinrich-Heine Universität
Klinik für Neurologie
Moorenstr. 5
40225 Düsseldorf

Dr. med. Sascha Alvermann
Medizinische Hochschule Hannover
Neurologie OE 7210
Carl-Neuberg-Str. 1
30625 Hannover

Anja Block, Dipl.-Sprachheilpädagogin
Kleine Marktstr. 4
06108 Halle (Saale)

Professor Dr. med. Wolfgang Brück
Universitätsmedizin Göttingen
Institut für Neuropathologie
Robert-Koch-Str. 40
37099 Göttingen

Professor Dr. med. Jürgen Faiss
Asklepios Fachklinikum Lübben
Klinik für Neurologie und
Klinische Neurophysiologie
Luckauer Str. 17
15907 Lübben

Dr. rer. nat. Brit Fitzner
Universitätsmedizin Rostock
Klinik und Poliklinik für Neurologie
Sektion Neuroimmunologie
Gehlsheimer Str. 20
18147 Rostock

Professor Dr. med. Peter Flachenecker
Neurologisches Reha-Zentrum
Quellenhof Bad Wildbad
Kuranlagenallee 2
75323 Bad Wildbad

Professor Dr. med. Jutta Gärtner
Universitätsmedizin Göttingen
Klinik für Kinder- und Jugendmedizin
Abt. Neuropädiatrie
Robert-Koch-Str. 40
37075 Göttingen

Dr. med. Jeanine Gerken
Kamillus-Klinik Asbach
Hospitalstr. 6
53567 Asbach

Professor Dr. med. Judith Haas
Jüdisches Krankenhaus Berlin
Klinik für Neurologie
Heinz-Galinski-Str. 1
13347 Berlin-Mitte

Professor Dr. med. Cornelia Hardt
Universitätsklinikum Essen
Institut für Immunologie
WTZ-Forschung
Hufelandstr. 55
45147 Essen

Professor Dr. med. Michael Haupts
Augustahospital Anholt
Augustastr. 8
46419 Isselburg-Anholt

Dr. rer. nat. Michael Hecker
Universitätsmedizin Rostock
Klinik und Poliklinik für Neurologie
Sektion Neuroimmunologie
Gehlsheimer Str. 20
18147 Rostock

Dr. med. Frank A. Hoffmann
Krankenhaus Martha-Maria Halle-Dölau gGmbH
Klinik für Neurologie mit Stroke Unit
MS-Zentrum
Röntgenstr. 1
06120 Halle (Saale)

Dr. phil. Uwe Hoppenworth
Kurt-Schumacher-Damm 28d
49078 Osnabrück

Professor Dr. med. Peter Huppke
Universitätsmedizin Göttingen
Klinik für Kinder- und Jugendmedizin
Abt. Neuropädiatrie
Robert-Koch-Str. 40
37075 Göttingen

Raimar Kern
MedicalSyn HG
Charlottenstr. 8
70182 Stuttgart
und
Niederlassung Dresden
Fetscherplatz 3
01307 Dresden

Prof. Dr. med. Wolfgang Köhler
Fachkrankenhaus Hubertusburg gGmbH
Klinik für Neurologie und neurologische
Intensivmedizin, MS-Zentrum
Gebäude 85–88
04779 Wermsdorf

Dr. med. Markus Krumbholz
Universitätsklinik Tübingen
Abt. Neurologie, Schwerpunkt neurovaskuläre
Erkrankungen
Hoppe-Seyler-Str. 3
72076 Tübingen

Dr. rer. nat. Annett Kunkel
Asklepios Fachklinikum Teupitz
Buchholzer Str. 21
15755 Teupitz

Dr. med. Ernst Linke
Asklepios-Klinik
Bahnhofstr. 1a
07646 Stadtroda

Prof. Dr. med. Roland Martin
Neuroimmunologie und Multiple Sklerose-Forschung
Klinik für Neurologie
UniversitätsSpital Zürich
Frauenklinikstr. 26
CH-8091 Zürich

Professor Dr. med. Edgar Meinl
Institut für Klinische Neuroimmunologie
Biomedizinisches Centrum u. Klinikum
der LMU München
Großhaderner Str. 9
82152 Planegg-Martinsried

Dr. med. Dieter Pöhlau
Kamillus-Klinik Asbach
Hospitalstr. 6
53567 Asbach

Dr. med. Alexander Reinshagen
Sana Klinikum Borna
Klinik für Neurologie
Rudolf-Virchow-Str. 2
04552 Borna

Professor Dr. med. Peter Rieckmann
Sozialstiftung Bamberg
Klinikum am Bruderwald
Buger Str. 80
96049 Bamberg

Prof. Dr. med. Michael Sailer
MEDIAN Klinik NRZ Magdeburg
Gustav-Ricker-Str. 4
39120 Magdeburg
und
Otto-von-Guericke-Universität Magdeburg
Universitätsklinik für Neurologie
Leipziger Str. 44
39120 Magdeburg

Dr. med. Michael Schifferdecker
Arzt für Psychiatrie, Psychotherapie,
Psychosomatische Medizin und Neurologie
Clever Str. 35
50668 Köln

Dr. rer. medic. Sabine Schipper, Dipl.-Psych.
Landesverband Nordrhein-Westfalen
Deutsche Multiple Sklerose Gesellschaft (DMSG)
Sonnenstr 10
40227 Düsseldorf

Prof. Dr. med. Sven Schippling
Neuroimmunologie und Multiple Sklerose-Forschung
Klinik für Neurologie
UniversitätsSpital Zürich
Frauenklinikstr. 26
CH-8091 Zürich

Professor Dr. med. Rudolf Schmidt†

Hendrik Schmitt
Deutsche Multiple Sklerose Gesellschaft,
Bundesverband e.V.
Krausenstr. 50
30171 Hannover

Dr. phil. Christina Sokol
Psychologin M.A., Psychotherapeutin
Richard-Wagner-Str. 35
33501 Hildesheim

Professor Dr. med. Christine Stadelmann-Nessler
Universitätsmedizin Göttingen
Institut für Neuropathologie
Robert-Koch-Str. 40
37099 Göttingen

Professor Dr. med. Martin Stangel
Medizinische Hochschule Hannover
Neurologie OE 7210
Carl-Neuberg-Str. 1
30625 Hannover

Professor Dr. med. Hayrettin Tumani
Fachklinik für Neurologie Dietenbronn
Akademisches Krankenhaus der Universität Ulm
Dietenbronn 7
88477 Schwendi
und
Neurologische Uniklinik im RKU
Labor für Liquordiagnostik
Oberer Eselsberg 45
89081 Ulm

Professor Dr. med. Uwe K. Zettl
Universitätsmedizin Rostock
Klinik und Poliklinik für Neurologie
Sektion Neuroimmunologie
Gehlsheimer Str. 20
18147 Rostock

Professor Dr. med. Tjalf Ziemssen
Universitätsklinikum Carl Gustav Carus
Zentrum für klinische Neurowissenschaften
Neurologische Klinik und Poliklinik
Fetscherstr. 74
01307 Dresden

Dr. rer. nat. Klaus Zimmermann
Labopart Medizinische Laboratorien
Wurzener Str. 5
01127 Dresden

Professor Dr. med. Frauke Zipp
Universitätsmedizin Mainz
Klinik und Poliklinik für Neurologie
Langenbeckstr. 1
55131 Mainz

Nach der 6. Auflage als Autorin ausgeschieden:
Dr. med. Eva Littig, Neuchâtel (Kap. 9)

Abkürzungen

Symbole

↑	erhöht; Zunahme
↓	erniedrigt; Abnahme

A

a.-p.	anterior-posterior
ACA	Anticardiolipin-Antikörper
ACE	angiotensin-converting enzyme
ACTH	adrenokortikotropes Hormon
ADEM	akute demyelinisierende/disseminierte Enzephalomyelitis
AEP	akustisch evozierte Potenziale
AHB	Anschlussheilbehandlung
aHSZT	autologe hämatopoetische Stammzell-transplantation
Ak	Antikörper
AK-EW	alterskorrigierte Erkrankungswahrscheinlichkeit
ALS	amyotrophe Lateralsklerose
ALT	Alanin-Aminotransferase
AMN	Adrenomyeloneuropathie
ANA	antinukleäre Antikörper
ANCA	antineutrophile zytoplasmatische Antikörper
ANS	autonomes Nervensystem
AP	alkalische Phosphatase
APA	Antiphospholipid-Antikörper
APC	antigenpräsentierende Zelle
AQP4	Aquaporin-4
ASAT	Aspartat-Aminotransferase
AS-EW	altersspezifische Erkrankungswahrscheinlichkeit
AST	Aspartat-Aminotransferase
ATL	Aktivitäten des täglichen Lebens

B

BAL	bronchoalveoläre Lavage
BAR	Bundesarbeitsgemeinschaft für Rehabilitation
BB	Blutbild
BDNF	brain derived neutrotrophic factor
bds.	beidseits, beidseitig
BfArM	Bundesinstitut für Arzneimittel und Medizinprodukte
BICAMS	Brief International Cognitive Assessment for Multiple Sclerosis
BPF	brain parenchymal fraction (Hirnparenchymfraktion)
BR	Blinkreflex (OOR, TFR)
BSG	Blut(körperchen)senkungsgeschwindigkeit
BtM(G)	Betäubungsmittel(gesetz)

C

cANCA	cytoplasmatische ANCA
CD	cluster of differentiation
CDMS	clinically definite multiple sclerosis (klinisch gesicherte MS)
CiA	Ciclosporin A
CIMT	constraint-induced movement therapy
CIS	clinically isolated syndrome (klinisch isoliertes Syndrom)
cMRT	kraniale Magnetresonanztomografie
CMV	Zytomegalievirus
CRP	C-reaktives Protein
CT	Computertomografie

D

d	Tag
d. F.	der Fälle
DGKN	Deutsche Gesellschaft für Klinische Neurophysiologie
DGN	Deutsche Gesellschaft für Neurologie
d. h.	das heißt
DHODH	Dihydroorotat-Dehydrogenase
DIS	dissemination in space
DMD	disease-modifying drugs
DMF	Dimethylfumarat
DMSG	Deutsche Multiple Sklerose Gesellschaft
DNA	Desoxyribonukleinsäure
DSM	Diagnostic and Statistical Manual of Mental Disorders
DTI	diffusion tensor imaging (Diffusionstensorbildgebung)
DWI	diffusion weighted imaging (diffusionsgewichtete Bildgebung)

E

EAE	experimentelle allergische Enzephalomyelitis
EAN	experimentelle Autoimmunneuritis
EbM	evidenzbasierte Medizin
EBMT	European Society for Blood and Marrow Transplantation
EBV	Epstein-Barr-Virus
EDSS	Expanded Disability Status Scale
EEG	Elektroenzephalografie/-gramm
EKG	Elektrokardiografie/-gramm
EMA	European Medicines Agency (Europäische Arzneimittel-Agentur)
EMG	Elektromyografie/-gramm
EMSP	European Multiple Sclerosis Platform
ENG	Elektroneurografie/-gramm
EP	evozierte Potenziale
EPMS	extrapyramidal-motorische Symptome
evtl.	eventuell

F

FLAIR	fluid attenuated inversion recovery
fMRT	funktionelle Magnetresonanztomografie
FSMC	Fatigue Skala für Motorik und Kognition
FSS	Fatigue Severity Scale

G

GB-A	Gemeinsamer Bundesausschuss
GBS	Guillain-Barré-Syndrom
G-CSF	Granulozyten-Kolonie-stimulierender Faktor
Gd	Gadolinium
GFR	glomeruläre Filtrationsrate
GGT	Gamma-Glutamyltransferase
GI	gastrointestinal
GKS	Glukokortikosteroide
GKV	gesetzliche Krankenversicherung
GLAT	Glatirameracetat
GRV	Gesetzliche Rentenversicherung
GZ(IP)S	Ganglienzell-(/innere plexiforme) Schicht

H

HAMA	human anti mouse antibodies
HBV	Hepatitis-B-Virus
HHV	humanes Herpesvirus
HIV	humanes Immundefizienzvirus
HLA	humanes Leukozyten-Antigen
HPV	humanes Papillomvirus
HRQoL	Health-Related Quality of Life (gesundheitsbezogene Lebensqualität)
HWI	Harnwegsinfektion
HWS	Halswirbelsäule
HWZ	Halbwertszeit

I

IAI	intrathekaler Antikörper-Index
ICD	International Classification of Diseases
ICF	International Classification of Functioning, Disability and Health
IFMS	International Federation for Multiple Sclerosis
IFN	Interferon
IgG	Immunglobulin G
IKS	innere Körnerschicht
IL	Interleukin
INO	internukleäre Ophthalmoplegie
iNOS	induzierbare Nitritoxidsynthase
IRIS	immune reconstitution inflammatory syndrome
i. S.	im Sinne
ISG	IFN-stimulierte Gene
ITP	idiopathische thrombozytopenische Purpura
IVIG	intravenöse Immunglobuline
IVMP	intravenöses Methylprednisolon

J

JCV	J(ohn)-C(unningham)-Virus
Jh.	Jahrhundert

K

KFLC	kappa free light chains (freie Kappa-Leichtketten)
KG	Körpergewicht
KKNMS	Krankheitsbezogenes Kompetenznetz Multiple Sklerose
KM	Kontrastmittel
KOF	Körperoberfläche
Krea	Kreatinin
KVT	kognitive Verhaltenstherapie

L

LA	Lupus-Antikoagulans
LHON	Lebersche hereditäre Optikusneuropathie
Lj.	Lebensjahr
LTP	Langzeitpotenzierung
LVEF	linksventrikuläre Ejektionsfraktion

M

M(m).	Musculus, -i
MACFIMS	Minimal Assessment of Cognitive Function in MS
MAG	myelinassoziiertes Glykoprotein
MAK	monoklonaler Antikörper
MAO	Monoaminoxidase
MBP	basisches Myelinprotein
MCV	mittleres Erythrozytenvolumen
MEP	motorisch evozierte Potenziale
min	Minute
Mio.	Million
MIU	million international units
MIX	Mitoxantron
MMÖ	mikrozystisches Makulaödem
MMP	Metalloproteinasen
MMST	Mini-Mental-Status-Test
MOBP	Myelin-Oligodendrozyten-basisches Protein
MoCA	Montreal Cognitive Assessment
MOG	Myelin-Oligodendrozyten-Glykoprotein
Mon.	Monat
mRNA	messenger-Ribonukleinsäure
MRS	Magnetresonanzspektroskopie
MRT	Magnetresonanztomografie
MRZ	Masern/Röteln/Zoster
MS	multiple Sklerose
MSDS	Multiple Sklerose Dokumentationssystem
MSFC	Multiple Sclerosis Functional Composite
MSIF	Multiple Sclerosis International Federation
MSQoL	Multiple Sclerosis Quality of Life
MSRV	MS-assoziiertes Retrovirus
MSTKG	Multiple-Sklerose-Therapie-Konsensusgruppe
MTX	Methotrexat

MUSIC	Multiple Sclerosis Inventar Cognition
MZ	monozygot

N

N(n).	Nervus, Nervi
NAGM	normal appearing gray matter
NAK	neutralisierender Antikörper
NARI	Noradrenalin-Wiederaufnahmehemmer
NAWM	normal appearing white matter
Ncl.	Nucleus
NMDA	N-Methyl-D-aspartat
NMO(SD)	Neuromyelitis optica (spectrum disorders; NMO-Spektrumstörungen)
NNA	N-Acetylaspartat
NNR	Nebennierenrinde
NO	Stickoxid
NSAR	nichtsteroidale Antirheumatika
NSE	neuronenspezifische Enolase

O

OCT	optische Kohärenztomografie/optisches Kohärenztomogramm
OKB	oligoklonale Banden
ON	Optikusneuritis
OR	Odds-Ratio

P

p. o.	per os
p. p.	post partum
PACNS	primäre Angiitis des ZNS
PAN	Panarteriitis nodosa
pANCA	perinukleäre ANCA
PANGAEA	Post-Authorization Non-interventional GermAn treatment benefit study of GilEnyA in MS patients
PASAT	Paced Auditory Serial Addition Test
Pat.	Patient(en)
PBH	permanent black holes
PCR	polymerase chain reaction (Polymerasekettenreaktion)
PDE	Phosphodiesterase
PEG	Polyethylenglykol
PFÜ	progressionsfreies Überleben
PLP	Proteolipidprotein
PML	progressive multifokale Leukenzephalopathie
PNF	Propriozeptive neuromuskuläre Fazilitation
PNP	Polyneuropathie
PNS	peripheres Nervensystem
pos.	positiv
ppm	parts per million
PPMS	primär progrediente multiple Sklerose

Q

QALY	quality-adjusted life year (qualitätskorrigiertes Lebensjahr)

R

RA	rheumatoide Arthritis
RBN	Retrobulbärneuritis
RCT	randomized controlled trial (randomisierte kontrollierte Studie)
REGIMS	Register zur Dokumentation von Immuntherapien
RIS	radiologisch isoliertes Syndrom
RKI	Robert Koch-Institut
RNA	Ribonukleinsäure
RNF(S)	retinale Nervenfaser(schicht)
RRMS	relapsing remitting multiple sclerosis (schubförmige multiple Sklerose)

S

s. c.	subkutan
s. o./u.	siehe oben/unten
SAE	subkortikale arteriosklerotische Enzephalopathie
SDMT	Symbol Digit Modalities Test
SD-OCT	Spectral-Domain-OCT
SEP	somatosensorisch/-sensibel evozierte Potenziale
SGB	Sozialgesetzbuch
SLE	systemischer Lupus erythematodes
SNRI	Serotonin-Noradrenalin-Wiederaufnahmehemmer
SPECT	single photon emission computed tomography
SPIR	subakute (sofortige) Postinjektionsreaktion
SPMS	sekundär progrediente MS
SSR	sympathetic skin response (sympathische Hautantwort)
SSRI	selektive Serotonin-Wiederaufnahmehemmer
SSW	Schwangerschaftswoche
STIKO	Ständige Impfkommission

T

TAK	Autoantikörper gegen Thyreoglobulin
TAP	Testbatterie zur Aufmerksamkeitsprüfung
TCA	Triamcinolonacetonid
TD-OCT	Time-Domain-OCT
TGF	transforming growth factor
TMV	total macular volume
TNF	Tumornekrosefaktor
Tr.	Tractus
TRAIL	TNF-assoziierter apoptoseinduzierender Ligand
TRM	transplant related mortality (transplantationsassoziierte Mortalität)
TSE	Time-Spin-Echo
TTE	transthorakale Echokardiografie

U

u. a.	unter anderem
u. U.	unter Umständen
UAW	unerwünschte Arzneimittelwirkung
ULN	upper limit of normal (oberer Grenzwert des Normalbereichs)

V

VDB	Vitamin-D-bindendes Protein
VEP	visuell evozierte Potenziale
VLMT	Verbaler Lern- und Merkfähigkeitstest
VWF	Von-Willebrand-Faktor
VZV	Varizella-Zoster-Virus

W

WG	Wegener-Granulomatose
WHO	World Health Organization (Weltgesundheitsorganisation)
WMS-R	Wechsler Memory Scale Revised
Wo.	Woche

X

X-ALD	X-chromosomale Adrenoleukodystrophie

Z

z. B.	zum Beispiel
z. N.	zur Nacht
z. T.	zum Teil
ZNS	Zentralnervensystem

Abbildungsnachweis

Der Verweis auf die jeweilige Abbildungsquelle befindet sich bei allen Abbildungen im Werk am Ende des Legendentextes in eckigen Klammern.

F210-004 Yudkin PL, Ellison GW, Ghezzi A, Goodkin DE, Hughes RA, McPherson K, et al.: Overview of azathioprine treatment in multiple sclerosis. Lancet 1991; 338: 1051–1055

F611-001 The IFNB Multiple Sclerosis Study Group and the University of British Columbia MS/MRI Analysis Group: Interferon beta-Ib in the treatment of multiple sclerosis: Final outcome of the randomized control trial, Neurology 1995; 45(7): 1277–1285; Wolters Kluwer Health

F611-002 Lubin FD, Reingold SC; National Multiple Sclerosis Society (USA). Defining the clinical course of multiple sclerosis: Results of an international survey. Neurology 1996; 46(4): 907–911; Wolters Kluwer Health

F611-003 Rodriguez M, Siva A, Ward J, et al. Impairment, disability and handicap in multiple sclerosis: A population-based study in Olmsted County, Minnesota. Neurology 1994; 44(1): 28–33; Wolters Kluwer Health

F611-004 Sailer M, O'Riordan JI, Thompson AJ, Kingsley DP, MacManus DG, McDonald WI, Miller DH. Quantitative MRI in patients with clinically isolated syndromes suggestive of demyelination. Neurology 1999; 52(3): 599–606; Wolters Kluwer Health

F635-001 Jacobs LD, Cookfair DL, Rudick RA, Herndon RM, Richert JR, Salazar AM, et al. Intramuscular interferon beta-1a for disease progression in relapsing multiple sclerosis. Am Neurol 1996; 39(3): 285–294; John Wiley and Sons, American Neurological Association

F696-003 Flachenecker P, Zettl UK, Götze U, Haas J, Schimrigk S, Elias W et al. MS-Register in Deutschland – Design und erste Ergebnisse der Pilotphase. Nervenarzt 2005; 76(8): 967–975; Springer

F768-001 Khan OA, Tselis AC, Kamholz JA, Garbern JY, Lewis RA, Lisak RP. A prospective, open-label treatment trial to compare the effect of IFN β-1a (Avonex), IFN ß-1b (Betaseron), and glatiramer acetate (Copaxone) on the relapse rate in relapsing-remitting multiple sclerosis. Eur J Neurol 2011; 8(2): 141–148; John Wiley & Sons Inc.

L106 Henriette Rintelen, Velbert

L231 Stefan Dangl, München

M938 Raimar Kern, Dresden

M958 Prof. Dr. med. Jutta Gärtner, Universitätsmedizin Göttingen, Klinik für Kinder- und Jugendmedizin

M959 Prof. Dr. med. Uwe Zettl, Universitätsmedizin Rostock, Klinik und Poliklinik für Neurologie, Sektion Neuroimmunologie

M960 Dr. rer. nat. Brit Fitzner, STZ für Proteomforschung, Rostock

M961 Prof. Dr. med Michael Weller, UniversitätsSpital Zürich, Klinik für Neurologie, Zürich

M962 Dr. med. Sven Schippling, Universitäts-Spital Zürich, Neurologische Klinik und Poliklinik, Abt. Neuroimmunologie und Klinische Multiple Sklerose-Forschung

M963 Prof. Dr. med. Jürgen H. Faiss, Asklepios Fachklinikum Teupitz, Klinik für Neurologie Lübben/Teupitz

M964 Prof. Dr. med. Edgar Meinl, Klinikum der Universität München, Institut für Klinische Neuroimmunologie

M965 Dr. med. Markus Krumbholz, Klinikum der Universität München, Institut für Klinische Neuroimmunologie

M966 Dr. rer. nat. Klaus Zimmermann, Labopart Medizinische Laboratorien, Dresden

M967 Dr. rer. nat. Ernst Linke, Asklepios-Klinik, Stadtroda

M969 Prof. Dr. med. Michael Sailer, MEDIAN-Kliniken, Magdeburg

M970 Dr. med. Reinshagen, SANA Kliniken Leipziger Land, Borna

M971 Dr. med. Frank A. Hoffmann, Krankenhaus Martha-Maria Halle-Dölau GmbH, Halle

O918 Dr. rer. nat. Hans- Jürgen Kühn, Leipzig

O523 Anneli Nau, München

R251-001 Milnik V. Elektrophysiologie in der Praxis: Neurographie, Evozierte Potenziale und EEG. 2. A. München: Elsevier Urban & Fischer; 2012

T758 Prof. David H. Miller, Institute of Neurology, London, UK

U224 Novartis Pharma GmbH, Nürnberg

V492 abavo GmbH, Buchloe; Satz im Auftrag von Elsevier/Urban & Fischer

W901-001 Atlas of MS 2013 reproduced here by kind permission of the MS International Federation, London, United Kingdom; www.msif.org

Inhaltsverzeichnis

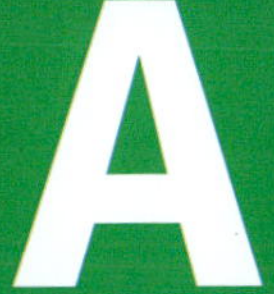

Grundlagen

KAPITEL

1

Rudolf M. Schmidt† und Frank A. Hoffmann

Geschichte der multiplen Sklerose

1.1 Historische Krankheitsfälle

In der Island-Saga von Thorlakr wird geschildert, dass die Wikingerfrau Hala vorübergehend unter Blindheit und Sprachstörungen litt, die sich nach wenigen Tagen unter Gebeten und Opfern zurückbildeten. Poser (1995) ordnet diese Erkrankung in seiner Studie über die Raubzüge der Wikinger der multiplen Sklerose (MS) zu.

Weiterhin sind die Leiden der holländischen Nonne Lidwina von Schidham (1380–1433) zu nennen. Als 15-Jährige brach sie sich beim Schlittschuhlaufen eine Rippe mit anschließender Abszessbildung, heftigen Kopfschmerzen und Fieber. Es folgte ein 38 Jahre dauerndes Leiden mit schubartigen Verschlechterungen und nur geringen Besserungen. Die Erkrankung führte zu Lichtempfindlichkeit, Erblindung des linken Auges und Lähmung des linken Arms. Der Beichtvater bezeichnete ihre Leiden als Prüfung Gottes. Sie sei auserkoren, wie Jesus Christus für die Sünden der Menschen zu leiden. Von der Pest befallen, verstarb sie mit 53 Jahren.

Das Tagebuch und die Briefe von Augustus Frederick d'Este (1794–1848), einem außerehelich erklärten Enkel des englischen Königs Georg III. und Cousin von Königin Victoria, können als Krankheitsprotokolle eines Falls von MS gelten. Im Alter von 28 Jahren traten bei ihm plötzlich Sehstörungen auf. Fünf Jahre danach folgten heftige Schmerzen, Lähmungen der Beine sowie Störungen beim Wasserlassen und Stuhlgang. Auch Potenz- und Sensibilitätsstörungen sowie Schwindelgefühl wurden erwähnt. Weiterhin wird berichtet, dass das Schriftbild aufgebrochen sei und er nur noch einzelne Buchstaben schreiben könne (Kesselring 1990).

In der Literatur wird als Erstbeschreiber der MS oft Jean **Cruveilhier** (1793–1873) genannt. Der zweite Band seines Atlasses der pathologischen Anatomie enthält vier Krankengeschichten und die Abbildung einer Paraplegie par dégénération. In seinen Berichten wies er auf die harte Konsistenz der Herde hin.

Zur gleichen Zeit stellte **Calswell** (1793–1857) in London in seinem Werk *Pathological Anatomy: Illustrations of Elementary Forms of Disease* ein Krankheitsbild dar, das man als MS bezeichnen würde.

Die erste klinische Beschreibung erfolgte durch **Frerichs** (1849) in Göttingen, der von Hirnsklerose sprach. Sein Schüler Valentiner sicherte die Diagnose 1856, nachdem der Kranke verstorben war.

Heinrich Heine (1797–1856) litt an einem chronischen Nervenleiden, bei dem es sich um MS gehandelt haben könnte. Mit 35 Jahren erkrankte er an einer Lähmung der linken Hand, 2 Jahre später an Sehstörungen. Nach 9 Jahren traten bulbäre Störungen auf, und es stellte sich eine Paraplegie ein (Jellinek 1990).

Rindfleisch (1863) wies bei der MS auf pathologische Veränderungen um venöse Gefäße hin.

In seinen Vorlesungen stellte **Charcot** (1825–1893) bei diesem Krankheitsbild die klassische Symptomtrias Nystagmus, Intentionstremor und skandierende Sprache heraus. Er dachte auch schon an benigne Verlaufsformen und erarbeitete die Histologie der MS anhand von Zeichnungen. Charcot (1868) wies bereits auf Markscheidenverlust, erhaltene Achsenzylinder, Gliaproliferationen und Fettablagerungen hin. Die ihm eigenen Skrupel und Zweifel trieben ihn dazu, nach Methoden zu suchen, mit denen die diagnostische Unsicherheit überwunden und Klarheit zwischen einer organischen und einer hysterischen Störung hergestellt werden konnte. Seine intellektuelle Redlichkeit war die solide Grundlage seines Werks. Ein Zwang stachelte ihn ständig an, sichere Methoden auszusuchen. 1879 berichtete Charcot bei den meisten Patienten mit einer multilokulären Sklerose, die zu beobachten er Gelegenheit hatte, von einer Schwächung des Gedächtnisses, verbunden mit Sprechverlangsamung. Die intellektuellen und emotionalen Symptome zeigten sich abgestumpft in ihrer Totalität. Das dominierende Gefühl der Kranken schien ihm wie eine Art von stumpfsinniger Undifferenziertheit in Beziehung zu allen Dingen zu sein.

Mit wesentlichen klinischen Ergebnissen trug **Babinski** (1857–1932) in seiner Doktorarbeit 1884 zur Erforschung der MS bei. Er hat den Sitz der Herde genau lokalisiert und brach mit der überlieferten Gewohnheit, nur Querschnitte vom Rückenmark anzufertigen. Anhand von Längsschnitten konnte er Entmarkungsherde und frische Entzündungen nachweisen und erkennen, dass bei dieser Erkrankung die Degeneration der Markscheiden nicht mit einer Zerstörung der Achsenzylinder einhergeht. Er registrierte, dass die degenerierten Nervenfasern denen ähneln, die im zentralen Stumpf eines durchtrennten Nervs zu beobachten sind. Zugleich warf er die Frage auf, wie weit die Regeneration der Rückenmarkbahnen möglich ist und welche Funktionen wiederhergestellt werden können. Er zeigte die Bedeutung der Hemiplegie bei MS-Kranken auf und beschrieb den ernsten Verlauf dieser Form im Rahmen einer Querschnittsmyelitis.

Seine Schülerin Auguste Tournay (1953) berichtet:

„Unter seiner eindrucksvollen Erscheinung und seiner kraftvollen Gestalt verbirgt er anlagebedingte Zweifel und Skrupel, die sich bis zur Ängstlichkeit steigern können. Zum Glück bewirken sie aber keine Hemmungen; ganz im Gegenteil entspinnt sich bei ihm daraus ein innerer Kampf, sich davon zu befreien. Der Zweifel wird durch die methodische Erforschung eines Befundes besiegt; und gegen die Ängstlichkeit erhebt sich ein unermüdlicher und unüberwindlicher Wille.“

1.2 Fortschritte in der Diagnostik

Die Gewinnung und Untersuchung des Hirnwassers (Quinke 1891) erwies sich als bahnbrechender Fortschritt für die Diagnostik der MS. Aus der französischen Schule wurden die ersten Ergebnisse von Liquorzelluntersuchungen berichtet. 1904 entwickelten Fuchs und Rosenthal eine Zählkammer zur Ermittlung absoluter Zellzahlen. Kafka beschrieb 1913 ein Spezialröhrchen zur Trennung der Eiweißkörper in Albumine und Globuline. Es folgten die Globulinreaktionen von Nonne und Apelt sowie Pandy. Zur gleichen Zeit wurden auch die Kolloidreaktionen entwickelt.

Dann kam das Zeitalter der Elektrophorese zur Trennung der Eiweißkörper. Im Bereich der Liquorzelldifferenzierung ist das Sedimentkammerverfahren von Sayk (1954) zu nennen. 1960 erschien seine Monografie *Cytologie der Cerebrospinalflüssigkeit.* Im selben Jahr schrieb Schaltenbrand dazu: *„Seit vielen Jahrzehnten bemühen sich die Neurologen um Methoden, welche die Liquorzellen in einer ähnlich klaren und zuverlässigen Weise darstellen, wie es der Internist bei der Untersuchung des Blutbildes gewohnt ist.“* Schmidt (1955) untersuchte Blutbilder von 56 und Sternalpunktate von 30 MS-Patienten. Bei Letzteren fand sich eine Vermehrung der Plasmazellen (13 %) und lymphoiden Retikulumzellen (16 %). Auf das Vorliegen eines infektiös-toxischen Geschehens wurde hingewiesen.

Unter den bildgebenden Verfahren in der Radiologie sind die in den 1980er-Jahren in die klinische Forschung und Praxis eingeführten Magnetresonanztechniken hervorzuheben. Sie haben entscheidend zum Verständnis der Krankheitsmechanismen und der Therapiewirkungen auf die pathologischen Prozesse der MS beigetragen. Mit diesen Techniken ist eine größere Sensitivität zum Nachweis pathologischer Veränderungen im Gehirn erreichbar, die mit den Autopsieabweichungen weitgehend übereinstimmen.

Merke

Zusammenfassend haben paraklinische Untersuchungen wesentlich dazu beigetragen, die Differenzialdiagnostik der MS mit Beurteilung von Schrankenstörungen, Demyelinisierungen und Hirnödem sowie Differenzierung von Eiweißkörpern und Liquorzellen voranzutreiben. Trotzdem steht noch immer die klinische Diagnose der MS im Mittelpunkt.

1.3 Theorien zur Ätiologie

Die Ätiologie der MS wurde in den letzten 150 Jahren durch folgende Theorien erklärt:

- Die **vaskuläre Theorie** (Leyden 1863) stützte sich auf die Beobachtung, dass Plaques meist in der Umgebung kleiner Venen zu finden sind.
- Marburg beschrieb die nach ihm benannte **Toxintheorie** und wies auf einen myelinolytischen Faktor hin; bereits 1906 berichtete er über die nach ihm benannte akute Form der MS.
- Die **infektiöse Theorie** hat sich seit Marie und Charcot bis heute erhalten. Sie unterstreicht, dass die MS eine Infektionskrankheit ist. Brain (1930) wies darauf hin, dass das histologische Bild der postinfektiösen und postvakzinalen Enzephalomyelitis nicht von dem der MS zu trennen ist. Die vermutete Virusätiologie vermittelte den Begriff der Viruspersistenz im Zentralnervensystem (ZNS). Masern z. B. spielten für die Entstehung der MS immer wieder eine Rolle. Erhöhte Antikörpertiter werden bei MS-Kranken häufig gefunden und bei einzelnen Verstorbenen Virusgenome von Masern nachgewiesen. Aber auch für die **Masernhypothese** fehlt noch der schlüssige Beweis. Glanzmann (1927) und van Bogaert (1950) berichteten, dass Enzephalomyelitiden nach Infektionskrankheiten große Ähnlichkeit mit der MS aufweisen. Auch bei Nagern treten akute und chronische Entzündungen mit Demyelinisierungen im ZNS auf. Hierher gehören das Mäusehepatitis-Virus (Haring und Perlmann 2001), das Herpesvirus (Alvarez-Lafuente et al. 2002) sowie das Epstein-Barr-Virus (Ascherio und Munch 2000). Ferner werden bakterielle Infektionen erwähnt. so spielen z. B. die Chlamydien *(Ch. pneumoniae)* eine wesentliche Rolle (Contini et al. 2004).
- An dieser Stelle ist auch die **Spirochätentheorie** von Steiner (1931) zu nennen. Ein Zusammenhang wurde auch mit der HIV-Infektion gesehen (Koprowski et al. 1985). Nach dem Zweiten Weltkrieg wurden zwei Hypothesen verfolgt: 1) die Suche nach einem unbekannten spezifischen Erreger und 2) die Registrierung verschiedenartiger Einwirkungen, die eine Abwehrreaktion im Organismus auslösen. Sie wird als neuroallergische Reaktion betrachtet. Mit Fortschreiten immunologischer Erkenntnisse erklärte man die pathologischen Hirnnervenveränderungen mit einer Autoimmunreaktion.
- Bei der **Autoimmuntheorie** wird eine Autoimmunreaktion für das Zustandekommen der MS als entscheidend angesehen, verbunden mit der Vermutung einer primär viralen Genese. Dabei gilt der sensibilisierte, aggressive Lymphozyt als Ursache der Demyelinisierung. Zu Beginn eines

Schubs treten im Blut zytotoxische Lymphozyten auf, die in der Gewebekultur Markscheidengewebe und Oligodendrogliazellen zerstören können. Wekerle et al. (1993) wiesen darauf hin, dass aktivierte T-Zellen des Immunsystems die Barriere der Blut-Hirn-Schranke überwinden können, was aber nicht für Immunglobuline und Entzündungsmediatoren gilt. Die aktivierten T-Zellen müssen bei ihrem Patrouillieren im ZNS einem spezifischen Antigen begegnen, gegen das sie z. B. durch eine frühere Infektion des ZNS sensibilisiert sind. Diese aktivierten T-Zellen sind nach Vass und Lassmann (1990) in Monozyten und Astrozyten nachweisbar. Weiterhin spielt die Terminierung der T-Zell-vermittelten Entzündung durch die programmierte Apoptose eine wesentliche Rolle. Inflammatorische Zellen werden im Gehirn und im peripheren Nervensystem durch Apoptose eliminiert. In diesem Zusammenhang spielen die B-Lymphozyten eine wesentliche Rolle. Hohlfeld (1997) hob erneut hervor, dass aktivierte T-Lymphozyten die Blut-Hirn-Schranke passieren können. Sie werden reaktiviert, wenn sie das passende Antigen auf der Zelloberfläche von antigenrepräsentierenden Zellen im Gehirn finden. Die T-Lymphozyten geben dann Zytokine ab, die Astrozyten und Mikrogliazellen stimulieren und zur Bildung von inflammatorischen Zellen Anlass geben. Es folgt eine Antikörperbildung durch Plasmazellen.

- Bei der **neurodegenerativen Theorie** wird eine Stimulation des Immunsystems mit Bildung von Leukozyteninfiltraten im ZNS und mit Freisetzung von Zytokinen angenommen. Eine akute Neurodegeneration führt zu einer chronischen Entzündungsreaktion mit schubförmiger Infiltration. Auch spielen Regulationsstörungen mit verminderter Apoptose eine Rolle.

1.4 Die empirische Therapie

Die empirische Therapie stand von 1873 bis zum Ende des Zweiten Weltkriegs im Vordergrund. So behandelte Charcot MS-Kranke mit Goldchlorid, Zinksulfat sowie Belladonna- und Mutterkornpräparaten. Er konnte aber mit diesen Medikamenten keine Erfolge erzielen. Im Altertum verwendeten Ärzte Silber zu Behandlungsversuchen bei MS. Das Gleiche galt auch für Arsen und Quecksilber. Arsen gehört zu den ältesten bei MS-Kranken angewendeten Substanzen. Marie und Charcot äußerten aber Zweifel an der Wirksamkeit von Arsenpräparaten. Gleichzeitig kam eine im 16. Jh. bereits zur Syphilisbehandlung eingesetzte Quecksilberschmierkur auch als Therapie gegen MS zur Anwendung. Dazu wurden in wöchentlichem Rhythmus mit einem Lederballen täglich 3–5 g Quecksilber in eine von sechs verschiedenen Hautpartien (linker Arm, rechter Arm, linkes Bein, rechtes Bein, Brust und Rücken) einmassiert. Eine Kur dauerte in der Regel 40 Tage. Chronische Quecksilbervergiftungen blieben über Jahrzehnte unbeachtet. Noch 1913 bezeichnete Oppenheim in seinem Lehrbuch die Quecksilberschmierkur als Mittel der Wahl.

Zu dieser Zeit wurde besonderer Wert darauf gelegt, auch bei leichten MS-Erkrankungen Bettruhe einzuhalten. Pette empfahl noch 1942 in seinem Lehrbuch *Die entzündlichen Erkrankungen des Nervensystems* selbst in leichten Fällen absolute Bettruhe. Die Gefahr der Kontrakturen war aber schon vorher erkannt worden. Auch Bing (1947) riet in seinem Lehrbuch zu weitgehender körperlicher und psychischer Schonung. Seiner Meinung nach schien von den Medikamenten nur Arsen eine deutliche therapeutische Wirkung zu haben.

Nach dem Zweiten Weltkrieg wurde von neurovaskulären Prozessen bei der MS gesprochen und eine Behandlung mit Antikoagulanzien angestrebt.

1.5 Modelle zur Erforschung neuroimmunologischer Erkrankungen

1.5.1 Experimentelle allergische Enzephalomyelitis

Die experimentelle allergische Enzephalomyelitis (EAE) ist ein Tiermodell der MS. Richtungweisend war die Entwicklung der EAE durch Rivers und Schwendtker (1935), die den Beweis erbrachten, dass eine EAE durch eine einmalige Injektion von Hirngewebe, kombiniert mit Adjuvanzien wie z. B. abgetöteten Tuberkelbazillen, erzeugt werden kann.

Es zeigte sich, dass das ZNS in immunologischer Hinsicht insofern eine Sonderstellung einnimmt, als Lymphbahnen im Gehirn und Rückenmark fehlen. Die Blut-Hirn-Schranke verhindert den Übertritt von Serumproteinen wie auch Immunglobulinen. Eine zelluläre und humorale immunologische Kontrolle ist normalerweise im Gehirn nicht gegeben. Die Markscheiden werden postnatal ausgebildet, sodass sich keine Immuntoleranz gegen Markscheidengewebe entwickeln kann. Die lymphatische Zellreihe kommt im ZNS normalerweise nicht vor. Es sind extrazerebrale Zellen, welche die humorale und zelluläre Immunreaktion hervorrufen.

1.5.2 Experimentelle Autoimmunneuritis

Das Tiermodell der experimentellen Autoimmunneuritis (EAN) stellt eine akute entzündliche demyelinisierende Polyradikuloneuritis (Guillain-Barré-Syndrom, GBS) dar und spiegelt morphologische, immunologische sowie elektrophysiologische Aspekte wider. Insbesondere an den Nervenwurzeln finden sich perivenöse Infiltrate mit Lymphozyten und Makrophagen. Sie phagozytieren das beschädigte und das intakte Myelin.

Adhäsionsmoleküle finden sich vor der klinischen Manifestation an der Oberfläche endoneuraler Gefäße, und es kommt zu einer Schädigung der Blut-Nerven-Schranke. Die entzündliche Reaktion kann zu Demyelinisierung und Axonzerstörung führen.

1.6 Hormontherapie

1.6.1 Behandlung mit Kortison und ACTH

Nach der Beschreibung des Adaptationssyndroms von Selye (1952) traten Behandlungen mit Kortison und adrenokortikotropem Hormon (ACTH) in den Mittelpunkt, und damit wurde die Hypothalamus-Hypophyse-Nebennierenrinde-Funktionsachse für die Regulierung vitaler Vorgänge unterstrichen. ACTH konnte aus der Hypophyse als biologisch aktives Peptid, als Steuerungshormon der NNR, isoliert werden. Bei der ACTH-Therapie stellten sich keine NNR-Atrophie, kein Cushing-Syndrom und auch kein Kalziumdefizit ein. In den 1950er-Jahren wurden an der Pette'schen Klinik in Hamburg und anderen neurologischen Universitätskliniken bei allen Formen der MS 10–20 mg/d Prednison verabreicht. Später erzielten Trotter und Garvey (1980) mit Prednisolon-Dosen von 3 × 1.000 mg/d über 5–6 Tage gute Ergebnisse. Diese Medikation hat sich in der modernen Behandlung von MS-Schüben durchgesetzt. Seit den 1970er-Jahren kommt hoch dosiertes Methylprednisolon intravenös (Pulstherapie) zur Anwendung. Als Alternative haben sich in der Schubtherapie zuletzt auch Plasmaseparationsverfahren etabliert.

1.6.2 Behandlung mit Plazentaextrakten

Filatow (1951) stellte die Hypothese auf, dass jedes menschliche oder tierische Gewebe, das vom Organismus abgetrennt wird, weiterlebt, sich in biochemischer Hinsicht umstellt und dabei besondere Substanzen bildet, die er als „biogene Stimulatoren" bezeichnete. Bei Versuchstieren mit diesem Zellextrakt unterspritzte Hautdefekte heilten wesentlich schneller als bei Tieren, die mit NaCl behandelt wurden. Er erzielte Erfolge bei Hornhauttrübungen, Hautkrankheiten und zentralnervösen Anfällen. Nach Filatow haben die biogenen Stimulatoren Beziehungen zum Nervensystem, weil es über aktive Gewebsfermente verfüge. Er schloss daraus, dass das Nervensystem am stärksten von der Gewebetherapie beeinflusst werden könne. Dürwald und Schmidt (1955) berichteten über eine Therapie mit Plazentaextrakten bei 87 MS-Fällen und einer Kontrollgruppe mit anderen Erkrankungen des zentralen und peripheren Nervensystems. Bei fast 31 % der MS-Fälle stellte sich bereits nach der ersten Kur eine Besserung der Beschwerden wie Lähmungsrückgang, Verschwinden der pathologischen Reflexe und Rückgang der Liquorzellzahl ein. Bei 55 Kranken (63 %) trat ein partieller, z. T. subjektiver Rückgang der Beschwerden ein. Bei 17 % war kein Therapieerfolg nachweisbar. Eine Verschlechterung im Befinden war in keinem Fall zu beobachten.

Veränderungen bei der Behandlung ergaben sich, wie 1953 bereits von Zumach beschrieben, auch im peripheren Blutbild. In der ersten Behandlungswoche zeigte sich ein Leukozytenanstieg, der in der zweiten Woche den Maximalpunkt erreichte. Im Blutbild fand sich eine Zunahme der retikulären Zellelemente. Bei 30 Sternalpunktaten ergaben sich bei unseren Kranken durchschnittlich 13 % Plasmazellen und 16 % lymphoide Retikulumzellen. Unter der Behandlung zeigte sich eine verstärkte Abwehrphase im Sinne Schillings.

1.7 Therapeutische Möglichkeiten mit Immunsuppressiva und Immunmodulatoren

Die **immunsuppressive Therapie** der MS entwickelte sich Ende der 1960er-Jahre nach der neuroallergischen Hypothese und den experimentellen Arbeiten der EAE. Es lagen wesentliche Daten zur Immunpathogenese der MS vor. Die Therapie mit Azathioprin erschien als hoffnungsvolles Prinzip. Es greift in den Purinnukleotidstoffwechsel ein und tritt als 6-Mercaptopurin in das ZNS über. Es ist in der Lage, die akute und chronische EAE zu unterdrücken. Die ersten Medikamente dieser Gruppe, mit denen MS-Kranke behandelt wurden, waren Azathioprin und Cyclophosphamid. In den 1970er-Jahren wurde Azathioprin von Silberberg et al. (1973) und Dommasch et al. (1980) angewandt. Frick (1976) berichtete über eine Reduktion der Schubrate bei mit Azathioprin behandelten MS-Kranken.

Im belgischen MS-Zentrum Melsbroek behandelten Gonsette und Delmotte (1984) MS-Kranke mit Cyclophosphamid in hohen intravenösen (i. v.) Dosen. Bei 203 Fällen verzeichneten sie eine Reduktion der Rückfallquote von 70 %. Allerdings traten bei weiteren Studien Übelkeit, Haarausfall, Hautausschläge sowie eine vermehrte Infektionsneigung auf. Die toxischen Nebenwirkungen waren offenbar der Grund für eine Kombinationstherapie mit Kortikosteroiden, ACTH und Plasmapherese.

1978 wurde auf dem Göttinger Symposium der International Federation for Multiple Sclerosis (IFMS) die immunsuppressive Therapie eingeschätzt und als noch weitgehend gültig erachtet. Eine Reduktion der häufigen und schweren Schübe war erreicht worden, und die Besserungen hielten etwas länger an. Dies traf auch für Behandlungen mit Mitoxantron, Methotrexat und Cladribin zu.

Die Mitoxantron-Therapie mit einer Dosierung von 10–12 mg/m^2 Körperoberfläche (KOF) hat sich bei hochaktiver schubförmiger MS bewährt. Wegen Kardiotoxizität ist die Lebenszeitdosis auf maximal 140 mg/m^2 KOF begrenzt.

Die **Immunmodulation** ermöglicht eine Einstellung der Immunantwort auf ein gewünschtes Niveau. In den 1970er-Jahren wurde – allerdings ohne größeren therapeutischen Erfolg – versucht, eine Immunmodulation mithilfe des Transferfaktors, eines Leukozytenextrakts, zu erreichen (Fog et al. 1978). In der Folgezeit wurden Therapieversuche mit anderen Immunmodulatoren unternommen. Bereits 1957 wurden Interferone (IFN; niedermolekulare Proteine) als Hemmstoffe der intrazellulären Virusreplikation erkannt. Da sie artspezifisch sind, sind tierische Interferone nicht beim Menschen anwendbar.

Es wurde ein unterschiedlicher Einfluss der IFN auf den Entmarkungsprozess festgestellt. α- und β-IFN zeigten eine die Demyelinisierung verhindernde, γ-IFN eine sie verstärkende Wirkung.

Therapieeffekte wurden in der MS-Therapie auch mit Copolymer-1 (Glatirameracetat, Copaxone®) erzielt. β-IFN und Glatirameracetat sind seit den 1990er-Jahren allgemein akzeptierte Basistherapeutika der schubförmigen MS (RRMS).

Das therapeutische Repertoire für die RRMS hat sich in den letzten Jahren noch deutlich erweitert, insbesondere durch monoklonale Antikörper (MAK) und orale Präparate. Dazu gehören der erste in der MS-Therapie zugelassene MAK Natalizumab sowie die MAK Rituximab, Alemtuzumab und Daclizumab. Alemtuzumab wurde 2013 zur Behandlung der hochaktiven RRMS zugelassen. Ocrelizumab, ein B-Zell depletierender MAK, war in jüngst veröffentlichten Studien nicht nur bei der RRMS, sondern als erster Wirkstoff überhaupt bei Patienten mit primär progredientem Verlauf (PPMS) wirksam. Die MAK haben eine Steigerung der Effektivität der Behandlung (hoch)aktiver MS-Verläufe ermöglicht, allerdings um den Preis neuer Risiken wie z. B. progressiver multifokaler Leukenzephalopathien (PML), vornehmlich unter Natalizumab, und diverser endokrinologischer, hämatologischer dermatologischer und anderer Nebenwirkungen, die besondere Risikomanagementstrategien erforderlich machen.

Weiterhin sind die neuen oralen Immunmodulatoren Fingolimod, Siponimod, Teriflunomid, Laquinimod und Dimethylfumarat zu nennen, deren Therapiezulassung erfolgt (Fingolimod 2011; Teriflunomid 2013; Dimethylfumarat 2014) bzw. in den nächsten Jahren zu erwarten ist (➤ Kap. 18.3).

Schließlich werden bei MS-Erkrankten auch immer wieder Verfahren der hämatopoetischen Stammzelltransplantation als „quasi kausal ansetzende“ Therapieoption angewandt und weiterentwickelt, allerdings aufgrund der nicht unerheblichen Risiken bei einem sehr beschränkten Patientenkreis.

Es bleibt abzuwarten, welche Fortschritte die moderne, sich ständig entwickelnde Naturwissenschaft auf dem Gebiet der MS-Therapie noch ermöglicht. Der pathologische Prozess der Demyelinisierung kann nicht isoliert als Krankheit betrachtet werden. Die MS stellt noch immer ein schicksalhaftes Geschehen mit Angst, Hoffnungen und Enttäuschungen der Erkrankten dar, das immer den Patienten als Ganzes betrifft. Wichtig für den Erfolg eines Lebens mit der Krankheit sind Durchhaltevermögen beim Patienten und die tragende Kraft der Familie und des sozialen Umfelds, die sich um Hilfe und Unterstützung des MS-Kranken bemühen.

LITERATURAUSWAHL

Unter https://shop.elsevier.de/multiple_sklerose erhalten Sie Zugriff auf weitere Literaturstellen zu diesem Kapitel.

Ascherio A, Munch M (2000). Epstein-Barr virus and multiple sclerosis. Epidemiology 11: 220–224.

Bing R (1947). Lehrbuch der Nervenkrankheiten. Basel: Schwabe.

Bogaert L van (1950). Post-infectious encephalomyelitis and multiple sclerosis. J Neuropath Exp Neurol 9: 219.

Brain WR (1930). Critical review: Disseminated sclerosis. Quart J Med 23: 343–391.

Charcot JM (1868). Histologie de la sclèrose en plaques. Gaz Hop: 554–555, 557–558, 566.

Charcot JM (1879). Diagnostic des formes frustes de la sclérose en plaques. Prog Med (Paris) 7: 97–99.

Dommasch DM, Lurai E, Albert E, Mertens HG (1980). Long-term azathioprine therapy in multiple sclerosis. In: Bauer HJ, Poser S, Ritter G (eds.). Progress in Multiple Sclerosis Research. Berlin, Heidelberg, New York: Springer; pp. 381–387.

Dürwald W, Schmidt RM (1955). Über eine neue Behandlungsmethode in der Neurologie. Psychiatr Neurol Med Psychol 7: 266–273.

Frerichs FT (1849). Über Hirnsklerose. Arch Ges Med 10: 334–337.

Frick E (1976). Zur immunsuppressiven Behandlung der Multiplen Sklerose. Nervenarzt 47: 424–428.

Hohlfeld R (1997). Biotechnological agents for the immunotherapy of multiple sclerosis. Brain 120: 865–916.

Jellinek EH (1990). Heine's illness: The case for multiple sclerosis. J Royal Soc Med 83: 516.

Kesselring J (1990). Multiple Sklerose. Stuttgart: Kohlhammer.

Leyden E (1863). Über graue Degeneration des Rückenmarkes. Dtsch Klin 15: 121–128.

Marburg O (1906). Die sogenannte akute Multiple Sklerose. Jahrb Psychiatrie 27: 211–312.

Marie P (1894). Sclérose en plaques. Traité de Médicine. Paris: Masson.

Oppenheim H (1913). Die multiple Sklerose. In: Oppenheim H (Hrsg.). Lehrbuch der Nervenkrankheiten. Band 1. Berlin: Karger; S. 413.

Pette H (1942). Die akut entzündlichen Erkrankungen des Nervensystems. Leipzig: Thieme.

Poser CM (1995). Viking voyages: The origin of multiple sclerosis? Acta Neurol Scand 161: 11–22.

Quinke H (1891). Die Lumbalpunktion des Hydrocephalus. Berl Klein Wschr 28: 929.

Rindfleisch E (1863). Histologisches Detail zu der grauen Degeneration von Gehirn und Rückenmark. Virchows Arch Path Anat 26: 474–483.

Rivers TM, Schwendtker FF (1935). Encephalomyelitis accompanied by myelin destruction experimentally produced in monkeys. Exper Med 61: 689–702.

Sayk J (1954). Ergebnisse neuer liquorzytologischer Untersuchungen mit dem Sedimentkammerverfahren. Ärztl Wschr 9: 1042.

Sayk J (1960). Cytologie der Cerebrospinalflüssigkeit. Jena: Gustav Fischer.

Schmidt RM (1955). Über Veränderungen des peripheren Blutbildes und des Sternalmarkes bei der Multiplen Sklerose. Med Monatsschr 9: 661–665.

Steiner G (1931). Regionale Verteilung der Entmarkungsherde in ihrer Bedeutung für die Pathogenese der Multiplen Sklerose. In: Steiner G (Hrsg.). Krankheitserreger und Gewebsbefund bei Multipler Sklerose. Berlin: Springer; S. 108–120.

Trotter JI, Garvey WF (1980). Prolonged effects of large-dose methyl-prednisolone infusions in multiple sclerosis. Neurology 30: 702–708.

Vass K, Lassmann H (1990). Intrathecal application of interferon gamma: Progressive appearance of MHC antigens within the rat nervous system. Am J Pathol 137: 789–800.

Wekerle H (1993). T-cell autoimmunity in the central nervous system. Intervirol 35: 95–100.

KAPITEL

2 Epidemiologie

Peter Flachenecker und Uwe K. Zettl

2.1 Demografische Faktoren

2.1.1 Alter

Bei der Mehrzahl der Patienten manifestiert sich die multiple Sklerose (MS) im Alter zwischen 20 und 40 Jahren, wobei das mittlere Alter bei Krankheitsbeginn bei Frauen etwas niedriger liegt (> Abb. 2.1). Noch bis in die 1980er-Jahre hinein waren diagnostische Kriterien (z. B. nach Schuhmacher) in Gebrauch, die den Erkrankungsbeginn zwischen 10 und 50 Jahren forderten. Allerdings ist lange bekannt, dass bei etwa 0,2–0,5 % die Erkrankung bereits vor dem 10. Lj. auftritt, sehr selten bereits im Kleinkind- oder sogar Säuglingsalter. Auf der anderen Seite beginnt die Erkrankung zwar selten jenseits des 60. Lj., dennoch ist die klinische Manifestation der MS auch noch nach diesem Lebensalter und sogar bis in die 8. Lebensdekade hinein möglich. Besonders interessant erscheint die Tatsache, dass die Altersverteilung unabhängig von der Krankheitshäufigkeit ist und sich z. B. in Japan und Dänemark trotz eines 50-fachen Unterschieds in der Prävalenz nahezu vollständig gleicht.

2.1.2 Geschlecht

Die MS ist eine Erkrankung, die überwiegend bei Frauen vorkommt. Während in älteren Erhebungen ein Verhältnis von etwa 2 : 1 angegeben wird, ist in neueren populationsbezogenen Untersuchungen der Frauenanteil konsistent auf 3–4 : 1 erhöht (Alonso und Hernon 2008; Kingwell et al. 2013). Die Ursachen für diese geschlechtsspezifischen Unterschiede und den erhöhten Frauenanteil sind nicht klar. Die Überlegung, dass eine unterschiedliche Überlebenswahrscheinlichkeit für die unterschiedlichen Prävalenzraten verantwortlich sein könnte, hat sich nicht bestätigt. Vielmehr scheinen Sexualhormone die Immunantwort zu beeinflussen und somit zumin-

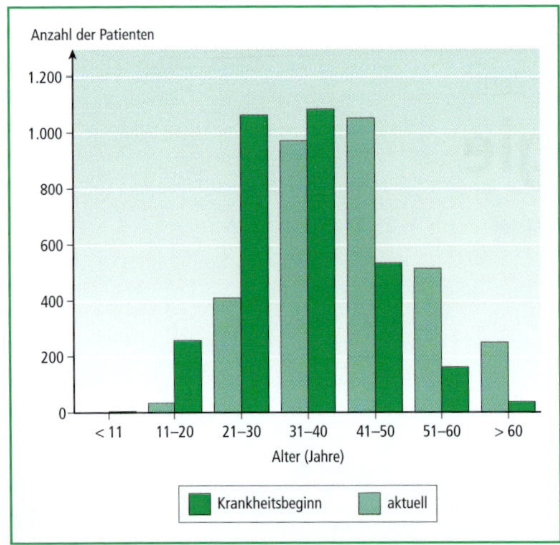

Abb. 2.1 Altersverteilung der MS: Alter bei Krankheitsbeginn (dunkelgrün) und bei der aktuellen Erhebung (hellgrün) von 3.223 Patienten der Pilotphase des deutschen MS-Registers (in Anlehnung an Flachenecker et al. 2008) [F696–003]

dest teilweise für die differenzielle Suszeptibilität der Erkrankung verantwortlich zu sein. Der Anstieg des Frauenanteils ließe sich zumindest teilweise auch damit erklären, dass das Rauchen bei Frauen zugenommen hat und dies zu einem erhöhten MS-Risiko beitragen könnte (Ascherio und Munger 2007).

2.1.3 Ethnische Zugehörigkeit

Die Häufigkeit der MS ist bei Weißen um mindestens eine Größenordnung höher als bei Angehörigen anderer Ethnien. Bei Schwarzafrikanern war die MS bis 1987 gänzlich unbekannt; inzwischen werden aber immer wieder auch Fälle aus Zentralafrika gemeldet. In den USA ist das Erkrankungsrisiko bei männlichen Schwarzen zwar deutlich höher als in Afrika, aber immer noch etwa halb so niedrig wie bei männlichen weißen Amerikanern. Angehörige anderer ethnischer Gruppen haben ein noch geringeres Risiko. Die Prävalenzraten der orientalischen Bevölkerung in Indien, China und Südostasien sind mit etwa 1–9 pro 100.000 ebenfalls deutlich niedriger als bei Weißen, erreichen aber immerhin 86 pro 100.000 im Iran (Eskandarieh et al. 2016). Selbst unter Weißen scheinen bestimmte ethnische Populationen besonders empfänglich für die MS zu sein, während andere resistent dagegen sind. So sind die Prävalenzraten bei den „Native Americans“ in Nordamerika, den Inuit, den norwegischen Samen, den ungarischen Roma, den australischen Aborigines und den neuseeländischen Maori deutlich niedriger, selbst wenn sie in Gebieten mit ansonsten hoher Prävalenz leben. Allerdings konnten bei einigen dieser scheinbar resistenten ethnischen Gruppen deutlich höhere Prävalenzraten von 40–73 pro 100.000 festgestellt werden, die den hohen Raten in Nordeuropa und den von dort aus besiedelten Ländern wie den USA, Kanada, Australien und Neuseeland entsprechen. Eine interessante Hypothese lautet, dass die Erkrankungshäufigkeit in den Gebieten höher ist, die im Mittelalter von den Wikingern angefahren wurden, wobei sie entsprechende Suszeptibilitätsgene verbreitet haben sollen (Poser 1995).

Ethnische Unterschiede scheinen nicht nur die Empfänglichkeit für MS zu beeinflussen, sondern auch die klinische Präsentation, den Krankheitsverlauf und die weitere Prognose zu bedingen.

2.2 Geografische Faktoren

2.2.1 Globale Verteilung

Einen guten Überblick über die weltweite Verteilung der MS gibt der „Atlas of MS“, ein Projekt der Internationalen MS-Gesellschaft (MSIF) in Zusammenarbeit mit der Weltgesundheitsorganisation (WHO; Browne et al. 2014). In diesem Atlas sind Daten von 112 Ländern enthalten, von denen etwa die Hälfte auf epidemiologischen Studien basiert. Bei Betrachtung der Karte wird deutlich, dass die weltweite Verteilung der MS ungleich, aber nicht zufällig ist (➤ Abb. 2.2) Die in der Literatur angegebenen **Prävalenzraten** schwanken zwischen 1 pro 100.000 in Japan und 309 pro 100.000 auf den Orkney-Inseln (Compston 1998; Ebers und Sadovnick 1998; Sadovnick und Ebers 1993). Schätzungen zufolge dürften etwa 2,5 Mio. Menschen weltweit von MS betroffen sein. Regionen mit hohem Erkrankungsrisiko sind Europa, Nordamerika und Australien; in Europa wurden die höchsten Raten in Skandinavien (50–105 pro 100.000) und Großbritannien (87–287 pro 100.000) gefunden. Gebiete mit mittlerem Erkrankungsrisiko sind Nordafrika, der südliche Teil der USA, der Mittlere Osten und Teile der ehemaligen Sowjetunion. Die niedrigsten Prävalenzraten finden sich in Japan, China, Teilen Russlands, Zentralafrika, Lateinamerika und der Karibik (➤ Abb. 2.2). Allerdings zeigen neuere Daten aus Südamerika, dass ehemalige Niedrigprävalenzgebiete wie Argentinien oder Brasilien nun auch zu den Gebieten mit mittlerem Erkrankungsrisiko gezählt werden müssen (Cristiano et al. 2013).

Entsprechend unterschiedlich sind auch die **Inzidenzraten**, d. h. die Anzahl der Neuerkrankten pro Jahr, die allerdings aufgrund der nur relativ geringgradig eingeschränkten Lebenserwartung (➤ Kap. 7.4.3) deutlich niedriger sind. In den Regionen mit hohem Erkrankungsrisiko beträgt die Inzidenz 2–5 pro 100.000, im Südosten Schottlands kommen auf 100.000 Einwohner bis zu 12 Neuerkrankte (Übersicht bei Mayr et al. 2003).

Seit Langem ist bekannt, dass die Prävalenzraten einem Gradienten folgen, wobei die Erkrankung in Äquatornähe selten ist und in Richtung der Pole zunimmt (➤ Abb. 2.2). Diese Regel gilt sogar in umschriebenen Gebieten mit relativ homogener Population wie Australien, Neuseeland und den USA. Daneben existiert vor allem auf dem Gebiet der ehemaligen Sowjetunion ein West-Ost-Gradient mit einer Häufigkeit von mehr als 50 MS-Fällen pro 100.000 Einwohner in Estland und weniger als 5 in Usbekistan, Kasachstan, Turkmenistan und Kirgisien (➤ Abb. 2.2). Allerdings ist der noch von Kurtzke beschriebene US-amerikanische Nord-Süd-Gradient in den letzten 50 Jahren komplett verschwunden und bei den zwischen 1947 und 1964 geborenen Frauen nicht mehr nachweisbar, weshalb ein **Einfluss von Umweltfaktoren** wie Epstein-Barr-Virus (EBV), Rauchen, Übergewicht im Kindesalter und niedrigem Vitamin-D-Spiegel angenommen wird (Ascherio 2013).

Obwohl die zahllosen Prävalenzstudien aufgrund methodologischer Unterschiede nur eingeschränkt vergleichbar sind, gestatten sie doch einige allgemeine Schlussfolgerungen über die geografische Verteilung der MS. Offenbar ist die MS häufiger in den Gebieten, die ein gemäßigtes Klima haben und wirtschaftlich gut entwickelt sind. Zumindest in den Ländern mit ethnisch homogener Bevölkerung gibt es einen Breitengradgradienten, der jedoch in Regionen mit gemischter ethnischer Herkunft weniger eindeutig ist und im zeitlichen Verlauf zu verwischen scheint. Ungeklärt sind jedoch die z. T. widersprüchlichen und stark variierenden Prävalenzraten

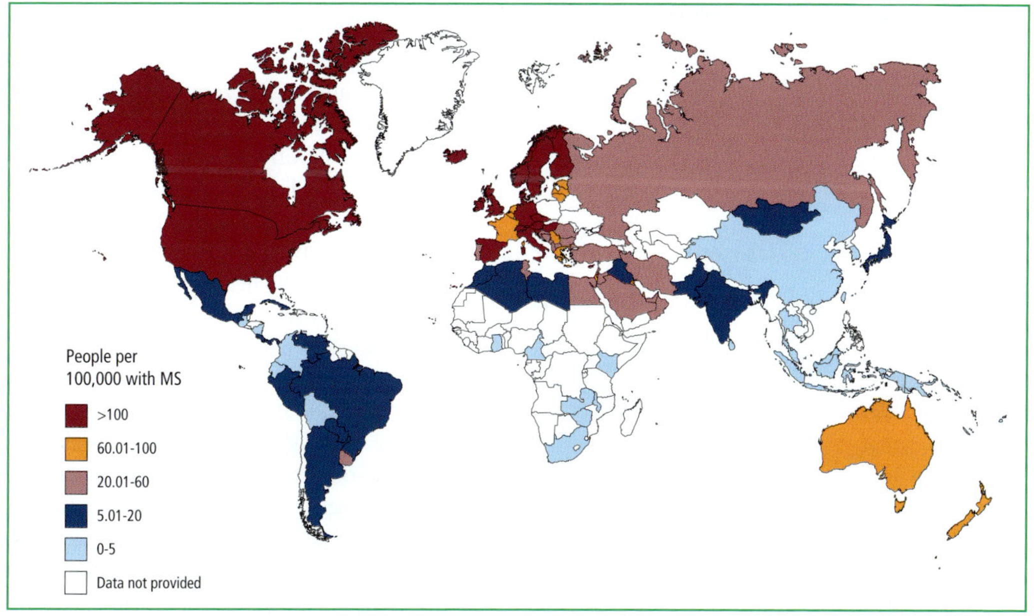

Abb. 2.2 Weltweite Häufigkeitsverteilung der MS („Atlas of MS" der *Multiple Sclerosis International Federation*, MSIF 2013; www.msif.org/includes/documents/cm_docs/2013/m/msif-atlas-of-ms-2013-report.pdf?=1) [W901–001]

in eng benachbarten Regionen. Dennoch ist offensichtlich, dass ein Umweltfaktor (oder mehrere) bei der Ätiologie der MS eine Rolle spielen muss. Allerdings sind die globalen Veränderungen der MS-Epidemiologie im zeitlichen Verlauf bisher nicht erklärt (Ascherio 2013).

2.2.2 Häufigkeit in Deutschland

Selbst innerhalb Deutschlands finden sich in den wenigen (und ausschließlich älteren) populationsbezogenen Erhebungen unterschiedliche Häufigkeiten von 51–170 pro 100.000, die sich nicht durch eine im Zeitverlauf gestiegene Inzidenz oder durch die verbesserten diagnostischen Möglichkeiten erklären lassen (➤ Tab. 2.1). Die genaue Anzahl der MS-Patienten in Deutschland ist unbekannt. Eine frühere Hochrechnung der Prävalenzraten aus der Literatur ergab Zahlen zwischen 67.000 und 138.000, wenn alle eindeutigen, wahrscheinlichen und fraglichen MS-Fälle eingerechnet wurden (Hein und Hopfenmüller 2000). Aus einer repräsentativen Befragung der in die Behandlung der MS involvierten Arztgruppen (alle niedergelassenen Neurologen, alle Neurologen in Krankenhäusern sowie 277 niedergelassene Praktiker, Allgemeinmediziner und Internisten) schätzten Hein und Hopfenmüller (2000) eine Anzahl von etwa 122.000 MS-Patienten in Deutschland, die im Bereich der zuletzt in Südniedersachsen ermittelten Prävalenzrate liegt und mit den bisherigen Annahmen von etwa 120.000–140.000 MS-Kranken in Deutschland gut übereinzustimmen schien. Kürzlich errechnete allerdings das Bundesversicherungsamt aus den Behandlungsdaten der gesetzlichen Krankenkassen von 2010 eine Zahl von 199.505 mit der gesicherten Diagnose einer MS; basierend auf der Zahl von 69,3 Mio. GKV-Versicherten beträgt damit die Prävalenz in Deutschland 0,29 % bzw. 289 pro 100.000 (Petersen et al. 2014). Zudem zeigten sich regionale Unterschiede mit höherer Prävalenz im Westen. Sowohl die Diskrepanz zu den bisherigen Daten als auch die Ursache für das (leichte) Ost-West-Gefälle sind nicht klar.

Tab. 2.1 Prävalenz der MS in Deutschland

Gebiet	Prävalenzdatum	Prävalenz (pro 100.000)
Hamburg	1960	72,7*
Rostock	1977	60,4
	1983	68,6*
Halle	1983	44,9
Vogtland	1980	49,6
Ruhrgebiet (Bochum)	1990	105*
Göttingen	1982	68,4
Südniedersachsen	1968	36,8
	1975	62,8
	1986	83,5
	1989	118*
	1994	127
Darmstadt	1982	53,6
Südhessen	1980	58,3

Die Prävalenzraten beziehen sich in der Regel auf eindeutige und wahrscheinliche MS-Fälle; die Studien, bei denen zusätzlich fragliche Fälle eingeschlossen wurden, sind mit * gekennzeichnet (in Anlehnung an Hein und Hopfenmüller 2000).

2.2.3 Zeitliche Veränderungen

Wiederholte Untersuchungen zu verschiedenen Zeitpunkten weisen darauf hin, dass die Krankheitshäufigkeit im Laufe der Zeit zunimmt, was u. a. dazu geführt hat, dass einige südeuropäische Länder wie Spanien, Italien und Griechenland, die zuvor als Gebiete mit niedrigem Erkrankungsrisiko galten, nun ein den mitteleuropäischen Verhältnissen vergleichbares MS-Risiko aufweisen (➤ Abb. 2.2). Die Prävalenz in drei australischen Gebieten hat sich im Laufe der Zeit trotz unterschiedlicher absoluter Erkrankungshäufigkeit nahezu verdoppelt. In Südniedersachsen stieg die Prävalenz seit 1968 kontinuierlich an und lag Ende 1994 – alle eindeutigen, wahrscheinlichen und fraglichen Fälle eingeschlossen – bei 170 Erkrankungen pro 100.000 Einwohner. In mehreren seriellen Prävalenzstudien mit Zeiträumen von über 75 Jahren aus der Mayo-Klinik in Rochester stieg die Prävalenz zwischen 1915 und 1985 zunächst stetig an, um dann aber bis zur letzten Erhebung im Jahr 2000 konstant zu bleiben (Mayr et al. 2003). Eine kürzlich durchgeführte Analyse von

29 epidemiologischen Studien in Norwegen ergab eine 10-fache Steigerung der MS-Häufigkeit, sowohl der Prävalenz als auch der Inzidenz. So stieg die Prävalenz zwischen 1961 und 2014 von 20 auf 203 pro 100.000 und die Inzidenz von 1,9 auf 8,0 pro 100.000 an (Grytten et al. 2015).

Zum gegenwärtigen Zeitpunkt ist unklar, ob die MS tatsächlich im Zeitverlauf häufiger wird oder ob die Zunahme der Erkrankung nur vorgetäuscht ist. Dies könnte durch die verbesserte Diagnostik mit der Möglichkeit der frühzeitigeren Erkennung, durch die veränderten diagnostischen Kriterien mit der Möglichkeit einer früheren Diagnosestellung, durch die erhöhte Sensibilisierung für die Diagnose MS durch die vorangegangene Erhebung oder eine vermehrte Anzahl von Neurologen im Erhebungsgebiet bedingt sein. Eine erhöhte Prävalenz ohne wirkliche Zunahme der MS-Häufigkeit (bei gleichbleibender Inzidenz) würde auch durch eine verlängerte Lebenserwartung erklärt, z. B. durch die Vermeidung von Komplikationen. Für die Möglichkeit eines nur artifiziellen Anstiegs spricht, dass bei der jüngsten Erhebung in Rochester in den letzten 15 Jahren Prävalenz und Inzidenz annähernd gleich geblieben sind (Mayr et al. 2003). Andererseits scheint es abgesehen davon zumindest in einigen Regionen wie Sardinien zu einer echten Erhöhung der Häufigkeit im zeitlichen Verlauf gekommen zu sein, da bei vergleichbaren methodischen Ansätzen und vergleichbarer Anwendung der diagnostischen Möglichkeiten in den diesen Regionen benachbarten Gebieten eine stabile Inzidenz zu verzeichnen war. Bemerkenswert dabei ist, dass einerseits der Frauenanteil konstant angestiegen ist, während sich andererseits der Breitengradgradient abgeschwächt hat (Alonso und Hernon 2008). Hier könnten die Veränderungen von Lebensstil- und Risikofaktoren wie Vitamin D und Rauchen eine Rolle spielen.

In Japan ist die Prävalenz zwischen 1972 und 2004 dramatisch um das 4-Fache angestiegen, wobei sich auch die Charakteristika der Erkrankung verändert haben. Diese Veränderungen werden mit der anhaltenden „Westernisierung" Japans und dem damit verbundenen veränderten Lebensstil erklärt (Osoegawa et al. 2009).

2.3 Cluster und Epidemien

Zahlreiche Publikationen berichten, dass die MS in Form von sog. Clustern innerhalb bestimmter Gebiete und Zeiträume ungewöhnlich häufig vorgekommen ist (Compston 1998; Hogancamp et al. 1997; Kurtzke 1993; Sadovnick und Ebers 1993). Obwohl Untersuchungen dieser Cluster wertvolle Hinweise auf die Ursache der MS geben könnten, sind sie nicht unproblematisch: Die Fallzahlen sind üblicherweise klein, weshalb das gehäufte Auftreten der MS auch zufällig sein könnte; die Diagnose der MS ist nicht immer gesichert, und die Patienten müssen gemeinsam dem verdächtigen Agens ausgesetzt gewesen sein. Insgesamt genügen nur wenige der beschriebenen Cluster diesen Anforderungen, wovon die überzeugendsten auf den Orkney-Inseln nordöstlich von Schottland entdeckt wurden. Hier fand man eine Clusterbildung bei Patienten bereits 21 Jahre vor der erstmaligen klinischen Manifestation der MS sowie unmittelbar vor Krankheitsbeginn. Damit bestätigte sich zum einen die lange Latenz zwischen Trigger und Krankheitsausbruch, zum anderen wird entweder die einmalige Exposition gegenüber zwei verschiedenen Umwelteinflüssen oder die zweimalige Exposition gegenüber demselben Umweltfaktor nahegelegt.

Seit dem Zweiten Weltkrieg wurden zwei **MS-Epidemien** (auf den Färöer-Inseln und in Island) identifiziert. In einer Reihe von Artikeln beschrieb Kurtzke (1993) bei zunächst 32 Färöer-Insulanern das erstmalige Auftreten einer MS zwischen 1943 und 1973 in drei Epidemien mit 20, 9 und 3 Fällen im Abstand von jeweils 13 Jahren. Eine vierte Epidemie mit 7 weiteren Neuerkrankungen zwischen 1984 und 1989 nahmen die Autoren als Beweis ihres Modells einer übertragbaren Infektionskrankheit, die von britischen Truppen während des Zweiten Weltkriegs eingeschleppt worden sein soll. Allerdings blieb diese Hypothese nicht unwidersprochen: So erscheint unklar, warum britische Truppen nur die Färöer-Inseln infiziert haben sollen und in anderen Gebieten, in denen ebenfalls britische Truppen stationiert waren, keine Epidemien aufgetreten sind. Darüber hinaus könnten durchaus auch vor dem Zweiten Weltkrieg MS-Fälle vorhanden gewesen und erst durch die verbesserte Diagnostik systematisch erfasst worden sein. Zudem sind die Fallzahlen sehr klein. Auch die zweite Epidemie in Island wurde mit der Anwesenheit britischer Truppen während des Zweiten Weltkriegs in Zusammenhang gebracht. Allerdings unterscheidet sich die Situation von der auf den Färöer-Inseln, da die MS bereits vor Stationierung der britischen Truppen in Island bekannt war. Da der erste Neurologe auf Island seine Arbeit erst 1942 aufnahm, kann die gestiegene Inzidenz auch auf die verbesserte Diagnostik zurückzuführen sein.

2.4 Migrationsstudien

Die Unterschiede in der Krankheitshäufigkeit bei den verschiedenen Ethnien und insbesondere die Resistenz bestimmter ethnischer Bevölkerungsgruppen gegenüber der MS sprechen für eine genetische Komponente der Krankheitsursache. Auf der anderen Seite legt die geografische Verteilung die Existenz eines (bisher unbekannten) Umweltfaktors nahe. Aktuell werden Zusammenhänge mit der UV-Strahlung in besonderen Lebensabschnitten, der Vitamin-D-Konzentration im Blut, viralen Infekten (z. B. mit EBV) und Übergewicht im Kindesalter diskutiert (Ascherio und Munger 2010; Ascherio et al. 2010; Lucas et al. 2011; Belbasis et al. 2015). In diesem Zusammenhang erscheint auch der mögliche protektive Effekt von Wurminfektionen interessant zu sein (Correale und Gaitán 2015). Der Vergleich der MS-Prävalenzraten bei Einwanderern mit dem Risiko des Herkunftslandes und dem der nativen Bevölkerung bietet zumindest theoretisch die Möglichkeit, genetische Faktoren und Umwelteinflüsse zu untersuchen. Ändert sich bei Wechsel der Umgebung auch das Erkrankungsrisiko, müsste die MS eine Erkrankung sein, die durch Umwelteinflüsse mitbestimmt wird. Damit sind die Migrationsstudien trotz vielfältiger methodischer Einwände bedeutsam und für das Verständnis der MS wichtig.

2.4.1 Migration von Hoch- in Niedrigrisikogebiete

Bei Einwanderern nach Israel wurde bereits früh ein erheblicher Unterschied in der Prävalenz der MS festgestellt, der stark vom Alter bei der Immigration abhängig war: So kam die MS überaus selten bei den ursprünglich in Nordeuropa beheimateten Aschkenasim vor, wenn sie vor der Pubertät eingewandert waren. In Südafrika war die MS am häufigsten bei Immigranten aus Europa, gefolgt von den in Südafrika geborenen Weißen und am niedrigsten bei den eingeborenen Afrikanern. Unter den englischsprachigen Weißen fand sich bemerkenswerterweise ein deutlicher Unterschied, der wiederum vom Alter bei der Einwanderung abhing: Diejenigen, die als Erwachsene nach Südafrika kamen, behielten das hohe Erkrankungsrisiko ihres Herkunftslandes, während sich das Risiko derjenigen, die vor dem 15. Lj. übersiedelten, dem der indigenen Bewohner annäherte und deutlich niedriger war.

2.4.2 Migration von Niedrig- in Hochrisikogebiete

Die Einwanderung aus Indien, Afrika und Westindien – Gebiete mit niedrigem Erkrankungsrisiko – nach Großbritannien hatte keine unmittelbaren Auswirkungen auf das MS-Risiko bei den Immigranten. Allerdings waren die Prävalenzraten der in England geborenen Kinder mit denen der englischen Allgemeinbevölkerung vergleichbar. Die Prävalenz der auf Hawaii lebenden Japaner war mit 7 pro 100.000 niedriger als bei nativen Hawaiianern (10,5 pro 100.000) oder derjenigen bei den aus Nordamerika eingewanderten Bewohnern (34 pro 100.000) und der in Kalifornien lebenden Japaner vergleichbar, was für einen von der Umgebung unabhängigen protektiven Effekt spricht.

2.4.3 Schlussfolgerung aus den Migrationsstudien

Zusammenfassend lässt sich aus den Migrationsstudien die Hypothese ableiten, dass bei genetisch prädisponierten Personen ein Umweltfaktor in den frühen Lebensjahren eine MS auslösen kann (Winkelmann et al. 2011). Besonders empfängliche Personen akquirieren die Erkrankung in der Kindheit oder frühen Jugend. Die Migration vor dem 15. Lj. in Gebiete mit niedrigem Erkrankungsrisiko, in denen die krankheitsauslösenden Umweltfaktoren selten sind, reduziert das Risiko, an einer MS zu erkranken, während die Auswanderung nach diesem Zeitpunkt keinen Einfluss auf das Krankheitsrisiko hat. Empfängliche Personen in Niedrigrisikogebieten, die dem auslösenden Faktor noch nicht ausgesetzt waren, bleiben weiterhin anfällig. Die Migration in ein Hochrisikogebiet könnte dieses Risiko noch erhöhen; allerdings gibt es Hinweise darauf, dass die Zeitdauer der Exposition mindestens 2 Jahre betragen muss. In den Gebieten mit niedrigem MS-Risiko scheint ein protektiver Faktor (z. B. die Sonnenexposition) vorhanden zu sein; alternativ ist denkbar, dass der auslösende Faktor wie bei der Poliomyelitis ubiquitär vorhanden ist und der frühzeitige Kontakt damit vor der späteren Entwicklung einer MS schützt.

Letztendlich haben die Migrationsstudien zwar wichtige Erkenntnisse hinsichtlich der Entstehung der MS geliefert; allerdings stellen sie sicherlich nur einen Baustein in der multifaktoriellen Ätiologie der MS dar.

LITERATURAUSWAHL

Unter https://shop.elsevier.de/multiple_sklerose erhalten Sie Zugriff auf weitere Literaturstellen zu diesem Kapitel.

Alonso A, Hernon MA (2008). Temporal trends in the incidence of multiple sclerosis: A systematic review. Neurology 71: 129–135.

Ascherio A (2013). Environmental factors in multiple sclerosis. Expert Rev Neurother 13: 3–9.

Ascherio A, Munger KL (2007). Environmental risk factors for multiple sclerosis. Part II: Noninfectious factors. Ann Neurol 61: 504–513.

Ascherio A, Munger KL (2010). Epstein-Barr virus infection and multiple sclerosis: A review. J Neuroimmune Pharmacol 5: 271–277.

Ascherio A, Munger KL, Simon KC (2010). Vitamin D and multiple sclerosis. Lancet Neurol 9: 599–612.

Belbasis L, Bellou V, Evangelou E, et al. (2015). Environmental risk factors and multiple sclerosis: An umbrella review of systematic reviews and meta-analyses. Lancet Neurol 14: 263–273.

Browne P, Chandraratna D, Angood C, et al. (2014). Atlas of multiple sclerosis 2013: A growing global problem with widespread inequity. Neurology 83: 1022–1024.

Correale J, Gaitán MI (2015). Multiple sclerosis and environmental factors: The role of vitamin D, parasites and Epstein-Barr virus infection. Acta Neurol Scand 132: 46–55.

Cristiano E, Rojas J, Romano M, et al. (2013). The epidemiology of multiple sclerosis in Latin America and the Caribbean: A systematic review. Mult Scler 19: 844–854.

Ebers GC, Sadovnick AD (1993). The geographic distribution of multiple sclerosis: A review. Neuroepidemiology 12: 1–5.

Ebers GC, Sadovnick AD (1998). Epidemiology. In: Paty DW, Ebers GC (eds.). Multiple Sclerosis. Philadelphia: Davis; pp. 5–28.

Eskandarieh S, Heydarpour P, Minagar A, et al. (2016). Multiple sclerosis epidemiology in East Asia, South East Asia and South Asia: A systematic review. Neuroepidemiology 46: 209–221.

Flachenecker P, Stuke K, Elias W, et al. (2008). Multiple-Sklerose-Register in Deutschland. Ausweitung des Projekts 2005/2006. Dt Ärztebl 105: 113–119.

Grytten N, Torkildsen O, Myhr KM (2015). Time trends in the incidence and prevalence of multiple sclerosis in Norway during eight decades. Acta Neurol Scand 132: 29–36.

Hein T, Hopfenmüller W (2000). Hochrechnung der Zahl an Multiple Sklerose erkrankten Patienten in Deutschland. Nervenarzt 71: 288–294.

Hogancamp WE, Rodriguez M, Weinshenker BG (1997). The epidemiology of multiple sclerosis. Mayo Clin Proc 72: 871–878.

Kingwell E, Marriott JJ, Jetté N, et al. (2013). Incidence and prevalence of multiple sclerosis in Europe: A systematic review. BMC Neurol 13: 128. doi:10.1186/1471-2377-13-128.

Kurtzke JF (1993). Epidemiologic evidence for multiple sclerosis as an infection. Clin Microbiol Rev 6: 382–427.

Lucas RM, Ponsonby AL, Dear K, et al. (2011). Sun exposure and vitamin D are independent risk factors for CNS demyelination. Neurology 76: 540–548.

Mayr WT, Pittock SJ, McClelland RL, et al. (2003). Incidence and prevalence of multiple sclerosis in Olmsted County, Minnesota, 1985–2000. Neurology 61: 1373–1377.

MSIF – Multiple Sclerosis International Federation (2013). Atlas of MS 2013. www.msif.org/wp-content/uploads/2014/09/Atlas-of-MS.pdf (letzter Zugriff: 6.2.2017).

Osoegawa M, Kira J, Fukazawa T, et al. (2009). Temporal changes and geographical differences in multiple sclerosis phenotypes in Japanese: Nationwide survey results over 30 years. Mult Scler 15: 159–173.

Petersen G, Wittmann R, Arndt V, Göpffarth D (2014). Epidemiologie der Multiplen Sklerose in Deutschland. Regionale Unterschiede und Versorgungsstruktur in Abrechnungsdaten der gesetzlichen Krankenversicherung. Nervenarzt 85: 990–998.

Poser CM (1995). Viking voyages: The origin of multiple sclerosis? Acta Neurol Scand Suppl 161: 11–22.

Winkelmann A, Loebermann M, Reisinger EC, Zettl UK (2011). Multiple Sklerose und Infektionskrankheiten. Akt Neurol 38: 339–350.

KAPITEL

3

Cornelia Hardt

Genetik und Umweltfaktoren

3.1 Formalgenetische Aspekte

3.1.1 Vererbungsmodus

Aufgrund des familiären Vorkommens von multipler Sklerose (MS) postulierte Eichorst (1886), dass MS erblich sei. Ein monogener Erbgang mit dominanten oder rezessiven Allelen lässt sich aus Familienstammbäumen nicht ableiten und monozygote Zwillinge sind für MS nicht immer konkordant. Familiäres Vorkommen von MS sowie Erkrankungshäufigkeiten von Familienmitgliedern lassen sich jedoch empirisch ermitteln, indem Erkrankungshäufigkeiten mit dem Verwandtschaftsgrad oder der parentalen Transmission korreliert werden. Um den tatsächlichen Wert nicht zu unterschätzen, werden **Erkrankungswahrscheinlichkeiten alterskorrigiert** (AK-EW).

AK-EW in der Bevölkerung unterscheiden sich somit von der **Prävalenz** (Zivadinov et al. 2003). Die Prävalenz liegt in Nord-, West-, Mittel-, Süd- und Südosteuropa bei etwa 50–200/100.000 Einwohnern, die **Inzidenz** bei 1–10/100.000 Einwohnern pro Jahr (Kingwell et al. 2013). Die Variabilität ist hoch und nicht ausschließlich regional bedingt; Methodik, Diagnostik, Erhebungszeiträume, und Stichprobengröße beeinflussen das Gesamtergebnis. In Deutschland beträgt die Prävalenz etwa 128/100.000 Einwohner und die Inzidenz 8/100.000 Einwohner pro Jahr. Die Inzidenz ist bei Frauen (11,8/100.000 Einwohner pro Jahr) höher als bei Männern (3,9/100.000 Einwohner pro Jahr); das Verhältnis der Erkrankungshäufigkeiten liegt bei 3 : 1 (Fasbender und Kölmel 2008). In Schweden sind Prävalenz (189/100.000 Einwohner) und Inzidenz (10,2/100.000 Einwohner pro Jahr) im Vergleich zu Deutschland höher. Die Inzidenz bei Frauen (14,0/100.000 Einwohner pro Jahr) ist höher als bei Männern (6,2/100.000 Einwohner pro Jahr); das Verhältnis der Erkrankungshäufigkeiten liegt bei 2,3 : 1 (Ahlgren et al. 2014).

Genetisch-epidemiologische Studien wurden in Großbritannien (Robertson et al. 1996) und Schweden (Westerlind 2014) durchgeführt. Die schwedische Studie basiert auf nationalen Personenregistern sowie umfassenden Patienten- und MS-Registern (> 28.000 Patienten); der Rekrutierungsfehler ist somit vergleichsweise gering. Aus der Studie ergeben sich bei Verwandten einer MS-Patientin/eines MS-Patienten je nach Verwandtschaftsgrad unterschiedliche Wahrscheinlichkeiten, ebenfalls an MS zu erkranken. Bei monozygoten Zwillingspartnern (100 % gemeinsames Erbgut) einer MS-Patientin/Patienten liegt die AK-EW bei 17,2 % und bei dizygoten Zwillingspartnern (50 % gemeinsames Erbgut) bei 1,92 %. Bei weiteren Verwandten 1. Grades (50 % gemeinsames Erbgut) ergibt sich eine höhere AK-EW bei Schwestern (3,38 %) gegenüber Brüdern (1,74 %) und bei Töchtern (2,83 %) gegenüber Söhnen (1,26 %). Bei Verwandten 2. Grades (25 % gemeinsames Erbgut) ergibt sich eine höhere AK-EW bei Halbschwestern (2,46 %) gegenüber Halbbrüdern (1,51 %) mütterlicherseits und Halbschwestern (1,69 %) gegenüber Halbbrüdern (1,12 %) väterlicherseits. Adoptierte Kinder oder Geschwister, die a priori kein gemeinsames Erbgut mit Eltern oder Geschwistern haben, weisen eine AK-EW von 0,84 % auf (Westerlind 2014). Die Daten sind mit denen der kanadischen Studien vergleichbar (Ebers et al. 1995, 2004, Herrera et al. 2008).

Die **parentale Transmission** von MS an Nachkommen von erkrankten Vätern gegenüber Müttern ist nicht signifikant unterschiedlich. Das Geschlechterverhältnis von erkrankten Töchtern zu Söhnen bei Transmission über den Vater liegt bei 1,6 : 1 und bei Transmission über die Mutter bei 2,6 : 1 (Westerlind 2014). In der kanadischen Studie war die parentale Transmission von MS ebenfalls nicht signifikant unterschiedlich, das Geschlechterverhältnis unabhängig von der Transmission über Vater oder Mutter gleich (Sadovnick 2013). Zwei Studien beschreiben eine bevorzugte **maternale Transmission** (Hoppenbrouwers et al. 2008; Herrera et al. 2008), eine weitere Studie eine bevorzugte paternale Transmission (Kantarci et al. 2006). In der ersten Studie handelt es sich um eine isolierte Population, in der die Mütter einen höheren Verwandtschaftsgrad untereinander aufwiesen als die Väter, in den anderen beiden Studien handelte es sich um Multiplex-Familien aus Kanada bzw. den USA. Alle drei Studien unterliegen einem mehr oder weniger ausgeprägten Selektionsbias.

Weitere kanadische Studien zeigen, dass die Transmission von MS bei konjugalen Paaren – Vater *und* Mutter (12,24 %) sind erkrankt – vergleichsweise höher ist als bei Paaren, bei denen Vater *oder* Mutter erkrankt ist (9,65 %) (Ebers et al 2000). Darüber hinaus ist in Familien gesunder Eltern mit mindestens einem an MS erkrankten Kind der prozentuale Anteil MS erkrankter Kinder bei konsanguinen Eltern (8,96 %) höher als bei nicht konsanguinen Eltern (2,3 %) (Sadovnick et al. 2001).

Offen bleibt die Frage, ob „familiäre MS“ (in der Familie gibt es mehr als einen MS-Patienten) und „sporadische MS“ (in der Familie gibt es einen MS Patienten) genetisch unterschiedlich sind. Stammbäume „familiärer MS“ sind prinzipiell vereinbar mit di-, tri- und oligogenen Erbgängen sowie rezessiven, dominanten oder kodominanten Allelen. Empirisch ermittelte EW schließen identische Erbgänge bei „sporadischer MS“ nicht aus.

Merke

Unterschiedliche genetische Prädispositionsfaktoren tragen zur Manifestation von MS bei. Mit abnehmendem Verwandtschaftsgrad (100 %, 50 %, 25 %) nimmt die AK-EW signifikant ab. Weibliche Verwandte 1. Grades (Schwestern/Töchter) haben eine etwa doppelt so hohe AK-EW wie männliche Verwandte (Brüder/Söhne). Tragen beide Eltern genetische Prädispositionsfaktoren (konjugale MS, Konsanguinität), nimmt bei den Nachkommen die Erkrankungswahrscheinlichkeit für MS zu.

3.1.2 Penetranz

Die Penetranz eines genetischen Merkmals gibt die Wahrscheinlichkeit an, mit der ein Träger eines krankheitsrelevanten Genotyps einen entsprechenden Phänotyp aufweist. Monozygote Zwillinge haben, abgesehen von einzelnen somatischen Mutationen und ihrem Epigenom, einen identischen Genotyp. Ohne den krankheitsrelevanten Genotyp zu kennen, kann die Konkordanz bei monozygoten Zwillingen daher als direktes Maß der Penetranz angenommen werden. Legt man paarweise Konkordanzraten der schwedischen Studie (Westerlind et al. 2014) der kanadischen Studie (Willer et al. 2003) und einer Metaanalyse zugrunde (O'Gorman et al. 2013), so beträgt die Penetranz ca. 18 % und ist bei Frauen (16,3 %) höher als bei Männern (8,9 %).

Die Angaben zur Prävalenz der MS beziehen sich ausschließlich auf den Phänotyp. Bei einer Prävalenz von 100/100.000 Einwohnern und einer Penetranz von ca. 20 % ist anzunehmen, dass etwa 500/100.000 Einwohnern ein komplettes Set an prädisponierenden Genotypen tragen, jedoch aufgrund unvollständiger Penetranz 400 dieser Merkmalsträger nicht an MS erkranken. Das Spektrum möglicher Einflussfaktoren auf die Penetranz ist groß und schließt verschiedenste epigenetische Mechanismen, intrauterine Bedingungen sowie Umweltfaktoren ein – Faktoren, in denen sich auch genetisch identische Zwillingspaare unterscheiden. Eine höhere Penetranz von MS bei Frauen gegenüber Männern könnte auf geschlechtsspezifische Faktoren zurückzuführen sein.

Merke

Bei MS ist eine Penetranz von etwa 18 % anzunehmen; sie ist bei Frauen (16,3 %) höher als bei Männern (8,9 %). Penetranz beeinflussende Faktoren können zufällige Ereignisse, epigenetische Mechanismen, intrauterine Bedingungen sowie Umweltfaktoren sein.

3.1.3 Expressivität

Phänotypisch präsentiert sich MS als Erkrankung mit variabler Expressivität. Zu den klinischen Variablen zählen Manifestationsalter (< 20 Jahre, 20–40 Jahre, > 40 Jahre), unterschiedliche Schweregrade (benigne MS bis hin zu MS mit gravierender Behinderung), Laborparameter (oligoklonale Banden [OKBs], Autoantikörper) und Bildgebungsbefunde (MRT). Hinzu kommen klinische Einteilungen in schubförmige MS (RRMS), sekundär progrediente MS (SPMS), primär progrediente MS (PPMS; ➤ Kap. 7.2) sowie pathologische Einteilungen anhand von Biopsien oder Untersuchungen posthum.

Gurevich et al. (2015) kommen zu dem Schluss, dass in der frühen MS-Diagnostik Genexpressionsanalysen die McDonald-Kriterien komplettieren können, um diagnostische Zweifelsfälle sicher einzuordnen. Andere Studien konzentrieren sich auf Korrelationen genetischer Marker mit klinischen Subtypen, Manifestationsalter oder Schweregrad der MS. Ungeklärt ist, welche genetischen Marker, die über genomweite Assoziationsstudien ermittelt wurden, lediglich die Expressivität modulieren oder ob sich unter der Diagnose MS grundsätzlich phänotypisch ähnliche, jedoch genotypisch unterschiedliche Krankheitsbilder subsumieren lassen (➤ Kap. 3.1.4 und ➤ Kap. 3.2.1).

Merke

Ziel ist eine Korrelation von Genotyp (genetische Marker) und Phänotyp (klinisches Bild) zur Sicherung der Diagnose im frühen Stadium der Demyelinisierung, eine Korrelation von Genotyp und Prognose (Verlauf) und, hieraus abgeleitet, eine individualisierte Therapie.

3.1.4 Heterogenität

Bislang konnte kein spezifisches Allel eines bestimmten Gens identifiziert werden, das bei *allen* MS-Patienten nachweisbar ist. Umfangreiche Fall-Kontroll-Studien sowie genomweite Kopplungsstudien in verschiedenen Bevölkerungsgruppen weisen auf eine Assoziation mit genetischen Markern im Haupt-Histokompatibilitätskomplex (MHC) auf Chromosom 6p.21 hin. Allele der humanen Leukozyten-Antigene (HLA) HLA-DRB1 und -DQB1 und Haplotypen ihrer Kopplungsgruppen HLA-A-B-DRB1-DQA1-DQB1 zeigen die stärkste Korrelation.

In der deutschen Bevölkerung tragen etwa 50 % der MS-Patienten das HLA-DRB1*15:01-Allel (relatives Risiko [RR] = 3,4) und etwa 20 % das HLA-DRB1*03:01-Allel (RR = 1,7; Epplen et al. 1997). Etwa ein Drittel der MS-Patienten trägt keines der beiden Allele, daher kann neben **Allelheterogenität** auch Genheterogenität angenommen werden.

Gestützt wird die Hypothese einer **Genheterogenität** zudem durch genetische Analysen von Mehrgenerationen-Familien mit vielen MS-Patienten und gesunden Familienmitgliedern. Von neun Nachkommen eines konsanguinen Elternpaares (Cousin/Cousine) sind vier Kinder und eine Enkelin an MS erkrankt. Drei der Kinder und die Enkelin sind homozygot für drei genetische Marker auf Chromosom 9q21, während die gesunden Eltern und eine gesunde Schwester heterozygot sind (Modin et al. 2003). Bei einer Drei-Generationen-Familie mit 7 MS-Patienten segregierte der Phänotyp (MS) mit dem HLA-DRB1*15-Allel, das kodominant vererbt wird, und einem bislang nicht identifizierten Gen auf Chromosom 12p12, das dominant vererbt wird (Vitale et al. 2002); hieraus würde sich bei Geschwistern eine a-priori-EW von 25 % ergeben. In einer anderen Familie segregierte das HLA-DRB1*15-Allel ebenfalls mit MS und potenziellen Kandidaten in Genregionen auf den Chromosomen 6q12, 12q24 und 19q13 (Haghigi et al. 2006). In einer Vier-Generationen-Familie exprimierten 11 von 14 Patienten das HLA-DRB1*15-Allel und 3 Patienten ein DRB1*04- oder DRB1*13-Allel (Dyment 2008). In einer Untersuchung von 40 Mehrgenerationen-Familien mit mindestens 4 MS-Patienten waren 68 % der Familienmitglieder, die an MS erkrankten, positiv für das DRB1*15-Allel. Für andere Genorte wurde im Kollektiv keine signifikante Kopplung für gemeinsame Genregionen beschrieben (Willer et al.2007). Diese Befunde unterstreichen, dass auch „familiäre MS“ genetisch heterogen ist.

Merke

MS ist eine komplexe Erkrankung mit multigenem (di-, tri- oder oligogenem) Vererbungsmodus von prädisponierenden Allelen, die rezessiv, dominant oder kodominant vererbt werden. Es besteht sowohl Gen- als auch Allelheterogenität. Variable Expressivität und unvollständige Penetranz sind auf genetische und/oder epigenetische Mechanismen und/oder Umweltbedingungen zurückzuführen.

3.2 Molekulargenetische Aspekte

3.2.1 Genom

Autosomales Genom und Suszeptibilität

HLA-Allele, gekoppelte Haplotypen oder Genotypen sind in verschiedenen Bevölkerungsgruppen mit unterschiedlichen Häufigkeiten mit MS assoziiert. In Skandinavien, Großbritannien, Deutschland sowie der europäisch abstammenden Bevölkerung der USA, Kanadas und Australiens sind überwiegend die Haplotypen HLA-DRB5*01:01–DRB1*15:01–DQA1*01:02–DQB1*06:02 und HLA-DRB1*0301–DQA1*05:01–DQB1*02:01 mit MS assoziiert, in Sardinien die Haplotypen HLA-DRB1*04:05–DQA1*05:01–DQB1*03:01, HLA-DRB1*03:01–DQA1*05:01–DQB1*02:01 und HLA-DRB1*13:03-DQB1*03:01, im Iran der Haplotyp HLA-DRB1*15:03–DQA1*01:02–DQB1*06:02 (Übersicht Hollenbach und Oksenberg 2015). Eine Metaanalyse zur HLA-Assoziation europäischer MS-Patienten beschreibt Odds-Ratios (OR) > 1 bei Allelträgern (OR = 3,92) und Homozygoten (OR = 8,30) des HLA-DRB1*15:01-Allels sowie bei Allelträgern (OR = 1,16) und Homozygoten (OR = 3,47) des HLA-DRB1*03:01-Allels. Bei den HLA-Klasse-I-Allelen HLA-A*02:01 (OR = 0,67) und HLA-B44:02 (OR = 0,78) hingegen liegen die OR bei < 1. Diesen Allelen wird ein protektiver Effekt zugeschrieben (Moutsianas et al. 2016), obgleich keines dieser beiden HLA-Klasse-I-Allele bei HLA-DRB1*15:01-Allelträgern eine MS-Manifestation verhindern kann.

Das internationale HapMap-Projekt sowie neue Technologien haben umfangreiche genomweite Assoziationsstudien ermöglicht (Übersicht Sawcer et al. 2014; Didonna und Oksenberg 2015). Die Analyse der DNA von 14.498 MS-Patienten und 24.091 gesunden Probanden europäischer Abstammung für 161.311 Einzelnukleotid-Polymorphismen (SNPs) ergab, dass 110 SNPs außerhalb des MHC signifikant mit MS assoziiert waren (IMSGC 2011, 2013). Eine Analyse der DNA von 803 afroamerikanischen MS-Patienten und 1.516 gesunden Probanden mittels Immun-Chip (130.135 SNPs) identifizierte 69 SNPs, bei denen das gleiche Allel wie bei europäischen MS-Patienten überrepräsentiert war; 21 SNPs waren signifikant assoziiert. Acht alternative SNPs in bekannten Genregionen waren ebenfalls signifikant assoziiert, lediglich 7 SNPs wurden nur bei afroamerikanischen MS-Patienten als potenzielle Prädispositionsfaktoren eingestuft (Isobe et al. 2015). Mittels Exom-Chip wurde in einer Replikationsstudie die DNA von 4.476 deutschen MS-Patienten und 5.714 gesunden Probanden untersucht und eine signifikante Assoziation für 10 SNPs bestätigt (Dankowski et al. 2015).

Die Mehrzahl der 110 SNPs liegt in regulatorischen Sequenzbereichen wie z. B. Transkriptionsfaktor-Bindungsstellen. Von 14 **Missense-Mutationen** (Austausch einer Aminosäure) sind einige von funktioneller Relevanz (Sawcer et al. 2014). Das „C-Allel" des SNPs (rs6897932; C/T) im Exon 6 des Gens, das für die Interleukin-7-Rezeptor-alpha-Kette (IL7Rα) codiert, ermöglicht alternatives Spleißen, das mit geringeren Mengen an transmembrangebundenem IL7R und höheren Mengen an löslichem Rezeptor einhergeht. MS-Patienten sind häufiger Träger des C-Allels als gesunde Probanden (OR 1,15; Zhang et al. 2011). Das T-Allel des SNPs (rs2104286; T/C) im Intron 1 des Gens, das für die IL2Rα-Kette codiert, geht mit höheren Konzentrationen an löslichem IL2R einher; MS-Patienten sind häufiger Träger des T-Allels (OR 1,3; Wang et al. 2011). Das G-Allel des SNP (rs2300747, A/G) im Intron 1 des CD58-Gens geht mit einer erhöhten Expression von CD58 einher, gilt als Schutzfaktor und kommt bei MS-Patienten seltener vor (OR 0,82; de Jager et al. 2009).

Eine wesentliche Frage ist, welche der assoziierten SNPs außerhalb der MHC-Region gemeinsam mit bestimmten HLA-DRB1-Allelen die Wahrscheinlichkeit einer Manifestation von MS erhöhen. Eine Korrelation von HLA-Allelen und 98 Nicht-MHC-SNPs ergab keinen Anhalt für signifikante Interaktionen oder polygene Epistasis von prädisponierenden HLA-Allelen und Allelen von Nicht-MHC-Genen (Moutsianas et al 2015).

Genomweite Screenings mit hohen Zahlen von MS-Patienten und gesunden Probanden zeigen eine hohe statistische Signifikanz. Dennoch ist ihre Aussagekraft aufgrund genetischer Heterogenität und inkompletter Penetranz limitiert; das ist an den niedrigen Odds-Ratios prädisponierender Allele erkennbar. Im Vergleich ist die genetische Heterogenität prädisponierender Merkmale innerhalb einer Familie gering, wenn auch möglich; die statistische Aussagekraft ist jedoch aufgrund der geringen Anzahl von informativen Familien limitiert. Diese Einschränkung löste letztendlich eine Debatte darüber aus, ob eine Variante (Arg415Gln) im NR1H3-Gen tatsächlich für primär progrediente MS prädisponiert (Wang et al. 2016).

Genetische Heterogenität besteht bereits dann, wenn Polymorphismen in jeweils unterschiedlichen Genen, die in einen gemeinsamen Signalweg münden, zu einem gleichen oder klinisch kaum zu unterscheidenden Krankheitsbild führen. Unter diesem Aspekt wurden genomweite Kopplungsstudien mit einem Algorithmus („GWAS noise reduction"; GWAS-NR) reanalysiert und Kandidatengene mit gemeinsamen Signalwegen eingegrenzt. Hierzu zählen Gene, die an der NF-κB-Aktivierung oder -Signalgebung beteiligt sind, sowie Gene, die zur Aktivierung von CD4$^+$ TH1- und CD4$^+$ TH17-Zellen notwendig sind oder Apoptose beeinflussen (Hussman et al. 2016). Die direkte Analyse der Kandidatengene wird zeigen, ob tatsächlich funktionell relevante Polymorphismen nachweisbar sind, ob es epistatische Phänomene gibt und wie in diesem Zusammenhang genetische Heterogenität zu bewerten ist.

Merke

Allele des HLA-DRB1-Gens weisen bislang die signifikantesten Assoziationen mit MS auf. Prädisponierend sind die Allele HLA-DRB1*1501, *1503, *03:01, *13:03, *04:05 mit unterschiedlichen Häufigkeiten in verschiedenen Bevölkerungsgruppen. Mehr als 110 weitere Genregionen mit potenziellen Kandidatengenen sind identifiziert, mit einem hohen Überlappungsgrad bei europäisch abstammenden und nichteuropäischen MS-Patienten. Hierunter sind Gene mit gemeinsamen Signalwegen der T-Zellaktivierung, Apoptose und NF-κB-Aktivierung.

Autosomales Genom und Phänotyp

Die Überlegung, dass genetische Merkmale, die eine unterschiedliche Expressivität von MS bedingen, eher zu erfassen sind, wenn beide Vergleichsgruppen für den Phänotyp „Manifestation von MS" vollständig penetrant sind, führte zu Studien von Genotyp-Phänotyp-Korrelationen bzgl. Schweregrad von MS, Manifestationsalter, OKBs oder IgG-Index.

Eine Metaanalyse von mehr als 7.000 MS-Patienten ergab bei dem Vergleich von 52 SNPs mit dem Phänotyp „Schweregrad von MS", gemessen als „Multiple Sclerosis Severity Score", keine signifikante Korrelation von Genotyp und Phänotyp (George et al. 2016).

Mit der Überlegung, dass sich der Phänotyp „Manifestationsalter" am besten mit einem Genotyp korrelieren lässt, wenn der Unterschied der Vergleichsgruppen besonders hoch ist, wurden genetische Marker (n = 57), die bei erwachsenen MS-Patienten identifiziert worden waren (IMSGC 2011), vergleichend bei 53 pädiatrischen MS-Patienten untersucht. Insgesamt prädisponierten diese Marker auch zur pädiatrischen MS (van Pelt et al. 2013). Nachteil der beiden o. g. Studien ist, dass kein genomweites Screening durchgeführt wurde, sondern selektiv genetische Marker verwendet wurden, die in genomweiten Studien mit dem Phänotyp „Manifestation von MS" korrelierten. In diesem Kollektiv genetischer Marker müssen Merkmale, die den Schweregrad oder das Manifestationsalter von MS beeinflussen, nicht notwendigerweise enthalten sein.

Die Korrelation von genetischen Merkmalen mit dem MS-Phänotyp „OKB" sowie dem „IgG-Index" wurde hingegen als genomweite Assoziationsstudie durchgeführt. Ein genetischer Marker (rs9271640) für das HLA-DRB1*1501-Allel korrelierte mit einer Positivität für OKBs. Das Allel eines Markers (rs11621145) auf Chromosom 14 – lokalisiert in der Genregion, die für den konstanten Teil der schweren Kette des Immunglobulins codiert – war mit der Höhe des IgG-Index assoziiert. Unabhängig von den genetischen Markern korrelierten weibliches Geschlecht, Manifestationsalter und Schweregrad von MS mit dem Vorhandensein von OKBs und einem höheren IgG-Index (Goris et al. 2015).

Merke

Für die klinische Routine sind zuverlässige Korrelationen von Genotyp und Phänotyp für Diagnose und Prognose noch nicht verfügbar. Hierzu muss das komplexe Zusammenspiel genetischer und nichtgenetischer Faktoren weiter entschlüsselt werden.

X-chromosomales Genom und Suszeptibilität

Söhne erben ihr X-chromosomales Genom ausschließlich von der Mutter. Töchter hingegen erben ihr X-chromosomales Genom sowohl von der Mutter als auch vom Vater. Zur Dosisanpassung genetischer Information bei Frau (XX-Karyotyp) und Mann (XY-Karyotyp) wird bei einem XX-Karyotyp sehr früh in der Embryogenese (etwa 100-Zell-Stadium), in jeder Zelle, eines der beiden elterlichen X-Chromosomen inaktiviert und das Inaktivierungsmuster bei nachfolgenden mitotischen Zellteilungen beibehalten. Ausgenommen hiervon sind die pseudoautosomalen Regionen, die bei der Frau von beiden X-Chromosomen und beim Mann vom X-Chromosom und von der pseudoautosomalen Region des Y-Chromosoms exprimiert werden.

Bei Frauen sind statistisch in etwa 50 % der Zellen das väterliche und in 50 % der Zellen das mütterliche X-Chromosom inaktiviert. Bei gerichteter X-Inaktivierung variiert der Anteil an Zellen mit mütterlicher bzw. väterlicher X-Inaktivierung; dann wird häufiger Erbinformation vom mütterlichen bzw. väterlichen X-Chromosom exprimiert. Während monozygote monochoriatische Zwillinge eher ein gleiches X-Inaktivierungsmuster aufweisen, können sich monozygote dichoriatische Zwillinge unterscheiden (Trejo et al. 1994). Bei MS waren konkordante Zwillingspaare nicht häufiger monochoriatisch als diskordante Paare. Des Weiteren wurde untersucht, ob MS-Patientinnen häufiger eine **gerichtete X-Inaktivierung** aufweisen als nicht erkrankte Frauen. Die zugrunde liegende Hypothese ist, dass eine gerichtete X-Inaktivierung zu einem ungleichen Verhältnis von zwei Genprodukten polymorpher X-chromosomaler Gene führt (Knudsen 2009). Kandidatengen wäre z. B. das **Proteolipidprotein**, ein Bestandteil des Myelins und ein potenzielles Autoantigen bei MS. Würde das Genprodukt des einen Allels überwiegend in der Peripherie und das des anderen im Thymus exprimiert, so könnte es zu einem Verlust der Toleranz gegenüber dem peripher exprimierten Genprodukt kommen. MS-Patientinnen zeigten unabhängig von ihrer Verlaufsform (RRMS, SPMS, PPMS) nicht signifikant häufiger eine gerichtete X-Inaktivierung als gesunde Probandinnen. Patientinnen mit Autoimmunthyreoiditis hingegen zeigen häufiger eine gerichtete X-Inaktivierung als das Vergleichskollektiv (Knudsen 2009).

Mitochondriales Genom und Suszeptibilität

Mitochondrien tragen ein eigenes Genom, werden ausschließlich über Oozyten vererbt und stammen daher immer von der Mutter ab. Mitochondrien mit unterschiedlichem Genom werden während Meiose und Mitose nach dem Zufallsprinzip auf die Tochterzellen verteilt. Hierdurch entsteht **Heteroplasmie** mit qualitativ und quantitativ unterschiedlicher Expression des mitochondrialen Genoms in verschiedenen Zellen und Geweben. Unter funktionellen Aspekten (Witte et al. 2014) kommen mitochondriale Gene als Kandidatengene bei MS in Betracht. In einer umfangreichen Studie wurden Haplogruppen mitochondrialer DNA untersucht. Eine signifikante Assoziation der Haplogruppe J mit PPMS wurde für europäische Patienten beschrieben (OR = 1,49, $p = 0{,}009$); diese Assoziation war in einem Kollektiv amerikanischer PPMS-Patienten jedoch nicht signifikant (OR = 1,43, $p = 0{,}058$; Tranah et al. 2015). In diesem Zusammenhang ist interessant, dass zwei Mutationen der Leberschen hereditären Optikusneuropathie (LHON) G11778A und T14484C präferenziell mit der Haplogruppe J vorkommen. Diese Haplogruppe verstärkt den LHON-Phänotyp. Kommen die LHON-Mutationen mit einer anderen Haplogruppe vor, ist die Expression des LHON-Phänotyps milder (Hudson et al. 2007).

Besteht Heteroplasmie bei der Mutter, können sich Geschwister einschließlich monozygoter Zwillinge in ihrem mitochondrialen Genom unterscheiden. Bei der Untersuchung von 49 monozygoten Zwillingen, diskordant für MS, wurden insgesamt 58 Einzelnukleotid-Varianten in den mitochondrialen Genomen detektiert: 43 (74 %) kamen bei beiden Zwillingen vor, 15 (26 %) nur bei einem Zwilling. Der Heteroplasmie-Grad war im intraindividuellen Vergleich, d. h. in zwei verschiedenen Geweben (Blutzellen, Mundschleimhaut) eines monozygoten Zwillings höher als im interindividuellen Vergleich, d. h. im gleichen Gewebe des jeweiligen monozygoten Zwillingspartners (Souren et al. 2016). Der Heteroplasmie-Grad war im Allgemeinen bei monozygoten Zwillingen ähnlicher als unter Geschwistern. Eine Diskordanz von MS bei monozygoten Zwillingen konnte nicht auf unterschiedliche mitochondriale Genome zurückgeführt werden.

Merke

Bei der Fragestellung MS sind LHON-Mutationen differenzialdiagnostisch oder als seltene Koinzidenz zu berücksichtigen. Unterschiede im mitochondrialen Genom sind als Ursache einer Diskordanz von MS bei monozygoten Zwillingen nahezu ausgeschlossen. Ebenso ist eine gerichtete X-Inaktivierung bei monozygoten Zwillingen, als Ursache einer Diskordanz von MS, unwahrscheinlich.

3.2.2 Transkriptom

mRNA

Wird in einer Zelle die Proteinsynthese initiiert, so wird zunächst die Information der DNA in *messenger*-RNA (mRNA) umgeschrieben (transkribiert). Nach Modifikation (u. a. Spleißen) wird das Transkript (mRNA) in das entsprechende Protein übersetzt (translatiert). Transkripte sind somit Indikatoren der allgemeinen (Housekeeping) und spezifischen Zellaktivität und Proteinsynthese. Während die Untersuchung des Genoms eine qualitative Aussage über den Bauplan eines Proteins ermöglicht, wird bei der Untersuchung des Transkriptoms die Summe aller zellspezifischen Expressionsmuster semiquantitativ erfasst. Während das Genom stabil ist und bei jedem Individuum genetische Analysen reproduzierbar zum gleichen Ergebnis führen, ist das Transkriptom variabel und spiegelt zellspezifische

Expressionsmuster sowie den Aktivierungsgrad von Zellpopulationen wider.

Baranzini et al. (2010) untersuchten die Expressionsmuster von $CD4^+$ Lymphozyten bei monozygoten Zwillingspaaren, die diskordant für MS waren. Zur Feststellung von intraindividueller Variabilität wurden die Expressionsmuster von etwa 19.000 Genen bei $CD4^+$ Lymphozyten an mehreren Tagen bestimmt. Die Studie ergab, dass Unterschiede in den Expressionsmustern zu 23 % auf intraindividuelle Variabilität (1 Person, mehrere Zeitpunkte), 57 % auf interindividuelle Variabilität (Unterschiede zwischen den drei Zwillingspaaren) und weniger als 10 % möglicherweise auf die Diagnose MS bzw. Behandlung aufgrund von MS (Unterschied zwischen einem Zwillingspaar) zurückzuführen sind. Die Expressionsunterschiede eines jeden Zwillingspaares lagen im Varianzbereich, sodass die Autoren MS-spezifische Unterschiede ausschlossen (Baranzini et al. 2010).

Irizar et al. (2014) führten genomweite Transkriptionsstudien von peripheren Leukozyten durch und verglichen die Expressionsmuster von RRMS-Patienten gegenüber gesunden Probanden sowie von Patienten in Remission und während eines Schubs. Differenzielle Expressionsmuster zeigten sich bei Transkripten, die IFN-induzierbar sind, und solchen, die bei viralen Immunantworten eine Rolle spielen, sowie bei Transkripten, die eine Granulozytenaktivierung widerspiegeln (Irizar et al. 2014). Ob diese Transkripte oder deren translatierte Proteine als Biomarker diagnostisch oder prognostisch sinnvoll sind, müssen weiterführende Untersuchungen zeigen.

Merke

Das Expressionsmuster des peripheren zellulären Immunsystems (Leukozyten, Lymphozyten, Lymphozyten-Subpopulationen) weist eine hohe intra- und interindividuelle Variabilität auf. Es ist deshalb sorgfältig zu prüfen, welche Transkripte als Biomarker für Prognose oder Therapieverlauf geeignet sind.

miRNA

MicroRNAs (miRNA; 19–25 Nukleotide lang, nichtcodierende RNA) haben eine bedeutende Funktion in der posttranskriptionellen Regulation der Genexpression. miRNAs assoziieren mit Ago-Proteinen und reprimieren als Teil des miRNA-induzierten Stilllegungskomplexes („RNA-induced silencing complex“, miRISC) mRNA sequenzspezifisch die Translation von Proteinen. Eine bestimmte miRNA bindet an verschiedene mRNAs und reprimiert auf diese Weise die Expression mehrerer Proteine. Andererseits kann eine mRNA von unterschiedlichen miRNAs reguliert werden. Im menschlichen Genom sind mehr als 2.000 solcher miRNAs bekannt (http://mirbase.org). **Intrazelluläre miRNAs** sind z. T. zellspezifisch und aktivierungsabhängig exprimiert und übernehmen eine wichtige Rolle in der Entwicklung, Differenzierung und Effektorfunktion von Immunzellen, während **extrazelluläre miRNAs** an der Zellkommunikation beteiligt sind (O'Connell et al. 2010a).

Bei MS-Patienten sind eine differenzielle Expression von miRNA für verschiedene Zellen und Gewebe sowie erhöhte Konzentrationen extrazellulärer miRNAs im Plasma beschrieben (Übersicht in Huang et al. 2016; Zhang et al. 2014). Bei der Interpretation und beim Vergleich von miRNA-Befunden von MS-Kohorten ist deshalb unterschiedliches Untersuchungsmaterial wie z. B. periphere mononukleäre Blutzellen (PBMC) vs. Gesamtblut, Lymphozyten vs. Lymphozyten-Subpopulationen und intrazelluläre miRNAs vs. zellfreien miRNAs unbedingt zu berücksichtigen. Von Bedeutung könnten die mi-RNAs **miR-326** und **miR-155** sein, die intrazellulär über einen direkten (miR-155) oder indirekten (miR-326) Mechanismus die Differenzierung von TH17-Zellen verstärken. Im MS-Schub ist ein Anstieg von miR-326 in PBMC messbar; miR326 ist fast ausschließlich in $CD4^+$ TH17-Zellen exprimiert und korreliert mit der intrazellulären Expression von IL-17 (Du et al. 2009). miR-155 induziert die Differenzierung von TH1- und TH17-Zellen (O'Connell 2010b; Zhang et al. 2014). Beide miRNAs steigen im Schub signifikant in $CD4^+$ T-Zellen, aber auch im Serum an – miR-155 deutlicher als miR-326 (Du et al. 2009; Zhang et al. 2014).

Merke

MicroRNAs sind wichtige Regulatoren der Genexpression und sind zellspezifisch und aktivierungsabhängig exprimiert. Die Expression von miR-326 und miR-155 ist in $CD4^+$ T-Zellen und im Plasma im MS-Schub signifikant erhöht. Die Messung von miR-155 im Serum könnte ein geeigneter Biomarker für einen MS-Schub sein.

3.2.3 Epigenom

Holliday (1994) definierte Epigenetik als das programmierte Genexpressionsmuster von differenzierten Zellen, das auch nach mitotischer Zellteilung beibehalten wird, oder anders formuliert: Epigenetik ist die Weitergabe von Erbinformation, die nicht auf Unterschiede in der nukleären DNA-Sequenz zurückzuführen ist. Klassischerweise zählen hierzu X-Inaktivierung (s. o.) sowie genomische Prägung (Imprinting). Im weiteren Sinne versteht man hierunter jede epigenetische Modifikation, die das programmierte Genexpressionsmuster so verändert, dass diese Änderung an die Tochterzellen weitergegeben wird. Zu den epigenetischen Modifikationen zählen DNA-Methylierung, Histonmodifikation sowie RNA-Interferenz.

Imprinting

Bei den Autosomen werden die meisten Gene sowohl von den väterlichen als auch von den mütterlichen Chromosomen transkribiert. Wenige definierte chromosomale Bereiche unterliegen dem Imprinting und werden während der Meiose entweder in den männlichen oder weiblichen Keimzellen inaktiviert. Bereits vor der Embryonalentwicklung ist somit festgelegt, welche Gene nur vom väterlichen bzw. nur vom mütterlichen Chromosom exprimiert werden. Deshalb ist bei Genen, die dem Imprinting unterliegen, die elterliche Herkunft des mutierten Gens für die Manifestation eines Krankheitsbildes von entscheidender Bedeutung. Bei MS sind bisher keine SNPs identifiziert worden, welche in Genen lokalisiert sind, die dem Imprinting unterliegen.

Methylom

Die **DNA-Methylierung** ist von allen genetischen Modifikationen am besten untersucht. Hierbei werden Cytosine, die meist unmittelbar benachbart von einem Guanosin (CpG) lokalisiert sind, chemisch modifiziert. Die Methylierung von DNA hat Einfluss auf die Genexpression. Hypomethylierte Bereiche in Promoterregionen ermöglichen z. B. die Bindung von Transkriptionsfaktoren und die Expression von Genprodukten, während hypermethylierte Bereiche die Transkription von Genen blockieren können. Der Grad der DNA-Methylierung wird durch das Genom selbst (einschl. SNPs) sowie durch Umweltfaktoren bestimmt. Gesunde eineiige Zwillingspaare zeigen in jungen Jahren ein ähnliches Methylierungsmuster (Methylom). Mit zunehmendem Alter unterscheiden sie sich in ihrem Methylom, und zwar umso stärker, je früher ihr Lebensstil und Lebensraum differieren (Fraga et al. 2005). Van Dongen et al. (2016) zeigen in einer umfangreichen Studie, dass das Methylom nur teilweise durch das Genom (SNPs) festgelegt ist und es sowohl geschlechtsspezifische als auch altersabhängige Unterschiede im Methylom gibt.

DNA-Methylierung reguliert auch situationsbedingte und zeitabhängige Genexpression in Zellen des Immunsystems, und somit unterscheiden sich auch T-Zell-Subpopulationen in ihren Methylierungsmustern. Es wurden Untersuchungen des Methyloms in Leukozyten, T-Lymphozyten sowie $CD4^+$ oder $CD8^+$ T-Zellen bei MS-Patienten vs. gesunden Probanden durchgeführt. Diese Untersuchungen haben – möglicherweise aufgrund von vielen Variablen – noch nicht zu schlüssigen Ergebnissen geführt (Übersicht Sokratous et al. 2016). Die Untersuchung des Methyloms monozygoter Zwillinge, konkordant oder diskordant für MS, ist jedoch weiterhin eine Option, um die Wirkung von Umweltfaktoren auf eine differenzielle Genexpression zu untersuchen.

Vielversprechend sind die Untersuchungen, mittels zellspezifischer Methylierungsmuster von zirkulierender zellfreier DNA den Zelluntergang von Oligodendrozyten im peripheren Blut semiquantitativ zu messen. Bei 14 von 19 MS-Patienten konnte während eines akuten Schubs ein Zelluntergang von Oligodendrozyten nachgewiesen werden, während bei 30 MS-Patienten im schubfreien Intervall kein oder nur ein geringer Zelluntergang nachweisbar war (Lehmann-Werman et al. 2016). Korrelationen mit klinischen Parametern wie z. B. Zunahme der Behinderung oder von ZNS-Läsionen stehen noch aus. Die Messung des Zelluntergangs von Oligodendrozyten im peripheren Blut könnte bei diffusem Zelluntergang jedoch sensitiver sein als bildgebende Verfahren.

Merke

Die Untersuchung des Methyloms MS-diskordanter monozygoter Zwillinge ist eine Option, um die Wirkung von Umweltfaktoren auf eine differenzielle Genexpression zu untersuchen. Die Messung zellspezifischer Methylierungsmuster zirkulierender zellfreier DNA bietet erstmals die Möglichkeit, z. B. den Zelltod von Oligodendrozyten im peripheren Blut zu messen.

3.3 Pharmakogenetische Aspekte

3.3.1 Pharmakogenom

Bei MS-Patienten mit schubförmigem Verlauf wurde die therapeutische Wirksamkeit von immunmodulierenden Substanzen, Interferon-β (IFN-β), Glatirameracetat (GLAT) und Natalizumab in klinischen Studien nachgewiesen (➤ Kap. 18.3.1, ➤ Kap. 18.3.2, ➤ Kap. 18.3.4); dennoch profitiert nicht jeder Patient gleichermaßen von einer dieser Therapien. Zweifelsfrei ist eine Therapie am effektivsten, wenn früh mit der Behandlung begonnen wird; andererseits ist der Therapieerfolg, gemessen an klinischen Parametern, erst nach langer Therapiedauer einschätzbar. Eine Korrelation genetischer Merkmale mit einem Therapieerfolg, geringer Therapieeffizienz, Nebenwirkungen oder der Vorhersagbarkeit von neutralisierenden Antikörpern gegen das Therapeutikum könnte die Therapie für den Patienten sicherer, effektiver und kostengünstiger machen. Eine Korrelation von genetischen Merkmalen mit Therapieversagen oder Nebenwirkungen ist inzwischen für viele Medikamente belegt. Dies gilt insbesondere für Proteine, die am Metabolismus pharmakologischer Substanzen beteiligt sind, z. B. Polymorphismen in der Thiopurin-Methyltransferase (TPMT), die mit einer verminderten TPMT-Aktivität und somit erhöhten Toxizität von Azathioprin einhergehen (➤ Kap. 18.3.6).

Eine Untersuchung von Polymorphismen in Proteinen, welche die Signalkaskade von immunmodulierenden Substanzen (z. B. IFN-β) beeinträchtigen, ist aufgrund zahlreicher Gene, die primär oder sekundär beteiligt sind, sehr komplex. Um genetische Marker zu detektieren, die mit der Effizienz (Responder) oder dem Versagen (Non-Responder) einer IFN-β-Therapie korrelieren, wurden genomweite Screenings durchgeführt und Kandidatengene untersucht (Mahurkar et al. 2016; Carlson et al. 2015). Obgleich Korrelationen mit einigen genetischen Markern nachgewiesen werden konnten, ist keiner dieser Marker geeignet, ein Therapieversagen zuverlässig vorherzusagen. Ebenso wenig aussagekräftig waren vergleichbare Studien zur Behandlung mit GLAT (Grossman et al. 2016). Somit ist auf der Grundlage genetischer Marker auch kein Rückschluss möglich, welches Medikament IFN-β oder GLAT für welchen Patienten besser geeignet ist (Tsareva et al. 2016).

Merke

Bislang konnten keine genomischen Marker identifiziert werden, mit denen es möglich ist, vor Therapiebeginn zuverlässig vorherzusagen, ob ein MS-Patient von einer der immunmodulierenden Therapien profitieren wird, oder gar vorherzusagen, welches Medikament für welchen Patienten besser geeignet ist.

3.3.2 Pharmakotranskriptom

Die Untersuchung des Transkriptoms oder einzelner Transkripte vor und nach Therapie gibt Aufschluss darüber, welche mRNA unter einer Therapie differenziell exprimiert wird. Werden vor und nach Gabe von IFN-β Transkripte von IFN-stimulierten Genen (ISG) gemessen, lässt sich bestimmen, ob IFN-β per se wirksam ist. Ein fehlender Anstieg des Transkripts MX1 kann ein Hinweis auf eine unzureichende Expression des IFN-Rezeptors, eine erhöhte Konzentration löslicher Rezeptoren und ggf. neutralisierender Antikörper (NAK) sein. Das Blut von Patienten, die IFN-β erhalten haben und bei denen unterschiedliche Mengen an NAK nachgewiesen worden waren, wurden mittels Mikroarray untersucht und die am stärksten exprimierten Gene mittels semiquantitativer PCR reanalysiert (Sellebjerg et al. 2009). Bereits 9–12 h nach IFN-β-Injektion waren neben MxA die Transkripte IFI27, CCL2 und CXCL10 exprimiert. Die Expression dieser Transkripte war bei Patienten mit niedriger NAK-Konzentration gegenüber solchen, die keine Antikörper aufwiesen, reduziert und bei Patienten mit mittleren und hohen Antikörpertitern nicht nachweisbar. Die Untersuchung der **MxA-Expression** ist ein Indikator, ob therapeutisches IFN-β in die Signalkaskade einmündet, und gibt somit Aufschluss über die „verbleibende" Bioverfügbarkeit in Gegenwart von NAK. Darüber hinaus erlauben Expressionsstudien den Vergleich der Bioverfügbarkeit unterschiedlicher Beta-Interferone oder unterschiedlicher Applikationsformen (Harari et al. 2015). Gleichwohl gibt es keinen einstimmigen Konsens, bei welchen MxA-Basiswerten ein Therapieversuch sinnvoll ist und welcher Anstiegswert in welcher Zeit erreicht werden soll, um ein langfristig klinisch messbares Therapieansprechen zu erzielen (Martire et al. 2016; Matas et al. 2016).

Als neue Generation pharmakologisch wirksamer Substanzen könnten miRNAs oder solche, die miRNAs blockieren, in Betracht kommen. mi-RNAs sind posttranskriptionelle Regulatoren der Genexpression und z. T. zellspezifisch exprimiert. Auf diesem Wege könnte z. B. die Differenzierung von TH17- und/oder TH1-Zellen beeinflusst werden. Tierexperimentelle Befunde stützen die Hypothese einer Reduktion von miR-326 und miR-155 als therapeutische Option. Wie bei anderen immunmodulierenden Substanzen ist zu berücksichtigen, dass die physiologische Rolle von T-Zell-Subpopulationen in der Abwehr von Krankheitserregern hierdurch beeinflusst sein kann.

Merke

Die Messung spezifischer Transkripte immunstimulierender Gene (ISG) wie z. B. MxA ermöglicht es, indirekt die Wirkung von IFN-β zu erfassen. Die Messung von MxA im Therapieverlauf als früher Indikator eines Therapieerfolgs oder eines Therapieversagens bedarf jedoch weiterer Untersuchungen und als prognostischem Biomarker einer Standardisierung.

3.4 Genetische Beratung

Aufgrund des komplexen Erbgangs, der genetischen Heterogenität, der verminderten Penetranz und der variablen Expressivität ist die genetische Beratung bei MS weitaus schwieriger als bei monogenen Erkrankungen. Die Beratung setzt eine umfassende **Stammbaumanalyse** voraus. Hierbei ist der Informationsgehalt (Anzahl gesunder und erkrankter Familienmitglieder) des jeweiligen Stammbaums zu berücksichtigen und zu entscheiden, ob aufgrund einer überdurchschnittlich hohen Anzahl erkrankter Familienmitglieder von einer wesentlich höheren a-priori-EW auszugehen ist. Weiterhin ist bei der Frage der EW zu berücksichtigen, ob ein Elter erkrankt ist, ob Vater und Mutter erkrankt oder die Eltern konsanguin sind. Für jede Familienkonstellation ergeben sich bei Nachkommen bzw. weiteren Nachkommen jeweils unterschiedliche EW. Weiterhin ist zu berücksichtigen, dass ein Geschwister eines an MS erkrankten monozygoten Zwillings eine höhere EW hat als das Geschwister eines dizygoten Zwillings. Frauen haben bei gleicher genetischer Prädisposition aufgrund höherer Penetranz eine 2- bis 3-fach höhere EW als Männer.

Von der AK-EW ist bei individueller Beratung die altersspezifische EW (AS-EW) zu unterscheiden. Ist z. B. ein monozygoter Zwilling an MS erkrankt, so ist beim gesunden Zwillingsgeschwister im Alter von 20 Jahren eine AS-EW von ca. 27 % anzunehmen, im Alter von 40 Jahren hingegen nur noch eine AS-EW von < 8 %. Hat die Tochter einer MS-Patientin im Alter von 10 Jahren eine AS-EW von ca. 3 %, so beträgt ihre AS-EW im Alter von 40 Jahren nur noch weniger als 1 % (Robertson et al. 1996).

Merke

Fragen zur eigenen EW oder der EW bei Nachkommen sind aufgrund des komplexen Erbgangs bei MS nur im Rahmen einer genetischen Beratung zu beantworten. Eine Liste genetischer Beratungsstellen findet sich unter www.gfhev.de.

3.5 Umweltfaktoren

3.5.1 Infektionen

Ein direkter oder indirekter Zusammenhang von Infektionen mit Herpesviren, Epstein-Barr-Virus (EBV), humanem Herpesvirus 6 (HHV-6) und humanen endogenen Retroviren ist in mehreren Studien beschrieben (Übersicht Tao et al. 2017).

EBV

Zwei Metaanalysen zur Korrelation von EBV-Infektionen bei MS-Patienten vs. gesunden Probanden umfassen den Zeitraum von 1983 bis 2011. Pakpoor et al. (2013) kommen zu dem Schluss, dass sowohl erwachsene MS-Patienten seltener EBV-Antikörper-negativ waren (1,7 %) gegenüber gesunden Probanden (6,3 %) als auch pädiatrische MS-Patienten (8,3 %) gegenüber ihrem Vergleichskollektiv (34,7 %). Erst im Erwachsenenalter nimmt die Zahl der seronegativen gesunden Probanden auf < 5 % ab. Almohmeed et al. (2013) zeigen ebenfalls, dass MS-Patienten signifikant häufiger IgG-Antikörper gegen EBNA aufweisen als gesunde Probanden (OR 4,47; 95%-CI 3,26 bis 6,11, $p < 0{,}0001$), während gesunde Probanden häufiger anti-EBV-IgG-seronegativ waren als MS-Patienten (OR 0,13; 95%-CI 0,05 bis 0,33; $p < 0{,}0001$). Pakpoor et al. argumentieren, dass jeder MS-Patient EBV-IgG-positiv ist, vorausgesetzt, es werden mindestens zwei Testsysteme mit hoher Sensitivität angewandt.

Ob einer MS-Manifestation immer eine EBV-Infektion vorausgeht, wurde in prospektiven Studien bzw. in retrospektiven Analysen mit prospektiven Serumproben untersucht. Die Untersuchung prospektiver Serumproben von 73 MS-Patienten zeigte, dass alle Patienten (100 %) vor MS-Manifestation EBV-IgG-positiv waren, während im Vergleichskollektiv 9 von 219 Probanden EBV-IgG-negativ blieben (4,1 %; Sundström et al. 2004). In einer ähnlichen Studie (Levin et al. 2010) waren bei 10 von 305 MS-Patienten prospektive Serumproben EBV-IgG-negativ. Im Verlauf – ca. 3,8 (1,7–7,0) Jahre vor MS-Manifestation – waren die Serumproben aller MS-Patienten seropositiv geworden. Im Vergleich hierzu waren von 610 gesunden Probanden 28 EBV-IgG-negativ, davon wurden 10 (35,7 %) seropositiv. Sundqvist et al. (2012) zeigen, dass Patienten, die hochtitrige IgG-Antikörper gegen das EBNA1-Peptid 385-420 aufweisen und HLA-DRB1*15-positiv sind, eine höhere Wahrscheinlichkeit für eine MS-Manifestation haben (OR = 10,67) als diejenigen, die HLA-DRB1*15-negativ sind (OR = 2,85), bezogen auf eine OR = 1 für HLA-DRB1*15-negative MS-Patienten mit niedrigtitrigen IgG-Antikörpern.

Diese Studien weisen darauf hin, dass eine EBV-Infektion die Penetranz für MS wahrscheinlicher macht. Ob eine EBV-Infektion eine Voraussetzung für eine MS-Manifestation ist, lässt sich erst belegen, wenn eine EBV-Vakzination eine MS-Manifestation unterbinden kann.

HHV-6

Die Infektion mit HHV-6 erfolgt im Kleinkindalter. Etwa 80 % der unter Zweijährigen und ca. 95 % der gesamten Bevölkerung sind seropositiv für HHV-6 (6A oder 6B). Die Infektion verläuft asymptomatisch bei HHV-6A oder einem Exanthema subitum bei HHV-6B (Übersicht De Bolle et al. 2005). Neurotropismus und Persistenz sowie demyelinisierende Erkrankungen bei akuten HHV-6-Infektionen immungeschwächter Personen führten zu der Frage, ob eine HHV-6-Reaktivierung bei MS-Erkrankungen schubauslösend ist oder zur Progression beiträgt. HHV-6 repliziert vorwiegend in $CD4^+$ T-Zellen, infiziert jedoch auch zahlreiche andere Zellen (u. a. Oligodendrozyten, Mikrogliazellen) und rekrutiert über die Produktion eines viralen CCR2-Agonisten (vCCL4) Makrophagen und weitere Entzündungszellen (De Bolle et al. 2005). Ein Nachweis von HHV-6 DNA oder Transkripten vorwiegend in aktiven

MS-Plaques, in der Zerebrospinalflüssigkeit (CSF) oder im peripheren Blut, insbesondere im Schub, ist plausibel, ebenso ein Anstieg von virusspezifischen IgG- oder IgM-Antikörpern oder eine Aktivierung zellulärer Immunantworten. HHV-6-positive OKBs wurden bei 20 % (Derfuß et al. 2005) und 38 % (Virtanen et al. 2014) der Patienten nachgewiesen. Ein Konsens lässt sich aus den bisherigen Studien nicht ableiten (Übersicht in De Bolle et al. 2005; Leibovitch und Jacobson 2014; Tao et al. 2017), da Methodik und Patientenkohorten zu heterogen waren. Bei etwa 1 % der Bevölkerung ist das gesamte HHV-6-Genom in der Nähe des Telomers eines Chromosoms integriert. Da die Integration in der Keimbahn erfolgt, ist das virale Genom in jeder Zelle vorhanden und wird mit einer Wahrscheinlichkeit von 50 % an die nachfolgende Generation weitergegeben. Charakteristischerweise ist bei diesen Personen eine große Menge an viraler DNA (nicht Viruslast) im Blut nachweisbar (Clark 2016).

HERV-W

Unter den humanen endogenen Retroviren ist das MS-assoziierte Retrovirus (MSRV; Perron et al. 1997) von klinischer Bedeutung. Eine Reaktivierung der Transkription viraler MSRV-Proteine durch exogene EBV-Infektionen ist möglich (Mameli et al 2013). Die SU-Domäne des MSRV-Envelope-(MSRV-Env-)Proteins wirkt als Agonist des Toll-Like Receptor 4 (TLR-4) und induziert in peripheren Blutzellen und Mikrogliazellen die Freisetzung proinflammatorischer Zytokine (Rolland et al. 2005; Madeira et al. 2016).

In einem In-vitro-Modell für Blut-Hirn-Schranken induziert **MSRV-Env** die ICAM-1-Expression auf Endothelzellen (Duperray et al. 2015) und fördert die T-Zell-Diapedese (Abadier et al. 2015). Darüber hinaus vermindert MSRV-Env die Differenzierung von Oligodendrozyten-Vorläuferzellen in reife myelinbildende Oligodendrozyten. MSRV-Env-Protein ist in aktiven Plaques von MS-Patienten angereichert, jedoch kaum in der normalen weißen Substanz und bei gesunden Probanden nicht oder kaum nachweisbar. MSRV-Env-Protein ist insbesondere in aktivierten Makrophagen, Mikroglia und reaktiven Astrozyten exprimiert (van Horssen et al. 2016).

Aufgrund dieser Befunde wurde ein therapeutischer Antikörper **GNbAC1** gegen das MSRV-Env-Protein entwickelt (Curtin et al. 2015) und eine klinische Phase-IIa-Studie durchgeführt (Derfuss et al. 2015). CHANGE-MS („**C**linical trial assessing the **HE**RV-W Env **An**tagonist **G**NbAC1 for **E**fficacy in **M**ultiple **S**clerosis"), eine Phase-IIb-Studie, ist initiiert; erste Ergebnisse werden Ende 2017 erwartet.

Merke

Eine EBV-Infektion als Vorbedingung einer MS-Manifestation ist formal nicht bewiesen (es fehlt der Nachweis des Impfschutzes) und der Pathomechanismus nicht vollständig geklärt. Jedoch gibt es erste Hinweise, dass eine EBV-Infektion der notwendige Trigger einer MSRV-Env-Translation sein könnte. Die Wirkung von MSRV-Env-Protein, ein Agonist des TLR-4, erklärt einige der immunpathologischen Befunde. Der Antikörper (GNbAC1) gegen das MSRV-Env-Protein könnte sich als therapeutische Alternative erweisen.

3.5.2 Vitamin D und UVB

Die Versorgung des Menschen mit Vitamin D erfolgt hauptsächlich über die durch Sonnenlicht (UVB) induzierte endogene Synthese von Vitamin D3 und seinen Metaboliten [$25(OH)_2D_3$ und $1{,}25(OH)_2D_3$] aus 7-Dehydrocholesterol. Vitamin-D-Metaboliten, aber auch andere UVB-induzierte photochemische Prozesse modulieren das Immunsystem auf vielfältige Weise (Hart et al. 2011; ➤ Kap. 21.4.2). Befunde zu MS hinsichtlich Prävalenz, Manifestation und Schweregrad, die primär mit einem niedrigen Vitamin-D-Status und weniger mit regelmäßiger Sonnenlichtexposition korreliert werden (Munger at al. 2006; Mehta 2010; Nielsen et al. 2017; Muris et al. 2016), sind kritisch zu überdenken (Übersicht in Herrmann et al. 2017; Luque-Cordoba und Castro 2017). Es bleiben Fragen zur Koinzidenz und ursächlichen Wirkung von Vitamin D sowie zu anderen UVB-induzierten photochemischen Prozessen, die sich auf das Immunsystem auswirken. Insbesondere Befunde zur experimentellen autoimmunen Enzephalomyelitis (EAE), die eine Vitamin-

D-Substitution bei MS zunächst eher stützten (Lemire und Archer 1991), sind unter Berücksichtigung weiterer Studien kritisch einzuschätzen. Nicht dem Vitamin D, sondern der hiermit verbundenen Hyperkalzämie waren die positiven Effekte zuzuschreiben (Cantorna et al. 1996), und nicht die Vitamin-D-Substitution, sondern das Ausschalten der Bildung des aktiven Metaboliten [$1{,}25(OH)_2D_3$] wirkten sich positiv auf die klinische Symptomatik einer EAE aus.

Eine regelmäßige UVB-Exposition reduzierte die klinische Symptomatik signifikant; kombiniert mit der Elimination des aktiven Vitamin-D-Metaboliten, konnte ein Beginn der EAE-Symptomatik sogar verhindert werden (Übersicht in DeLuca und Plum 2016). Eine Studie zur **Phototherapie** bei Patienten mit klinisch isoliertem Syndrom (CIS) ist initiiert (Hart et al. 2017). Zweifelsfrei ist eine ausreichende Vitamin-D-Versorgung für den Menschen notwendig, jedoch gibt es keine zuverlässigen Befunde, welche Blutspiegel für eine effiziente Immunhomöostase notwendig sind. Polymorphismen im Vitamin-D-bindenden Protein (VDB) korrelieren mit der Konzentration von VDB und Gesamtserumspiegeln von 25(OH)D. Diese Befunde werden jedoch relativiert, weil direkt gemessenes freies 25(OH)D und errechnetes bioverfügbares 25(OH)D unabhängig von der Konzentration an VDB und für alle Genotypen gleich war (Solid et al. 2016). Frauen hatten im Durchschnitt höhere Konzentrationen an VDB und Gesamt-25(OH)D, jedoch war das bioverfügbare 25(OH)D bei Männern und Frauen in etwa gleich. Dies relativiert auch die Aussage einer erst kürzlich publizierten Studie, in der aufgrund von Polymorphismen niedrige Gesamtserumspiegel von 25(OH)D angenommen wurden (Rhead et al. 2016). Vitamin-D-Rezeptor-Polymorphismen waren nicht mit MS assoziiert (Tizaoui et al. 2015; Agnello et al. 2016).

Merke

Eine ausreichende Versorgung mit Vitamin D ist für immunologische und allgemeine zelluläre Prozesse unerlässlich. Es ist jedoch eher unwahrscheinlich, dass die Manifestation von MS durch hoch dosiertes Vitamin D verhindert werden kann. Welchen Einfluss andere durch Sonnenlicht (UVB) induzierte photochemische Prozesse auf das Immunsystem, auf Penetranz und Verlauf bei MS haben, müssen weiterführende Untersuchungen zeigen.

3.5.3 Rauchen

Die Frage, ob aktive oder passive Exposition von Tabakrauch oder Luftverschmutzung die Manifestation, den Verlauf oder die Bildung neutralisierender Antiköper gegen Biologika begünstigen, ist nicht abschließend geklärt. Tabakrauch und Luftverschmutzung begünstigen Entzündungen der Lunge, eine vorgeschädigte Lunge begünstigt virale Infektionen, und virale Infektionen begünstigen einen Schub – so die Theorie. Die bislang zuverlässigsten Daten zur **Luftverschmutzung** weisen auf eine erhöhte Schubrate unter Feinstaub- (PM_{10}) und Stickoxid-/Schwefeldioxidbelastung hin, während eine Belastung mit z. B. Pollen sich nicht auf die Schubrate auswirkte (Oikonen et al. 2003).

Studien zum **Tabakrauch** beziehen sich hauptsächlich auf Eigenangaben von Patienten bzgl. ihrer Rauchgewohnheiten. Nur wenige Studien basieren auf einer Bestimmung von **Cotenin** als objektivierbarem Marker von Tabakkonsum, gleichwohl dieser Marker aufgrund der geringen Halbwertszeit im Blut (< 24 h) nur Momentaufnahmen liefert. Eine kürzlich publizierte Metaanalyse mit Eigenangaben von MS-Patienten zu ihrem Rauchverhalten kommt zu dem Schluss, dass Rauchen die Wahrscheinlichkeit einer MS-Manifestation verstärkt (OR 1,55). Bei Männern ist die Wahrscheinlichkeit höher (OR 2,14) als bei Frauen (OR 1.50) und bei aktiven Rauchern (OR 1,83) höher als bei ehemaligen Rauchern (OR 1,35) (Zhang et al. 2016). **Passivrauchen** über einen Zeitraum von mehr als 20 Jahren erhöht ebenfalls die Wahrscheinlichkeit für MS (OR 1,4). Wurde zusätzlich aktiv geraucht, nimmt die Wahrscheinlichkeit noch zu (OR 2,4) (Hedström et al. 2016). Darüber hinaus gibt es Hinweise, dass ein Verzicht auf Tabakrauchen den Zeitpunkt einer Konversion vom schubförmigen zum sekundär progredienten Verlauf verzögern kann (Ramanujam et al. 2015). In einer initialen Studie, in der Cotininspiegel als Biomarker bei aktiven Rauchern vs. Nichtrauchern gemessen wurde, konnte keine Assoziation zur Schubrate oder MRT-Aktivität nachgewiesen werden

(Kvistad et al. 2016). Wurden Cotininspiegel zugrunde gelegt, konnte bei Rauchern gegenüber Nichtrauchern keine häufigere Konversion von einem CIS zu einer klinisch definitiven MS (CDMS) oder einer MS gemäß den McDonald-Kriterien (MDMS) festgestellt werden (Munger et al. 2015).

In welchem Ausmaß Rauchen die Produktion von NAK gegen therapeutisches IFN-β oder Natalizumab begünstigt (Hedström et al. 2014a, b), ist aufgrund relativ geringer Stichproben (Raucher/antikörperpositiv) nicht zuverlässig vorhersagbar. In einer weiteren Studie von ebenfalls geringer Gruppengröße, aber mit Messung von Cotinin als Biomarker aktiver Raucher konnte eine Korrelation mit einer höheren Wahrscheinlichkeit für neutralisierende anti-IFN-β-Antikörper nicht bestätigt werden (Auer et al. 2016).

Merke

Faktoren, die sich negativ auf die allgemeine Gesundheit auswirken, müssen reduziert werden, denn sie können die Manifestation und den Verlauf einer MS begünstigen. Vermieden werden sollten passives und aktives Rauchen. Aktivitäten im Freien und gesunde Ernährung sollten hingegen gefördert werden.

3.5.4 Präadipositas und Adipositas

Präadipositas, definiert als BMI zwischen 25 und 29,9 kg/m^2, und **Adipositas**, definiert als BMI > 30 kg/m^2, sind in einigen Studien mit MS assoziiert. Nimmt man für Frauen in der späten Adoleszenz (ca. 18 J.) das Normalgewicht (BMI = 18,5 – < 25) mit einer OR von 1,0 an, so weisen MS-Patientinnen häufiger eine Präadipositas (BMI = 25 bis < 30; OR = 1,5) und häufiger eine Adipositas (BMI ≥ 30; OR = 2,4) auf als das Vergleichskollektiv. Adipositas in der Kindheit und im späten Erwachsenenalter ist schwächer mit MS korreliert als Adipositas in der späten Adoleszenz (10.–19. Lj.). Im Verlauf der Erkrankung haben MS-Patientinnen gegenüber dem Vergleichskollektiv eher ein niedrigeres Gewicht (Munger et al. 2009). In einer ähnlichen Studie korrelierte Adipositas im Alter von ca. 20 Jahren mit einer Manifestation von MS bei Frauen (OR = 2,1), nicht jedoch bei Männern (Gianfrancesco et al. 2014). Vor der Pubertät ist eine Manifestation von MS eher selten. Nach der Pubertät korrelierten MS-Manifestation und höherer BMI bei weiblichen (OR 1,60) und männlichen (OR 1,43) Adoleszenten (Chitnis et al. 2016).

Auf der Basis der Befunde des *Genetic Investigation of Anthropometric Traits* (GIANT) *Consortium* (322.105 Teilnehmer) und den Befunden aus der Studie des *International MS Genetics Consortium* (IMSGC; MS-Patienten, N = 14.498; gesunde Vergleichsgruppe N = 24.091) wurde eine Studie mit Mendel-Randomisierung durchgeführt (Mokry et al. 2016). Siebzig genetische Marker, die in der GIANT-Studie mit einem hohen BMI korrelierten und in der IMSGC-Studie ebenfalls analysiert worden waren, wurden als Indikator eines hohen BMI verwendet. MS-Patienten wiesen gegenüber der Vergleichsgruppe häufiger genetische Merkmale auf, die mit Präadipositas und Adipositas korrelierten (OR = 1,41). Jedoch sind nur etwa ⅔ des Körpergewichts genetisch bedingt. Das individuelle Gewicht wird in hohem Maße durch die Nahrungs- und Energiebilanz und der Appetit u. a. durch Leptin und Leptin-Rezeptoren bestimmt. **Leptin** kommt frei oder gebunden an lösliche Leptin-Rezeptoren vor. Frauen weisen gegenüber Männern bei vergleichbarem BMI höhere Konzentrationen von freiem Leptin auf (Jordan et al. 2005). Leptin reguliert nicht nur den Appetit, sondern darüber hinaus unspezifische und spezifische Immunität (Versini et al. 2014, Endo et al. 2016). RRMS-Patienten haben im Mittel signifikant höhere absolute und auf den BMI bezogene Leptinspiegel im Serum und in der Zerebrospinalflüssigkeit (CSF) als Patienten mit anderen nichtentzündlichen neurologischen Erkrankungen (Matarese et al. 2005). Die interindividuelle Schwankungsbreite ist jedoch sehr hoch und bislang nicht geklärt. Eine Bestimmung des freien und gebundenen Leptins sowie der Leptin-Rezeptoren könnte hier evtl. zur Klärung beitragen. Polymorphismen in Genen, die für Leptin oder den Leptin-Rezeptor codieren, ergaben keine signifikante Assoziation mit MS (Rey et al. 2011).

Merke

Präadipositas und Adipositas in der Adoleszenz korrelieren mit einer höheren Wahrscheinlichkeit für MS. RRMS-Patienten weisen im Mittel höhere Leptinspiegel auf als ein Vergleichskollektiv. Die Bedeutung von freiem Leptin, dessen Konzentration bei Frauen höher ist als bei Männern, sowie die Rolle von Leptin-Rezeptoren in der Pathogenese von MS sind jedoch noch ungeklärt.

3

LITERATURAUSWAHL

Unter https://shop.elsevier.de/multiple_sklerose erhalten Sie Zugriff auf weitere Literaturstellen zu diesem Kapitel.

Chitnis T, Graves J, Weinstock-Guttman B, et al. (2016). Distinct effects of obesity and puberty on risk and age at onset of pediatric MS. Ann Clin Transl Neurol 3: 897-907

Clark DA (2016). Clinical and laboratory features of human herpesvirus 6 chromosomal integration. Clin Microbiol Infect 22: 333–339.

Endo Y, Yokote K, Nakayama T (2016). The obesity-related pathology and Th17 cells. Cell Mol Life Sci [Epub ahead of print].

Epplen C, Jäckel S, Santos EJ, et al. (1997). Genetic predisposition to multiple sclerosis as revealed by immunoprinting. Ann Neurol 41: 341–352.

Fasbender P, Kolmel HW (2008). Incidence of multiple sclerosis in the urban area of Erfurt, Thuringia, Germany. Neuroepidemiology 30: 147–151.

George MF, Briggs FB, Shao X, et al. (2016). Multiple sclerosis risk loci and disease severity in 7,125 individuals from 10 studies. Neurol Genet 2: e87.

Harari D, Orr I, Rotkopf R, et al. (2015). A robust type I interferon gene signature from blood RNA defines quantitative but not qualitative differences between three major IFNβ drugs in the treatment of multiple sclerosis. Hum Mol Genet 24: 3192–3205.

Herrmann M, Farrell CL, Pusceddu I, et al. (2017). Assessment of vitamin D status – a changing landscape. Clin Chem Lab Med 55: 3–26.

Huang Q, Xiao B, Ma X, et al. (2016). MicroRNAs associated with the pathogenesis of multiple sclerosis. J Neuroimmunol 295–296: 148–161.

International Multiple Sclerosis Genetics Consortium (2013). Analysis of immune-related loci identifies 48 new susceptibility variants for multiple sclerosis. Nat Genet 45: 1353–1360.

Isobe N, Madireddy L, Khankhanian P, et al. (2015). An ImmunoChip study of multiple sclerosis risk in African Americans. Brain 138: 1518–1530.

Lehmann-Werman R, Neiman D, Zemmour H, et al. (2016). Identification of tissue-specific cell death using methylation patterns of circulating DNA. Proc Natl Acad Sci USA 113: E1826–1834.

Levin LI, Munger KL, O'Reilly EJ, et al. (2010). Primary infection with the Epstein-Barr virus and risk of multiple sclerosis. Ann Neurol 67: 824–830.

Madeira A, Burgelin I, Perron H, et al. (2016). MSRV envelope protein is a potent, endogenous and pathogenic agonist of human toll-like receptor 4: Relevance of GNbAC1 in multiple sclerosis treatment. J Neuroimmunol 291: 29–38.

Mokry LE, Ross S, Timpson NJ, et al. (2016). Obesity and multiple sclerosis: A Mendelian randomization study. PLoS Med 13: e1002053.

Moutsianas L, Jostins L, Beecham AH, et al. (2015). Class II HLA interactions modulate genetic risk for multiple sclerosis. Nat Genet 47: 1107–1113.

O'Gorman C, Lin R, Stankovich J, et al. (2013). Modelling genetic susceptibility to multiple sclerosis with family data. Neuroepidemiology 40: 1–12.

Robertson NP, Fraser M, Deans J, et al. (1996). Age-adjusted recurrence risks for relatives of patients with multiple sclerosis. Brain 119: 449–455.

Sawcer S, Franklin RJ, Ban M (2014). Multiple sclerosis genetics. Lancet Neurol 13: 700–709.

Sokratous M, Dardiotis E, Tsouris Z, et al. (2016). Deciphering the role of DNA methylation in multiple sclerosis: Emerging issues. Auto Immun Highlights 7: 12.

Souren NY, Gerdes LA, Kümpfel T, et al. (2016). Mitochondrial DNA variation and heteroplasmy in monozygotic twins clinically discordant for multiple sclerosis. Hum Mutat 37: 765–775.

Tao C, Simpson S Jr, Taylor BV, et al. (2017). Association between human herpesvirus & human endogenous retrovirus and MS onset & progression. J Neurol Sci 372: 239–249.

Tizaoui K, Kaabachi W, Hamzaoui A, et al. (2015). Association between vitamin D receptor polymorphisms and multiple sclerosis: Systematic review and meta-analysis of case-control studies. Cell Mol Immunol 12: 243–252.

Tranah GJ, Santaniello A, Caillier SJ, et al. (2015). Mitochondrial DNA sequence variation in multiple sclerosis. Neurology 85: 325–330.

Westerlind H, Ramanujam R, Uvehag D, et al. (2014). Modest familial risks for multiple sclerosis: A registry-based study of the population of Sweden. Brain 137: 770–778.

Zhang P, Wang R, Li Z, et al. (2016). The risk of smoking on multiple sclerosis: A meta-analysis based on 20,626 cases from case-control and cohort studies. Peer J 4: e1797.

KAPITEL

4 Pathologie und Pathophysiologie

Christine Stadelmann-Nessler und Wolfgang Brück

4.1 Einleitung

Die multiple Sklerose (MS) ist eine chronische, durch Entzündung, Entmarkung, axonale Schädigung und reaktive Gliose gekennzeichnete Erkrankung des Zentralnervensystems (ZNS). Als pathologisch spezifisch ist dabei vor allem die Entmarkung anzusehen, also ein selektiver Verlust der Myelinscheiden bei weitgehend erhaltenem Axongerüst. Selektive Entmarkung wird ansonsten nur bei wenigen Krankheitsentitäten wie z. B. der akuten disseminierten Enzephalomyelitis (ADEM), der progressiven multifokalen Leukenzephalopathie (PML), der zentralen pontinen Myelinolyse, der Neuromyelitis optica (NMO), die früher dem Formenkreis der MS zugeordnet wurde, sowie bei Sonderformen der MS wie der konzentrischen Sklerose Baló beobachtet.

Neben der Frage der Ätiopathogenese der Entmarkung, die bis jetzt nicht gänzlich geklärt ist, stellen sich an die pathologisch orientierte MS-Forschung insbesondere Fragen nach pathologischen Korrelaten der Krankheitsprogredienz sowie nach Reparaturmechanismen, die einer therapeutischen Beeinflussung zugänglich sind.

4.2 Was können wir aus dem Studium früher MS-Läsionen lernen?

MS-Läsionen gelangen ganz überwiegend in zwei Krankheitsstadien zur pathologischen Untersuchung: einerseits in einem frühen Krankheitsstadium zur Abklärung diverser Differenzialdiagnosen, insbesondere von Neoplasien oder erregerbedingten Entzündungen, hier vor allem in Form einer Biopsie, und andererseits im chronischen, weit fortgeschrittenen Krankheitsstadium meist ohne oder mit nur geringer Schubfrequenz, hier ganz überwiegend in Form einer Autopsie. Über das Studium bioptischer Läsionen konnten in den letzten Jahren wegweisende Befunde zur MS-Pathogenese erhoben werden. Allerdings imponieren die biopsierten Läsionen meist durch ihre Größe und ihre raumfordernde Wirkung, sodass sie nicht immer dem Läsionsbild von Patienten mit „klassischer MS“ entsprechen.

4.2.1 Pathologische Merkmale früher MS-Läsionen

MS-Läsionen früh im Stadium ihrer Entstehung sind durch eine dichte Infiltration mit schaumzelligen Makrophagen, eine perivenöse und parenchymale Infiltration mit $CD4^+$ und $CD8^+$ T-Lymphozyten, wenige B- und Plasmazellen, zahlreiche akut geschädigte Axone sowie eine deutliche akute Gliareaktion gekennzeichnet (Barrantes-Freer et al. 2017). Entsprechend dem Nachweis von Myelinabbauprodukten in Makrophagen lassen sich MS-Läsionen relativ genau hinsichtlich ihres Entstehungsalters einteilen (Brück et al. 1995; Kuhlmann et al. 2017). Dies bildet die Grundlage dafür, MS-Läsionen des gleichen Stadiums zwischen verschiedenen Patienten zu vergleichen.

Vor allem die vergleichende Analyse **früh entmarkender MS- und NMO-Läsionen** trug dabei wesentlich zum Erkenntnisgewinn bei (Brück et al. 2012). Während frühe NMO-Läsionen einen massiven astrozytären Verlust und ausgedehnte Hinunterregulation von Aquaporin-4, dem Zielantigen der humoralen Immunantwort, zeigen, sind MS-Läsionen durch eine deutliche reaktive Astrogliose charakterisiert. Reife Oligodendrozyten und oligodendrogliale Vorläuferzellen sind in NMO-Läsionen weitgehend verloren (Wrzos et al. 2014), während früh entmarkende MS-Läsionen in der Regel einen Erhalt der Oligodendroglia zeigen (Lucchinetti et al. 1999). Die Myelindegradation bei der NMO ist eine Folge des Oligodendrozytentods und verläuft daher langsamer und weniger vollständig als bei der MS (Metz et al. 2014; Misu et al. 2013).

Merke

Hinsichtlich des entzündlichen Infiltrats unterscheiden sich früh entmarkende MS- und NMO-Läsionen vor allem durch die Anwesenheit von Granulozyten, die bei der MS nur sehr selten beobachtet werden. Perivaskuläre Ablagerungen von aktivierten Komplementkomponenten unterstützen die humorale Immunpathogenese der NMO. Diese charakteristischen Merkmale sind jedoch nur sehr früh in der Läsionsentwicklung festzustellen.

4.2.2 Axonale Schädigung und Remyelinisierung in frühen MS-Läsionen

Entgegen dem ursprünglichen Verständnis, dass die neuroaxonale Schädigung vorwiegend ein Phänomen der späteren Krankheitsphase sei, konnten zahlreiche Studien zeigen, dass bereits zu Beginn, im Rahmen des akuten entzündlichen Geschehens, eine ausgeprägte **akute axonale Schädigung** nachweisbar ist, die durch axonale Auftreibungen, Akkumulation axonal transportierter Proteine sowie axonale Transektionen gekennzeichnet ist (Kuhlmann et al. 2002). Experimentelle Studien ergaben, dass etwa ein Drittel der beobachteten akuten axonalen Schädigungen durch frühzeitiges Eingreifen, z. B. mittels antioxidativer Therapien, rückgängig gemacht werden kann.

Auch wenn durch die Entmarkung, also den Verlust der Myelinscheide, die axonale Vulnerabilität gegenüber Entzündungsmediatoren deutlich steigt, so sind durchaus auch Axone im noch myelinisierten Zustand Opfer des akuten Entzündungsprozesses (Nikic et al. 2011). Als Verursacher der akuten axonalen Schädigung im frühen Stadium der Läsionsbildung werden vor allem aus Makrophagen freigesetzte Mediatoren wie reaktive Sauerstoffspezies, Stickoxid und Proteasen sowie proinflammatorische Zytokine angeschuldigt. Axonale Durchtrennungen in der Läsion führen u. a. zur anterograden Waller-Degeneration und damit zur „Ausdünnung“ der „normal erscheinenden weißen Substanz“ (Singh et al. 2017). Experimentelle Daten weisen darauf hin, dass möglicherweise bei einem Teil der Patienten auch eine direkte antiaxonale bzw. antineuronale Immunantwort eine Rolle spielen könnte (Elliott al. 2012).

Trotz der anhaltenden Entzündungsreaktion und deutlichen morphologischen Alteration zahlreicher

Axone finden sich bereits wenige Tage nach stattgehabter Entmarkung Zeichen der **Remyelinisierung** (Prineas et al. 1993). Dies äußert sich insbesondere in einer hohen Dichte von Oligodendrozyten, die nicht selten bereits PLP- und MBP-positive Myelinscheiden ausbilden.

Merke

Unklar ist derzeit, warum nach diesem Initialstadium mit ausgeprägter Remyelinisierung in späteren Stadien der Läsionsentwicklung so viele Läsionen ohne ausreichende Remyelinisierung gefunden werden (Goldschmidt et al. 2009). Neuere Daten weisen insbesondere auf die fördernde Rolle von Mediatoren der angeborenen Immunität, aber auch der adaptiven Immunantwort auf den Prozess der Remyelinisierung hin (Foote und Blakemore 2005).

Die Stimulierung der Remyelinisierung steht im Fokus neuer Therapiestrategien für die MS. Ein wesentlicher Schritt für die Durchführung klinischer Studien ist dabei die Entwicklung neuer bildgebender Techniken für de- und remyelinisierte MS-Läsionen (Bodini et al. 2016).

4.2.3 Monofokale einzeitige Entmarkung oder multiple Sklerose?

Sehr häufig besteht zum Zeitpunkt der Biopsieentnahme eine einzelne raumfordernde, KM-aufnehmende Läsion, die der diagnostischen Abklärung bedarf. Epidemiologische Studien konnten allerdings zeigen, dass auch die überwiegende Mehrzahl dieser Patienten im weiteren Verlauf eine MS im klassischen Sinne mit multifokalen, disseminiert über das ZNS verstreuten Entmarkungsherden entwickelt (Pittock et al. 2005; Lucchinetti et al. 2008). Auffällig ist, dass auch bei älteren, z. T. sogar über 60-jährigen Patienten vermehrt Entmarkungsherde zur bioptischen Diagnostik gelangen. Derzeit ist noch ungeklärt, inwieweit diese Patienten dem klassischen MS-Spektrum zuzuordnen sind.

4.3 Was können uns spätere Stadien von MS-Läsionen sagen?

In der Regel gelangen Patienten erst nach einem MS-Verlauf über mehrere Dekaden zur autoptischen ZNS-Diagnostik. Die überwiegende Anzahl der Läsionen entspricht fokalen Entmarkungsherden mit scharfem Rand zur umgebenden periläsionalen weißen Substanz. Auch Markschattenherde, die vollständig myelinisiert, jedoch aufgrund der geringeren Myelindichte noch zu erkennen sind, sowie partiell remyelinisierte Herde werden häufig vorgefunden.

Eine Sonderform stellen MS-Läsionen mit hyperzellulärem Randsaum dar, vorwiegend bestehend aus aktivierten Mikrogliazellen und Makrophagen, vereinzelt mit Zeichen der Myelinphagozytose, aktivierten Astrozyten und perivaskulären sowie diffus im Parenchym befindlichen T-Zellen.

Merke

Diese **chronisch-aktiven oder „schwelenden" MS-Läsionen** zeichnen sich im Bereich des erwähnten Randsaums durch nicht wenige akut geschädigte Axone aus und werden als ein **Korrelat der klinischen Progression** gesehen (Prineas et al. 2001; Frischer et al. 2009, 2015). Mittels neuer MRT-Techniken lässt sich ihre langsame zentrifugale Größenzunahme nachweisen (Dal-Bianco et al. 2017).

Im Gegensatz dazu zeichnen sich **typische chronische MS-Läsionen** durch Entmarkung, Fasergliose bei relativer Zellarmut und einen variablen Verlust an Axonen aus. Reife Oligodendrozyten sind in der Regel nicht nachweisbar, oligodendrogliale Vorläuferzellen selten (Wegener et al. 2015). Am Läsionsrand kann bei etwa 40 % der Läsionen ein Saum mit dünnen Myelinscheiden, entsprechend einer stattgehabten Remyelinisierung, beobachtet werden (Patrikios et al. 2006; Goldschmidt et al. 2009). Häufig sind die Gefäßwände in chronischen Läsionen deutlich verdickt. Vereinzelt sind perivaskuläre T-Lymphozyten sowie Plasmazellen nachweisbar.

Obwohl die MS als eine Erkrankung der weißen Substanz gilt, sind der Großhirn- und Kleinhirnkortex sowie tiefe Kerngebiete von Entmarkungsherden bevorzugt betroffen. Dies gilt insbesondere für das chronische Krankheitsstadium, wo der relative Befall der **grauen Substanz** prozentual ausgedehnter sein kann als der der weißen Substanz. Allerdings treten kortikale Entmarkungsherde schon früh im Krankheitsverlauf auf (Lucchinetti et al. 2011). Herde der grauen Substanz und insbesondere des Kortex zeichnen sich durch einen Verlust an Myelinscheiden und reifen Oligodendrozyten, aber im Vergleich zu Läsionen der weißen Substanz durch weniger reaktive Astrogliose, Mikrogliaaktivierung und T-Zell-Infiltration aus (Bo et al. 2003; Albert et al. 2007; Rodriguez et al. 2014; Lagumersindez-Denis et al. 2017).

Merke

Neben der fokalen, entmarkungsbedingten kortikalen Schädigung ist die MS durch frühe kortikale Atrophie und diffuse neuroaxonale und insbesondere synaptische Schädigung gekennzeichnet (Jürgens et al. 2016; Albert et al. 2016).

4.3.1 Welches sind die pathologischen Korrelate der progredienten Krankheitsphase?

Die MS ist klinisch – vor allem in den ersten Jahren – meist durch einen schubförmigen Verlauf mit zu Beginn häufig guter Rückbildung der Symptomatik gekennzeichnet. Als Korrelate der entzündlichen Aktivität sind Gadolinium anreichernde Läsionen im ZNS vorhanden. Im Laufe der Jahre wandelt sich jedoch das Krankheitsbild: An die Stelle von Schüben tritt häufig eine langsam progrediente Verschlechterung der klinischen Symptomatik ohne Nachweis florider Entzündungsaktivität im MRT. Diese Befundkonstellation wird derzeit, auch aufgrund des fehlenden Ansprechens auf antientzündliche Therapien, als **„neurodegenerative Phase der MS“** bezeichnet (Trapp und Nave 2008).

Pathologischerseits lassen sich einige Phänomene mit der **Krankheitsprogression** verknüpfen, und dies betrifft sowohl Aspekte der Parenchymschädigung als auch der immer noch beobachtbaren entzündlichen Aktivität:

- Der **Verlust an ZNS-Gewebe** insgesamt im Sinne einer globalen Atrophie ist dabei ganz klar ein Korrelat der Progression, das mittels Bildgebung nachweisbar ist (Lukas et al. 2010).
- Ebenso finden sich **ausgeprägte kortikale Entmarkungsherde**, die zu den häufig beobachteten kognitiven Veränderungen beitragen können (Kutzelnigg et al. 2005).
- Der **Verlust an Axonen**, der auch nach der akuten Läsionsbildung in den entmarkten Herden langsam fortzuschreiten scheint, ist ebenfalls ein wesentliches Korrelat der beobachteten bleibenden klinischen Behinderung (Schirmer et al. 2011). Hier scheint insbesondere der **kumulative Axonverlust** auch außerhalb definierter Läsionsregionen, nämlich in der normal erscheinenden weißen Substanz, gut mit der globalen ZNS-Schädigung und dementsprechend der Behinderung zu korrelieren (Aboul-Enein et al. 2010).
- Obwohl die MS keine Erkrankung darstellt, bei der neuronaler Zelltod eine primäre Pathologie darstellt, sind auch hier sowohl **diffuse als auch fokale entzündliche Veränderungen** mit neuronaler Schädigung und neuronalem Verlust assoziiert (Schirmer et al. 2009).

Die hier angeführten Veränderungen des ZNS-Parenchyms im Rahmen der Progression verlaufen jedoch nicht unabhängig von entzündlicher Aktivität. Einerseits wird hier eine persistierende Aktivierung der angeborenen Immunantwort, insbesondere von Mikrogliazellen, angeschuldigt (Howell et al. 2010). Andererseits zeigen sich aber auch klare Hinweise auf eine weiterhin bestehende Rolle der adaptiven Immunantwort (Frischer et al. 2009). Im Gegensatz jedoch zur frühen Krankheitsphase mit ausgeprägter fokaler und perivaskulärer Entzündung und entsprechenden Korrelaten der Blut-Hirn-Schranken-Schädigung, scheint die Entzündungsreaktion im progredienten Krankheitsstadium weniger ausgeprägt sowie diffuser verteilt zu sein.

Merke

Diese **niedrigschwellige Entzündung** gemeinsam mit der auch nur verhältnismäßig langsamen Zunahme der klinischen Symptomatik könnte möglicherweise das fehlende bzw. geringe Ansprechen auf die derzeit verfügbaren immunmodulatorischen und immunsuppressiven Therapien erklären. Außerdem führt die relativ wenig ausgeprägte adaptive Entzündungsreaktion nicht zu einer entsprechenden Schädigung der Blut-Hirn-Schranke und verhindert daher möglicherweise bei einem Teil der derzeit verfügbaren Präparate ausreichende Spiegel im ZNS (Lassmann 2011).

Neben der diffusen, nicht läsionsassoziierten Entzündung im chronischen Krankheitsstadium sind durchaus auch T-lymphozytäre Infiltrate in den Läsionen, insbesondere am Rand sog. chronisch-aktiver oder „schwelender" MS-Läsionen, zu beobachten. Hier suggeriert das Nebeneinander von perivaskulären und parenchymalen T-Zellen, Myelin phagozytierenden Makophagen sowie akuter axonaler Schädigung einen niedrigschwelligen, progredienten Krankheitsprozess auf der Basis einer adaptiven Immunantwort.

4.3.2 Welche endogenen Strategien der Reparatur sind bei MS nachweisbar?

Obwohl es im Tiermodell Evidenz für eine Neubildung synaptischer Verschaltungen nach fokalen entzündlich-entmarkenden Läsionen gibt und ebenso Umstrukturierungen der kortikalen Areale erfolgen, ist hierzu auf morphologischer Ebene bei MS-Patienten noch wenig bekannt (Kerschensteiner et al. 2004). Allerdings zeigen funktionell-bildgebende Untersuchungen klar eine Aktivierung benachbarter oder kontralateraler Hirnareale im Sinne einer adaptiven Plastizität (Valsasina et al. 2011).

Auf morphologischer Ebene besser untersucht ist die Neubildung von Markscheiden nach stattgehabter Entmarkung, die sog. **Remyelinisierung**. In frühen MS-Läsionen sind häufig erste Anzeichen für eine Neubemarkung der frisch entmarkten Axone zu sehen (Brück et al. 1994). Allerdings scheinen diese regenerativen Bemühungen in zahlreichen Läsionen nicht von Dauer oder weiteren Attacken des Immunsystems ausgeliefert zu sein, die schlussendlich in der Mehrzahl der chronischen MS-Läsionen zu einer fehlenden Remyelinisierung führen. Reife Markscheiden bildende Zellen sind in chronischen MS-Läsionen kaum nachweisbar; oligodendrogliale Vorläuferzellen sind jedoch partiell noch vorhanden, was die Hypothese stützt, dass vor allem eine fehlende Differenzierung von oligodendroglialen Vorläuferzellen die Remyelinisierung von MS-Läsionen verhindert (Kuhlmann et al. 2008). Hier werden sowohl ein Fehlen aktivierender Faktoren (z. B. Wachstumsfaktoren) als auch ein Überwiegen von inhibitorischen Faktoren wie etwa von Myelinabbauprodukten diskutiert (Fancy et al. 2010; Kotter et al. 2011). Außerdem scheinen Mediatoren sowohl des angeborenen als auch des erworbenen Immunsystems die Remyelinisierung günstig zu beeinflussen (Foote und Blakemore 2005). Ein weiterer, die Remyelinisierungskapazität beeinflussender Faktor ist die Permissivität der Axone gegenüber Remyelinisierung. So konnten in einer Studie an MS-Gewebe prämyelinisierende Oligodendrozyten mit fehlendem Kontakt zu Axonen nachgewiesen werden (Chang et al. 2002). Allerdings sind Axone im Tiermodell auch nach längerer Zeit ohne Myelinscheide durchaus noch für die Remyelinisierung bereit (Irvine und Blakemore 2008).

4.4 Was sagt uns die Pathologie über die Pathogenese der Erkrankung?

Unsere Vorstellung von der Pathogenese der MS ist ganz überwiegend durch Erfahrungen aus experimentellen Modellen geprägt (Croxford et al. 2011). Hier lassen sich vergleichbare entzündlich-entmarkende Läsionen durch Immunisierung mit Myelinproteinen, vor allem mit Myelin-Oligodendroglia-Glykoprotein (MOG), erreichen. Allerdings sind nicht alle Aspekte der Erkrankung, z. B. oligodendroglialer Verlust bzw. oligodendrogliale Differenzierungsstörung, schubhafter Verlauf oder progredienter Verlauf, adäquat modellierbar. Außerdem sind in den Patienten durchaus Charakteristika wie z. B. der frühe und weitgehend selektive Untergang der Myelinscheiden zu beobachten, die im Tiermodell bisher nicht entsprechend reproduzierbar sind. Die am weitesten verbreitete ätiopathogenetische Hypothese zur MS, nämlich dass sie Ausdruck einer autoimmunen Dysregulation sei, erfährt daher regelmäßig den Versuch, sie um ein ätiologisch relevantes Agens, insbesondere einen viralen Erreger, zu erweitern (Brahic 2010).

4.5 Zusammenfassung

Die Studien der letzten Jahre zur Immunpathologie der MS und auch der NMO haben unser Verständnis der Immunpathogenese der MS, der stattfindenden Parenchymschädigung sowie der einsetzenden reparativen Prozesse deutlich erweitert. Allerdings sind vor allem in den Bereichen der Ätiopathogenese der Erkrankung, der idealen therapeutischen Herangehensweise in der progredienten Krankheitsphase sowie der optimalen Stimulation reparativer Vorgänge noch zahlreiche Fragen ungeklärt. Die enge Zusammenarbeit klinisch und grundlagenwissenschaftlich tätiger Forscher, eine Verbesserung der molekularen Methoden in der Bildgebung („In-vivo-Pathologie") sowie die genaue Analyse klinischer Studien werden wesentlich dazu beitragen, die Ätiopathogenese der Erkrankung besser zu verstehen, effektive Therapien für die verschiedenen Stadien der Erkrankung anzubieten sowie endogene Reparaturbestrebungen zu stimulieren.

LITERATURAUSWAHL

Unter https://shop.elsevier.de/multiple_sklerose erhalten Sie Zugriff auf weitere Literaturstellen zu diesem Kapitel.

Aboul-Enein F, Krssak M, Hoftberger R, et al. (2010). Reduced NAA-levels in the NAWM of patients with MS is a feature of progression. A study with quantitative magnetic resonance spectroscopy at 3 Tesla. PLoS One 5: e11625.

Albert M, Antel J, Brück W, Stadelmann C (2007). Extensive cortical remyelination in patients with chronic multiple sclerosis. Brain Pathol 17: 129–138.

Brück W, Schmied M, Suchanek G, et al. (1994). Oligodendrocytes in the early course of multiple sclerosis. Ann Neurol 35: 65–73.

Brück W, Porada P, Poser S, et al. (1995). Monocyte/macrophage differentiation in early multiple sclerosis lesions. Ann Neurol 38: 788–796.

Brück W, Popescu B, Lucchinetti CF, et al. (2012). Neuromyelitis optica lesions may inform multiple sclerosis heterogeneity debate. Ann Neurol 72: 385–394.

Chang A, Tourtellotte WW, Rudick R, Trapp BD (2002). Premyelinating oligodendrocytes in chronic lesions of multiple sclerosis. N Engl J Med 346: 165–173.

Elliott C, Lindner M, Arthur A, et al. (2012). Functional identification of pathogenic autoantibody responses in patients with multiple sclerosis. Brain 135: 1819–1833.

Fancy SP, Kotter MR, Harrington EP, et al. (2010). Overcoming remyelination failure in multiple sclerosis and other myelin disorders. Exp Neurol 225: 18–23.

Foote AK, Blakemore WF (2005). Inflammation stimulates remyelination in areas of chronic demyelination. Brain 128: 528–539.

Frischer JM, Bramow S, Dal-Bianco A, et al. (2009). The relation between inflammation and neurodegeneration in multiple sclerosis brains. Brain 132: 1175–1189.

Frischer JM, Weigand SD, Guo Y, et al. (2015). Clinical and pathological insights into the dynamic nature of the white matter multiple sclerosis plaque. Ann Neurol 78: 710–721.

Goldschmidt T, Antel J, König FB, et al. (2009). Remyelination capacity of the MS brain decreases with disease chronicity. Neurology 72: 1914–1921.

Irvine KA, Blakemore WF (2008). Remyelination protects axons from demyelination-associated axon degeneration. Brain 131: 1464–1477.

Jürgens T, Jafari M, Kreutzfeldt M, et al. (2016). Reconstruction of single cortical projection neurons reveals primary spine loss in multiple sclerosis. Brain 139: 39–46.

Kuhlmann T, Lingfeld G, Bitsch A, et al. (2002). Acute axonal damage in multiple sclerosis is most extensive in early disease stages and decreases over time. Brain 125: 2202–2212.

Kuhlmann T, Miron V, Cui Q, et al. (2008). Differentiation block of oligodendroglial progenitor cells as a cause for remyelination failure in chronic multiple sclerosis. Brain 131: 1749–1758.

Kuhlmann T, Ludwin S, Prat A, et al. (2017). An updated histological classification system for multiple sclerosis lesions. Acta Neuropathol 133: 13–24.

Kutzelnigg A, Lucchinetti CF, Stadelmann C, et al. (2005). Cortical demyelination and diffuse white matter injury in multiple sclerosis. Brain 128: 2705–2712.

Lassmann H (2011). Pathophysiology of inflammation and tissue injury in multiple sclerosis: What are the targets for therapy? J Neurol Sci 306(1–2): 167–169.

Lucchinetti C, Brück W, Parisi J, et al. (1999). A quantitative analysis of oligodendrocytes in multiple sclerosis lesions. A study of 113 cases. Brain 122 (Pt 12): 2279–2295.

Lucchinetti CF, Popescu BF, Bunyan RF, et al. (2011). Inflammatory cortical demyelination in early multiple sclerosis. N Engl J Med 365: 2188–2197.

Patrikios P, Stadelmann C, Kutzelnigg A, et al. (2006). Remyelination is extensive in a subset of multiple sclerosis patients. Brain 129: 3165–3172.

Pittock SJ, McClelland RL, Achenbach SJ, et al. (2005). Clinical course, pathological correlations, and outcome of biopsy proved inflammatory demyelinating disease. J Neurol Neurosurg Psychiatry 76: 1693–1697.

Prineas JW, Kwon EE, Cho ES, et al. (2001). Immunopathology of secondary-progressive multiple sclerosis. Ann Neurol 50: 646–657.

Trapp BD, Nave KA (2008). Multiple sclerosis: an immune or neurodegenerative disorder? Annu Rev Neurosci 31: 247–269.

KAPITEL

5

Markus Krumbholz und Edgar Meinl

Immunpathogenese

5.1 Bedeutung immunologischer Prozesse für die Pathogenese der MS

Die **primäre Ursache** der MS ist unbekannt und möglicherweise auch nicht bei allen Patienten einheitlich. Von den diskutierten Möglichkeiten erscheint vielen Autoren eine primär autoimmune Genese zumindest bei den meisten Patienten am plausibelsten (Lucchinetti et al. 2000). Darüber hinaus werden primär degenerative Mechanismen bei einem kleineren Teil der Patienten (Lucchinetti et al. 2000) oder auch generell (Henderson et al. 2009) diskutiert. Weiterhin wurde eine Vielzahl von Bakterien und Viren als Ursache diskutiert, was sich aber bislang in keinem Fall nachweisen ließ (Gilden 2005). Vielmehr konnte gezeigt werden, dass z. B. die intrathekale Immunglobulinsynthese gegen Chlamydien, HHV6 und EBV Teil einer für die MS typischen polyspezifischen Immunantwort ist (Otto et al. 2011; Derfuß et al. 2005, 2001). Auch der Nachweis von EBV in einem für MS-Läsionen spezifischen Ausmaß (Serafini et al. 2007) konnte bislang nicht sicher reproduziert werden (Lassmann et al. 2011).

Unstrittig jedoch ist, dass zumindest frühzeitig im **Erkrankungsverlauf immunologische Prozesse** zu dem Gewebeschaden und den konsekutiven neurologischen Ausfällen maßgeblich beitragen. Spätestens bei und oft auch schon vor der ersten klinischen Manifestation wandern **Immunzellen aus dem Blut in das ZNS** ein. Diese Entzündungsreaktion führt in der Akutphase zu einem leichten, im Allgemeinen nicht stark raumfordernden Ödem, das sich dann kernspintomografisch meist (aber nicht immer) als „vasogenes" Ödem mit einem erhöhten apparenten Diffusionskoeffizienten darstellt und damit von ischämischen Läsionen (in der Regel erniedrigter apparenter Diffusionskoeffizient) unterscheiden kann (Balashov et al. 2011). Verschiedene Mechanismen (Makrophagen, zytotoxische T-Zellen, Antikörper- und Komplementbindung, Entstehung freier Radikale) führen dann zu einer Demyelinisierung (T2-hyperintense Läsion) und einem axonalen Schaden (anhaltende T1-Hypointensitäten) (Barkhof und van Walderveen 1999).

Die Wirksamkeit der Maßnahmen, die zur Schubtherapie (Steroide, Plasmapherese) und Schubprophylaxe (B-/T-Zell-depletierende Antikörper wie z. B. Alemtuzumab, Rituximab, Ocrelizumab; Blockade der Migration von Immunzellen wie z. B. Fingolimod, Natalizumab) eingesetzt werden, sprechen für eine kausale (und nicht nur reaktive) Rolle des Immunsystems in der Pathogenese der MS. Auch die Untersuchung genetischer Polymorphismen, die mit dem Risiko für eine MS gekoppelt sind, erbrachte überproportional viele Gene, die vorwiegend eine Rolle im Immunsystem spielen, was eine auch initiale Rolle des Immunsystems in der Pathogenese nahelegt (IMSGC und WTCCC2 2011; Sawcer et al. 2014).

Neben der direkten Gewebeschädigung durch entzündliche Effektorzellen ist auch das **Zusammenspiel von eingedrungenen Immunzellen mit hirneigenen Zellen** von Bedeutung, da hirneigene Zellen Signalmoleküle bilden und somit vermutlich den Entzündungsprozess aufrechterhalten (Krumbholz et al. 2005, 2006, 2012; Krumbholz und Meinl 2014). Während direkte immunologische Mechanismen derzeit das putative Hauptziel bei den wirksamen und zugelassenen Therapien sind und damit die Bedeutung der Immunpathogenese stützen, rücken Mechanismen, die (z. T. zusätzlich zu immunologischen Mechanismen) speziell auch hirneigene Zellen betreffen, zunehmend in den Fokus der Erforschung neuer Therapiemöglichkeiten.

5.2 Immunzellen im ZNS

5.2.1 Lokalisation und Zusammensetzung der Immunzellen

Die Immunzellen wandern bevorzugt aus postkapillären Venolen in das Parenchym. Histopathologisch finden sich abgegrenzte, meist **perivaskulär gelegene Immunzellinfiltrate**, die zusammen mit der Demyelinisierung im MRT als T2-hyperintense Signale sichtbar sind (➤ Abb. 5.1). Ein solches zentrales Gefäß war bei den dargestellten MS-Läsionen häufig, bei gelegentlich vorkommenden diskreten Läsionen gesunder Freiwilliger (und damit *bona fide* anderer Ätiologie) jedoch selten sichtbar (im 7-Tesla-MRT 87 vs. 8 %; im 3-Tesla-Gerät bei MS-Läsionen immerhin noch bei 45 %; Tallantyre et al. 2009). Ebenso war ein zentrales Gefäß in einer Folgestudie in einem 3-Tesla-Scanner bei allen MS-Patienten in > 45 % der Läsionen sichtbar, jedoch nur in < 45 % mikroangiopathischer Läsionen (Mistry et al. 2016). Hieraus ergibt sich, ausgehend vom immunologischen Mechanismus, ein möglicher Ansatzpunkt für die klinisch oft wichtige Unterscheidung von MS- und anderen Läsionen.

Die *prima vista* kernspintomografisch und histologisch nicht demyelinisierte weiße Substanz im ZNS von MS-Patienten wird als **normal appearing white matter** (NAWM) bezeichnet. Sie *erscheint* auf den ersten Blick normal, bei genauer Betrachtung enthält sie jedoch ebenfalls sowohl kernspintomografische (Barkhof und van Walderveen 1999) als auch histopathologische (Kutzelnigg et al. 2005) Auffälligkeiten, z. B. pathologische Anwesenheit von Immunzellen, Mikrogliaaktivierung und geschädigte Axone.

Bei der initial schubförmigen MS entstehen zu Beginn der Erkrankung durch wiederholte Wellen entzündlicher Infiltrate an der jeweiligen Stelle, dann fokale Plaques (Erkrankungsschub oder klinisch stumme Gd-anreichernde Läsionen). Die entzündlichen Infiltrate enthalten Makrophagen, T-Zellen und B-Zellen, deren Anzahl und Verhältnis mit dem Zeitpunkt in der Läsionsentwicklung variiert. Mit dem Fortschreiten der Erkrankung kommt es zu einer leichteren und diffuseren, aber sich selbst aufrechterhaltenden und damit ständig andauernden intrathekalen Entzündungsaktivität kommt, die zu einer anwachsenden diffusen axonalen Schädigung und kortikalen Demyelinisierung beiträgt, was sich klinisch als sekundäre Progredienz ausdrückt (Lassmann 2007). Bei einem Teil dieser Patienten mit einer sekundär progredienten MS konnten B-Zell-Aggregate in den Meningen nachgewiesen werden, die in Teilaspekten an lymphatische Follikel erinnern

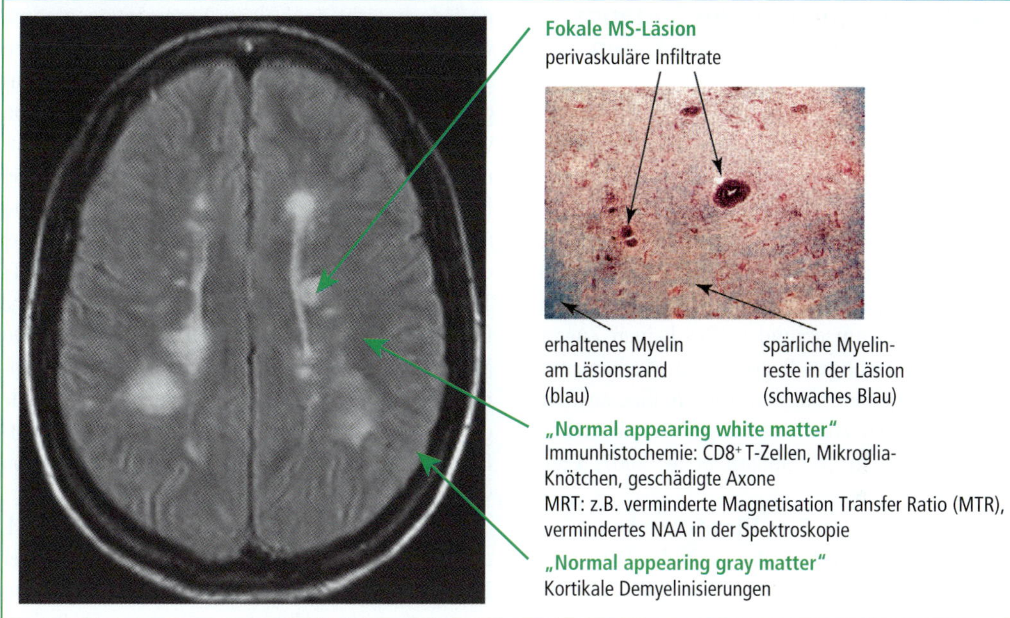

Abb. 5.1 Immunologische Auffälligkeiten finden sich nicht nur gut sichtbar in fokalen Läsionen, sondern auch in den Bereichen des ZNS, die in den Routine-Übersichtsmethoden normal erscheinen. Oben rechts dargestellt ist eine histologische Färbung aus einer fokalen MS-Läsion, in der Myelin blau *(Luxol fast blue)* und Zellkerne dunkel erscheinen. Während in fokalen MS-Läsionen Zellinfiltrate insbesondere perivaskulär und im Parenchym sowie eine weitgehende fokale Demyelinisierung (Wegfall der Myelinfärbung durch *Luxol fast blue*) histologisch (oben rechts) und im cMRT (links, hyperintenses Signal in T2-Wichtung) deutlich erkennbar sind, erscheinen weite Teile der umgebenden weißen Substanz auf den ersten Blick radiologisch und histologisch normal *(normal appearing white matter,* NAWM). Bei genauerer Betrachtung fallen aber auch dort histologische (z. B. vermehrt $CD8^+$-T-Zellen, Mikrogliaknötchen, axonaler Schaden; Kutzelnigg et al. 2005) und kernspintomografische (z. B. verminderte MTR als Ausdruck einer strukturellen Störung, vermindertes NAA-Signal in der Spektroskopie als Ausdruck einer neuronalen Schädigung; Barkhof und van Walderveen 1999) Veränderungen auf.

Auch in der normal erscheinenden grauen Substanz *(normal appearing gray matter,* NAGM) gibt es Demyelinisierungen, die histologisch oft erst in immunhistochemischen Färbungen von Myelinproteinen und kernspintomografisch mit höheren Feldstärken und speziellen Sequenzen (z. B. Double Inversion Recovery Imaging) auffallen. Bei der Untersuchung von Autopsiegewebe weisen solche kortikalen Läsionen im Vergleich zu Läsionen der weißen Substanz oft nur geringe Immunzellinfiltrate auf. In Biopsien einer kortikalen Läsion zeigten sich jedoch ausgedehnte Immunzellinfiltrate. Im zeitlichen Verlauf scheinen fokale Immunzellinfiltrate länger in der weißen als in der grauen Substanz zu persistieren. Die pathologischen Veränderungen in der NAWM und NAGM wurden in Zusammenhang mit einer (primär oder sekundär) progredienten Verlaufsform (Kutzelnigg et al. 2005), aber auch schon in sehr frühen Erkrankungsphasen beschrieben und korrelieren mit der physischen und kognitiven Behinderung der Patienten. [M964/M965]

und möglicherweise ein wichtiger Bestandteil für das Fortbestehen dieser intrathekalen Entzündungsaktivität und die Expansion des B-Zell-Repertoires sind (Lehmann-Horn et al. 2016).

Für die Immunpathogenese der MS sind sowohl die Entzündungen im **Parenchym** (Frischer et al. 2009; Kutzelnigg et al. 2005) als auch in den **Meningen** (Magliozzi et al. 2010) bedeutsam. Über einen aufgrund der räumlichen Nähe postulierten Zusammenhang zwischen meningealer Entzündung und kortikalen Läsionen bestehen allerdings widersprüchliche neuropathologische Untersuchungen (Magliozzi et al. 2010; Kooi et al. 2009). Unumstritten ist aber, dass neben den kernspintomografisch leichter darstellbaren Läsionen der **weißen Substanz** insbesondere Schäden in der **grauen Substanz** für die bleibende Behinderung von MS-Patienten bedeutsam sind (Geurts 2008).

5.2.2 (De-)Regulation des Zugangs von Immunzellen und Molekülen in das ZNS

Das ZNS weist – ähnlich wie Auge, Plazenta, Fetus und Hoden – immunologische Besonderheiten auf. In diesem Zusammenhang werden die Begriffe „Blut-Hirn-Schranke" und „immunprivilegierte Region" in verschiedener Bedeutung gebraucht, teilweise auch in der *falschen* Vorstellung, dass das Immunsystem zum gesunden ZNS keinen Zugang hätte. Diese wichtigen Begriffe und Mechanismen sollen im Folgenden skizziert werden. Eine ausführlichere und lehrreiche Darstellung findet sich in zwei Übersichtsartikeln (Bechmann et al. 2007; Galea et al. 2007).

Das Konzept der **Blut-Hirn-Schranke** bezieht sich ursprünglich darauf, dass sich das Hirn nicht wie andere Organe durch intravaskulär injizierte Farbstoffe anfärben ließ. Dies wird mit anatomischen Besonderheiten (z. B. Tight-Junctions) der ZNS-**Kapillaren** erklärt. Eine gestörte Blut-Hirn-Schranke für einzelne Moleküle wird z. B. durch Übertritt von Gd-haltigem Kontrastmittel im MRT sichtbar.

Vom Übertritt einzelner Moleküle **klar abgegrenzt** werden muss eine **Zellmigration** aus dem Blut in den Virchow-Robin-Raum (zwischen Basalmembrananteil von Endothelzellen/Perizyten und Astrozytenendfüßchen; ➤ Abb. 5.2) und anschließend evtl. in das ZNS-Parenchym. Diese Zellmigration unterscheidet sich durch die Lokalisation (vor allem postkapilläre Venolen statt Kapillaren) vom wesentlichen Ort der Blut-Hirn-Schranke.

Die Hochdurchsatzsequenzierung erlaubt es zunehmend, den Weg und die Ausbreitung bestimmter B- und T-Zell-Klone auch beim Menschen nachzuvollziehen. So konnte gezeigt werden, dass es einen Austausch von B-Zell-Klonen in beide Richtungen zwischen Blut und ZNS gibt (von Büdingen et al. 2012) und dass B-Zell-Klone, die in das ZNS gelangen, wohl in den drainierenden zervikalen Lymphknoten gereift sind (Stern et al. 2014), wo sie mit ZNS-Antigenen in Kontakt kommen können.

Während sowohl eine gestörte Blut-Hirn-Schranke als auch die Immunzellinfiltration Kennzeichen aktiver Läsionen sind und auch oft zeitgleich nachgewiesen werden können, sind diese beiden Phänomene jedoch nicht äquivalent: Kernspintomografisch wurde sowohl tierexperimentell als auch in Patienten gezeigt, dass eine gestörte Blut-Hirn-Schranke im engeren Sinne (Gd-DTPA$^+$ Läsionen) und eine Invasion von Monozyten/Makrophagen (Markierung von Monozyten im Blut durch paramagnetische Partikel [SPIO/USPIO]) zeitlich nicht deckungsgleich sind (Stoll und Bendszus 2009; Vellinga et al. 2008). Bei einzelnen offenen methodischen Fragen dieser MRT-Technik zeigte sich jedoch auch histologisch eine Dissoziation zwischen perivaskulären Infiltraten und Markern einer gestörten Blut-Hirn-Schranke (Hochmeister et al. 2006). Tierexperimentell (EAE) wurde gezeigt, dass eine Immunzellinfiltration die Blut-Hirn-Schranke öffnen kann, u. a. durch Produktion von lokalen Zytokinen (➤ Abb. 5.2).

Weiterhin abzugrenzen von der morphologisch definierten Blut-Hirn-Schranke ist der Begriff der **Blut-Liquor-Schrankenfunktion,** z. B. bei der Interpretation der Albuminquotienten im Reiber-Quotientendiagramm (➤ Kap. 10; Reiber 1994).

Merke

Die Blut-Liquor-Schrankenfunktion *„beschreibt pauschal das Verhältnis der Proteinkonzentrationen zwischen venösem Blut und (lumbalem) Liquor, schließt jedoch zusätzlich zur Blut-Hirn-Schranke dynamische Aspekte mit ein, die mit einer morphologischen Definition nicht erfassbar sind, wie dies z. B. für den Liquorfluss zutrifft"* (Reiber 1994).

Auch wenn die Liquordiagnostik für die Diagnosestellung einer MS nicht mehr in allen Fällen als absolut unentbehrlich angesehen wird, stellt sie weiterhin einen wichtigen diagnostischen Baustein dar, nicht zuletzt auch zum Ausschluss anderer Diagnosen, und es werden derzeit neue Biomarker evaluiert (Stangel et al. 2013).

Das Konzept der **immunprivilegierten Region** beruht auf der Beobachtung, dass eine Immunreaktion gegen fremde Strukturen (z. B. Transplantat im Tierversuch) im ZNS deutlich geringer ausgeprägt ist als sonst. Wird jedoch gleichzeitig ein zweites Transplantat gleicher Art subkutan angebracht, kommt es sehr wohl zu einer Abstoßung auch des Transplantats im ZNS. Dies wird zusammenfassend folgendermaßen interpretiert:

- Das Immunprivileg des ZNS beruht großenteils auf einer Einschränkung des immunologisch gesehen **afferenten** (ZNS → Immunsystem) **Arms** des spezifischen Immunsystems, d. h. eines im Vergleich zu anderen Organen geringeren Transports von Antigen aus dem ZNS heraus in lymphatische Organe. Daher besteht eine verminderte Initiierung einer Immunreaktion, sofern das Antigen nicht ohnehin systemisch „bekannt" ist, es also nicht bereits aktivierte T-Zellen gegen dieses Antigen gibt (s. u.) (Galea et al. 2007). Lymphgefäße in der Dura können eine Verbindung zwischen Liquorraum und Peripherie darstellen (Louveau et al. 2015).
- Es besteht, insbesondere im gesunden ZNS, eine stark begrenzte Expression von **MHC-Molekülen**[1]. Während Mikroglia und Endothelzellen konstitutiv MHC-Klasse I exprimieren, kommt es abhängig vom Schweregrad der Entzündung zu einer Hochregulation von MHC-Klasse I auch auf Astrozyten, Oligodendrozyten und Neuronen/Axonen. MHC-Klasse-II-Moleküle sind auf Mikroglia und Makrophagen zu finden (Höftberger et al. 2004). Während Astrozyten *in vitro* MHC-Klasse II vor allem unter dem Einfluss inflammatorischer Zytokine sehr stark exprimieren, ist *in vivo* eine solche MHC-Klasse-II-Expression auf Astrozyten kaum zu beobachten (Höftberger et al. 2004).
- Weitere Mechanismen beinhalten u. a. eine **Fas-Ligand**-Expression auf Neuronen mit konsekutiver Apoptose eindringender Fas-positiver T-Zellen (Flügel et al. 2000).

Der immunologisch gesehen **efferente** (Immunsystem → ZNS) **zelluläre Arm** des Immunsystems ist jedoch gut ausgebildet, und die „Immunsurveillance" des ZNS übt eine wichtige physiologische Funktion aus: Immunzellen können unter bestimmten Voraussetzungen in das ZNS gelangen und dort eine Infektion bekämpfen (oder im pathologischen Fall auch zu einer Autoimmunerkrankung führen).

Insgesamt ergibt sich vor allem aufgrund tierexperimenteller Befunde folgendes Bild der Migration von Immunzellen in das ZNS und der Initiierung einer lokalen Entzündung (➤ Abb. 5.2):

- **Präexistente autoreaktive T-Zellen:** Autoreaktive $CD4^+$ T-Zellen, die ZNS-Autoantigene im korrekten MHC-Kontext erkennen, kommen auch bei gesunden Menschen vor, ohne dass sich hier sichere Unterschiede in der Frequenz solcher Zellen zwischen Gesunden und MS-Patienten nachweisen lassen.
- **Periphere Aktivierung:** $CD4^+$ T-Zellen müssen vor ihrer Migration aus dem Gefäßlumen zuvor aktiviert worden sein, z. B. durch ZNS-Antigen in den drainierenden Lymphknoten oder durch kreuzreagierende Peptidmotive. Dies könnte dazu beitragen, dass durch Infektionen MS-Schübe getriggert werden können.
- **Adhäsion an das Gefäßendothel und Migration aus dem Gefäßlumen:** Aktivierte $CD4^+$ T-Zellen können unabhängig von ihrer Spezifität in das ZNS eindringen (Wekerle et al. 1986). Nach einer Adhäsionskaskade, die u. a. die Interaktion der T-Zelle mit Chemokinen und Integrinen (inkl. α4β1-Integrin, das durch Natalizumab blockiert wird) umfasst (Engelhardt und Ransohoff 2005), kommt es zu einer Transmigration der T-Zelle aus dem Gefäßlumen in den perivaskulären Raum.
- **Restimulation der T-Zellen im perivaskulären Raum:** Nachdem eine T-Zelle nun aus dem Gefäßlumen der ZNS-Venolen gelangt ist, befindet sie sich noch nicht im eigentlichen Hirnparenchym, sondern im perivaskulären Raum (= **Virchow-Robin-Raum**). Dieser perivaskuläre Raum wird von den Basalmembrananteilen der Venole und der Astrozytenendfüße (Glia limitans interna) gebildet und ist normalerweise sehr klein mit praktisch anliegenden Basalmembranen. Im Fall einer Entzündung kann er aber durch Immunzellinfiltrate auf mehreren Zellschichten anwachsen. Kommt es in diesem Virchow-Robin-Raum zu einer lokalen Reaktivierung der T-Zellen

[1] T-Zellen mit einem α/β-T-Zell-Rezeptor erkennen – im Gegensatz zu B-Zellen – kein lösliches Antigen, sondern müssen „ihr" Antigen im Kontext mit Selbst-MHC („major histocompatibility complex") präsentiert bekommen; man sagt, sie sind MHC-restringiert. MHC der Klasse I (HLA-A, -B, -C) ist unterschiedlich stark, aber normalerweise ubiquitär zu finden und präsentiert primär Peptide intrazellulären Ursprungs, während MHC der Klasse II (HLA-DP, -DQ, -DR) normalerweise auf professionelle antigenpräsentierende Zellen (dendritische Zellen, Makrophagen, B-Lymphozyten) beschränkt ist und primär extern aufgenommene Peptide präsentiert. $CD8^+$ T-Zellen sind MHC-Klasse-I- und CD4-T-Zellen MHC-Klasse-II-restringiert.

durch Makrophagen, die ein für den jeweiligen T-Lymphozyten spezifisches Antigen auf dem korrekten MHC-Molekül präsentieren, begünstigt dies die weitere Persistenz/Emigration der T-Zelle in das eigentliche ZNS-Parenchym. Nach antigenspezifischer Aktivierung produzieren die T-Zellen Zytokine (> Abb. 5.2), und die Entzündung entwickelt sich weiter. Es kommt zu einer Aktivierung der Endothelzellen, was den Eintritt weiterer Immunzellen begünstigt. Diese lokale Entzündung führt zu einer (evtl. weiteren, s. o.) **Öffnung der Blut-Hirn-Schranke** nahe gelegener Kapillaren, was dann einen Einstrom von löslichen Blutbestandteilen wie z. B. Antikörpern und Komplementfaktoren ermöglicht.

- **Migration im Parenchym:** Auch in MS-Läsionen wurden Chemokine identifiziert, welche die Migration und Präsenz von Immunzellen dort regu-

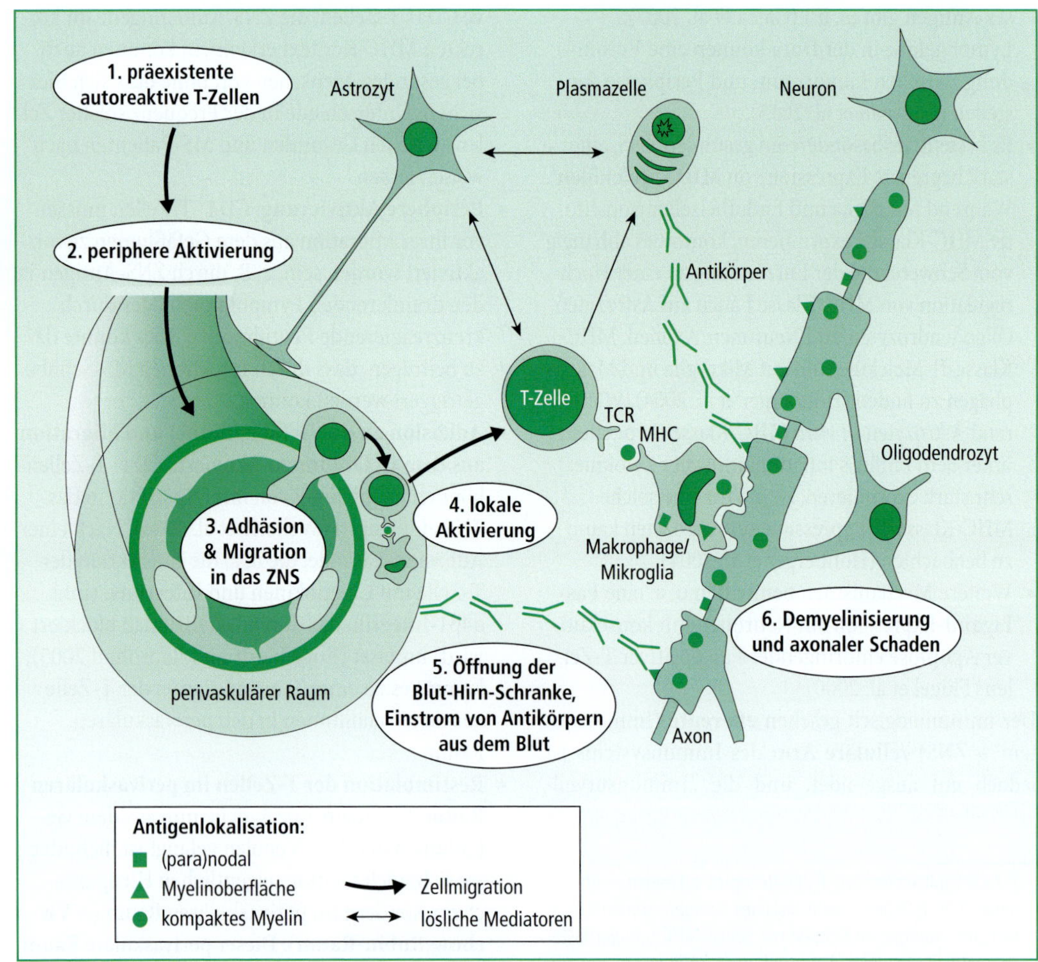

Abb. 5.2 Frühphase der Entstehung einer entzündlichen Läsion im Gehirn. Aktivierte, aber nicht ruhende T-Zellen haben die Fähigkeit, aus postkapillären Venolen des ZNS auszuwandern. Nur solche T-Zellen, die im Gehirn dann ihr Antigen erkennen, induzieren eine Entzündungsreaktion. T-Zellen erkennen mit ihrem T-Zell-Rezeptor ein antigenes Peptid, das im Kontext von MHC-Molekülen präsentiert wird. Die wesentlichen ZNS-eigenen antigenpräsentierenden Zellen sind Mikrogliazellen. Als eine Konsequenz der Antigenerkennung sezernieren T-Zellen Zytokine. Mit diesen Zytokinen wirken T-Zellen auf umliegende Gliazellen wie Mikroglia und Astrozyten sowie auf eingewanderte Immunzellen. Die von T-Zellen sezernierten Zytokine und Proteasen führen auch zu einer Aktivierung der Endothelzellen, was eine weitere Einwanderung von Immunzellen begünstigt, sowie zu einer Öffnung der Blut-Hirn-Schranke im Bereich nahe gelegener Kapillaren und einem Einstrom löslicher Moleküle wie Antikörpern führt. [M964/M965/L231]

lieren (Sørensen et al. 1999; Krumbholz et al. 2007, 2006). **Makrophagen, CD8+ T-Zellen und Antikörper/Komplement können neurale Strukturen angreifen.**

Die Konsequenz einer unphysiologisch verminderten **Immunsurveillance** des ZNS wurde unter der Therapie mit Natalizumab deutlich: Dieser monoklonale Antikörper blockiert selektiv ein wichtiges Adhäsionsmolekül (α4-Integrin) für Immunzellen am ZNS-Endothel. Dadurch wurde nicht nur, wie erwünscht, offenbar eine deutliche Reduktion des „Nachschubs" an Lymphozyten erreicht, was die Bildung neuer Läsionen reduzierte, sondern es kam auch zu **Fällen einer progressiven multifokalen Leukenzephalopathie (PML)**. Diese Erkrankung wird durch die Reaktivierung des häufig latent persistierenden John-Cunningham-Virus (JCV, benannt nach dem Patienten, aus dem es 1971 isoliert wurde; Padgett et al. 1971) verursacht. Eine solche JCV-Reaktivierung wird sonst unter einer starken systemischen Immunsuppression (z. B. Aids, Immunsuppression nach Transplantation) beobachtet, während im Fall der Therapie mit Natalizumab lediglich relativ selektiv die Immunsurveillance im ZNS (und auch Darm) blockiert ist und es möglicherweise zu einer vermehrten Freisetzung von JCV-positiven Prä-B-Zellen aus dem Knochenmark kommt (Krumbholz et al. 2008).

Merke

Der primäre Auslöser für eine Dysregulation des Immunsystems und Erkrankung an MS ist unbekannt. Jedoch sind molekulare Mechanismen des Eindringens von Immunzellen in das ZNS aufgeklärt worden, die eine therapeutische Intervention erlauben.

5.2.3 Langzeitpersistenz von T-Zellen, B-Zellen und Antikörperproduktion im ZNS

Im ZNS von MS-Patienten können sowohl T-Zellen als auch B-Zellen/Plasmazellen lange Zeit persistieren. In einer Untersuchung des **T-Zell-Repertoires** im ZNS-Parenchym zweier MS-Patienten, die biopsiert worden waren, waren einige T-Zell-Klone, die im ZNS bei der Biopsie gefunden wurden, noch 5 Jahre später im Liquor nachweisbar. In einer anderen Untersuchung wurden identische T-Zell-Klone in verschiedenen Stellen des ZNS gefunden (Hohlfeld et al. 2016a, b).

Analog fand man **klonal expandierte B-Zellen** im ZNS und Liquor (Meinl et al. 2006). Diese B-Zell-Klone persistieren ebenfalls über Jahre im ZNS von MS-Patienten. Der B-Zell-Überlebensfaktor **BAFF** („B cell activating factor of the TNF family") wird bereits konstitutiv im ZNS exprimiert. In aktiv entzündlichen Herden im ZNS von MS-Patienten wird diese BAFF-Expression hochreguliert und erreicht ein Expressionsniveau wie in lymphatischem Gewebe, wo die eigentliche bekannte Funktion von BAFF liegt. BAFF wird vom Immunsystem, aber auch im ZNS von Astrozyten produziert. Die lokale BAFF-Produktion im ZNS könnte erklären, warum B-Zellen und Plasmazellen im ZNS von Patienten mit MS eine Langzeitüberlebensnische finden und so die über lange Zeit persistierenden oligoklonalen Banden produzieren (Krumbholz et al. 2005).

Das Auftreten von **oligoklonalen Banden (OKBs)** im Liquor bei ca. 95 % der MS-Patienten ist die prominenteste und stabilste Veränderung in Körperflüssigkeiten bei der MS. Diese intrathekale Ig-Produktion bleibt während der gesamten Erkrankungsdauer bestehen und zeigt an, dass das ZNS bei der MS nicht nur Ziel einer fehlgeleiteten Immunreaktion ist, sondern dass das ZNS selbst zu einem Ort der Persistenz von Immunzellen und der Antikörperproduktion wird (Meinl et al. 2006). Das Transkriptom von IgG im Liquor überlappt mit dem Proteom der OKBs (Obermeier et al. 2008). Die Produktion von OKBs in rekombinanter Form durch Kombination aus Massenspektrometrie und Sequenzierung von rekombiniertem Ig im CSF könnte die Identifizierung der von OKBs erkannten Antigene ermöglichen (Brändle et al. 2016). Während die Stabilität des Bandenmusters und die Persistenz oft selbst nach einer systemisch-immunablativen Therapie eine Produktion durch langlebige CD19+CD138-Plasmazellen nahelegt, fanden sich im Liquor an Ak-produzierenden Zellen vorwiegend kurzlebige CD19+CD138+ Plasmablasten. Zu beachten ist generell, dass OKBs nicht spezifisch für die MS sind und auch bei anderen Autoimmun- und vor allem erregerbedingten Erkrankungen auftreten können.

5

5.2.4 Immunzellen haben zwei Gesichter: Zerstörung und Protektion

Der Entzündungsprozess und die Rolle von Immunzellen im Gehirn kann jedoch nicht nur zell- und gewebezerstörerische Wirkung entfalten, sondern es wurden in letzter Zeit auch folgende **protektive** Funktionen beschrieben:

- B-Zellen können über eine Produktion von **Interleukin (IL-)10 und IL-35** eine Entzündung im ZNS herunterregulieren (tierexperimentelle Daten; Fillatreau et al. 2002; Shen et al. 2014).
- Verschiedene Immunzell-Subtypen können eine regulatorische Wirkung entfalten. Am bekanntesten sind derzeit sicherlich die **regulatorischen T-Zellen.** Darüber hinaus wurde die therapeutische Wirkung von **Daclizumab** (monoklonaler Antikörper gegen CD25) mit der Induktion von NK-Zellen (gemessen im Blut behandelter MS-Patienten) in Verbindung gebracht (Bielekova et al. 2006).
- Umgekehrt gibt es die Erfahrung, dass eine therapeutisch gemeinte systemische Antagonisierung von proinflammatorischen **Zytokinen** sich sogar negativ auswirken kann: Während **TNF-Antagonisten** bei anderen Autoimmunerkrankungen wie der rheumatoiden Arthritis sehr gut wirksam sind, wurde unter der Behandlung rheumatologischer Erkrankungen mit verschiedenen TNF-Antagonisten (Etanercept, Adalimumab, Infliximab) eine Verschlechterung einer parallel bestehenden MS oder sogar der Beginn einer MS beobachtet, sodass TNF-Antagonisten bei MS-Patienten **kontraindiziert** sind. Ebenso wurde in einer Phase-II-Studie zur Blockade zweier weiterer TNF-Familienmitglieder mittels **Atacicept** (löslicher BAFF-/APRIL-Rezeptor, ATAMS-Studie) eine Verschlechterung in der Verumgruppe beobachtet (Kappos et al. 2014); der Grund hierfür ist noch unklar.
- Es gibt Berichte über natürlich vorkommende **Antikörper,** die in Tiermodellen im ZNS z. B. eine Remyelinisierung fördern können; insgesamt ist dies jedoch noch in einem sehr experimentellen Stadium (Rodriguez et al. 2009).

Merke

Während insgesamt die destruktiven Anteile der Entzündung weit zu überwiegen scheinen, wird es Aufgabe der zukünftigen Forschung sein herauszufinden, inwieweit die protektiven Anteile genutzt werden können oder im Rahmen einer Immunsuppression zumindest nicht unnötig unterdrückt werden.

5.3 Immunologische Effektormechanismen bei der MS

Der über die akute Entzündung hinausreichende Gewebeschaden, der zu einer anhaltenden Behinderung führt, drückt sich bei der MS histopathologisch durch Demyelinisierung, axonale Schädigung, Astrogliose sowie Atrophie der weißen und grauen Substanz aus. Für die frühe Läsionsentwicklung sind unterschiedliche Effektormechanismen beschrieben (Lucchinetti 2000; Hemmer et al. 2015): Die häufigsten Immunzellen in aktiven MS-Läsionen sind **Makrophagen,** gefolgt von **T-Zellen** ($CD8^+$ > $CD4^+$ T-Zellen). Ebenfalls regelmäßig vorhanden sind **B-Zellen/Plasmazellen,** aber in geringerer Anzahl. Man geht davon aus, dass in den meisten Fällen zuerst wenige aktivierte und ZNS-autoantigenerkennende **T-Zellen** aus postkapillären Venolen auswandern, im perivaskulären Raum restimuliert werden und damit eine fokale Entzündungsreaktion in Gang setzen. Es kommt zu einer Veränderung von Gefäßen mit Störung der Blut-Hirn-Schranke, die sich im cMRT als „aktive", Gd-anreichernde Läsion darstellt. Diese beginnende Entzündungsreaktion aktiviert Makrophagen und Mikroglia, die dann letztendlich durch lösliche Mediatoren wie reaktive Sauerstoffradikale z. B. Myelinscheiden angreifen.

Bei einem Teil der Patienten lassen sich in aktiven Läsionen auch Ablagerungen von **Antikörpern und aktiviertem Komplement** nachweisen (Lucchinetti et al. 2000). Aktives Komplement co-lokalisierte mit Immunglobulin am Ort der aktiven Demyelinisierung. Dies weist darauf hin, dass in solchen Läsionen Autoantikörper (Opsonierung) und das Komplementsystem (komplementvermittelte Lyse, Opsonierung durch C3b, Chemotaxis durch C3a und C5a) eine zusätzliche pathogene Rolle spielen (Pattern II; Lucchinetti et al. 2000). Dieser Interpretation wurde widersprochen (Barnett et al. 2009); jedoch sprachen genau die Patienten mit solchen Pattern-II-Läsionen klinisch gut auf eine **Plasmapherese** an (Keegan et al. 2005). Insgesamt spielt die B-Zell-Reihe sowohl bei der Pathogenese der MS wie auch als therapeutisches Ziel eine wichtige Rolle (Krumbholz et al. 2012; Krumbholz und Meinl 2014).

Neben einem durch Mikroglia/Makrophagen und Antikörper/Komplement vermittelten Schädigungsmechanismus sind T-Zellen beteiligt: Während in klassischen Tiermodellen der MS durch autoreaktive $CD4^+$ T-Zellen eine Enzephalomyelitis übertragen wird, weisen die Befunde der letzten Jahre aber zunehmend auf eine mögliche Rolle von **$CD8^+$ T-Zellen** in der Pathogenese der MS hin. In MS-Läsionen und im Liquor von MS-Patienten wurden klonal expandierte $CD8^+$ T-Zellen beobachtet (Hohlfeld 2016a, b). Neben einer klassischen **direkten Schädigung** durch $CD8^+$ T-Zellen, die ihr spezifisches Antigen auf der Zielzelle erkennen, ist prinzipiell auch eine sog. **Bystander**-Schädigung denkbar, bei der z. B. Myelin- oder Axonstrukturen in der Nähe aktivierter T-Zellen indirekt durch lösliche Mediatoren geschädigt werden, ohne dass eine direkte T-Zell-Rezeptor-/Antigen/MHC-Interaktion mit genau dieser Zielzelle eintritt (Hohlfeld et al. 2016a, b). Dabei weisen Oligodendrozyten eine besonders hohe Vulnerabilität gegen manche entzündliche Mediatoren auf.

Weiterhin kommt es bei MS-Patienten zu einer vermehrten Produktion **freier Radikale** wie z. B. Stickoxid **(NO),** das wahrscheinlich an verschiedenen Stellen (z. B. Schädigung von Oligodendrozyten, Axone und Blut-Hirn-Schranke) eine Rolle spielt; darüber hinaus wird aber auch eine immunmodulatorische Rolle von NO diskutiert (Smith und Lassmann 2002). Es wurde eine Methode entwickelt, den Redoxstatus von Mitochondrien in ZNS-Läsionen am lebenden Tiermodell zu untersuchen (Breckwoldt et al. 2014).

Die Läsionen bei MS sind durch **Entmarkung** und **axonalen Schaden** gekennzeichnet. Tierexperimentelle Untersuchungen zeigen, dass eine Entzündung im Gehirn nicht notwendigerweise zu einer Entmarkung führt. Weitere Mechanismen (z. B. entmarkende Antikörper) müssen hinzukommen.

Neuropathologische Untersuchungen zeigen einen Zusammenhang zwischen **Entzündung** und **axonalem Schaden.** Dieser wurde nicht nur in frühen Läsionen (Bitsch et al. 2000), sondern interessanterweise in allen Läsionsstadien beobachtet (Frischer et al. 2009). Auch hier ist sowohl eine Bystander-Schädigung der Axone als auch ein direkter Angriff auf freiliegende Axone bzw. insbesondere an den freiliegenden Ranvier-Schnürringen durch Antikörper oder T-Zellen denkbar (Hohlfeld et al. 2016a, b). Der indirekte Bystander-Effekt kann von Entzündungsprodukten wie proteolytischen Enzymen, Zytokinen, oxidativen Produkten oder freien Radikalen entstehen. Aktuelle Befunde weisen auf eine Schädigung der axonalen Mitochondrien hin (Campbell et al. 2011; Nikic et al. 2011), die eine Folge der Entzündung sein kann. Ebenso ist vorstellbar, dass eine chronische Demyelinisierung zu axonalem Schaden führen kann, wenn der trophische Effekt des Myelins wegfällt (Trapp und Nave 2008).

5.4 Zielstrukturen von autoreaktiven Immunzellen bei MS-Patienten

Die Identifizierung der tatsächlichen Autoantigene, die für die Entwicklung der MS von Bedeutung sind, ist Gegenstand aktueller Forschungsarbeiten (Hohlfeld et al. 2016a, b).

5.4.1 T-Zellen

Tierexperimentelle Untersuchungen haben gezeigt, dass autoreaktive T-Zellen verschiedener Spezifitäten eine Enzephalitis induzieren können. Das klassische tierexperimentelle enzephalitogene Autoantigen ist das **basische Myelinprotein (MBP),** jedoch können auch T-Zellen mit Spezifität für andere Myelinproteine [Proteolipidprotein (PLP), Myelin-Oligodendrozyten-Glykoprotein (MOG), Myelin-Oligodendrozyten-basisches Protein (MOBP)] enzephalitogen sein. Weiterhin wurde ausgehend von einem Proteomansatz das axogliale Antigen **Contactin-2** als Autoantigen für Antikörper und auch für T-Zellen identifiziert. T-Zellen von MS-Patienten zeigten eine stärkere Proliferation gegenüber Contactin-2 als T-Zellen von Kontrollpersonen. In einem Tiermodell induzierten T-Zellen mit einer Spezifität für Contactin-2/TAG-1 (Tag-1 ist der Name des Orthologs für Contactin-2 bei der Ratte) eine Enzephalitis präferenziell in der grauen Substanz. Die Schäden in der grauen Substanz sind bedeutsam für die Behinderung von MS-Patienten (Geurts 2008). Es ist vorstellbar, dass eine Contactin-2-spezifische T-Zell-Antwort zur Zerstörung der grauen Substanz beiträgt.

Obwohl Myelinantigene und auch axogliale Antigene zweifellos „Kandidaten-Autoantigene" der MS oder des Guillain-Barré-Syndroms sind, ist es durchaus denkbar, dass auch andere, nicht myelinassoziierte Autoantigene eine Rolle spielen. Zum Beispiel lassen sich mit S100, einem astrozytären Protein, im Tiermodell entzündliche ZNS-Veränderungen induzieren. Insgesamt sind wahrscheinlich viele relevante Autoantigene für T-Zellen bei MS-Patienten noch nicht identifiziert worden.

5

Autoreaktive und myelinspezifische T-Zellen sind nicht nur im Blut von MS-Patienten, sondern auch bei Gesunden zu finden. Untersuchungen an Tiermodellen haben gezeigt, dass zumindest einige der für MBP spezifischen T-Zellen, die im Blut von gesunden Primaten zu finden sind, potenziell enzephalitogen sind.

5.4.2 Antikörper

Autoantikörper gegen eine Vielzahl von Myelinproteinen und auch gegen Oligodendrozyten-Vorläufer sind bei MS-Patienten, aber auch bei Gesunden beschrieben worden.

Autoantikörper gegen den Kaliumkanal Kir4.1, der auf Oligodendrozyten und Astrozyten vorkommt, wurden bei 46,9 % der MS-Patienten, aber bei weniger als 1 % der Kontrollen beschrieben (Srivastava 2012). Jedoch konnten mehrere andere Gruppen eine Assoziation zwischen Autoantikörpern gegen Kir4.1 und MS nicht bestätigen (Brickshawana et al. 2014; Pröbstel et al. 2016; Chastre et al. 2016; Higuchi et al. 2016). Die Diskussion über methodische Details ist noch nicht abgeschlossen.

Insbesondere das **Myelin-Oligodendrozyten-Glykoprotein** (MOG) wird seit etwa 20 Jahren als ein Kandidaten-Autoantigen für demyelinisierende Antikörper bei MS angesehen. MOG wird ausschließlich im ZNS exprimiert. Es macht weniger als 0,05 % der Myelinproteine aus, ist jedoch an der äußeren Oberfläche des Myelins exponiert. Bedeutsam ist, dass Antikörper gegen MOG die Entwicklung von MS-ähnlichen demyelinisierenden Läsionen in verschiedenen Tiermodellen fördern können. Hingegen führen Antikörper gegen MBP, das an der Innenseite der Myelinscheide lokalisiert ist, nicht zur Entwicklung MS-ähnlicher Läsionen.

Die Literatur über MOG-Antikörper bei Patienten mit MS ist widersprüchlich und für viele verwirrend. Die unterschiedlichen Ergebnisse mögen auch auf verschiedenen Nachweismethoden der Anti-MOG-Antikörper beruhen. Es zeichnet sich aktuell folgender Konsens ab: Ein zellgebundener Assay (transfiziertes MOG wird an der Zelloberfläche in nativer, also nicht in denaturierter Form wie z. B. in einem Western Blot, exprimiert) ist geeignet, eine Untergruppe von etwa 30 % *pädiatrischen* Patienten mit MS oder ADEM zu identifizieren, während solche Antikörper gegen MOG kaum bei Erwachsenen mit MS vorkommen. Beschrieben wurden jedoch einzelne Patienten mit anti-AQP4-negativer Neuromyelitis optica und MOG-Antikörpern (Reindl et al. 2013). Epitope von MOG, die von Autoantikörpern erkannt werden, konnten identifiziert werden. Interessanterweise sind die meisten dieser MOG-Antikörper spezifisch für das humane MOG und zeigen keine Kreuzreaktivität mit Maus-MOG. Derzeit lassen sich Anti-MOG-Antikörper in einem Teil der Patienten mit verschiedenen Erkrankungen nachweisen: MS (insb. bei Kindern), Neuromyelitis-optica-Spektrumserkrankungen (NMOSD), bilaterale Optikusneuritiden, akute disseminierte Enzephalomyelitis (ADEM, insb. bei Kindern) und anti-NMDA-Rezeptor-Antikörper-assoziierten Enzephalitiden (Hohlfeld et al. 2016b).

Antikörper könnten nicht nur an der Entmarkung beteiligt sein, sondern auch an der Entwicklung des axonalen Schadens. Eine potenzielle Zielstruktur ist **Neurofascin**, das an den Ranvier-Schnürringen konzentriert ist. Neurofascin wurde in einem Proteomansatz als Autoantigen identifiziert; in einem Tiermodell lagerten sich Antikörper gegen Neurofascin an den Ranvier-Schnürringen an und induzierten einen axonalen Schaden. Während Antikörper gegen Neurofascin bei einem Teil der Patienten mit Entzündungen der peripheren Nerven gefunden werden (Ng et al. 2012), ist offen, inwieweit sie auch an der Pathogenese der MS beteiligt sind.

Dass ein Teil der MS-Patienten von einer Plasmapherese profitiert (Keegan et al. 2005), spricht dafür, dass bei diesen Patienten lösliche Faktoren wie z. B. Antikörper an der Pathogenese beteiligt sind. Es ist bislang allerdings offen, welche Zielstruktur(en) solche Antikörper erkennen, und entsprechend liegt kein Bluttest vor, der es erlaubt, solche Patienten zu identifizieren.

5.5 Einfluss der Darmflora

Bei der Pathogenese von Autoimmunerkrankungen, so auch bei MS und NMOSD, rückt zunehmend die Rolle der bakteriellen Darmflora (Mikrobiota) in den Blickpunkt. Die Darmflora hat einen Einfluss auf die Entwicklung und Funktion des Immunsystems. Experimentell zeigt sich dies eindrücklich in folgendem Tiermodell der MS: Mäuse, die einen transgenen T-Zell-Rezeptor gegen MOG und eine normale Darmflora haben, entwickeln im Verlauf der ersten Lebensmonate spontan ein MS-artiges Krankheitsbild. Fehlt diesen Tieren jedoch die Darmflora, weil sie in einer komplett sterilen Umgebung aufwuchsen, tritt diese Erkrankung nicht ein (Berer et al. 2011). Die zugrunde liegenden Mechanismen der Einflüsse der Darmflora auf das Immunsystem sind komplex und bislang nicht vollständig erforscht; diskutiert werden z. B. Einflüsse durch Antigene („molekulare Mimikry"), pathogenassoziierte molekulare Muster (z. B. via Toll-like-Rezeptoren) und Stoffwechselprodukte (z. B. kurzkettige Fettsäuren) der Darmflora (Forbes et al. 2016).

Die eindrucksvollen Ergebnisse im Tiermodell haben dann Untersuchungen der Darmflora bei Patienten mit MS und NMOSD stimuliert (Jangi et al. 2016; Cree et al. 2016; Forbes et al. 2016), im Wesentlichen mit molekularbiologischen Methoden (PCR für 16S rRNA aus dem Stuhl) (Übersicht in Tremlet et al. 2017). Wir stehen erst am Anfang, das Mikrobiom bei MS-Patienten kennenzulernen. Weitere Untersuchungen von Stuhlproben und standardisierte Methoden werden dann ein vollständigeres Bild entstehen lassen. Eine Untersuchung des Mikrobioms nicht nur im Stuhl, sondern in anderen Darmabschnitten bleibt eine Herausforderung.

5.6 Ausblick

Das molekulare Verständnis der Immunpathogenese der MS hat sich in letzter Zeit geweitet und die Entwicklung neuer, wirksamerer, selektiverer und weniger toxischer Immuntherapien (Natalizumab, Fingolimod, Alemtuzumab) ermöglicht. Unbekannt bleibt derzeit, welche Spezifitäten von Antikörpern und T-Zellen relevant für die Pathogenese der MS sind. Allerdings konnte bislang eine Vielzahl von Autoantigenen identifiziert werden. Ein Ziel der aktuellen Forschungsarbeit ist es, Patientengruppen z. B. anhand ihrer Autoreaktivität zu definieren, was für solche Gruppen eine Therapieoptimierung erlauben könnte.

LITERATURAUSWAHL

Unter https://shop.elsevier.de/multiple_sklerose erhalten Sie Zugriff auf weitere Literaturstellen zu diesem Kapitel.

Bechmann I, Galea I, Perry VH (2007). What is the blood-brain barrier (not)? Trends Immunol 28: 5–11.

Berer K, Mues M, Koutrolos M, et al. (2011). Commensal microbiota and myelin autoantigen cooperate to trigger autoimmune demyelination. Nature 479(7374): 538–541.

Brändle SM, Obermeier B, Senel M, et al. (2016). Distinct oligoclonal band antibodies in multiple sclerosis recognize ubiquitous self-proteins. PNAS 113(28): 7864–7869.

Breckwoldt MO, Pfister FM, Bradley PM, et al. (2014). Multiparametric optical analysis of mitochondrial redox signals during neuronal physiology and pathology in vivo. Nature Med 20(5): 555–560.

Büdingen HC von, Kuo TC, Sirota M, et al. (2012). B cell exchange across the blood-brain barrier in multiple sclerosis. J Clin Invest 122(12): 4533–4543.

Forbes JD, van Domselaar G, Bernstein CN (2016). The gut microbiota in immune-mediated inflammatory diseases. Front Microbiol 7: 1081.

Galea I, Bechmann I, Perry VH (2007). What is immune privilege (not)? Trends Immunol 28: 12–18.

Hemmer B, Kerschensteiner M, Korn T (2015). Role of the innate and adaptive immune responses in the course of multiple sclerosis. Lancet Neurol 14(4): 406–419.

Hohlfeld R, Dornmair K, Meinl E, Wekerle H (2016a). The search for the target antigens of multiple sclerosis, Part 1: Autoreactive CD4+ T lymphocytes as pathogenic effectors and therapeutic targets. Lancet Neurology 15(2): 198–209.

Hohlfeld R, Dornmair K, Meinl E, Wekerle H (2016b). The search for the target antigens of multiple sclerosis, Part 2: $CD8^+$ T cells, B cells, and antibodies in the focus of reverse-translational research. Lancet Neurol 15(3): 317–331.

Louveau A, Smirnov I, Keyes TJ, et al. (2015). Structural and functional features of central nervous system lymphatic vessels. Nature 523(7560): 337–341.

Krumbholz M, Meinl E (2014). B cells in MS and NMO: Pathogenesis and therapy. Semin Immunopathol 36(3): 339–350.

Krumbholz M, Theil D, Derfuß T, et al. (2005). BAFF is produced by astrocytes and up-regulated in multiple sclerosis lesions and primary central nervous system lymphoma. J Exp Med 201: 195–200.

Krumbholz M, Theil D, Cepok S, et al. (2006). Chemokines in multiple sclerosis: CXCL12 and CXCL13 up-regulation is differentially linked to CNS immune cell recruitment. Brain 129: 200–211.

Krumbholz M, Meinl I, Kumpfel T, et al. (2008). Natalizumab disproportionately increases circulating pre-B and B cells in multiple sclerosis. Neurology 71: 1350–1354.

Krumbholz M, Derfuss T, Hohlfeld R, Meinl E (2012). B cells and antibodies in multiple sclerosis pathogenesis and therapy. Nat Rev Neurol 8(11): 613–623.

Lucchinetti C, Bruck W, Parisi J, et al. (2000). Heterogeneity of multiple sclerosis lesions: implications for the pathogenesis of demyelination. Ann Neurol 47: 707–717.

Mistry N, Abdel-Fahim R, Samaraweera A, et al. (2016). Imaging central veins in brain lesions with 3-T T2*-weighted magnetic resonance imaging differentiates multiple sclerosis from microangiopathic brain lesions. Mult Scler 22: 1289–1296.

Pröbstel A-K, Kuhle J, Lecourt A-C, et al. (2016). Multiple sclerosis and antibodies against KIR4.1. N Engl J Med 374: 1496–1498.

Reiber H (1994). Flow rate of cerebrospinal fluid (CSF) – a concept common to normal blood-CSF barrier function and to dysfunction in neurological diseases. J Neurol Sci 122: 189–203.

Reindl M, Di Pauli F, Rostásy K, Berger T (2013). The spectrum of MOG autoantibody-associated demyelinating diseases. Nat Rev Neurol 9(8): 455–461.

Sawcer S, Franklin RJM, Ban M (2014). Multiple sclerosis genetics. Lancet Neurol 13(7): 700–709.

Shen P, Roch T, Lampropoulou V, et al. (2014). IL-35-producing B cells are critical regulators of immunity during autoimmune and infectious diseases. Nature 507(7492): 366–370.

Stangel M, Fredrikson S, Meinl E, et al. (2013). The utility of cerebrospinal fluid analysis in patients with multiple sclerosis. Nat Rev Neurol 9(5): 267–276.

Tremlett H, Bauer KC, Appel-Cresswell S, et al. (2017). The gut microbiome in human neurological disease: A review. Ann Neurol; doi:10.1002/ana.24901.

B Klinik und Diagnostik

KAPITEL

6 Klinik

Wolfgang Köhler und Frank A. Hoffmann

6.1 Einführung

Bei der MS treten entzündliche Herde an den unterschiedlichsten Lokalisationen im ZNS auf. Die Symptomatik ist daher vielgestaltig. Als typische Symptome gelten spastische Paresen, Extremitäten- und Gangataxie, zentrale Visusminderung, Doppelbilder, Parästhesien, Dysarthrie sowie Blasen- und Sexualstörungen. Andererseits gibt es kein Symptom, das für die MS spezifisch wäre. In Kombination gelten sie als typisch für dieses Krankheitsbild. Charcot benannte Intentionstremor, Nystagmus und skandierende Sprache als MS-typisch. Marburg (1906) und Pette (1942) stellten die Kombination aus blasser Sehnervpapille, zerebellärer Ataxie und Pyramidenbahnzeichen als typisch heraus. Besondere Bedeutung wird dem Lhermitte-Syndrom (1924) beigemessen.

Der prozesshafte Verlauf der Erkrankung bedingt in vielen Fällen auch einen Wandel der Symptomatik im Zeitverlauf. Während Optikusneuritis, Paresen und Gefühlsstörungen zu Beginn der Erkrankung im Vordergrund stehen, finden sich Schmerzsyndrome, Spastik, Ataxie vom zerebellären Typ, partielle Optikusatrophie und Verlust der Bauchhautreflexe vorwiegend bei fortgeschrittener Erkrankung (vgl. ➤ Tab. 6.3). Neuere Studien zeigen darüber hinaus, dass auch nichtmotorische Symptome wie kognitive Defizite, Fatigue und depressive Störungen bei mehr als 50 % der Betroffenen bereits im Frühstadium nachweisbar sind. Gerade diese Symptome führen jedoch zu Einschränkungen der Arbeitsfähigkeit und Lebensqualität. ➤ Tab. 6.1 gibt einen Überblick über die häufigsten Symptome bei MS.

Tab. 6.1 Die häufigsten Symptome bei MS im Überblick

Symptome	Nähere Beschreibung
Störungen der Motorik und Koordination	• Schwäche der Extremitäten • Spastik und Pyramidenbahnzeichen • Ataxie (zerebellär und spinal) • Tremor
Störungen im Bereich der Hirnnerven	• Optikusneuritis • Sehverschlechterung im Verlauf • Nystagmus, internukleäre Ophthalmoplegie • Diplopie • Dysarthrie, Dysphagie
Sensible Störungen, Schmerzen und paroxysmale Symptome	• Sehr häufig Missempfindungen (Parästhesien) und Schmerzen (Dysästhesien) an Händen und Füßen • Störungen der Oberflächen- und Tiefensensibilität • Allodynie • Trigeminusneuralgie • Lhermitte-Zeichen
Vegetative Funktionsstörungen	• Blasenentleerungsstörungen (imperativer Harndrang, später häufig Harninkontinenz) • Darmentleerungsstörungen • Sexualfunktionsstörungen
Neuropsychologische Symptome	• Kognitive Defizite • Fatigue • Depressive Störungen

6.2 Motorische Symptome

Motorische Symptome werden häufig durch Schädigung der langen Bahnen im Gehirn und Rückenmark hervorgerufen (➤ Tab. 6.2). Die Beeinträchtigung motorischer Funktionen ist entweder durch eine Parese der Muskulatur, eine sich entwickelnde spastische Tonuserhöhung oder eine Kombination dieser Symptome erklärbar.

Im Anfangsstadium der Erkrankung stehen rasche Ermüdbarkeit, Schwere und Spannungsgefühl in den Beinen sowie Stolpern über kleine Hindernisse im Vordergrund. Bald darauf findet sich ein abnormes Gangbild. Es kommt zu Spitzfußstellung und bei fortgeschrittener MS zu spastischer Paraparese. Nach Poser (1980) nimmt die Spastik unter den neurologischen Symptomen der MS den ersten Platz ein (➤ Tab. 6.3). Später tritt eine Störung der Feinmotorik auf, die zu Ungeschicklichkeit führt. Die Muskeleigenreflexe an den Beinen sind bei 70–80 % der MS-Patienten gesteigert, sie können aber auch fehlen (selten). Bei 70–80 % der Patienten finden sich beidseits Pyramidenbahnzeichen, die Bauchhautreflexe fehlen bei 60–90 %.

Als **Spastik** wird eine geschwindigkeitsabhängige Zunahme des Muskeltonus des nicht willkürlich vorinnervierten Skelettmuskels bezeichnet. Eine spastische Tonuserhöhung ist für eine Pyramidenbahnläsion typisch bei gleichzeitiger Schädigung extrapyramidaler Bahnen. Bei Armbeugung und Beinstreckung reagieren die Muskelspindeln empfindlicher. Das resultierende Ungleichgewicht zwischen exzitatorischen und inhibitorischen Zuflüssen ist dabei wichtig. Spastik und Eigenreflexsteigerung können sich auch erst nach 3–4 Wochen entwickeln. Dieses Phänomen lässt sich mit der **Sprouting-Theorie** erklären, d. h. mit dem Aussprossen von Kollateralen auf spinaler Ebene. Es kann als Kompensationsmechanismus interpretiert werden, um Haltungs- und Standfunktionen der Gliedmaßen zu sichern.

Die Spastik geht immer auch mit funktionellen Einschränkungen der Mobilität, der motorischen Geschicklichkeit sowie der Kraft- und Ausdauerleistung und letztlich mit Einschränkungen im täglichen Leben und der Teilhabe am sozialen und beruflichen Leben einher. Meist sind die spastischen Zeichen fluktuierend, beinbetont, asymmetrisch ausgeprägt und mit Schmerzen und spinalen, vor allem **nächtlichen Automatismen** verbunden. In fortgeschrittenen Krankheitsstadien sind besonders die schmerzhaften spinalen Automatismen behindernd, mit der Folge von Immobilität, Schmerzen und Gefahr von Sekundärkomplikationen wir etwa **Kontrakturen** oder **Dekubitalulzerationen**.

6.3 Sensible Symptome

6.3.1 Sensibilitätsstörungen

Sensibilitätsstörungen sind besonders zu Beginn der Erkrankung häufig nachweisbar. Es finden sich Parästhesien, Hypästhesien, Hitze- oder Kältegefühl so-

Tab. 6.2 Zeichen einer Beteiligung der langen Bahnen bei MS-Patienten

Zeichen	Nähere Beschreibung
Lhermitte-Nackenbeugezeichen	Bei einem Drittel der Pat. unangenehmes bis schmerzhaftes, oft als elektrisierend geschildertes Gefühl entlang der Wirbelsäule, oft mit Ausstrahlung in Rumpf oder Extremitäten, verbunden mit Zunahme der spastischen Beinschwäche und der Gehbehinderung als McArdle-Zeichen
Abnorme Ermüdbarkeit der Muskulatur	Mit steigender Temperatur (Erwärmung) zunehmend (Uthoff-Phänomen) Ursache: reversibler Leitungsblock bei partiell demyelinisierten Nervenfasern
Lähmungen mit ausgeprägter Spastik	• Paraparese der Beine • Mono-, Hemi- oder Tetraparese • Kontrakturen • Spitzfußstellung
Steigerung der Eigenreflexe, Kloni und Pyramidenbahnzeichen	• Untere Extremität besonders betroffen • Unerschöpfliche Kloni • Positive Pyramidenbahnzeichen bei > 50 % der Pat.
Fehlen der Bauchhautreflexe	Bei fortgeschrittener Erkrankung
Zerebelläre Ataxie (Charcot-Trias)	Bei 25 % der Pat.: • Dysmetrie • Intentionstremor • Hemiataxie • Dysdiadochokinese • Rebound-Phänomen

Tab. 6.3 Häufigkeit neurologischer Symptome bei Erstmanifestation und im Gesamtverlauf der MS (nach Poser 1980)

Symptom	Auftretenshäufigkeit bei Erstmanifestation (%)	Auftretenshäufigkeit im Gesamtverlauf (%)
Spastik oder Babinski-Zeichen	29	85
Paresen	45	85
Hirnstamm- oder zerebelläre Symptome	24	79
Sensibilitätsstörungen	42	86
Blasen- oder Darmstörungen	9	61
Optikusneuritis	33	62
Mentale oder psychische Störungen	4	39
Funktionsstörung des N. trigeminus oder N. facialis	10	30
Störungen der Okulomotorik	14	36

Tab. 6.4 Neurologische Begleitphänomene bei Störung der Sensibilität	
Hyp-/Hyperästhesie	Herabgesetzte oder gesteigerte Empfindlichkeit gegenüber taktilen Reizen
Dysästhesie	Abnorme Empfindung mit unangenehmem bzw. schmerzhaftem Charakter
Parästhesie	Gestörte Empfindung, z. B. Kribbeln oder taubes Gefühl in Händen oder Beinen, ohne Schmerzen
Hyperalgesie	Gesteigerte Schmerzempfindlichkeit auf einen schmerzhaften Reiz
Allodynie	Schmerzempfindung schon bei leichter, normalerweise nicht schmerzhafter Berührung, Wärme- oder Kälteapplikation

wie unterschiedliche Formen schmerzhafter Missempfindungen (➤ Tab. 6.4). Am häufigsten zeigen sich Sensibilitätsstörungen an den unteren Extremitäten und an den Fingerspitzen. Betroffen sind auch der Gluteal- und Genitalbereich.

6.3.2 Schmerzen

Schmerzen bei MS werden häufig unterschätzt. Wissenschaftliche Studien zeigen jedoch, dass mehr als zwei Drittel aller Patienten mit MS im Laufe ihres Lebens unter Schmerzsymptomen und deren Auswirkungen leiden. Schmerzen sind somit ein zentrales Problem bei MS.

Merke

Kompliziert werden die Zusammenhänge durch eine Chronifizierung des Schmerzes und die Entwicklung eines sog. Schmerzgedächtnisses. Der Schmerz wird unkontrollierbar und bereits bei sonst harmlosen Reizen wie etwa Berührungen ausgelöst. Spätestens jetzt werden die Schmerzen oft von Depressionen, Ängsten und Fatigue begleitet und verstärkt.

Ursache für Schmerzen können einerseits direkte, MS-bedingte Schädigungen nervaler Strukturen sein; andererseits entstehen Schmerzen aber auch indirekt durch andere MS-bedingte Folgeerscheinungen, z. B. durch spastische Fehlstellung der Gelenke. Kommt es zu einer direkten Schädigung von Nervenfasern, die Schmerzimpulse leiten oder beeinflussen, entstehen charakteristische neuropathische Schmerzen (➤ Tab. 6.5). Diese können anfallsartig auftreten oder als Missempfindung dauerhaft vorhanden sein.

Tab. 6.5 Charakteristische Schmerzsyndrome bei MS	
Dysästhesie	Anhaltende, brennende Missempfindungen an Extremitäten oder Rumpf, Ameisenlaufen oder schmerzhaftes Kältegefühl in Füßen oder Händen, mit oder ohne Sensibilitätsverlust
Hirnnervenneuralgie	Trigeminusneuralgie, Glossopharyngeusneuralgie: heftige Attacken messerstichartiger Schmerzen in einer Gesichtshälfte bzw. im Schlundbereich für Sekunden bis Minuten, selten länger anhaltend; Auslöser wie Kauen, Schlucken oder kalte Zugluft möglich
Optikusneuritis	Akute Entzündungen des Sehnervs mit häufig starken Schmerzen bei Augenbewegungen und Druckschmerz hinter dem Auge, ggf. in Verbindung mit Visusstörungen und Beeinträchtigung des Farbsehens
Lhermitte-Phänomen	Unangenehm elektrisierendes, oft schmerzhaftes Kribbelgefühl entlang der Wirbelsäule, durch die Schultern und die Arme nach Kopfbeugebewegungen
Paroxysmale schmerzhafte Spasmen und Dystonien („tonische Hirnstammanfälle")	Attacken von krampfartig ziehenden Schmerzen und brennende Missempfindungen im Bereich der Extremitäten, begleitet vom Streckphänomen, insbesondere der Beine, mit rascher Ausbreitung über den ganzen Körper und das Gesicht. Das Bewusstsein bleibt erhalten. Andere Pat. zeigen fokale Verkrampfungen der Gesichts- oder Halsmuskulatur (Blepharospasmus, zervikale Dystonie), rhythmische Zuckungen der Gaumensegel (Palatomyoklonus) oder einen anhaltenden „Schluckauf" (Singultus)

6.4 Koordinationsstörungen und Tremor

Koordinationsstörungen der Bewegung gehören zu den häufigsten Symptomen bei MS (Poser 1980). Bei Kleinhirnherden lassen sich Dysmetrie, Dysdiadochokinese, Intentionstremor, Hypotonie, breitspuriger Gang sowie Rumpfataxie nachweisen. Außerdem treten Nystagmen und skandierende Sprache, häufig ein ausgeprägter Wackeltremor (Titubationen) auf. Der Romberg-Test ist positiv.

Neben zerebellär bedingten Symptomen werden ataktische Bewegungsstörungen auch durch Störungen der sensiblen Bahnen, z. B. im Rückenmarksbereich, hervorgerufen. Ataxien finden sich bei 75 % der MS-Patienten als Teil eines spastisch-ataktischen Syndroms. Neben dem zerebellären Intentionstremor finden sich auch posturale und parkinsonoide Tremorformen.

Merke

Ausprägung und funktionelle Bedeutung von ataktischen Symptomen und Tremor sind abhängig von inneren und äußeren Reizen, meist jedoch mit unmittelbaren Auswirkungen auf die Aktivitäten des täglichen Lebens und den Behinderungsgrad.

6.5 Ophthalmologische Störungen

6.5.1 Optikusneuritis und Läsionen der Sehbahn

Die Optikusneuritis ist für die Frühdiagnostik von besonderer Bedeutung: Bei 20–30 % der MS-Erkrankungen ist sie Erstsymptom. Bei Herden am Eintritt des N. opticus in die Retina stellt sich die Papille unscharf, vergrößert und ödematös dar (**Papillitis**). Die Papille ist prominent, die Venenstauung gering. Bei im Verlauf des N. opticus auftretenden Herden (**Retrobulbärneuritis**) finden sich im Anfangsstadium Schleier- bzw. Verschwommensehen und frühzeitig eine deutliche Visusminderung; die Sehkraft kann erloschen sein. Es besteht eine Mydriasis. Außerdem treten Bulbusschmerzen und Lichtsensationen auf. Nach einer Retrobulbärneuritis kann es zu einer Restitutio ad integrum kommen, häufig bleibt jedoch ein Defekt übrig, und nach 3–4 Wochen findet sich eine temporale Abblassung. Diese ist bei 15 % der MS-Patienten Erstsymptom. Mehrfache Rezidive werden beobachtet. Eine chronische Optikusneuritis findet sich selten, sie führt zu einer Optikusatrophie und hat somit eine ungünstige Prognose.

Auch Chiasma, Tractus opticus und Sehstrahlung können durch Plaques geschädigt werden, und es kommt zu typischen Gesichtsfelddefekten, die auf die Lokalisation der Läsion schließen lassen.

6.5.2 Störungen der Okulomotorik

Augenmuskelparesen und damit Doppelbilder finden sich bei 13 % der MS-Patienten bei Krankheitsbeginn, am häufigsten sind nach Poser (1980) der N. abducens (10 %) und der N. oculomotorius (5 %) betroffen. Im weiteren Krankheitsverlauf entwickeln 30–50 % der Patienten – häufig belastungs- und wärmeabhängig – Störungen der Okulomotorik (Paresen, Nystagmus).

Oftmals tritt im akuten Schub ein eher unspezifischer horizontaler oder vertikaler **Blickrichtungsnystagmus** oder ein **Spontannystagmus** auf, verbunden mit Drehschwindel, Übelkeit, Erbrechen und Fallneigung. Seltenere Phänomene bei Herden im Hirnstammbereich sind ein Pendelnystagmus sowie Upbeat- oder Downbeat-Nystagmen.

Eine **internukleäre Ophthalmoplegie (INO)** als Adduktionshemmung des nach nasal bewegten Auges mit dissoziiertem Nystagmus (mit größerer Amplitude auf dem abduzierenden Auge) und intakter Konvergenz findet sich bei 1–5 % der MS-Patienten. Ursächlich sind Herde im hinteren Längsbündel (Fasciculus longitudinalis medialis) in der Verbindung zwischen Abduzens- und Okulomotoriuskern. Ist zusätzlich der kontralaterale Abduzenskern mitbetroffen, kommt es zum sog. **Eineinhalb-Syndrom,** einer kombinierten Okulomotorikstörung mit INO und ipsilateraler Blickparese.

6.6 Hirnstammsymptome

Der Hirnstamm gehört zu den Prädilektionsorten der Erkrankung. Akute und chronische Entmarkungsherde führen hier zu einer Vielzahl möglicher Störungen der Funktion von Hirnnerven, sensiblen und motorischen Bahnen sowie Kleinhirn (➤ Tab. 6.6).

6.7 Blasenstörungen

Neurogene Blasenstörungen treten im Verlauf der MS bei den meisten Patienten auf, überwiegend als imperativer Harndrang oder Dranginkontinenz. Klinisch schildern die Patienten ein anhaltendes Restharngefühl, eine veränderte Blasensensitivität, Pollakisurie und Harnnachträufeln direkt nach der häufig verzögerten Miktion. Zusätzlich können Nykturien eine bestehende Fatigue verstärken und ein erhöhter Restharn die Gefahr für Harnwegsinfekte (HWI) erhöhen.

Merke

Diagnostisch und therapeutisch bedeutsam ist die Unterscheidung in Speicherstörungen, Entleerungsstörungen und Detrusor-Sphinkter-Dyssynergie.

Anamnese (Harndrang, Inkontinenz, Trinkmenge), klinische Untersuchung (sensible Defizite, Reflexe, HWI, Urinstatus, Restharn) und spezifische urologische Untersuchungen (Uroflowmetrie, Sonografie, Videourodynamik, Neurophysiologie) sind geeignete Maßnahmen zur Einleitung einer differenzierten Therapie (➤ Kap. 17.14).

6.8 Darmentleerungsstörungen

Darmentleerungsstörungen treten meist zusammen mit Störungen der Blasenfunktion auf, d. h., es sollte gezielt danach gefragt werden, um die Symptomatik nicht zu übersehen. Häufig findet sich eine Kombination aus Obstipation und Inkontinenz, schmerzhafter Darmentleerung bei Sphinkterspastik und Sekundärschäden wie Hämorrhoiden, Rektozele oder Divertikulitis (Therapie ➤ Kap. 17.16).

6.9 Sexualstörungen

Störungen der sexuellen Funktionsfähigkeit treten im Verlauf bei etwa 80 % aller Patienten auf. Männer sind häufiger betroffen als Frauen. Häufigstes Problem bei Frauen ist eine eingeschränkte Orgasmus-

Tab. 6.6 Symptome bei Schädigung des Hirnstamms

Symptom	Nähere Beschreibung
Paresen, Sensibilitätsstörungen	Schädigung langer Hirnstammbahnen (➤ Kap. 6.2, ➤ Kap. 6.3, ➤ Kap. 17.5, ➤ Kap. 17.7, ➤ Kap. 17.9)
Hirnnervenstörungen	Sehstörungen (➤ Kap. 6.5, ➤ Kap. 17.3.2) Der **N. trigeminus** ist in 7 % d. F. geschädigt. Es finden sich Hypästhesien, Kribbeln und Kältegefühl sowie ein herabgesetzter Kornealreflex. Oft ist der Geschmackssinn beeinträchtigt. 1–2 % der jüngeren Pat. leiden an einem – oft doppelseitigen – Tic douloureux. Auch Dauerschmerzen treten auf (➤ Kap. 6.3.2). Eine Parese des **N. facialis** findet sich bei 5–8 % der Pat., sie bildet sich rasch zurück. Bei 7 % kommt es zu einer zentralen Fazialisparese. Schädigungen des **N. vestibulocochlearis** treten meist als akutes Schwindelsyndrom in Erscheinung, insbesondere bei Lageänderung des Kopfes. **Hörstörungen** zeigen sich bei 2 %, audiometrische Veränderungen dagegen bei 24 % der MS-Pat. Glossopharyngeusneuralgie (➤ Kap. 6.3.1) Sprech- und Schluckstörungen (➤ Kap. 17.4)
Tonische Hirnstammanfälle	(➤ Kap. 6.3.2, ➤ Kap. 17.10.2)

fähigkeit (37,1 %), z. B. bei verminderter Lubrikation, verminderter Sensibilität im Genitalbereich oder Schmerzen beim Geschlechtsverkehr. Männer klagen häufig (63,5 %) über erektile Dysfunktion, fehlende Ejakulation oder nachlassende Libido. Sekundäre Ursachen für Störungen der Sexualfunktion sind z. B. gleichzeitig bestehende Blasen- oder Mastdarmstörungen, Spastik oder der Einfluss libidoreduzierender Medikamente. Psychische Einflüsse bei vermindertem Selbstwertgefühl, Depression, Fatigue oder Partnerkonflikte können als tertiäre Ursachen die sexuellen Funktionsstörungen verstärken (Hinweise zur Therapie ➢ Kap. 17.15).

6.10 Fatigue

Unter Fatigue versteht man einen subjektiv erlebten Mangel an physischer und/oder mentaler Energie mit erheblicher Beeinträchtigung im Alltagsleben. Die Betroffenen verspüren unkontrollierbare Erschöpfung und Energiemangel. Neben den Blasenstörungen gehört die Fatigue zu den häufigsten Symptomen der MS. Sie führt nicht selten bereits im frühen Krankheitsstadium zu sozialem Rückzug, Einschränkung der Lebensqualität und frühzeitiger Erwerbsunfähigkeit.

Grundsätzlich kann zwischen einer **motorischen Fatigue** mit rascher Ermüdung körperlicher Funktionen und einer **mentalen Fatigue** mit Abfall von kognitiven Leistungen und Motivation unterschieden werden. Auch wenn Überlappungen mit depressiven Störungen vorkommen, so handelt es sich bei der Fatigue um ein eigenständiges Symptom ohne strikte Korrelation zu anderen MS-Symptomen oder zum Behinderungsgrad insgesamt.

Die pathophysiologischen Hintergründe der Fatigue sind bislang nicht geklärt. Möglicherweise spielt eine hohe Läsionslast im Bereich der temporalen Hirnregionen mit resultierender funktioneller Störung spezifischer Schaltkreise in Verbindung mit immunologischen Faktoren (TNF-α) eine Rolle. Mehr zur Fatigue in ➢ Kap. 17.2.

6.11 Kognitive Störungen

Je nach Untersuchungstechnik und untersuchtem Patientenkollektiv liegt die Prävalenz kognitiver Störungen bei 45–70 %. Kognitive Störungen sind bereits in der Frühphase der Erkrankung nachweisbar und nehmen im Verlauf der Erkrankung zu. Betroffen sind vor allem Arbeitsgedächtnis, Aufmerksamkeitsfunktionen, Informationsverarbeitungsgeschwindigkeit, visuell-räumliche Wahrnehmung und exekutive Funktionen wie Planung und Ausführung komplexer Aufgaben, wohingegen Intelligenz und Sprachfunktionen gut erhalten bleiben. In späteren Stadien der Erkrankung finden sich bei etwa 27 % der Patienten ausgeprägte Symptome einer Demenz.

Bei klinischem Verdacht auf eine Kognitionsstörung sollten eine ausführliche testpsychologische Diagnostik und eine zielorientierte Therapie erfolgen (➢ Kap. 17.17).

6.12 Psychische Veränderungen

Bei MS findet sich eine gewisse emotionale Labilität, verbunden mit einer ängstlichen Grundhaltung. Auch reaktive Depressionen treten auf, sind aber selten ausgeprägt. Bei fortgeschrittener MS ist öfter ein hirnorganisches Psychosyndrom mit Beeinträchtigung von Merkfähigkeit, Gedächtnis, Kritikfähigkeit und Konzentration zu beobachten. Im weiteren Krankheitsverlauf sind depressive Symptome vorherrschend. Euphorie findet sich bei fortgeschrittener Erkrankung. Psychische Veränderungen bei MS werden ausführlich in ➢ Kap. 21 behandelt.

LITERATUR

Amato MP, Razzolini L, Goretti B, et al. (2013). Cognitive reserve and cortical atrophy in multiple sclerosis: A longitudinal study. Neurology 80(19): 1728–1733.

Benedict RH, Wahlig E, Bakshi R, et al. (2005). Predicting quality of life in multiple sclerosis: Accounting for physical disability, fatigue, cognition, mood disorder, personality, and behavior change. J Neurol Sci 231 (1–2): 29–34.

Faiss JH, Dähne D, Baum K, et al. (2014). Reduced magnetisation transfer ratio in cognitively impaired patients at the very early stage of multiple sclerosis: A prospective,

6

multicenter, cross-sectional study. BMJ Open 4(4): e004409.
Fischer M, Kunkel A, Bublak P, et al. (2014). How reliable is the classification of cognitive impairment across different criteria in early and late stages of multiple sclerosis? J Neurol Sci 343(1–2): 91–99.
Fletcher SG, Castro-Borrero W, Remington G, et al. (2009). Sexual dysfunction in patients with multiple sclerosis: A multidisciplinary approach to evaluation and management. Nat Clin Pract Urol 6(2): 96–107.
Henze T für die Multiple Sklerose Therapie Konsensus Gruppe (2004). Symptomatische Therapie der Multiplen Sklerose. Nervenarzt 75 (Suppl 1): S2–S39.
Lhermitte J, Bollack J, Nikolas M (1924). Les douleurs à type de décharge électrique consecutives à la flexion céphalique dans la sclérose en plaques: Un cas deforme sensitive de la sclérose multiple. Rev Neurol 2: 56–62.
Marburg O (1906). Die sogenannte akute Multiple Sklerose. Jahrb Psychiatrie 27: 211–312.
Pette H (1942). Die akut entzündlichen Erkrankungen des Nervensystems. Leipzig: Thieme.
Poser S, Ritter G (1980). Multiple Sklerose in Forschung, Klinik und Praxis. Stuttgart, New York: Schattauer.
Rao SM, Leo GJ, Bernardin L, Unverzagt F (1991). Cognitive dysfunction in multiple sclerosis. Frequency, patterns, and prediction. Neurology 41(5): 685–691.

KAPITEL

7 Krankheitsverlauf und Prognose

Peter Flachenecker und Uwe K. Zettl

7.1 Einführung

Der Krankheitsverlauf der MS ist höchst variabel („Krankheit mit den tausend Gesichtern") und im Einzelfall nur schwer vorhersagbar. Das Spektrum der Erkrankung kann von einem einzigen Schub ohne nennenswertes neurologisches Defizit bis hin zur raschen, progredient eintretenden und schweren Behinderung reichen (Zettl et al. 2012). Die Erstdiagnose einer MS ist in der Vorstellung der Betroffenen mit dem baldigen Verlust der Gehfähigkeit und einer verkürzten Lebenserwartung verknüpft, obwohl neuere Untersuchungen einen weitaus günstigeren Verlauf annehmen lassen. Mit Einführung der immunmodulatorischen Therapien vor mehr als 20 Jahren und der Möglichkeit einer frühen und evtl. risikoreichen Behandlung gewinnen die Kenntnis des natürlichen Krankheitsverlaufs und die Prognoseabschätzung zusätzliche Bedeutung (Wingerchuk und Carter 2014), da die Patienten zuverlässig identifiziert werden müssen, die einen überdurchschnittlich aktiven Krankheitsverlauf aufweisen und deshalb am meisten von einer prophylaktischen Therapie profitieren.

7.2 Verlaufsformen

Die beiden wesentlichen Verlaufsformen der MS, nämlich den schubförmigen und den chronisch-progredienten Verlauf, hatte schon Charcot Ende des 19. Jh. erkannt und beschrieben. Seit einer internationalen Erhebung bei 215 in der MS-Forschung und Therapie erfahrenen Klinikern (Lublin und

Reingold 1996) sind folgende Verlaufsformen allgemein anerkannt:

- **Schubförmiger Verlauf (RRMS):** definiert durch klare Schübe mit vollständiger Remission oder verbleibenden Residuen, wobei in den Intervallen zwischen den Schüben keine Krankheitsprogression zu verzeichnen ist (➤ Abb. 7.1a, b).
- **Primär chronisch-progredienter Verlauf (PPMS):** charakterisiert durch eine progrediente Verschlechterung von Krankheitsbeginn an, wobei gelegentliche Plateaus und geringfügige Verbesserungen möglich sind (➤ Abb. 7.1c, d).
- **Sekundär chronisch-progrediente MS (SPMS):** besteht aus einem initial schubförmigen Verlauf, gefolgt von einer Phase der progressiven Verschlechterung mit oder ohne gelegentliche Schübe, geringfügigen Remissionen oder Plateaus (➤ Abb. 7.1e, f).

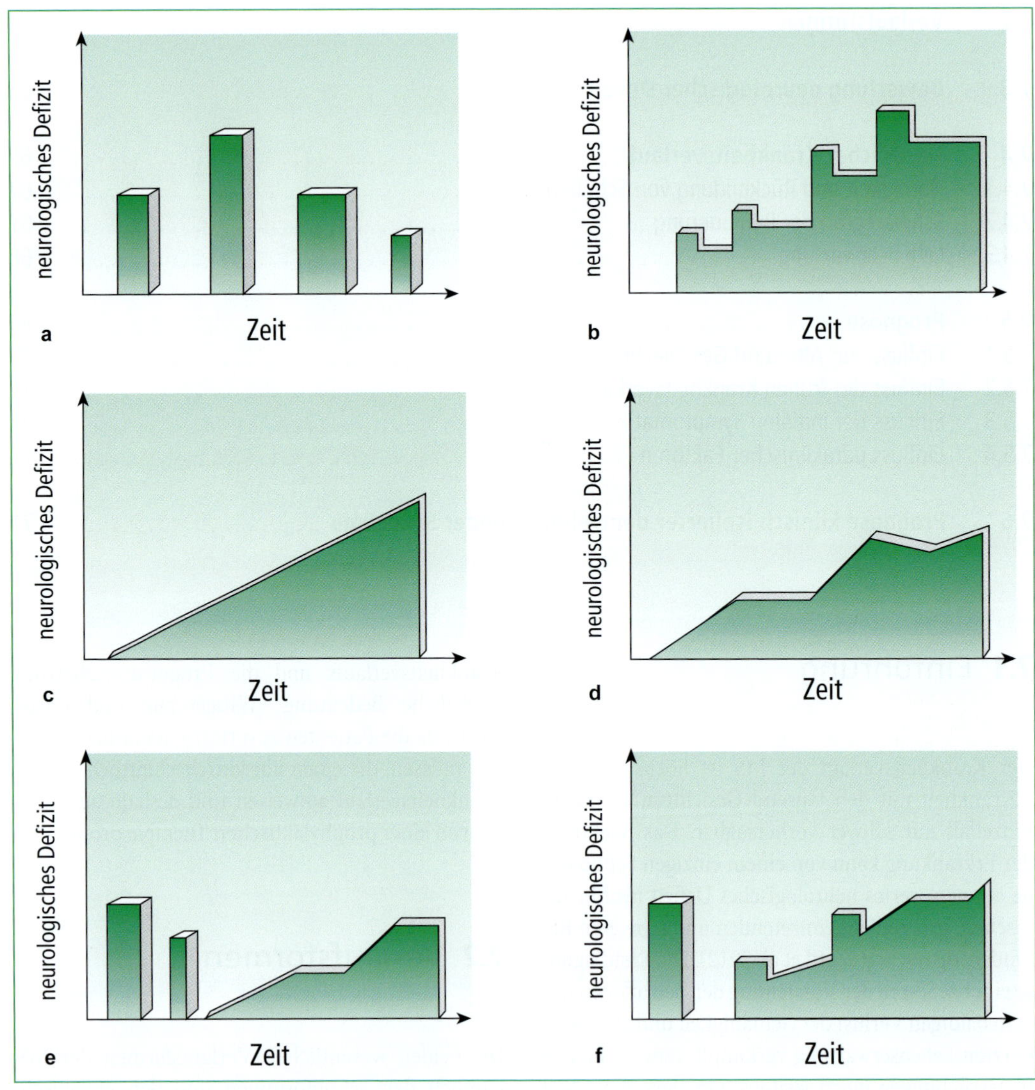

Abb. 7.1 Verlaufsformen der MS (nach Lublin und Reingold 1996). Der schubförmige Verlauf ist charakterisiert durch akute Verschlechterungen mit **(a)** oder ohne **(b)** vollständige Rückbildung. Bei der primär chronisch-progredienten Form findet sich eine Zunahme des neurologischen Defizits ohne **(c)** oder mit **(d)** gelegentlichen Plateaus und Remissionen. Die sekundär chronisch-progrediente MS zeichnet sich durch initiale Schübe aus, gefolgt von einer kontinuierlichen Verschlechterung **(e)**, wobei gelegentliche Schübe und geringgradige Remissionen möglich sind **(f)**. [F611–002/L106]

7

Dieses Klassifikationsschema wurde 2013 im Rahmen einer Konsensuskonferenz überarbeitet, um das „klinisch isolierte Syndrom" (CIS, s. u.) erweitert und insbesondere um das Kriterium der „Aktivität" ergänzt (entweder klinisch oder kernspintomografisch definiert), das jeder der Verlaufsformen beigefügt wird (Lublin et al. 2014). Damit ist eine präzisere Beschreibung des Krankheitsverlaufs möglich (➤ Abb. 7.2).

Zu Beginn der Erkrankung überwiegt der schubförmige Verlaufstyp mit einer Häufigkeit von bis zu 90 %; bei 10–15 % der Patienten nimmt die Krankheit einen primär chronisch-progredienten Verlauf. Nach initial schubförmiger Verlaufsform gehen nach einer durchschnittlichen Krankheitsdauer von 10–15 Jahren etwa 30–40 % in die (sekundär) progrediente Verlaufsform über (Weinshenker et al. 1989a); nach mehr als 20 Jahren soll die Häufigkeit dieser eher ungünstigen Verlaufsform sogar bis zu 90 % betragen (Trojano et al. 2003). In einer großen Studie in British Columbia (Kanada) mit knapp 3.000 Patienten dauerte es im Median 18,9 Jahre, bis die chronische Progredienz eintrat (Tremlett et al. 2008). In der Querschnittsanalyse des Deutschen MS-Registers litten 55 % der Patienten an einer schubförmigen MS, 32 % an einer sekundär chronisch-progredienten MS, und 9 % an der primär chronisch-progredienten Verlaufsform (Flachenecker et al. 2008).

Die Krankheitsmanifestation erfolgt in der Regel über das **klinisch isolierte Syndrom,** das sich mono- oder polysymptomatisch (monotop, polytop) zeigen kann (McDonald et al. 2001).

Neuere Untersuchungen zeigen, dass bereits vor der klinischen Krankheitsmanifestation Veränderungen im MRT nachweisbar sein können, die als **radiologisch isoliertes Syndrom** (RIS) bezeichnet werden (Okuda et. al. 2009, 2014).

7.3 Bewertung neurologischer Defizite

Eine große Schwierigkeit besteht in der validen Beschreibung des neurologischen Defizits. Hierfür sind mehrere Bewertungsmaßstäbe in Gebrauch, wobei die am meisten verbreitete Skala die **Expanded Disability Status Scale (EDSS, „Kurtzke-Skala")** ist, die trotz aller Kritikpunkte nach wie vor den Goldstandard darstellt (Kurtzke 1983; Meyer-Mook et al. 2014). Sie beruht auf einer standardisierten neurologischen Untersuchung, mit der acht Funktionssysteme (FS) bewertet werden. Eine EDSS < 4,0 beschreibt Patienten, die weitgehend uneingeschränkt mobil sind, während Patienten mit EDSS

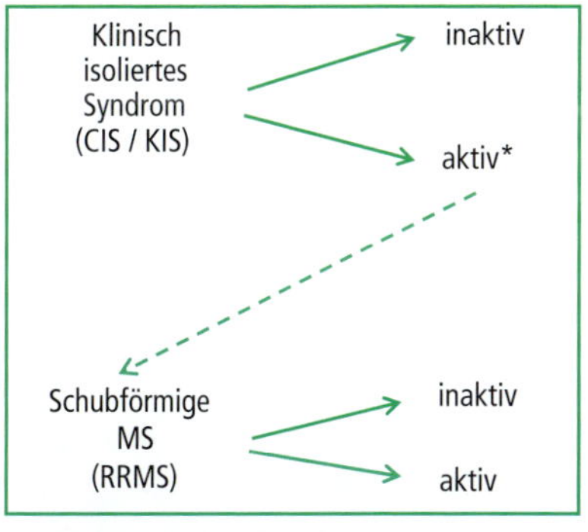

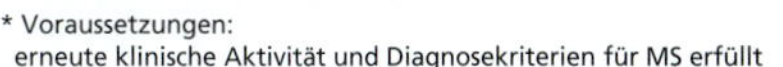

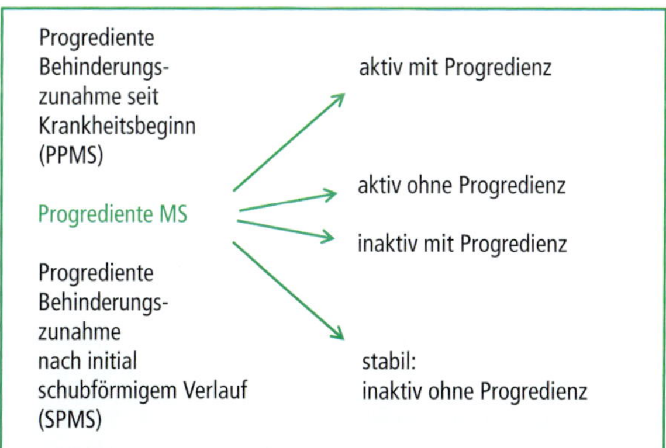

Abb. 7.2 Neue Phänotypisierung der MS (nach Lublin et al. 2014). Die Verlaufsformen „schubförmige MS" (RRMS, links) und „progrediente" MS (primär progrediente MS, PPMS und sekundär progrediente MS, SPMS, rechts) werden um das Kriterium der „Aktivität" erweitert. Die Aktivität wird entweder klinisch, d. h. durch Schübe, oder radiologisch, d. h. durch neue T2- oder kontrastmittelaufnehmende Läsionen innerhalb eines definierten Zeitraums (meist innerhalb von 1 Jahr) beurteilt. Bei der progredienten MS wird zusätzlich noch die Progredienz beurteilt, d. h. die Zunahme der Behinderung, gemessen anhand der EDSS. CIS: klinisch isoliertes Syndrom, das auf eine MS verdächtig ist.

≥ 4,0 in Abhängigkeit von der Einschränkung der Gehstrecke beurteilt werden (➤ Tab. 7.1).

Zwischenzeitlich sind vielfältige Versuche unternommen worden, andere Skalen einzuführen, um insbesondere auch die funktionelle Beeinträchtigung und die Patientensicht zu erfassen. Hierzu gehört vor allem der *Multiple Sclerosis Functional Composite* **(MSFC),** der die wesentlichen klinischen Dimensionen wie Arm- und Beinfunktion sowie auch kognitive Beeinträchtigungen umfasst und auf

Tab. 7.1 Expanded Disability Status Scale [F611]

Acht Funktionssysteme (FS; Motorik, Zerebellum, Hirnstamm, Sensibilität, Blase und Mastdarm, Visus, mentale Funktionen u. a.) werden von 0–6 bewertet:	
Grad 0 = normal, Grad 1 = abnorme Zeichen ohne Behinderung, Grad 2 = leichte Behinderung, Grad 3–6 = mäßige bis schwere Beeinträchtigungen	
Eine EDSS von 1–3,5 bezeichnet gehfähige Patienten und wird durch die Kombinationen der FS bestimmt. Eine EDSS von 4,0–9,5 ist definiert durch das Ausmaß der Einschränkung des Gehvermögens.	
0,0	Normale neurologische Untersuchung (alle FS Grad 0)
1,0	Keine Behinderung, minimale Zeichen in einem FS (Grad 1)
1,5	Keine Behinderung, minimale Zeichen in mehr als einem FS (mehr als ein FS Grad 1)
2,0	Minimale Behinderung in einem FS (ein FS Grad 2, andere 0 oder 1)
2,5	Minimale Behinderung in zwei FS (zwei FS Grad 2, andere 0 oder 1)
3,0	Mäßige Behinderung in einem FS (Grad 3, andere 0 oder 1) oder leichte Behinderung in drei oder vier FS (Grad 2, andere 0 oder 1) und uneingeschränkt gehfähig
3,5	Uneingeschränkt gehfähig, aber mäßige Behinderung in einem FS (Grad 3) und ein oder zwei FS Grad 2 oder zwei FS Grad 3 oder fünf FS Grad 2 (andere 0 oder 1)
4,0	Gehfähig ohne Hilfe für etwa 500 m, selbstständig, etwa 12 h/Tag auf trotz relativ schwerer Behinderung mit einem FS Grad 4 (andere 0 oder 1) oder Kombinationen geringerer Schweregrade, die vorausgegangene Schritte übersteigen
4,5	Gehfähig ohne Hilfe für etwa 300 m, die meiste Zeit des Tages auf, vollschichtig arbeitsfähig, aber evtl. mit geringer Einschränkung oder Hilfe, relativ schwere Behinderung mit einem FS Grad 4 (andere 0 oder 1) oder Kombinationen geringerer Schweregrade
5,0	Gehfähig ohne Hilfe oder Pause für etwa 200 m, Behinderung stark genug, um tägliche Aktivitäten zu beeinträchtigen (üblicherweise ein FS Grad 5, andere 0 oder 1) oder Kombinationen leichterer Grade, die Schritt 4,0 überschreiten
5,5	Gehfähig ohne Hilfe oder Pause für etwa 100 m, Behinderung stark genug, um volle Tagesaktivitäten zu beeinträchtigen (üblicherweise ein FS Grad 5, andere 0 oder 1) oder Kombinationen leichterer Grade, die Schritt 4,0 überschreiten
6,0	Intermittierende oder konstante Gehhilfe benötigt, um 100 m weit zu gehen
6,5	Konstante beidseitige Gehunterstützung benötigt, um etwa 20 m ohne Pause zu gehen
7,0	Unfähig, mehr als 5 m auch mit Hilfe zu gehen; weitgehend auf den Rollstuhl angewiesen; fährt selbst im Rollstuhl und macht Transfer allein; sitzt etwa 12 h/Tag im Rollstuhl
7,5	Unfähig, mehr als ein paar Schritte zu gehen, auf den Rollstuhl beschränkt, benötigt Hilfe beim Transfer, fährt selbst, kann aber nicht den ganzen Tag in normalem Rollstuhl sitzen und benötigt evtl. Elektrorollstuhl
8,0	Weitgehend auf das Bett beschränkt, kann aber die meiste Zeit des Tages außerhalb sitzen, besitzt noch viele Funktionen zur Körperpflege sowie weitgehend gebrauchsfähige Arme
8,5	Weitgehend für die meiste Zeit des Tages auf das Bett angewiesen, einige Funktionen der Arme und der Körperpflege erhalten
9,0	Hilfloser, bettlägeriger Patient, kann essen und kommunizieren
9,5	Vollkommen hilfloser, bettlägeriger Patient, unfähig, effektiv zu kommunizieren oder zu essen und zu schlucken
10,0	Tod durch MS

Tab. 7.2 Multiple Sclerosis Functional Composite (MSFC)

Dimension	Test	Messung
Arm	Steckbrett-Test (Nine-Hole Peg Test)	Mittlere Zeit für rechten und linken Arm
Bein	Gehstrecke	Zeit für 8 m (25 Fuß)
Kognition	PASAT-3 (Paced Auditory Serial Addition Test)	Serielle Addition über 3 min

drei leicht und schnell durchführbaren quantitativen Untersuchungen beruht (➤ Tab. 7.2). Dieses Bewertungsmaß kann bereits über einen Zeitraum von 1 Jahr Veränderungen empfindlicher anzeigen als die EDSS und weist zudem eine gute Inter- und Intrarater-Reliabilität auf (Cutter et al. 1999). Allerdings konnte sich dieses Messinstrument im klinischen Alltag bisher nicht durchsetzen.

7.4 Natürlicher Krankheitsverlauf

Die wichtigsten Determinanten des natürlichen Krankheitsverlaufs sind:

- Häufigkeit, Schwere und Dauer von Schüben
- Schweregrad der bleibenden Behinderung
- Lebenserwartung (➤ Tab. 7.3)

7.4.1 Häufigkeit und Rückbildung von Schüben

Die Häufigkeit schubartiger Verschlechterungen ist stark altersabhängig, deutlich höher im jüngeren Lebensalter und nimmt im Verlauf der Erkrankung ab (Tremlett et al. 2009). In nahezu allen neueren Therapiestudien war die Schubrate der Placebogruppen im ersten Jahr nach Studieneintritt gegenüber dem Vorjahr dramatisch verringert, was als *regression to the mean* bezeichnet wird. Die Schubrate pro Patient schwankt zwischen 0,14 und 1,1 pro Jahr und ist abhängig von der Definition eines Schubs, der Zeit seit Krankheitsbeginn sowie der Art der Datenerhebung. Im Durchschnitt beträgt die Schubrate 0,5 pro Patient und Jahr, d. h., ein MS-Patient erlebt im Durchschnitt etwa alle 2 Jahre eine schubartige Verschlechterung.

Von besonderem Interesse ist die Wahrscheinlichkeit der Rückbildung eines Schubs in Abhängigkeit von der Zeit u. a. deswegen, um beurteilen zu können, innerhalb welchen Zeitraums eine Glukokortikosteroidtherapie als Schubtherapie (noch) sinnvoll ist. Die Mehrzahl der Schübe bildet sich innerhalb von 1–2 Monaten zurück; ein neurologisches Defizit, das länger als 6 Monate andauert, bleibt im Allgemeinen bestehen. Allerdings kann auch noch nach 6 Monaten bei immerhin 10 % der Patienten eine Besserung erwartet werden (➤ Tab. 7.3).

Tab. 7.3 Natürlicher Krankheitsverlauf der MS

Verlaufsform	Zu Beginn 85–90 % schubförmig
	Nach 10–15 Jahren 30–40 % chronisch-progredient
Schübe	Schubrate 0,5–0,8/Jahr
	Rückbildung innerhalb von 1–2 Monaten
Grad der Behinderung	Nach 15–28 Jahren benötigen 50 % eine Gehhilfe (EDSS 6,0)
Lebenserwartung	Um 6–10 Jahre reduziert
	Insbesondere bei stark behinderten Patienten aufgrund sekundärer Komplikationen eingeschränkt

7.4.2 Schweregrad der Behinderung

Die EDSS weist mehrere Gipfel auf (➤ Abb. 7.3). Konstant finden sich Maxima bei EDSS 1–1,5 und 6–6,5, gelegentlich auch bei 4,0. Frühe Untersuchungen der 1980er-Jahre hatten ergeben, dass nach einer durchschnittlichen Krankheitsdauer von 15–18 Jahren etwa 50 % der Patienten EDSS 6,0 erreicht hatten, also eine Gehhilfe benötigten, um 100 m weit zu gehen. Neuere Studien zeigen einen günstigeren Verlauf. So betrug die mediane Zeit, um EDSS 6,0 zu erreichen, in Kanada 28 Jahre. Die Auswertung des deutschen MS-Registers ergab, dass nach einer mitt-

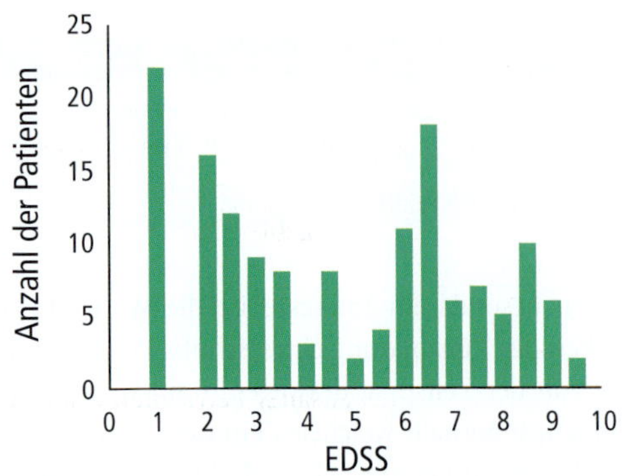

Abb. 7.3 Häufigkeitsverteilung der *Expanded Disability Status Scale* (EDSS) bei 162 MS-Patienten in Olmsted County, Minnesota [F611–003/L106]

leren Krankheitsdauer von 15 Jahren noch 60 % der Patienten uneingeschränkt gehfähig (EDSS ≤ 3,5), 18 % der Patienten auf Gehhilfen angewiesen (EDSS 6–7,5) und nur 3 % schwer behindert (EDSS ≥ 8) waren (Flachenecker et al. 2008).

Ähnlich günstige Zahlen zeigte eine Querschnittstudie mit 162 Patienten aus Olmsted County, Minnesota: Hier betrug bei einer medianen Krankheitsdauer von 15,4 Jahren die mediane EDSS 3,5; 57 % der Patienten wiesen eine EDSS ≤ 4,5 auf. Ein Drittel der Patienten beklagte eine Paraparese, ein Viertel war intermittierend oder ständig auf einen Blasenkatheter angewiesen, > 50 % waren vollschichtig arbeitsfähig und die Mehrzahl der Patienten (72 %) im täglichen Leben selbstständig. 14 % waren abhängig vom Rollstuhl, 6 % blind und 3,7 % dement (Rodriguez et al. 1994).

Bei einer nochmaligen Erhebung im gleichen Gebiet 10 Jahre später zeigte sich eine ähnliche Häufigkeitsverteilung der EDSS (Pittock et al. 2004b), und die Nachbeobachtung der ursprünglichen Kohorte, bei der Daten von 161 der ursprünglichen 162 Patienten verfügbar waren, zeigte nur eine geringgradige Progression: So blieb die Mehrzahl der Patienten klinisch stabil, die EDSS nahm im Mittel um 1 Punkt zu, und nur bei 30 % verschlechterte sich die Gehfähigkeit derart, dass Hilfsmittel benötigt wurden, wobei von den Patienten mit einer initialen EDSS < 3,0 nach 10 Jahren noch 83 % ohne Hilfsmittel gehen konnten, während die Patienten mit EDSS 3–5 zu 51 % auf Hilfsmittel angewiesen waren (Pittock et al. 2004a).

Immerhin waren aber in Folgeuntersuchungen zwischen 17 und 50 % der ursprünglich als „benigne“ eingestuften Patienten (EDSS ≤ 3,0 nach mehr als 10-jähriger Krankheitsdauer) in der folgenden Dekade progredient (Pittock et al. 2004a; Sayao et al. 2007; Glad et al. 2009). Eine eindeutig günstige Prognose hatten aber die Patienten, die im gleichen Zeitraum allenfalls eine geringgradige Behinderung (EDSS ≤ 2,0) aufwiesen: Bei ihnen betrug nach weiteren 10 Jahren die Wahrscheinlichkeit, weiterhin uneingeschränkt gehfähig zu bleiben, 93 % (Pittock et al. 2008, 2004b). Die Wahrscheinlichkeiten, auch danach keine schwerwiegende Beeinträchtigung zu erleben, lagen für EDSS ≤ 2,0 bei 68 %, für EDSS ≤ 1,0 bei 89 % und für EDSS = 0 sogar bei 94 % (Sayao et al. 2007).

7.4.3 Lebenserwartung

Während frühe Studien, die überwiegend schwere Krankheitsfälle bzw. Patienten in Kliniken berücksichtigten, von einer erhöhten Mortalität ausgingen, ließ sich in darauf folgenden Untersuchungen eine weitaus günstigere Lebenserwartung feststellen, die im Vergleich zur Allgemeinbevölkerung um ca. 6–10 Jahre reduziert war. In der Nachbeobachtungsstudie aus Olmsted County, Minnesota, verstarben innerhalb des 10-Jahres-Zeitraums 14 % der Patienten, womit die Mortalität etwas höher war als in der Normalbevölkerung (Pittock et al. 2004a).

Für die Mehrzahl der Todesfälle sind sekundäre Komplikationen der MS wie Bronchopneumonie, Lungenembolie, Urosepsis, Dekubitus, Aspiration und Dehydratation verantwortlich. Darüber hinaus nehmen Suizide mit bis zu 30 % der Todesfälle einen hohen Anteil ein. Das Risiko, an einem Suizid zu sterben, ist bei MS-Patienten bis zu 7-mal höher als in der Normalbevölkerung. Im dänischen MS-Register war die Gesamtmortalität 3-fach erhöht und die Lebenserwartung um etwa 10 Jahre reduziert; auch in dieser Studie zeigte sich im Vergleich zu 1950 eine deutliche Reduktion der Mortalität (Bronnum-Hansen et al. 2006).

7

7.5 Prognose

Die prognostische Abschätzung des individuellen Krankheitsverlaufs ist bei der Beratung und Behandlung von MS-Patienten seit jeher von zentraler Bedeutung und ergibt sich aus dem dringenden Bedürfnis der Patienten, ihr weiteres Schicksal so genau wie möglich zu erfahren. Nachdem es für den kurzfristigen Krankheitsverlauf keinen einzelnen „besten" Prädiktor gibt, muss eine Kombination mehrerer Faktoren zur Risikoabschätzung herangezogen werden. Eine Übersicht der verfügbaren Studien zum Einfluss demografischer und klinischer Faktoren auf den weiteren Krankheitsverlauf gibt ➤ Tab. 7.4.

7.5.1 Einfluss von Alter und Geschlecht

Die meisten Untersucher fanden eine schlechtere Prognose bei Patienten, bei denen die Erkrankung erst jenseits des 40. Lj. ausgebrochen war. Allerdings ergibt sich hieraus nur scheinbar ein Vorteil für die Patienten, die bereits im jüngeren Lebensalter betroffen sind: Wenn man nämlich die Behinderung in Abhängigkeit vom Lebensalter betrachtet, zeigt sich sowohl in der Lyoner Datenbank als auch in der Kohorte der kanadischen University of British Columbia, dass es bei jüngerem Alter zu Krankheitsbeginn zwar länger dauert, bis ein EDSS von 6,0 erreicht wird, dass aber in dieser Gruppe das Lebensalter bei EDSS 6,0 auch niedriger ist (Vukusic et al. 2007).

Bei Frauen verläuft die Krankheit überwiegend günstiger, wenngleich auch hier unterschiedliche Ergebnisse gefunden wurden (➤ Tab. 7.4).

Tab. 7.4 Prognostischer Wert demografischer und klinischer Faktoren

Autoren	Alter < 40 J.	♀	RR	Erstsymptomatik					Früher Krankheitsverlauf			
				PYR	CER	BS	SENS	ON	RR-Rate	Rem.	RR-Int.	EDSS
Kurtzke et al. (1977)	Ø		?	Ø	Ø	Ø	Ø	Ø	Ø	?	?	+
Confavreux et al. (1980)	+	Ø	+	Ø	Ø	Ø	Ø	Ø	–	?	+?	
Weinshenker (1989b)	?	?	?	?	?	?	?	?	+	?	+	+
Phadke (1990)	+	Ø	+	–	–	+	+	+	?	+	+	?
Weinshenker et al. (1991)	+	+	+	Ø	–	–	Ø	+	+	?	+	+
Riise et al. (1992)	+	Ø	+	–	–	Ø	+	+	?	?	?	?
Miller et al. (1992)	+	Ø	+	–	Ø	Ø	Ø	Ø	Ø	?	?	+
Runmarker und Anderson (1993)	+	+	+	–	–	Ø	+	+	Ø	+	Ø	+
Trojano et al. (1995)	+	Ø	+	–	Ø	–	–	–	+	+	+	?
Confavreux (1995)	+	?	+	–	?	?	+	+	?	?	+	?
Cottrell et al. (1999)	+	+	*	Ø	Ø	Ø	Ø	Ø	*	*	*	+
Confavreux et al. (2003)	+	+	+	–	?	+	?	+	+	+	+	+
Pittock et al. (2004a)	Ø	Ø	+	–	Ø	Ø	Ø	?	Ø	?	?	?

RR: schubförmiger Verlauf, PYR: pyramidale Symptome, CER: zerebelläre Symptome, HS: Hirnstammsymptome; SENS: sensible Symptome, ON: Optikusneuritis zu Krankheitsbeginn, RR-Rate: niedrige Schubrate in den ersten Krankheitsjahren, Rem.: weitgehende Remission nach dem ersten Schub, RR-Int.: längeres Intervall zwischen den ersten beiden Schüben (in der Regel > 6 Mon.), EDSS: keine oder geringe Behinderung nach 5 Jahren Krankheitsdauer (EDSS < 3).

* In dieser Studie wurden nur primär progrediente Patienten untersucht.

+: prognostisch günstig, –: prognostisch ungünstig, Ø: kein Effekt, ?: nicht untersucht bzw. keine Angaben

7.5.2 Einfluss des frühen Krankheitsverlaufs

Gut untersucht ist der Einfluss des frühen Krankheitsverlaufs, der durch die Verlaufsform, den Grad der Behinderung und die Schubrate in den ersten Jahren beschrieben wird (➤ Tab. 7.4). Übereinstimmend wird ein schubförmiger Verlauf als prognostisch günstig und ein chronisch-progredienter Verlauf als prognostisch ungünstig angesehen. Bei den primär progredienten Patienten ist die Progression rascher als bei den Patienten mit sekundärer Progredienz, wenn die Zeit von Krankheitsbeginn an gerechnet wird, und langsamer, wenn der Zeitpunkt des Eintritts in die progrediente Phase als Bezugspunkt gewählt wird (Cottrell et al. 1999). Nach wie vor ist die **5-Jahres-Regel** von Kurtzke gültig.

Merke

Die 5-Jahres-Regel besagt, dass der Grad der Behinderung in den ersten 5 Jahren nach Krankheitsbeginn ein wichtiger prognostischer Marker für den weiteren Krankheitsverlauf ist und der Behinderungsgrad nach 5-jähriger Krankheitsdauer drei Viertel desjenigen nach 15 Jahren entspricht (Flachenecker und Hartung 1996).

7

Eine hohe Schubrate in den ersten Krankheitsjahren ist älteren Untersuchungen zufolge prognostisch ungünstig. Patienten, die nur einen Schub in den ersten beiden Krankheitsjahren haben, erreichen eine EDSS von 6,0 erst nach 20 Jahren, während Patienten mit mehr als 5 Schüben in den ersten beiden Jahren diesen Behinderungsgrad bereits nach 7 Jahren aufweisen. Andererseits war bei Confavreux et al. (2000) die Geschwindigkeit der Progression weder bei der sekundär noch bei der primär progredienten Verlaufsform von überlagerten Schüben abhängig; die Zeitspanne von EDSS 4 und 6 bis EDSS 7 war bei Patienten mit weiterhin vorhandener Schubaktivität sogar länger. Diese diskrepanten Daten bzgl. des Verhältnisses von Schüben und Krankheitsprogression wird dadurch erklärt, dass eine Dissoziation zwischen entzündlicher Aktivität (in der schubförmigen Phase) und neuronaler Degeneration (in der chronisch-progredienten Phase) besteht und ab einem bestimmten Behinderungsgrad die progrediente Degeneration unabhängig von entzündlicher Aktivität verläuft (Confavreux et al. 2000).

Unterstützt werden diese Überlegungen durch eine nochmalige Analyse dieser Daten (Confavreux et al. 2003): Dabei bestimmten die Faktoren des frühen Krankheitsverlaufs zwar die Zeit bis zum Eintreten bleibender Behinderung (EDSS 4, 6 und 7), sie verloren aber ihre prädiktive Bedeutung für den weiteren Verlauf, wenn einer dieser Zielpunkte erst einmal erreicht war, weshalb die Autoren von einem „amnestischen Prozess" sprechen (Confavreux et al. 2003). Daraus lässt sich folgern, dass die progrediente Phase der MS ein altersabhängiger degenerativer Prozess (zunehmender Verlust an neuronaler Plastizität) sein könnte, der relativ unabhängig von früheren Schüben ist, und dass dann der frühe Krankheitsverlauf keinen wesentlichen Einfluss mehr auf die weitere Progression hat.

In ähnlicher Weise spielten in einer kanadischen Untersuchung Schübe nur für die frühe Krankheitsphase, insbesondere in den ersten 5 Jahren nach Diagnosestellung, eine prognostische Rolle (Tremlett et al. 2009). Leray et al. (2010) definierten anhand der EDSS zwei Phasen der Erkrankung:

- Phase 1: vom Krankheitsbeginn bis zu EDSS 3,0
- Phase 2: von EDSS 3,0 bis zu EDSS 6,0

Sie konnten anhand der MS-Datenbank in Rennes mit mehr als 2.000 Patienten zeigen, dass die Zeitdauer in Phase 1 variabel war, während die Zeitdauer in Phase 2 in der gesamten Kohorte nahezu konstant und von der vorangegangenen Phase unabhängig war.

7.5.3 Einfluss der initialen Symptomatik

Die Frage nach dem Einfluss der initialen Symptomatik wird widersprüchlich diskutiert (Flachenecker und Hartung 1996). Bei einer Reihe von Untersuchungen war die Erstmanifestation für den weiteren Krankheitsverlauf ohne Bedeutung. In den Studien, die eine prognostische Bedeutung nachweisen konnten, waren zerebelläre Zeichen oder motorische Defizite Prädiktoren für einen ungünstigen Krankheitsverlauf, wohingegen sensible Symptome oder eine Optikusneuritis als eher günstige Symptome angesehen wurden (➤ Tab. 7.4). Multilokuläre

Symptomatik soll prognostisch ungünstig sein (Runmarker et al. 1994; Phadke 1990; Lauer und Firnhaber 1987; Wolfson und Confavreux 1987), während monotope Funktionsausfälle eher einen günstigen Verlauf anzeigen können (Runmarker und Anderson 1993).

7.5.4 Einfluss paraklinischer Faktoren

Der Zusammenhang zwischen Veränderungen in der MRT und klinischen Ausfällen ist gut untersucht. Bei klinisch gesicherter MS lässt sich eine zumindest schwache Korrelation zwischen zunehmender MRT-Aktivität (sowohl Läsionslast in der T_2-gewichteten Sequenz als auch Anzahl der hypointensen T_1-Läsionen) und der Zunahme des neurologischen Defizits nachweisen (Fisniku et al. 2008). Deutlich besser als diese konventionellen Methoden korrelieren z. B. die Messung der Atrophie, Diffusionswichtung, Magnetisationstransfer, MR-Spektroskopie und andere Techniken mit neurologischen Defiziten (Filippi et al. 2013); diese Methoden sind aber für die klinische Routine bisher nicht flächendeckend verfügbar.

Die **evozierten Potenziale** sind demgegenüber für die Prognoseabschätzung von untergeordneter Bedeutung und nur dann relevant, wenn sie klinisch stumme Läsionen nachweisen können (Kallmann et al. 2006).

Den **Liquorbefunden** (IgG-Index oder OKBs) kommt bei klinisch gesicherter MS bisher keine wesentliche prognostische Bedeutung zu.

7.6 Prognose klinisch isolierter demyelinisierender Syndrome

Von besonderem Interesse ist seit Langem das Risiko des Übergangs von klinisch isolierten Syndromen, die auf eine MS verdächtig sind, hin zur gesicherten MS (CIS). Hierbei ist das Schicksal der **Optikusneuritis** (ON) am besten untersucht. Die Häufigkeit, mit der sich nach einer isolierten ON eine MS entwickelt, schwankt zwischen 10 und 85 %, und obwohl analog zur gesicherten MS das Risiko in den ersten Krankheitsjahren am höchsten ist, kann eine Konversion auch noch nach mehr als 30 Jahren Krankheitsdauer auftreten. Demgegenüber beträgt die Konversionsrate bei kompletter Querschnittmyelitis nur 3–14 %, ist aber bei Patienten mit partiellem Querschnittsyndrom vergleichbar hoch wie bei der ON (80 %).

In mehreren Therapiestudien betrug das Risiko der Entwicklung eines CIS zur klinisch gesicherten MS nach 2 Jahren in der Placebogruppe 40–45 %; nach den McDonald-Kriterien konnte bei 56–85 % der initial als CIS klassifizierten Patienten eine MS diagnostiziert werden (Siva et al. 2009). Umgekehrt erlitten in der schwedischen MS-Inzidenzkohorte in Göteborg (mit Erstsymptomatik zwischen 1950 und 1964) immerhin 18 % der CIS-Patienten zeitlebens keinen weiteren Schub, bei Patienten mit afferenter Symptomatik (ON oder Sensibilitätsstörungen) betrug dieser Prozentsatz gar 30 %. Wenn nach 25 Jahren kein weiterer Schub aufgetreten war, blieben diese Patienten auch weitere 25 Jahre schubfrei (Novakova et al. 2014).

Im Einzelfall sind aber klinische und demografische Faktoren wenig aussagekräftig, um den Übergang in eine klinisch gesicherte MS abzuschätzen, wenngleich jüngeres Erwachsenenalter und weibliches Geschlecht mit einem erhöhten Risiko behaftet sind (Zettl et al. 2001). Demgegenüber ist vor allem die **MRT** von großer Bedeutung: Während Patienten mit klinisch isolierter ON bzw. einem Hirnstamm- oder Rückenmarksyndrom nach 5, 10, 14 und 20 Jahren Nachbeobachtung bei unauffälligem initialem MRT-Befund nur in 6, 11, 19 und 22 % d. F. eine MS entwickelten, lagen die entsprechenden Zahlen für Patienten mit abnormer initialer MRT bei 72, 83, 88 und 82 % (Fisniku et al. 2008). Insbesondere infratentorielle Läsionen erhöhten sowohl das Risiko des Übergangs in eine klinisch gesicherte MS als auch das Risiko der Entwicklung bleibender Behinderung.

In ähnlicher Weise ist der Nachweis **oligoklonaler Banden** im Liquor nicht nur für die Diagnosefindung von Bedeutung, sondern auch für die Risikoabschätzung des Übergangs eines CIS (oder RIS) in eine MS (Tintoré et al. 2001; Huss et al. 2016; Lebrun et al. 2016). Die Hoffnungen einer Arbeit aus Innsbruck zur prädiktiven Bedeutung von Myelin-Antikörpern gegen Myelin-Oligodendrozyten-Glykoprotein (MOG) und basischem Myelinprotein (MBP) bei 103 CIS-Patienten (Berger et al. 2003) konnten in der Folge nicht bestätigt werden (Kuhle et al. 2007). Neuere Arbeiten zeigen aber, dass sich möglicherweise über den Nachweis von MOG-Antikörpern eine Subgruppe von Patienten definieren lässt, die mit einem besonderen klinischen Phänotyp assoziiert ist (Spadara et al. 2016).

LITERATURAUSWAHL

Unter https://shop.elsevier.de/multiple_sklerose erhalten Sie Zugriff auf weitere Literaturstellen zu diesem Kapitel.

Bronnum-Hansen H, Stenager E, Hansen T, Koch-Henriksen N (2006). Survival and mortality rates among Danes with MS. Int MS J 13: 66–71.

Confavreux C, Vukusic S, Adeleine P (2003). Early clinical predictors and progression of irreversible disability in multiple sclerosis: An amnesic process. Brain 126: 770–782.

Confavreux C, Vukusic S, Moreau T, et al. (2000). Relapses and progression of disability in multiple sclerosis. N Engl J Med 343: 1430–1438.

Fisniku LK, Brex A, Altman DR, et al. (2008). Disability and T2 MRI lesions: A 20-year follow-up of patients with relapse onset of multiple sclerosis. Brain 131: 808–817.

Flachenecker P, Stuke K, Elias W, et al. (2008). Multiple-Sklerose-Register in Deutschland. Ausweitung des Projekts 2005/2006. Dt Ärztebl 105: 113–119.

Huss AM, Halbgebauer S, Öckl P, et al. (2016). Importance of cerebrospinal fluid analysis in the era of McDonald 2010 criteria: A German-Austrian retrospective multicenter study in patients with clinically isolated syndrome. J Neurol 263(12): 2499–2504.

Kuhle J, Pohl C, Mehling M, et al. (2007). Lack of association between antimyelin antibodies and progression to multiple sclerosis. N Engl J Med 356: 371–378.

Kallmann BA, Fackelmann S, Toyka KV, et al. (2006). Early abnormalities of evoked potentials and future disability in patients with multiple sclerosis. Mult Scler 12: 58–65.

Kurtzke JF (1983). Rating neurologic impairment in multiple sclerosis: An expanded disability status scale (EDSS). Neurology 33: 1444–1452.

Lebrun C, Cohen M, Clavelou P, SFSEP (2016) Evaluation of quality of life and fatigue in radiologically isolated syndrome. Rev Neurol (Paris) 172: 392–395.

Leray E, Yaouang J, Le Page, E, et al. (2010). Evidence for a two-stage disability progression in multiple sclerosis. Brain 133: 1900–1913.

Lublin FD, Reingold SC (1996). Defining the clinical course of multiple sclerosis: Results of an international survey. National Multiple Sclerosis Society (USA) Advisory Committee on Clinical Trials of New Agents in Multiple Sclerosis. Neurology 46: 907–911.

Lublin FD, Reingold SC, Cohen JA (2014). Defining the clinical course of multiple sclerosis: The 2013 revisions. Neurology 83: 278–286.

Novakova L, Skoog B, Runmarker B, et al. (2014). Clinically isolated syndromes with no further disease activity suggestive of multiple sclerosis at the age of population life expectancy. Mult Scler 20: 496–500.

Okuda DT, Siva A, Kantarci O, et al. (2014). Radiologically isolated syndrome: 5-year risk for an initial clinical event. PLoS One. 9: e90509.

Pittock SJ, Mayr WT, McClelland RL, et al. (2004a). Change in MS-related disability in a population-based cohort: A 10-year follow-up study. Neurology 62: 51–59.

Pittock SJ, Mayr WT, McClelland RL, et al. (2004b). Disability profile of MS did not change over 10 years in a population-based prevalence cohort. Neurology 62: 601–606.

Siva A, Saip S, Altintas A, et al. (2009). Multiple sclerosis risk in radiologically uncovered asymptomatic possible inflammatory-demyelinating disease. Mult Scler 15: 918–927.

Spadaro M, Gerdes LA, Krumbholz M, et al. (2016) Autoantibodies to MOG in a distinct subgroup of adult multiple sclerosis. Neurol Neuroimmunol Neuroinflamm 3: e257. doi:10.1212/NXI.0000000000000257.

Tintoré M, Rovira A, Brieva L, et al. (2001). Isolated demyelinating syndromes: comparison of CSF oligoclonal bands and different MR imaging criteria to predict conversion to CDMS. Mult Scler 7: 359–363.

Tremlett H, Yinshan Z, Devonshire V (2008). Natural history of secondary-progressive multiple sclerosis. Mult Scler 14: 314–324.

Tremlett H, Yousefi M, Devonshire V, et al. (2009). Impact of multiple sclerosis relapses diminishes with time. Neurology 73: 1616–1623.

Vukusic S, Confavreux C (2007). Natural history of multiple sclerosis: Risk factors and prognostic indicators. Curr Opin Neurol 20: 269–274.

Weinshenker BG, Bass B, Rice GP, et al. (1989a). The natural history of multiple sclerosis: A geographically based study. 1. Clinical course and disability. Brain 112: 133–146.

Zettl UK, Stüve O, Pateidl R (2012). Immune-mediated CNS disease: Nosological classification and clinical features. Autoimm Rev 11: 167–173.

KAPITEL

8 Pädiatrische multiple Sklerose

Jutta Gärtner und Peter Huppke

8.1 Definition

Von einer pädiatrischen multiplen Sklerose (MS) spricht man, wenn der erste Erkrankungsschub vor dem 16. Geburtstag aufgetreten ist. Während zunächst angenommen wurde, dass es sich bei der pädiatrischen MS um ein eigenes Krankheitsbild handelt, geht man derzeit davon aus, dass sich die adulte und pädiatrische MS in ihrer Ätiopathogenese nicht grundsätzlich unterscheiden. Insbesondere bei jungen MS-Patienten gibt es bzgl. der klinischen Symptomatik, der neuroradiologischen Befunde und der Therapie jedoch bedeutende Unterschiede zu erwachsenen MS-Patienten. Darüber hinaus ist bei der Differenzialdiagnose das für das jeweilige Alter relevante Krankheitsspektrum zu beachten.

8.2 Epidemiologie

Nachdem lange unbekannt bzw. unsicher war, ob eine MS überhaupt im Kindes- und Jugendalter auftreten kann, wurde in den 1990er-Jahren insbesondere durch die Entwicklung der MRT zur Darstellung des ZNS klar, dass sich die Erkrankung bei 3–5 % aller MS-Patienten bereits vor dem 18. Geburtstag manifestiert. In seltenen Fällen können erste Schübe bereits vor dem 10. Lj. auftreten. Die Inzidenz vor dem 10. Lj. liegt in Deutschland bei 0,09 Fällen pro 100.000 und steigt in der Gruppe der 14- bis 15-Jährigen dann kontinuierlich auf 2,64 pro 100.000 an. In der Gesamtpopulation der unter 16-Jährigen beträgt die Inzidenz 0,64 pro 100.000 (Reinhardt et al. 2014).

Studien in anderen Ländern (Kanada, USA, Niederlande) ergaben ähnliche Inzidenzen. Eine Besonderheit der pädiatrischen MS, die sich bei Erhebungen in verschiedenen Ländern ergab, ist, dass vor der Pubertät das Geschlechterverhältnis ausgeglichen ist, während nach der Pubertät – wie im Erwachsenenalter – überwiegend Mädchen bzw. Frauen erkranken. Diskutiert wird, dass die hormonelle Umstellung in der Pubertät bei Mädchen bzw. Frauen dazu führt, dass das Risiko, an einer MS zu erkranken, ansteigt.

8.3 Ätiologie

Es wurden zahlreiche Versuche unternommen, spezifische genetische Faktoren oder Umweltfaktoren zu identifizieren, die für eine frühe MS-Manifestation im Kindesalter verantwortlich sind. Bislang wurden ausschließlich die bei der adulten MS bereits bekannten Risikofaktoren bestätigt. Es fand sich, dass eine früher durchgemachte Infektion mit EBV, Zigarettenrauchexposition, Adipositas und Vitamin-D-Mangel mit einem höheren Risiko für das Auftreten einer MS assoziiert sind.

Wie bei der adulten MS konnte die Anwesenheit eines HLA-DRB1*1501-Allels als genetischer Risikofaktor bestätigt werden. Auch andere genetische Varianten, die gehäuft bei adulter MS beschrieben sind, wurden in pädiatrischen Kollektiven bestätigt, ohne dass sich dabei aber ein typisches Variantenmuster für die pädiatrische MS ergab. Die Untersuchung großer Kollektive steht noch aus (Waubant et al. 2016).

8.4 Diagnose

Analog zur adulten MS wird bei pädiatrischen Patienten ein erstes demyelinisierendes Ereignis als **klinisch isoliertes Syndrom (CIS)** bezeichnet, wenn es akut oder subakut aufgetreten ist, nicht von einer Enzephalopathie und Fieber begleitet wird, nicht durch andere Erkrankungen erklärbar ist und nicht die Diagnosekriterien einer MS erfüllt.

Dabei ist die Wahrscheinlichkeit, dass ein CIS in eine MS übergeht, bei einer monofokalen Symptomatik (43 %) größer als bei einer multifokalen (21 %) (Neuteboom et al. 2008). Die Diagnose einer pädiatrischen MS wird gemäß dem aktuellen überarbeiteten Kriterienkatalog nach McDonald gestellt (Polman et al. 2011). Einziger Unterschied zu den Diagnosekriterien der adulten MS ist, dass bei der pädiatrischen MS der erste Schub nicht als solcher gewertet wird, wenn dabei eine Enzephalopathie auftritt, da die **akute demyelinisierende Enzephalomyelitis** (ADEM) eine häufige Differenzialdiagnose in dieser Altersgruppe ist (Krupp et al. 2007, 2013). In einer prospektiven Studie konnte gezeigt werden, dass die Sensitivität dieser Diagnosekriterien bei den über 12-Jährigen 100 % und die Spezifität 86 % beträgt (Sadaka et al. 2012).

Wie im Erwachsenenalter kann auch bei Kindern und Jugendlichen die Diagnose MS bereits beim ersten Schub gestellt werden, wenn in der zerebralen oder spinalen **MRT** die zeitliche und räumliche Dissemination nachweisbar ist. In verschiedenen Studien wurde gezeigt, dass dies bei 52–63 % der pädiatrischen MS-Patienten der Fall ist (Hummel et al. 2013;

Tardieu et al. 2016). In einer zweiten MRT 3 Monate später konnte die Diagnose dann bei 84–100 % dieser Patienten gestellt werden (Kornbek et al. 2013; Hummel et al. 2013). Sind bei einem Patienten die Kriterien für eine zeitliche Dissemination beim ersten Schub nicht erfüllt, ist es daher sinnvoll, nach 3 Monaten erneut eine MRT-Untersuchung durchzuführen. Es hat sich aber auch gezeigt, dass bei Kindern < 10 Jahren die Anzahl der falsch positiven Diagnosen höher war (Sadaka et al. 2012).

8.5 Verlauf und Prognose

Die MS des Kindes- und Jugendalters verläuft bei mehr als 98 % der Patienten schubhaft remittierend (Renoux et al. 2007). Gut dokumentierte Fälle von primär progredienter MS gibt es im Kindes- und Jugendalter nicht. Studien, in denen der Verlauf der pädiatrischen MS mit der im Erwachsenenalter verglichen wurde, haben gezeigt, dass die Schubrate in den ersten Jahren nach der Manifestation bei pädiatrischen Patienten signifikant höher ist als bei erwachsenen (Gorman et al. 2009). Mehr als 75 % der pädiatrischen Patienten mit MS haben ihren zweiten Schub innerhalb eines Jahres.

Die Schwere der Schubsymptomatik ist bei der pädiatrischen MS höher als bei der adulten MS. In einer Vergleichsstudie wurden 53 % der initialen Schübe bei einer pädiatrischen MS als schwer eingeordnet, aber nur 17 % bei der adulten MS (Mowry et al. 2009). Die gleiche Studie zeigte aber auch, dass eine komplette Remission bei zwei Dritteln der pädiatrischen Patienten auftrat, aber nur bei 46 % der adulten. Somit scheint die höhere entzündliche Aktivität bei pädiatrischen MS-Patienten auf eine bessere Regenerationsfähigkeit des neuronalen Gewebes zu treffen. Die Behinderungsprogression bei pädiatrischen MS-Patienten ist deutlich langsamer als bei erwachsenen MS-Patienten.

In einem deutschen Kollektiv pädiatrischer MS-Patienten ergab sich nach 5-jährigem Krankheitsverlauf ein durchschnittlicher EDSS von 1,65 (Stark et al. 2008). Dennoch kann die MS des Kindes- und Jugendalters im Vergleich zur adulten MS nicht als eine gutartigere Erkrankung angesehen werden. Pädiatrische MS-Patienten sind aufgrund des frühen Manifestationsalters etwa 10 Jahre jünger als erwachsene MS-Patienten, wenn sie ein EDSS-Stadium mit spürbaren Behinderungen erreichen. Mindestens 50 % der pädiatrischen MS-Patienten entwickeln nach ca. 20 Jahren eine sekundäre Progredienz (Renoux et al. 2007).

Merke

Faktoren, die für eine schlechte Prognose sprechen, sind ein kurzes Intervall zwischen erstem und zweitem Schub, eine unvollständige Erholung nach dem ersten Schub sowie MRT-Läsionen, die den Hirnstamm betreffen (Akhtar et al. 2016).

Verschiedene Untersuchungen der letzten Jahre haben gezeigt, dass bei pädiatrischen MS-Patienten die kognitiven Fähigkeiten stärker beeinträchtigt sind als bei Erwachsenen mit MS. Etwa ein Drittel aller Patienten weist bereits im frühen Krankheitsverlauf Störungen der visuomotorischen Integration, der Verarbeitungsgeschwindigkeit und der Aufmerksamkeit auf (Charvet et al. 2014). Besonders ungünstig ist die Prognose diesbezüglich, wenn sich die MS schon vor dem 10. Lj. manifestiert (Huppke et al. 2014). Es wird angenommen, dass diese **frühen kognitiven Beeinträchtigungen** durch eine Störung der Myelinisierung verursacht werden, die in diesem Alter noch nicht abgeschlossen ist.

Auch Depression und Fatigue treten bei 50 % der pädiatrischen MS-Patienten auf und beeinträchtigen die Lebensqualität häufig mehr als motorische oder sensible Störungen (MacAllister et al. 2007).

Merke

Besonderheiten des klinischen Verlaufs bei pädiatrischen im Vergleich zu adulten MS-Patienten

- Fast ausschließlich schubhaft remittierend
- Höhere Schubrate
- Schnellere Erholung nach Schüben
- Vollständigere Erholung nach Schüben
- Langsamere EDSS-Progression
- Frühe kognitive Störungen

8.6 Klinische Symptomatik

Betrachtet man das Gesamtkollektiv der pädiatrischen MS-Patienten, so unterscheiden sich die klinischen Symptome im Schub nicht wesentlich von denen erwachsener MS-Patienten. Häufigstes Symptom ist die Optikusneuritis, gefolgt von Sensibilitätsstörungen oder Parästhesien. Etwas häufiger als im Erwachsenenalter treten klinische Symptome auf, die auf Läsionen der hinteren Schädelgrube hinweisen, z. B. Koordinationsstörungen oder Ataxie. Teilt man das Kollektiv der pädiatrischen MS-Patienten jedoch in prä- und postpubertäre Patienten auf, so zeigen sich die folgenden Unterschiede (➤ Tab. 8.1):

- Bei **präpubertären MS-Patienten** ist der erste Erkrankungsschub häufig polysymptomatisch, und es überwiegen motorische Symptome und solche, die auf Läsionen im Hirnstamm und Kleinhirn hinweisen. Auch Sphinkterstörungen und kognitive Störungen treten präpubertär deutlich häufiger auf als postpubertär.
- Bei **postpubertären MS-Patienten** dagegen überwiegen beim ersten, meist monosymptomatischen Erkrankungsschub Optikusneuritiden und sensible Symptome. Dieses typische Muster der Schubsymptomatik persistiert während der ersten 2 Jahre nach Manifestation.

Die unterschiedliche Vulnerabilität in den verschiedenen Altersgruppen zeigt sich auch darin, dass der erste Erkrankungsschub bei präpubertären MS-Patienten häufig Residualsymptome hinterlässt. Keine Unterschiede finden sich bei prä- und postpubertären MS-Patienten bzgl. der Schubhäufigkeit (Huppke et al. 2014).

8

Tab. 8.1 Vergleich Schubsymptome bei der prä-und postpubertären MS

Präpubertäre MS	Postpubertäre MS
• Polysymptomatisch • Motorische Symptome • Zerebelläre Symptome • Hirnstammsymptome • Sphinkterstörungen • Kognitive Störungen	• Monosymptomatisch • Optikusneuritiden • Sensible Symptome

8.7 Diagnostik

8.7.1 MRT

Bei der pädiatrischen MS ist die zerebrale und spinale MRT sowohl bei der Diagnosestellung als auch bei Therapieentscheidungen inzwischen die wichtigste Untersuchung.

Merke

Im Vergleich zur adulten MS weisen pädiatrische MS-Patienten sowohl MS-charakteristische als auch atypische Läsionen auf, die Läsionslast ist insgesamt höher, und die Läsionen sind oft aktiver.

Vergleichende Untersuchungen haben ergeben, dass im ersten MRT von pädiatrischen MS-Patienten die Anzahl der T2-hyperintensen Läsionen insgesamt höher ist, dass auch eine höhere Anzahl größerer T2-Läsionen zu finden ist und dass häufiger T2- und Gd-anreichernde Läsionen in der hinteren Schädelgrube und im Pons gefunden werden (Waubant et al. 2009). Diese Verteilung der Läsionen erklärt, warum bei pädiatrischen MS-Patienten häufiger Schubsymptome vorkommen, die dem Hirnstamm oder dem Zerebellum zuzuordnen sind.

Vergleichende Untersuchungen des zweiten MRT von pädiatrischen MS-Patienten haben ergeben, dass die Zunahme an T2-Läsionen stärker ist als bei erwachsenen MS-Patienten und dass auch die Anzahl der Gd-anreichernden Läsionen höher ist. Auf der anderen Seite haben die T2-Läsionen bei der pädiatrischen MS eine stärkere Tendenz zur Rückbildung; dies korreliert mit der schnelleren und vollständigeren Erholung pädiatrischer MS-Patienten nach Schüben. Insbesondere bei Patienten vor dem 10. Lj. treten meist atypische großflächige Läsionen auf, die häufig im okzipitalen Marklager und in der hinteren Schädelgrube lokalisiert sind. Bei diesen jungen MS-Patienten mit großen flächigen Läsionsherden ist die Abgrenzung zur ADEM häufig schwierig. MR-tomografische Hinweise darauf, dass am ehesten eine MS und nicht eine ADEM vorliegt, sind

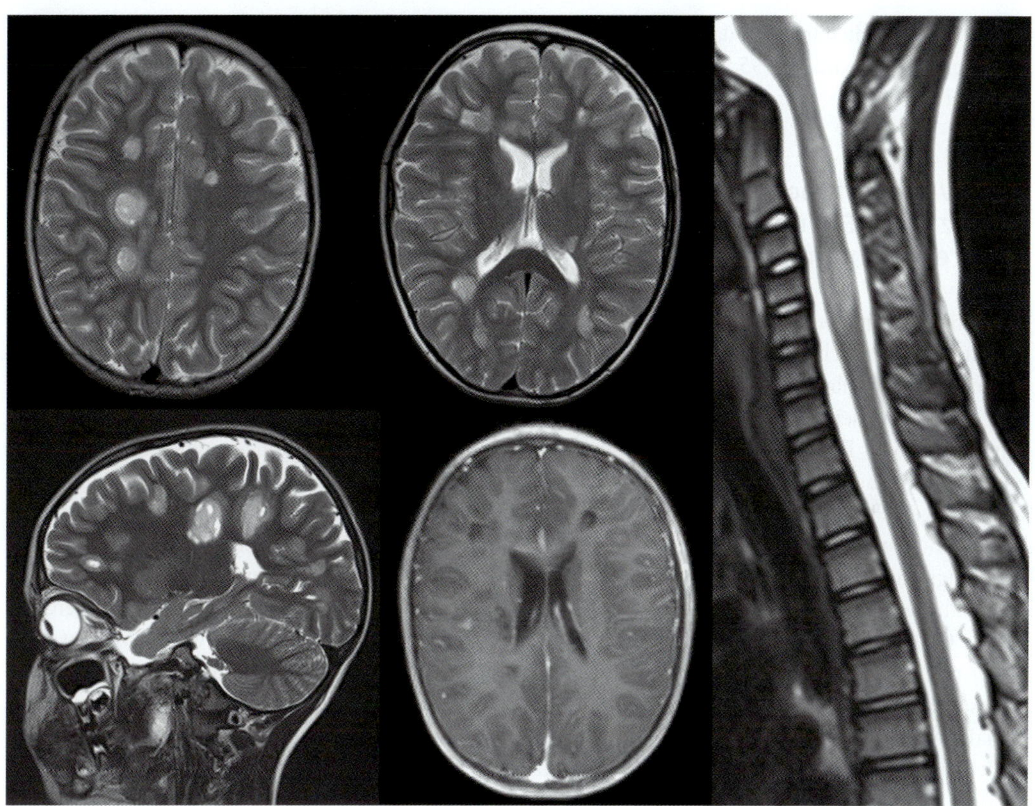

Abb. 8.1 MRT eines 7 Jahre alten Jungen mit akut aufgetretener Hemiparese rechts, der 5 Wochen später eine Hemiparese links folgte. Die OKBs im Liquor waren positiv. Nach einer Steroidpulstherapie bildeten sich die Symptome jeweils zurück. Unter einer β-IFN-Therapie kommt es in den folgenden 2,5 Jahren einmalig zu einer Optikusneuritis. [M958]

das Fehlen symmetrischer Läsionen, das Vorhandensein stark signalgeminderter Läsionen *(black holes)* sowie periventrikulär gelegene Läsionen (Callen et al. 2009) (➤ Tab. 8.2; ➤ Abb. 8.1).

Tab. 8.2 Vergleich von ADEM und pädiatrischer MS im MRT

ADEM	MS
• Große schlecht begrenzte Läsionen • Gleichartige KM-Aufnahme aller Läsionen	• Kleine gut begrenzte Läsionen • Nebeneinander von Gd-aufnehmenden und nicht Gd-aufnehmenden Läsionen
• Symmetrisches Läsionsmuster • Keine *black holes*	• Asymmetrisches Läsionsmuster • *Black holes* • Periventrikuläre Läsionen

8.7.2 Liquor

Die Erhebung von Liquorbefunden ist gemäß den derzeit für die MS gültigen McDonald-Diagnosekriterien nicht mehr erforderlich. Dennoch sollte eine solche Untersuchung auch in Bezug auf mögliche Differenzialdiagnosen im Rahmen der initialen Diagnostik durchgeführt werden.

Insbesondere bei jüngeren Kindern wird häufig eine leichte Pleozytose bei normalem Eiweiß gefunden (Pohl et al. 2004; Huppke et al. 2014). OKBs fanden sich in einer deutschen Kohorte bei 96 % der pädiatrischen MS-Patienten (Stark et al. 2008). Allerdings werden insbesondere im Kindesalter immer wieder MS-Patienten beschrieben, bei denen die OKBs bei der Manifestation zunächst negativ sind. Umgekehrt ist aber bei pädiatrischen Patienten mit einer demyelinisierenden Erkrankung und positiven

OKBs die Wahrscheinlichkeit, dass im Verlauf eine MS diagnostiziert wird, mit 95 % anzunehmen (Mikaeloff et al. 2004).

8.7.3 Visusprüfung, visuell evozierte Potenziale (VEP) und optische Kohärenztomografie (OCT)

Die Optikusneuritis gehört bei der pädiatrischen MS zu den häufigsten Schubsymptomen. Vor allem bei Kindern können selbst Optikusneuritiden, die einen hochgradigen einseitigen Sehverlust bedingen, unbemerkt bleiben. Daher sollten eine Visusprüfung und die Ableitung der **VEP** bei jeder Verlaufskontrolle erfolgen. Bei der Erstvorstellung können die Visusprüfung und die VEP Hinweise auf frühere Erkrankungsschübe liefern und damit den Hinweis auf eine zeitliche Dissemination.

Eine **OCT** wurde bei pädiatrischen MS-Patienten bisher nur in Einzelfällen durchgeführt. Wie bei erwachsenen MS-Patienten ist jedoch gezeigt worden, dass die Axondichte in der Retina nach Optikusneuritiden abnimmt (Yilmaz et al. 2012). Im Gegensatz zu den Befunden bei erwachsenen MS-Patienten fanden sich aber bei pädiatrischen MS-Patienten keine Auffälligkeiten, wenn diese bisher keine Optikusneuritiden hatten (Waldman et al. 2013). Ob die OCT-Befunde bei pädiatrischer MS mit Atrophieparametern im MRT korrelieren, wurde bisher nicht untersucht.

8.8 Differenzialdiagnosen

Die Differenzialdiagnosen der pädiatrischen MS unterscheiden sich von denen der adulten MS und sind stark vom Manifestationsalter abhängig. Insbesondere bei Patienten vor dem 10. Lj., bei denen sowohl die klinische Symptomatik als auch die MRT-Befunde häufig atypisch für MS sein können, muss neben den entzündlichen ZNS-Erkrankungen auch an angeborene Stoffwechselerkrankungen mit Beteiligung der weißen Hirnsubstanz gedacht werden. Klinisch auf eine Stoffwechselerkrankung hinweisend ist eine Assoziation der Schübe mit fieberhaften Erkrankungen, eine allmähliche Entwicklung oder fehlende Rückbildung der klinischen Symptomatik, eine Beeinträchtigung des peripheren Nervensystems und die Mitbeteiligung anderer Organe.

Zu den **Stoffwechselerkrankungen**, die schubhaft verlaufen können und daher zunächst schwer von einer MS zu unterscheiden sind, gehören insbesondere die Mitochondriopathien, aber auch seltene Erkrankungen wie die durch Mutationen im SLC19A3-Gen verursachte „biotin-responsive basal ganglia disease" (BBGD) und die akute nekrotisierende Enzephalopathie (ANE), die im Kindesalter häufig durch Mutationen im RANBP2-Gen hervorgerufen wird. Bei den angeborenen **Störungen des Immunsystems** sind vor allem die hämophagozytären Lymphohistiozytosen eine wichtige und manchmal problematische Differenzialdiagnose der MS. Des Weiteren ist zu bedenken, dass es im Kindesalter einen Häufigkeitsgipfel für das Auftreten von **Hirntumoren** gibt, die ebenso wie die MS- Läsionen dieser Altersgruppe eine bevorzugte Lokalisation in der hinteren Schädelgrube zeigen. Gerade bei gutartigen Tumoren wie bei einer Phakomatose, der Neurofibromatose Typ 1 oder der tuberösen Hirnsklerose kann die Unterscheidung von MS-Läsionen schwierig sein. In manchen Fällen kann die Diagnose erst durch MRT-Verlaufskontrollen gesichert werden.

8.8.1 Akute disseminierte Enzephalomyelitis (ADEM)

Die ADEM ist eine in der Regel monophasisch verlaufende demyelinisierende Erkrankung, die vor allem im jungen Kindesalter vorkommt. Sie betrifft Jungen und Mädchen gleichermaßen und folgt sehr häufig auf eine Infektionskrankheit oder auch eine Impfung. Nach einer Prodromalphase mit Fieber, Übelkeit und Erbrechen sowie Kopfschmerzen kommt es innerhalb von 2–5 Tagen zu einem häufig schweren multifokalen neurologischen Krankheitsbild, das meist auch eine Enzephalopathie einschließt (➤ Abb. 8.2).

Häufiger als bei anderen demyelinisierenden Erkrankungen treten Krampfanfälle auf. Der Schub einer ADEM kann bis zu 3 Monate andauern und eine fluktuierende Symptomatik aufweisen. Auch spätere

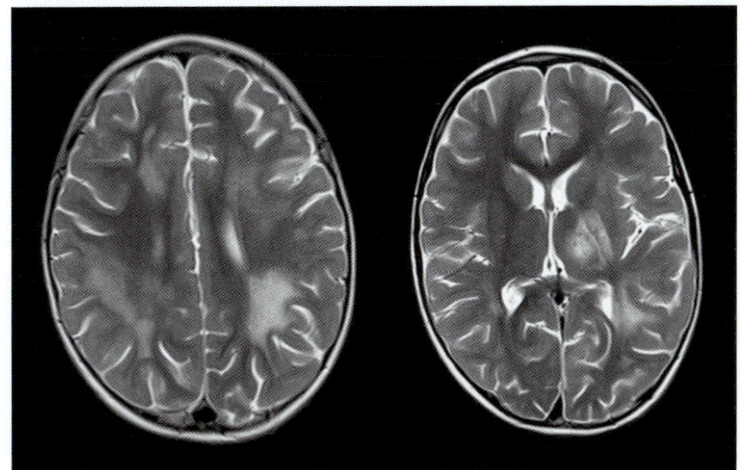

Abb. 8.2 MRT eines 4 Jahre alten Mädchens, bei dem akut eine Hemiparese rechts und eine Dysarthrie aufgetreten waren. OKBs waren im Liquor nicht nachweisbar. Nach einer Steroidpulstherapie bildeten sich die Symptome zunächst zurück, um nach 4 Wochen jedoch erneut aufzutreten, diesmal mit rechtsseitiger Fazialisparese. Nach erneuter Steroidtherapie kam es dann über 3 Wochen zum Verschwinden der Symptome. [M958]

Rezidive mit neuen klinischen Symptomen oder dem erneuten Auftreten der Symptome des ersten Schubs wurden bei bis zu 30 % der Patienten berichtet (Mar et al. 2010).

In der zerebralen und/oder spinalen MRT finden sich meist große, schlecht begrenzte Läsionen, die sowohl die weiße als auch die graue Hirnsubstanz betreffen. Die periventrikulären Regionen sind bei der ADEM häufig ausgespart. Eine KM-Aufnahme findet sich bei ca. 30 % der Patienten. Im Gegensatz zur MS ist die KM-Aufnahme in der Regel in allen Läsionen gleich.

Der Liquor weist beim Erkrankungsschub einer ADEM häufig eine Pleozytose und Eiweißerhöhung auf, die OKBs sind meist negativ.

Die **Therapie** der ADEM entspricht der eines MS-Schubs. Bei der Mehrzahl der Patienten kommt es im Verlauf von Wochen bis Monaten zu einer Restitutio ad integrum. Die Abgrenzung zum ersten Schub einer MS ist nicht immer möglich. Bei mindestens 6 % der ADEM-Patienten wird im späteren Verlauf eine MS diagnostiziert (Mar et al. 2010).

Huppke et al. (2013) beschreiben eine **Sonderform der ADEM** mit mehreren Schüben und in der Folge rezidivierenden Optikusneuritiden. In Untersuchungen von Serumproben dieser Patientengruppe konnte eine kontinuierliche Erhöhung von MOG-Ak nachgewiesen werden. Ob diese Antikörper in der Ätiopathogenese eine Rolle spielen oder nur ein Epiphänomen darstellen, ist unklar. MOG-Ak sind im Kindesalter auch häufig bei Optikusneuritiden, Myelitiden und der Neuromyelitis optica (NMO) nachweisbar. Hier werden sowohl monophasische als auch rekurrierende Verläufe berichtet. Der Verlauf ist in der Regel günstiger als bei den mit Aquaporin-4-Antikörpern (AQP4-Ak) assoziierten NMO-Spektrum-Erkrankungen (NMOSD, „neuromyelitis optica spectrum disorders"), jedoch werden auch Patienten beschrieben, bei denen ein bleibender Visusverlust oder andere Behinderungen aufgetreten sind.

8

8.8.2 Optikusneuritis

Wie im Erwachsenenalter können auch im Kindes- und Jugendalter Optikusneuritiden (ON) isoliert oder als klinisches Symptom einer MS, einer zerebralen Vaskulitis, einer NMO oder ADEM auftreten. Des Weiteren kann ein akuter Visusverlust bei Kindern und Jugendlichen auch durch Stoffwechselerkrankungen wie die Lebersche hereditäre Optikusneuropathie (LHON), Infektionen (z. B. Neuroborreliose) und einen Pseudotumor cerebri bedingt sein.

Bei etwa einem Drittel der Patienten ist die ON jedoch das erste klinische MS-Symptom. Im MRT finden sich häufig eine Signalanhebung und auch

Schwellung des N. opticus mit Gd-Anreicherung. Die ON tritt bei etwa 60 % der pädiatrischen Patienten einseitig auf und heilt bei der Mehrzahl vollständig aus (Wilejto et al. 2006).

Wie im Erwachsenenalter ist auch im Kindes- und Jugendalter das Risiko, eine MS zu entwickeln, besonders hoch, wenn im Liquor OKBs nachweisbar und/oder im MRT MS-typische Läsionen zu finden sind. Ist die MRT normal, liegt das Risiko für die Entwicklung einer MS dagegen unter 2 % (Verhey et al. 2011).

8.8.3 Myelitis transversa

Ähnlich wie die Optikusneuritis kann auch die Myelitis transversa isoliert oder im Zusammenhang mit anderen entzündlichen ZNS-Läsionen auftreten. Bei pädiatrischen Patienten mit einer typischen Myelitis transversa ist das Risiko, eine MS zu entwickeln, als gering anzusehen. Allerdings hinterlässt die isoliert auftretende Myelitis transversa bei einem Großteil der betroffenen Kinder und Jugendlichen schwere Residualsymptome wie Blasenentleerungsstörungen und Lähmungen (Pidcock et al. 2007).

Im Gegensatz zur MS, bei der die deutlich demarkierten spinalen Läsionen in der Regel dorsal oder am Rand des Rückenmarks gelegen sind, finden sich bei der Myelitis transversa zentral gelegene Läsionen oder solche, die den gesamten Querschnitt des Rückenmarks betreffen (Verhey et al. 2010).

Ebenso wie bei der ON steigt das Risiko der Patienten, an einer MS zu erkranken, deutlich an, wenn das spinale und zerebrale MRT weitere MS-typische Läsionen aufweist.

8.8.4 NMO-Spektrum-Erkrankungen

NMO-Spektrum-Erkrankungen (NMOSD) haben wie die MS ihren Häufigkeitsgipfel im jungen Erwachsenenalter und sind daher im Kindes- und Jugendalter selten. Da die bei MS eingesetzten immunmodulatorischen Medikamente bei den NMOSD aber unwirksam sind, stellen sie eine wichtige Differenzialdiagnose zur MS dar.

Wie bei erwachsenen NMSOD-Patienten erfordert die Diagnosestellung das Vorliegen einer ein- oder beidseitigen Optikusneuritis und einer langstreckigen Myelitis. Diese Symptome können jedoch Monate bis Jahre getrennt voneinander auftreten.

Ein weiteres diagnostisches Kriterium ist der Nachweis von AQP4-Ak, die auch bei betroffenen Kindern und Jugendlichen mit einer schlechten Prognose einhergehen. Bei der pädiatrischen NMOSD ist beschrieben, dass die Optikusneuritiden häufiger und schwerer verlaufen und zentrale Symptome wie Anfälle, Aphasie, kognitiver Abbau oder Ataxie deutlich häufiger (45–55 %) auftreten (McKeon et al. 2008).

Die Therapie der mit AQP4-Ak assoziierten NMOSD erfolgt wie im Erwachsenenalter mit Steroiden in Kombination mit Azathioprin oder Rituximab.

Neben der prognostisch sehr ungünstig verlaufenden mit AQP4-Ak assoziierten NMOSD werden zunehmend pädiatrische Patienten ohne diese Antikörper beschrieben, bei denen eine NMO infolge einer Infektion auftritt und bei denen monophasisch gleichzeitig eine langstreckige Myelitis und Optikusneuritis nachweisbar sind. Die Prognose dieser Erkrankungsform ist in der Regel günstig und eine Dauertherapie meist nicht erforderlich (Huppke et al. 2010). Möglicherweise stellt diese Erkrankungsform eine Sonderform der ADEM dar.

8.8.5 Zerebrale Vaskulitis

Die zerebrale Vaskulitis stellt eine schwierige Differenzialdiagnose dar, weil sie ebenso wie die MS mit einer schubhaft remittierend multifokalen neurologischen Symptomatik auftritt. Weitere Symptome können auch Optikusneuritiden und eine transverse Myelitis sein.

Im Gegensatz zu MS-Patienten haben diese Patienten häufig Kopfschmerzen und auch zerebrale Anfälle. Unterschieden werden die **Vaskulitiden der großen Gefäße**, deren Läsionen sich im MRT meist leicht von den Veränderungen bei MS unterscheiden lassen, und **Vaskulitiden der kleinen Gefäße**, die MS-ähnliche Läsionen im MRT aufweisen. Hinweisend auf eine zerebrale Vaskulitis können Laborparameter im Serum sein, etwa im Schub erhöhtes CRP, eine beschleunigte Blutsenkungsgeschwindigkeit (BSG) und eine erhöhte Konzentration an Von-Wil-

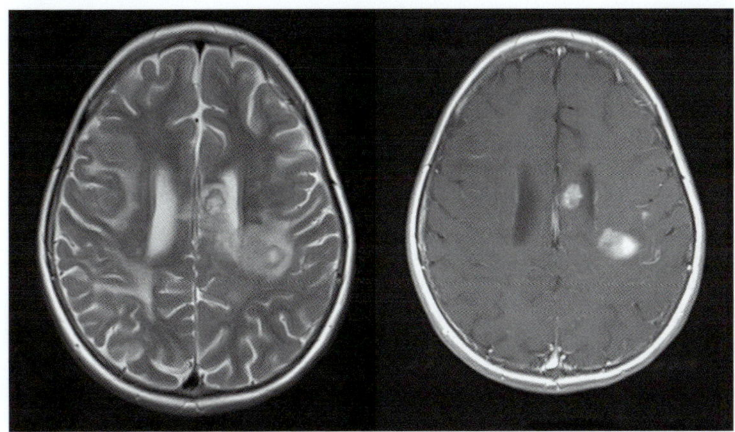

Abb. 8.3 MRT eines 10-jährigen Mädchens, das seit dem 6. Lj. rezidivierende Schübe einer entzündlichen ZNS-Erkrankung mit Myelitiden, Optikusneuritiden, Enzephalopathie und Paresen erlitt. Durch eine Hirnbiopsie konnte die Diagnose einer Vaskulitis der kleinen Gefäße gesichert werden. [M958]

lebrand-Faktor (VWF). Bei der Vaskulitis der kleinen Gefäße ist häufig eine Hirnbiopsie notwendig, um die Diagnose zu sichern (➤ Abb. 8.3).

Die Diagnosestellung einer Vaskulitis ist ebenso wie die einer NMO sehr wichtig, da sich die Langzeittherapie von der der MS grundsätzlich unterscheidet.

8.9 Therapie

8.9.1 Therapie des akuten Schubs

Pädiatrische MS-Patienten erhalten im akuten Schub i. v. **Methylprednisolon** über 3–5 Tage in einer Dosierung von 20 mg/kg KG, maximal jedoch 1 g/Tag. Nach 7–14 Tagen erfolgt eine Reevaluierung der klinischen Symptomatik. Wird dabei keine Besserung oder sogar eine Verschlechterung der funktionell einschränkenden Symptome festgestellt, werden die Gaben von Methylprednisolon wiederholt.

Bei Patienten, bei denen nach zweimaliger Methylprednisolon-Stoßtherapie weiterhin schwerwiegende Funktionseinschränkungen bestehen, wird eine **Plasmapherese** oder Immunabsorption durchgeführt. Diese Verfahren sind bei pädiatrischen MS-Patienten ähnlich wirksam wie bei erwachsenen MS-Patienten (Koziolek et al. 2013). Die **Immunadsorption** ist dabei das nebenwirkungsärmere Verfahren, das aber aus technischen Gründen bislang nur bei Jugendlichen und nicht im Kindesalter angewandt werden kann.

8.9.2 Immunmodulatorische Therapie

Für die pädiatrische MS gibt es keine placebokontrollierten randomisierten klinischen Studien über den Einsatz immunmodulatorischer Medikamente. Retrospektive Studien haben jedoch eine zur adulten MS vergleichbare Wirksamkeit von **β-IFN** und **Glatirameracetat** gezeigt. Bezüglich der Nebenwirkungen gleichen das Spektrum und die Häufigkeit des Auftretens denen, die in klinischen Studien mit erwachsenen MS-Patienten beschrieben sind. Daher besteht auch bei Diagnosestellung einer MS im Kindes- und Jugendalter die Indikation zu einer immunmodulatorischen Therapie.

Bei Anwendung der derzeit gültigen McDonald-Diagnosekriterien ist es in der Regel möglich, die Diagnose bereits nach dem ersten Schub zu stellen und frühzeitig eine Therapie zu beginnen. Ob auch bereits bei Vorliegen eines CIS eine immunmodulatorische Therapie begonnen werden sollte, ist vom Einzelfall abhängig.

Alle β-IFN sowie Glatirameracetat sind ab einem Alter von 12 Jahren zugelassen. In jedem Fall sollten aber auch MS-Patienten < 12 Jahren frühestmöglich mit den vorgenannten immunmodulatorischen Medikamenten behandelt werden. Für diese Patientengruppe ist eine Dosisanpassung an das Körpergewicht notwendig, da ansonsten schwere Nebenwirkungen auftreten können. Da Kinder sehr unterschiedlich auf β-IFN reagieren können, sollte eine langsame Titration der Dosis in kleinen Schritten bis zur individuell verträglichen Dosis erfolgen. Im weiteren Verlauf muss dann die Dosis an das Körperwachstum angepasst werden. In der Patientenkohorte des Göttinger MS-Zentrums traten vor allem grippeähnliche **Nebenwirkungen**, Fieber und Hautreaktionen auf.

Bei pädiatrischen MS-Patienten, bei denen die immunmodulatorische Therapie keinen ausreichenden Erfolg zeigt, muss ebenso wie bei erwachsenen MS-Patienten eine Eskalationsbehandlung durchgeführt werden. Indikatoren für die Notwendigkeit einer **Eskalationstherapie** sind das Auftreten von mehr als einem Schub im letzten Jahr unter immunmodulatorischer Therapie, die Zunahme des EDSS um 2 Punkte und der Nachweis entzündlicher Aktivität im MRT in Form von neuen T2-Läsionen und Gd-aufnehmenden Läsionen. Bei pädiatrischen MS-Patienten, die bereits bei Diagnosestellung eine hochaktive MS mit schwerwiegenden klinischen Symptomen aufweisen, kann eine Eskalationstherapie auch direkt erfolgen.

Die meisten Erfahrungen mit der Eskalationstherapie bei pädiatrischer MS bestehen für den Einsatz von **Natalizumab**. Wie bei erwachsenen MS-Patienten bewirkt Natalizumab bei der Mehrzahl der pädiatrischen MS-Patienten eine Schubfreiheit. Alternativ kann insbesondere bei Patienten, die positiv für JCV-Ak sind, **Fingolimod** eingesetzt werden. Allerdings liegen hier bislang keinerlei Daten und Erfahrungen zum Nebenwirkungsspektrum bei pädiatrischen MS-Patienten vor. Es ist jedoch zu erwarten, dass Fingolimod und andere orale MS-Medikamente ähnlich wie bei der adulten MS auch bei der pädiatrischen MS eine zunehmend große Rolle spielen werden.

Merke

Wie bei der adulten MS ist auch bei der pädiatrischen MS der Nutzen einer **Vitamin-D-Substitution** nicht erwiesen. Dennoch erhält die Mehrzahl der Patienten 1.000–2.000 IE Vitamin D pro Tag.

8.9.3 Symptomatische Therapie

Da die meisten pädiatrischen MS-Patienten im Intervall zwischen den Schüben keine körperlichen Einschränkungen haben, spielt die symptomatische Therapie vor allem bei der Bewältigung von Schubsymptomen eine Rolle. Dabei stehen Krankengymnastik und Ergotherapie im Vordergrund. Eine medikamentöse Therapie der Spastik ist nur in Einzelfällen notwendig und orientiert sich an den hierfür üblichen Therapieprinzipien.

8.9.4 Psychosoziale Betreuung

Die Diagnose einer pädiatrischen MS trifft vor allem die Jugendlichen in einer sehr bedeutenden und vulnerablen Phase ihres Lebens. Auch wenn die Behinderungsprogression nur sehr langsam ist und die meisten pädiatrischen MS-Patienten in der Lage sind, außerhalb der Schübe ein altersgerecht normales Leben zu führen, können die Krankheitsverarbeitung, die Schulausfälle und die Nebenwirkungen der Therapie bei einigen Patienten erhebliche psychosoziale Probleme auslösen. Die Betreuung von Kindern und Jugendlichen mit MS erfordert daher ein multidisziplinäres Team aus Ärzten, Psychologen, Sozialpädagogen und auf MS spezialisierten Krankenschwestern. Neben der medizinischen Behandlung können so auch Themen wie Krankheitsbewältigung, Schule, Ausbildung und Zukunftsplanung besprochen und die notwendigen Hilfestellungen gegeben werden.

LITERATURAUSWAHL

Unter https://shop.elsevier.de/multiple_sklerose erhalten Sie Zugriff auf weitere Literaturstellen zu diesem Kapitel.

Callen DJ, Shroff MM, Branson HM, et al. (2009). Role of MRI in the differentiation of ADEM from MS in children. Neurology 72(11): 968–973.

Charvet LE, O'Donnell EH, Belman AL, et al. (2014). Longitudinal evaluation of cognitive functioning in pediatric multiple sclerosis: Report from the US Pediatric Multiple Sclerosis Network. Mult Scler 20(11): 1502–1510.

Gorman MP, Healy BC, Polgar-Turcsanyi M, Chitnis T (2009). Increased relapse rate in pediatric-onset compared with adult-onset multiple sclerosis. Arch Neurol 66(1): 54–59.

8

Hummel HM, Bruck W, Dreha-Kulaczewski S, et al. (2013). Pediatric onset multiple sclerosis: McDonald criteria 2010 and the contribution of spinal cord MRI. Mult Scler 19(10): 1330–1335.

Huppke P, Blüthner M, Bauer O, et al. (2010). Neuromyelitis optica and NMO-IgG in European pediatric patients. Neurology 75(19): 1740–1744.

Huppke P, Rostasy K, Karenfort M, et al. (2013). Acute disseminated encephalomyelitis followed by recurrent or monophasic optic neuritis in pediatric patients. Mult Scler 19(7): 941–946.

Huppke B, Ellenberger D, Rosewich H, et al. (2014). Clinical presentation of pediatric multiple sclerosis before puberty. Eur J Neurology 21(3): 441–446.

Kornek B, Schmitl B, Vass K, et al. (2012). Evaluation of the 2010 McDonald multiple sclerosis criteria in children with a clinically isolated syndrome. Mult Scler 18(12): 1768–1774.

Koziolek M, Mühlhausen J, Friede T, et al. (2013). Therapeutic apheresis in pediatric patients with acute CNS inflammatory demyelinating disease. Blood Purification 36(2): 92–97.

Krupp LB, Tardieu M, Amanto MP, et al. (2013). International Pediatric Multiple Sclerosis Study Group criteria for pediatric multiple sclerosis and immune-mediated central nervous system demyelinating disorders: Revisions to the 2007 definitions. Mult Scler 19(10): 1261–1267.

MacAllister WS, Boyd JR, Holland NJ, et al. (2007). The psychosocial consequences of pediatric multiple sclerosis. Neurology 68 (16 Suppl 2): S66–69.

Mar S, Lenox J, Benzinger T, et al. (2010). Long-term prognosis of pediatric patients with relapsing acute disseminated encephalomyelitis. J Child Neurol 25(6): 681–688.

Mikaeloff Y, Suissa S, Vallée L, et al. (2004). First episode of acute CNS inflammatory demyelination in childhood: Prognostic factors for multiple sclerosis and disability. J Pediatr 144(2): 246–252.

Mowry EM, Pesic M, Grimes B, et al. (2009). Demyelinating events in early multiple sclerosis have inherent severity and recovery. Neurology 72(7): 602–608.

Neuteboom RF, Boon M, Catsman Berrevoets CE, et al. (2008). Prognostic factors after a first attack of inflammatory CNS demyelination in children. Neurology 71(13): 967–973.

Pidcock FS, Krishnan C, Crawford TO, et al. (2007). Acute transverse myelitis in childhood: Center-based analysis of 47 cases. Neurology 68(18): 1474–1480.

Reinhardt K, Weiss S, Rosenbauer J, et al. (2014). Multiple sclerosis in children and adolescents: Incidence and clinical picture – new insights from the nationwide German surveillance (2009–2011). Eur J Neurology 21(4): 654–659.

Renoux C, Vukusic S, Confavreux C (2007). Natural history of multiple sclerosis with childhood onset. N Engl J Med 356(25): 2603–2613.

Stark W, Huppke P, Gärtner J (2008). Paediatric multiple sclerosis: The experience of the German Centre for Multiple Sclerosis in Childhood and Adolescence. J Neurol 255 (Suppl 6): 119–122.

Tardieu M, Banwell B, Wolinsky JS, et al. (2016). Consensus definitions for pediatric MS and other demyelinating disorders in childhood. Neurology 87 (9 Suppl 2): S8–S11.

Verhey LH, Branson HM, Makhija M, et al. (2010). Magnetic resonance imaging features of the spinal cord in pediatric multiple sclerosis: A preliminary study. Neuroradiology 52(12): 1153–1162.

Verhey LH, Branson HM, Shroff MM, et al. (2011). MRI parameters for prediction of multiple sclerosis diagnosis in children with acute CNS demyelination: a prospective national cohort study. Lancet Neurol 10(12): 1065–1073.

Waubant E, Chabas D, Okuda DT, et al. (2009). Difference in disease burden and activity in pediatric patients on brain magnetic resonance imaging at time of multiple sclerosis onset vs adults. Arch Neurol 66(8): 967–971

Waubant E, Ponsonby AL, Pugliatti M, et al. (2016). Environmental and genetic factors in pediatric inflammatory demyelinating diseases. Neurology 87 (9 Suppl 2): S20–27.

Yilmaz Ü, Gücüyener K, Erin DM, et al. (2012). Reduced retinal nerve fiber layer thickness and macular volume in pediatric multiple sclerosis. J Child Neurol 27(12): 1517–1523.

KAPITEL

9

Wolfgang Köhler, Frank A. Hoffmann und Rudolf M. Schmidt†

Differenzialdiagnose, Sonderformen und Diagnosesicherung

Bei den differenzialdiagnostischen Überlegungen zur multiplen Sklerose (MS) sind aufgrund der vielfältigen klinischen Symptome und des variablen Verlaufs der MS zahlreiche Erkrankungen zu berücksichtigen. Die Möglichkeiten einer Fehldiagnose sind deshalb zahlreich, und es besteht eine hohe Wahrscheinlichkeit, dass eine MS nicht rechtzeitig erkannt wird. Häufig zeigen sich flüchtige oder unspezifische Erstsymptome, wodurch eine frühzeitige Behandlung versäumt werden kann oder unnötige diagnostische Eingriffe und verfehlte Behandlungsmaßnahmen eingeleitet werden. Auch sucht der Patient anfangs keinen Arzt auf, weil er an die spontane Rückläufigkeit der Symptome glaubt.

Fehldiagnosen sind nicht selten auch dadurch begründet, dass nur in lehrbuchhaften Symptomkategorien gedacht wird. Hier ist z. B. die von Charcot beschriebene Trias Nystagmus, skandierende Sprache und Intentionstremor zu nennen. Andererseits dürfen einzelne Symptome nicht überbewertet werden; sie erfordern insgesamt eine fachgerechte Abklärung. Einer besonderen Differenzierung sind auch bestimmte Prozesslokalisationen, z. B. im Bereich der Medulla oblongata oder im zervikookzipitalen Bereich zu unterziehen. Zusatzuntersuchungen, neurophysiologische, differenzierte Liquoruntersuchungen sowie bildgebende Verfahren unterstützen die Sicherheit der Diagnostik.

9.1 Diagnosesicherung

Die Diagnose MS stützt sich nach modernen Erkenntnissen auf klinische, kernspintomografische, neurophysiologische und Laborbefunde. Historisch gesehen wurde die Diagnose zunächst ausschließlich anhand klinischer Kriterien gestellt, wobei der Nachweis einer topischen und zeitlichen Dissemination der Symptome ausschlaggebend ist.

Die **Schumacher-Kriterien** von 1965 (➤ Box 9.1) gehören seit Langem zu den anerkannten diagnostischen Kriterien. Sie legen fest, wann nach klinischen Gesichtspunkten die Diagnose „MS" gesichert ist. Bei diesen Kriterien fanden die damaligen klinischen Erfahrungen Berücksichtigung, insbesondere der Nachweis polytoper, zeitlich versetzter Symptome bei unterschiedlichen Verlaufsformen.

Box 9.1

Schumacher-Kriterien für die Diagnose der MS (1965)

- Die neurologische Untersuchung ergibt objektiv eine Funktionsstörung des ZNS.
- Anamnese oder Befund weisen auf eine Beteiligung von zwei oder mehr Abschnitten des ZNS hin.
- Die Erkrankung betrifft vorwiegend die weiße Substanz.
- Das Nervensystem kann auf zweierlei Arten betroffen sein:
  - Zwei oder mehrere Episoden, die jeweils mindestens 24 h anhalten und zeitlich mindestens durch 1 Mon. getrennt sind
  - Langsam kontinuierliche oder schrittweise Progression über mind. 6 Mon.
- Das Alter bei Beginn der Erkrankung beträgt 10–50 Jahre.
- Der Befund und die Beschwerden dürfen durch keinen anderen Krankheitsprozess erklärbar sein.

In die **Poser-Kriterien** (1984) wurden die Ergebnisse der Liquoruntersuchung einbezogen, insbesondere der Nachweis autochthoner IgG-Synthese und oligoklonaler IgG-Banden. Diese Veränderungen sind in dem Begriff **laborunterstützt sichere multiple Sklerose** zusammengefasst (➤ Tab. 9.1).

Die zentrale Bedeutung der Ergebnisse der **Liquoruntersuchung** für die Diagnosesicherung geht auch aus der Fülle der möglichen Differenzialdiagnosen mit ganz ähnlichen klinischen, z. T. auch ähnlichen elektrophysiologischen und neuroradiologischen Befunden hervor. Die Diagnose MS sollte daher nicht ohne die Ergebnisse wenigstens einer Liquoruntersuchung gestellt werden (➤ Kap. 10, ➤ Kap. 11).

Ein weiterer wichtiger Baustein in der Diagnostik ist die Elektrophysiologie, insbesondere zum Nachweis der topischen Dissemination (➤ Kap. 14).

Mit zunehmender Bedeutung der **Magnetresonanztomografie (MRT)** im klinischen Alltag, der Differenzialdiagnostik und bis hin zu wichtigen kli-

Tab. 9.1 Poser-Kriterien für die Diagnose der MS (nach Poser et al. 1984)

		Schübe	Klinischer Nachweis von Läsionen	Paraklinischer Nachweis von Läsionen	Liquor-IgG/OKB im Liquor
Klinisch sichere MS	1.	2	2		
	2.	2	1 und	1	
Laborunterstützt sichere MS	1.	2	1 oder	1	+
	2.	1	2		+
	3.	1	1 und	1	+
Klinisch wahrscheinliche MS	1.	2	1		
	2.	1	2		
	3.	1	1 und	1	
Laborunterstützt wahrscheinliche MS	1.	2			+

nischen Studien zur MS-Therapie haben die Ergebnisse der neuroradiologischen Untersuchungen einen hohen Stellenwert für die Diagnosestellung erlangt. In die o. g. etablierten Diagnosekriterien hatten die neuroradiologischen Befunde aus historischen Gründen noch keinen Eingang gefunden. Erstmals 2001 und in revidierten Fassungen 2005 und 2010 wurden durch ein internationales Expertengremium neue Diagnosekriterien für die schubförmige und für die chronisch-progrediente MS unter Einschluss der Ergebnisse der klinischen MRT-Diagnostik erarbeitet (**McDonald-Kriterien**). Im Ergebnis kann jetzt die Diagnose MS bereits nach dem 1. Krankheitsschub mit hoher Spezifität und Sensitivität gestellt werden. Im Zentrum des diagnostischen Prozesses stehen weiterhin der objektive Nachweis der zeitlichen und räumlichen Dissemination von Läsionen sowie der sorgfältige Ausschluss anderer Ursachen. Die Diagnose kann weiterhin auch allein aufgrund objektivierbarer klinischer Befunde gestellt werden, anamnestische Angaben allein werden jedoch als nicht ausreichend eingestuft. Mindestens ein Schub muss durch Befunde im Rahmen einer ausführlichen neurologischen Untersuchung objektivierbar sein. Schubsymptome müssen anamnestisch oder klinisch objektivierbar für mindestens 24 h anhalten. Ein Uthoff-Phänomen sollte sicher ausgeschlossen werden.

Wenn die klinischen Befunde für die Diagnose nicht ausreichen, werden MRT-, Liquor- und VEP-Befunde ergänzend herangezogen, wobei dem Schädel-MRT eine besonders hohe Bedeutung beigemessen wird (➤ Box 9.2).

Box 9.2

MRT-Kriterien der MS der Konsensusgruppe MAGNIMS (Magnetic Resonance Imaging in MS; Filippi et al. 2016)

- Nachweis der räumlichen Dissemination durch mindestens 2 der 5 folgenden Kriterien:
  - Mindestens drei periventrikuläre Läsionen
  - Mindestens eine kortikale oder juxtakortikale Läsion
  - Mindestens eine infratentorielle Läsion
  - Mindestens eine spinale Läsion
  - Mindestens eine Läsion im N. opticus
- Nachweis der zeitlichen Dissemination durch:
  - Mindestens eine neue T2-Läsion oder eine neue KM-aufnehmende Läsion in einem Folge-MRT
  - Gleichzeitiges Vorhandensein mindestens einer T2-Läsion und einer KM-aufnehmenden Läsion in einem MRT zu einem beliebigen Zeitpunkt

Die neuen Kriterien berücksichtigen erstmals eine Optikusneuritis als lokalisatorisch bedeutsames Diagnosekriterium. Neu ist auch der Nachweis von mindestens drei periventrikulären Läsionen (zuvor eine) und die Berücksichtigung kortikaler Läsionen.

Unter dem **radiologisch isolierten Syndrom (RIS)** versteht man zufällig entdeckte MS-typische MRT-Veränderungen bei ansonsten Gesunden. Aktuellen Studien zufolge entwickeln bis zu 30 % der Betroffenen im Verlauf der nächsten 5 Jahre eine MS (Okuda et al. 2014). Ein RIS könnte somit die erste sichtbare Manifestation in einem präklinischen Stadium der MS sein.

Die **Liquoruntersuchung** ist nach den neuen Kriterien für die Diagnose einer schubförmigen MS nicht mehr erforderlich. Sie spielt lediglich als eines von drei Auswahlkriterien für die Diagnose einer primär chronischen MS (PPMS) eine Rolle. Es wird allerdings ausdrücklich darauf hingewiesen, dass der Liquoruntersuchung zum differenzialdiagnostischen Ausschluss anderer Ursachen große Bedeutung zukommt. Bei den Ergebnissen der Liquoruntersuchung, die die entzündliche Natur der Erkrankung belegen können, werden positive oligoklonale IgG-Banden und ein erhöhter IgG-Index als die Diagnose einer PPMS stützend betrachtet.

➤ Tab. 9.2 zeigt die von der Expertenkommission erstellten Diagnosekriterien.

Wenn die Kriterien erfüllt sind und es keine bessere Erklärung für die aktuellen Symptome gibt, kann die Diagnose MS als gesichert gelten. Sind die Kriterien nur unvollständig erfüllt, kann von einer „möglichen MS" gesprochen werden. Sind die MRT-, Liquor- und VEP-Befunde normal oder nicht MS-typisch verändert, sollte die Diagnose MS angezweifelt und eine sorgfältige differenzialdiagnostische Abklärung vorgenommen werden. Zudem sollten die obigen Kriterien auf Patienten im Alter zwischen 10 und 59 Jahren angewandt werden, da sie bei diesen Patienten als ausreichend gesichert gelten.

Tab. 9.2 McDonald-Diagnosekriterien der MS nach Polman et al. (2010)

Klinische Befunde	Weitere für die MS-Diagnose nötige Befunde
Zwei oder mehr Schübe und objektiver klinischer Nachweis von zwei oder mehr Läsionen oder objektiver klinischer Nachweis einer Läsion und ein anamnestisch gesicherter Schub	Keine
Zwei oder mehr Schübe und objektiver klinischer Nachweis einer Läsion	Räumliche Dissemination, belegt durch MRT, oder im weiteren Verlauf klinischer Schub, der einen anderen Läsionsort betrifft
Ein Schub und objektiver klinischer Nachweis von zwei oder mehr Läsionen	Zeitliche Dissemination, belegt durch MRT, oder zweiter klinischer Schub
Ein Schub und objektiver klinischer Nachweis einer Läsion (CIS)	Räumliche und zeitliche Dissemination, belegt durch MRT, oder zweiter klinischer Schub
Schleichend progrediente neurologische Ausfälle, welche die Diagnose MS (PPMS) vermuten lassen	Nachweis progredienter Krankheitszeichen über 1 Jahr (retro- oder prospektiv) *und* zwei der drei folgenden Kriterien: • Räumliche Dissemination, belegt durch mind. 1 T2-Läsion in mind. einer Gehirnregion (periventrikulär, juxtakortikal, infratentoriell) oder • 2 oder mehr Läsionen im Rückenmark oder • MS-typische Liquorveränderungen (OKB und/oder IgG-Index ↑)

9.2 Differenzialdiagnose der multiplen Sklerose

Die Differenzialdiagnose der MS umfasst ein weites Spektrum von Erkrankungen. Die häufigsten und wichtigsten Differenzialdiagnosen sind in ➤ Box 9.3 zusammengefasst; weitere Differenzialdiagnosen, an die je nach klinischer Konstellation gedacht werden sollte, sind ➤ Box 9.4 zu entnehmen.

Box 9.3

Differenzialdiagnose der MS

- Vaskulitiden und Kollagenosen
- Erregerbedingte Erkrankungen
- Leukodystrophien
- Vitamin-B_{12}-Mangel
- Neurosarkoidose
- Erkrankungen mit dem Leitsymptom einer progredienten spastischen Tetra- oder Paraparese
- Primäres ZNS-Lymphom
- Hashimoto-Enzephalopathie
- Susac-Syndrom
- Antiphospholipid-Syndrom

9

Box 9.4

Weitere Differenzialdiagnosen, je nach klinischer Situation

- Kraniozervikale Übergangsanomalien
- Arteriovenöse Malformationen
- Zerebrovaskuläre Erkrankungen
  - Subkortikale arteriosklerotische Enzephalopathie (SAE)
  - Rezidivierende Embolien bei persistierendem offenem Foramen ovale
- Paraneoplastische Enzephalopathien
- Autosomal-dominante zerebelläre Ataxien (ADCA- bzw. SCA-Typen)
- Sporadische und autosomal-rezessive Ataxien
- Mitochondriopathien
  - MERRF
  - MELAS
  - Leber-Optikusatrophie
  - Ophthalmoplegia plus
- Ionenkanalerkrankungen: episodische (paroxysmale) Ataxien
- Amyotrophe Lateralsklerose (ALS)/primäre Lateralsklerose
- Myelitis transversa (infektiös, parainfektiös, paravakzinal, ischämisch)
- Tropische spastische Paraparese (HTLV-I-assoziierte Myelopathie)

- Erkrankungen durch Parasiten
  - Echinokokkose
  - Zystizerkose
  - Toxoplasmose
- Abszesse (zerebral und spinal, septisch-embolische Herdenzephalitis)
- Tumoren und Metastasen (zerebral und spinal)
- Sneddon-Syndrom
- CLIPPERS-Syndrom
- Porphyrie ▮▮

9.2.1 Vaskulitiden und Kollagenosen

Die Reihenfolge, in der die Erkrankungen in diesem Abschnitt abgehandelt werden, orientiert sich an ihrer Einteilung nach Berlit (➤ Box 9.5).

▮▮ **Box 9.5**

Übersicht über die in der Differenzialdiagnose der MS wichtigen Vaskulitiden und Kollagenosen nach Berlit

- Vaskulitiden der Arterien mittlerer Größe
  - Isolierte ZNS-Angiitis (IAN oder PACNS)
  - Klassische Panarteriitis nodosa (cPAN)
- *Small-Vessel*-Vaskulitiden (Vaskulitis der Arteriolen, Kapillaren oder Venen)
  - ANCA-positiv
  - Wegener-Granulomatose (WG)
  - Churg-Strauss-Syndrom (CSS)
  - Mikroskopische Panarteriitis nodosa (mPAN)
  - Immunkomplex-vermittelt
  - Morbus Behçet
  - Rheumatoide Arthritis (RA)
  - Kollagenosen: SLE, Sjögren-Syndrom
  - Vaskulitiden durch Medikamente und Drogen (i. S. von Hypersensitivitätsangiitiden) ▮▮

Primäre Angiitis des ZNS

Die PACNS ist eine sehr seltene Erkrankung, die ausschließlich die Gefäße des Gehirns und Rückenmarks befällt. Sie tritt im frühen bis mittleren Erwachsenenalter auf und zeigt einen chronisch-rezidivierenden bzw. chronisch-progredienten Verlauf. Männer sind häufiger betroffen als Frauen.

Klinik Es findet sich eine Kombination aus:

- chronischen Kopfschmerzen (75 %),
- Enzephalopathie mit Wesensänderung und kognitiven, mnestischen und affektiven Veränderungen (75 %) sowie
- multifokalen neurologischen Symptomen aufgrund von Ischämien (65 %).

Auch Hirnnervenausfälle (20 % d. F.), Rückenmarksymptome (15 % d. F.) und epileptische Anfälle kommen vor.

Diagnostik Um die Diagnose stellen zu können, sollten mindestens zwei der o. g. Symptome über einige Monate bestehen.

- **cMRT:** Kortikal und subkortikal finden sich multilokulär in der grauen und weißen Substanz ischämische Läsionen mit variablem KM-Enhancement, aber auch Normalbefunde sind möglich.
- **Angiografie:** Die arterielle DSA zeigt typischerweise multiple segmentale Gefäßstenosen und -abbrüche der kleinen und mittleren Gefäße, ist jedoch nicht beweisend und initial nicht immer typisch verändert.
- **Labor:** BSG in etwa 66 % d. F. beschleunigt, Leukozytose in ca. 50 % d. F., Serologie negativ. Positive ANA sprechen eher gegen eine PACNS.
- **Liquor:** entzündliche Veränderungen mit leichtgradiger lymphomonozytärer Pleozytose und Eiweißerhöhung bzw. Ig-Veränderungen.
- **Diagnosesicherung:** Die Diagnose lässt sich nur durch eine leptomeningeale und parenchymatöse Biopsie sichern, weshalb andere Vaskulitiden vorher sehr sorgfältig ausgeschlossen werden müssen. Eine Biopsie wird erst empfohlen, wenn die Erkrankung einen progredienten Verlauf über 3 Mon. zeigt.

Panarteriitis nodosa (PAN)

Die PAN wird unterteilt in die klassische PAN (cPAN), die kleine Gefäße ausspart, und in die mikroskopische PAN (mPAN), bei der kleine Gefäße obligat, größere fakultativ betroffen sind. Der Verlauf ist subakut bis chronisch-fluktuierend. Bei 70 % Assoziation mit einer Virushepatitis.

Klinik Neben Allgemeinsymptomen und dem Befall innerer Organe findet sich eine Beteiligung der Muskulatur (ca. 50 %), des PNS (etwa 70 %) und eine

ZNS-Beteiligung (in 20–40 %). Letztere manifestiert sich als Ischämien, Blutungen, epileptische Anfälle, Enzephalopathie, Retinopathie und Kopfschmerzen. Das neurologische Leitsymptom ist die **Mononeuritis multiplex**; daneben kommen Hirnnervensymptome vor allem des N. facialis und des N. trigeminus sowie der Augenmuskelnerven vor. Neurologische Symptome sind bei der cPAN viel häufiger als bei der mPAN.

Diagnostik

- **Labor:** BSG und CRP ↑, Komplement C_3 und C_4 ↓, zirkulierende Immunkomplexe nachweisbar. Bei cPAN ist HBS-Ag in 30–50 % d. F. positiv, ANA sind in ca. 30 % d. F. positiv. Bei mPAN sind perinukleäre ANCA (pANCA), die in 90 % gegen Myeloperoxidase gerichtet sind, in 60 % d. F. positiv, jedoch nicht spezifisch. Bestimmung der Hepatitisserologie.
- **Liquor:** meist Normalbefund.
- **Diagnosesicherung:** durch Nerv-Muskel-Biopsie bei entsprechender Klinik bzw. durch Nierenbiopsie.

Wegener-Granulomatose

Die Wegener-Granulomatose (WG) ist eine nekrotisierende granulomatöse Entzündung, die vor allem den Nasen-Rachen-Raum, die Lungen und Nieren befällt. Männer erkranken häufiger als Frauen. Es existieren limitierte und vaskulitische Formen.

Klinik Meist ist die WG zunächst auf den Nasen-Rachen-Raum beschränkt und manifestiert sich als chronische Rhinitis mit blutigem Schnupfen. In 20–50 % d. F. treten neurologische Symptome auf, wobei die ZNS-Beteiligung eher in der Spätphase vorkommt. Raumfordernde Granulome an der Schädelbasis verursachen Hirnnervenausfälle, z. B. externe Ophthalmoplegie, Trigeminusneuropathie, Fazialisparese und Hörverlust, zudem Chiasmakompression (Gesichtsfeldausfälle), Exophthalmus und aseptische Meningitiden. Zudem kann die WG eine Mononeuritis multiplex, Polyneuropathie, Kopfschmerzen, Enzephalopathie, Sinusvenenthrombose, Ischämien oder Blutungen verursachen.

9

Diagnostik

- **cMRT:** neben parenchymatösen Läsionen stark verdickte Meningen.
- **Labor:** BSG und Kreatinin ↑, Erythrozyturie, evtl. Leukozytose, Thrombozytose, Anämie. Bei 90 % der Pat. sind zytoplasmatische ANCA (cANCA) nachweisbar, die jedoch nicht spezifisch sind. In 90 % sind sie gegen Proteinase 3 gerichtet (PR-3-ANCA). In weniger als 5 % d. F. sind pANCA positiv.
- **Diagnosesicherung:** Biopsie aus Granulomen des Nasen-Rachen-Raums.

Churg-Strauss-Syndrom

Das sehr seltene Churg-Strauss-Syndrom (CSS) ist durch die Trias von systemischer und pulmonaler Vaskulitis, extravaskulären Granulomen und Eosinophilie gekennzeichnet. Die charakteristischen eosinophilen Granulome finden sich perivaskulär und in den befallenen Organen.

Klinik Typisch sind ein allergisches Asthma bronchiale und eine allergische Rhinitis. Neurologische Symptome sind eine schmerzhafte Mononeuritis multiplex (75 % d. F.) sowie Ausfälle von Augenmuskelnerven, N. trigeminus, N. facialis und N. opticus (ischämische Optikopathie). In 20–30 % d. F. findet man eine zerebrale Beteiligung mit Kopfschmerzen, Enzephalopathie, Ischämien und Blutungen.

Diagnostik

- **Labor:** Eosinophilie (Anteil der Eosinophilen im Differenzialblutbild > 10 % bzw. Eosinophilenzahl > 1.000/µl) bei > 80 % der Pat. Komplement meist normal, IgE ↑, unspezifische Entzündungszeichen. Bei 50–70 % der Pat. sind pANCA positiv. Sie sind zu 90 % gegen Myeloperoxidase gerichtet (MPO-ANCA).
- **Liquor:** Eosinophilie, milde lymphomonozytäre Pleozytose und Eiweiß ↑.
- **Diagnosesicherung:** Nerv-Muskel-Biopsie mit Nachweis von Vaskulitis und eosinophilen Granulomen.

Morbus Behçet

Die Inzidenz dieser entzündlichen Systemerkrankung beträgt in Deutschland 1 : 500.000; in den Mittelmeerländern (vor allem Türkei) und in Japan ist sie viel höher. Die Erkrankung beginnt zwischen dem 20. und 40. Lj. und betrifft Männer häufiger als Frauen. Sie verläuft in Schüben von Wochen bis Monaten mit Remission und jahrelangen symptomfreien Intervallen. ZNS und Meningen zeigen entzündliche Infiltrate besonders der kleinen Gefäße. Ältere Entzündungsherde im Gehirn weisen Gliose und Demyelinisierung auf.

Klinik Nach den Diagnosekriterien der Internationalen Studiengruppe für den Morbus Behçet sind die Leitsymptome **Stomatitis aphthosa, genitale Ulzerationen** und **ophthalmologische Symptome** (rezidivierende Uveitiden, Keratitis, Konjunktivitis, Iritis). Daneben kommen Hautläsionen (z. B. Erythema nodosum) und multilokuläre Arthralgien vor.

Bei bis zu 50 % der Pat. ist das ZNS befallen, wobei zwei Formen des sog. **Neuro-Behçet** abgegrenzt werden können:

- Bei der **parenchymatösen Form** (ca. 80 % d. F.) entwickeln sich akut bis subakut spastische Paresen und Hemiparesen, kognitive Störungen, Aphasie, homonyme Hemianopsie, Meningoenzephalitis, Bewusstseinstrübung und Kopfschmerzen, vor allem aber treten infratentorielle Läsionen mit gekreuzter Symptomatik bei Hirnstammläsionen, eine Dysarthrie und zerebelläre Symptome auf. Auch finden sich eine Retrobulbärneuritis und spinale Symptome.
- Die **vaskuläre Form** (ca. 20 % d. F.) betrifft die großen venösen Leiter des Gehirns (Sinus, große Venen). Es kommt zu Zeichen des erhöhten Hirndrucks, Pseudotumor cerebri und vor allem zu Sinusvenenthrombosen, selten (wenn Arterien betroffen sind) auch zu Hirninfarkten.

Diagnostik

- **cMRT:** Vom Hirnstamm bis zu den Basalganglien finden sich ausgedehnte KM-aufnehmende Läsionen oder disseminierte multilokuläre Läsionen (in T2-gewichteten Aufnahmen hyperintens). Sie treten vor allem in der weißen (nicht MS-typisch periventrikulär verteilt), aber auch in der grauen Substanz auf, mit Betonung von Hirnstamm und Pons. Frische Herde können raumfordernd sein.
- **Labor:** allgemeine Entzündungszeichen wie BSG ↑, CRP ↑, Leukozytose. Anämie, IgA ↑, in der Serumelektrophorese α2-Globulin ↑; in 75 % d. F. Nachweis zirkulierender Immunkomplexe; Komplement C_9 (als Aktivitätsmarker) ↑, Assoziation zu HLA-B5.
- **Liquor:** mäßige, überwiegend lymphozytäre Pleozytose, jedoch auch Zellzahlen > 1.000/μl, dann vor allem granulozytär und begleitet von Laktaterhöhung. Glukose normal, leichte Schrankenstörung. Nachweis oligoklonaler IgA- und IgM-Banden, auch identischer Banden in Serum und Liquor. Im Laufe der Erkrankung können die OKB wieder negativ werden.

Rheumatoide Arthritis

Charakteristika der rheumatoiden Arthritis (RA) sind der **Befall der kleinen Gelenke von Händen und Füßen, Entzündungszeichen** sowie positive **Rheumafaktoren.**

Klinik Typisch sind eine Polyarthritis und Tendovaginitis der Fingergrund- und der proximalen Interphalangealgelenke. Extraartikuläre Organmanifestationen sind relativ selten. Neurologische Symptome treten meist erst im Verlauf der Erkrankung auf: Durch die Gelenkveränderungen mit Tendosynovitis kann es zu Nervenkompressionssymptomen kommen. Im Rahmen der vaskulitischen Verlaufsform tritt eine Mononeuritis multiplex auf. Ein ZNS-Befall mit multifokalen Ausfällen infolge von Ischämien, epileptischen Anfällen und aseptischer Meningitis ist sehr selten. Eine atlantoaxiale Instabilität kann zu Rückenmarkskompression und zervikaler Myelopathie mit chronisch progredienter Tetraspastik führen.

Diagnostik BSG ↑, CRP ↑, α- und γ-Globulin ↑, Anämie. Komplement ↓, C_3 und C_4 im Schub jedoch oft ↑. In ca. 50 % d. F. zirkulierende Immunkomplexe. RF in 70–80 % d. F. positiv, ANA in ca. 35 % d. F. in niedrigen Titern nachweisbar, Anti-ds-DNA-Ak jedoch negativ. Bei 70 % der Pat. Assoziation mit HLA-DR4.

Systemischer Lupus erythematodes (SLE)

Der SLE ist eine durch eine Immunkomplexvaskulitis bedingte Multisystemerkrankung. Sie betrifft jüngere Erwachsene, Frauen 7- bis 10-mal häufiger als Männer. Die Inzidenz beträgt 7/100.000.

Klinik Es treten Allgemein- (90 % d. F.), Muskel- (40 % d. F.) und Gelenkbeschwerden (> 80 % d. F.), Haut- (> 70 % d. F.) und kardiopulmonale Veränderungen (60–70 % d. F.) sowie Nierenbefall (60–70 % d. F.) auf. In 60 % d. F. kommt es zu einer ZNS-Beteiligung, die zu den diagnostischen Kriterien des *American College of Rheumatology* zählt. Die neurologische Symptomatik ist sehr vielgestaltig und weist einen schubförmigen Verlauf auf. Eine Enzephalopathie führt zu kognitiven und affektiven Störungen (vor allem Depression), psychotischen Episoden und epileptischen Anfällen (vor allem Grands-Maux). Zerebrale Ischämien, die auch als Folge einer kardiogenen Embolie bei der Endokarditis Libmann-Sacks entstehen können, verursachen multifokale Ausfälle. Weiterhin kommen akute bis subakute Myelopathien, auch unter dem Bild einer Myelitis transversa vor, außerdem choreatiforme Symptome, eine vor allem sensible PNP mit sensibler Ataxie sowie Hirnnervensymptome, wobei häufig der N. opticus, die Augenmuskelnerven und der N. facialis betroffen sind. Über die Hälfte der Pat. klagt darüber hinaus über eine allgemeine muskuläre Schwäche, rasche Erschöpfbarkeit (Fatigue) und Muskelschmerzen.

Diagnostik

- **cMRT:** Vaskulitische Veränderungen erscheinen im Narbenstadium als *white matter lesions.* Multilokuläre Läsionen erscheinen subkortikal, an der Mark-Rinden-Grenze, periventrikulär, auch im Kortex, aber nicht im Corpus callosum; sie zeigen in akuten Phasen KM-Enhancement.
- **Labor:** BSG ↑, CRP ↑, α2- und γ-Globulin ↑. Komplement C_3 und C_4 ↓. Es besteht eine hypochrome Anämie, Leuko-, Lympho- oder Thrombopenie. Assoziation zu HLA-DR2 und -DR3. Bei > 96 % der Pat. sind ANA in hohen Titern positiv (aber auch bei der MS unspezifisch erhöht!), bei 80 % finden sich spezifische Anti-Doppelstrang-DNA-Antikörper (Anti-ds-DNA-Ak), deren Titer sich zum Therapiemonitoring eignen. Anti-Sm-Ak finden sich bei ZNS-Beteiligung in 25 % d. F. Ribosomale P-Ak sind assoziiert mit Psychosen, Jo-1-Ak mit Polymyositis, Neuronen-Ak mit Epilepsie und Enzephalopathie. Die Abgrenzung eines medikamentös induzierten SLE ist durch positive Histon-Ak und Fehlen von Anti-ds-DNA-Ak möglich.
- **Liquor:** Bei ca. 30 % der Pat. pathologisch: leichte lymphozytäre Pleozytose und/oder Eiweißerhöhung und intrathekale IgG-Synthese. OKB positiv, bei bis zu 50 % der Pat. aber auch im Serum nachweisbar. Nachweis von Neuronen-Ak.
- **Diagnosesicherung:** durch Biopsie.

Sjögren-Syndrom

Beim Sjögren-Syndrom findet sich eine chronisch atrophische Entzündung der Speichel- und Tränendrüsen. Bei RA und anderen Kollagenosen wird in eine primäre (idiopathische) und eine sekundäre Form unterteilt. Frauen sind 9-mal häufiger betroffen als Männer.

Klinik Leitsymptom ist die Sicca-Symptomatik mit **Xerophthalmie, Keratoconjunctivitis sicca** und **Xerostomie**. In etwa 30 % d. F. treten neurologische Symptome auf, wobei vor allem das PNS betroffen ist (betont sensible PNP mit Ataxie). Häufig sind auch Nervenkompressionssyndrome an typischer Lokalisation, ebenso ein Hirnnervenbefall, besonders des N. trigeminus und N. facialis, und eine tonische Pupillenstörung. Auch das ANS kann beteiligt sein. Zudem kann eine Myelitis mit spinaler Symptomatik vorliegen. Eine Enzephalopathie äußert sich in affektiven und kognitiven Störungen, multifokalen neurologischen Symptomen, epileptischen Anfällen, aber auch extrapyramidalen Bewegungsstörungen.

Diagnostik

- **Schirmer-Test:** zur Verifizierung der Keratoconjunctivitis sicca.
- **cMRT:** multilokuläre Herde subkortikal und an der Mark-Rinden-Grenze, wie beim SLE.
- **Labor:** BSG ↑, γ-Globulin ↑. Anämie, Leuko- und Thrombopenie möglich. In 50 % d. F. Rheumafaktor positiv. Assoziation zu HLA-DW2. Anti-Ro-Auto-Ak (SSA) in 97 % d. F., Anti-La-Auto-Ak (SSB) in 87 % d. F. positiv. Bei MS-Pat. mit

spontaner Sicca-Symptomatik sollten SSA und SSB untersucht werden.
- **Liquor:** leichte lymphozytäre Pleozytose und Nachweis von OKB bei bis zu 90 %, intrathekale IgM-Synthese bei bis zu 80 %, häufig Eiweiß ↑.
- **Diagnosesicherung:** Feinnadelbiopsie von Speicheldrüsen mit Nachweis entzündlicher mononukleärer Zellinfiltrate.

Vaskulitiden durch Infektionen, Medikamente oder Drogen

Bei Vaskulitiden durch Infektionen, Medikamente oder Drogen (i. S. von Hypersensitivitätsangiitiden) zeigt die Anamnese einen Zusammenhang mit der Einnahme von Medikamenten/Drogen bzw. erregerbedingten Erkrankungen:
- Eine Vielzahl von **Medikamenten** kann Auslöser einer Hypersensitivitätsangiitis sein, z. B. Antibiotika (vor allem Penicilline und Sulfonamide), NSAR, Allopurinol, Methotrexat, Lithium, Antiarrhythmika, Antiepileptika (Phenytoin), Thyreostatika, Thiazide, Acetylsalicylsäure (ASS).
- **Erreger**, die eine Hypersensitivitätsangiitis induzieren, sind u. a. Meningo- und Pneumokokken, Staphylo- und Streptokokken, *Salmonella typhi, Treponema pallidum,* Borrelien, Malariaerreger, EBV, CMV und das Hepatitis-B-Virus.

Klinik und Diagnostik Bei den medikamenteninduzierten Vaskulitiden ist oft nur die Haut befallen, es kommt aber auch zu akuten schweren zerebralen Vaskulitiden: Nach Konsum von Kokain, Heroin und Amphetaminen können – meist akute – intrazerebrale Blutungen, Ischämien und Rückenmarksymptome auftreten. Teilweise sind zirkulierende Immunkomplexe nachweisbar, die Gefäßverschlüsse mit Ischämien oder auch diffusen meningoenzephalitischen Bildern induzieren.

9.2.2 Erregerbedingte Erkrankungen

Neuroborreliose

In Westeuropa überträgt die Zecke *Ixodes ricinus* die Borrelien *B. burgdorferi sensu strictu, B. garinii* und *B. afzelii.* Möglicherweise sind die Krankheitssymptome z. T. nicht durch den Erreger selbst, sondern durch sekundäre Autoimmunmechanismen bedingt.

Klinik In den frühen Stadien der Borreliose treten ein Erythema migrans (chronicum bei einer Dauer > 4 Wo.), eine Lymphadenosis benigna cutis, rezidivierende Mono- und Oligoarthralgien vor allem der großen Gelenke und eine Karditis auf.

Eine Neuroborreliose entwickelt sich bei 15–20 % der Infizierten. Am häufigsten ist im **Sekundärstadium** das Bannwarth-Syndrom, eine Meningoradikuloneuritis mit Radikulitis, peripheren Paresen und Hirnnervenausfällen. Die nächtlich betonten, z. T. wandernden radikulären Schmerzen sind wohl direkt durch die Erreger bedingt. Sensibilitätsstörungen und Paresen finden sich asymmetrisch verteilt, insbesondere an den unteren Extremitäten. Etwa 60 % der Pat. entwickeln Hirnnervenparesen, wobei bevorzugt beide Nn. faciales betroffen sind (in 40 % d. F. klinisch, in 80 % elektroneurografisch nachweisbar). An zweiter Stelle folgt der N. vestibulocochlearis mit Schwindel und Hörstörungen, an dritter Stelle der N. abducens (in 10 % d. F. bilateraler Befall). Außerdem kommen Optikusneuritiden und Hypoglossusparesen vor. Auch eine infektiöse Myelitis mit polyradikulomyelitischem Bild kann auftreten, selten eine Polyneuritis, die wohl autoimmunbedingt ist, da sie weniger gut auf Antibiotika anspricht.

Ein **Tertiärstadium** mit ZNS-Symptomatik tritt relativ selten auf. Eine Myelitis verursacht eine Para- oder Tetraparese, eine spastisch-ataktische Gangstörung und Blasenstörungen. Im Rahmen einer Enzephalitis können Hirnnervenausfälle, Bewusstseinsstörungen, Hemiparese, Hemianopsie, Aphasie, Dysarthrie, Koordinationsstörungen, aber auch choreatiforme, athetoide und dystone Bewegungsstörungen vorkommen. Die bei der chronischen Enzephalomyelitis oft dominierenden spastischen und zerebellären Symptome haben eher einen progredienten Verlauf. Die seltene vaskulitische Verlaufsform führt durch Stenosen und Wandunregelmäßigkeiten kleiner Gefäße in allen Stromgebieten zu multilokulären Infarkten, wobei vor allem das hintere Stromgebiet und die distalen Basilarisabschnitte betroffen sein sollen. Die meist unter 30 Jahre alten Pat. erleiden akute Infarkte im Hirnstamm und/oder Thalamus.

Diagnostik

- **cMRT:** Die Borreliose kann Veränderungen imitieren, wie sie bei der MS vorkommen: Es finden sich periventrikuläre, in T2-gewichteten Aufnahmen hyperintense Herde.
- **Labor:** Zu beachten sind Durchseuchungstiter, vor allem in Endemiegebieten. Geringe Titerschwankungen innerhalb von weniger als 3 Mon. sind nicht aussagekräftig und haben keine Bedeutung für die Beurteilung des Behandlungserfolgs. So kann der Titer von IgM für Wochen und von IgG für Monate nach der Therapie noch ansteigen oder gleich bleiben, zudem sind IgM-Ak nur bei 50 % der akuten Infektionen positiv und können bei EBV-, VZV- und CMV-Infektionen falsch positiv sein.
- **Liquor:** In der Frühphase ggf. reine Pleozytose. Im Akutstadium einige hundert Zellen/µl, vor allem Lympho- und Monozyten, daneben Plasmazellen. Aktivierte Lymphozyten mit großen Mengen an Antikörpern und Plasmazellen machen bis zu 25 % der Zellen aus, davon besitzen 10–50 % spezifische Antikörper gegen Borrelien. Bei chronischen Verläufen viele lymphoide Zellen und Plasmazellen; Liquorlaktat meist um 2,5 mmol/l, Gesamteiweiß ↑ (bis zu 2 g/l). Bei akuter Neuroborreliose besteht eine mittelschwere Schrankenstörung mit Albuminquotienten zwischen 20 und 50×10^{-3}, ansonsten ist eine leichte oder keine Schrankenstörung nachweisbar; eine schwere Schrankenstörung tritt nur sehr selten auf. Nachweis von intrathekaler Ig-Synthese als Drei-Klassen-Reaktion mit IgM-Dominanz (IgM > IgG > IgA), bei akuter Neuroborreliose evtl. nur IgM-Synthese nachweisbar, Nachweis von OKB bei etwa ⅔ der Pat. Der Nachweis intrathekaler Antikörperbildung gegen Borrelien ist häufig unabdingbar für die Diagnosestellung, ggf. ist der intrathekale Antikörper-Index (IAI) jedoch erst 3–4 Wo. nach Beginn der Symptomatik positiv (IAI > 2,5). Eine intrathekale Antikörpersynthese, auch eine IgM-Synthese, kann noch Jahre bzw. Monate nach erfolgreicher Therapie, d. h. Ausheilung, nachweisbar sein.

9

Merke

Zusammenfassend sind für die Diagnose einer **akuten Neuroborreliose** eine lymphozytäre Pleozytose mit meist > 100 Zellen/µl und eine intrathekale Antikörpersynthese, für eine chronische Neuroborreliose ein entzündliches Liquorsyndrom mit Zellzahl- und Eiweißerhöhung, eine lokale Synthese von borrelienspezifischen IgG- und/oder IgM-Ak und ein deutlicher Rückgang von Zellzahl und Schrankenstörung unter Antibiose zu fordern.

Neurolues

Die Neurolues (Neurosyphilis) zählt zu den Spätformen der Lues (tertiäre/quartäre Lues) mit ZNS-Befall, die etwa 10 % der männlichen und 5 % der weiblichen unbehandelten Infizierten entwickeln. Die Infektion des ZNS erfolgt im Sekundärstadium der Lues. Sie ist asymptomatisch oder äußert sich im Rahmen einer frühluischen Meningitis durch Kopfschmerzen oder Hirnnervensymptome seitens des N. opticus, N. facialis und N. vestibulocochlearis. Es folgt eine Latenzphase mit entzündlichem Liquorsyndrom.

Klinik Das klinische Bild der tertiären Lues ist außerordentlich variabel, wobei sich verschiedene Grundformen differenzieren lassen, die häufig in Mischformen auftreten: die Lues cerebrospinalis als vaskulitische oder meningoenzephalitische Form, die progressive Paralyse als diffus enzephalopathische Form und die Tabes dorsalis als spinal-degenerative Form.

Im Rahmen der **Lues cerebrospinalis** (meningovaskuläre Lues) führt eine erregerbedingte Gefäßwandentzündung zu rezidivierenden Ischämien wechselnder Lokalisation in Gehirn und Rückenmark. Häufig ist das vertebrobasiläre Stromgebiet betroffen, und es findet sich eine intermittierende Hirnstammsymptomatik, ein buntes klinisches Bild aus Sehstörungen, Schwindel, Hörstörungen, Paresen, Sensibilitätsstörungen, Sprachstörungen, Kopfschmerzen und epileptischen Anfällen. Angiografisch lassen sich isolierte oder multiple Gefäßstenosen nachweisen.

Die **progressive Paralyse** stellt die primäre luische Enzephalitis mit Gefäßreaktionen und Meningitis dar, im Gewebe sind viele Treponemen nachweisbar. Neben uncharakteristischen Allgemeinsymptomen, Konzentrations- und Merkfähigkeitsstörungen sowie geminderter Leistungsfähigkeit treten Persönlichkeitsveränderungen, affektive und psychotische Symptome, eine Demenz und neurologische Symptome auf: spastische Paresen, Ataxie, Dysarthrie, Myoklonien, epileptische Anfälle und bei 80–90 % der Pat. Störungen der Pupillomotorik.

Eine Rarität ist die **Tabes dorsalis**, die u. a. zu den typischen lanzinierenden Schmerzen, Blasenstörungen, Tiefensensibilitätsstörungen, sensibler Ataxie, Reflexverlust, bei über 90 % der Pat. zu Pupillenstörungen und zur tabischen Optikusatrophie mit Visusstörungen führt.

Weitere Formen der spinalen Lues sind die **syphilitische Meningomyelitis** und die spinale **meningoradikuläre Lues**.

Diagnostik

- **cMRT:** entzündliche und vaskulitische Herde, die manchmal der MS ähnlich sehen. Vor allem sind vaskulitische und raumfordernde Prozesse im Hirnstamm nachweisbar; es wird auch eine Atrophie von Hirnstamm und Kleinhirn beschrieben.
- **EEG:** Wichtig, da bis zu 25 % der Pat. epileptische Anfälle erleiden!
- **Labor:** Suchtest VDRL, Bestätigung durch spezifischeren Ak-Nachweis: FTA-Abs-Test oder TPHA-Test; diese Tests können unabhängig von Therapien bis zu Jahrzehnte positiv bleiben. Der VDRL- und der 19S-IgM-FTA-Abs-Test im Serum dienen der Aktivitätsbeurteilung; nach erfolgreicher Antibiose sind sie in ca. 12 Mon. wieder negativ.
- **Liquor:** je nach Grundform in 50–90 % d. F. von Neurolues lymphomonozytäre Pleozytose mit 10–400 Zellen/ml. Die Pleozytose ist ein Hinweis auf andauernde Krankheitsaktivität oder Reinfektion. Sie ist rein mononukleär mit wenigen Plasmazellen und Granulozyten. Es kann eine im Verlauf der Erkrankung variable Schrankenstörung bestehen; meist ist sie gering ausgeprägt, mit einem Albuminquotienten $< 20 \times 10^{-3}$. Es zeigt sich eine intrathekale Ig-Synthese als Drei-Klassen-Reaktion mit IgG-Dominanz (IgG > IgM > IgA), bei über 60 % finden sich positive oligoklonale IgG-Banden. Eine intrathekale IgG-Synthese ist bei 95 % des spätsyphilitischen ZNS-Befalls nachweisbar, die noch Jahrzehnte nach Therapie persistieren kann („Narbe"). Hieraus lässt sich keine Behandlungsindikation ableiten. Nach Therapie können auch eine geringe Gesamtproteinerhöhung und positive oligoklonale IgG-Banden weiterbestehen. Zur Aktivitätsbeurteilung im Liquor wird der VDRL-Test eingesetzt. Er kann im Serum negativ, im Liquor positiv ausfallen und ist zudem zur Verlaufskontrolle geeignet, da er nach erfolgreicher Therapie abnimmt.
- **Diagnosesicherung und Verifizierung einer Neurolues:**
  - Nachweis intrathekaler Produktion treponemenspezifischer Ak: Ein ITpA-Index > 2,0 ist ein Hinweis auf, ein ITpA-Index > 3,0–4,0 beweisend für eine intrathekale spezifische Ak-Synthese.
  - Aktivitätszeichen 1. Ordnung: direkter Nachweis des Erregers oder Nachweis von Liquorpleozytose und treponemenspezifischem IgM im Serum (19S-IgM-FTA-Abs) als Zeichen von Erregerpräsenz. Damit ist eine aktuelle Prozessaktivität nachgewiesen; es besteht Behandlungsindikation.

HIV-Infektion und Aids

Bei der Infektion durch das humane Immundefizienzvirus Typ 1 (HIV-1) wird das ZNS früh einbezogen, zudem ist das Nervensystem ein häufiger Manifestationsort; > 50 % der erwachsenen Infizierten entwickeln neurologische Komplikationen. Primäre neurologische Komplikationen entstehen direkt durch das Virus, sekundäre durch opportunistische Infektionen und Neoplasien.

Klinik Die **HIV-1-assoziierte Enzephalopathie** (HIVE) ist die wichtigste primäre neurologische Komplikation, vor allem im fortgeschrittenen Stadium. 20–30 % der Pat. entwickeln subakut bis chronisch psychopathologische Auffälligkeiten in Form von Konzentrations-, Aufmerksamkeits- und Gedächtnisstörungen, Interessenverlust und psychomotorischer Verlangsamung. Koordinations-, Gang- und Feinmotorikstörungen, gesteigerte Muskeleigenreflexe, Tonuserhöhung, zerebelläre Ataxie und

9

geringgradige Störungen der Okulomotorik können hinzukommen, jedoch treten keine Vigilanzstörungen oder Herdzeichen auf.

Die **HIV-1-assoziierte Myelopathie** (HIVM, Aids-Myelopathie) mit langsam progredienter spinaler Symptomatik tritt bei 25 % der Pat. auf. Durch eine vakuoläre Degeneration des Myelons vor allem im zervikalen und thorakalen Abschnitt entwickeln sich eine progrediente spastische Paraparese und eine sensible Ataxie mit spastisch-ataktischem Gangbild; hinzu treten Sphinkterstörungen, Impotenz sowie distale Sensibilitätsstörungen an oberen und unteren Extremitäten.

Diagnostik

- **cMRT:** Hirnatrophie, in T2-gewichteten Aufnahmen kleinfleckige oder konfluierende Hyperintensitäten im Marklager, diffus oder periventrikulär verteilt, kein KM-Enhancement. Bei fokalneurologischen Symptomen sollte zum Ausschluss von opportunistischen Infektionen, Neoplasien oder Meningeosis lymphomatosa immer ein cMRT angefertigt werden.
- **Labor:** Nachweis von HIV-Ak im ELISA, Bestätigung durch Western Blot. Analyse des Immunstatus: absolute CD4-Helferzell-Zahl und CD4/CD8-Quotient, Bestimmung der Viruslast im Blut.
- **Liquor:** bei HIVE und HIVM leichte lymphomonozytäre Pleozytose (auch Plasmazellen kommen vor) und/oder Gesamtprotein ↑. Nachweis von intrathekaler IgG-Synthese als Ein-Klassen-Reaktion (keine IgA- oder IgM-Synthese), bei 50–66 % der Pat. Nachweis oligoklonaler IgG-Banden. Wenn der HIV-Ak-Spezifitäts-Index (HIV-ASI) pathologisch ist, belegt dies eine intrathekale Synthese von HIV-Ak. Ein HIV-Antigen-Nachweis mittels PCR ist mit hoher Sensitivität und Spezifität möglich. Bei der HIVE wird b_2-Mikroglobulin als Marker für die Schwere der Erkrankung beschrieben. **Cave:** Bei über 50 % asymptomatischer HIV-seropositiver Personen finden sich unspezifische Liquorveränderungen mit lymphozytärer Pleozytose (< 35/µl), mit einer geringen Erhöhung des Liquoreiweißes (< 1 g/l), mit positiven oligoklonalen IgG-Banden und einer intrathekalen Synthese HIV-spezifischer Antikörper.

9

Tuberkulose des ZNS

Die Tuberkulose des ZNS kommt in Deutschland mit einer Inzidenz von 2/100.000 vor, 4–10 % d. F. von Tuberkulose betreffen das Nervensystem. Im Rahmen der hämatogenen Dissemination des *Mycobacterium tuberculosis* entstehen asymptomatische subpiale Tuberkulome, deren Reaktivierung die Mehrzahl der ZNS-Tuberkulosefälle verursacht. Zur Risikogruppe gehören Alkoholkranke, Patienten mit Aids, Immunsupprimierte und Malignompatienten. In 80 % d. F. findet man eine typische tuberkulöse Meningitis, beim Rest isolierte zerebrale oder spinale Tuberkulome, eine seröse Meningitis, chronische Pachymeningitis, Radikulomyelitis oder eine tuberkulöse Enzephalopathie.

Klinik Bei der ZNS-Tuberkulose folgt auf ein unspezifisches **Prodromalstadium** mit Allgemeinsymptomen, Fieber und Kopfschmerzen ein **meningitisches Stadium** mit Meningismus, Kopfschmerzen, leichter Bewusstseinstrübung und Hirnnervenausfällen, die vor allem durch die basale Meningitis bedingt sind. In absteigender Frequenz sind die Nn. VI, III, IV, VII, II, VIII, X, XI und XII betroffen. Die basale Meningitis verursacht außerdem eine Arteriitis der basalen Gefäße mit Herdsymptomen wegen Ischämien in Basalganglien, Capsula interna, Hirnstamm und Rückenmark; eine weitere Komplikation ist ein Hydrozephalus. Das **enzephalitische Stadium** ist charakterisiert durch schwere Bewusstseinstrübung, Hemiparesen, extrapyramidale Bewegungsstörungen, Aphasien und epileptische Anfälle. Spinaler Befall kann zu Querschnittsymptomen führen, wobei vor allem die Hinter- und Seitenstränge sowie die Spinalwurzeln betroffen sind.

Eine Sonderform ist die tuberkulöse hypertrophische Pachymeningitis mit progredienten Hirnnervenausfällen, Radikulomyelopathie und Verdickung der Meningen.

Diagnostik Bei bis zu 50 % der Pat. sind Röntgen-Thorax und Thorax-CT unauffällig. In Magensaft und Sputum sind bei 33 % der Pat. säurefeste Stäbchen nachweisbar.

Diagnostik

- **cMRT:** verdickte Meningen, besonders basal bei 60 %, Hydrocephalus communicans bei 50–80 % oder seltener occlusus; bei ⅓ der Pat. finden sich ischämische Infarkte, bei $\frac{1}{5}$ Tuberkulome.

- **Labor:** gelegentlich Leukozytose und BSG ↑, bei 75 % der Pat. Hyponatriämie (Na^+ < 135 mmol/l) aufgrund inadäquater ADH-Sekretion.
- **Liquor:** Liquordruck ↑, initial Pleozytose von ≥ 100–1.500/ml mit buntem Zellbild (lymphomonozytär mit Granulozyten und Makrophagen). Unter Therapie entwickelt sich innerhalb weniger Tage ein rein lymphozytäres Zellbild. Nach 3 Mon. findet sich ein normales Zellbild nur bei ¼ der Pat. Die Glukosekonzentration im Liquor beträgt bei 80–90 % der Pat. < 50 % des Serumwertes, sie ist jedoch nicht extrem niedrig oder gleich null wie bei bakterieller Meningitis. Laktat 3–10 mmol/l. Mittlere bis schwere Schrankenstörung bei 95 % der Pat. mit einem Albuminquotienten von > 50 oder > 100. Erhöhung des Gesamteiweißes auf 1–5 g/l, in fortgeschrittenen Stadien 10–15 g/l, mit „Spinnwebsgerinnseln“. Eine intrathekale IgA-Ak-Synthese ist initial in der Regel nicht nachweisbar, im Erkrankungsverlauf lässt sie sich bei 100 % der Pat. nachweisen, selten auch eine IgM- und/oder eine IgG-Synthese. Bei 25 % der Pat. sind auch OKB nachweisbar. Ein mikroskopischer Erregernachweis ist nur bei bis zu 40 % der Pat. möglich, eine Liquorkultur (Dauer: 30 d) ist bei 45–90 % positiv. Die PCR liefert rasch ein Ergebnis, ist zu 100 % spezifisch, aber nur zu 48–90 % sensitiv. Mehrfache Lumbalpunktionen sind notwendig, um die Ausbeute zu erhöhen.

Morbus Whipple

An dieser seltenen entzündlichen Multisystemerkrankung mit chronisch-rezidivierendem Verlauf erkranken vor allem Männer im 5. bis 7. Lebensjahrzehnt. Infektiöses Agens ist *Tropheryma Whippelii.* Die Entzündung betrifft in bis zu 40 % d. F. den Dünndarm, die Gelenke und das ZNS. Im ZNS kommt es zu einer granulomatösen perivaskulären Enzephalitis, insbesondere von Hirnstamm, Kleinhirn und Hypothalamus.

Klinik Symptome sind Diarrhö, Gewichtsverlust, Fieber, Lymphadenopathie und rezidivierende Polyarthralgien. In etwa 5 % d. F. treten, auch ohne intestinale Beteiligung, ZNS-Symptome auf: Entwicklung eines demenziellen Syndroms, supranukleäre Ophthalmoplegie, vertikaler und Konvergenznystagmus sowie Opsoklonus, Ataxie, epileptische Anfälle und Myoklonien. Zunächst treten okulomastikatorische Myoklonien, später auch Myoklonien der Gesichts- und peripheren Skelettmuskulatur auf, die im Schlaf nicht sistieren. Als weitere Symptome können Pyramidenbahnzeichen, Seh- und Hörstörungen, Sensibilitätsstörungen, Myositis, Polyradikulitis und hypothalamische Störungen vorkommen, daneben Depressionen, Angst, Persönlichkeitsveränderungen und Psychosen.

Diagnostik

- **cMRT:** Hirnatrophie. Bei ca. 50 % der Pat. finden sich kortikal und subkortikal multiple kleine KM-aufnehmende, teils raumfordernde Läsionen, auch bandförmig angeordnete KM-aufnehmende hyperintense Läsionen.
- **Liquor:** Eiweiß geringfügig ↑ und intrathekale isolierte IgA-Synthese. Meist unspezifische geringe Pleozytose, mäßige Pleozytose bis zu 400/µl möglich: Granulo- und Lymphozyten sowie einzelne Plasmazellen, bei etwa ⅓ der Pat. PAS-positive Einschlüsse in Makrophagen (pathognomonisch). *Tropheryma Whippelii* ist mittels PCR nachweisbar.
- **Diagnosesicherung:** Hirnbiopsie mit PAS-positiven sichelförmigen Einschlüssen in Makrophagen. Zunehmende Bedeutung erlangt der Nachweis einer Bakterien-DNA-Sequenz mittels PCR aus Liquor oder Hirnbiopsie.

9.2.3 Leukodystrophien

Leukodystrophien sind vererbbare Erkrankungen der weißen Substanz. Es kommt entweder zu einer primären Myelinisierungsstörung des ZNS (Hypomyelinisierung) oder zu einem vorzeitigen Abbau des Myelins (Demyelinisierung). Die meisten Leukodystrophien weisen gleichzeitig eine hereditäre Stoffwechselstörung auf, die biochemisch definiert und diagnostisch verwertet werden kann (➤ Tab. 9.3, ➤ Tab. 9.4), ein kleinerer Teil ist nur molekulargenetisch diagnostizierbar. Die Unterteilung in Leukodystrophien mit oder ohne bekannten Stoffwechseldefekt ist von grundsätzlicher Bedeutung, da die Analyse der Stoffwechselstörung prinzipiell die Möglichkeiten für einen therapeutischen

Ansatz bietet, z. B. in Form einer Enzymersatztherapie.

Klinik und Verlauf der verschiedenen Erkrankungen sind variabel. Oft kommen innerhalb einer Familie bei gleichem genetischem Defekt kindliche und erwachsene Verlaufsformen nebeneinander vor. Meist ist der Verlauf chronisch-progredient, wenngleich Ausnahmen möglich sind, z. B. schubartige Verschlechterungen nach Bagatelltraumen bei der VWMD.

Leitsymptome der Leukodystrophien im Erwachsenenalter sind:

- Unklare chronisch-progrediente spastisch-ataktische Syndrome
- Organische Psychosyndrome und Psychosen
- Mitbeteiligung des PNS und/oder anderer Organsysteme
- Selten: EPMS und Epilepsie

Einige Leukodystrophien zeigen in der MRT wegweisende Befundmuster, sodass nachgehend die biochemische oder molekulargenetische Sicherung der Diagnose erfolgen kann.

Im Erwachsenenalter ist die Abgrenzung primär leukodystrophischer Erkrankungen von anderen genetisch determinierten metabolischen Erkrankungen mit sekundärer Beteiligung der weißen Substanz wie etwa beim Alpha-Galaktosidase-A-Mangel (Morbus Fabry) oder sonstigen, ebenfalls genetisch determinierten Erkrankungen ohne bekannte metabolische Störung wie etwa bei der CADASIL von klinischer Relevanz. Der Übersichtlichkeit halber sind alle drei Krankheitsgruppen in den ➤ Tab. 9.3 und ➤ Tab. 9.4 zusammengefasst.

Tab. 9.3 Genetisch determinierte Erkrankungen mit Beteiligung der weißen Hirnsubstanz im Erwachsenenalter: Genetik, Biochemie und Labordiagnostik (modifiziert nach Köhler und Vanderver 2017)

Erkrankung	Genetik	Biochemie, Labor
Leukodystrophien mit bekanntem Stoffwechseldefekt und genetisch determinierter metabolischer Störung		
X-chromosomale Adrenoleukodystrophie (X-ALD)	*ABCD1, Chr. Xq28*	*Very long chain fatty acids* (VLCFA) (S, F)
Metachromatische Leukodystrophie (MLD)	*ARSA, Chr. 22q13.31-qter*	Arylsulfatase A (E, F) Sulfatide (U)
Globoidzell-Leukodystrophie (GLD, M. Krabbe)	*GALC, Chr. 14q31*	β-Galaktosidase (E, F)
Sialurie (Salla Disease)	*SLC17A5, Chr. 6q14-q15*	N-Acetylneuraminsäure (S, F, L)
Adulte Polyglukosankörperchen-Erkrankung (APBD)	*GBE, Chr. 3p14*	*Glucogen branching enzyme* (E, F) Axilläre Haut(nerven)biopsie
Sjögren-Larssen-Syndrom (SLS)	*FALDH, Chr. 17p11.2*	FALDH (F), Leukotrien B4 (U)
Leukodystrophien mit bekanntem Stoffwechseldefekt und genetisch determinierter metabolischer Störung sowie sekundärer Beteiligung der weißen Substanz		
Morbus Fabry	*GALA, Chr. Xq22.11*	α-Galaktosidase A (E, S, F)
• α-Mannosidose • β-Mannosidose	• *MAN2B1, Chr. 19p13.2-p13.11* • *MANBA, Chr. 4q22-q25*	α/β-Mannosidase (L, F)
• GM1-Gangliosidose (Typ III) • GM2-Gangliosidose (adulte Formen der Typen Tay-Sachs und Sandhoff)	• *GLB1, Chr. 3p21.33* • *HEXA, Chr. 15q23-q24; HEXB, Chr. 5q13*	• β-Galaktosidase (E, S, F) • Hexosamidase A,B (E, S, F)
Mukolipidose, Typ IV	*MCOLN1, Chr. 19p13.3-p13.2*	↑ Gastrinspiegel (S), ↓ Eisen (50 %) (S)
Zerebrotendinöse Xanthomatose (CTX)	*CYP27A1, Chr. 2q33-qter*	C27-Steroid 26-Hydroxylase ↓, Cholestanol ↑ (S)

Tab. 9.3 Genetisch determinierte Erkrankungen mit Beteiligung der weißen Hirnsubstanz im Erwachsenenalter: Genetik, Biochemie und Labordiagnostik (modifiziert nach Köhler und Vanderver 2017) *(Forts.)*

Erkrankung	Genetik	Biochemie, Labor
Organoazidopathien (Glutarazidurie Typ I, L-2-OH-Glutarazidurie, 3-Methylgluta-con-Azidurie, 3-HMG-CoA-Lyase-Mangel)	*GCDH, Chr. 19p13.2* *DURANIN, Chr. 14q22.1* *AUH, Chr. 9* *HMGCL, Chr. 1pter-p33*	Organische Säuren (U, S)
Hyperhomozysteinämien	*CBS, Chr. 21q22.3* *MTHFR, Chr. 1p36.3* u. a.	Homocystein, Methionin, Methylmalonsäure (S, U)
Leukenzephalopathien ohne bekannten Stoffwechseldefekt		
Vanishing White Matter Disease (VWMD)	*EIF2B1-5, Chr. 12q24.3, 14q24, 1p34.1, 2p23.3, 3q27*	↑ Glycinwerte (L)
Autosomal-dominante Leukodystrophie mit adultem Beginn (ADLD)	*LMNB1, Chr. 5q23.2-3q31.1*	Nicht bekannt
Hereditary diffuse leukoencephalopathy with axonal spheroids (HDLS)	*CSF1R, Chr. 5q32*	Pathologie: diffuse Leukodystrophie mit axonalen Spheroiden (HDLS), Gliose und pigmentierte Makrophagen
Leukencephalopathy with brainstem and spinal cord involvement and elevated lactate (LBSL)	*DARS2, Chr. 1q25.1*	Inkonsistent ↑ Laktatwerte (S, L), mitochondrialer Aspartyl-tRNA Synthetase-2-Mangel
Megalenzephale zystische Leukenzephalopathie (MLC-1)	*MLC1, Chr. 22qtel* *HEPACAM, Chr.11q24*	Nicht bekannt
Aicardi-Goutières-Syndrom (AGS)	*TREX1, Chr. 3p21.31*	↑ Alpha-Interferon (L)
Morbus Alexander (AD)	*GFAP, Chr. 17q21, 11q13*	↑ GFAP (L)
Leukodystrophie mit Myelinödem und Störungen im Chloridionenkanal (CIC-2)	*CLCN2, Chr. 3q27.1*	Nicht bekannt
Zerebral autosomal-dominante Arteriopathie mit subkortikalen Infarkten und Leukenzephalopathie (CADASIL)	*NOTCH3, Chr. 19p13.2-p13.1*	Osmophile Granula in der Basalmembran der Arteriolen (Elektronenmikroskopie)
Hypomyelinisierende Leukodystrophien, z. B. *Pol-III related disorders* (4H-Syndrom)	*POLR3A/B, Chr. 10p22/ 12q23*	Nicht bekannt

E = EDTA-Blut; S = Serum; F = Fibroblasten; U = Urin; L = Liquor cerebrospinalis

Tab. 9.4 Genetisch determinierte Erkrankungen mit Beteiligung der weißen Hirnsubstanz im Erwachsenenalter: Leitsymptome und radiologische Befunde (modifiziert Köhler und Vanderver 2017)

Erkrankung	Leitsymptome	Radiologische Befunde
Leukodystrophien mit bekanntem Stoffwechseldefekt und genetisch determinierter metabolischer Störung		
• X-ALD • Adrenomyeloneuropathie (AMN) • Adulte zerebrale Form der Adrenoleukodystrophie (ACER)	• **AMN:** spastische Paraparese, PNP, querschnittsartige sensible Störungen, neurogene Blasenstörungen, sexuelle Funktionsstörungen • **ACER:** Psychose, demenzielles Syndrom, später: neurologische Störungen wie bei AMN, Bulbärsyndrom, Erblindung • Nebennierenunterfunktion (50–70 %)	• **AMN:** initial bei > 50 % normales cMRT, bilaterale Pyramidenbahnläsionen, in 50 % zusätzlich flächig-konfluierende Demyelinisierung, bevorzugt parietookzipital. sMRT: thorakal betonte Spinalmarkatrophie • **ACER:** Demyelinisierung des Splenium corporis callosum und der angrenzenden parietookzipitalen weißen Substanz (80 %) oder des Genu corporis callosum und der angrenzenden frontalen weißen Substanz (20 %), randständiges KM-Enhancement

9

Tab. 9.4 Genetisch determinierte Erkrankungen mit Beteiligung der weißen Hirnsubstanz im Erwachsenenalter: Leitsymptome und radiologische Befunde (modifiziert Köhler und Vanderver 2017) *(Forts.)*

Erkrankung	Leitsymptome	Radiologische Befunde
Leukodystrophien mit bekanntem Stoffwechseldefekt und genetisch determinierter metabolischer Störung		
MLD	Psychose, demenzielles Syndrom, spastische Paraparese, Ataxie, PNP Spät: Epilepsie, bulbäre Symptome	Symmetrische periventrikuläre, parietookzipital betonte T2-Signalanhebung, radiäre Streifung. Basalganglien häufig signalgemindert. Keine KM-Aufnahme. Später sekundäre Atrophie
GLD	Sehr heterogen, Kombination zentraler Symptome (spastische Paresen, Ataxie, Dystonie) und PNP Spät: bulbäre Symptome, Epilepsie	Anfangs Normalbefunde möglich, später T2-Signalanhebung in Stammganglien, Capsula interna, Corona radiata, Corpus callosum, sym. parietookzipital, sym. Pyramidenbahnbefall, Zerebellum, Ncl. dentatus
Sialurie *(Salla disease)*	Demenz, Dysarthrie, progrediente Paraspastik (meist seit Kindheit), Athetose, Nystagmus	Hypomyelinisierung, Atrophie (global, intern betont, Corpus callosum), MRS: N-Acetylaspartat ↑
APBD	PNP, Spastik, Blasenstörungen Später: kognitive Störungen, Ataxie	T2-Signalanhebungen im periventrikulären Marklager (U-Fasern und Corpus callosum anfangs nicht betroffen), Zerebellum und Hirnstamm Später: sekundäre spinale und zerebrale Atrophie
SLS	Spastische Paraparese, mentale Retardierung, Ichthyose	Periventrikuläre und pyramidale T2-Signalabhebung. MRS: Lipid-Peak bei 1,3 ppm
Leukodystrophien mit bekanntem Stoffwechseldefekt und genetisch determinierter metabolischer Störung sowie sekundärer Beteiligung der weißen Substanz		
Morbus Fabry	Ischämische Hirninfarkte, Demenz, neuropathischer Schmerz, Hypohydrose, Angiokeratome, Cornea verticillata, Kardiomyopathie, Nephropathie	T1-Signalanhebung und T2*-Signalabsenkung im Pulvinar thalami. Multifokale Signalveränderungen konsistent mit lakunär ischämischen Läsionen unterschiedlichen Alters, z. T. hämorrhagisch
Mannosidose (α, β)	Mentale Retardierung, Psychosen, Immunschwäche, Skelettdeformitäten (weniger bei Beginn > 10. Lj.), Schwerhörigkeit	Parietookzipital betonte T2-Signalanhebung im zerebralen Marklager, zerebelläre Atrophie, Brachyzephalie, Kalottenverdickung
Gangliosidose (GM1, GM2)	EPMS, bes. faziale Dystonie, Dysarthrie, Demenz SCA- oder ALS-ähnliche Symptomatik bei GM2 Selten: Ophthalmoplegie, sensible PNP	T2-Signalanhebung im Ncl. caudatus und Putamen, T2-Absenkung im Globus pallidus. Bilateral, flaue T2-Signalanhebung im Marklager, sekundäre Hirnatrophie
Mukolipidose, Typ IV	Langsam progrediente spastische Tetraparese, Demenz. Okuläre Symptome (Hornhauttrübung, Retinadegeneration)	Atrophie des Corpus callosum, T1-Signalanhebung im Marklager, T2*-Signalabsenkung (Ferritinablagerungen) in Stammganglien Später: Hirnatrophie, inkl. Zerebellum
CTX	Ataxie, demenzielle Syndrome. Katarakt, Xanthome an der Achillessehne, Durchfälle	T2-Signalanhebungen in Zerebellum und Pedunculi cerebelli, Kalzifikationen
Organoazidopathien	Wenig spezifisch: Blickparesen, demenzielle Syndrome, Ataxie, Spastik, Epilepsie	Diffuse T2-Signalanhebung der Marklager einschl. U-Fasern (bes. L-2-OH-Glutarazidurie) und Basalganglien
Hyperhomocysteinämien	Psychosen und passagere hirnorganische Psychosyndrome, demenzielle Syndrome, spastische Paraparese, PNP, Schlaganfall	Periventrikulär flächige T2-Signalanhebung mit posteriorer Betonung. Infarktmuster, auch multifokale Läsionen (DD MS). Spinale T2-Signalanhebung (Seiten- und Hinterstränge)

Tab. 9.4 Genetisch determinierte Erkrankungen mit Beteiligung der weißen Hirnsubstanz im Erwachsenenalter: Leitsymptome und radiologische Befunde (modifiziert Köhler und Vanderver 2017) *(Forts.)*

Erkrankung	Leitsymptome	Radiologische Befunde
Leukenzephalopathien ohne bekannten Stoffwechseldefekt		
VWMD	Häufig Symptombeginn nach Bagatelltrauma: Psychosyndrome, Psychosen, epileptische Anfälle Später: Demenz und zunehmende neurologische Symptome wie Ataxie und Spastik. Ovariendysfunktion	Ausgedehnte T2-Signalanhebungen der zerebralen Marklager bds., zystische Degeneration (FLAIR, PD), streifiges Muster in FLAIR-Sequenzen. Geschwollene, später atrophische Gyri. U-Fasern erhalten, Basalganglien, Hirnstamm und Zerebellum sind weniger betroffen
ADLD	Initial häufig autonome Störungen (Blasen-, Mastdarmstörungen, sexuelle Funktionsstörung, Orthostase, Schweißsekretionsstörungen), Ataxie, extrapyramidal-motorische Bewegungsstörungen Später: kognitive Störungen	Multifokal fleckige „MS-ähnliche", aber auch flächig konfluierende T2-Signalanhebung der Marklager, Hirnstamm (Bahnen), Kleinhirnstiele und im Spinalmark. Sekundäre spinale Atrophie
HDLS	Demenzielle Syndrome, affektive Störungen und Psychosen Später: Gangataxie, Inkontinenz, Spastik, EPMS und Epilepsie	Multifokal-konfluierende, frontal und in der Zentralregion betonte Marklagerläsionen Später: T2-Signalanhebung im Bereich der Pyramidenbahnen bds. (Capsula interna, Hirnstamm). Atrophie des Caput nuclei caudati und Zerebellum
LBSL	Langsam progrediente, beinbetonte spastische Tetraparese, Epilepsie Später: leichte kognitive Störungen. Schubartige Verschlechterungen (bei Bagatelltraumen) möglich. Leichte PNP	Teilweise flächige, teilweise multilokulär fleckige T2-Signalanhebungen von zerebralen und zerebellären Marklagern, Corpus callosum und Hirnstamm. Signalanhebungen in Projektion auf die langen Rückenmarksbahnen (spinale Bildgebung!) wie Hinterstränge und Pyramidenbahnen sowie Trigeminusfasern im Hirnstamm
MLC-1	Makrozephalie. Langsam progrediente zerebelläre Ataxie, Epilepsie Später: extrapyramidale Bewegungsstörungen, Dysarthrie, Dysphagie. Kognition lange Zeit gut erhalten	Diffus flächige T2-Sigalanhebungen der Marklager, Marklagerschwellung, später subkortikale Atrophie mit starker Erweiterung der Ventrikel. Subkortikale Zystenbildung anterior und temporal betont. Hirnrinde und Basalganglien sind unauffällig, gelegentlich geringe Hirnstammveränderungen (Pyramidenbahnen, Zerebellum)
AGS	Dystonie, Spastik. Mikrozephalie. ↑ Schlaganfallrisiko. PNP. Frostbeulen	Diffuse Leukenzephalopathie. Kalzifikationen.
AD	Progrediente spastische Paresen, Pseudobulbärparalyse, Gaumensegelmyoklonus	T2-Signalanhebung der Marklager (frontal betont), und im Hirnstamm. Periventrikulärer T2-signalarmer Randsaum. KM-Anreicherungen periventrikulär ependymal, Basalganglien (fleckig), Ncl. dentatus, Thalamus und Hirnstamm
CIC-2	Zerebelläre Ataxie, Optikusneuropathie, kognitive Defizite, Kopfschmerz	T2-Signalanhebung sowie Diffusionsstörungen im mittleren Kleinhirnschenkel sowie in Hirnstamm und Capsula interna (Pyramidenbahnen). T2-Signalanhebungen beider Marklager
CADASIL	Schlaganfallähnliche Ereignisse, affektive Störungen, subkortikale Demenz. Akute (reversible) Bewusstseinsstörungen. Migräne-Anamnese	Multifokale, fleckig-konfluierende T2-Signalanhebungen im subkortikalen Marklager mit temporaler Betonung, Basalganglien, Capsula externa und Hirnstamm. Lakunäre Defekte in T1 und FLAIR. Mikroblutungen in T2*, kleinfleckige Diffusionsstörungen

Tab. 9.4 Genetisch determinierte Erkrankungen mit Beteiligung der weißen Hirnsubstanz im Erwachsenenalter: Leitsymptome und radiologische Befunde (modifiziert Köhler und Vanderver 2017) *(Forts.)*

Erkrankung	Leitsymptome	Radiologische Befunde
Pol-III related disorders (4H-Syndrom)	Ataxie, Dystonie, Nystagmus. Eher weniger Spastik und kognitive Defizite. Hypodontie. Amenorrhö	Flächige Hypomyelinisierung (Signalanhebung in T2/FLAIR, Signalabsenkung in T1-Sequenzen)
MRS: Magnetresonanzspektroskopie		

X-chromosomale Adrenoleukodystrophie (X-ALD)

Die X-ALD ist mit einer Inzidenz von etwa 1 : 20.000 mit weitem Abstand die häufigste Leukodystrophie. Das klinische Spektrum der verschiedenen X-ALD-Verlaufsformen reicht von rasch progredienten kindlich zerebralen Varianten mit ausgedehnten entzündlichen Demyelinisierungen bis zu der sehr langsam fortschreitenden **Adrenomyeloneuropathie**-Variante (**AMN**) des Erwachsenenalters. Die Symptome der AMN ähneln denen der chronisch progredienten spinalen MS. Es finden sich spastische Paraparesen, neurogene Blasenstörungen und sensible Störungen der unteren Extremitäten. Betroffen sind überwiegend Männer, aber auch etwa 20 % der weiblichen Genträgerinnen zeigen Symptome, jedoch meist in abgemilderter Form. Rein zerebrale Verlaufsformen (wie bei Kindern) kommen im Erwachsenenalter nur bei etwa 5 % der (männlichen) Genträger vor.

Bei der X-ALD und der AMN handelt es sich um zwei Varianten einer paroxysmalen Störung im β-oxidativen Abbau überlangkettiger gesättigter Fettsäuren (VLCFA), vorwiegend C24:0 und C26:0, in Körperflüssigkeiten und -geweben, vor allem im Nervensystem und in der Nebennierenrinde (NNR). Die Stoffwechselstörung wird X-chromosomal-rezessiv vererbt; für den Genlocus Xp28 sind multiple Mutationen bekannt. Eine enge Genotyp-Phänotyp-Korrelation besteht nicht.

Klinik Bei der infantilen und juvenilen Form der **X-ALD** fallen zunächst Verhaltensstörungen und Leistungsabfall auf, danach kommt es zu spastisch-ataktischem Gang und Visusverfall. Die adulte zerebrale Form äußert sich ebenfalls durch Verhaltensstörungen, psychotische Symptome und epileptische Anfälle; später treten Sexualstörungen, Tetraspastik, Ataxie, Pseudobulbärparalyse, Dyskinesien, fokale Ausfälle sowie Kleinhirn- und Hirnstammsymptome hinzu, bis zum Endstadium mit dem Bild einer Dezerebration.

Bei der **AMN** sind vor allem die kortikospinalen und spinozerebellären Bahnen betroffen. Zu langsam progredienten spastischen Paresen kommen Blasen-/Mastdarmstörungen, Impotenz und eine eher axonale als demyelinisierende PNP. Insbesondere die Kombination von spastischer Paraparese und PNP sollte an eine AMN denken lassen.

Zeichen einer NNR-Insuffizienz finden sich nur bei etwa 50 % der erwachsenen Betroffenen, jedoch sollte wegen der therapeutischen Konsequenzen regelmäßig danach gesucht werden. Es besteht keine Korrelation zwischen endokrinologischen und neurologischen Symptomen.

Auch etwa 20 % der heterozygoten Konduktorinnen entwickeln eine Paraspastik, Paresen, Gangstörungen, vegetative Störungen und Inkontinenz, was einer PPMS ähnelt und häufig fehldiagnostiziert wird.

Diagnostik

- **Evozierte Potenziale:** VEP meist normal (bei AMN), FAEP, SEP und MEP sind symmetrisch pathologisch, häufig auch bei Konduktorinnen
- **cMRT:**
  - *X-ALD:* häufig symmetrische parietookzipitale (80 %) oder frontale (20 %) hyperintense Demyelinisierungen in T2-gewichteten Aufnahmen mit randständiger KM-Aufnahme in T1-Sequenzen
  - *AMN:* 50 % normales cMRT, evtl. T2-Signalanhebungen in Projektion auf zentrale Bahnen (Pyramidenbahn, optische und akustische Bahn), thorakal betonte spinale Atrophie im sMRT
- **Labor:** In Plasma und Fibroblastenkulturen ist VLCFA-Konzentration (C22:0, C24:0, C26:0) ↑ und ein pathologischer Quotient (C24:0/C22:0;

9

C26:0/C22:0) nachweisbar. Zum Ausschluss eines Konduktorinnenstatus muss eine genetische Untersuchung (ABCD-Gen, Xq28) durchgeführt werden, da die VLCFA-Konzentration **normal** sein kann. ACTH-Test zur Abklärung einer NNR-Insuffizienz
- **Liquor:** leichte Pleozytose, Eiweiß ↑ und intrathekale IgA-Synthese bei zerebralen Formen möglich, keine OKB nachweisbar. Bei AMN meist normale Befunde

Metachromatische Leukodystrophie

Aufgrund eines autosomal-rezessiv vererbten Mangels an Arylsulfatase A kommt es zu einer Speicherung metachromatischer Substanzen in Leber, Niere, PNS und ZNS mit Demyelinisierung.

Klinik und Diagnostik Der Verlauf der adulten Form mit Erkrankungsbeginn zwischen dem 20. und 50. Lj. ist eher chronisch mit vor allem sensomotorischer PNP, aber auch Spastik, Ataxie, Aphasie, extrapyramidalen Bewegungsstörungen, epileptischen Anfällen und organischem Psychosyndrom (Persönlichkeitsveränderung, Störung kognitiver Funktionen und Demenz).

Die Nervenleitgeschwindigkeiten sind pathologisch, die Latenzen der EPs verzögert.
- **cMRT:** in T2-gewichteten Aufnahmen Hyperintensitäten im Marklager
- **Labor:** Arylsulfatasemangel im Serum, Sulfidausscheidung im 24-h-Urin ↑
- **Liquor:** Eiweiß bis zu 2,5 g/l ↑

9.2.4 Vitamin-B_{12}-Mangel

Das Manifestationsalter des Vitamin-B_{12}-Mangels liegt bei etwa 60 Jahren, Frauen sind ca. 1,5-mal häufiger betroffen als Männer. Rund 40 % der Pat. mit hämatologischen Symptomen haben auch neurologische Symptome, ca. 75 % der Pat. mit neurologischen Symptomen haben hämatologische Symptome. Am Nervensystem kommt es subakut zu Veränderungen der Hinterstränge des Rückenmarks und der Pyramidenbahn kaudal der Kreuzung: Es finden sich herdförmige Entmarkungen mit nachfolgender axonaler Degeneration, häufig auch eine axonale PNP. Eine Enzephalopathie kann auftreten.

Klinik Im Anfangsstadium treten bei 90 % der Pat. Sensibilitätsstörungen mit Missempfindungen, Pallhypästhesie und Lagesinnstörung auf, die zu sensibler Gang- und Standataxie führen. Eine zunehmende Spastik mit spastisch-ataktischer Gangstörung kommt hinzu. Aufgrund der PNP kommt es später auch zu Paresen. Etwa 25 % der Pat. haben Blasenstörungen. Die Muskeleigenreflexe sind proximal gesteigert, distal können sie abgeschwächt sein. Man findet Pyramidenbahnzeichen und eine spastische Tonuserhöhung. Das typische Vollbild dieser sog. **funikulären Myelose** besteht aus einer beinbetonten spastischen Tetraparese mit gesteigerten Reflexen und positivem Babinski-Zeichen.

Die Enzephalopathie äußert sich in einem organischen Psychosyndrom mit leichten kognitiven Störungen, selten in depressiven oder psychotischen Symptomen oder einem Delir.

Diagnostik
- **Evozierte Potenziale:** Die Tibialis-SEP zeigen pathologische zentrale Latenzen und Amplitudenminderung, die VEP bei > ⅔ der Pat. eine pathologische Latenz und Amplitude.
- **cMRT:** auch periventrikuläre, bes. aber flächige Hyperintensitäten in der weißen Substanz.
- **Labor:** makrozytäre Anämie (MCV > 100 fl), bei 95 % der Pat. Vitamin-B_{12}-Spiegel ↓. In Zweifelsfällen Bestimmung von Homocystein und Methylmalonsäure im Serum oder Plasma: Sie sind bei Vitamin-B_{12}-Mangel ↑.
- **Liquor:** meist Normalbefund, selten Eiweiß leicht ↑.

9.2.5 Neurosarkoidose

Die Sarkoidose (Morbus Besnier-Boeck-Schaumann) ist eine granulomatöse Multisystemerkrankung ungeklärter Ätiologie mit typischen, aber nicht spezifischen, nicht verkäsenden epitheloidzelligen Granulomen. Der Häufigkeitsgipfel liegt zwischen dem 20. und 40. Lj. Die chronische Sarkoidose ist in 50 % d. F. symptomlos (Zufallsbefund im Röntgen-Thorax). In 95 % d. F. manifestiert sie sich in der Lunge; extrapulmonale Manifestationen betreffen Haut, Augen, Parotis, Knochen, Herz, Leber, Milz

9

und in 5–6 % d. F. das Nervensystem, dieses aber zu 50 % als Erstmanifestation. Die Neurosarkoidose hat eine Prävalenz von 1–2,5/100.000 und eine Inzidenz von 0,4–0,5/100.000; je nach ethnischer Herkunft bestehen große Unterschiede. Das ZNS ist in 75 % d. F. und eher in der Frühphase der ersten beiden Krankheitsjahre betroffen, das PNS in 15 % und eher in späteren Krankheitsphasen, in 10 % die Muskulatur. Das Gehirn ist in Form einer aseptischen bzw. granulomatösen Meningitis, isolierter parenchymatöser Granulome, einer diffusen parenchymatösen, granulomatösen Entzündung oder einer granulomatösen Angiitis kleiner Gefäße betroffen, das Rückenmark vor allem durch raumfordernde Granulome.

Klinik Die Symptomatik ist ausgesprochen vielgestaltig, der Verlauf bei ⅓ der Pat. chronisch-rezidivierend, bei ⅔ subakut-monophasisch. Die Letalität beträgt 5–6 %. Bei etwa 50 % der Pat. treten **Hirnnervenausfälle** auf, vor allem als akute Fazialisparese mit spontaner kompletter Remission, bds. meist in Kombination mit anderen Hirnnervenstörungen. In absteigender Häufigkeit sind betroffen: N. opticus mit Sehstörungen und Optikusatrophie (Befall aller Abschnitte möglich, auch mit Fundusveränderungen), N. vestibulocochlearis mit fluktuierendem Schwindel und Hörstörungen, N. trigeminus, seltener die Nn. III, IV, VI, IX, I, XII und XI, sodass das klinische Bild einer über Monate fluktuierenden Polyneuritis cranialis oder einer Bulbärparalyse entstehen kann.

Eine **Enzephalopathie** tritt bei etwa 25 % der Pat. auf. Sie äußert sich als ängstlich gefärbtes Psychosyndrom, demenzieller Abbau oder auch produktiv-psychotische Symptomatik mit remittierend-rezidivierendem oder progredientem Verlauf. Mit eher ungünstigem Verlauf sind Grands-Maux oder fokale epileptische Anfälle assoziiert, die in 15–25 % d. F. auftreten.

Weitere zerebrale Manifestationsformen sind die rezidivierende lymphozytäre granulomatöse Meningitis, hypothalamisch-hypophysäre Störungen, Hydrozephalus, raumfordernde Granulome mit fokalen Ausfällen sowie Hirnstamm- und Kleinhirnsymptomatik. Selten verursacht eine granulomatöse Vaskulitis größerer Gefäße akute ischämische Läsionen.

Bei bis zu 20 % der Pat. ist das Rückenmark betroffen. Es kommt zu einer subakuten oder chronischen **Myelopathie**, bevorzugt des mittleren Zervikal- und Thorakalmarks mit Querschnittsymptomatik und spastischer Tetra- oder Paraparese. Durch entzündliche Veränderungen der lumbalen und sakralen Wurzeln entstehen radikuläre Symptome oder ein Kauda-Syndrom.

Diagnostik

- **MRT:** Als empfindlichste Methode zum Nachweis zerebraler Beteiligung ist es in ca. 80 % d. F. pathologisch, in 65–80 % zeigt sich eine leptomeningeale homogene KM-Anreicherung. In 40–50 % d. F. finden sich multiple periventrikuläre *white matter lesions,* in 30 % raumfordernde parenchymatöse Granulome mit KM-Enhancement, in 10–15 % ein Hydrocephalus aresorptivus, in ca. 13 % raumfordernde spinale Granulome.
- **Pulmologische Diagnostik:** Nur bei 60 % der Pat. mit Neurosarkoidose ist der Röntgen-Thorax-Befund pathologisch, ggf. ist ein CT erforderlich. Bei einer Bronchoskopie mit transbronchialer Biopsie sind in 70–95 % d. F. epitheloidzellige, nicht verkäsende Granulome nachweisbar. Die höchste Sensitivität hat die BAL, durch die eine lymphozytäre Alveolitis mit Zellzahlerhöhung und pathologischem CD4/CD8-Quotienten (> 5 bei aktiver Sarkoidose) nachweisbar ist.
- **Labor:** Sämtliche Veränderungen sind unspezifisch: in > 50 % d. F. BSG ↑, γ-Globulin ↑ und IgG ↑, in 15 % Hyperkalzämie und -urie. Je nach Aktivität der Makrophagen und Epitheloidzellen sind ACE (in 30 %) und Lysozym (in 50–60 %) ↑. Aktivierte T-Lymphozyten setzen sIL-2R (lösliche Form des IL-2-Rezeptors mit langer biologischer HWZ) frei, die sIL-2R-Erhöhung ist evtl. ein Marker für das Risiko des Fortschreitens der Erkrankung.
- **Liquor:** Ein pathognomonischer Befund existiert nicht. Es findet sich eine typische Konstellation aus mäßiger, vor allem lymphozytärer Pleozytose < 200/μl, diskret erhöhtem Gesamtprotein, fehlender intrathekaler Ig-Synthese und negativen OKB. Jedoch ist auch eine Pleozytose bis zu mehreren hundert Zellen/ml (insb. Lymphozyten) möglich, ebenso eine leichte bis mittlere Schrankenstörung mit einem Albuminquotienten < 20 bzw. < 50, eine intrathekale Ig-Synthese mit Drei-Klassen-Reaktion (IgG = IgA > IgM), und in 50–66 % d. F. oligoklonale IgG-Banden, die jedoch im Verlauf wieder negativ werden können und

eher bei schwerer Schrankenstörung auftreten. ACE ist in 60 % d. F., Lysozym in 70 % und β2-Mikroglobulin in > 50 % d. F. erhöht.

Merke

Eine typische Leitsymptomatik lässt sich nicht zuverlässig definieren, sodass die Zusammenschau der Befunde nötig ist und ein differenzialdiagnostisches Dilemma bleibt, sofern nicht eine histologische Sicherung aus dem ZNS erfolgt.

9.2.6 Erkrankungen mit progredienter spastischer Tetra- oder Paraparese

Spastische Spinalparalyse

Diese sehr seltene Erkrankung ist zu etwa 75 % hereditär (autosomal-dominant in 70–80 % > autosomal-rezessiv > X-chromosomal-rezessiv), in etwa 25 % d. F. tritt sie sporadisch auf. Frauen und Männer erkranken gleich häufig. Eine Degeneration der Neurone der Pyramidenbahn verursacht eine sekundäre Demyelinisierung des Tractus corticospinalis lateralis und anterior. Das Manifestationsalter ist relativ variabel von der Kindheit bis zum mittleren bis höheren Erwachsenenalter, meist jedoch vor dem 40. Lj. In betroffenen Familien gibt es wegen der unterschiedlichen Expression der Symptome auch scheinbar nicht betroffene Genträger ohne subjektive Beschwerden. Die Erkrankung wird in „reine" und „komplizierte" Formen eingeteilt, wobei die spastische Parese klinisch dominieren muss.

Klinik Kernsymptome sind eine langsam progrediente spastische Paraparese mit Gangstörung, Steifigkeitsgefühl, erhöhter Ermüdbarkeit, Adduktorenspastik und eine Tiefensensibilitätsstörung. Häufig besteht imperativer Harndrang. Akzessorische Symptome wie schlaffe Paresen durch Mitbeteiligung der Vorderhornzellen (DD: ALS mit initial spastischer Form), Neuropathie des N. opticus und Retinopathie sowie Sensibilitätsstörungen der Füße können hinzukommen. Die Muskeleigenreflexe sind gesteigert, die Bauchhautreflexe meist normal, das Babinski-Zeichen ist positiv, selten findet man eine Spastik der Arme.

Eine Gangstörung mit Spastik der Beine kann bei X-chromosomal-rezessivem Erbgang auch bei heterozygoten Frauen vorkommen.

Diagnostik Die Diagnosestellung stützt sich auf das typische klinische Bild und die positive Familienanamnese.

- **Evozierte Potenziale:** SEP zeigen eine Amplitudenminderung bei normaler P40-Latenz, MEP zu den Beinen sind ausgefallen oder zeigen Amplitudenminderung, selten pathologische Latenzen.
- **Labor:** vor allem zum Ausschluss eines Vitamin-B_{12}-Mangels und einer Adrenoleukodystrophie bzw. AMN von Bedeutung.
- **Liquor:** selten Eiweiß ↑, meist normal.

Zervikale Myelopathie

Als häufigste Myelopathie des höheren Alters betrifft sie Männer doppelt so häufig wie Frauen. Prädisponierend ist ein enger zervikaler Spinalkanal mit einem a.-p. Durchmesser < 13 mm. Treten degenerative spondylotische Veränderungen, verdickte und verkalkte Ligamente und vaskuläre Faktoren hinzu, kommt es zu einer Schädigung des Halsmarks.

Klinik Langsam progredient entwickelt sich eine Gangstörung mit spastisch-ataktischer Komponente, Spastik der Beine, gesteigerten Reflexen, Kloni und positivem Babinski-Zeichen. Hinzu kommen proximal betonte Paresen der Beine, eine Pallhypästhesie, evtl. Lagesinnstörungen, häufig Missempfindungen in den Beinen, auch ein positives Lhermitte-Zeichen. Fast immer besteht auch eine zervikale Radikulopathie, die sich durch radikuläre Schmerzen, Reflexabschwächung, segmentale Paresen mit Atrophie und Sensibilitätsstörungen äußert. Eine stufenweise Verschlechterung und eine vorübergehende Besserung sind möglich.

Diagnostik Röntgen der HWS mit Nachweis einer Spinalkanalweite < 13 mm, MRT der HWS zur Bestätigung durch Nachweis eines Ödems des Myelons (indirektes Kompressionszeichen).

Syringomyelie

Es gibt eine kongenital-idiopathische Form der Syringomyelie, die oft mit anderen Fehlbildungen assoziiert ist, und symptomatische Formen, die durch Tumoren, posttraumatisch oder postentzündlich bedingt sind. Das Manifestationsalter liegt meist zwischen dem 20. und 40. Lj., der Verlauf ist bei 25 % der Pat. fluktuierend.

Klinik Frühsymptom sind häufig Schmerzen. Im Verlauf der Erkrankung treten dissoziierte Sensibilitätsstörungen, atrophische Paresen der Arme mit ausgeprägten trophischen Störungen bis hin zu Mutilationen, Reflexausfälle an den Armen, Skoliose, spastische Paresen der Beine mit gesteigerten Reflexen, vegetative Störungen (Blasen-/Mastdarmstörungen) sowie – bei Ausdehnung der Syrinx in den Hirnstamm (Syringobulbie) – Hirnnervenausfälle mit u. a. Dysarthrie, Störungen der Okulomotorik und Horner-Syndrom hinzu.

Diagnostik Die Diagnose stützt sich auf den klinischen Befund und wird mittels MRT bestätigt. Das cMRT zeigt in einigen Fällen unspezifische *white matter lesions;* die Abgrenzung zur MS erfolgt durch Liquoruntersuchung.

9.2.7 Primäres ZNS-Lymphom

Auch bei Immunkompetenten wird eine zunehmende Inzidenz von primären ZNS-Lymphomen beschrieben. Der Häufigkeitsgipfel liegt im 5. bis 7. Lebensjahrzehnt. In mehr als 95 % handelt es sich um Non-Hodgkin-Lymphome der B-Zellreihe.

Klinik und Diagnostik Die Symptomatik ist sehr variabel: Neben Hirndruckzeichen und Kopfschmerzen treten neuropsychologische Symptome wie kognitive und mnestische Funktionsstörungen und Antriebsstörungen, neurologische Herdsymptome wie Aphasie, Paresen und Sensibilitätsstörungen, epileptische Anfälle, zerebelläre Zeichen wie Ataxie sowie Hirnnervenausfälle mit Schwindel und Hörstörungen auf. Außerdem kommt es zu Sehstörungen; die ophthalmologische Untersuchung zeigt einen Befall des Glaskörpers und der Uvea. In ca. 10–20 % findet man einen initialen Befall der Augen mit Glaskörper- und Uveainfiltrationen.

- **cMRT:** pluri- oder multilokuläre Raumforderungen, oft ventrikelnah mit geringem Begleitödem und intensivem KM-Enhancement, oder diffuse Marklagerveränderungen
- **Liquor:** in 50 % d. F. lymphozytäre Pleozytose, auch mit aktivierten Lymphozyten und Plasmazellen, in 30 % positive OKB. Leichte Eiweißerhöhung möglich
- **Diagnosesicherung:** histologisch mittels stereotaktischer Biopsie; daneben Liquorzytologie mit immunzytologischen Methoden und ophthalmologischer Untersuchung

Merke

Das primäre ZNS-Lymphom spricht gut auf Kortison an, was bei der Differenzierung der MS beachtet werden muss.

9.2.8 Hashimoto-Enzephalopathie

Die autoimmun verursachte Hashimoto-Thyreoiditis befällt Frauen 10-mal häufiger als Männer. Bei der assoziierten Enzephalopathie unterscheidet man eine vaskulitische bzw. apoplektiforme von einer diffus progressiven bzw. enzephalitischen Verlaufsform. Die Enzephalopathie beginnt subakut, der Verlauf ist chronisch-rezidivierend oder progredient.

Klinik Neben variablen, z. T. transienten fokalneurologischen Ausfällen treten Bewusstseinsstörungen, Verwirrtheit, Halluzinationen, Demenz, psychotische Episoden, Kopfschmerzen, fokale oder generalisierte epileptische Anfälle, Tremor, Myoklonien, Ataxie, schlaganfallähnliche Episoden oder extrapyramidale Symptome auf.

Diagnostik

- **EEG:** Allgemeinveränderung oder Zeichen einer Erregbarkeitssteigerung, kann aber auch normal sein.
- **cMRT:** meist unspezifisch. Ein Normalbefund ist möglich, ebenso diffuse oder umschriebene, in T2-gewichteten Aufnahmen hyperintense Läsionen ohne Gd-Enhancement.
- **Labor:** meist euthyreote Stoffwechsellage, selten hypothyreot. TSH häufig ↑. Auto-Ak gegen Thyreoglobulin (TAK bzw. TGAK) und Schilddrüsenperoxidase bzw. mikrosomale Antikörper (anti-TPO bzw. MAK) meist in hohen Titern nachweisbar, deren Höhe nicht mit dem Schweregrad der Erkrankung korreliert. Assoziation mit HLA-DR 4 und -DR 5.

- **Schilddrüsen-Feinnadelbiopsie:** Falls keine Antikörper nachweisbar sind, muss die Hashimoto-Thyreoiditis mittels Biopsie gesichert werden.
- **Liquor:** Zellzahl meist normal, evtl. geringe mononukleäre Pleozytose in < 20 %, Eiweiß in ca. 75 % ↑, leichte Schrankenstörung mit einem Albuminquotienten < 20, bei weniger als ⅓ der Pat. OKB positiv.

9.2.9 Susac-Syndrom

Als Susac-Syndrom wird eine retinokochleozerebrale Angiopathie bezeichnet, die Frauen sehr viel häufiger betrifft als Männer. Das Erkrankungsalter liegt meist unter 40 Jahren. Eine Mikroangiopathie von Retina und Innenohr führt zu bilateralen, unregelmäßig begrenzten Gesichtsfelddefekten sowie einer kochleären Hörstörung und Tinnitus. Der Befall kleiner kortikaler Arterien verursacht rezidivierende kortikale und subkortikale Mikroinfarkte, die subakut auftretende und fluktuierende fokalneurologische Ausfälle und oft ein ausgeprägtes organisches Psychosyndrom hervorrufen.

Klinik Kopfschmerzen, kognitive Störungen, psychotische Symptome, Paresen, Sensibilitätsstörungen, Ataxie, Hirnnervensymptome, eine Pseudobulbärparalyse oder epileptische Anfälle.

Diagnostik

- Am **Fundus** finden sich bilaterale retinale Astverschlüsse und eine ischämische Degeneration der Netzhaut. Dies ergibt einen typischen Befund in der Fluoreszenzangiografie.
- **cMRT:** multiple kleine Hyperintensitäten in T2-gewichteten Aufnahmen in der weißen Substanz, auch periventrikulär, kortikal, in Stammganglien, Thalamus und Corpus callosum, ohne KM-Enhancement.
- **Liquor:** Eiweiß leicht ↑, meist durch Schrankenstörung bedingt. Leichte lymphozytäre Pleozytose. Keine intrathekale Ig-Synthese, keine OKB.

9.2.10 Antiphospholipid-Syndrom

Beim Antiphospholipid-(Antikörper-)Syndrom (APA-Syndrom) unterscheidet man eine primäre Form – ohne Lupus erythematodes disseminatus – und eine sekundäre Form, die ca. 35 % aller SLE-Patienten betrifft, aber auch bei Malignomen vorkommt. Meist sind Pat. < 45 Jahren betroffen, Frauen häufiger als Männer. Es kommt zu rezidivierenden zerebralen Ischämien, Sinusvenenthrombosen, rezidivierenden arteriellen und venösen Thrombosen und Embolien sowie gehäuften Aborten.

Klinik Neben fokalneurologischen Symptomen treten Hörverlust, Visusminderung, Krampfanfälle und migräneartige Kopfschmerzen auf.

Diagnostik **Labor:** Nachweis von Antiphospholipid-Ak (APA, IgG und IgM); Anticardiolipin-Ak (ACA) und Lupus-Antikoagulans (LA). Bei Nachweis von Antiphospholipid-Ak ohne klinische Symptomatik muss nicht weiter untersucht werden.

9.2.11 CLIPPERS-Syndrom

Das CLIPPERS-Syndrom *(chronic lymphocytic inflammation with pontine perivascular enhancement responsive to steroids)* wurde erstmals von Pittock et al. (2010) anhand von 8 Patienten beschrieben. Es handelt sich um eine unspezifische chronische lymphozytäre Entzündung des Pons, Hirnstamms, Zerebellums und ggf. auch des Myelons mit noch ungeklärter Pathophysiologie. Charakteristisch ist das gute Ansprechen auf Glukokortikoide (akut) und in der Langzeitbehandlung auf Immunsuppressiva (Methotrexat), weshalb eine rasche Diagnosestellung und gezielte Therapieeinleitung von besonderer Bedeutung sind.

Klinik Die Erkrankung manifestiert sich typischerweise subakut mit Symptomen des Hirnstamms, Kleinhirns, der Hirnnerven und der langen Bahnen wie Ataxie (Gang-, Stand-, Rumpf-, Extremitätenataxie), Dysarthrie, Dysphagie, Dysgeusie, Doppelbildern, Nystagmen und anderen Störungen der Okulomotorik, fazialen Paresen, kranialen Sensibilitätsstörungen, Schwindel, Hörstörungen, Tinnitus, Zungenparese, Schluckauf, Tremor (insb. Holmes-Tremor), Übelkeit, Para-, Hemi-, Mono- und Tetraparesen, Spastik und Pyramidenbahnzeichen, Oberflächen- und Tiefensensibilitätsstörungen, neurogenen Blasenstörungen, kognitiven Defiziten, Kopfschmerzen, Affektlabilität und Fatigue (Dudesek et al. 2014).

Diagnostik

- **MRT:** Charakteristisch ist das cMRT mit dem Bild eines „gepfefferten" Hirnstamms, Pons und Zerebellums, ggf. auch Myelons mit typischen multiplen punktförmigen Gd-Anreicherungen, ohne Zeichen von Raumforderung und vasogenem Ödem.
- **Liquor:** Der Liquor kann sowohl normal sein als auch leichte bis mäßige Eiweißerhöhungen (bis zu 1 g/l) und lymphozytäre bzw. lymphomonozytäre Pleozytosen zwischen 5 und 50/ µl zeigen. Oligoklonale IgG-Banden können transient vorkommen, sind aber in Folgeuntersuchungen häufig nicht mehr nachweisbar. Erregerspezifische Befunde fehlen.

Tab. 9.5 Übersicht über die in der Differenzialdiagnose der MS wichtigsten Erkrankungen und Aids

Erkrankung	Labor	Liquor	MRT	Besonderheiten
PANCS	BSG und Leukos möglich, in der Regel keine systemischen Entzündungszeichen, ANA neg.	Leichte lymphomonozytäre Zellzahl und EW ↑	Multilokuläre Läsionen kortikal und subkortikal in weißer und grauer Substanz	Zusatzdiagnostik: Angiografie, leptomeningeale und parenchymatöse Biopsie bei über 3 Mon. progredientem Verlauf
Panarteriitis nodosa	BSG ↑, CRP, C_3 ↓ und C_4 ↓, HB_S-Ag, ANA, pANCA (bei mPAN) pos. Hepatitisserologie	Meist ohne path. Befund		Zirkulierende Immunkomplexe Zusatzdiagnostik: Nerv-Muskel- bzw. Nierenbiopsie, in 70 % Assoziation mit Virushepatitis
Wegener-Granulomatose	BSG ↑, Krea ↑, Leukos ↑, Thrombos ↑, cANCA in 90 % d. F. pos. (zu 90 % PR-3-ANCA), pANCA pos. (< 5 % d. F.)	Parenchymatöse Läsionen, stark verdickte Meningen		Zusatzdiagnostik: Biopsie aus Granulomen
Churg-Strauss-Syndrom	Eosinophilie, IgE ↑, pANCA in 50–70 % d. F. pos. (zu 90 % MPO-ANCA)	Eosinophilie, Zellzahl und EW ↑		Zusatzdiagnostik: Nerv-Muskel-Biopsie: eosinophile Granulome und Vaskulitis
Morbus Behçet	BSG ↑, CRP ↑, Leukos ↑, Anämie, α_2-Globulin ↑	Zellzahl ↑, IgA- und IgM-OKB, im Verlauf auch wieder neg.	Ausgedehnte KM-aufnehmende Läsionen, auch disseminierte, in T2 hyperintense Läsionen in weißer und grauer Substanz	Zirkulierende Immunkomplexe in 75 % d. F., C9 ↑ als Aktivitätsmarker, HLA-B5 pos.
Rheumatoide Arthritis	BSG, CRP, α- und γ-Globulin, RF pos. in 70–80 % d. F., ANA in 35 % d. F. pos., Anti-ds-DNA-Ak neg.			In 50 % d. F. zirkulierende Immunkomplexe, in 70 % HLA-DR4 pos. **Cave:** atlantoaxiale Instabilität mit progredienter Tetraspastik

9

Tab. 9.5 Übersicht über die in der Differenzialdiagnose der MS wichtigsten Erkrankungen und Aids *(Forts.)*

Erkrankung	Labor	Liquor	MRT	Besonderheiten
SLE	BSG ↑, CRP ↑, α2-und γ-Globulin, C_3 ↓ und C_4 ↓, Anämie, Leukos ↓, Lymphos ↓, Thrombos ↓, in 96 % d. F. hohe ANA-Titer, in 80 % d. F. spezifische Anti-ds-DNA-Ak, medikamentös induzierter SLE: Histon-Ak pos., Anti-ds-DNA-Ak neg.	In 30 % d. F. path.: Zellzahl ↑ und EW ↑, IgG-Synthese, auch pos. OKB	*White matter lesions* multilokulär subkortikal, periventrikulär, kortikal, nicht im Corpus callosum, in akuten Phasen KM-Aufnahme	Assoziation mit HLA-DR2 und -DR3, Anti-Sm-Ak bei ZNS-Beteiligung in 25 % d. F., ribosomale Ak bei Psychosen, Jo-1-Ak bei Polymyositis, Neuronen-Ak bei Epilepsie und Enzephalopathie, Diagnosesicherung durch Biopsie
Sjögren-Syndrom	BSG ↑, γ-Globulin ↑, RF pos. in 50 % d. F., SSA (Anti-Ro-Ak) in 97 %, SSB (Anti-La-Ak) in 87 % d. F. pos.	Leichte lymphozytäre Pleozytose möglich, häufiger EW ↑, pos. OKB möglich	Multilokuläre Herde wie bei SLE subkortikal und an der Mark-Rinden-Grenze	Assoziation mit HLA-DW2, spontane Sicca-Symptomatik; Zusatzdiagnostik: Feinnadelbiopsie der Speicheldrüsen
Neuroborreliose	IgM- und IgG-Ak, IgM-Ak falsch pos. bei EBV-, VZV- und CMV-Infektion; IgM noch Wochen, IgG noch Mon. nach Therapie ↑ oder ↔, ungeeignet für Therapiemonitoring	Lymphomonozytäre Pleozytose, Plasmazellen mit spezifischen Ak, EW ↑, intrathekale Ig-Synthese (IgM > IgG > IgA), OKB pos. in 66 % d. F., Nachweis intrathekaler Borrelien-Ak ggf. erst nach 3–4 Wo. möglich, pos. IAI (> 2,5)	Ähnliches Bild wie bei MS, periventrikuläre, in T2 hyperintense Herde möglich	Häufig Durchseuchungstiter; intrathekale Ak-Synthese (auch IgM) noch Monate bis Jahre nach Therapie bzw. Ausheilung nachweisbar; Diagnosekriterien für die akute Neuroborreliose: Pleozytose, chronische Zellzahl ↑, EW ↑ und lokale Ak-Synthese
Neurolues	VDRL-Suchtest zur Bestätigung FTA-Abs- oder TPHA-Test zur Aktivitätsbeurteilung VDRL- und 19S-IgM-FTA-Abs-Test → Grundlage für Therapieindikation	Lymphomonozytäre Pleozytose in 50–90 % d. F., intrathekale Ig-Synthese (IgG > IgM > IgA), IgG-OKB pos. in > 60 % d. F., VDRL zur Aktivitätsbeurteilung, ITpA-Index > 3,0–4,0 beweist intrathekale spezifische Ak-Synthese	Entzündliche und vaskulitische Herde, vor allem Prozesse im Hirnstamm nachweisbar, ggf. ähnlich wie bei MS, ggf. auch Hirnstamm- und Kleinhirnatrophie	Intrathekale IgG-Synthese nach Therapie noch jahrelang nachweisbar, pos. IgG-OKB als „Liquornarbe"; EEG wichtig, da bei 25 % der Pat. epileptische Anfälle auftreten
HIV-Infektion	ELISA: HIV-Ak, zur Bestätigung Western Blot; CD4-Zellzahl, CD4/CD8-Quotient, Viruslast	EW ↑, lymphomonozytäre Pleozytose, IgG-Synthese, pos.; IgG-OKB in ca. 50–66 % d. F., HIV-ASI: intrathekale Ak-Synthese, PCR: Nachweis von HIV-Antigen	Zum Ausschluss von opportunistischen Infektionen, Neoplasien oder Meningeosis lymphomatosa	> 50 % der asymptomatischen HIV-Positiven zeigen unspezifische Liquorveränderungen: Zellzahl ↑, EW ↑, pos. OKB

Tab. 9.5 Übersicht über die in der Differenzialdiagnose der MS wichtigsten Erkrankungen und Aids *(Forts.)*

Erkrankung	Labor	Liquor	MRT	Besonderheiten
Tbc des ZNS	Hyponatriämie (Na^+ < 135 mmol/l) in 75 % d. F.	Initial „buntes" Zellbild, danach rein lymphozytäre Pleozytose, Glukose ↓, Laktat ↑, EW ↑, intrathekale Ak-Synthese (vor allem IgA), PCR zum Nachweis von *Mycobacterium tuberculosis*	Verdickte Meningen, Hydrozephalus, ischämische Infarkte, Tuberkulome	Bei bis zu 50 % der Pat. sind Röntgen-Thorax und Thorax-CT ohne path. Befund, oft mehrfache LP zur Diagnosesicherung nötig
Morbus Whipple		EW ↑, IgA-Synthese, unspezifischer geringe bis mäßige Zellzahlerhöhung, PAS-pos. Einschlüsse in Makrophagen, PCR-Nachweis von *Tropheryma Whippelii*	Multiple kleine KM-aufnehmende Läsionen kortikal und subkortikal in ca. 50 % d. F., auch bandförmige, in T2 hyperintense Läsionen	Diagnosesicherung durch Hirnbiopsie: PAS-pos., sichelförmige Einschlüsse in Makrophagen, Nachweis von Bakterien-DNA mit PCR in Liquor und Hirnbiopsie
Vitamin-B_{12}-Mangel	MCV ↑, Vit.-B_{12}-Spiegel ↑, Homocystein und Methylmalonsäure im Serum und Plasma ←	Selten EW ↑	Periventrikuläre, bes. aber flächige Läsionen in weißer Substanz	
X-ALD, AMN	VLCFA (C24:0, C26:0) ↑ in Plasma und Fibroblastenkulturen, path. Quotient; ACTH-Test	**X-ALD:** Zellzahl ↑ und EW ↑ möglich, IgA-Synthese bei zerebralen Formen. **AMN:** normaler Liquor, keine OKB	Symmetrische Demyelinisierung bei ALD, bei AMN in 50 % normales cMRT, Befall zentraler Bahnen	X-chromosomal-rezessiver Erbgang, zum Ausschluss eines Konduktorinnenstatus genetische Untersuchung, da hier VCLFA ggf. normal, als DD vor allem bei chron.-progredientem Verlauf bzw. pos. Familienanamnese beachten
Metachromatische Leukodystrophie	Arylsulfatasemangel in Leukozyten und Fibroblasten, Sulfide im Urin	EW ↑	T2-Hyperintensitäten im Marklager	Autosomal-rezessiver Erbgang, path. NLG
Neurosarkoidose	BSG ↑, γ-Globulin ↑, IgG ↑ in ca. 50 % d. F., ACE ↑ in 30 %, Lysozym ↑ in 50–60 % d. F. je nach Aktivität, sIL-2R von aktivierten T-Lymphozyten freigesetzt	Zellzahl ↑, EW ↑, keine Ig-Synthese und neg. OKB im typischen Fall, aber auch Ig-Synthese (IgG = IgA > IgM) und pos. IgG-OKB möglich, im Verlauf evtl. wieder neg.; ACE ↑ in 60 % d. F., Lysozym ↑ in 70 %, β2-Mikroglobulin ↑ in > 50 % d. F.	Empfindlichste Methode zum Nachweis des ZNS-Befalls, leptomeningeale homogene KM-Anreicherung, multiple periventrikuläre *white matter lesions,* parenchymatöse Granulome, Hydrozephalus, spinale Granulome	Pulmologische Diagnostik wichtig: transbronchiale Biopsie und BAL mit Bestimmung des CD4/CD8-Quotienten und Nachweis einer lymphozytären Alveolitis
Spastische Spinalparalyse	Ausschluss eines Vit.-B_{12}-Mangels und path. erhöhter VLCFA	Meist normal, selten leichte EW ↑	Spinales MRT: Atrophie des Myelons bes. im thorakolumbalen Übergang	Pos. Familienanamnese, auch path. VEP beschrieben

Tab. 9.5 Übersicht über die in der Differenzialdiagnose der MS wichtigsten Erkrankungen und Aids *(Forts.)*

Erkrankung	Labor	Liquor	MRT	Besonderheiten
Zervikale Myelopathie			Bestätigung durch HWS-MRT: Myelon-Ödem	Klin. Befunde führend, Zusatzdiagnostik: Röntgen-HWS
Syringomyelie			MRT (HWS, BWS) bestätigt Diagnose, selten unspezifische *white matter lesions*	Klin. Befunde führend
Primäres ZNS-Lymphom		Lymphozytäre Pleozytose in 50 % d. F., pos. OKB in 30 %, EW leicht ↑ möglich	Pluri- oder multilokuläre Raumforderungen, KM-Aufnahme, geringes Begleitödem	Diagnosesicherung: stereotaktische Biopsie, Liquorzytologie, Immunzytologie, Befall von Glaskörper und Uvea; gutes Ansprechen auf Kortikoide
Hashimoto-Enzephalopathie	Meist euthyreot, TSH häufig ↑, hohe TAK- und MAK-Titer	Zellzahl ↑ und EW ↑ möglich, pos. OKB in < 33% d. F.	Unspezifisch, auch diffuse oder umschriebene, in T2 hyperintense Läsionen	Assoziation zu HLA-DR4 und -DR5, ggf. Schilddrüsen-Feinnadelbiopsie zur Diagnosesicherung
Susac-Syndrom		EW leicht ↑, Zellzahl ↑, keine intrathekale Ig-Synthese, OKB neg.	Multiple kleine T2-Hyperintensitäten in weißer Substanz, auch kortikal, Corpus callosum	Fundus: bilaterale retinale Astverschlüsse, typische Fluoreszenzangiografie, Hörstörung, Gesichtsfelddefekte bds.
Antiphospholipid-Syndrom	APA, ACA, LA			Primäre Form ohne SLE, sekundäre Form: bei SLE und Malignomen: bei pos. APA ohne Klinik keine weitere Diagnostik
CLIPPERS-Syndrom		Normal oder EW bis 1 g/l; lympho(mono)zytäre Pleozytose bis 50/µl; OKB können transient pos. sein	Typisches Bild eines „gepfefferten" Hirnstamms, Pons und Zerebellums mit multiplen punktförmigen KM-aufnehmenden Herden	Klinisch und im MRT gutes Ansprechen auf GKS und Immunsuppressiva

Ak: Antikörper, ANA: antinukleäre Antikörper, cANCA: zytoplasmatische antinukleäre Antikörper, d. F.: der Fälle, EW: Eiweiß, Ig: Immunglobuline, KM: Kontrastmittel, LP: Lumbalpunktion, mPAN: mikroskopische Panarteriitis nodosa, neg.: negativ, NLG: Nervenleitgeschwindigkeit, OKB: oligoklonale Banden, pANCA: perinukleäre antinukleäre Antikörper, pos.: positiv, RF: Rheumafaktor, T2: T2-gewichtete Aufnahme, VLCFA: überlangkettige Fettsäuren

9.2.12 Zusammenfassung

Eine Übersicht über die in der Differenzialdiagnose der MS wichtigsten Erkrankungen gibt ➤ Tab. 9.5.

9.3 Sonderformen der multiplen Sklerose

9.3.1 Akute maligne multiple Sklerose (Typ Marburg)

Diese seltene, hochmaligne Form der MS mit monophasischem Verlauf betrifft vor allem junge Patienten.

Klinik Nach einem unspezifischen Initialstadium mit Fieber, Kopfschmerzen, Bewusstseinsveränderungen und multifokalen neurologischen Ausfallsymptomen, das einer Virusenzephalitis ähnelt, nimmt die Erkrankung einen fulminanten Verlauf mit spinalen, zerebralen und Hirnstammsymptomen. Nach Monaten bis wenigen Jahren resultieren schwerste Behinderungen, falls die Erkrankung nicht zum Tode führt.

Diagnostik

- **cMRT:** multiple großflächige, frische Demyelinisierungsherde.
- **Liquor:** Meist findet sich eine Pleozytose.

9.3.2 Diffuse disseminierte Sklerose

Die diffuse disseminierte Sklerose (Schilder-Krankheit, Encephalitis periaxialis diffusa) tritt vor allem bei Kindern und Jugendlichen auf. Nach einem akuten Beginn verläuft die Erkrankung monophasisch und progredient ohne Schübe.

Klinik Neuropsychologische und psychische Symptome bis zur Demenz sind häufig; außerdem finden sich Kopfschmerzen, Aphasie, Erblindung und Ertaubung, Hemi- und Tetraparese, bulbäre Symptome und Pyramidenbahnzeichen.

Diagnostik

- **cMRT:** Im Marklager finden sich sehr große, scharf begrenzte Demyelinisierungsherde, oft asymmetrisch mit Ausdehnung über den Balken hinaus nach kontralateral.
- **Liquor:** wie bei MS, jedoch häufig ohne OKB.

9.3.3 Konzentrische Sklerose Baló

Die konzentrische Sklerose Baló (Encephalomyelitis periaxialis concentrica) ist eine sehr seltene Erkrankung von Kindern und Jugendlichen. Nach häufig akutem Beginn verläuft sie monophasisch mit z. T. letalem Ausgang nach Wochen bis Monaten.

Klinik Neben neuropsychologischen Auffälligkeiten und Bewusstseinsstörungen finden sich Hirndruckzeichen, multifokale Ausfälle oder spastische Hemi- oder Tetraparesen.

Diagnostik

- **cMRT:** charakteristische, schalenförmig angeordnete, in T2-gewichteten Aufnahmen hyperintense Herde, die Zonen zerstörten und intakten Myelins entsprechen
- **Liquor:** wie bei MS

9.3.4 Neuromyelitis optica (NMO, Devic-Syndrom) und NMO-Spektrum-Erkrankungen

Die Neuromyelitis optica (Devic-Syndrom) ist eine immunvermittelte chronisch-entzündliche Erkrankung des ZNS, gekennzeichnet durch simultan oder sukzessiv auftretende ein- oder beidseitige Optikusneuritis und langstreckige Myelitis. Histopathologisch finden sich neben Demyelinisierung auch ausgeprägte Nekrosen sowie neuronale und astrozytäre Schädigungen.

Der Nachweis spezifischer Autoantikörper (Aquaporin-4-Antikörper, AQP4-Ak) im Serum von NMO-Patienten ist ein wichtiges Diagnosekriterium. Neben der klassischen NMO gibt es weitere, unter der Bezeichnung NMO-Spektrum zusammengefasste Erkrankungen, bei denen ebenfalls AQP4-Ak nachweisbar sind: u. a. die isolierte longitudinal extensive transverse Myelitis (LETM), die monophasische oder rekurrierende isolierte ON sowie einige Formen der Hirnstammenzephalitis mit Beteiligung von Zwischenhirn und Medulla oblongata. Vereinzelt werden AQP4-Ak auch bei Patienten mit multilokulären, teilweise tumefaktiven Marklagerläsionen nachgewiesen, sodass sich die Bandbreite der NMO-Spektrum-Erkrankungen zunehmend erweitert.

Klinik Leitsymptome der NMO sind die Optikusneuritis und Myelitis. Nach Wingerchuk et al. (2006) sollen für die Diagnosestellung darüber hinaus mindestens zwei der drei nachfolgenden Kriterien erfüllt sein:

1. Spinales MRT mit langstreckiger Myelonläsion (≥ 3 Wirbelkörpersegmente)
2. Für eine MS nicht typisches cMRT bei Erkrankungsbeginn
3. Nachweis von NMO-IgG-Ak im Serum

Im Vergleich zur MS ist das Erkrankungsalter etwas höher und die Geschlechterverteilung deutlich mehr zuungunsten des weiblichen Geschlechts verschoben. Die Krankheit verläuft häufig akut bis subakut mit ein- oder beidseitiger Blindheit und einer ihr vorausgehenden oder nachfolgenden, z. T. aufsteigenden, meist hohen kompletten Querschnittsymptomatik. Rezidivierende Verläufe finden sich bei ca. 40 % der Pat. Bei 50 % der Betroffenen bleibt ein schweres bis mittelschweres neurologisches Defizit bestehen. Die Mortalität wird zwischen 10 und 50 % angegeben, ein gutartiger Verlauf ist selten (max. bei ca. ⅓ der Pat.).

Die Akuttherapie besteht im Einsatz hoch dosierter i. v. Kortikosteroide und im frühzeitigen Einsatz der therapeutischen Apherese (Plasmapherese, Immunadsorption). Aufgrund der relativ schlechten Prognose wird eine frühe immunsuppressive Therapie, vorzugsweise mit Azathioprin (alternativ: Rituximab, bei Kontraindikationen: Mycophenolat-Mofetil, Mitoxantron oder Cyclophosphamid) empfohlen. Vereinzelt werden auch Therapieerfolge mit i. v. Immunglobulinen berichtet.

Diagnostik

- **MRT:** Läsionen im N. opticus inkl. Chiasma und langstreckig im Myelon (mind. 3 Segmente). Marklagerläsionen möglich
- **Labor:** positiver serologischer Nachweis von AQP4-Ak bei 60–90 % (hohe Spezifizität, negative Bestimmung im schubfreien Intervall möglich)
- **Liquor:** in ca. 60 % Gesamteiweiß ↑ und polymorphkernige Pleozytose; OKB und intrathekale Ig-Synthese bei 70 % fehlend oder nur transient nachweisbar

9.3.5 Akute demyelinisierende Enzephalomyelitis

Die ADEM ist eine seltene Erkrankung vor allem bei Kindern und jungen Erwachsenen mit akutem monophasischem Verlauf (➤ Kap. 8.8.1).

Klinik Die Symptome treten meist 2–3 d bis 4 Wo. nach einem Infekt, am häufigsten nach einem viralen Atemwegsinfekt, seltener nach Impfungen mit nicht rekombinant hergestelltem Impfstoff, aber auch spontan auf. Symptomatik und Ausprägung sind sehr variabel, von diskreten Ausfällen bis zu einem foudroyanten, zum Tod führenden Verlauf. Neben Kopfschmerzen, Fieber, Erbrechen, organischem Psychosyndrom und Bewusstseinsstörungen bis zum Koma treten fokale neurologische Defizite wie Hemiparese, Ataxie, Aphasie, Dysarthrie, Schwindel, Doppelbilder und andere Hirnstammsymptome auf. Auch eine bilaterale Optikusneuritis sowie fokale oder generalisierte epileptische Anfälle sind häufig. Spinale Symptome sind seltener. Auch die Rückbildung der Symptome ist sehr variabel: Möglich sind sowohl eine Restitutio ad integrum als auch schwerste Behinderungen.

Als eine Sonderform mit hämorrhagischen Läsionen und malignem Verlauf gilt die akute hämorrhagische oder **Hurst-Leukenzephalitis**.

Diagnostik

- **cMRT:** Es finden sich einzelne oder multiple Läsionen, in T2-gewichteten Aufnahmen hyper-, in T1-gewichteten Aufnahmen iso- oder hypointens. Zum Teil zeigen sich große konfluierende und raumfordernde Herde, oft im Thalamus oder in den Stammganglien, nicht nur periventrikulär, sondern auch im subkortikalen Marklager. Es handelt sich vor allem um floride Herde, die auch ringförmig KM aufnehmen können.
- **Liquor:** lymphozytäre Pleozytose, meist < 100, jedoch auch bis zu 1.000/µl, mit bis zu 20 % Granulozyten. Eiweiß ↑ bei leichter bis mäßiggradiger Schrankenstörung. OKB können nachweisbar sein, eher selten ist eine intrathekale IgG-Synthese. Liquor kann unauffällig sein. Eine Rückbildung der pathologischen Veränderungen innerhalb von 6 Mon. wird als typisch beschrieben.

LITERATURAUSWAHL

Unter https://shop.elsevier.de/multiple_sklerose erhalten Sie Zugriff auf weitere Literaturstellen zu diesem Kapitel.

Berlit P (Hrsg.) (2012). Klinische Neurologie. 3. A. Berlin: Springer.

Blatz R, Kühn H-J, Hermann W et al. (2005). Neurosyphilis oder Neuroborreliose. Nervenarzt 76: 724–732.

Brandt Th, Dichgans J (Hrsg.) (1998). Therapie und Verlauf neurologischer Erkrankungen. 3. A. Stuttgart: Kohlhammer.

Felgenhauer K, Beuche W (1999). Labordiagnostik neurologischer Erkrankungen. 1. A. Stuttgart: Thieme.

Filippi M et al. (2016). MRI criteria for the diagnosis of multiple sclerosis: MAGNIMS consensus guidelines. Lancet Neurol 15(3): 292–303.

Hartmann M, Schoner B, Scheglmann K (2000). Hashimoto-Enzephalopathie. Nervenarzt 71: 489–494.

Heckmann J, Druschky A, Kern P et al. (2000). „Ghost and Mimicry-Tumor" – Primäres ZNS-Lymphom. Nervenarzt 71: 305–310.

Henkes H, Kölmel H (Hrsg.) (1999). Die entzündlichen Erkrankungen des Zentralnervensystems. Landsberg/Lech: ecomed.

Hopf H, Deuschl G, Diener H et al. (Hrsg.) (1999). Neurologie in Praxis und Klinik. 3. A. Stuttgart: Thieme.

Küker W, Nägele T (2005). Differenzialdiagnose von Läsionen der weißen Hirnsubstanz in der Magnetresonanztomographie. Akt Neurol 32: 402–417.

McDonald WI, Compston A, Edan G, et al. (2001). Recommended diagnostic criteria for multiple sclerosis: Guidelines from the International Panel on the Diagnosis of Multiple Sclerosis. Ann Neurol 50: 121–127.

Nau R (2002). Die Tuberkulose des Zentralnervensystems. Akt Neurol Sonderband 2002: 28–31.

Okuda DT, Siva A, Kantarci O, et al. (2014). Radiologically isolated syndrome: 5-year risk for an initial clinical event. PLoS One 9(3): e90509.

Polman CH, Reingold SC, Banwell B, et al. (2010). Diagnostic criteria for MS: 2010 revisions to the McDonald criteria. Ann Neurol 69: 292–302.

Poser Ch, Paty D, Scheinberg L, et al. (1984). New diagnostic criteria for multiple sclerosis: Guidelines for research protocols. In: Poser Ch (ed.) The Diagnosis of Multiple Sclerosis. Stuttgart: Thieme.

Poser S, Flegenhauer K, Hagedorn HJ et al. (2002). Die Borreliose. Akt Neurol (Sonderband): 299–308.

Reske D, Petereit HF (2004). Differenzialdiagnose chronisch-entzündlicher Erkrankungen des Zentralnervensystems. Nervenarzt 75: 945–952.

Schumacher G, Beebe G, Kibler R, et al. (1965). Problems of experimental trials of therapy in multiple sclerosis: Report by the panel of the evaluation of experimental trials of the therapy in multiple sclerosis. Ann NY Acad Sci 122: 552–558.

Schmutzhard E, Pfister WH (2001). Seltene bakterielle Infektionen des Nervensystems. Akt Neurol 28: 373–382.

Stüve O, Nessler S, Hartung H-P et al. (2005). Akute disseminierte Enzephalomyelitis. Nervenarzt 76: 701–707.

Töpper R, Gartung C, Block F (2002). Neurologische Komplikationen bei entzündlichen Darmerkrankungen. Nervenarzt 73: 489–498.

Trebst C, Berthele A, Jarius S, Kümpfel T, Schippling S, Wildemann B, Wilke C und Neuromyelitis optica Studiengruppe (NEMOS) (2010). Diagnostik und Therapie der Neuromyelitis optica. Konsensusempfehlungen der Neuromyelitis optica Studiengruppe. Nervenarzt 82: 768–777.

Weber T, Köhler W (2010). Entmarkungskrankheiten. Nervenarzt 81: 471–496.

Wiethölter H, Schmid E (1998). Neurosarkoidose. Akt Neurol 25: 50–55.

Wingerchuk DM, Lennon VA, Pittock SJ, et al. (2006). Revised diagnostic criteria for neuromyelitis optica. Neurology 66: 1485–1489.

KAPITEL

10 Liquor- und Blutuntersuchungen

Rudolf M. Schmidt, Ernst Linke und Klaus Zimmermann

10.1 Liquorzytologische Untersuchungen

Für die MS ist eine leichte **Pleozytose** von selten mehr als 30 Mpt/l charakteristisch. Bei weiblichen MS-Patienten wurden geringfügig höhere Pleozytosen als bei männlichen beobachtet (Schmidt et al. 1987). Neben der Erhebung der Basisbefunde Zellzahl und Differenzialblutbild hat die Erfassung von Lymphozyten-Subpopulationen eine gewisse Bedeutung erlangt.

Nach längerer Krankheitsdauer nimmt eine vorhandene Pleozytose, insbesondere bei intermittierenden Verläufen, deutlich ab (Schmidt et al. 1983). Niedrigere Zellzahlen im Vergleich zum Ergebnis der Erstpunktion zeigen sich bei notwendigen Zweitpunktionen schon nach einer 5-Jahres-Frist.

Die Zellbilder bei MS weisen in ca. 70 % der Fälle unabhängig von der Verlaufsform sowie vom Alter und Geschlecht der Patienten ein **lymphozytäres Zellbild** auf, an dem sehr häufig **aktivierte Lymphozyten** und Plasmazellen beteiligt sind (➤ Abb. 10.1). Monozytäre Zellbilder kommen nur in ca. 25 % der MS-Fälle vor. Alle Untersuchungen über Zellzahl und Differenzialzellbild machen deutlich, dass diese Parameter nicht geeignet sind, Aussagen über die Prozessdynamik der Erkrankung zu treffen oder die verschiedenen Verlaufsformen zu unterscheiden.

Als Ausdruck der chronisch-entzündlichen Abläufe und der Stimulierung des gesamten immunologischen Netzwerks ist häufig eine Vielzahl unterschiedlich aktivierter lymphozytärer Zellformen nachweisbar. Dabei sind die morphologischen Veränderungen einer Lymphozytenaktivierung begrifflich von den sog. aktivierten B-Zellen zu trennen.

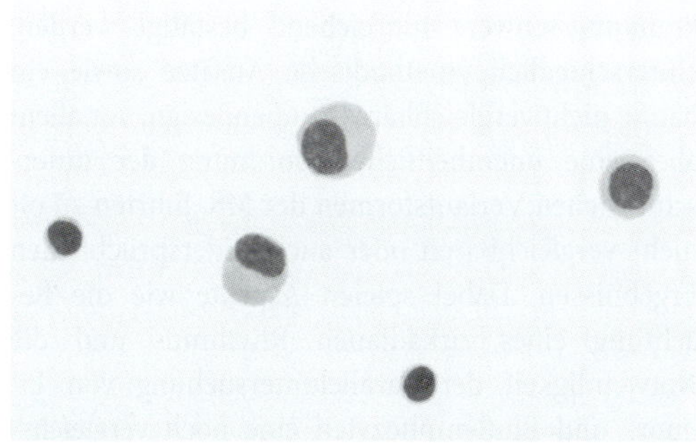

Abb. 10.1 Zellbild bei multipler Sklerose (drei Lymphozyten/zwei aktivierte Lymphozyten). [M966/M967/O918]

Die morphologische Vielfalt aktivierter immunkompetenter Zellen hatte unterschiedlichste nosologische Zuordnungen zur Folge, die im Gegensatz zu einer wenig differenzierten diagnostischen Bedeutung standen. Dies führte zu der sinnvollen Praxis, alle in ihrem mikroskopischen Erscheinungsbild zwischen Lymphozyt und Plasmazelle angesiedelten, mehr oder weniger aktivierten lymphozytären Zellen summarisch als **„aktivierte Lymphozyten"** zu bezeichnen.

Diese bisweilen hoch auffälligen Zellformen können ein MS-Zellbild vollständig dominieren, in anderen Fällen aber auch gänzlich fehlen. **Aktivierte B-Zellen** dagegen bezeichnen den abgegrenzten Anteil antikörperproduzierender und -sezernierender mononukleärer Zellen. Sie lassen sich immunzytochemisch gut darstellen (Kranz et al. 1993; Rieckmann 1989). Ihr Erscheinen im Zellbild geht der humoralen Immunreaktion voraus, und sie sind oft schon bei normaler Zellzahl und in vergleichsweise wenig veränderten Zellbildern nachweisbar. Der in nahezu 90 % aller MS-Fälle mögliche Nachweis IgG-produzierender B-Zellen ist deshalb von Fall zu Fall geeignet, eine mikroskopisch zunächst nicht erkennbare entzündliche Zellreaktion deutlich zu machen. Als verlässlicher Marker der MS-Prozessaktivität sind aktivierte B-Zellen, ähnlich wie viele andere nur lose mit dem zeitlichen Erkrankungsverlauf verknüpfte Liquorparameter, jedoch nicht geeignet.

Die allgemein anerkannte Tatsache, dass es sich bei der MS um eine T-Zell-vermittelte Autoimmunerkrankung handelt, hatte die Erwartung diagnostisch nutzbarer Veränderungen der lymphozytären Subpopulation zur Folge. Leider konnten diese Erwartungen jedoch weder in Bezug zum Krankheitsverlauf noch im Hinblick auf die Erkrankungsschwere hinreichend bestätigt werden. Unterschiedliche methodische Ansätze sowie ein häufig nicht vergleichbares Studiendesign, vor allem aber eine uneinheitliche Zuordnung der unterschiedlichen Verlaufsformen der MS, führten zu oft nicht vergleichbaren oder auch widersprüchlichen Ergebnissen. Dabei spielen Aspekte wie die Beachtung eines zirkadianen Rhythmus und die Notwendigkeit der Paralleluntersuchung von Liquor- und Blutlymphozyten eine noch vergleichsweise untergeordnete Rolle. Als weitgehend übereinstimmende Tendenz vor allem im Rahmen aktiver Erkrankungsschübe zeichnet sich eine **Verschiebung des T-CD4/T-CD8-Verhältnisses** zugunsten der CD4-Helferzellpopulation im Liquorkompartiment (Hartard et al. 1990) und wahrscheinlich auch im Blut ab. Möglicherweise ist das damit beschriebene Befundraster zu grob und bedarf einer weiteren Differenzierung, z. B. in **CD4/CD29-T-(Inducer-Helper-)**, **CD4/CD45-T-(Inducer-Suppressor-)** und **CD4/CD25-T-(aktivierte T-Helfer-)**Zellen (Calopa et al. 1995). Ebenso scheint die Expression der **costimulatorischen Oberflächenmerkmale** CD80 und CD86 auf B- und T-Zellen interessante Einblicke in die Pathogenese und den Verlauf der MS zu gewähren (Sellebjerg et al. 1998; Svenningsson et al. 1997).

Von besonderem Interesse sind immer wieder jene Ansätze, die liquorzytologische Befunddifferenzen mit der pathogenetischen Heterogenität der MS erklären und damit helfen, den scheinbaren Nachteil uneinheitlicher Befunde in einen differenzialdiagnostisch nutzbaren Vorteil zu wandeln. So wurde z. B. das durchflusszytometrisch ermittelte und zunächst sehr unterschiedliche Verhältnis von B-Zellen zu Monozyten (Cepok et al. 2001) als intraindividuell weitgehend stabil und unabhängig von der Erkrankungsaktivität, aber als eng verknüpft mit dem Progressionsgrad und der unterschiedlichen Verlaufsform der MS (Lublin und Reingold 1969) beschrieben.

Noch immer bleibt jedoch prinzipiell ungeklärt, ob damit tatsächlich MS-typische Phänomene beobachtet werden oder ob sich nur Veränderungen der lymphozytären Subpopulationen abbilden, die als phasenabhängige, aber allgemeingültige Erscheinungen entzündlicher, infektiöser oder autoimmunologischer Erkrankungen aufgefasst werden müssen. Die von Schipper (1990) zusammenfassend geäußerte Beurteilung der Situation, nach der die T-Lymphozyten-Analyse zu den zwar interessanten, aber bisher praktisch klinisch nicht verwertbaren Ansätzen der MS-Forschung zählt, scheint noch immer Gültigkeit zu besitzen.

Einem anderen Ansatz folgen Untersuchungen, die das Wechselspiel **pro- und antiinflammatorischer Interleukine** im Verlauf der MS zu verstehen suchen, zumal hier auch zunehmend Erkenntnisse über das Wirkungsprinzip neuer immunmodulatorischer Therapien zu erwarten sind (Khademi et al. 2000; Calabresi et al. 1998; Olsson 1994). Es soll im

Zusammenhang mit immunmodulatorischen Therapieformen auf eine interessante Erweiterung labordiagnostischer Möglichkeiten, wenn nicht sogar Zwänge hingewiesen werden. Die sehr unterschiedliche Dosis-Wirkungs-Beziehung der MS-Behandlung mit IFN-β ist in vielen Fällen auf eine eingeschränkte Bioverfügbarkeit infolge Rezeptorenblockierung durch gut nachweisbare spezifische Antikörper zurückzuführen (Gneiss und Deisenhammer 2003). Sowohl die Vermeidbarkeit unnötiger Therapiekosten bei Wirkungslosigkeit als auch ein sich erst daraus ergebender Einsatz alternativer Therapieformen machen die Bestimmung der Antikörper gegen IFN-β wahrscheinlich zunehmend zum hilfreichen Instrument einer wirkungsvolleren MS-Behandlung.

Auch die scheinbar zeitweilig in den Hintergrund getretene Rolle der **Makrophagen** bei der Genese autoreaktiver T-Zellen wird wieder mehr betont (Miyagishi et al. 1995), wie z. B. die Untersuchungen des makrophagenspezifischen Zytokins 1aMIP-1a zeigen.

Schließlich findet auch zunehmend das sowohl für die Entstehung als auch für die Progression der MS wesentliche **Phänomen des normalen oder gestörten Gefäßwandtransfers** aller beteiligten Lymphozyten-Subpopulationen Beachtung (Kleine et al. 1999). Die hierbei prozessdominierend beteiligten **Adhäsionsmoleküle** (z. B. **ICAM** und **VCAM;** Felgenhauer und Beuche 1999) lassen sich gut in Blut und Liquor bestimmen und gehören möglicherweise außerdem zu den lange Zeit vergeblich gesuchten klinisch relevanten Prozess- bzw. Akuitätsmarkern bei der MS (Sørensen 1999).

10.2 Liquor-Gesamtprotein und Schrankenfunktion

Bei annähernd 70 % der MS-Kranken liegt der Gesamt-Proteingehalt des Liquors im Normbereich. Nur etwa 30 % zeigen eine leichte Erhöhung bis etwa 700 mg/I. In Übereinstimmung damit sind Schrankenstörungen bei MS in der Tendenz eher untypisch, und Albuminquotienten > 12×10^{-3} bedürfen der Überprüfung der Verdachtsdiagnose MS.

10.3 Nachweis einer lokalen Immunglobulinsynthese

Alle Verlaufsformen der MS sind phänomenologisch als chronisch-entzündliche ZNS-Erkrankungen zu beschreiben. Deshalb darf neben der zellulären auch eine humorale Immunabwehrreaktion des Erfolgsorgans ZNS erwartet werden. Es ist darum zunächst überraschend, dass sich nach übereinstimmender Beobachtung vieler Autoren nur bei maximal 75 % aller lumbalpunktierten klinisch sicheren MS-Fälle eine Immunglobulinsynthese nach Auswertung der Messergebnisse im **Quotientendiagramm nach Reiber und Felgenhauer** (1987) nachweisen lässt (➤ Abb. 10.2). Für den überwiegenden Teil der „Reiber-negativen" Fälle ergibt sich jedoch eine schlüssige Erklärung durch die Tatsache, dass der Auswertung im Quotientendiagramm ein statistisches Prinzip zugrunde liegt. Eine intrathekale IgG-Synthese, die sich innerhalb des Referenzbereichs der Quotientendiagramme abspielt, kann durch das grafische Auswertungsverfahren nicht wahrgenommen werden und bleibt daher unerkannt. Hier sind die Grenzen des außerordentlich wertvollen und immer wieder verfeinerten Auswertungssystems nach Reiber erreicht, und es ist zumindest bei allen unklaren Fällen notwendig, ein alternatives und sensibleres Verfahren zur Detektion einer vermuteten intrathekalen Immunglobulinsynthese einzusetzen. Ein solches Verfahren steht mit der **isoelektrischen Fokussierung** (IEF) zur Darstellung von oligoklonalen Banden (OKB), d. h. oligoklonaler IgG-Subfraktionen, zur Verfügung.

Tatsächlich bestätigen positive IEF-Befunde bei mindestens 95 % aller MS-Fälle die Erwartung einer humoralen Entzündungsreaktion auch für den größten Teil der nach Auswertung im Quotientendiagramm negativen MS-Fälle.

Das Bild der humoralen Immunreaktion bei MS wird dominiert durch eine IgG-Synthese, die in etwa einem Drittel aller Fälle von einer zusätzlichen **IgM-Synthese** begleitet wird. Auch isolierte IgM-Synthesen kommen vor, werden jedoch in der Mehrzahl durch den gleichzeitigen Nachweis von OKB schließlich doch als zweiklassige Ig-Synthesen definiert. Dreiklassige intrathekale Ig-Synthesen sind mit höchstens 1 % Anteil recht selten und sollten im-

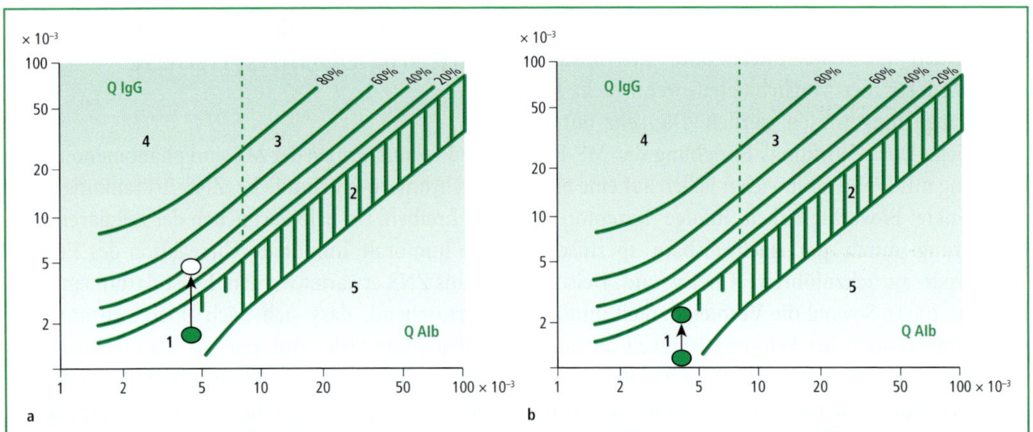

Abb. 10.2 Reiber-Diagramme (Reiber und Felgenhauer 1987): **a** Gesicherter Nachweis einer intrathekalen IgG-Synthese. **b** Intrathekale IgG-Synthese möglich oder wahrscheinlich, jedoch nur durch oligoklonale Banden zu sichern. [L231]

mer, insbesondere aber bei IgM-Dominanz der Ig-Synthese, auf das alternative Vorliegen einer Neuroborreliose hinterfragt werden.

Der Nachweis oligoklonaler Banden bezieht sich in der Praxis ausschließlich auf die IgG-Fraktion. Als Methode der Wahl bietet sich die technisch allerdings anspruchsvolle IEF an. Klare und vielbandige oligoklonale Auftrennungsbilder bieten in der Regel keine Beurteilungsprobleme. Unsichere Zuordnungen ergeben sich bei Nachweis weniger oder auch nur einzelner Banden oder durch eine an der visuellen Nachweisgrenze liegende geringe Bandenintensität. Als günstig für eine Reihe von Fällen hat sich die Kombination der IEF mit einem Blot-Verfahren erwiesen, da bei Nachweis auch einzelner Banden mit diesem Verfahren deren IgG-Identität gesichert ist und sich deshalb eine artifizielle Bandengenese ausschließen lässt. Bandenzahl und OKB-Muster scheinen in einem nur losen Verhältnis zur klinisch definierten Prozessaktivität der MS zu stehen, während die stets methodenabhängige **Bandenzahl** und die **Bandenintensität** mit der Menge an intrathekal synthetisiertem IgG korreliert (Kaiser et al. 1995). Die für einen positiven OKB-Befund notwendige Bandenzahl unterliegt bisher keiner einheitlichen Festlegung. Ganz in Abhängigkeit von der angewandten Methode gelten laboreigene Festlegungen. Einheitlich dagegen ist akzeptiert, dass eine einzelne Bande kein oligoklonales Muster darstellt. Meist wird eine Bandenzahl ab 2 oder 3 als positiver OKB-Befund gewertet. Besonders gut funktionierende hochauflösende Techniken fordern im Einzelfall auch eine Bandenzahl von 3–4, um als positiv zu gelten (Zimmermann et al. 2010). In einem unverändert gültigen europäischen Konsenspapier (Anderson et al. 1994) sind fünf unterschiedliche OKB-Konstellationen definiert, die bis auf wenige seltene Sonderformen den überwiegenden Teil der in der Routine beobachteten **OKB-Konstellationen** beschreiben (➤ Abb. 10.3; ➤ Tab. 10.1).

Tab. 10.1 OKB-Konstellationstypen

Typ 1	Normalbefund
	Keine OKB im Serum und im Liquor
Typ 2	OKB positiv
	OKB im Liquor nicht im Serum
Typ 3	OKB positiv
	OKB im Liquor, nicht im Serum, zusätzliche identische OKB im Liquor und im Serum
Typ 4	Identische OKB im Liquor und im Serum
Typ 5	Monoklonale Banden im Liquor und im Serum (monoklonale Gammopathie)

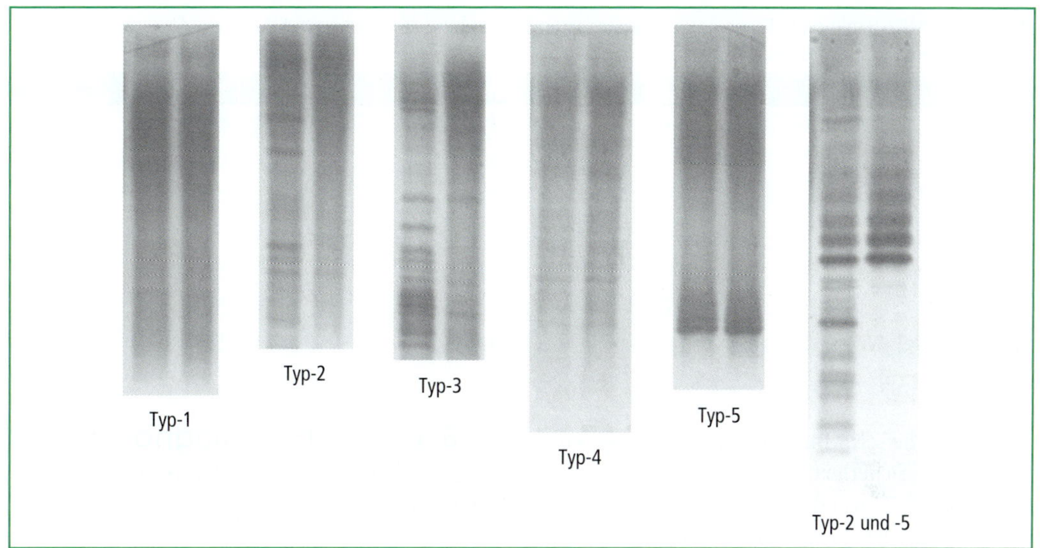

Abb. 10.3 Oligoklonale Banden: 5 Konstellationstypen und 1 Sonderfall: Typ-1, Typ-2, Typ-3, Typ-4, Typ-5, Typ-2 und -5. [M966/M967/O918]

10.4 Synthese erregerspezifischer Antikörper im ZNS: MRZ-Reaktion

Die meisten MS-typischen Liquorbefunde sind nicht auch gleichzeitig MS-spezifische Befunde. Dies gilt z. B. für die lymphozytäre Zellreaktion oder die lymphozytäre Pleozytose, für die intrathekale Ig-Synthese und auch für den Nachweis von OKB. Alle diese Normabweichungen sind unspezifischer Ausdruck einer entzündlichen ZNS-Reaktion und Begleiterscheinung entzündlicher und infektiöser ZNS-Prozesse unterschiedlichster Genese. Eine jedoch auch nur in begrenztem Umfang gültige Ausnahme stellt die **polyspezifische intrathekale Synthese erregerspezifischer IgG-Antikörper** gegen eine Reihe neurotroper Erreger dar. Es sind dies vornehmlich Antikörper gegen Masern-, Röteln- und Varicella-Zoster-Virus (VZV), woraus sich die Bezeichnung **MRZ-Reaktion** ableitet (➤ Tab. 10.2). Es handelt sich um ein bisher unerklärtes Phänomen, das relativ typisch für die MS ist und vor allem deshalb besonders bemerkenswert erscheint, weil es nicht gleichzeitig mit einer entsprechenden Viruspersistenz im ZNS verbunden ist. Im Verlauf des autoimmunogenen Prozesses der Demyelinisierung von ZNS-Arealen kommt es bei der MS durch die Vermittlung des immunologischen Netzwerks offenbar zur Stimulierung von antikörpersezernierenden B-Gedächtniszellen, die eine ortsständige Synthese erregerspezifischer Antikörper unterschiedlicher Konstellation im ZNS auslösen. Dabei werden unterschiedliche Erregermuster im Sinne einer vollständigen oder auch einer nur „teilpositiven" MRZ-Reaktion erhalten, in die von Fall zu Fall auch weitere Erreger wie z. B. HSV-1, Mumpsvirus, Chlamydien, Toxoplasmen und sogar Borrelien einbezogen sein können (Stachau-Kunstyr et al. 1996; Reiber et al. 1998; Choreale et al. 2002). Intrathekale Antikörpersynthesen werden prinzipiell, ggf. unter rechnerischer Berücksichtigung des sog. Limes-Wertes, als **dimensionslose Antikörperindizes** (AI- oder ASI-Werte) mit Werten oberhalb eines Grenzwertes von 1,5 angegeben.

Kritisch muss angemerkt werden, dass sich aus der Kombination einer solchen polyspezifischen induktiv begründeten Antikörpersynthese bei MS mit einer Antikörpersynthese aufgrund einer zusätzlichen floriden ZNS-Infektion problematische Befundmuster ergeben. Umgekehrt birgt die **teilpositive MRZ-Reaktion** mit z. B. nur einer einzelnen Antikörperindexerhöhung potenziell stets die Gefahr einer differenzialdiagnostischen Fehlinterpretation

Tab. 10.2 MRZ-Reaktion in Kombination der einzelnen Erreger bei 176 gesicherten MS-Fällen (AI > 1,6; Linke und Zimmermann, unveröffentl. Angaben)

Erreger	Anzahl	%
Masern	32	18,2
Röteln	29	16,5
VZV	24	13,6
Masern/Röteln	24	13,6
Masern/VZV	9	5,1
Röteln/VZV	18	10,2
Masern/Röteln/VZV	40	22,7

als spezifische ZNS-Infektion in sich. Eine wünschenswerte Sicherheit der MRZ-Befundinterpretation ist unter Zugrundelegung der genauen Kenntnis von klinischer Symptomatik und Anamnese in bestimmten problematischen Fällen nur durch Vermeidung einer zu eng gefassten Erregerdiagnostik, d. h. durch die Anforderung der vollständigen MRZ-Reaktion und durch die Einbeziehung der erregerspezifischen IgA- und IgM-Antikörperklasse, zu erreichen.

10.5 Blutuntersuchungen

Trotz vielfältiger Bemühungen ist es bisher nicht gelungen, eine ausreichend sensitive oder gar spezifische Blut- bzw. Serumdiagnostik der MS zu etablieren. Eine Reihe zunächst erfolgversprechender Serumparameter, die z. T. bezeichnenderweise dem Autoantikörperspektrum angehören [antinukleäre Antikörper (ANA); Antikörper gegen MOG], oder auch bestimmte Zytokine und Adhäsionsmoleküle (➤ Kap. 11) haben keine einheitliche Bewertung erfahren und die für den Einsatz in der Routinediagnostik notwendigen Anforderungen bisher nicht erfüllt (Wildemann et al. 2006: 145).

10

10.6 Differenzialdiagnostische Bedeutung laborklinischer Befunde

Die Diagnose der MS gründet auf drei Kriterien. Es sind dies:

1. die durch Erkrankungsschübe und Remissionen gekennzeichnete zeitliche Dissemination der neurologischen Symptomatik,
2. die durch unterschiedliche neurologische Ausfälle beschriebene anatomische Dissemination der ZNS-Erkrankung und
3. der Komplex von Zusatzbefunden, welche die MS als eine chronisch-entzündliche demyelinisierende ZNS-Erkrankung beschreiben.

Innerhalb des dritten Kriteriums bilden die labormedizinischen Befunde aus Liquor und Serum neben dem MRT und den evozierten Potenzialen nur einen Teil der diagnostisch bedeutsamen Befunde. Dennoch gehört die Liquordiagnostik ungeachtet ihrer geringen Spezifität zu den unverzichtbaren Untersuchungen bei nahezu jedem klinischen Verdacht auf das Vorliegen einer MS. Ohne Nachweis entzündlicher bzw. immunreaktiver Liquorveränderungen bleibt die Verdachtsdiagnose einer MS in der klinischen Realität von heute häufig noch immer nur ein Verdacht. Dies ist vor allem in der Tatsache begründet, dass mindestens (wahrscheinlich aber sogar mehr als) 95 % aller MS-Fälle einen pathologischen Liquorbefund aufweisen, wenn folgende Trias Beachtung findet:

1. Nachweis oligoklonaler Banden
2. Vorliegen einer lymphozytären Zellreaktion
3. Nachweis einer positiven MRZ-Reaktion

Es ist letztendlich ungeklärt, ob der verbleibende Rest von höchstens 5 % entweder wegen unzureichend sensitiver Labormethoden liquordiagnostisch nicht erkannt wird oder, was auf das Gleiche hinausläuft, ob dieser „liquornegative" Rest den Anteil langjährig Erkrankter, auch „ausgebrannter" Fälle, mit nur noch minimaler Prozessaktivität betrifft. Schließlich muss auch erlaubt sein, für diesen kleinen Anteil liquorbefundnegativer Patienten nach dem Vorliegen anderer Krankheitsentitäten zu fragen, ähnlich wie im umgekehrten Falle bei Pleozytosen > 50 Mpt/I und Schrankenstörungen mit einem Albuminquotienten > $12{,}0 \times 10^{-3}$ stets auch das Vorliegen einer MS in Zweifel gezogen werden darf.

Die Einbeziehung zusätzlicher Untersuchungsparameter wie z. B. Neopterin, ICAM oder die Bestimmung des MBP und seiner Antikörper im Liquor und Serum oder sogar im Urin (Whitaker 1998) kann im Einzelfall sehr hilfreich sein, ist aber kaum geeignet, die Spezifität der labormedizinischen Befunde für MS zu erhöhen. Kaum einer der zahlreichen untersuchten biologischen MS-Marker ist über eine gelegentliche lokale Bedeutung im Rahmen wissenschaftlicher Untersuchungen hinausgelangt.

Merke

Die Diagnosesicherung der MS ist nach gültigem, auch internationalem Konsens an die Ergebnisse und Möglichkeiten der Liquordiagnostik gebunden. Durch die Etablierung neuer analytischer Methoden hat das Gewicht der Liquordiagnostik innerhalb der letzten 4 Jahrzehnte deutlich zugenommen. Kannten die Schumacher-Kriterien (Schumacher et al. 1965) noch keinen definitiven Hinweis auf eine Liquordiagnostik, führten die Poser-Kriterien (Poser et al. 1984) schon den Begriff der „laborunterstützten MS" ein, und die McDonald-Kriterien (erste Fassung: McDonald et al. 2001) schließlich fordern für drei von fünf möglichen klinischen Befundkonstellationen einen positiven Liquorbefund.

Einer jüngst in einer Neufassung der McDonald-Kriterien 2010 zum Ausdruck kommenden Minderung der Bedeutung der MS-Liquordiagnostik steht deren unverminderte reale Nutzung im Rahmen der neurologischen Diagnostik konträr entgegen. Nach der in den DGLN-Leitlinien (Petereit et al. 2007) veröffentlichten und unverändert vertretenen Meinung der Deutschen Gesellschaft für Liquordiagnostik und Klinische Neurochemie e. V. ist die Liquordiagnostik der MS ein unverzichtbarer Bestandteil des diagnostischen Konzepts der Neurologie. Selbst therapeutische Entscheidungen (z. B. den Einsatz immunmodulatorischer Therapien betreffend) bedürfen der Kenntnis labordiagnostischer Befunde (Hund 2004: 68).

Eine die reale klinische Situation ausreichend beschreibende Forderung lautet:
„Die Diagnose MS sollte nicht ohne die Ergebnisse wenigstens einer Liquoruntersuchung gestellt werden."

Littig et al. 2002

LITERATUR

Anderson M, et al. (1994). Cerebrospinal fluid in the diagnosis of multiple sclerosis: a consensus report. J Neurol Neurosurg Psychiat 57: 897–941.

Calabresi PA, Tranquill LR, McFarland HF, et al. (1998). Cytokine gene expression in cells derived from CSF of multiple sclerosis patients. J Neuroimmunol 89(1–2): 198–205.

Calopa M, Bas J, Mestre M, et al. (1995). T cell subsets in multiple sclerosis: a serial study. Acta Neurol Scand 92: 361–368.

Cepok S, Jacobsen M, Schock S, et al. (2001). Patterns of cerebrospinal fluid pathologic correlate with disease progression in multiple sclerosis. Brain 124: 2,169–2,176.

Correale J, et al. (2002). Oligoclonal bands and antibody responses in multiple sclerosis. J Neurol 249: 375–389.

Felgenhauer K, Beuche W (1999). Labordiagnostik neurologischer Erkrankungen. Stuttgart, New York: Thieme. S. 72.

Gneiss C, Deisenhammer F (2003). Neutralisierende Antikörper gegen Interferon-beta in der Therapie der Multiplen Sclerose. J Lab Med 27(9/10): 339–346.

Hartard C, Scharein S, Köhncke G et al. (1990). T-Lymphozyten-Subpopulationsanalysen im Liquor bei multipler Sklerose und bei anderen entzündlichen ZNS-Erkrankungen. Verhandl der deutschen Gesellschaft für Neurologie 6: 164–165.

Hund E (2004). Immunglobuline in der Neurologie. Bremen, London, Boston: unimed.

Kaiser R, Czygan M, Kaufmann R et al. (1995) Intrathekale IgG-Synthese: Wann ist eine Bestimmung der oligoklonalen Banden erforderlich? Nervenarzt 66: 618–623.

Khademi M, Wallstrom E, Andersson M, et al. (2000). Reduction of both pro- and anti-inflammatory cytokines after 6 months of interferon beta-1a treatment of multiple sclerosis. J Neuroimmunol 103 (2): 202–210.

Kleine TO, Albrecht I, Zofel P (1999). Flow cytometry of cerebrospinal fluid (CSF) lymphocytes: alterations of blood/CSF ratios of lymphocyte subsets in inflammation disorders of human central nervous system (CNS). Clin Chem Lab Med 37(3): 231–241.

Kranz BR, Thierfelder S (1993). Optimized detection of cytoplasmatic immunoglobulin and CD3 in benign and malignant lymphoid cells. J Histochem Cytochem 41: 1,003–1,011.

Lublin FD, Reingold SC (1996). Defining the clinical course of multiple sclerosis: results of an international survey. Neurologie 46: 907–911.

McDonald WI, Compston A, Edan G, et al. (2001). Recommended diagnostic criteria for multiple sclerosis. Ann Neurol 50: 121–127.

Miyagishi R, Kikuchi S, Toshiyuki F, et al. (1995). Macrophage inflammatory protein 1a in the cerebrospinal fluid of patients with multiple sclerosis and other inflammatory neurological diseases. J Neurol Sci 129: 223–227.

Olsson T (1994). Multiple sclerosis: cerebrospinal fluid. Ann Neurol 36: 100–102.

Petereit H, Sindern E, Wick M (Hrsg.) (2007). Liquordiagnostik. Leitlinien und Methodenkatalog der Deutschen Gesellschaft für Liquordiagnostik und Klinische Neurochemie. Heidelberg: Springer.

Poser C, Paty D, Scheinberg I, et al. (1984). New diagnostic criteria for multiple sclerosis. In: Poser C (ed.). The Diagnosis of Multiple Sclerosis. Stuttgart, New York: Thieme-Stratton. p. 33.

Reiber H, Felgenhauer K (1987). Protein transfer at the blood-cerebrospinal fluid barrier and the quantitation of the humoral immune response within the central nervous system. Clin Chim Acta 1963: 319–328.

Reiber H, et al. (1998). The intrathecal polyspecific and oligoclonal immune response in multiple sclerosis. Mult Scler 4: 111–112.

Rieckmann P (1989). Characterization of IgG-, IgA- and IgM producing B-lymphocytes in cerebrospinal fluid. J Clin Chem Clin Biochem 27: 918–919.

Schipper HI (1990). Die diagnostische Bedeutung der Liquorbefunde bei der Multiplen Sklerose. Verhandl der Deutschen Gesellschaft für Neurologie 6: 138–142.

Schmidt RM, Neumann V, Kuppe G (1983). Konstellation von Zell- und Eiweißparametern des Liquor cerebrospinalis bei Multipler Sklerose. Erg Exp Med 43: 188–192.

Schmidt RM, Neumann V, Kissig B et al. (1987). Darstellung ausgewählter Untersuchungen zum Krankheitsbild der Multiplen Sklerose. Nervenarzt 58: 403–412.

Schumacher G, et al. (1965). Problems of experimental trials of therapy in multiple sclerosis. Ann NY Acad Sci 122: 552–558.

Sellebjerg F, Jensen J, Ryder LP (1998). Costimulatory CT80 (B7–1) and CD86 (B7–2) on cerebrospinal fluid cells in multiple sclerosis. J Neuroimmunol 84(2): 179–187.

Sørensen PS (1999). Biological markers in body fluids for activity and progression in multiple sclerosis. Mult Scler 5(4): 287–290.

Stachan-Kunstyr R, Wagner D, Wurster U (1996). Occurrence of virus antigen specific antibodies in neurological diseases. Aktuelle Neurologie 23 (Suppl 66 PC4): 66.

Svenningsson A, Dotevall L, Stemme S, et al. (1997). Increased expression of B7–1 costimulatory/molecule on cerebrospinal fluid cells of patients with multiple sclerosis and infectious central nervous system disease. J Neuroimmunol 75(1–2): 59–68.

Whitaker IN (1998). Myelin basic protein in cerebro-spinal fluid and other body fluids. Mult Scler 4(1): 16–21.

Wildemann B, Oschmann P, Reiber H (2006). Neurologische Labordiagnostik. Stuttgart, New York: Thieme.

Zimmermann K, Kühn H-J, Linke E (2010). Praktische Liquordiagnostik in Frage und Antwort. Selbstverlag. ISBN 978-3-00-032927-2.

KAPITEL

11 Erweiterte Liquor- und Blutanalyse

Hayrettin Tumani und Peter Rieckmann

11.1 Einführung

Biologische Marker in Körperflüssigkeiten können für die Diagnosestellung und als Surrogatmarker für Krankheitsaktivität, Verlauf und Therapieeffekt nützlich sein. Für die Verlaufsdynamik der MS relevante Marker sollten möglichst folgende Kriterien erfüllen:

- Bestimmung mittels standardisierter Assays, die gut reproduzierbar und für Routinelabors verfügbar sind und longitudinale Untersuchungen ermöglichen
- Bezug zur Pathogenese der MS
- Reflexion der Krankheitsaktivität mit hoher Sensitivität und Spezifität
- Keine Beeinflussung des Markers durch MS-unabhängige Prozesse (z. B. Infekte)
- Korrelation mit der klinisch bzw. durch bildgebende Verfahren messbaren Krankheitsaktivität
- Möglichkeit zur Unterscheidung zwischen Therapie-Respondern und -Non-Respondern

Bisher existiert kein einzelner löslicher Marker, der all diesen Kriterien genügt. Dies ist z. T. auf die Heterogenität der MS sowie das noch lückenhafte Wissen über Ätiologie, Pathogenese und Dynamik der Krankheitsaktivität zurückzuführen.

Bei neuropathologischen Untersuchungen an Biopsie- und Autopsiematerial sind mindestens vier unterschiedliche Muster feingeweblicher Veränderungen nachweisbar (➤ Kap. 4). Die Pathogenese der MS ist vermutlich heterogen; eine Rolle darin spielen Immundysfunktion und Autoimmunreaktionen gegen ZNS-Antigene, eine Dysfunktion der Blut-Hirn-Schranke, Demyelinisierung, Remyelinisierung, Gliose und axonale Schädigung. Diese können bei den verschiedenen klinischen Verlaufsformen und im Verlauf der Erkrankung unterschiedlich ausgeprägt sein. Daher ist es unwahrscheinlich, dass ein einzelner Marker die vielfältigen Prozesse abbilden kann. Weiterhin kann die topografische Lokalisation der Läsionen im ZNS die Konzentration von Liquorproteinen wesentlich beeinflussen, wie am Beispiel von ICAM-1 und VCAM-1 gezeigt werden konnte (Rieckmann et al. 1997).

11.2 Eignung von Körperflüssigkeiten zur Untersuchung von Markern bei MS

Um die im Verlauf der MS sehr variierende und dynamische Krankheitsaktivität adäquat erfassen zu können, sind häufige Probenentnahmen erforderlich, die für den Patienten nicht belastend sein sollten. Man hat in Blut, Urin, Tränenflüssigkeit, Speichel und Liquor cerebrospinalis nach geeigneten Aktivitätsmarkern gesucht.

Der große Vorteil der Untersuchung von **Blut** oder **Urin** ist die unkomplizierte und für den Patienten wenig belastende Probengewinnung. Der Nachteil besteht darin, dass Parameter in diesen Körperflüssigkeiten durch multiple extrazerebrale, MS-unabhängige Faktoren beeinflusst werden können.

Es gibt erst wenige Erfahrungen mit der Untersuchung von **Tränenflüssigkeit** und **Speichel,** und in der Regel sind die Nachweismethoden für diese Körperflüssigkeiten nicht validiert.

Vorteil der Untersuchung des **Liquor cerebrospinalis** ist, dass pathologische Prozesse in periventrikulären Regionen und im Rückenmark erfasst werden können und man somit krankheitsspezifische Informationen erhält. Nachteilig ist, dass mehrfache Lumbalpunktionen für den Patienten belastend sind, sodass Verlaufsuntersuchungen des Liquors ausscheiden. Dennoch ist die Untersuchung des Liquors für die Diagnosesicherung der MS weiterhin von großem Nutzen, da die entzündliche Genese der im MRT sichtbaren Läsionen bestätigt oder ausgeschlossen werden kann (Tumani et al. 2011). Darüber hinaus können bestimmte Marker im Liquor Hinweise auf ablaufende Pathomechanismen (z. B. Demyelinisierung, axonale Schädigung) geben (Stangel et al. 2013).

Die Liquordiagnostik war bis 2011 ein fakultativer Bestandteil der Diagnosekriterien (Poser et al. 1983; McDonald 2001), wobei durch den Entzündungsnachweis im Liquor (positive OKB oder IgG-Index) die für die räumliche Dissemination erforderliche Anzahl von MRT-Läsionen von 2 auf 5 reduziert werden konnte. In der letzten Version der McDonald-Kriterien (Polman et al. 2011) werden für die räumliche Disseminierung lediglich zwei Läsionen gefordert, sodass mit dieser Begründung die Liquoruntersuchung für die Diagnose einer schubförmigen MS nicht mehr erforderlich war. Für die primär progrediente MS ist die Liquoruntersuchung unverändert als fakultatives Kriterium erhalten geblieben. Da in der letzten Version der Diagnosekriterien die Ausschlussdiagnostik nicht ausreichend beachtet wurde und die entzündliche Natur der MRT-Läsionen nicht mit Sicherheit bewiesen werden kann, bleibt die Untersuchung des Liquors weiterhin von Bedeutung, um Fehldiagnosen und Fehltherapien vorzubeugen (Tumani et al. 2011).

11.3 Marker für die Diagnose der MS

Es gibt keinen pathognomonischen Liquormarker, der allein die Diagnose „MS" ermöglicht, sondern ein MS-typisches Befundmuster aus mehreren Liquormarkern (➤ Tab. 11.1) (Ruprecht und Tumani 2016). Hierzu zählen:

- Leichte **Pleozytose** (Leukozytenzahl 0–35/µl) mit vorwiegendem Lymphozytenanteil, aktivierten B-Zellen und Plasmazellen.
- Normaler bis leicht erhöhter **Albuminquotient**.
- **Intrathekale Synthese von Immunglobulinen**, vorwiegend der IgG-Klasse (IgG-Synthese im Quotientendiagramm oder oligoklonale IgG-Banden im Liquor, die nicht im parallel untersuchten Serum zu finden sind). Die diagnostische Sensitivität dieser Parameter ist abhängig von der Qualität und der Empfindlichkeit der verwendeten Technik. Dies gilt insbesondere für die isoelektrische Fokussierung, mit der oligoklonale IgG-Banden nachgewiesen werden. Die genannten Parameter sind typisch für MS, aber nicht pathognomonisch, weil sie auch bei anderen subakuten oder chronischen Entzündungen des ZNS oder nach einer solchen ähnlich verändert sein können.
- Die **MRZ-Reaktion** (intrathekale Synthese von Antikörpern gegen Masern-, Röteln- und Varicella-Zoster-Virus) besitzt eine höhere diagnostische Spezifität. Sie ist typisch für Autoimmunerkrankungen des ZNS und bei 94 % der Patienten mit gesicherter MS nachweisbar. Es handelt sich um eine polyspezifische humorale Immunantwort. Ihr Nachweis wird zur Bestätigung der MS-Diagnose empfohlen (Tumani et al. 1998; Brettschneider et al. 2009). Die MRZ-Reaktion ist am ehesten als oligoklonale Immunzellreaktivierung zu interpretieren, erlaubt aber nicht den Schluss, dass diese Viren ätiologisch mit der MS verknüpft sind.
- **Freie Kappa-Leichtketten** („kappa free light chains", KFLC) sind inzwischen mit einfachen methodischen Verfahren (Nephelometrie) messbar. Mehrere Untersuchungen kommen zu dem Ergebnis, dass der KFLC-Liquor/Serum-Quotient eine vergleichbar hohe Sensitivität für den Nachweis einer intrathekalen Ig-Synthese aufweist wie der Nachweis liquorspezifischer OKB (Presslauer et al. 2016). Somit scheinen KFLC unter den quantitativen Methoden ein vielversprechendes Verfahren zum Nachweis einer ZNS-Entzündung zu sein, was derzeit jedoch trotz einer guten Sensitivität noch nicht als Ersatz für die OKB empfohlen werden kann.

Das oben erwähnte Liquorprofil gilt in erster Linie für Patienten mit RRMS und SPMS, während bei PPMS das OKB-Muster 3 (Banden nur im Liquor, zusätzlich identische Banden im Liquor und Serum) häufiger nachweisbar sein soll als bei anderen Verlaufsformen (McDonnell et al. 2002; Villar et al. 2009).

Im Verlauf der MS ist das diagnostische Liquorprofil nahezu konstant und erlaubt keine Aussage über die Krankheitsaktivität bzw. Schwere der Behinderung (Tumani et al. 2009). Auch eine erhöhte Zellzahl erlaubt keinen Rückschluss auf das Vorliegen eines akuten Schubs. Unter der Therapie mit immunmodulatorischen bzw. immunsuppressiven Substanzen (z. B. Natalizumab, Fingolimod, Rituximab oder Stammzelltransplantation) ist eine Änderung des Liquorprofils dahingehend zu beobachten, dass die Zellzahl abnimmt, die intrathekale IgG-Synthese jedoch weitgehend nachweisbar bleibt (Rudick et al. 1999; Stüve et al. 2009). Neuere Arbeiten berichten jedoch auch eine Abnahme der B-Zell-Antwort im Sinne einer Reduktion des lokal synthetisierten IgG oder Verschwinden von oligoklonalen

Tab. 11.1 MS-typisches Liquormarker-Profil

Liquormarker	Bei Gesunden	Bei MS-Pat.	Nachweishäufigkeit bei MS-Pat. (%)
Zellzahl (/µl)	< 5	normal bis 35/ml	94
Aktivierte B-Zellen (%)	< 0,1	> 0,1	79
Albuminquotient ($\times 10^{-3}$)	< 8	< 8 oder normal	88
IgG-Synthese im Quotientendiagramm (mg/l)	0	> 0	73
Oligoklonale IgG-Banden	nicht nachweisbar	nachweisbar	98
MRZ-Reaktion (Antikörperindex für Masern-/Röteln-/Zostervirus)	< 1,5	≥ 1,5	94

IgG-Banden, wobei diese bei Beendigung der Immuntherapie reversibel ist (Harrer et al. 2012; Warnke et al. 2014).

Merke

Von besonderer Bedeutung ist unter Therapie mit **Natalizumab** die Möglichkeit der Entwicklung einer **progressiven multifokalen Leukenzephalopathie** (PML), die bei klinischem und MR-tomografischem Verdacht durch den Nachweis von JCV-DNA im Liquor bestätigt werden kann. Im Falle einer PML sind wiederholte Liquoruntersuchungen als Verlaufskontrolle bis zur Nichtnachweisbarkeit von JCV-DNA zu empfehlen (Dahlhaus et al. 2013).

11.4 Prädiktiver Wert von diagnostischem Liquorprofil und Blutmarkern

Die MS-typischen Liquorveränderungen sind schon im Frühstadium der Erkrankung nachweisbar (auch bei Kindern) und spielen für die Frühdiagnose einer MS eine wichtige Rolle. Die Kombination von Liquor- und MRT-Veränderungen (MRZ-Reaktion plus mehr als zwei Läsionen in T2-gewichteten Sequenzen) erlaubt eine Aussage darüber, ob sich aus einer monosymptomatischen Retrobulbärneuritis in den folgenden 4 Jahren eine definitive MS entwickeln wird: Der positive prädiktive Wert beträgt 86 % (Tumani et al. 1998). Eine ähnliche Bedeutung von OKB als einem vom MRT-Ergebnis unabhängigen prädiktiven Parameter wurde auch bei Patienten mit CIS (eine potenzielle Erstmanifestation der MS) berichtet (Tintoré et al. 2008; Kuhle et al. 2015), wobei die MRZ-Reaktion innerhalb der Liquorparameter die höchsten Werte für Spezifität und positive Vorhersagekraft aufwies (Brettschneider et al. 2009; Ruprecht und Tumani 2016). Daher ist die Liquoranalyse bei CIS unerlässlich und für den Entschluss zu einer frühzeitigen immunmodulatorischen Therapie von Bedeutung.

Erhöhte Liquorspiegel von **Chitinase 3-like 1 (C3-L1)** sind mit einer signifikant erhöhten Konversionsrate bei Patienten mit einer MS-Erstmanifestation assoziiert, sodass dieser Parameter möglicherweise als Prädiktor für Krankheitsprogression geeignet sein könnte (Canto et al. 2015).

Ein weiterer Prädiktor für die Entwicklung einer definitiven MS nach einem klinischen Erstereignis könnte der Nachweis von **Serum-Ak** der Klasse IgM gegen MOG und MBP sein (Berger et al. 2003). Patienten, die für diese Parameter seronegativ waren, erlitten den zweiten Schub im Mittel nach 45 Monaten, während seropositive Patienten im Mittel bereits nach 7,5 Monaten in eine definitive MS übergingen. In nachfolgenden Studien, die denselben Test verwendeten, konnte zwar eine Korrelation von Anti-Myelin-Ak mit der Läsionslast im MRT und der IgG-Synthese gefunden werden (Kuhle et al. 2007a). Der positive prädiktive Wert dieses Parameters hinsichtlich der Konversion in eine definitive MS nach dem ersten Schubereignis ließ sich jedoch nicht bestätigen (Kuhle et al. 2007b).

11.5 Gibt es Aktivitätsmarker im Liquor?

Vor dem Hintergrund der bisher bekannten Pathogenese der MS hat man verschiedene Substanzen untersucht, die Biomarker für folgende Prozesse darstellen:

- Entzündung und Immundysfunktion in der systemischen Zirkulation und im ZNS
- Dysfunktion der Blut-Hirn-Schranke
- Demyelinisierung
- Remyelinisierung
- Gliose
- Neurodegeneration

Die wichtigsten und in den letzten 10 Jahren häufig untersuchten Biomarker sind ➤ Tab. 11.2 zu entnehmen.

11.5.1 Marker für Entzündung und Immundysfunktion

Unter den zahlreichen Substanzen, die auf der mRNA- oder der Proteinebene (intrazellulär und extrazellulär) im Liquor bestimmbar sind, machen die

Tab. 11.2 Biomarker für pathogenetische Prozesse der MS

Pathogenetischer Prozess	Biomarker
Entzündung bzw. Immundysfunktion in der systemischen Zirkulation	Pro- und antiinflammatorische Zytokine, Zytokinrezeptoren, Chemokine, Antikörper, Komplement bzw. T-Zellen (CD8, CD4, CD45), B-Zellen, Monozyten
Entzündung und Immundysfunktion im ZNS	Zytokine, Zytokinrezeptoren, Adhäsionsmoleküle, Antikörper gegen multiple ZNS-Antigene, Neopterin, Komplement
Dysfunktion der Blut-Hirn-Schranke	Adhäsionsmoleküle (ICAM, VCAM, Selektine, Integrine), Metalloproteinasen (MMP-9, MMP-2, MMP-3, MMP-7), ko-stimulatorische Moleküle (B7–1, B7–2)
Demyelinisierung	Myelinabbauprodukte (MBP, MBP-LM, PLP, MOG)
Remyelinisierung	Wachstumsfaktoren (N-CAM, CNTF, NGF, NT-3, BDNF)
Gliose	Proteine aus Astrozyten (GFAP, S-100b)
Neurodegeneration	Proteine aus Neuronen und Axonen (τ-Protein, NFL, NSE, NAA, 14-3-3)

Tab. 11.3 Biologische Rolle ausgewählter Surrogatmarker für pathogenetische Prozesse der MS

Biomarker	Biologische Rolle
IL-2	Aktivierung und Proliferation von T-Zellen
IL-4	Inhibition von Makrophagen und Th1-Zellen, Stimulation von B-Zellen zur Antikörpersynthese, Expression von MHC-Klasse-II-Antigenen
IL-6	Stimulation von B-Zellen zur Antikörpersynthese
IL-10	Inhibition der Th1-Zellproliferation, Aufhebung der Wirkung proinflammatorischer Zytokine, Stimulation von B-Zellen
IL-12	Induktion von TNF-α und IFN-γ
IL-15	Aktivierung und Stimulation der Proliferation von T-Zellen, B-Zellen, Induktion der NK-Zelltoxizität
IFN-γ	Hochregulation der Expression von MHC-Klasse-I- und -II-Antigenen und Adhäsionsmolekülen, Induktion von iNOS (induzierbare Nitritoxidsynthase), Aktivierung von Makrophagen bzw. Mikroglia
TNF-α	Hochregulation der Expression von MHC-Klasse-II-Antigenen, IL-1 und Adhäsionsmolekülen, myelintoxische Wirkung
TGF-β	Inhibition der immunaktiven Zellen, der Zelladhäsion und der antigenspezifischen T-Zellproliferation
ICAM-1	Mitwirkung bei der Migration von Leukozyten in das Gehirn, Spätphase
VCAM-1	Mitwirkung bei der Migration von Leukozyten in das Gehirn, Initialphase
Selectine (L, E, P)	Rolling der T-Zellen auf die Endotheloberfläche, Initialphase
Integrine (VLA, LFA, Mac-1)	Bewirken feste Adhäsion der entlangrollenden Leukozyten auf der Endothelzelle, Spätphase
Matrix-Metalloproteinasen (9, 2, 3, 7)	Degradation der extrazellulären Substanz, Mitwirkung bei der Migration der Leukozyten in das Gehirn, strukturelle Reorganisation des Gewebes nach Schädigung
Neopterin	Makrophagenmarker, Aufregulation durch IFN-γ
SCD14	Makrophagenaktivitätsmarker, Aufregulation durch IFN-γ
S-100b	Kalziumbindendes Protein in Astrozyten
GFAP	Astrozytäres Skelettprotein
τ-Protein	Neuronales Strukturprotein
Neurofilament	Neuronales Strukturprotein
NSE	Glykolytisches Enzym in Neuronen und neuroendokrinen Zellen

pro- und antiinflammatorischen Zytokine den wesentlichen Anteil aus. Zu diesen zählen die Interleukine (IL-1, IL-2, IL-3, IL-4, IL-5, IL-6, IL-10, IL-12, IL-13, IL-15), Interferon-gamma (IFN-γ), Tumornekrosefaktor-alpha (TNF-α), TNF-β, Transforming Growth Factor beta (TGF-β) und Rezeptormoleküle (IL-1R, IL-2R, TNF-R). Eine klare Differenzierung zwischen pro- und antiinflammatorischen Zytokinen lässt sich nicht vornehmen, da für Substanzen aus beiden Gruppen z. T. heterogene Daten zu ihrer Rolle bei entzündlichen Prozessen vorliegen, insbesondere bei der experimentellen autoimmunen Enzephalomyelitis (EAE), einem Tiermodell der MS. In ➤ Tab. 11.3 ist die physiologische Bedeutung ausgewählter Zytokine dargestellt.

Die Liquorspiegel der proinflammatorischen Zytokine sind bei MS-Patienten in der Regel erhöht. Dieser Konzentrationsanstieg ist aber nicht MS-spezifisch, sondern findet sich auch bei anderen entzündlichen ZNS-Prozessen. In einigen Untersuchungen korrelierten erhöhte TNF-α-Spiegel in Liquor und Serum mit der klinischen Krankheitsaktivität und mit Gd-anreichernden MRT-Läsionen bei MS, in anderen nicht (Patzold et al. 1998; Rieckmann et al. 1994). Daher erscheint die routinemäßige TNF-α-Bestimmung im Liquor wenig sinnvoll zu sein.

Zellen aus dem Blut von Patienten mit PPMS exprimieren weniger pro- und mehr antiinflammatorische Zytokine als Zellen von Patienten mit RRMS oder SPMS (Killestein et al. 2001). Dies entspricht den neuropathologischen und MRT-Befunden bei der PPMS, die weniger entzündliche Veränderungen zeigen.

11.5.2 Marker für die Funktion der Blut-Hirn-Schranke

Hierzu zählen die Adhäsionsmoleküle (ICAM-1, ICAM-3, VCAM-1, E-Selectin, L-Selectin, P-Selectin, VLA-4, LFA-1), Matrix-Metalloproteinasen (MMP-9, MMP-7, MMP-2) und Makrophagen- bzw. Mikrogliamarker (Neopterin, MRP-8/14) (Elovaara 2000). Bezüglich ihrer biologischen Rolle wird auf ➤ Tab. 11.3 verwiesen.

Die Expression der verschiedenen **Adhäsionsmoleküle** und die Konzentration der zirkulierenden Adhäsionsmoleküle sowie ihrer Rezeptoren sind Indikatoren für die Dysfunktion der Blut-Hirn-Schranke und stehen im Zusammenhang mit dem Nachweis Gd-anreichernder Herde im MRT. Die Expression der meisten Adhäsionsmoleküle wird durch proinflammatorische Zytokine wie TNF-α oder IFN-γ hochreguliert. Im Liquor von MS-Patienten wurden zahlreiche Adhäsionsmoleküle in erhöhter Konzentration nachgewiesen. In einigen Untersuchungen wurde der Nachweis für eine Korrelation der ICAM-1-Liquorspiegel mit Schubaktivität, aktiven MRT-Läsionen, Dysfunktion der Blut-Liquor-Schranke und MBP-Spiegeln erbracht. Interessanterweise fand sich ein Konzentrationsanstieg des löslichen VCAM-1 und ICAM-1 auch unter der Behandlung mit IFN-β, sodass eine funktionell relevante Rolle der Adhäsionsmoleküle auch als Mediator der IFN-β-Wirkung bei MS angesehen werden kann. Die Konzentrationsanstiege während des Schubs könnten daher als endogene Regulationsmechanismen zur Verminderung der Adhäsion verstanden werden (Kallmann et al. 2000).

Matrix-Metalloproteinasen wirken wie die Adhäsionsmoleküle bei der Passage von Leukozyten durch die Blut-Hirn-Schranke mit (➤ Tab. 11.3). Bei MS-Patienten sind die MMP-9-Liquorspiegel teilweise erhöht, ohne dass eine Korrelation mit der Krankheitsaktivität gefunden wurde (Leppert 1998). Die Liquorspiegel von MMP-9 sind auch bei vielen anderen entzündlichen ZNS-Erkrankungen erhöht, wobei sie primär mit der Liquorzellzahl korrelieren und von der Funktion der Blut-Liquor-Schranke unabhängig sind (Yushchenko et al. 2000). Bei PPMS werden ebenfalls erhöhte Serum-MMP-9-Konzentrationen gefunden, die unter der Therapie mit IFN-β abfallen (Yushchenko et al. 2003).

11.5.3 Marker für Demyelinisierung

Hierzu gehören **Abbauprodukte des basischen Myelinproteins** (MBP), die sowohl im Urin als auch im Liquor quantifizierbar sind. Weiterhin zählen hierzu **Autoantikörper gegen Bestandteile des Myelins** (anti-MOG, anti-MBP, anti-PLP).

MBP und MBP-ähnliche Peptide wurden intensiv bei MS-Patienten untersucht. Erhöhte Liquorspiegel zeigen eine gute Korrelation mit der akuten Myelinschädigung im ZNS, sind aber nicht MS-spezifisch:

Erhöhte Liquorspiegel finden sich auch bei anderen ZNS-Schädigungen (Trauma, Infarkt, Infekt) und bei der Neuromyelitis optica (NMO) (Takano et al. 2010). Die Konzentration des Liquor-MBP ist besonders während der Schubphasen erhöht; diese Erhöhung kann bis zu 6 Wochen persistieren. Die Liquorspiegel werden wie bei anderen Markern (z. B. sICAM-1) von der Größe und Lage der Läsionen beeinflusst, wobei sich besonders periventrikuläre Veränderungen im Liquor widerspiegeln.

Normale MBP-Spiegel finden sich in der Frühphase der MS, z. B. bei Optikusneuritis, bei klinisch stabilen MS-Patienten und bei fortgeschrittener Erkrankung. Eine signifikante Korrelation der Konzentration des Liquor-MBP mit der Krankheitsaktivität im MRT bzw. dem Ansprechen auf Kortikosteroidtherapie wurde nachgewiesen (Barkhof et al. 1992). Auch bei PPMS wurde über häufiges Auftreten von MBP-ähnlichen Substanzen im Urin berichtet. Problematisch bei der Bestimmung des MBP ist, dass der Radioimmunassay nicht standardisiert und nicht kommerziell verfügbar ist (Whitaker 1998).

11.5.4 Marker für Remyelinisierung

Zu den Markern für Remyelinisierung zählen das neuronale Zelladhäsionsmolekül N-CAM sowie die Wachstumsfaktoren CNTF, BDNF, NGF und Neurotrophin-3.

Bei MS-Patienten sind die **N-CAM- und CNTF-Liquorspiegel** nach dem Schub erhöht. In seriellen Liquoruntersuchungen von N-CAM wurde nach einem Schub ein über 5 Wochen anhaltender Konzentrationsanstieg festgestellt. Dieser Anstieg war bei Patienten, die mit Kortikosteroiden behandelt wurden, ausgeprägter als bei unbehandelten Patienten. Da der Konzentrationsanstieg von N-CAM im Liquor parallel zu einem Rückgang der Symptome verlief, vermutet man, dass diese Substanz eine wichtige Rolle bei der Remyelinisierung spielt (Massaro 1998).

Reduzierte BDNF-Liquorspiegel wurden bei Patienten mit SPMS im Vergleich zu RRMS während der schubfreien Phase gefunden. Es wurde daher angenommen, dass ein BDNF-Mangel zu Krankheitsprogression und axonalem Verlust bei progredienten Verlaufsformen der MS beiträgt (Sarchielli et al. 2002). Es konnte gezeigt werden, dass aktivierte Immunzellen in den MS-Läsionen BDNF produzieren und dass BDNF-Rezeptoren im Hirnparenchym mit MS-Läsionen vorkommen (Ziemssen et al. 2005; Hohlfeld 2000). Weiterhin wurde berichtet, dass GLAT-spezifische T-Zellen (unabhängig vom Phänotyp Th1 oder Th2) BDNF produzieren und dass damit das Konzept der protektiven Inflammation bei MS gestützt wird (Ziemssen et al. 2005; Hohlfeld 2000).

11.5.5 Marker für Gliaaktivierung bzw. Gliaschädigung

Gliazellen machen zahlenmäßig den Hauptanteil des Gehirns aus. Daher sind gliale Proteine (S100b, GFAP) in Körperflüssigkeiten prinzipiell leichter nachweisbar als neuronale Proteine. Der Nachweis z. B. von S-100b gelingt nicht nur im Liquor und im Urin, sondern auch im Serum. Das kalziumbindende **S100b-Protein** kommt intrazellulär (in Astrozyten) und extrazellulär vor. In Astrozyten ist es für die Regulation der Proteinphosphorylierung und der Kalziumfreisetzung von Bedeutung. Extrazellulär stimuliert es die Differenzierung von Neuronen und die Gliaproliferation. Bei akuten neurologischen Erkrankungen (z. B. bei Hirninfarkten) wird S100b in den Extrazellularraum freigesetzt, und die Konzentration in Liquor und Serum steigt als Ausdruck von Aktivierung und/oder Schädigung der Gliazellen an.

Erhöhte S100b-Liquorspiegel kommen bei MS-Patienten im akuten Schub vor und persistieren bis zu 5 Wochen. Beim Vergleich der MS-Subgruppen konnte ein signifikanter Anstieg der S100b-Konzentration von PPMS → SPMS → RRMS gezeigt werden (Petzold et al. 2002). Patienten mit höherem Behinderungsgrad im EDSS und im Ambulationsindex zeigten höhere Liquorkonzentrationen des Astroglia-Strukturproteins GFAP („glial fibrillary acidic protein") als Patienten mit geringerer Behinderung. Somit scheint S100b ein geeigneter Marker für die schubförmig-remittierende Phase und GFAP für die irreversible Schädigung zu sein (Petzold et al. 2002; Takano et al. 2010). Andere Studien konnten wiederum keine Unterschiede in den S100b-Spiegeln zwischen den MS-Subtypen feststellen (Lamers et al. 1995; Lim et al. 2004) bzw. keine signifikante Änderung von Liquor-S100b nach einer intrathekalen Steroidgabe finden (Hoffmann et al. 2006).

Zusammenfassend könnten gliale Marker bei der Stratifizierung der MS und als Indikator für Progression nützlich sein.

11.5.6 Marker für Neurodegeneration

Neuronale Markerproteine, die direkt aus dem ZNS freigesetzt werden, sind im Liquor regelmäßig, im Urin häufig und im Blut sehr selten nachweisbar. Hierzu zählen die **neuronenspezifische Enolase (NSE)**, **Neurofilamente, 14-3-3-Protein** und das **τ-Protein.**

Während die NSE-Liquorspiegel bei MS-Patienten in der Regel normal sind, wurden für Neurofilamente und τ-Protein erhöhte Konzentrationen beschrieben. Erhöhte Neurofilament-Spiegel sollen mit dem Behinderungsgrad und der Schubfrequenz korrelieren und Ausdruck einer axonalen Schädigung in der Frühphase der MS sein (Lycke et al. 1998). Bei MS-Patienten wurden im Vergleich zu nichtentzündlichen neurologischen Kontrollgruppen auch erhöhte τ-Protein-Liquorspiegel gefunden (Bartosik-Psujek et al. 2004; Süßmuth et al. 2001; Kapaki et al. 2000), wobei die Höhe der Liquorspiegel keine signifikante Korrelation zu MS-Subtypen oder zur klinischen Aktivität zeigte. Dagegen korrelierten τ-Protein-Liquorspiegel positiv mit Gd-anreichernden Läsionen sowie mit der Erkrankungsdauer, wobei die höchsten Werte bei Patienten mit CIS und die niedrigsten bei SPMS auftraten (Brettschneider et al. 2005; Petzold et al. 2005; Teunissen et al. 2005).

Merke

Wesentlich bei diesem Befund ist, dass der im fortgeschrittenen Stadium der MS in der MRT sichtbare neurodegenerative Prozess mit biochemischen Markern bereits in der Frühphase der Erkrankung am stärksten ausgeprägt ist, was mit histopathologischen Befunden aus Hirnbiopsaten von MS-Patienten gut übereinstimmt (Kuhlmann et al. 2002) und einen weiteren Hinweis für die Bedeutung neuroprotektiver Therapiestrategien darstellt.

Insbesondere **Neurofilament Light Chain (NFL)** zeichnet sich als ein interessanter Biomarker für axonalen Schaden ab, weist eine Korrelation mit der Krankheitsaktivität bei Patienten mit MS auf und könnte als Marker für das Ansprechen auf Therapien dienen (Brettschneider et al. 2006; Kuhle et al. 2013). Inzwischen existiert auch ein sensitiver Test zum Nachweis von NFL im Blut und erste Ergebnisse erscheinen hinsichtlich der Korrelation dieses Parameters mit der Krankheitsaktivität bei MS vielversprechend zu sein (Kuhle et al. 2016).

Unter der Therapie mit Natalizumab wurde nach einer 6-monatigen Behandlungsdauer eine signifikante Abnahme der Neurofilament-Konzentrationen im Liquor gegenüber Baseline-Werten berichtet (Gunnarson et al. 2011). Ob diese Abnahme ein Hinweis auf direkte neuroprotektive Eigenschaften dieser Therapie darstellt oder nur Ausdruck einer antiinflammatorischen Schubreduktion ist, bleibt noch zu klären.

11.6 Klinische Relevanz der Marker im Liquor und im Blut

11.6.1 Sind Liquor- und Blutmarker Indikatoren für klinische und subklinische Krankheitsaktivität?

➢ Tab. 11.4 fasst die klinische Relevanz der im Liquor untersuchten Biomarker zusammen. Während klinischer und subklinischer Krankheitsaktivität ist die Expression mehrerer **proinflammatorischer Zytokine** (IFN-γ, TNF-α, Lymphotoxin, IL-15, IL-4) im Liquor von MS-Patienten häufig hochreguliert. Die Konzentration **antiinflammatorischer Zytokine** (IL-10, TGF-β) dagegen ist während der Remissionsphasen erhöht. Einige Studien erbrachten jedoch widersprüchliche Ergebnisse, die vielfältige Gründe haben dürften (z. B. Standardisierung der Assays, Stabilität der löslichen Produkte, Messung mit oder ohne In-vitro-Stimulation der Herkunftszellen, Studiendesign und Patientenkollektiv).

In Blutuntersuchungen konnte insbesondere durch die Bestimmung der zellassoziierten Zytokinproduktion (RT-PCR, FACS) gezeigt werden, dass die Konzentration proinflammatorischer Zytokine wie TNF-α meist während der Schübe erhöht ist.

Etwas einheitlicher sind die Studienergebnisse bezüglich der **Adhäsionsmoleküle.** Mit wenigen Ausnahmen weisen die Adhäsionsmoleküle eine gute Korrelation mit der klinischen und subklinischen Krankheitsaktivität auf. Im Vergleich zur Bestimmung von Zytokinen wie TNF-α hat die Bestimmung der Adhäsionsmoleküle hat den Vorteil, dass Letztere im löslichen Zustand stabiler sind, in nachweisbaren Konzentrationen im Liquor und im Blut vorkommen, mit Standard-ELISA-Verfahren einfach nachweisbar sind und sich für Verlaufsuntersuchungen eignen.

Tab. 11.4 Surrogatmarker im Liquor: Korrelation mit klinischer und subklinischer Krankheitsaktivität, Krankheitsprogression und Therapieantwort

Surrogatmarker	Schub	Remission	MRT (T1 + Gd)	Subtyp/ Progression	Therapieantwort	
					Kortison	IFN-β
IL-2	±		–			
IL-2R	±		–			
IL-6	±		–			↓
IL-10		+				↑
IL-12	±		+			↑
IL-15	+			SP > RR		
IFN-γ	+			RR > SP		↓
TNF-α	±		±	SP > RR	↓	↑/↓
TNF-α-R	±			SP > RR		
TGF-β	+	+		RR > SP		
sICAM-1-Quotient	+		+	RR = SP	↓	
cICAM-3	+				↓	
sVCAM-1	±		+		↓	↓
sE-Selectin	+			PP > RR > SP	↓	
VLA-4	+			RR = SP	↓	
LFA-1	+			RR = SP	↓	
MMP-9	±	+	+	RR > PP		↓
NO_2/NO_3	±		–			
Neopterin	+			RR		
SCD14	+	+		RR=PP	↓	↑
MBP	+			RR > SP	+	
MBP-LM	+			RR > SP		
Anti-MBP	+			SP > RR		
CNTF		+				
NCAM		+				
NFL	+			RR		
S-100b	±			RR		
GFAP				SP > RR		
τ-Protein	±	±	±	RR = SP= PP		

T1+ Gd: T1-gewichtete Sequenz mit Gadolinium, +: korreliert, –: korreliert nicht, ±: unterschiedliche Ergebnisse in mehreren Studien, ≠ Anstieg, Ø Abnahme der Konzentration, SP: sekundär chronische MS, RR: schubförmige MS, PP: primär chronische MS

11.6.2 Sind Liquormarker für klinische Verlaufsformen spezifisch?

Viele Liquormarker wurden auch hinsichtlich ihrer Eigenschaft, klinische Subtypen differenzieren zu können, untersucht. Die meisten Erfahrungen liegen für die schubförmige Verlaufsform vor, deutlich weniger für die primär progrediente Verlaufsform (➤ Tab. 11.4). Die vorliegenden Befunde sind für pathophysiologisch definierte Substanzgruppen (z. B. Adhäsionsmoleküle) zu diskrepant. Da sich hinter einer klinisch definierten Verlaufsform wahrscheinlich unterschiedliche pathogenetische Subtypen verbergen, ist nicht zu erwarten, dass ein zuverlässiger Liquormarker zur Differenzierung der klinischen Subtypen beitragen kann.

11.6.3 Eignen sich Surrogatmarker im Liquor und im Blut zur Kontrolle und Vorhersage des Therapieerfolgs?

Zur Kontrolle des Therapieerfolgs bei MS wäre ein leicht zu entnehmender und zuverlässig bestimmbarer biochemischer Marker sehr hilfreich.

Unter der Behandlung eines akuten Schubs mit Kortikosteroiden normalisieren sich die Liquorspiegel von nahezu allen Adhäsionsmolekülen, MBP und TNF-α, während die Liquorkonzentration von sCD14 vorübergehend abnimmt. Nach IFN-β-Therapie wurde oft ein Anstieg der Konzentrationen von IL-6 und IL-10 sowie im Verlauf eine Abnahme der Konzentrationen von IFN-γ und TNF-α nachgewiesen. Ob sich ein Surrogatmarker zur Kontrolle des Therapieerfolgs eignet, lässt sich durch Untersuchung des Serums besser prüfen als durch Untersuchung des Liquors. Nach i. m. Verabreichung von IFN-β-1a stiegen die IL-10-Serumspiegel dosisabhängig an, während die TGF-β-Konzentration unverändert blieb. Bei Patienten mit schubförmigem Verlauf und Therapie mit IFN-β-1b sind Konzentrationsanstiege von sVCAM-1 im Serum mit einem günstigen Outcome assoziiert (Rieckmann et al. 1997). Ein Therapieeffekt durch IFN-β lässt sich auch bei PPMS-Patienten nachweisen: In prospektiv über 15 Monate gesammelten seriellen Proben zeigen die Serumspiegel von IL-12 und sCD14 eine Zunahme, während die Serumspiegel von MMP-9 unter der Therapie abfallen (Yuschenko et al. 2003; Brettschneider et al. 2002; Bahner et al. 2002).

Da nicht alle immunmodifizierend behandelten MS-Patienten auf die Therapie ansprechen, ist es von Bedeutung, mögliche Responder oder Non-Responder zu identifizieren. Ein derartiger Marker wäre nützlich, um eine individuell angepasste Immuntherapie auswählen zu können. Ein vielversprechender Prädiktor für die Therapie mit IFN-β könnte **TRAIL** („TNF-related apoptosis inducing ligand") sein. Erhöhte TRAIL-Spiegel im Serum von MS-Patienten vor Initiierung einer Therapie erlaubten eine Vorhersage bzgl. eines Ansprechens auf die Therapie mit IFN-β im Verlauf von 1 Jahr (Wandinger et al. 2003). Eine eindeutige Bestätigung dieser vielversprechenden Ergebnisse durch andere Arbeitsgruppen wurde bisher nicht erbracht, ein genetischer Einfluss des TRAIL-Rezeptorsystems auf die Entwicklung einer MS und ein Ansprechen auf die IFN-β-Therapie wird jedoch weiterhin diskutiert (Lopez-Gomez et al. 2013; Tawdy et al. 2014).

11.6.4 Sind Liquormarker zur Identifizierung pathogenetischer Prozesse geeignet?

Die bisherigen Daten deuten darauf hin, dass eine In-vivo-Erfassung der bei MS wirksamen Pathomechanismen (Entzündung, Demyelinisierung, Remyelinisierung, Neurodegeneration) mit den verfügbaren Liquormarkern möglich ist. An größeren Fallzahlen und in kontrollierten Studien muss gezeigt werden, ob sich die unterschiedlichen pathogenetischen Prozesse auch beim einzelnen Patienten erfassen lassen, sodass vielleicht eine individuell angepasste Therapie möglich wird.

11.7 Fazit und Empfehlungen zum Umgang mit biologischen Markern

Auch wenn in den aktuellen diagnostischen Kriterien der MS die Liquordiagnostik nur noch in den Diagnosekriterien für die primär chronisch progrediente MS explizit Erwähnung findet, besteht ein breiter Konsens darüber, dass die Liquordiagnostik neben der MRT eine zentrale Rolle in der Zusatzdiagnostik der MS einnimmt. Hierbei kann die Liquoruntersuchung einerseits durch den Nachweis chronisch-entzündlicher Veränderungen die Diagnose einer MS untermauern, andererseits kann sie wertvolle Hinweise auf differenzialdiagnostisch zu erwägende Erkrankungen liefern. Darüber hinaus stellen die charakteristischen Liquorbefunde bei der MS einen Schlüssel zum besseren pathogenetischen Verständnis dieser Erkrankung dar.

Zuverlässige biologische Marker für die objektive Erfassung von Krankheitsaktivität und maßgeblichen pathogenetischen Prozessen sind erforderlich, um die diagnostischen und therapeutischen Maßnahmen bei MS zu optimieren. In verschiedenen Körperflüssigkeiten, insbesondere im Liquor, wurden vielversprechende Marker (Zytokine, Adhäsionsmoleküle, Myelinabbauprodukte, gliale und neuronale Proteine) untersucht, die unterschiedliche Aspekte der MS-Pathologie reflektieren und z. T. eine Erfassung der Krankheitsaktivität und des Therapieerfolgs ermöglichen. Die bisherigen Befunde wurden jedoch an ausgewählten Patientengruppen erhoben, sodass der Nutzen dieser Marker für den einzelnen Patienten noch erbracht werden muss. Derzeit existieren – abgesehen vom MS-typischen Liquorprofil zum Nachweis einer ZNS-Entzündung (OKB, MRZ-Reaktion) – keine weiteren Biomarker, welche die notwendigen Kriterien erfüllen, um ihren routinemäßigen Einsatz zu rechtfertigen (Bielekova und Martin 2004; Tumani et al. 2009; Stangel et al. 2013; Ruprecht und Tumani 2016).

Kontroverse Ergebnisse, die für fast alle untersuchten Marker vorliegen, lassen sich wahrscheinlich minimieren, wenn in zukünftigen Studien ein standardisiertes Vorgehen berücksichtigt wird (Teunissen et al. 2010):

- Standardisierung von Reagenzien und Assays, multizentrische Evaluationen der Assays
- Auswahl von Markern, die pathogenetische Prozesse der MS reflektieren
- Einheitliche Definition der klinischen Verlaufsformen und der Krankheitsaktivität
- Studienprotokolle mit Einschlusskriterien, standardisierte klinische Scores und prospektive Studiendesigns
- Kombination mehrerer Parameter aus unterschiedlichen Körperflüssigkeiten
- Korrelation der biologischen Marker mit strukturellen und funktionellen bildgebenden Verfahren

LITERATURAUSWAHL

Unter https://shop.elsevier.de/multiple_sklerose erhalten Sie Zugriff auf weitere Literaturstellen zu diesem Kapitel.

Barkhof F, Frequin ST, Hommes OR, et al. (1992). A correlative triad of gadolinium-DTPA MRI, EDSS, and CSF-MBP in relapsing multiple sclerosis patients treated with high-dose intravenous methylprednisolone. Neurology 42: 63–67.

Bielekova B, Martin R (2004). Development of biomarkers in multiple sclerosis. Brain 127: 1463–1478.

Brettschneider J, Petzold A, Junker A, et al. (2006). Axonal damage markers in the cerebrospinal fluid of patients with clinically isolated syndrome improve predicting conversion to definite multiple sclerosis. Mult Scler 12: 143–148.

Brettschneider J, Tumani H, Kiechle U, et al. (2009). IgG antibodies against measles, rubella, and varicella zoster virus predict conversion to multiple sclerosis in clinically isolated syndrome. PLoS One 5; 4(11): e7638.

Canto E, Tintore M, Villar LM et al. (2015). Chitinase 3-like 1: Prognostic biomarker in clinically isolated syndromes. Brain 138: 918–931.

Gunnarsson M, Malmeström C, Axelsson M, et al. (2011). Axonal damage in relapsing multiple sclerosis is markedly reduced by natalizumab. Ann Neurol 69: 83–89.

Harrer A, Tumani H, Niendorf S, et al. (2013). Cerebrospinal fluid parameters of B cell-related activity in patients with active disease during natalizumab therapy. Mult Scler 19(9): 1209–1212.

Hoffmann V, Kuhn W, Schimrigk S, et al. (2006). Repeat intrathecal triamcinolone acetonide application is beneficial in progressive MS patients. Eur J Neurol 13: 72–76.

Hohlfeld R, Kerschensteiner M, Stadelmann C, et al. (2000). The neuroprotective effect of inflammation: Implications for the therapy of multiple sclerosis. J Neuroimmunol 107: 161–166.

Kuhle J, Barro C, Disanto G, et al. (2016). Serum neurofilament light chain in early relapsing remitting MS is increased and correlates with CSF levels and with MRI measures of disease severity. Mult Scler 22(12): 1550–1559.

Kuhle J, Disanto G, Dobson R, et al. (2015). Conversion from clinically isolated syndrome to multiple sclerosis: A large multicentre study. Mult Scler 21(8): 1013–1024.

Kuhlmann T, Lingfeld G, Bitsch A, et al. (2002). Acute axonal damage in multiple sclerosis is most extensive in early disease stages and decreases over time. Brain 125: 2202–2212.

Petzold A, Eikelenboom MJ, Gveric D, et al. (2002). Markers for different glial cell responses in multiple sclerosis: Clinical and pathological correlations. Brain 125: 1462–1473.

Petzold A, Eikelenboom MJ, Keir G, et al. (2005). Axonal damage accumulates in the progressive phase of multiple sclerosis: Three year follow up study. J Neurol Neurosurg Psychiatry 76: 206–211.

Presslauer S, Milosavljevic D, Huebl W, et al. (2016). Validation of kappa free light chains as a diagnostic biomarker in multiple sclerosis and clinically isolated syndrome: A multicenter study. Mult Scler 22: 502–510.

Rieckmann P, Altenhofen B, Riegel A, et al. (1997). Soluble adhesion molecules (sVCAM-1 and sICAM-1) in cerebrospinal fluid and serum correlate with MRI activity in multiple sclerosis. Ann Neurol 41: 326–333.

Ruprecht K, Tumani H (2016). Liquordiagnostik bei Multipler Sklerose. Nervenarzt 87(12): 1282–1287.

Stangel M, Fredrikson S, Meinl E, et al. (2013). The utility of cerebrospinal fluid analysis in patients with multiple sclerosis. Nat Rev Neurol 9(5): 267–276.

Stüve O, Cravens PD, Frohman EM, et al. (2009). Immunologic, clinical, and radiologic status 14 months after cessation of natalizumab therapy. Neurology 72: 396–401.

Teunissen CE, Tumani H, Bennett JL, et al. (2010). Short commentary on "a consensus protocol for the standardization of cerebrospinal fluid collection and biobanking". Mult Scler 16(2): 129–132.

Tintoré M, Rovira A, Río J, et al. (2008). Do oligoclonal bands add information to MRI in first attacks of multiple sclerosis? Neurology 70(13 Pt 2): 1079–1083.

Tumani H, Tourtellotte WW, Peter JB, et al. (1998). Acute optic neuritis: Combined immunological markers and magnetic resonance imaging predict subsequent development of multiple sclerosis. The Optic Neuritis Study Group. J Neurol Sci 155: 44–49.

Tumani H, Hartung HP, Hemmer B, et al. (2009). Cerebrospinal fluid biomarkers in multiple sclerosis. Neurobiol Dis 35(2): 117–127.

Tumani H, Deisenhammer F, Giovannoni G, et al. (2011). Revised McDonald criteria: The persisting importance of cerebrospinal fluid analysis. Ann Neurol 70: 520.

Warnke C, Stettner M, Lehmensiek V, et al. (2014). Natalizumab exerts a suppressive effect on surrogates of B cell function in blood and CSF. Mult Scler 21(8): 1036–1044.

KAPITEL

12 Magnetresonanztomografie

Michael Sailer, Wolfgang Köhler und Frank A. Hoffmann

12.1 Einleitung

Die Magnetresonanztomografie (MRT) ist eine sehr sensitive Methode zur Aufdeckung und Darstellung von pathologischen Befunden in unterschiedlichen Geweben des Körpers. Sie ist das bildgebende Verfahren der Wahl bei entzündlichen Erkrankungen des Zentralnervensystems (ZNS). Bei Patienten mit MS wurde bereits in den ersten Untersuchungen Mitte der 1980er-Jahre die Überlegenheit dieser Methode im Vergleich zur Computertomografie (CT) deutlich (Young et al. 1981).

Die MRT basiert auf der Messung von bei einer bestimmten Frequenz (Larmorfrequenz) resonant anregbaren Protonen, die sich überwiegend aus dem Pool der Wassermoleküle rekrutieren. Das physikalische Prinzip beruht auf der Eigenschaft der Wasserstoffatome, sich in einem stationären Magnetfeld geordnet auszurichten. Durch einen mit der Larmorfrequenz ausgesendeten kurzen Radiofrequenzimpuls werden die Wasserstoffatome aus ihrer Vorzugsrichtung ausgelenkt. Danach streben sie wieder ihre frühere Ausgangsposition im stationären Magnetfeld an (Relaxation). Während der **Relaxation** kann ein sehr schwaches, aber noch gut detektierbares elektromagnetisches Signal mittels Empfängerspulen gemessen werden. Solche wiederholt gemessenen Signale werden digitalisiert und anschließend mithilfe einer mathematischen Transformation (Fourier-Transformation) zu einem Bild zusammengesetzt.

Man unterscheidet zwei Relaxationsprozesse der Protonen, die aufgrund ihrer Abhängigkeit von der Gewebestruktur den Kontrast für die strukturelle und funktionelle Bildgebung liefern:

- Die longitudinale oder **Spin-Gitter-Relaxation** beschreibt die Rückkehr der ausgelenkten Protonen in die Richtung des stationären Magnetfeldes, wobei ein Energietransfer vom angeregten Proton an die Umgebung (Gitter) stattfindet.
- Die **transversale Relaxation** oder **Spin-Spin-Relaxation** beruht auf der Interaktion der Protonen untereinander sowie auf der mikroskopischen Störung des Magnetfeldes durch umgebende Moleküle. Hierbei kommt es nach erfolgter Auslenkung einer Vielzahl von Protonen durch einen Radiofrequenzimpuls binnen kürzester Zeit zu einer Störung der Phasenkohärenz, d. h. zu einer Dephasierung der Protonenspins in der transversalen Ebene, wodurch sich die vielen, zum gemessenen Signal beitragenden Magnetisierungen einzelner Spins schnell wechselseitig auslöschen.

Die Relaxationsvorgänge werden mathematisch durch Zeitkonstanten beschrieben: T_1 steht für die longitudinale Relaxation. T_2 bzw. $T_2{}^*$ stehen für die transversale Relaxation, wobei sich bei einer Spin-Echo-(SE-)Sequenz der Einfluss von Feldinhomogenitäten beinahe verliert (Zeitkonstante T_2), während er bei einer Gradienten-Echo-(GRE-)Sequenz (s. u.) signifikant zur Relaxationsrate beiträgt. Die Zeitkonstante des entsprechend schnelleren Relaxationsvorgangs einer GRE-Sequenz wird als $T_2{}^*$ bezeichnet. Die in verschiedenen Gewebetypen unterschiedlichen Relaxationszeiten werden in den MR-Bildgebungssequenzen (T1- oder T2-gewichtet) zur Kontrastierung der MRT-Aufnahmen verwendet. Basierend auf dieser Methode wird nicht nur die Struktur des Gewebes hochauflösend und kontrastreich dargestellt; es können auch quantitative Parameter gemessen und einzelne Substanzen im Gehirn (Spektroskopie) untersucht werden.

Die MRT-Untersuchungen bei MS lassen sich einteilen in eine **konventionelle** gewichtete Bildgebung, die nach wie vor den klinischen Bereich dominiert, und **quantitative** MRT-Methoden, die bestimmte Zustände im Gewebe darstellen können. Letztere werden bei der MS vorwiegend zur Beschreibung der pathologischen Prozesse eingesetzt. Es zeichnet sich weiterhin ab, dass Untersuchungen mittels **funktioneller** MRT (fMRT) einen Einblick in die Organisation des motorischen und kognitiven Systems und die funktionelle Adaptation bei akuten und chronischen Schädigungen bei MS bieten werden (➤ Kap. 12.5.2).

12.2 Gewichtete MR-Bildgebung bei MS

12.2.1 MRT-Sequenzen eines MS-Routineprotokolls

Die MRT hat als sekundärer Studienparameter aufgrund ihrer Sensitivität gegenüber den Befundänderungen in der T2-gewichteten Untersuchung im Krankheitsverlauf und unter verschiedenen Therapien in der letzten Dekade an Bedeutung gewonnen. Vor allem aber waren es Untersuchungen zur **Reproduzierbarkeit** der MR-Sequenzen, volumetrische Messungen der Läsionen sowie Studien zur Auswirkung der Schichtdicke oder der Repositionierung des Patienten auf die Detektion der MS-Plaques, die zu einer standardisierten Anwendung in kontrollierten Studien geführt haben. Seit 2001 ist die konventionelle MR-Untersuchung auf 1,5-Tesla-MR-Geräten fester Bestandteil der Diagnosekriterien.

Nach wie vor bilden auf 1,5- und 3-Tesla-MR-Scannern die **Fast-Spin-Echo**- oder **Turbo-Spin-Echo**-Sequenzen (FSE- bzw. TSE-Sequenzen) die Grundlage der MS-Untersuchung. FSE und TSE sind herstellerspezifische Bezeichnungen und benennen dasselbe Sequenzdesign. Sie sind die in radiologischen Routineuntersuchungen und in kontrollierten Studien am häufigsten durchgeführten Messungen.

Für Aufnahmen mit einem guten T1-Kontrast wird eine konventionelle SE-Sequenz mit relativ kurzer Repetitionszeit (TR 400–650 ms) und kurzer Echozeit (TE 10–20 ms) gewählt. Dieselbe Sequenz wird auch nach Gabe eines Kontrastmittels (KM) verwendet. Bei Messungen mit Protonendichte- (PD-) oder T2-Wichtung wird heute standardmäßig eine FSE-bzw. TSE-Sequenz eingesetzt. Sie bietet den großen Vorteil, dass pro Repetitionszeit (TR) nicht nur ein Echo generiert und gemessen wird, sondern ein ganzer Echozug von immer wieder erneut refokussierten Echos. Die Anzahl der in schneller Folge gemessenen Spin-Echos wird als **Echozuglänge** („echo train length") bzw. als **Turbofaktor** bezeichnet. Je mehr Echos nacheinander aufgezeichnet werden, desto kürzer ist die Messzeit. Jedoch mehren sich auch verschiedene Artefakte (Verschmierung des Kontrastes und *Gibb's ringing*); die Bildqualität verschlechtert sich.

Als guter Kompromiss ist bei 1,5-Tesla-MR-Geräten eine Echozuglänge von 4–8 anzusehen. Zur Einstellung des Kontrasts wird eine relativ lange Repetitionszeit (TR ca. 4.000 ms, mindestens 3.000 ms) gewählt. Diese wird kombiniert mit einer kurzen Echozeit (TE ca. 10–30 ms) für die PD-Wichtung bzw. mit einer langen Echozeit (TE 80–120 ms) für die T2-Wichtung. Dies wiederholt sich nach jedem Anregungsimpuls. Man spricht hier von einer **Dual-FSE-Messung** – in nur einer Messung werden zwei Datensätze mit unterschiedlichen Kontrasten akquiriert. So kann zusätzlich Messzeit gespart werden. Die wiederholten Echos werden durch schnell hintereinander applizierte RF-Impulse generiert, wodurch es zu einer im Vergleich zu anderen Sequenzen verhältnismäßig hohen Energieabsorption kommt. Dies kann bei Tomografen mit sehr hoher Magnetfeldstärke zu einer automatischen, präventiven Limitierung der erlaubten Echozahl pro Zeiteinheit führen, da vorgegebene Grenzwerte für die Absorptionsrate eingehalten werden müssen. Die Akquisition dieser Sequenz – obwohl ohne Zeitverlust durchführbar und mit guter Darstellung der periventrikulären Läsionen – wird zunehmend zugunsten einer **FLAIR-Sequenz** (s. u.) verlassen. Im Vergleich zu einer T2-gewichteten FSE- bzw. TSE-Sequenz ergaben Messungen mit einer konventionellen T2-gewichteten SE-Sequenz nur eine geringfügig höhere Sensitivität gegenüber signalintensiven MS-Läsionen. Dies rechtfertigt die lange Untersuchungszeit (10–15 min) der konventionellen Sequenz nicht. Nachteilig bei Untersuchungen mit reinem PD- oder T2-Kontrast sind die nicht immer befriedigende Identifizierbarkeit subkortikaler und die schwierige Abgrenzung liquornaher Läsionen.

Die besondere Sensitivität gegenüber Läsionen in diesen Hirnregionen ist die Stärke der **Fluid-Attenuated-Inversion-Recovery**-(FLAIR-)Sequenz. Sie ist in klinischen Routineuntersuchungen in den letzten Jahren zunehmend zum Einsatz gekommen und kann mittlerweile als Standardsequenz angesehen werden, da sie aufgrund der Verringerung der Liquor-Partialvolumeneffekte besonders geeignet ist, Läsionen in kortexnahen (juxtakortikalen) und periventrikulären Bereichen zu erkennen. Hierbei wird der Vorteil der T2-gewichteten Bildgebung (TE ca. 100 ms) mit einer Signalunterdrückung des Liquors in den inneren und äußeren Liquorräumen, in den Virchow-Robin-Räumen sowie in anderen Flüssigkeitsansammlungen kombiniert. Der methodische Ansatz ist die Anwendung eines zusätzlichen Radiofrequenz-(RF-)Impulses (Inversionsimpuls) mit einer langen nachfolgenden Inversionszeit (TI 2.000–2.200 ms), die zur Signalunterdrückung des Liquors benötigt wird. Es folgen der eigentliche RF-Anregungsimpuls, die Messung des Signals und die Relaxationsperiode. Für eine hinreichende Relaxation werden bei 1,5-Tesla-MR-Geräten lange Repetitionszeiten (TR > 8.000 ms) benötigt, sodass die Untersuchung relativ zeitraubend ist. Eine Kombination des IR-Impulses mit einer **Fast-FLAIR-Sequenz** (FSE-Sequenz) kann die Untersuchungszeit jedoch erheblich verkürzen.

Merke

Vergleicht man die T2-gewichteten Sequenzen untereinander, so kann folgende Aussage getroffen werden: Die Läsionsvolumina einer SE- und einer FSE-basierten Untersuchung unterscheiden sich nur unwesentlich. Die **FSE-basierte Untersuchung** zeigt jedoch eine höhere Intra- und Interrater-Variabilität als die SE-basierte Untersuchung (Rovaris et al. 1997a). Mit einer **FLAIR-Sequenz** waren ca. 30 % mehr Läsionen nachweisbar als mit einer SE-basierten MRT-Untersuchung.

Ein direkter Vergleich von FSE- und Fast-FLAIR-Sequenzen zeigt, dass die Untersuchung mittels **Fast-FLAIR-Sequenz** eine signifikant höhere Sensitivität aufweist. Supratentoriell werden mit der Fast-FLAIR-Sequenz mehr, infratentoriell weniger Läsionen dargestellt als mit der FSE-Sequenz (Tubridy et al. 1998). **GRE-basierte Untersuchungen** sind den SE-Sequenzen in ihrer Sensitivität hinsichtlich der Detektion der Herde deutlich unterlegen (Rovaris et al. 1997b).

GRE-Sequenzen mit Kleinwinkelanregung bieten zwar aufgrund des Signalgewinns bei möglichen kürzeren Repetitionszeiten den Vorteil einer schnelleren Untersuchung, weisen jedoch eine höhere Empfindlichkeit gegenüber Inhomogenitäten des Magnetfelds auf. In Bereichen aneinandergrenzender Gewebearten sind sie anfällig für **Chemical-Shift-Artefakte**. So werden geometrische Verschiebungen von Strukturen mit hohem Fettanteil gegenüber solchen mit hohem Wasseranteil auf den Bildern bezeichnet.

T1-gewichtete **3D-GRE-Sequenzen** mit Kleinwinkelanregung haben sich allerdings aufgrund ihrer hohen räumlichen Auflösung als besonders geeignet für die quantitative Bestimmung von zerebralen Atrophien erwiesen. Die entsprechenden MR-Sequenzen heißen FLASH („fast low angle shot") oder SPGR („spoiled gradient echo"). Um einen optimalen Kontrast zwischen grauer und weißer Substanz zu erhalten, sollten die minimal mögliche Echozeit, eine Repetitionszeit von ca. 20 ms und ein Anregungswinkel („flip angle") von ca. 30° gewählt werden. Es ergeben sich relativ lange Messzeiten von u. U. über 10 min. Die sog. **MP-RAGE-Sequenz**, die mittels Inversionspulsen einen T1-Kontrast generiert, ist ebenfalls für eine hochaufgelöste 3D-Bildgebung geeignet. Außer für moderne Segmentierungsverfahren zur Atrophiemessung werden die T1-gewichteten 3D-GRE-Sequenzen als anatomische Grundlage bei funktionellen Untersuchungen eingesetzt.

Die Entwicklung der Hochfeld-MR-Geräte und der Spulentechnologie führte zu einer rasanten Verkürzung der Messzeit. Neue Empfängerspulensysteme (Phased-Array- oder Multi-Array-Empfängerspulen) ermöglichen eine deutlich schnellere Bilddatenakquisition. Das **Parallel Imaging** führt eine Fusion von mehreren Bildbereichen durch, die jeweils von separaten Empfängerspulen aufgenommen werden. Hierdurch wird annähernd eine Halbierung der Messzeit erreicht, was sich vor allem auf die Reduktion von Bewegungsartefakten auswirkt. In der klinischen Routine haben sich Geräte bis 3 Tesla in Verbindung mit neuen Spulentechnologien bewährt und ermöglichen eine zeiteffizientere Untersuchung mit höherer räumlicher Auflösung.

Im Vergleich zu 1,5-Tesla-Geräten scheint der Läsionsnachweis beim derzeitigen Generationswechsel durch die deutliche Verbesserung des Signal-Rausch-Verhältnisses bei 3-Tesla-Geräten noch deutlicher zu werden. Die Angaben schwanken zwischen 10 und 40 % mehr T2-Läsionen bzw. für KM-anreichernde T1-Läsionen zwischen 10 und 20 % (Sicotte et al. 2003; Wattjes et al. 2006). Kortikale Läsionen können sensitiv auf Hochfeld-Scannern mit **Double-Inversion-Recovery-Sequenzen** (DIR-Sequenzen) nachgewiesen werden. Diese Sequenzen induzieren neben der Signalreduktion des CSF auch eine Signalreduktion der weißen Substanz. Bisherige Ergebnisse zeigen jedoch, dass dennoch nur 20–30 % der neuropathologisch verifizierbaren Läsionen kernspintomografisch sichtbar gemacht werden können (Geurts et al. 2005). Ein standardisiertes MRT-Protokoll für 3-Tesla-Geräte für die Untersuchung von MS-Patienten, das die aktuellen Möglichkeiten der Hochfeld-Bildgebung ausnutzt, steht bislang jedoch noch aus.

12.2.2 Charakteristik der MS-Läsionen

MS-Läsionen in der T2-gewichteten Bildgebung

Die typische MS-Läsion ist durch eine **hohe Signalintensität** in der **T2- und PD-gewichteten MRT-Aufnahme** charakterisiert (➤ Abb. 12.1). Dies gilt sowohl für die akute als auch die chronische Läsion. In einer akuten Läsion kommt es frühzeitig zu einem Anstieg der Permeabilität der Blut-Hirn-Schranke. Etwa zur gleichen Zeit lässt sich in diesem Bereich in der T2-gewichteten MRT-Untersuchung eine Signalerhöhung messen. Das Signalverhalten der Läsionen ist in den meisten Fällen homogen. Im akuten Stadium können die Läsionen jedoch auch von einem weniger signalintensiven Ring umrandet sein. Das pathologische Substrat dieses Ringes sind in das ZNS eingewanderte Entzündungszellen, die das ödematöse Zentrum der Läsion umgeben. Ein unregelmäßiges Signalverhalten ist häufig durch eine Überlappung mehrerer Läsionen bedingt. Dies führt zu einer inhomogenen Signalintensität sowie einem unregelmäßigen Erscheinungsbild der Läsionen: Es kann von der typischen Form, die vorwiegend rund oder oval ist, abweichen. Die Unterschiede im Erscheinungsbild sind auch durch die Schichtführung der MRT-Untersuchung, also den Anschnitt der Läsionen, bedingt. Die Läsionsränder können unterschiedlich scharf begrenzt sein. Gelegentlich ist ein weiches Auslaufen der Läsionsränder in die weiße Substanz zu beobachten, wobei die Differenzierung in den T2-gewichteten Bildern zwischen der normalen weißen Substanz und der Läsion erschwert sein kann. Diese Bereiche der weißen Substanz werden auch „dirty white matter" genannt. Von hier aus können gehäuft neue Läsionen entstehen (Fazekas et al. 1999). Verschiedene pathologische Prozesse (z. B. Ödem, Entzündung, Demyelinisierung, axonaler Untergang oder Gliose) lassen sich in der T2-gewichteten Bildgebung nicht unterscheiden.

Die Detektion der kortikalen und subkortikalen Läsionen ist durch die DIR-Sequenzen verbessert worden (➤ Kap. 12.2.1). Klinisch zeigen kortikale Läsionen für die Entwicklung körperlicher und kognitiver Einschränkungen bei MS eine hohe Relevanz und sind von prognostischer Wertigkeit hinsichtlich der Konversion von RRMS zu SPMS (Calabrese et al. 2009, 2010).

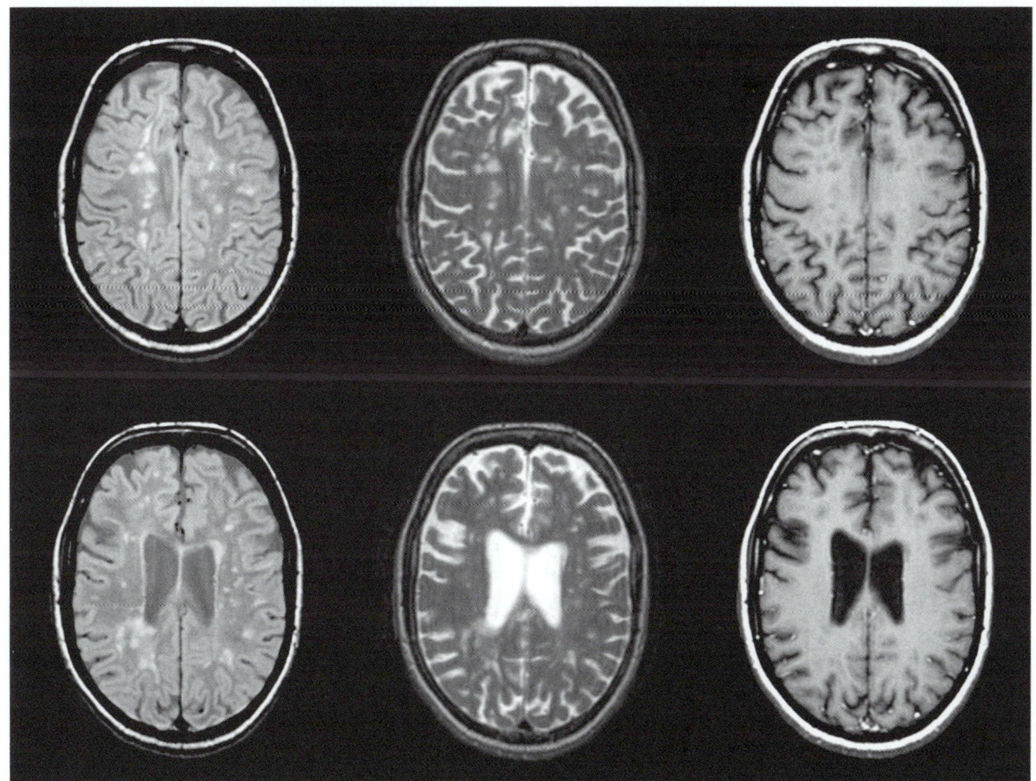

Abb. 12.1 Protonendichte(PD)-, T2- und T1-gewichtete Spin-Echo-Sequenzen. Darstellung typischer Befunde bei MS: Die Läsionen finden sich vorwiegend periventrikulär in der weißen Substanz; einzelne Läsionen liegen subkortikal bzw. grenzen unmittelbar an den Kortex an. [M969]

MS-Läsionen in der T1-gewichteten Bildgebung

Bis zu 20–30 % der in T2-gewichteten Aufnahmen signalintensiven Läsionen sind auch in T1-gewichteten Aufnahmen darstellbar. **Akute Läsionen** können in der T1-Wichtung **hypointens** erscheinen; das pathologische Substrat ist ein ausgeprägtes Ödem. Dies hat zur Folge, dass ein nicht geringer Anteil dieser T1-Läsionen sich ohne strukturelle Veränderung wieder zurückbilden kann. In den **chronischen,** auch „black holes" genannten hypointensen **Läsionen** liegen strukturelle Veränderungen des Gewebes vor. Das pathologische Substrat der chronischen Läsion ist aber sehr heterogen. Die neuropathologischen Veränderungen können sich erheblich im Ausmaß der Myelinisierung und/oder des axonalen Untergangs unterscheiden. Histopathologische Untersuchungen zeigen jedoch, dass in allen in der T1-Wichtung hypointensen chronisch persistierenden T1-Läsionen Hinweise auf einen irreversiblen axonalen Untergang in unterschiedlicher Ausprägung vorliegen. Ein beträchtliches Ausmaß an gliotischem Umbau kann ebenfalls vorliegen. Dies wird durch Untersuchungen mithilfe von berechneter Magnetisation Transfer Ratio (MTR) bzw. Protonenspektroskopie (➤ Kap. 12.3.1, ➤ Kap. 12.4) gestützt. Das Erscheinungsbild einer in der T1-Wichtung hypointensen Läsion lässt die Bestimmung des Ausmaßes der Demyelinisierung oder des Axonverlusts nicht zu. In diesem Zusammenhang müssen auch die sog. **Schattenherde** („shadow plaques") genannt werden: Diese Bereiche der weißen Substanz erscheinen in der T1-Wichtung im Vergleich zur weißen Substanz intensitätsgemindert. Wird der Kortex jedoch als Referenz für das Maß der Hypointensität herangezogen, so stellen sich diese Herde eher isointens oder weniger hypointens dar als der Kortex. Neuropathologisch lässt sich in diesen Schattenherden eine Remyelinisierung nachweisen.

12.2.3 Lokalisation der MS-Läsionen

Gehirn

Bei Patienten mit MS, bei denen die Diagnose nach den Poser-Kriterien gestellt wurde, finden sich je nach Studie in 75–100 % d. F. pathologische Befunde in der T2- oder PD-gewichteten zerebralen MRT-Untersuchung. Diese erhebliche Diskrepanz kommt dadurch zustande, dass in den verschiedenen Untersuchungen unterschiedliche MRT-Protokolle bzw. diagnostische Kriterien verwendet wurden. Die häufigsten Unterschiede betreffen die Einbeziehung der paraklinischen Befunde gegenüber der Diagnosestellung nach ausschließlich klinischen Kriterien. In einem Patientenkollektiv mit klinisch gesicherter MS (CDMS) fanden sich in 99 % d. F. pathologische zerebrale MRT-Befunde, die mit MS vereinbar waren (Ormerod et al. 1987). Im Umkehrschluss ist also damit zu rechnen, dass bei ca. 1 % der Patienten mit CDMS der Befund einer T2- oder PD-gewichteten zerebralen MRT-Untersuchung unauffällig ist. Eine genauere Analyse der Daten ergab, dass lediglich 2 Patienten eine einzige Läsion und 6 Patienten nur 2 Läsionen zeigten (Miller und McDonald 1994). Dies bedeutet, dass 95 % der Patienten zum Zeitpunkt der klinischen Diagnosestellung 3 oder mehr Läsionen aufwiesen.

Die Prädilektionsstelle der Läsionen ist der periventrikuläre Bereich der weißen Substanz, wobei die Läsionen häufig direkt an die Seitenventrikel grenzen oder in kurzer Entfernung um sie herum verteilt sind. Bis zu ca. 20 % der Läsionen bei MS sind subkortikal lokalisiert. Die subkortikalen Läsionen lassen sich wegen des störenden Einflusses des Liquors besser mit der FLAIR-Sequenz als mit SE- oder FSE-Sequenzen darstellen (➤ Kap. 12.2.1). Infratentoriell finden sich die Läsionen gehäuft in der Pons, den Kleinhirnschenkeln und dem Kleinhirn.

Aus frühen neuropathologischen Studien ist bekannt, dass das Corpus callosum bei der MS häufig betroffen ist (Dawson's fingers). Die Läsionen lassen sich auf **sagittalen Aufnahmen** wesentlich besser darstellen als auf axialen. Die Detektionsrate in einer Gruppe von 42 MS-Patienten stieg unter Verwendung sagittaler MRT-Aufnahmen beinahe um den Faktor 2: Auf den sagittalen MRT-Bildern wurde in 93 % d. F. eine Beteiligung des Balkens nachgewiesen. Vaskuläre Veränderungen betreffen das Corpus callosum eher selten. Langzeitdaten einer CIS-Kohorte zeigen keine signifikanten Unterschiede in der Lokalisation der Läsionen nach 20 Jahren Beobachtung zwischen Patienten mit schubförmiger und sekundär chronisch progredienter MS. Patienten, die eine klinisch definitive MS entwickelten, wiesen jedoch signifikant mehr Läsionen in der Corona radiata und Capsula interna auf als die CIS-Patienten (Dalton et al. 2012).

In einer Untersuchung an 127 Patienten mit nicht-MS-bedingten pathologischen Befunden der weißen Substanz war lediglich in etwa 3 % d. F. eine Beteiligung des Corpus callosum auf sagittalen MRT-Aufnahmen nachweisbar (Gean-Marton et al. 1991).

Rückenmark

Die spinale Bildgebung ist im Nachweis von MS-Plaques weniger sensitiv als die zerebrale MRT-Untersuchung. Ursachen hierfür sind methodische Schwierigkeiten wie z. B. Artefakte durch kardiale oder respiratorische Bewegungen sowie Liquorfluss. Weiterhin sind für die Aufnahme von größeren Bereichen des Rückenmarks besondere Oberflächenspulen mit speziell geschalteten Aufnahmemöglichkeiten („phased array coils") sinnvoll.

Obwohl akute Symptome häufig durch spinale Herde verursacht werden, findet sich keine signifikante Korrelation zwischen der Anzahl der spinalen Läsionen in T2-gewichteten Aufnahmen und dem Behinderungsgrad. In der Diagnostik bzw. Differenzialdiagnose der MS kann die Untersuchung des Rückenmarks wegweisend sein. Ein gleichzeitiges Vorkommen zerebraler und spinaler Läsionen unterstützt die Diagnose MS, da vaskuläre Läsionen im Myelon eine Rarität darstellen. Im Fall eines Normalbefunds in der zerebralen MRT-Untersuchung kann die spinale Bildgebung somit zur Diagnosesicherung beitragen (Thorpe et al. 1996). Bei Patienten mit CIS finden sich in der spinalen MRT in ca. 30 % d. F. klinisch stumme Läsionen.

12.2.4 MRT mit Applikation von Kontrastmittel

Durch Verabreichung von paramagnetischen Substanzen kann das MR-Signal verstärkt werden. In Regionen, in denen die Gadoliniumchelate angereichert werden, sind die T1-Relaxationszeiten erheblich verkürzt. Dies führt zu einem intensiveren Signal in T1-gewichteten Aufnahmen. In seriellen MRT-Untersuchungen unter Verwendung von Gadolinium (Gd; Gadolinium-diethylentriaminpentaessigsäure) zeigte sich, dass beinahe alle neu entstehenden Läsionen sich initial als KM-anreichernde Herde darstellen. Neue KM mit höherer Relaxivität werden meist mit gewichtsadaptierter Dosierung eingesetzt, sodass in der Praxis vergleichbare Effekte zu konventionellen KM erzielt werden. Dies entspricht der Hypothese, dass während der Entstehung von MS-Plaques frühzeitig eine Störung der Blut-Hirn-Schranke auftritt. Die MRT mit KM eignet sich somit zur Beurteilung der **akuten entzündlichen Läsionen**. Der Nachweis von KM-anreichernden Läsionen wird gelegentlich auch als MR-Aktivität bezeichnet.

Die Dauer, während der in den aktiven Läsionen eine Anreicherung von KM zu beobachten ist, kann stark variieren. In ca. 75 % der Läsionen findet eine Gd-Anreicherung während weniger als 4 Wochen statt; lediglich in 5 % der Läsionen kommt es während eines Zeitraums von mehr als 3–4 Monaten zur Anreicherung von KM. Longitudinale Untersuchungen zeigen eine beträchtliche intraindividuelle Variabilität der KM-Anreicherung zwischen den Untersuchungszeitpunkten, wobei eine gewisse Konstanz in der individuellen Häufigkeit der KM-Anreicherung über einige Jahre besteht. Das Vorhandensein von KM-anreichernden Herden ist nicht nur auf klinisch aktive Perioden beschränkt. Es findet sich gelegentlich eine beträchtliche KM-Anreicherung in den MS-Läsionen ohne klinisches Korrelat. Die Häufigkeit des Auftretens KM-anreichernder Läsionen kann bis zu 10-mal höher sein als die Schubhäufigkeit und ist abhängig vom klinischen Verlaufstyp, wobei Patienten mit schubförmigem Verlauf die meisten KM-anreichernden Läsionen haben. Longitudinalstudien haben gezeigt, dass die Anzahl KM-anreichernder Läsionen mit der Anzahl der Schübe signifikant korreliert (Grossman et al. 1988). In Querschnittsuntersuchungen korreliert jedoch die Anzahl der KM-anreichernden Läsionen nicht mit dem Behinderungsgrad, gemessen mithilfe der EDSS. In einer kleineren Verlaufsuntersuchung fand sich eine signifikante Korrelation zwischen der initialen KM-Untersuchung und dem Behinderungsgrad nach 18 Monaten (Losseff et al. 1996a). Weiterhin wurde gezeigt, dass die KM-Anreicherung in einem Zeitraum von 6 Monaten mit der Zunahme von MRT-Befunden (z. B. dem Volumen der T1-gewichteten Läsionen oder der zerebralen Atrophie) nach 18 Monaten signifikant korreliert (Sailer et al. 2001b). Aus einer Metaanalyse von Kappos et al. (1999) geht jedoch hervor, dass KM-anreichernde Herde mit einem erhöhten Risiko für klinische Schübe, aber nicht mit einer Krankheitsprogression nach 2 Jahren einhergehen.

Eine 2- oder 3-fache KM-Dosis führt zu einer Steigerung der Empfindlichkeit der Detektion einer Blut-Hirn-Schrankenstörung, aber auch der Nebenwirkungen (**cave:** Nephropathien). Für das Vorgehen in Therapiestudien und der klinischen Praxis ergibt sich aus der Dosissteigerung kein erhöhter Nutzen. Andere Maßnahmen wie die Verwendung zusätzlicher Magnetisierungstransfer-Pulse (MT-Pulse) haben sich in der Praxis wegen der schwer kalkulierbaren Effekte und schlechten Vergleichbarkeit für KM-unterstützte Untersuchungen nicht durchgesetzt und werden nicht empfohlen. Sie bergen vielmehr sogar die Gefahr, dass auch inaktive Läsionen fälschlich als KM-aufnehmend imponieren, weshalb bei Verwendung des MT-Kontrasts eine Vergleichsaufnahme mit MT vor KM-Applikation gefordert werden müsste (Sailer et al. 2008). Mit 5 Minuten Wartezeit nach der Bolusinjektion sollte die Zeit zwischen der Verabreichung des KM und der Untersuchung konstant gehalten werden (➤ Abb. 12.2).

Der Zusammenhang zwischen der Gabe von Gd-haltigen KM und der Entwicklung einer seltenen und in manchen Fällen tödlich verlaufenden nephrogenen fibrosierenden Nephropathie (NFD; auch als nephrogene systemische Fibrose, NSF bezeichnet), wurde bisher lediglich bei einzelnen Patienten mit **schwerwiegender Niereninsuffizienz** beschrieben. Es ergeben sich somit keine Einschränkungen zur Applikation einer zugelassenen Dosierung von Gd-haltigen KM bei Probanden oder Patienten mit normaler Nierenfunktion (Stand 10/2011). Die Nierenfunktion muss entweder durch eine **ausführliche Anamnese** dokumentiert oder durch **Laboruntersuchungen** gestützt werden. Bei seriellen Untersuchungen muss eine ausreichende Zeit zur Elimination der Gd-haltigen KM gewährleistet sein.

In letzter Zeit erlangte die Frage Aufmerksamkeit, ob wiederholte Gd-Applikationen zu klinisch relevanten Folgen im ZNS führen könnten. Insbesondere die Beobachtung erhöhter T1-Signalintensitäten im Nucleus dentatus und im Globus pallidus, die mit der Anzahl der KM-Applikationen korrelieren (Kanda et al. 2014), hat die Diskussion um den KM-Einsatz in der MS-Diagnostik belebt. Offenbar tritt dieses Phänomen besonders bei Verwendung von linearen Formen Gd-haltiger Kontrastmittel auf, nicht jedoch bei makrozyklischen (Radbruch et al. 2015; Eisele et al. 2016). Auch wenn eine klinische Relevanz bisher nicht gesichert ist, erscheint beim Einsatz von Gd-Kontrastmittel eine zurückhaltende Indikationsstellung und prinzipielle Beschränkung auf makrozyklische Formen angezeigt.

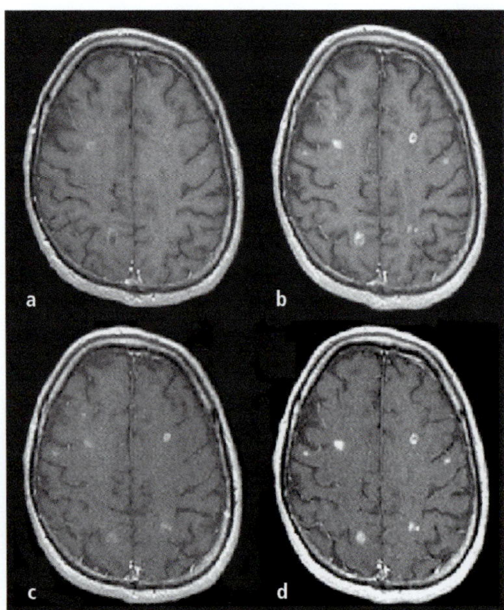

Abb. 12.2 Steigerung der Sensitivität zum Nachweis einer Störung der Blut-Hirn-Schranke in Abhängigkeit von Gd-Dosis und Sequenzwahl. T1-gewichtete Aufnahmen [M969]:
a Gd-Dosis 0,1 mmol/kg ohne MT-Puls
b Gd-Dosis 0,3 mmol/kg ohne MT-Puls
c Gd-Dosis 0,1 mmol/kg mit MT-Puls
d Gd-Dosis 0,3 mmol/kg mit MT-Puls

12.2.5 Spezifität der MRT für MS

Die konventionelle MR-Bildgebung ist bzgl. des pathologischen Substrats und damit auch im Hinblick auf die Diagnosestellung unspezifisch. Dies führte bereits in den 1980er-Jahren zur Vorstellung von

MRT-Befundkonstellationen, die zum Zeitpunkt des ersten klinischen Schubs die Wahrscheinlichkeit der Konversion zur klinisch definitiven MS in den folgenden 3 Jahren erhöht beschrieben. Die **Fazekas-Kriterien** fordern mindestens 3 in der T2-Wichtung hyperintense Läsionen, davon mindestens eine Läsion > 5 mm und eine periventrikuläre oder eine infratentorielle Läsion (Fazekas et al. 1988).

Die **Paty-Kriterien** verlangen 4 in der T2-Wichtung hyperintense Läsionen, von denen mindestens eine periventrikulär liegen muss (Paty et al. 1988).

Barkhof et al. (1997) analysierten Daten von 74 Patienten mit CIS hinsichtlich des am stärksten prädiktiven MRT-Befunds, der die Entwicklung einer klinisch definitiven MS prognostisch bestimmen könnte. Folgende MRT-Befunde wurden berücksichtigt: periventrikuläre, infratentorielle und juxtakortikale T2-gewichtete hyperintense Läsionen sowie T1-gewichtete hypointense KM-anreichernde Herde. Bei 33 der 74 untersuchten Patienten entwickelte sich im Laufe der Zeit eine klinisch definitive MS. Die Anzahl der T2-hyperintensen Läsionen, die für einen im Hinblick auf eine klinisch definitive MS optimalen prädiktiven Wert retrospektiv errechnet wurde, betrug 9 für die diffus verteilten und 3 für die periventrikulär gelegenen Läsionen. Dieses Modell mit 4 dichotomierten MRT-Befunden ergab eine diagnostische Sicherheit von 80 % und hatte hinsichtlich der Vorhersage einer klinisch definitiven MS bei diesem Patientenkollektiv eine etwas höhere Aussagekraft als die Kriterien von Paty oder Fazekas.

Aufgrund der in der letzten Dekade zunehmenden Bedeutung der MRT wurden die **Diagnosekriterien nach Poser** von einer internationalen Konsensusgruppe (McDonald et al. 2001) überarbeitet. Diese Revision der Kriterien war aufgrund der Erkenntnisse in unterschiedlichen Bereichen der MS-Forschung notwendig geworden. Insbesondere haben aber Erkenntnisse aus kontrollierten langjährigen MRT-Verlaufsbeobachtungen zu einer stärkeren Gewichtung der MRT in der Diagnostik der MS beigetragen.

Die MRT-Kriterien der **McDonald-Klassifikation** sowie der revidierten Kriterien (Polman et al. 2005, 2011; seit 2005 International Panel [IP] genannt) sind so aufgebaut, dass ein Nachweis von MR-Befunden, die als räumliche und zeitliche Kriterien der Dissemination definiert wurden, vorliegen muss. Die MRT-Kriterien aller drei bisherigen Versionen umfassen Angaben zur Anzahl und Lage (räumliche Dissemination) und zur zeitlichen Dissemination der Läsionen (➤ Kap. 9). Die Spezifität dieser Befunde, gemessen an der Konversionsrate der Patienten zur definitiven MS nach 3 Jahren, bildet die Grundlage dieser Kriterien.

Ein Vergleich der diagnostischen Kriterien nach Poser (1983) und McDonald (2001) zeigte in einer prospektiven Untersuchung, dass die MRT-Kriterien bei richtiger Anwendung konservativ sind. Gemessen an der Entwicklung einer klinisch definitiven MS innerhalb von 3 Jahren (2. klinischer Schub spätestens 3 Jahre nach dem Erstereignis) weisen die McDonald-Kriterien (mögliche Diagnose einer MS mittels MRT-Kriterien bereits 3 bzw. 6 Monate nach dem Erstereignis) eine Spezifität von 95 % und eine Sensitivität von 58 % auf (Dalton et al. 2003). Die revidierten McDonald-Kriterien (Polman et al. 2005) bauen auf diesen Daten auf und können zu einer noch früheren Diagnosestellung führen, haben sich aber bzgl. der klinischen Praktikabilität nicht bewährt. Die wesentliche Veränderung der Revision der McDonald-Kriterien von 2005 umfasste die „zeitliche Dissemination", die beim Nachweis einer neuen T2-Läsion in zwei aufeinanderfolgenden MRT-Untersuchungen als erfüllt gilt. Problematischer war die Maßgabe der Durchführung eines Referenz-Scans, der erst 30 Tage nach dem 1. klinischen Ereignis zum Vergleich mit späteren MR-Untersuchungen, unabhängig von einer nur wenige Wochen früher stattgehabten MR-Untersuchung, durchgeführt werden sollte.

Das Ziel der Revisionen der diagnostischen Kriterien von 2005 und 2011 war es, unter Beibehaltung der Spezifität die Sensitivität zu erhöhen oder wenigstens bei unveränderter Spezifität und Sensitivität die Komplexität der Kriterien der räumlichen und zeitlichen Dissemination zu reduzieren. Dies wurde in der Revision von 2011 umgesetzt. Die in den beiden ersten Publikationen unverändert gebliebenen Kriterien für die räumliche Dissemination wurden vereinfacht. Anstatt der komplexen räumlichen Dissemination (3 der 4 Barkhof-Kriterien) werden minimal 2 Läsionen in den vier Lokalisationen (juxtakortikal, periventrikulär, infratentoriell und spinal) gefordert, sofern es sich nicht um symptomatische Läsionen handelt. Die zeitliche Dissemination wird, wie bereits in der Revision von 2005, durch den Nachweis einer neuen T2-w-Läsion in einer Folgeuntersuchung definiert. Ein Novum der Revision von 2010 ist die Bestimmung der räumlichen und zeitlichen Dissemination aus einer MRT-Untersuchung. Bei gleichzeitigem Vorliegen von T2-w-Läsionen und mindestens einer KM-anreichernden Läsion ist die räumliche und zeitliche Dissemination erfüllt, sodass die Diagnose einer MS, sofern keine weiteren Befunde dagegen sprechen, gestellt werden kann (Polman et al. 2011).

Dieses Vorgehen entspricht den Daten aus klinischen Studien zur Frühtherapie. Der Schwerpunkt liegt auf der frühen Identifizierung von Patienten, die binnen kurzer Zeit ein hohes Risiko aufweisen, eine klinisch definitive MS zu entwickeln – mit dem Ziel, eine frühe, adäquate Therapie einzuleiten. Hierbei ist insb. nach der Revision von 2010 mit der Vereinfachung der Kriterien zu beachten, dass die geforderten MRT-Kriterien erfüllt werden, da sonst eine erhöhte falsch positive Rate für die Diagnose der MS (niedrige Spezifität) der MR-Untersuchung die Folge ist (Nielsen et al. 2005).

Die pathologischen Befunde in der MRT-Untersuchung müssen gegenüber denen bei anderen Erkrankungen abgegrenzt werden. Bei 4 von 135 Patienten mit einem CIS und demyelinisierenden Läsionen im MRT konnten in den Folgeuntersuchungen andere Diagnosen als die der MS gesichert werden. Retrospektiv betrachtet gab es keine klinischen oder laborchemischen Untersuchungen, welche die Untersucher hätten anders werten können (O'Riordan et al. 1998).

Merke

Die MRT ist die sensitivste paraklinische Untersuchung in der Diagnostik der MS, aber auch unter Berücksichtigung neuer MRT-Methoden und MR-Sequenzen gibt es kein MS-spezifisches MRT-Bild.

Auf der Grundlage neuer Daten zur Frühdiagnose der MS und vor dem Hintergrund verbesserter MR-Scanner-Technik wurden von einer internationalen Expertengruppe aus Neurologen und Neuroradiologen verbesserte MRT-Diagnosekriterien vorgeschlagen (Filippi et al. 2016). Am bisherigen Konzept des Nachweises der räumlichen und zeitlichen Dissemination nachweisbarer MRT-Aktivität wurde dabei grundsätzlich festgehalten. Die Kriterien für die zeitliche Dissemination wurden unverändert beibehalten. Zum Nachweis der räumlichen Dissemination wurden jedoch einige Änderungen vorgeschlagen (➤ Box 12.1), die eine frühere und gleichzeitig sicherere Diagnosestellung ermöglichen. Neu aufgenommen wurden Läsionen im N. opticus und kortikale Läsionen sowie der Nachweis von mindestens drei periventrikulären Läsionen (vorher eine), um das Risiko von Fehldiagnosen zu reduzieren. Alle Läsionen, ob symptomatisch oder nicht, werden mitbewertet. Besonders empfohlen wird auch die MR-Untersuchung des gesamten Spinalmarks zum Nachweis spinaler Läsionen. Die Kriterien gelten für chronische ebenso wie für schubförmige MS-Verläufe sowie für die kindliche MS ab dem 11. Lj.

Box 12.1

MRT-Kriterien zum Nachweis der räumlichen Dissemination von MS-Läsionen (nach MAGNIMS, Filippi et al. 2016)

Nachweis der räumlichen Dissemination durch T2-signalangehobene Herde* in mindestens zwei der folgenden fünf Hirnregionen:

- mindestens drei periventrikuläre Läsionen
- mindestens eine infratentorielle Läsion
- mindestens eine spinale Läsion
- mindestens eine Läsion im N. opticus
- mindestens eine kortikale/juxtakortikale Läsion**

* Unabhängig davon, ob die Läsion symptomatisch oder asymptomatisch ist

** Eine Unterscheidung zwischen kortikal und juxtakortikal ist häufig nicht möglich. Mitbewertung kortikaler Herde bei Verwendung moderner Scanner-Technologie

12.2.6 Differenzialdiagnose

MRT-Befunde bei Gesunden

Auch bei Gesunden finden sich, vor allem jenseits des 50. Lj., Veränderungen in der weißen Substanz des Gehirns („unidentified bright objects“, UBOs). Zwischen dem 50. und 60. Lj. weisen ca. 30 %, jenseits des 60. Lj. mehr als 50 % der untersuchten Gesunden abnorme MRT-Befunde auf. Die Veränderungen reichen von diskreten, vereinzelten punktförmigen Läsionen bis zu multiplen konfluierenden Läsionen. Die letztgenannten Veränderungen lassen sich morphologisch nicht von denjenigen unterscheiden, die bei Patienten mit klinisch definitiver MS zu finden sind. Ein Befund ohne pathologische Relevanz ist der Nachweis von erweiterten Virchow-Robin-Räumen. Ebenfalls als altersabhängiger Befund ist der Nachweis von hyperintensen Bereichen um die Pole der Seitenventrikel zu werten. Diese Bereiche zeigen sich besonders in der FLAIR-Sequenz und sind zu einem hohen Prozentsatz auch bei jüngeren Gesunden anzutreffen. Bei der Interpretation der letztgenannten Befunde müssen das Alter des Patienten und die Risikofaktoren Hypertonie, Rauchen sowie Erkrankungen wie Normaldruckhydrozephalus abgegrenzt werden. Im Fall von diskreten fokalen Läsionen muss z. B. auch eine Migräne berücksichtigt werden.

In den letzten Jahren wurden Patienten identifiziert, die eine erhebliche T2-Läsionslast ohne ein klinisches Ereignis aufwiesen. Diese „radiologically isolated syndrome“ (RIS) genannte Gruppe definiert sich über das Vorliegen von T2-w-Läsionen, die mindestens 3 der 4 Barkhof-Kriterien, d. h. eine räumliche Dissemination, erfüllen. Ein Drittel der Patienten hatte ein klinisches Ereignis nach einer mittleren Beobachtung von 2,3 Jahren. Insgesamt hatten 91 % der Patienten unabhängig von einem klinischen Ereignis neue Läsionen im MRT, sodass die Kriterien für eine zeitliche Dissemination erfüllt wurden (Lebrun et al. 2009). Der Konsens ist, dass ein klinisches Ereignis gefordert wird, um die Diagnose einer MS oder eine Indikation zur Therapie zu stellen.

Pathologische MRT-Befunde

Der Nachweis eines pathologischen Befunds im zerebralen MRT bedarf einer differenzialdiagnostischen Abklärung unter Berücksichtigung klinischer und technischer Untersuchungsmethoden wie z. B. der Neurophysiologie oder Liquoranalyse. Zur differenzialdiagnostischen Abgrenzung einzelner Erkrankungen mittels MRT werden zum einen morphologische Kriterien angewandt (z. B. Form und Konfiguration der pathologischen Auffälligkeiten), zum anderen der Zeitpunkt des Auftretens, die Veränderung der pathologischen Befunde mit der Zeit sowie die KM-Anreicherung.

Am häufigsten müssen MS-Läsionen von **vaskulären Veränderungen** abgegrenzt werden. Vaskuläre Veränderungen können sich ebenfalls als multifokale periventrikuläre Läsionen in der weißen Substanz sowie als größere, teils konfluierende Herde darstellen.

Beim **systemischen Lupus erythematodes** (SLE) mit ZNS-Beteiligung finden sich territoriale Infarkte oder seltener Blutungen. In den meisten Fällen liegen weniger und kleinere fokale Läsionen als bei der MS vor. Eine Ähnlichkeit mit MS-Läsionen ist aber nicht ungewöhnlich, sodass eine Differenzierung dieser Krankheitsbilder mittels MRT oft nicht möglich ist. Ein Kriterium zur Differenzierung kann die Prädilektionsstelle der Läsionen sein: Beim SLE mit ZNS-Beteiligung findet sich gelegentlich eine stärkere subkortikale Verteilung der Läsionen. Die Läsionen sind seltener durch eine Vaskulitis bedingt, deren Anteil an dieser Erkrankung weniger als 10 % beträgt. Zugrunde liegen meist eine Vaskulopathie mit fibrinoider Degeneration und Hyalinose sowie eine Endothelproliferation, die zur Verlegung kleinerer Gefäße führt. Mit dem SLE kann ein Antiphospholipid-Syndrom einhergehen, bei dem häufig disseminierte Läsionen in der T2- oder PD-gewichteten zerebralen MRT-Untersuchung zu finden sind.

Die pathognomonischen Granulome der **Neurosarkoidose** stellen sich als isolierte, in der T2-Gewichtung hyperintense Läsionen dar, die teilweise auch in T1-gewichteten Aufnahmen KM anreichern. In wenigen Fällen finden sich ausgedehnte Veränderungen der weißen Substanz. Eine meningeale KM-Anreicherung der basalen Abschnitte des Gehirns oder Myelons können für die Diagnose wegweisend sein.

Die zerebralen Läsionen im Rahmen eines **Morbus Behçet** finden sich häufig im Bereich des Hirnstamms. Es werden zwar multifokale, aber deutlich weniger Läsionen als bei der MS nachgewiesen.

Läsionen der weißen Substanz des Gehirns oder spinale Läsionen kommen beim **Sjögren-Syndrom**, in seltenen Fällen auch bei anderen Erkrankungen aus dem rheumatischen Formenkreis vor, z. B. bei einer Mischkollagenose oder einem Sharp-Syndrom. Sie können mit einer systemischen Vaskulitis einhergehen und sind in der MRT gelegentlich schwer von der MS abzugrenzen.

Die **akute demyelinisierende Enzephalomyelitis (ADEM)** ist eine monophasische entzündliche Erkrankung, die mit einer Demyelinisierung einhergeht. Der MRT-Befund kann im akuten Stadium einer MS sehr ähneln. Sowohl supra- als auch infratentoriell, häufig auch im Thalamus und in den Basalganglien finden sich multiple Läsionen in den T2-gewichteten Aufnahmen. In der Regel weisen initial alle Läsionen eine KM-Aufnahme auf. Ein indirekter Hinweis darauf, dass alle Läsionen im selben Entwicklungsstadium sind, ist das Fehlen von Anzeichen für eine zeitliche Dissemination, wie sie bei der MS zu finden ist. Sind diese Anzeichen bei der Verlaufsuntersuchung vorhanden, spricht dies gegen eine ADEM.

Seltenere Erkrankungen, die in der T2-gewichteten MRT mit hyperintensen Bereichen in der weißen Substanz einhergehen, sind: ZNS-Vaskulitiden, Neuroborreliose, Leukodystrophien und Speicherkrankheiten, Susac-Syndrom, HIV-Infektionen sowie ZNS-Lymphome.

Merke

Die differenzialdiagnostische Abgrenzung von anderen Pathologien unter einer immunmodulierenden bzw. immunsuppressiven Therapie, z. B. einer progressiven multifokalen Leukenzephalopathie (PML) unter Natalizumab, ist bedeutsam. Wegen der herausragenden Bedeutung der MRT wird vor Aufnahme einer Therapie die Durchführung einer standardisierten MR-Untersuchung nachdrücklich empfohlen. Diese Referenzuntersuchung sollte nicht länger als 3 Monate zurückliegen (Sailer et al. 2008); sie ist eine notwendige Voraussetzung für den Vergleich nachfolgender MR-Untersuchungen (Gold et al. 2009).

12.2.7 Korrelation zwischen MRT-Befund und Behinderungsgrad

Korrelation zwischen Befunden der T2-gewichteten Bildgebung und Behinderungsgrad

In Querschnittuntersuchungen bei etablierter MS ist die Korrelation zwischen der Anzahl bzw. dem Volumen der Läsionen in der T2-gewichteten Bildgebung und der Behinderung sehr schwach oder fehlt gänzlich. Der Hauptgrund hierfür ist die Heterogenität der pathologischen Prozesse, die in der T2-gewichteten MRT-Untersuchung nicht erfasst wird. Die unterschiedlichen Pathologien (z. B. Ödem, Entzündung mit Demyelinisierung oder axonaler Verlust) können zum Zeitpunkt einer Querschnittuntersuchung zu ähnlichen klinischen Symptomen führen, ihre Rückbildungstendenz unterscheidet sich aber deutlich. Ein weiterer Grund kann die Messung des Behinderungsgrades mittels einer nichtlinearen Skala sein. Die häufig durch spinale Beteiligung hervorgerufenen Funktionsstörungen der unteren Extremität tragen ebenfalls zu dieser schwachen Korrelation bei. Bezüglich Krankheitsdauer und klinischem Phänotyp heterogene Patientenkollektive können ein weiterer Grund für eine fehlende Korrelation zwischen dem Befund der T2-gewichteten Bildgebung und dem Behinderungsgrad sein.

Werden Patienten jedoch in längeren Abständen im Rahmen eines festgelegten Protokolls nachuntersucht, so lässt sich eine moderate Korrelation zwischen der Zunahme der Läsionen und der Veränderung der Behinderung in diesem Zeitraum feststellen. Eine stärkere Korrelation findet sich bei Patienten in einem sehr frühen Stadium der MS bzw. vor einer klinisch definitiven Diagnose, bei Patienten mit einem CIS (Brex et al. 2002; Sailer et al. 1999; O'Riordan et al. 1998).

In größeren, über mehrere Jahre durchgeführten Studien bei Patienten mit klinisch definitiver MS konnte eine schwache ($r = 0{,}13$), jedoch signifikante Korrelation zwischen der Anzahl der Herde bzw. dem Auftreten neuer Herde und einer Zunahme der Behinderung nachgewiesen werden (Filippi et al. 1995b). Kleinere Studien bestätigten dies nicht immer: In einer Studie mit 41 MS-Patienten wurde keine signifikante Korrelation zwischen der Läsionslast und dem Behinderungsgrad festgestellt. Darüber hinaus wiesen MS-Patienten mit primär progredientem Krankheitsverlauf und höherem EDSS weniger Läsionen auf als Patienten mit sekundär chronisch-progredientem Verlauf (Thompson et al. 1990). In der Verlaufsbeobachtung wurde eine **signifikante Korrelation zwischen MR-Aktivität und Schubrate** nachgewiesen. Patienten ohne Schübe hatten eine wesentlich niedrigere MR-Aktivität. Da der Behinderungsgrad sowohl bei Patienten mit zahlreichen Schüben als auch bei Patienten ohne Schübe zunahm, muss man davon ausgehen, dass eine Zunahme der Behinderung sowohl mit als auch ohne deutliche Zunahme neuer Läsionen in der T2-gewichteten zerebralen MRT-Untersuchung einhergehen kann. Es müssen also unterschiedliche Mechanismen für die Zunahme des Behinderungsgrades verantwortlich sein (z. B. Atrophie oder andere degenerative Prozesse). Die spinale Beteiligung spielt bei der Zunahme der Behinderung eine große Rolle, wird aber in der zerebralen Bildgebung naturgemäß nicht berücksichtigt.

Merke

Insgesamt ist die T2-gewichtete MRT als eine sehr sensitive, im Hinblick auf die Beurteilung des Behinderungsgrads jedoch wenig aussagekräftige Methode ausgewiesen.

Korrelation zwischen Befunden der T1-gewichteten Bildgebung und Behinderungsgrad

Die Anzahl bzw. das Volumen der in den T1-gewichteten Sequenzen dargestellten Läsionen weist sowohl in Quer- als auch Längsschnittstudien eine stärkere Korrelation zum Behinderungsgrad auf als die T2-gewichtete MRT-Untersuchung. Die stärkste Korrelation fand sich nach 3 Jahren bei Patienten mit sekundär chronisch-progredientem Krankheitsverlauf ($r = 0{,}81$; Truyen et al. 1996).

Die chronischen, in T1-gewichteten Aufnahmen hypointensen Läsionen durchlaufen in ihrer Entwicklung ebenfalls zunächst ein akutes Stadium mit KM-Anreicherung. Post-mortem-Untersuchungen zeigen, dass diese Läsionen eine niedrigere Anzahl von Axonen aufweisen als in T2-gewichteten Aufnahmen hyperintense Läsionen. Gestützt wird dies durch zusätzliche Befunde wie z. B. eine Abnahme des Magnetisierungstransferverhältnisses (Magnetisation Transfer Ratio, MTR) in diesen Bereichen sowie eine Konzentrationsabnahme des neuronalen Markers NAA in der Spektroskopie. Neuropathologische Untersuchungen zeigen, dass die gemeinsame Endstrecke der unterschiedlichen pathologischen Prozesse im Hinblick auf den Behinderungsgrad der Axonverlust ist. Prädiktive Faktoren für die Ausbildung von T1-hypointensen Läsionen lassen sich nur bedingt abgrenzen. Dabei korrelieren das Gesamt-T1-Läsionsvolumen und die Frequenz der KM-anreichernden Herde am stärksten mit der Entwicklung der T1-hypointensen Läsionen (van Walderveen et al. 1999). Eine mehr als 2 Monate bestehende Störung der Blut-Hirn-Schranke, die zu einer KM-Anreicherung führt, kann ebenfalls ein prädisponierender Faktor für die Entwicklung einer persistierenden chronischen T1-hypointensen Läsion sein.

Korrelation zwischen MRT-Befund und kognitiven Defiziten

Kognitive Defizite bei der MS umfassen selten kortikale Störungen; häufig sind Störungen der Aufmerksamkeit, des Gedächtnisses und der exekutiven Leistungen (z. B. Planung, Strategie- oder Konzeptbildung). Querschnittuntersuchungen zeigen eine stärkere Korrelation zwischen dem Volumen der Läsionen und neuropsychologischen Defiziten als zwischen dem Volumen der Läsionen und dem Behinderungsgrad. Die in einigen Untersuchungen postulierte Abhängigkeit des Defizits der exekutiven Leistungen von der Lokalisation der Läsionen scheint sich hingegen nicht zu bestätigen. Kombinierte MRT- und neuropsychologische Untersuchungen als auch eine Untersuchung mit ereigniskorrelierten Potenzialen und MRT bestätigten dies nicht (Sailer et al. 2001a). Übereinstimmend zeigte sich jedoch, dass die kognitiven Defizite stärker von der Läsionslast als von der Lokalisation der Läsionen abhängen. Es gibt mittlerweile Erkenntnisse, dass kognitive Defizite mit zunehmenden atrophischen Prozessen einhergehen (gemessen als globale

Hirnatrophie oder z. B. bei Veränderung der kortikalen oder subkortikalen Strukturen und der Anzahl der kortikalen Läsionen).

Korrelation zwischen zerebraler bzw. spinaler Atrophie und Behinderungsgrad

Eine zunächst wenig spezifisch erscheinende Methode zur Charakterisierung des Effekts der pathologischen Prozesse bei der MS auf Gehirn und Rückenmark ist die Messung der **Hirnatrophie**. Die genauen Mechanismen der Hirnatrophie bei MS-Patienten sind nicht geklärt. Es wird ein Zusammenspiel verschiedener pathologischer Prozesse angenommen, wobei wahrscheinlich der Inflammation in der Ausbildung der Atrophie eine tragende Rolle zukommt. Eine parallele oder gar axonale Degeneration wird ebenfalls diskutiert. Inwiefern die in T1-gewichteten Aufnahmen hypointensen Läsionen direkt mit einer diffusen Hirnatrophie in Verbindung stehen, lässt sich nicht eindeutig bestimmen, obwohl in einer Studie eine signifikante Korrelation zwischen der Zunahme der T1-hypointensen Läsionen und einer Zunahme der zerebralen Atrophie nachgewiesen wurde.

Eine Voraussetzung für serielle Untersuchungen der Hirnatrophie ist die Entwicklung weitgehend automatisierter und zuverlässiger Techniken, die zeitraubende Bildanalysen vermeiden. Losseff et al. (1996a) zeigten eine signifikante Korrelation zwischen der Veränderung des Hirnvolumens und der Zunahme des Behinderungsgrades und in einer weiteren Untersuchung (Losseff et al. 1996b) eine signifikante Korrelation zwischen der Progression der Behinderung und der Reduktion der Querschnittsfläche des Rückenmarks in Höhe von C2 im Verlauf von 18 Monaten ($r = -0{,}7$) sowie zur Krankheitsdauer ($r = 0{,}52$) auf. Die Abnahme der Querschnittsfläche als Maß für die Atrophie wurde in einer weiteren Untersuchung mit einem Beobachtungszeitraum von 12 Monaten zwar bestätigt (Stevenson et al. 1998), jedoch fehlte hier eine Korrelation zur Behinderung. 3D-volumetrische Untersuchungen in Höhe von C1–C3 wiesen ebenfalls eine signifikante Korrelation zum EDSS auf (Edwards et al. 1999).

Rudick et al. (1999) publizierten Ergebnisse der Atrophierate im 1. Beobachtungsjahr bei Patienten mit klinisch definitiver MS. Als Maß für die Atrophie wurde mithilfe einer automatisierten Technik die *brain parenchymal fraction* (BPF) bestimmt. In dieser Studie wurde eine signifikante Korrelation zwischen dem Behinderungsgrad und der Ausgangs-BPF, jedoch nicht zwischen der Zunahme der Atrophie und der Zunahme des Behinderungsgrades innerhalb von 2 Jahren festgestellt. Eine signifikante Korrelation der Atrophierate zur Behandlung mit IFN-β-1a wurde im zweiten Jahr der Therapie nachgewiesen.

Fox et al. (2000) verwendeten die Technik des *Brain Boundary Shift Integral* (BBSI) mit einer Bild-Koregistrierung, um den Unterschied des Hirnvolumens zu verschiedenen Zeitpunkten zu bestimmen. Hierdurch lassen sich Ventrikelgröße und Hirnvolumen auf einfache Weise bestimmen. Dabei zeigte sich, dass die Hirnatrophie bei MS-Patienten während eines Beobachtungszeitraums von 1 Jahr deutlich ausgeprägter war als bei Kontrollpersonen. Die Vergrößerung der Ventrikel schritt sogar 5-mal schneller voran als in der Kontrollgruppe. Eine weitere Studie an dieser Untersuchungsgruppe zeigte, dass die Anzahl der KM-anreichernden Läsionen, vor allem der ringförmig anreichernden Läsionen, signifikant mit der Ventrikelvergrößerung im Krankheitsverlauf korreliert.

Atrophie der grauen Substanz

Eine Atrophie der weißen wie auch der kortikalen grauen Substanz konnte mittels der Berechnung der parenchymalen Fraktion der weißen Substanz („white matter fraction", WMF) und des zerebralen Kortex („grey matter fraction", GMF) nachgewiesen werden (Chard 2002). Diese Ergebnisse zeigen, dass es bereits frühzeitig im Verlauf der Erkrankung zu einer Parenchymabnahme der kortikalen grauen und der weißen Substanz kommt. Insgesamt ist die Atrophierate vom klinischen Stadium abhängig. Obwohl bei Patienten im fortgeschritteneren Stadium der Erkrankung, vor allem bei sekundär chronischem Verlauf, eine ausgeprägtere Atrophie vorliegt, zeigt sich, dass die Atrophie zu Beginn der Erkrankung am schnellsten voranschreitet. Die jährliche Atrophierate ist bei Patienten mit schubförmig remittierendem Verlauf 3-mal höher als bei Patienten mit sekundär chronischem Krankheitsverlauf.

Die Bedeutung der genauen Quantifizierung des zerebralen Kortex im Rahmen der Atrophiebestimmung wird ersichtlich, wenn man den hohen Anteil (> 50 %) des zerebralen Kortex am Gesamtvolumen des Gehirns berücksichtigt. In der ersten Studie, in der bei MS-Patienten in vivo die Dicke des zerebralen Kortex gemessen wurde, ließ sich mittels automatischer Oberflächenrekonstruktion zeigen, dass es regionale Unterschiede in der zerebralen kortikalen Dicke gibt (Sailer et al. 2003). Die fokale Ausdünnung des zerebralen Kortex im frontalen und temporalen Bereich konnte bereits früh im Krankheitsverlauf nachgewiesen werden. Darüber hinaus war bei Patienten mit längerer Krankheitsdauer oder ausgeprägterer Behinderung eine Ausdünnung des zerebralen Kortex im Bereich des motorischen Kortex darstellbar (➤ Abb. 12.3).

Die Atrophie der grauen Substanz ist nicht nur auf den zerebralen Kortex beschränkt. Die Volumenabnahme des Thalamus konnte in einer Post-mortem-Studie mit der reduzierten Anzahl der Neurone signifikant korreliert werden (Cifelli et al. 2002).

Der atrophische Prozess erfasst demnach die kortikale und tiefe graue Substanz sowie die weiße Substanz. Weiterhin bleibt aber unklar, ob dieser Prozess in den unterschiedlichen Bereichen einheitlich voranschreitet oder ob es sich hier jeweils um eine Entwicklung mit unabhängigen Faktoren wie z. B. dem Entstehen von Läsionen, dem Vorliegen einer antero- oder retrograden neuronalen bzw. axonalen Degeneration oder nicht zuletzt einer diffusen Beteiligung des gesamten Gehirns im Rahmen der MS handelt.

12.2.8 Prognostische Aussagekraft der MRT

Zieht man die MRT für prognostische Aussagen heran, so ist zunächst zu unterscheiden, ob es sich um eine klinisch definitive MS oder um ein CIS handelt.

Bei der klinisch definitiven MS zeigen Studien keine robuste Korrelation zwischen der PD- oder T2-gewichteten Bildgebung und dem Krankheitsverlauf. In einer Metaanalyse mit 281 Patienten aus verschiedenen Zentren wurde eine schwache, jedoch signifikante ($r = 0{,}13$; $p \leq 0{,}04$) Korrelation zwischen dem Auftreten neuer, in T2-gewichteten Aufnahmen hyperintenser Läsionen bzw. der Vergrößerung bereits bestehender Läsionen und Veränderungen des Behinderungsgrades, gemessen mittels EDSS (Filippi et al. 1995a), nachgewiesen. Werden die Patienten nach dem Verlauf der MS unterschieden, so findet sich durchaus eine stärkere Korrelation ($r = 0{,}5$; Mammi et al. 1996). Ähnliches war auch beim Placeboarm der nordamerikanischen IFN-β-1b-Zulassungsstudie zu beobachten (The IFNB Multiple Sclerosis Study

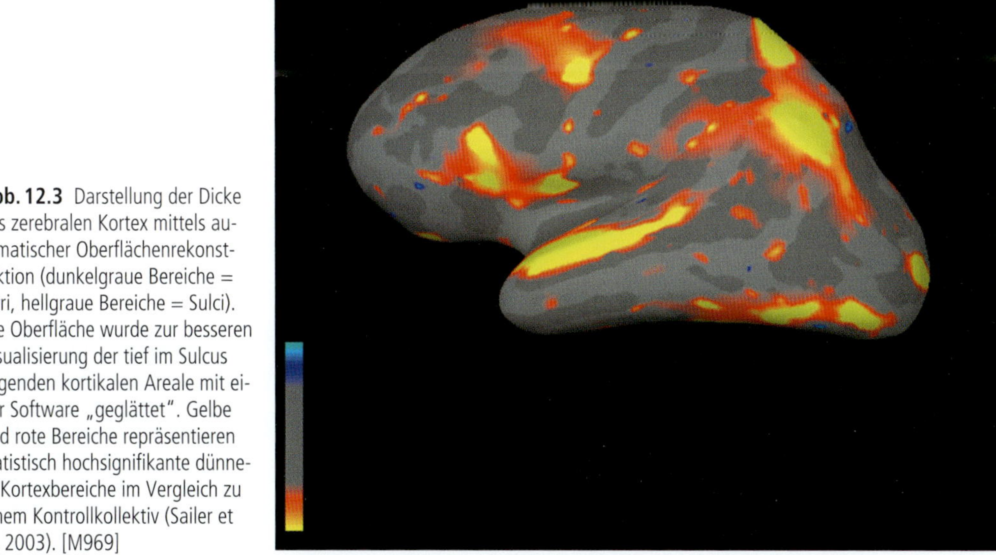

Abb. 12.3 Darstellung der Dicke des zerebralen Kortex mittels automatischer Oberflächenrekonstruktion (dunkelgraue Bereiche = Gyri, hellgraue Bereiche = Sulci). Die Oberfläche wurde zur besseren Visualisierung der tief im Sulcus liegenden kortikalen Areale mit einer Software „geglättet". Gelbe und rote Bereiche repräsentieren statistisch hochsignifikante dünnere Kortexbereiche im Vergleich zu einem Kontrollkollektiv (Sailer et al. 2003). [M969]

Group 1995). Eine Korrelation zeigte sich lediglich für eine hinsichtlich einer kurzen Erkrankungsdauer einheitliche Gruppe von 60 MS-Patienten, die insgesamt mehr als 4 Jahre untersucht wurde.

Eine wesentlich stärkere Beziehung zwischen den T2-Hyperintensitäten und der Entwicklung der Erkrankung besteht bei CIS-Patienten (➤ Tab. 12.1, ➤ Abb. 12.4). Bei Patienten, die sich mit einer Optikusneuritis, einem Hirnstammsyndrom oder einer isolierten spinalen Läsion vorstellten, war eine signifikante Korrelation zwischen der Anzahl und dem Volumen der initial nachgewiesenen Läsionen und dem Krankheitsverlauf nach 10 Jahren feststellbar (Sailer et al. 1999; O'Riordan et al. 1998). Eine Nachuntersuchung dieser Patientengruppe 15 Jahre nach der Eingangsuntersuchung zeigte außerdem, dass die Zunahme der Läsionen, die in den ersten 5 Jahren auftraten, signifikant mit dem Behinderungsgrad nach 15 Jahren korreliert. Sie stellt einen stärkeren Prädiktor der späteren Behinderung dar als das initiale Läsionsvolumen. Die Zunahme des Läsionsvolumens zwischen dem 6. und 10. bzw. 11. und 15. Erkrankungsjahr korrelierte hingegen nicht mit der Behinderung nach 15 Jahren. Eine mögliche Erklärung könnte sein, dass die frühe Ausbildung von Läsionen für die folgenden pathologischen Vorgänge, die zu einer irreversiblen Schädigung führen, von Bedeutung ist. Die Untersuchung dieser Patienten nach 20 Jahren bestätigt die früheren Daten einschließlich der prädiktiven Bedeutung der Akkumulation des Läsionsvolumens in den ersten 5 Jahren (Fisniku et al. 2008). Diese Daten deuten auf das the-

Tab. 12.1 Vergleich der Entwicklung der Erkrankung (klinischer Verlauf) nach 10 Jahren und der initialen T2-gewichteten MRT-Untersuchung von CIS-Patienten

Nachuntersuchung nach 10 Jahren	Anzahl der Patienten zu Beginn ihrer Erkrankung mit		
Klinischer Verlauf	pathologischem MRT	T2-Läsionsvolumen > 3 cm³	infratentoriellen Läsionen
CIS (n = 27)	6 (23 %)	1 (3,7 %)	1 (3,7 %)
RRMS (n = 7)	7 (100 %)	5 (71 %)	3 (43 %)
SPMS (n = 12)	12 (100 %)	8 (67 %)	8 (67 %)
BE (n = 21)	18 (86 %)	5 (24 %)	4 (19 %)
CP (n = 4)	2 (50 %)	1 (25 %)	0

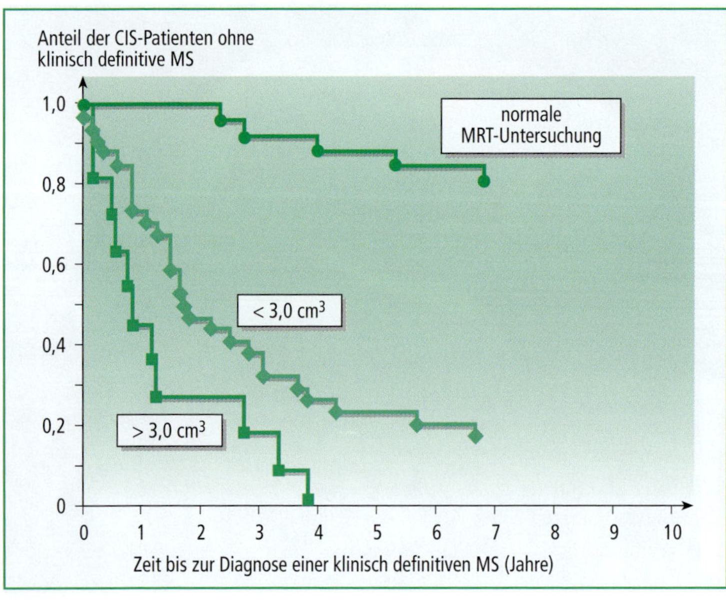

Abb. 12.4 Zeitraum zwischen dem Auftreten eines klinisch isolierten Syndroms (CIS) und der Diagnose einer klinisch definitiven MS gemäß Poser-Kriterien in Abhängigkeit vom Läsionsvolumen in der initialen T2-gewichteten MRT-Untersuchung (Sailer et al. 1999) [F611-004/L106]

rapeutische Fenster zu Beginn der Erkrankung für die Initiierung einer Behandlung (➤ Tab. 12.1).

12.2.9 Qualitätsstandards und Qualitätssicherung

In der klinischen Routine gibt es im Hinblick auf die Wahl von Untersuchungssequenzen, MR-Parameter, Schichtführung und KM-Einsatz meist kein standardisiertes Vorgehen. Dies trifft sowohl für die diagnostische MRT-Untersuchung als auch für die im Verlauf der Erkrankung durchgeführten Untersuchungen zu. Angesichts der stark limitierten Aussagekraft einer individuellen MRT-Verlaufsbeobachtung stößt eine Vergleichbarkeit individueller MRT-Untersuchungen mit zusätzlich unterschiedlichen Untersuchungstechniken an ihre Grenzen. Sollen die MRT-Befunde im weiteren Krankheitsverlauf verglichen und über längere Zeitabstände dokumentiert werden, so empfiehlt sich ein „standardisiertes“ Untersuchungsprotokoll bezüglich der Sequenzen und der Anwendung des Kontrastmittels (Sailer et al. 2008).

Hardware

Geräte unterschiedlicher Hersteller sowie unterschiedliche Feldstärken sind Faktoren, die in den meisten Fällen vorgegeben sind und nichtvariable Bedingungen darstellen. Die am häufigsten verwendeten MRT-Systeme haben eine Feldstärke von 1,0–1,5 Tesla. Geräte mit geringerer Feldstärke (0,5 Tesla) sind seltener. Hier besteht der Nachteil eines niedrigen Signal-zu-Rausch-Verhältnisses und somit längerer Untersuchungszeiten. Mittlerweile haben sich 3-Tesla-MR-Geräte in der klinischen Routineuntersuchung bewährt. Sie ermöglichen einen Zeitgewinn und ein höheres Signal-zu-Rausch-Verhältnis, was zum Einsatz neuerer Sequenzen, zur Reduktion von Artefakten und zur Detektion von ca. 20–30 % mehr Läsionen führt. Einige neuere Sequenzen wie z. B. die DIR-Sequenz zeigen eine substanzielle Verbesserung der Detektion von kortikalen und subkortikalen Läsionen (> 500 %). Der Fokus in der Anwendung der neueren Sequenzen liegt derzeit auf der Verbesserung der Vergleichbarkeit, vor allem der letztgenannten Sequenz, da eine unbefriedigende Übereinstimmung in der Detektion der Läsionen zwischen verschiedenen Befundern besteht. Der rasche Fortschritt umfasst nicht nur Methoden der schnelleren Bildgebungssequenzen, sondern auch der Empfängerspulen und Bildakquisitionsmethoden wie z. B. dem Parallel-Imaging.

Untersuchungsprotokoll bei MS

Untersuchungsplanung Bereits kleine Unterschiede in Schichtführung, Schichtdicke oder Positionierung des Patienten können die Vergleichbarkeit der Verlaufsuntersuchungen verringern. Die besten Voraussetzungen für eine reproduzierbare MRT-Untersuchung sind ein standardisierter Untersuchungsablauf sowie die konstante Verwendung von Untersuchungssequenzen. Es wird deshalb empfohlen, dass stets ein identisches MR-Protokoll angewendet wird (Sailer et al. 2008). Im Einzelnen müssen folgende Bedingungen beachtet werden:

- **Sagittale Orientierungsmessungen (Localizer, Scout):** Sofern nicht eine automatische Repositionierung möglich ist, muss zur Optimierung der Aufnahme zum Vergleich von Sequenzen im Verlauf die Lage des Kopfes im Tomografen vorbereitet werden. Dazu sind drei aufeinander aufsetzende Orientierungsmessungen (➤ Abb. 12.5) erforderlich, die in allen Raumrichtungen leichte Drehungen ermöglichen. Zunächst wird eine *axiale* Orientierungsmessung durchgeführt. Auf einer geeigneten Schicht, meist in Höhe des 3. Ventrikels, wird die *koronare* Schichtführung exakt lotrecht auf der Mittellinie vorbereitet (➤ Abb. 12.5a). Auf der koronaren Schicht wird anschließend die *sagittale* Schichtführung vorbereitet, indem die Interhemisphärenfissur als Leitstruktur dient (➤ Abb. 12.5b). Die so erarbeitete mittsagittale Schicht ist die Referenz für alle weiteren Sequenzen der Untersuchung. Sie stellt auch die Referenz für alle weiteren Verlaufsuntersuchungen dar, die jeweils möglichst genau reproduziert werden müssen. Alternativ dazu ermöglicht die Verwendung eines Dreiebenen-Localizers eine exakte Positionierung der Schichten.
- **Schichtführung in der transversalen Ebene:** Die Verbindungslinie zwischen der unteren Begren-

zung von Genu und Splenium des Corpus callosum ergibt eine leicht identifizierbare und reproduzierbare Basis für die Planung der transversalen Schichtführung (➤ Abb. 12.5c). Die transversale Schichtführung wird parallel zu dieser Verbindungslinie eingerichtet.

- **Anzahl der Schichten:** Der gesamte Schädel soll dargestellt werden, wobei ein Minimum von 24–25 Schichten bei einer maximalen Schichtdicke von 5 mm (besser 3 mm, ca. 48 Schichten) empfohlen wird. Mit den neuen 3D-Sequenzen und Hochfeld-MR-Geräten (3 Tesla) wird die Darstellung vom Vertex zum Foramen ovale als Volumenakquisition (Slab) garantiert, die mit entsprechender Orientierung in Schichten unterteilt werden kann.

Sequenzen Die Beibehaltung der technischen Parameter in den Untersuchungssequenzen ist eine weitere Voraussetzung für eine reproduzierbare MRT-Untersuchung. Die Sequenzen umfassen axiale Dual-Spin-Echo-T2-PD-gewichtete und FLAIR-Bilder sowie Spin-Echo-T1-gewichtete Sequenzen vor und nach KM-Gabe. Der Einzug der 3D-Sequenzen in der Diagnostik der MS muss im Weiteren im Vergleich zu den Standard-2D-Sequenzen evaluiert werden. Grundsätzlich bestehen im Hinblick auf die Verwendung T2-gewichteter Sequenzen auf 3-Tesla-MR-Geräten zur Untersuchung von MS-Patienten keine Bedenken. T1-gewichtete Spin-Echo-Sequenzen sind technisch aufwendiger und können mit einer reduzierten Bildqualität bei 3-Tesla-Akquisition aufgrund physikalischer Gegebenheiten führen. Weitere technische Details der MR-Standardisierung sind veröffentlicht worden (Sailer et al. 2008).

12.3 Quantitative MR-Bildgebung

Mit der konventionellen MRT lassen sich die pathologischen Veränderungen bei der MS nicht näher charakterisieren. In den vergangenen zwei Dekaden sind jedoch MR-Bildgebungsmethoden entwickelt worden, mit denen eine Reihe von biophysikalischen oder biochemischen Größen bestimmt werden kann. Dabei werden **Parameterkarten** erstellt, auf denen die jeweils berechneten Werte (Parameter) in den entsprechenden Bildpunkten (Pixeln) dargestellt sind. Die Werte der Pixel werden meist durch eine Grautonskala codiert. Die Graustufe der Pixel wird durch die für das jeweilige Verfahren charakteristische Rechenoperation berechnet. Solche Parameterkarten haben gegenüber den mit gängigen Kontrastwichtungen gemessenen MR-Bildern den Vorteil, dass sie wirklich physikalische Eigenschaften in ihrer räumlichen Verteilung im Gewebe angeben.

Merke

Eine Vielzahl klinischer Studien, aber auch Studien an Tiermodellen haben gezeigt, dass durch die quantitativen MR-Methoden eine im Vergleich zur konventionellen MRT spezifischere Bestimmung pathologischer Gewebeveränderungen möglich ist.

Die für Untersuchungen an MS-Patienten wichtigen quantitativen Bildgebungsmethoden sind die **Magnetisierungstransferbildgebung** (Magnetisation

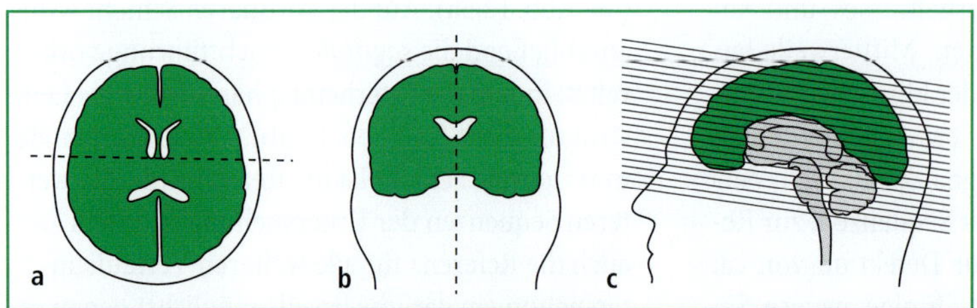

Abb. 12.5 Orientierungsmessungen (Localizer) [L106]:
a Axiale Orientierungsmessung: In Höhe des 3. Ventrikels wird die koronare Schichtführung exakt lotrecht auf der Mittellinie vorbereitet.
b Auf der koronaren Schicht wird die sagittale Schichtführung vorbereitet, wobei die Interhemisphärenfissur als Leitstruktur dient.
c Die Verbindungslinie zwischen der unteren Begrenzung von Genu und Splenium des Corpus callosum ist eine leicht identifizierbare und reproduzierbare Basis für die Planung der transversalen Schichtführung. [L106]

Transfer Imaging, MTI), die **diffusionsgewichtete Bildgebung** (Diffusion Weighted Imaging, DWI) und ihr Sonderfall, die **Diffusionstensorbildgebung** (Diffusion Tensor Imaging, DTI), sowie die **T1- und T2-Relaxometrie**. Außer diesen bildgebenden Verfahren liefert auch die schon lange etablierte Protonenspektroskopie (^{1}H-MR-Spektroskopie) Informationen über Veränderungen des Hirngewebes, indem sie die Konzentration einiger Metaboliten im Gewebe bestimmt.

Mit der MTI lassen sich magnetische Wechselwirkungen zwischen Protonen in frei beweglichen Wassermolekülen und in und an Makromolekülen gebundenen Protonen quantifizieren. Die DWI basiert auf der Messung der im biologischen Gewebe durch Membranen eingeschränkten molekularen Bewegung (Diffusivität der Wassermoleküle). Mikrostrukturelle Veränderungen des Gewebes gehen einher mit einer Veränderung der Diffusivität. Die in der Relaxometrie gemessenen Relaxationszeiten T_1 und T_2 (nicht zu verwechseln mit T1- oder T2-gewichteten Messungen) sind von der molekularen Nachbarschaft der zum Signal beitragenden Wassermoleküle abhängig.

Die physikalischen Messgrößen, die mit den genannten Verfahren bestimmt werden können, sind, mit Ausnahme der Diffusion, magnetische Eigenschaften des Gewebes – eine Tatsache, die eine strukturelle Interpretation der Messwerte nicht gerade vereinfacht. Die Diffusion als eine statistisch-mechanische Messgröße ermöglicht hingegen eine anschaulichere Interpretation.

Sämtliche hier aufgeführten MR-Methoden inkl. der Protonenspektroskopie haben maßgeblich zum Verständnis der Entwicklung der pathologischen Veränderungen bei der MS beigetragen. Studien, in denen Unterschiede der quantitativen MR-Parameter im Querschnitt oder im Verlauf statistisch getestet werden sollen, stehen in der Regel vor der Aufgabe, dass anatomisch definierte Regionen des Gehirns separat betrachtet werden sollen. Zwei Vorgehensweisen haben sich hier etabliert. Eine Methode besteht darin, relativ kleine, sog. *Regions of Interest* (ROI) von rechteckiger oder ovaler Form in anatomisch definierten Positionen des Bildvolumens zu generieren und die Intensitätsmittelwerte der beinhalteten Pixel als Messwerte der betrachteten Strukturen zu verwenden. Häufiger wird ein Verfahren verwendet, bei dem die gesamte interessierende anatomische Struktur (z. B. die gesamte weiße Substanz) markiert wird und alle in diesem Bereich vorkommenden Werte in einem Histogramm dargestellt werden. Es lassen sich verschiedene statistische Kennzahlen berechnen (z. B. Mittelwert, Median oder normalisierter Höchstwert). Für das Markieren der interessierenden Struktur bzw. für die Berechnung des Umrisses – man spricht hier von **Segmentierung** – stehen verschiedene Algorithmen zur Auswahl, die sich aus Sicht des Anwenders insb. im Grad ihrer Automatisierung unterscheiden. Für das Segmentieren von Läsionen zur quantitativen Bestimmung der Läsionslast werden nach wie vor arbeitsaufwendige interaktive Methoden verwendet, da die existierenden vollautomatischen Algorithmen – verglichen mit der Beurteilung durch einen erfahrenen Neurologen – noch nicht mit gleicher Exaktheit Läsionen zu identifizieren vermögen. Sogenannte **Partialvolumeneffekte**, d. h. das gemeinsame Vorhandensein von z. B. Liquor und Gewebe in einem Voxel (Volumenelement; ungefähr gleichbedeutend mit Pixel, aber dreidimensional), können Segmentierungsergebnisse verfälschen. Hier helfen Algorithmen, die solche Partialvolumeneffekte modellieren und dadurch virtuell eine gegenüber den Voxelabmessungen genauere Auflösung („subvoxel precision") ermöglichen.

12.3.1 Magnetisierungstransferbildgebung (MTI)

Grundlagen

Die quantitative Bestimmung von Makromolekülen, z. B. des Myelins, im Gewebe lässt sich mit der MRT nur indirekt durchführen, da die transversale Magnetisierung der stark bewegungseingeschränkten Protonen in solchen Makromolekülen äußerst schnell abklingt (T2 < 1 ms) und deshalb kein direktes Signal von ihnen messbar ist. Eine Methode, mit der man dennoch Rückschlüsse auf solche Makromoleküle ziehen kann, ist die MTI. Grundlage ist der beidseitige Austausch der longitudinalen Magnetisierung zwischen den beweglichen Protonen des Wassers und den in und an Makromolekülen gebundenen Protonen. Insbesondere ermöglicht die im

Vergleich zur transversalen Magnetisierung beständige longitudinale Magnetisierung in den Makromolekülen den Transfer eben dieser Magnetisierung von den Protonen der Makromoleküle auf die frei beweglichen Wassermoleküle. Wird die longitudinale Magnetisierung der Makromoleküle durch einen selektiven RF-Sättigungsimpuls zerstört, führt dies zu einer Reduktion des messbaren Signals der freien Wasserprotonen. Die Größe dieser Signalminderung ist ein Maß für den Gehalt an Makromolekülen im Gewebe. In der Bildgebung lässt sich der Magnetisierungstransfereffekt nutzen, indem eine sonst identische PD-gewichtete Sequenz einmal mit und einmal ohne Sättigungsimpuls gemessen wird (➤ Abb. 12.6). Bilder, die den Effekt anatomisch darstellen, lassen sich gewinnen, indem für jeden Bildpunkt die Differenz der beiden Scans berechnet und auf die Pixelintensität ohne Sättigungsimpuls bezogen wird (MTR = $(S_u - S_s)/S_u$, wobei S_s die Signalstärke im jeweiligen Pixel mit Sättigungsimpuls und S_u die Signalintensität im ungesättigten Fall darstellt). Der so für jedes Pixel berechnete Wert wird als **Magnetisierungstransferverhältnis (MTR,** meist angegeben in %, d. h. mit 100 multipliziert) bezeichnet, die Bilder entsprechend als **MTR-Karten** (Parameterbild, ➤ Abb. 12.6). Da die Lipoproteine der Zellmembranen einen großen Teil der Makromoleküle ausmachen, ist eine Abhängigkeit des Magnetisierungstransfereffekts vom Grad der strukturellen Veränderung – im Wesentlichen der Myelinisierung und der axonalen Schädigung – eines Gewebes zu erwarten.

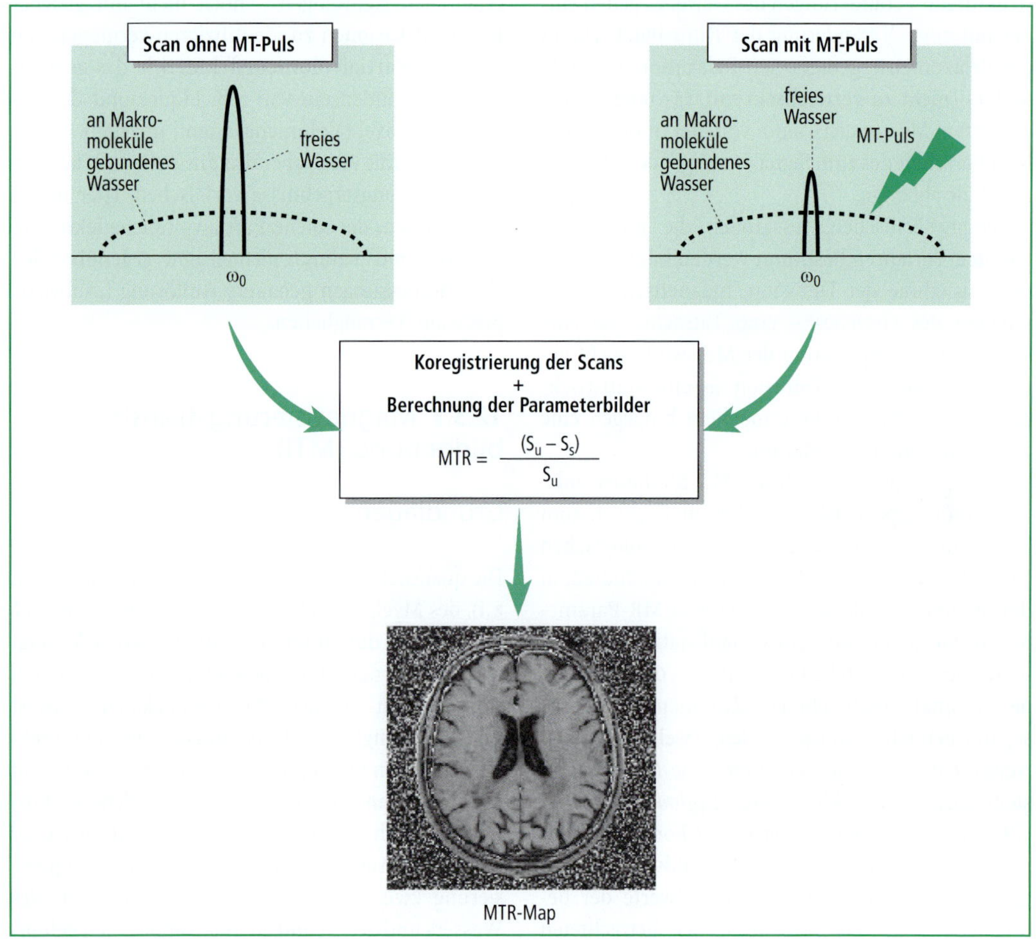

Abb. 12.6 Schematische Darstellung der Methodik der Magnetisierungstransferbildgebung (MTI) [M969/L106]

Zur weiteren Auswertung können normalisierte Histogramme aus den berechneten MTR-Karten erstellt werden, und zwar je nach Segmentierung für bestimmte anatomische Regionen, das gesamte Gehirn, MS-Plaques oder für die normal erscheinende weiße Substanz („normal appearing white matter", NAWM; ➤ Abb. 12.7). Als NAWM wird der Bereich der weißen Substanz bezeichnet, der verbleibt, nachdem die in T2-gewichteten Aufnahmen hyperintensen Läsionen und der Kortex segmentiert und aus der Analyse herausgenommen wurden.

Median und Mittelwert der Histogramme sowie die normalisierte Peakhöhe können zur indirekten Beurteilung pathologischer Veränderungen des Hirngewebes herangezogen werden. Einer Linksverschiebung in Richtung der niedrigeren MTR-Werte kann z. B. eine Demyelinisierung oder ein Axonverlust zugrunde liegen.

MTR-Befunde der Läsionen

Obwohl die MTR-Veränderungen der MS-Läsionen eine beträchtliche Heterogenität aufweisen, lässt sich ein charakteristisches Muster aufzeigen.

Merke

Die MTR-Werte von in T1-gewichteten Aufnahmen hypointensen Läsionen sind kleiner als die der weniger hypointens erscheinenden Läsionen oder der ausschließlich in T2-gewichteten Aufnahmen auffälligen Läsionen. Der zeitliche Verlauf der MTR-Veränderungen einer Läsion zeigt eine initiale Reduktion der MTR-Werte in akuten Läsionen und eine langsame Rückkehr der MTR-Werte zum Ausgangsniveau in den folgenden 6 Monaten. Dies wurde in mehreren longitudinalen Untersuchungen bestätigt, bei denen neue KM-anreichernde Läsionen mittels MTI untersucht wurden (van Waesberghe et al. 1998).

In der akuten MS-Läsion kommt es zu einem gewissen Axonverlust. Das Vollbild der initialen MTR-Reduktion mit anschließender Normalisierung der MTR-Werte lässt sich durch einen axonalen Untergang nicht erklären. Dilutionseffekte tragen geringfügig zur MTR-Reduktion bei. Ein Ödem ohne Demyelinisierung bewirkt jedoch nur eine geringe Reduktion der MTR-Werte (ca. 3–5 %). Das Ausmaß der initialen MTR-Reduktion repräsentiert somit am ehesten eine strukturelle Veränderung des Hirnparenchyms, z. B. eine Demyelinisierung im akuten Stadium (➤ Abb. 12.8), die wiederum von Ausmaß

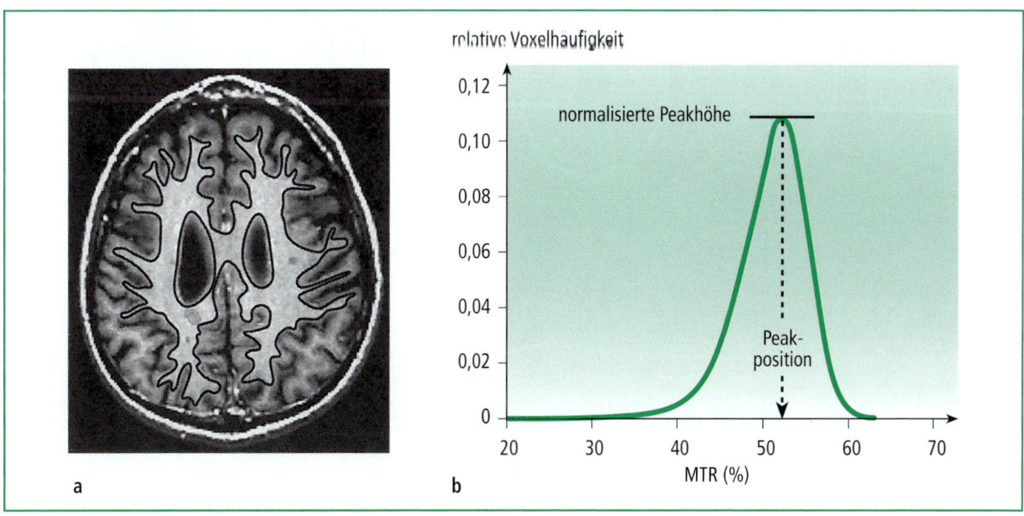

Abb. 12.7 MTR-Histogramm-Analyse der weißen Substanz [M969/L106]:
a Segmentierung der normal erscheinenden weißen Substanz auf einer PD-gewichteten MRT-Aufnahme
b Histogramm-Darstellung der MTR-Werte der segmentierten ROI nach Registrierung der ROIs auf einer MTR-Karte

und Dauer der Störung der Blut-Hirn-Schranke, also dem Ausmaß der Entzündung, abhängt.

Die Normalisierung der MTR-Werte kann als prädiktiver Faktor für die weitere Entwicklung der Läsion herangezogen werden. Besteht zum Zeitpunkt der Abnahme der KM-Aufnahme noch eine deutliche MTR-Reduktion, so ist die Wahrscheinlichkeit erhöht, dass diese Läsion persistiert und sich nach 6 Monaten in T1-gewichteten Aufnahmen weiterhin hypointens darstellt.

Ältere T1-gewichtete hypointense Läsionen weisen die niedrigsten MTR-Werte auf, mit einer Reduktion der MTR-Werte im Vergleich zur NAWM von bis zu 30 %. In einer klinischen Studie (Gass et al. 1994) korrelierte die MTR-Reduktion in den Läsionen signifikant mit dem EDSS. In In-vivo-Untersuchungen wurden in MS-Läsionen kleinere MTR-Werte nachgewiesen als in NAWM (Hiehle et al. 1995).

MTR-Befunde der weißen Substanz

Der Anteil der Pixel der Läsionen am Histogramm des gesamten Gehirns ist im Allgemeinen gering, sodass die MTR-Werte der Läsionen keine signifikante Veränderung der Gesamtverteilung der MTR-Werte bewirken.

Durch Histogramme von MTR-Werten des gesamten Gehirns, die den Kortex, die weiße Substanz und die Läsionen berücksichtigen, ist eine Aussage über das Ausmaß der pathologischen Beteiligung möglich (➤ Abb. 12.9). Der Nachteil einer globalen Messung der MTR-Werte ist, dass der jeweilige Anteil der Pathologie der drei wichtigsten Kompartimente, des Kortex, der NAWM und der Läsionen, nicht bekannt ist. Dies könnte im Hinblick auf die Interpretation, z. B. bei unterschiedlichen MS-Verlaufsformen, von Bedeutung sein, da sich das Verhältnis der Pixel von Kortex und NAWM verändert.

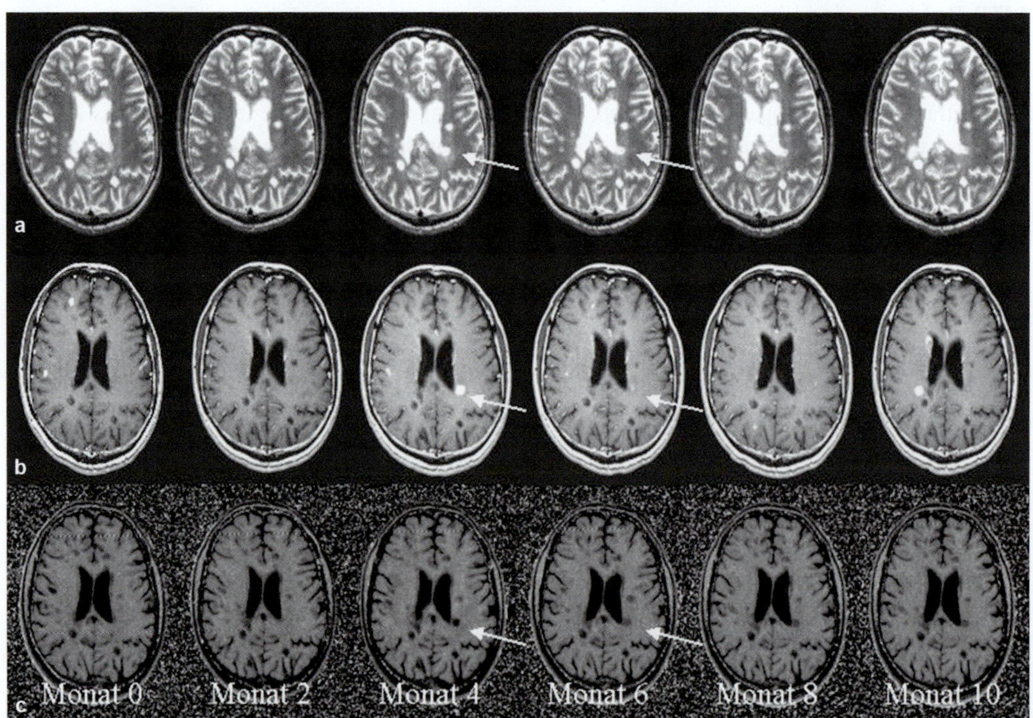

Abb. 12.8 Serielle MRT-Untersuchung über 10 Monate: Vergleich zwischen T2- bzw. T1-gewichteten Sequenzen und MTI [M969]:
a T2-gewichtete Spin-Echo-Sequenz
b T1-gewichtete Spin-Echo-Sequenz nach Gabe von Gadolinium (Gd) zum Nachweis einer Störung der Blut-Hirn-Schranke
c MTR-Karte: Nachweis verminderter MTR-Werte (hypointens) der neu aufgetretenen Läsion (Monat 4, Pfeil). Im weiteren Verlauf ist die Läsion in der T1-Wichtung isointens. Die MTR-Karte jedoch zeigt in diesem Bereich eine strukturelle Veränderung des Hirnparenchyms.

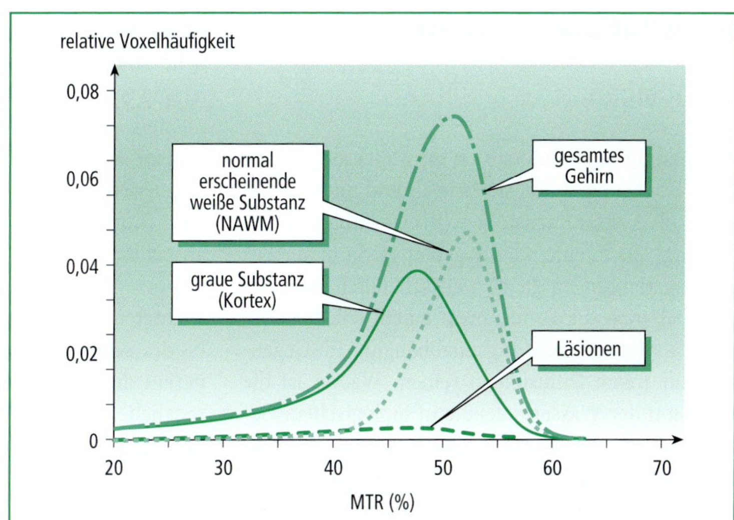

Abb. 12.9 MTR-Histogramme (über 40 MS-Patienten gemittelt). Dargestellt ist die Verteilung der MTR-Werte von MS-Läsionen, NAWM, Kortex und gesamtem Gehirn. [L106]

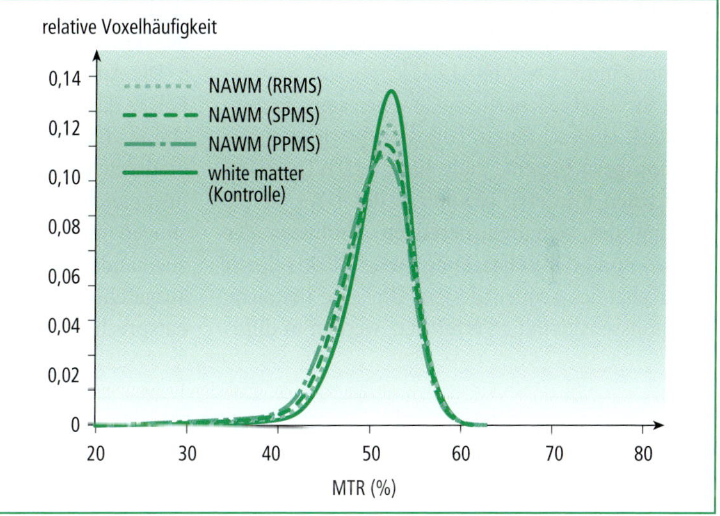

Abb. 12.10 Vergleich der MTR-Histogramme der NAWM von MS-Patienten mit unterschiedlichen Verlaufsformen mit der weißen Substanz von gesunden Probanden. Zu erkennen ist eine Verbreiterung der Kurven (in aufsteigender Reihenfolge: Kontrollgruppe → RRMS → SPMS → PPMS), die mit einer Abnahme der Peakhöhe (in aufsteigender Reihenfolge: Kontrollgruppe → RRMS → SPMS → PPMS) einhergeht. Dies ist ein Hinweis auf eine von RRMS zu PPMS zunehmende mikrostrukturelle Schädigung des Hirngewebes, die in der konventionellen T2-gewichteten Bildgebung nicht erfasst wird (RRMS: schubförmig remittierende Verlaufsform, SPMS = sekundär progrediente Verlaufsform, PPMS = primär progrediente Verlaufsform). [L106]

Dennoch zeigte die Auswertung globaler Histogramme nicht nur einen Unterschied der MTR-Werte zwischen MS-Patienten und einer Kontrollgruppe, sondern auch einen signifikanten Unterschied zwischen unterschiedlichen Verlaufsformen der MS (Tortorella et al. 2000; ➤ Abb. 12.10).

Untersuchungen der segmentierten NAWM zeigten ebenfalls eine signifikante Differenz der MTR-Werte bei unterschiedlichen Verlaufsformen der MS (Filippi et al. 1999b). Es gibt Hinweise dafür, dass es nicht nur zu einer lokalen Schädigung von Axonen kommt, wie sie in oder unmittelbar um die Läsionen bei Patienten mit einer schubförmigen oder sekundär progredienten Verlaufsform anzutreffen ist, sondern auch zu einer diffusen Schädigung, z. B. bei Patienten mit primär progredientem Verlauf (Filippi et al. 1999a).

Merke

Signifikante Korrelationen zwischen den Veränderungen der Histogramme bei MS-Patienten ergaben sich sowohl mit dem Grad der Behinderung als auch mit dem Ausmaß an kognitiven Defiziten (Rovaris et al. 1998; van Buchem et al. 1998).

12.3.2 Diffusionsbildgebung

Grundlagen

In Flüssigkeiten befinden sich die Moleküle in ständiger Bewegung, wobei sie fortwährend mit anderen Molekülen zusammenstoßen (Brown-Molekularbewegung). Da in einem homogenen Medium alle Bewegungsrichtungen gleich wahrscheinlich sind, bezeichnet man die Diffusion in einem solchen Medium als *isotrop* (richtungsunabhängig). Im Gegensatz zur freien Diffusion in reinem Wasser ist die Diffusion der Wassermoleküle in biologischem Gewebe durch Zellmembranen und intrazelluläre Strukturen eingeschränkt. Da Zellstrukturen oft in einer Vorzugsrichtung ausgerichtet sind, ist die Diffusion im Gewebe im Allgemeinen *anisotrop* (richtungsabhängig). So ist z. B. in Axonen die Diffusion quer zum Axon wesentlich stärker eingeschränkt als in Axonrichtung (➤ Abb.. 12.11).

Die in verschiedenartigen Geweben unterschiedlich stark eingeschränkte Diffusion bewirkt in der diffusionsgewichteten Bildgebung (DWI) einen spezifischen Kontrast. Grundlage der DWI ist die Nutzung des signalreduzierenden Einflusses der Diffusion und die Verstärkung dieses Effekts durch entsprechendes Sequenzdesign. Um eine deutliche Diffusionssensitivität zu erreichen, werden in diffusionsgewichteten MR-Sequenzen kurzzeitig zusätzliche starke Magnetfeldgradienten geschaltet. Abhängig von der räumlichen Ausrichtung dieser Gradienten ist die Messung sensitiv gegenüber Diffusionsprozessen in genau dieser Richtung. In der Regel werden mehrere Messungen mit verschiedenen Diffusionswichtungsrichtungen nacheinander ausgeführt.

Über die Aufnahme von lediglich diffusionsgewichteten Bildern hinaus ist eine quantitative Angabe des **scheinbaren Diffusionskoeffizienten** („apparent diffusion coefficient“, ADC) für jedes Voxel möglich. Zur Berechnung solcher ADC-Karten werden als Referenz sowohl nicht-diffusionsgewichtete (➤ Abb. 12.12a) als auch diffusionsgewichtete Bilder benötigt. Da der ADC umso kleiner ist, je mehr diffusionseinschränkende Strukturen vorhanden sind, ist er geeignet, die strukturellen Eigenschaften des Gewebes zu charakterisieren.

Die Anisotropie der Diffusion im Gewebe hat zur Folge, dass die diffusionsbedingte Signalabschwächung von der Richtung des angelegten Diffusionsgradienten abhängt. Um im einfachsten Fall alle Diffusionsrichtungen gleich zu gewichten, werden Messungen mit diffusionswichtenden Gradienten in drei zueinander orthogonalen Richtungen nacheinander ausgeführt und die entstehenden Bilder oder die entsprechenden richtungsabhängigen Diffusionsko-

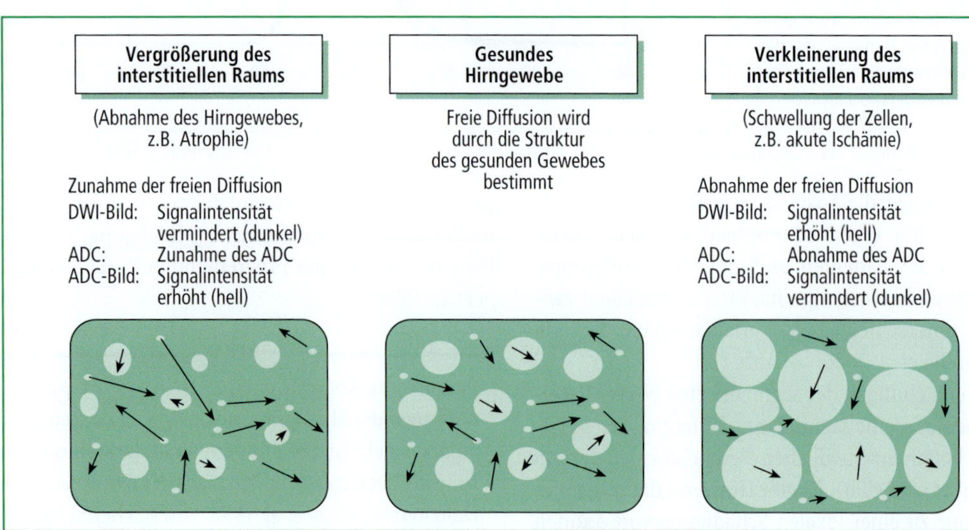

Abb. 12.11 Schematische Darstellung der freien Diffusion der Wassermoleküle in Abhängigkeit von unterschiedlichen Zuständen des Hirngewebes [L106]

12

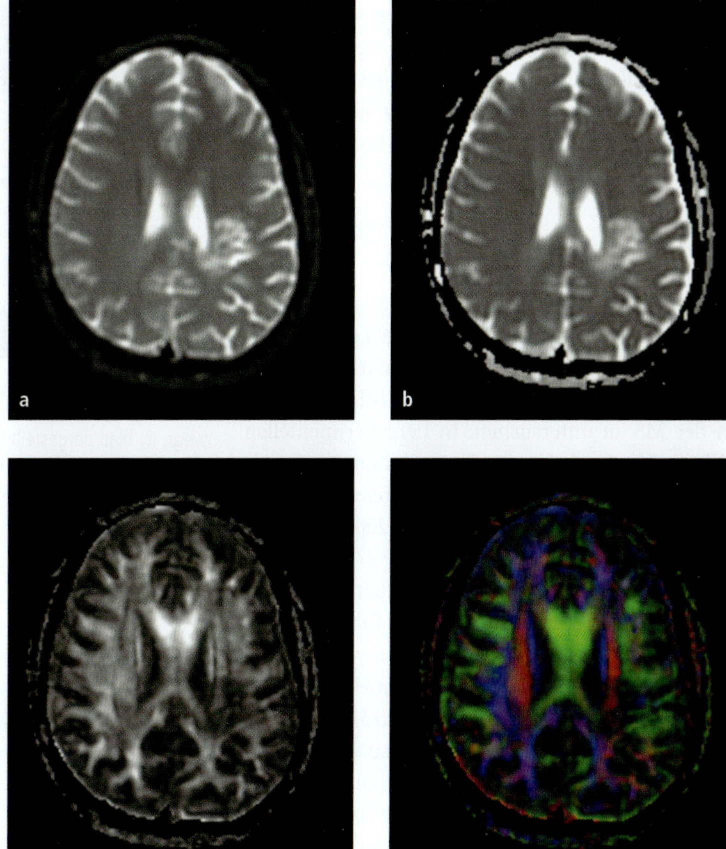

Abb. 12.12 Diffusionstensorbildgebung (DTI) [M969]:
a Nicht-diffusionsgewichtetes Bild mit T2-Kontrast
b ADC-Karte
c AI-Karte
d Farbcodierte Diffusionsrichtungskarte (blau: anterior-posterior; rot: inferior-superior; grün: rechts-links). Im Bereich der sichtbaren großen Läsion ist der ADC erhöht und der AI erniedrigt.

effizientenkarten voxelweise gemittelt. Bei den über die Richtungen gemittelten Werten der Diffusionskoeffizienten spricht man auch von **mittlerer Diffusivität** (MD). Der Begriff ADC wird meistens synonym verwendet und bezeichnet dann ebenfalls die über die Richtungen gemittelten und nicht die richtungsabhängigen Diffusionskoeffizienten.

Zusätzliche Informationen liefert die **Diffusionstensorbildgebung (DTI)**, bei der man Bilder mit insgesamt 6 oder mehr unterschiedlichen Gradientenrichtungen misst. Die Richtungsabhängigkeit der Diffusion wird hier mit dem mathematischen Modell von Tensoren beschrieben. Diffusionstensoren lassen sich einzeln als Ellipsoide veranschaulichen (➤ Abb. 12.13, unten). Dabei bedeutet der Radius des Ellipsoids in der jeweiligen Raumrichtung die Stärke der Diffusion in dieser Richtung im jeweiligen Voxel. Der größte Wert der Diffusion, nämlich in Richtung der größten Hauptachse des Ellipsoids, entspricht dem größten Eigenwert des Diffusionstensors und wird mit λ_1 bezeichnet. In der weißen Substanz wird diese Richtung als Orientierung der neuronalen Verbindungen im jeweiligen Voxel interpretiert. Die Eigenwerte λ_2 und λ_3 bezeichnen die Stärke der Diffusion in Richtung der beiden kleineren Hauptachsen. Mit diesen drei Eigenwerten lässt sich ein Maß für die Anisotropie, der **Anisotropie-Index** (AI), definieren. Entsprechend den ADC-Karten (➤ Abb. 12.12b) können AI-Karten (➤ Abb. 12.12c) mittels einer Grautonskala dargestellt werden. Die gesamte, in den Diffusionstensoren beinhaltete Information ist zu komplex, um in Schichtbildern gezeigt zu werden. Es ist jedoch möglich, die Hauptrichtung der Diffusion farbcodiert darzustellen und dabei zusätzlich die Anisotropie zu visualisieren, indem der AI die Farbsättigung bestimmt (➤ Abb. 12.12d). Solche Karten ermöglichen es, unterschiedlich orientierte Nervenbahnen zu lokalisieren und voneinander abzugrenzen.

Da diffusionsgewichtete Sequenzen sehr anfällig für Bewegungsartefakte sind, werden typischerweise schnelle MR-Bildgebungsmethoden bevorzugt. Klinische Studien wurden daher bisher meistens mit diffusionsgewichteter Echo-Planar-Imaging-Technik (EPI-Technik) durchgeführt.

DWI-Befunde der Läsionen

Aus den oben dargestellten Grundlagen geht hervor, dass sich die DWI dazu eignet, die mikrostrukturellen Veränderungen in den unterschiedlichen Stadien der MS zu untersuchen. In tierexperimentellen MR-Studien und In-vivo-Untersuchungen wurde die Sensitivität der DWI für neu auftretende MS-Läsionen nachgewiesen (Werring et al. 2000a; Heide et al. 1993).

Im Gegensatz zu einer akuten ischämischen Läsion, die zu einer Abnahme des ADC führt, trägt bei der MS wahrscheinlich eine akute Demyelinisierung und zum geringeren Teil das interstitielle Ödem zu einer Zunahme des ADC (➤ Abb. 12.13) bei. Die bei der MS durchgeführten DWI-Untersuchungen zeigen übereinstimmend eine erhöhte Diffusivität in Läsionen. Dies wird durch Ergebnisse aus Kombinationsstudien untermauert, die eine signifikante negative Korrelation zwischen dem ADC und dem MTR-Wert aufzeigen und Rückschlüsse auf eine Gewebedestruktion zulassen (Cercignani et al. 2000). Nach der initialen Zunahme nimmt der ADC der Läsionen nach einer Beobachtungsphase von im Mittel 3 Monaten wieder ab. Der höchste ADC wurde in der Anfangsphase neu aufgetretener Läsionen ermittelt, welche die größte KM-Anreicherung aufwiesen. Des Weiteren zeigen die DWI-Untersuchungen bei MS übereinstimmend, dass der ADC in MS-Läsionen größer ist als in der NAWM. Der Verlust der mikrostrukturellen Anordnung ist in Läsionen, die in T2-gewichteten Aufnahmen hyperintens sind, deutlich ausgeprägter als in den subtilen Veränderungen in der NAWM (➤ Abb. 12.14).

In Untersuchungen von in T1-gewichteten Aufnahmen hypointensen Läsionen wurde eine deutlich höhere Diffusivität als in isointensen Läsionen nachgewiesen (Droogan et al. 1999). Diese Untersuchungen waren ein weiterer Beweis für die Sensitivität der DWI für Gewebedestruktion. Eine Erhöhung der Diffusivität in chronischen Läsionen, die mit einer Reduktion der Axone einhergeht, lässt sich mit der Vergrößerung des interstitiellen Raums erklären.

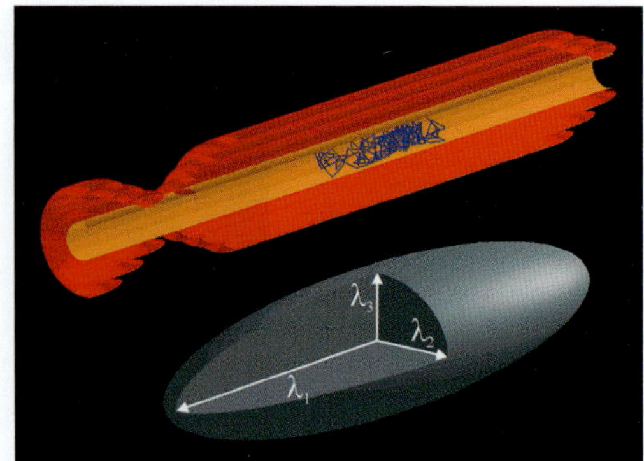

Abb. 12.13 Modell eines Axons. Ein Zufallsweg, auf dem sich ein einzelnes Wassermolekül aufgrund der Diffusion bewegt, ist blau dargestellt (oben). Darstellung des entsprechenden Diffusionstensors als Ellipsoid (unten); die Diffusion parallel zum Verlauf des Axons (λ_1) ist größer als senkrecht dazu (λ_2 und λ_3). [M969]

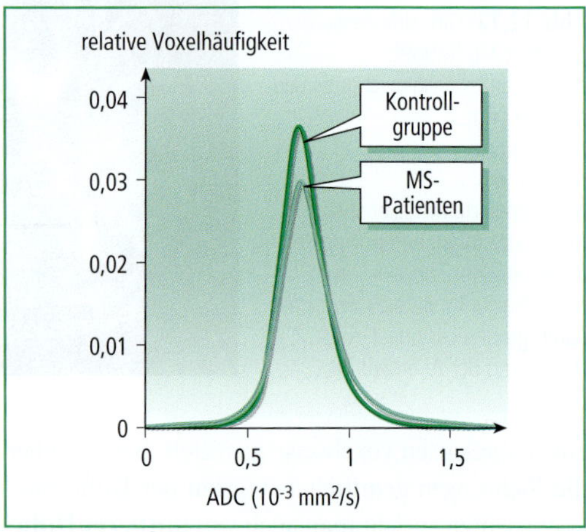

Abb. 12.14 Histogramm-Darstellung des ADC des gesamten Gehirns bei MS-Patienten (n = 30) und einer altersangeglichenen Kontrollgruppe (n = 15). MS-Patienten weisen neben einer Rechtsverschiebung des über die Patienten gemittelten Histogramms vor allem eine reduzierte normalisierte Peakhöhe, d. h. eine inhomogenere Verteilung der ADC-Werte, auf. [L106]

DWI-Befunde der weißen Substanz

Der Vergleich der NAWM von MS-Patienten mit der einer Kontrollgruppe ergab einen im Vergleich zur

Kontrollgruppe erhöhten ADC bei den MS-Patienten (Werring et al. 1999). Es ist also anzunehmen, dass in der weißen Substanz der MS-Patienten bereits mikrostrukturelle Veränderungen vorliegen, auch wenn sie in der T2-gewichteten MRT unauffällig erscheint. Es ist derzeit ungeklärt, ob außer einer Waller-Degeneration weitere unabhängige, lokale degenerative Prozesse zu einer Schädigung der NAWM führen. In einer longitudinalen Studie mit 6 MS-Patienten wurde sowohl eine gestörte Diffusivität in der NAWM der MS-Patienten nachgewiesen als auch die in früheren Untersuchungen beobachtete Veränderung der Diffusivität in den T2-gewichteten hyperintensen Läsionen bestätigt. Weiterhin zeigte sich, dass bereits vor dem Nachweis einer Läsion in der T2-gewichteten MRT-Untersuchung Veränderungen in der Diffusivität im Bereich der NAWM der späteren Läsion nachweisbar waren (Werring et al. 2000a).

Diffusionstensorbildgebung und Traktografie

Die auf der Diffusionstensorbildgebung basierende Traktografie (auch *Fiber Tracking* genannt) ist eine verhältnismäßig neue Methode mit dem Ziel, neuronale Verbindungen im Gehirn zu detektieren. Die Diffusionstensoren liefern für jeden gemessenen Voxel eine Information über die Richtung, in der die Diffusion am stärksten ist (➤ Abb. 12.11). Wird diese Richtung als Orientierung der axonalen Stränge interpretiert, so ist es möglich, axonale Verbindungen zu verfolgen, indem – ausgehend von einem einzelnen oder einer Gruppe von Startvoxeln – Trajektorien durch das Gehirn berechnet werden, die stets in Richtung der höchsten Diffusion verlaufen. Einige der bislang präsentierten Traktografiealgorithmen arbeiten mit von den Diffusionstensoren abgeleiteten Wahrscheinlichkeiten für mögliche Verbindungen zwischen Nachbarvoxeln. Aus diesen lassen sich über längere Wege Verbindungswahrscheinlichkeiten (Konnektivität) zwischen zwei Hirnarealen A und B berechnen.

Für die Erforschung der histopathologischen Prozesse bei der MS eröffnen sich mit dieser Methodik ganz neue Möglichkeiten. Während bei Anwendung der zuvor beschriebenen quantitativen MR-Methoden die einzelnen Voxel die Einheiten bilden, wird es nun möglich, funktionelle, anatomisch definierte Teilsysteme des Gehirns zusammenzufassend zu betrachten. Nach einer virtuellen Dissektion einzelner Faserbündel anhand der Konnektivitätsdaten können einfache Maße wie z. B. der Durchmesser einer Faserverbindung zur Bestimmung lokaler Atrophie festgestellt werden. Komplexere Maße wie z. B. integrative Werte quantitativer MR-Parameter für ein ganzes Faserbündel sind nur in wenigen bisher veröffentlichten Studien verwendet worden. Erwähnenswert ist die Studie von Wilson et al. (2003), in welcher der über die Pyramidenbahnen gemittelte relative AI eine signifikante negative Korrelation mit dem pyramidalen **Kurtzke Functional System Score** (KFS-p) zeigte.

Vorhandensein und Ausmaß von Waller-Degeneration lassen sich mittels Traktografie untersuchen. Ferner ist es möglich, die kortikalen Projektionen von Axonen zu verfolgen, die Läsionen durchqueren (➤ Abb. 12.15). Eine fusionierte Betrachtung solcher Projektionsareale mit funktionellen MR-Bildgebungsdaten könnte Erkenntnisse über Plastizitätsprozesse nach läsionsbedingten funktionellen Störungen erbringen.

Aufgrund der Komplexität der notwendigen Datenbearbeitung ist eine Anwendung der Traktografie zurzeit experimentellen Untersuchungen vorbehalten.

Sind unterschiedliche histopathologische Prozesse mit quantitativer MR-Bildgebung differenzierbar?

Für diagnostische Zwecke, aber auch im Rahmen der Verlaufsbeobachtung in Zulassungsstudien wäre eine sichere Zuordnung unterschiedlicher pathologischer Prozesse mittels MR-Bildgebung von großem Nutzen. Es stellt sich also die Frage, ob die beschriebenen Verfahren Gliose, vasogenes Ödem, axonalen Verlust und Demyelinisierung auf möglichst spezifische Weise unterscheiden können.

Hinweise darauf, dass MTR-Werte ein Maß für das pathologische Substrat sind, finden sich in Postmortem-Untersuchungen (van Waesberghe et al. 1999): Die MTR-Werte in MS-Läsionen korrelierten signifikant mit der Dichte der Axone. Eine weitere

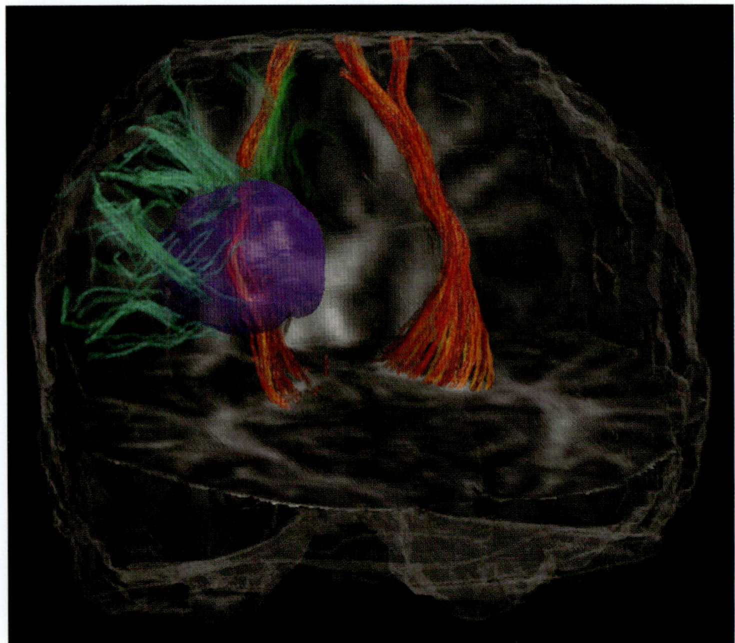

Abb. 12.15 3D-Visualisierung der Pyramidenbahnen (orange-rot), einer großen Läsion und dem umgebenden Ödem (magenta) und von der Läsion ausgehenden kortikalen Projektionen (grün) mittels Traktografie bei einem Patienten mit einer großen isolierten Läsion. Klinisch stellte sich der Patient mit einer brachiofazialen Hemiparese und motorischer Aphasie vor. Dies steht im Einklang mit den Projektionsarealen der Läsion. In der linken (betroffenen) Pyramidenbahn wurden deutlich weniger Pfade gefunden als auf der rechten Seite. Dies spricht für eine im Bereich der Läsion reduzierte Anisotropie aufgrund der histopathologischen Prozesse im Rahmen der akuten Entzündung. [M969]

Post-mortem-Studie, in der das spinale Rückenmark von drei MS-Patienten in einem 7-Tesla-MR-Tomografen mit verschiedenen MR-Verfahren gemessen und anschließend mit quantitativen Techniken der Neuropathologie untersucht wurde, zeigte eine starke Korrelation von MTR sowohl mit der axonalen Dichte als auch mit dem Myelingehalt (Mottershead et al. 2003).

In einer kürzlich durchgeführten Studie wurde am Ischiasnerv von Ratten nach experimentell induzierter Demyelinisierung eine signifikante Verminderung des MTR festgestellt. Ebenfalls an Ratten wurde allerdings von derselben Gruppe nach experimentell induzierter Entzündung bei vernachlässigbarer Demyelinisierung auch eine Verminderung des MTR beobachtet, die jedoch weniger stark war (Stanisz et al. 2004).

Mithilfe der T_2-Relaxometrie lässt sich die Fraktion kurzer T_2-Relaxationskomponenten ($T_2 \approx 10$–20 ms) bestimmen, die zu einem großen Teil von myelinassoziiertem Wasser herrührt. Grundlage dieser Methode sind Bilddaten aus mit unterschiedlichen Echozeiten häufig wiederholten T2-gewichteten Messungen. Der Anteil der schnell relaxierenden Komponenten im gemessenen Signal ist ein Maß, das besonders stark mit dem Myelingehalt im Gewebe korreliert (MacKay et al. 1994). Neben dieser hohen Sensitivität besteht eine gleichfalls hohe Spezifität des Verfahrens gegenüber dem Myelingehalt – so ist der Anteil der schnell relaxierenden Wasserprotonen in ödematösem Gewebe kaum gegenüber gesundem Gewebe verändert.

Für die Diffusionsbildgebung konnte gezeigt werden, dass eine unabhängige Betrachtung der drei Eigenwerte (l_1, l_2, l_3) eine Unterscheidungsmöglichkeit von Demyelinisierung und axonalem Verlust ermöglicht. So wurde beobachtet, dass sich in der NAWM von MS-Patienten mit schubförmig remittierendem Verlauf nur die beiden kleineren Eigenwerte, welche die Diffusionsrichtungen senkrecht zur Ausrichtung der Axone beschreiben (➤ Abb. 12.11), signifikant von den entsprechenden Werten in der weißen Substanz gesunder Probanden unterscheiden (Henry et al. 2003). Bei der Untersuchung von Waller-Degeneration, die künstlich am Sehnerv von Mäusen ausgelöst wurde, ließ sich zeigen, dass in den ersten Tagen, in denen praktisch ausschließlich axonaler Verlust mit Methoden der Neuropathologie gefunden wurde, nur l_1 signifikant erhöht war. Während der in den nachfolgenden Tagen stattfindenden Demyelinisierung waren dann auch die Werte von l_2 und $l3_1$ signifikant vergrößert, und zwar stärker als l_1, sodass nun auch die Anisotropie signifikant reduziert war (Song et al. 2003). Die Veränderung des λ_1-Eigenwertes (axiale Diffusion) bewirkt am ehesten eine Veränderung der Anzahl der Faserverbindungen, wobei die Bestimmung der radialen Diffusionskomponente (RD) (l_2- und l_3-Eigenwerte) als sensitivster Parameter für den Myelinisierungsgrad angenommen werden und wesentlich zur Differenzierung und Charakterisierung der Myelin-Axon-Einheit beitragen kann.

Die Auswirkung von während der Demyelinisierung gebildeten Myelintrümmern auf die verschiedenen Messparameter wurde bislang noch nicht systematisch untersucht.

Ein weiterer Messparameter mit angenommener Pathologiespezifität ist das MR-spektroskopisch gemessene N-Acetylaspartat (NAA), das als Maß für axonale Integrität gilt (➤ Kap. 12.4).

12.4 Protonenspektroskopie

12.4.1 Grundlagen

Die Protonenspektroskopie gibt Aufschluss über die Konzentration verschiedener Substanzen im Gehirn. Um diese nachweisen zu können, wird bei der Protonenspektroskopie (^{1}H-MRS) im Gegensatz zur MR-Bildgebung, die ausschließlich das Resonanzsignal der im Wasser gebundenen Protonen nutzt, das Signal der Wasserprotonen unterdrückt. Die Grundlage der Protonenspektroskopie ist die unterschiedliche chemische Verschiebung der Resonanzfrequenz von Protonen in verschiedenen chemischen Verbindungen, die auf der unterschiedlichen magnetischen Abschirmung durch die Elektronenhüllen beruht.

Bei der MS wird hauptsächlich die Konzentration der Substanzen NAA, Cholin (Cho) sowie Kreatin und Phosphokreatin (gemeinsam mit Cr bezeichnet) untersucht. Diese und weitere mit der ^{1}H-MRS detektierbaren Substanzen werden häufig als Metaboliten bezeichnet. **NAA** liefert im Normalfall das größte Signal im Protonenspektrum des Gehirns. Die Substanz ist fast ausschließlich in den Neuronen des ZNS nachzuweisen. Zwar ist die genaue Funktion unklar, doch wird NAA aufgrund des auf das ZNS beschränkten Vorkommens als Marker für die axonale Integrität angesehen. **Cholin** weist auf einen hohen Zellmembranumsatz hin und ist vor allem im glialen Gewebe nachweisbar. **Kreatin** und **Phosphokreatin** (Cr) erweisen sich bis auf eine transiente Konzentrationsänderung in akuten Läsionen als stabile Substanz, die oft als Referenz für eine relative Angabe der Metabolitenkonzentration herangezogen werden kann (z. B. NAA/Cr oder Cho/Cr). **Myoinositol** (Ins), ein weiterer mit der ^{1}H-MRS detektierbarer Metabolit, wird vornehmlich in Gliazellen gefunden, ist allerdings nur bei kurzen Echozeiten nachweisbar.

Ein entscheidender Parameter für MR-spektroskopische Messungen ist die gewählte **Echozeit**. Der Grund hierfür sind die unterschiedlichen T_2-Relaxationszeiten der verschiedenen darstellbaren Metaboliten. Bei längeren Echozeiten (TE > 120 ms) ist die transversale Magnetisierung – und damit das Signal – einiger Substanzen bereits so stark abgeklungen, dass sie nicht mehr detektierbar sind. Was hier zunächst nachteilig klingt, ist für viele Anwendungen durchaus von Vorteil. So ist bei Messungen mit kurzen Echozeiten ein breitbandiges, von Makromolekülen herrührendes Signal vorhanden, das sich zu allen anderen gemessenen Resonanzpeaks als Baseline hinzuaddiert und so die Werte verfälscht. Dies kann auch mit entsprechenden Algorithmen zur Bestimmung dieser Baseline nur unvollständig korrigiert werden. Bei Messungen mit langen Echozeiten erlauben die folgenden vier Metaboliten eine quantitative Konzentrationsbestimmung an ihren jeweils charakteristischen Resonanzfrequenzen:

- bei 3,2 ppm Cholin,
- bei 3,0 und 3,9 ppm Kreatin/Phosphokreatin,
- bei 2,0 ppm NAA (➤ Abb. 12.16a, b) und
- bei 1,3 ppm Laktat.

Die chemische Verschiebung der Resonanzfrequenzen wird üblicherweise in *parts per million* (ppm) als relative Abweichung bzgl. der Resonanzlinie einer Referenzsubstanz angegeben. **Laktat** ist am besten bei einer Echozeit von 144 ms zu identifizieren, da das Signal des Laktats bei dieser Echozeit eine vollständige Phaseninversion erfährt – es erscheint dann als negativer Peak. Bei Verwendung kurzer Echozeiten (TE = 10–35 ms) können zusätzlich Myoinositol, Glukose, Glutamat, Glutamin sowie Lipidverbindungen gefunden werden. Allerdings sind einigermaßen sichere quantitative Angaben über die Glukose-, Glutamat- und Glutaminkonzentrationen erst mit Magnetfeldstärken ab 3 Tesla zu erwarten. Gebräuchliche MR-Spektroskopie-Sequenzen sind **PRESS** (Point-Resolved Spectroscopy) und **STEAM** (Stimulated Echo Acquisition Mode), wobei am häufigsten die PRESS-Sequenz wegen ihrer um den Faktor 2 höheren Empfindlichkeit verwendet wird. MR-spektroskopische Messungen werden häufig reduziert auf ein einzelnes quaderförmiges Voxel, ohne weitere Ortsauflösung, durchgeführt (Single-Voxel-Spektroskopie). Es besteht aber auch die Möglichkeit, die Spektroskopie mit Methoden der Ortscodierung, wie sie in der MR-Bildgebung angewandt werden, zu kombinieren. Eine solche spektroskopische Bildgebung wird **Chemical Shift Imaging** (CSI) oder **MR Spectroscopic Imaging** (MRSI) genannt. Da die Spektren bei dieser Messmethode eine vierte Dimension (zusätzlich zu den drei Raumdimensionen) darstellen, für die Messwerte akquiriert werden müssen, würden die Messungen bei hoher räumlicher Auflösung äußerst zeitaufwendig werden. Um dies und ein schlechtes Signal-zu-Rausch-Verhältnis zu vermeiden, beschränkt man sich in der Regel auf die Messung nur einer Schicht mit einer kleinen Matrixgröße von 16 × 16 oder 32 × 32 Voxeln.

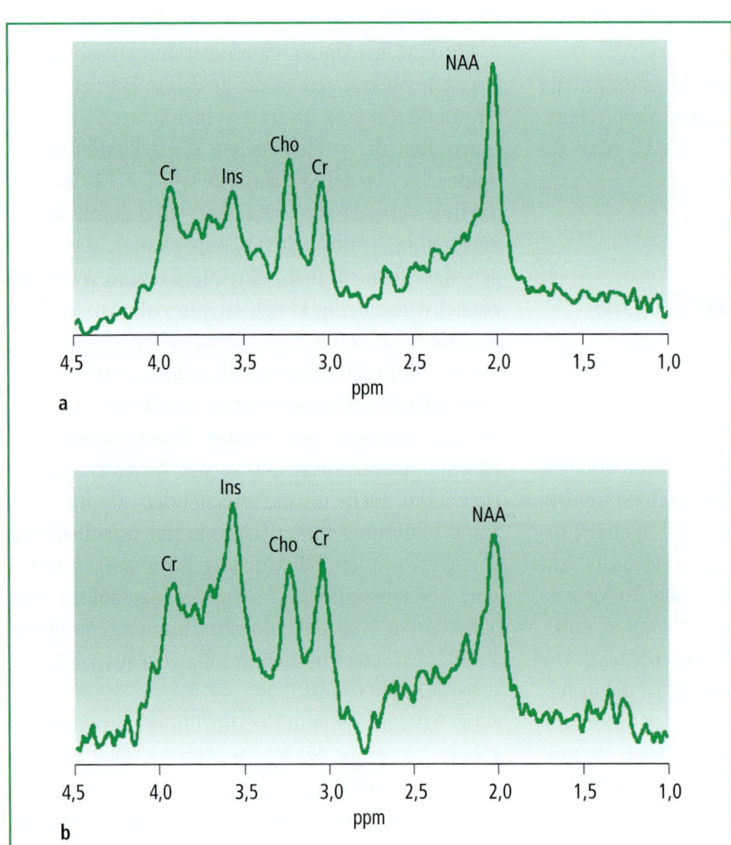

Abb. 12.16 Protonenspektroskopie. Methode: PRESS, TE = 135 ms, Voxelgröße 2,5 × 2,5 × 3,0 cm. Es finden sich folgende Signale: bei 3,2 ppm Cholin (Cho), bei 3,0 ppm Kreatin und Phosphokreatin (Cr), bei 2,0 ppm N-Acetylaspartat (NAA) und bei 3,5 ppm Myoinositol (Ins) [L106]:
a Messung eines gesunden Probanden
b Untersuchung der NAWM bei einem MS-Patienten mit primär progredientem Krankheitsverlauf (Erkrankungsdauer 7,5 Jahre, EDSS 5,5). Die NAA-Konzentration sowie der Quotient NAA/Cr sind im Vergleich zum gesunden Probanden (a) reduziert.

12.4.2 Spektroskopiebefunde akuter und chronischer Läsionen

Es lassen sich vorübergehende und länger bestehende Konzentrationsveränderungen bestimmter Substanzen unterscheiden, die in der Entwicklung der akuten und chronischen Läsionen jeweils charakteristische Konstellationen mit entsprechenden pathologischen Veränderungen aufweisen. Bei Laktat und Cholin zeigen sich frühzeitig Konzentrationsveränderungen in akuten Läsionen. Die erhöhte Laktatkonzentration ist Ausdruck entzündlicher Vorgänge, die erhöhte Cholinkonzentration (➤ Abb. 12.17) ist durch den erhöhten Umsatz von Phospholipiden im Rahmen von Membranzerstörung und anschließendem Membranaufbau bedingt. In aktiven demyelinisierenden MS-Läsionen kann die Kreatinkonzentration vermindert sein. Nicht selten werden in aktiven Läsionen bei Messungen mit kurzen Echozeiten Abbauprodukte von Zellmembranen nachgewiesen; der Nachweis dieser mobilen Lipide spricht für den Abbau von Myelin in der akuten Phase einer MS-Läsion.

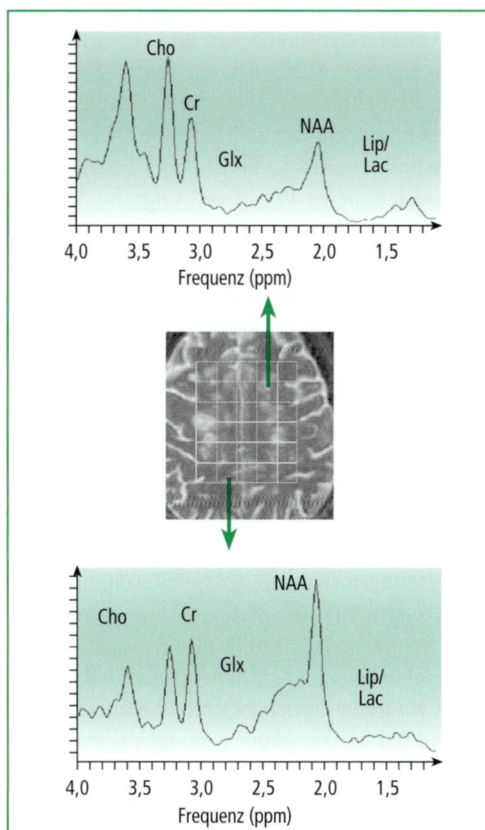

Abb. 12.17 Chemical Shift Imaging (CSI): MS-Patient mit repräsentativen Spektren. Das obere Voxel liegt innerhalb einer Läsion, das untere Voxel überwiegend in normalem Gewebe (mit freundl. Genehmigung der NMR Research Unit, University College London, Institute of Neurology, UK; unterstützt durch die MS-Society of Great Britain and Northern Ireland). [T758/L106]

Die Konzentrationen von Kreatin und Laktat können sich binnen weniger Tage oder Wochen nach Abklingen der akuten Phase wieder normalisieren (Davie et al. 1994). In älteren Läsionen hingegen werden auch noch Wochen bis Monate nach der initialen entzündlichen Phase Veränderungen der Konzentration von Cholin, Myoinositol und den freien Lipiden beobachtet.

In der akuten Phase einer MS-Läsion sind keine wesentlichen NAA-Konzentrationsänderungen zu beobachten. Eine kurzfristige Veränderung der NAA-Konzentration in akuten Läsionen geht am ehesten mit begleitenden entzündlichen Prozessen (z. B. Ödem, Schwellung der Zellen sowie vorübergehende metabolische Störungen der Neuronen) einher. Dies erklärt auch die kurzfristige Konzentrationsabnahme in akuten Läsionen von Patienten mit unterschiedlichen Verlaufsformen. In chronischen Läsionen (nach Wochen bzw. Monaten) nimmt die NAA-Konzentration ab (➤ Abb. 12.17). Sie kann in älteren, persistierenden Läsionen bei Patienten mit sekundär chronischer Verlaufsform niedriger sein als bei Patienten mit benigner Verlaufsform. In T1-gewichteten Sequenzen hypointense Läsionen weisen eine ausgeprägte Reduktion der NAA-Konzentration auf (van Waesberghe et al. 1999).

12.4.3 Spektroskopiebefunde der weißen Substanz

Spektroskopische Untersuchungen der NAWM bei MS-Patienten zeigen, dass nicht nur in entzündlich aktiven, also akuten Läsionen ein ausgeprägter axonaler Untergang stattfindet, sondern dass es auch in der NAWM zu einer Schädigung der Neuronen kommt. Es ist unklar, ob diese Schädigung auf einer diffusen mikroskopischen Veränderung der NAWM oder einer Waller-Degeneration der in entfernteren Läsionen zerstörten Axone beruht.

Der Verlauf der MS scheint ebenfalls einen Einfluss auf die Integrität der NAWM zu haben. Patienten mit sekundär chronisch progredienter Verlaufsform weisen im Vergleich zu Patienten mit schubförmiger Verlaufsform eine signifikante Reduktion der NAA-Konzentration auf. De Stefano et al. (1998) fanden in einer Längsschnittuntersuchung bei Patienten mit schubförmiger Verlaufsform eine signifikante Korrelation zwischen der Abnahme der NAA-Konzentration und der Zunahme des Behinderungsgrades. In einer weiteren Untersuchung korrelierte nach 30 Monaten die Reduktion der NAA-Konzentration, nicht aber das T2-Gesamtvolumen der Läsionen signifikant mit dem Behinderungsgrad (Ferguson et al. 1997).

12.4.4 Spektroskopiebefunde und funktionelle MRT

Die Bedeutung des axonalen Untergangs in der Pathogenese der MS ist in neuropathologischen Arbeiten der letzten Jahre in den Vordergrund gerückt, insb. da in einem frühen Stadium der MS in akuten Läsionen zerstörte Neuronen zu finden sind. Darüber hinaus besteht eine signifikante Korrelation zwischen der NAA-Konzentration und dem neurologischen Defizit: MS-Patienten mit zerebellärer Ataxie wiesen im Vergleich zu Normalprobanden signifikante Unterschiede in der NAA-Konzentration auf (Davie et al. 1995). Die Kombination mit fMRT-Untersuchungen (Reddy et al. 2000) ergab eine signifikante Korrelation zwischen der NAA-Konzentration in einem Voxel im Bereich des Balkens und dem Ausmaß der Aktivierung im fMRT bei einem motorischen Paradigma (Fingerbewegung). Patienten mit verminderter NAA-Konzentration wiesen im Vergleich zu MS-Patienten ohne NAA-Konzentrationsabnahme eine zusätzliche Aktivierung der ipsilateralen Hemisphäre auf. Dies kann als Hinweis für eine zusätzliche Rekrutierung motorischer Areale als Folge von diffusem axonalem Untergang angesehen werden.

12.5 Funktionelle MRT

12.5.1 Der BOLD-Kontrast

Für die Detektion von funktionell aktiven Arealen im menschlichen Gehirn stehen im Wesentlichen außer elektrophysiologischen Messmethoden drei bildgebende Verfahren zur Verfügung:

- *Single Photon Emission Computed Tomography* (SPECT)
- Positronenemissionstomografie (PET)
- funktionelle Magnetresonanztomografie (fMRT)

Vergleicht man die fMRT mit der SPECT oder PET, hat sie gegenüber diesen Methoden zwei wesentliche Vorteile: Sie kommt ohne radioaktive Marker aus, ist also nichtinvasiv und besitzt im Vergleich zu den beiden anderen Methoden ein hohes Signal-zu-Rausch-Verhältnis. Die räumliche Auflösung beträgt bei Messungen mit der üblicherweise angewandten EPI-Technik ca. 3 mm und ist damit besser als bei den beiden anderen Verfahren. Aufgrund der Notwendigkeit, nach jeder Einzelmessung den Spins Zeit zur Relaxation geben zu müssen, ist die ohne starke Signalverluste erreichbare zeitliche Auflösung begrenzt. Sie wird in der Regel zwischen 1,5 und 2 s gewählt. Das bedeutet, dass nach jeweils 2 s ein vollständiges Datenvolumen gemessen wird, bei 20 Schichten also nach jeweils 100 ms eine ganze Schicht.

Die fMRT-Bildgebungstechnik basiert auf dem BOLD-Kontrast („blood oxygenation level dependent contrast"). Die Einzelfaktoren, die zu diesem Kontrasteffekt beitragen (Blutfluss, lokale Blutvolumenänderung, Oxygenierung des Blutes und andere metabolische Parameter) sind nicht in allen Aspekten geklärt. Hämoglobin kann im Gehirn oxygeniert und desoxygeniert vorliegen. Oxyhämoglobin ist diamagnetisch, während Desoxyhämoglobin paramagnetische Eigenschaften besitzt und somit zu einer Störung des lokalen magnetischen Felds um die Erythrozyten führt. Die Gesamtheit der mit paramagnetischem Desoxyhämoglobin beladenen Erythrozyten verursacht Unterschiede in der magnetischen Suszeptibilität. Es entstehen mikroskopische magnetische Feldgradienten, die mit Reichweiten im Submillimeterbereich eine Ortsabhängigkeit der Resonanzfrequenz bewirken. Dies führt zu einer schnelleren Dephasierung und damit zu einem beschleunigten Abklingen der transversalen Magnetisierung, also zu einer Verkürzung der T_2*-Relaxationszeit (➤ Kap. 12.1). Veränderungen des Konzentrationsverhältnisses zwischen Oxy- und Desoxyhämoglobin im Blut variieren die T_2*-Relaxationszeit und somit die Signalintensität auf suszeptibilitätsgewichteten fMRT-Bildern (➤ Abb. 12.18).

Durch Stimulation (z. B. Fotostimulation oder motorische Aufgaben) werden Neuronenverbände zu einer höheren Stoffwechselleistung angeregt. Diese wird von einem vermehrten Verbrauch von bzw. Bedarf an Sauerstoff begleitet. Nach anfänglicher Zunahme der Desoxyhämoglobin-Konzentration von sehr kurzer Dauer kommt es zu einer lokalen Nachregulation des zerebralen Blutflusses. Die anfängliche Abnahme der Oxyhämoglobin-Konzentration wird dabei überkompensiert. Dies geht einher mit einer im Rahmen der Autoregulation erhöhten Perfusion des Gewebes. Die resultierende Minderung der Desoxyhämoglobin-Konzentration im Blut führt zu einer relativen Signalzunahme. Dies ist der in der fMRT gemessene Effekt. Er beträgt bei einer Magnetfeldstärke von 1,5 Tesla in Bereichen starker funktioneller Aktivierung nur ca. 3–5 % des gemessenen Signals. Gemäß der BOLD-Hypothese stammt der Hauptanteil der messbaren Signaländerung aus dem Gefäßbett der Venuolen. Dies kann dazu führen, dass der Kontrasteffekt in einer gewissen Distanz zur tatsächlichen neuronalen Aktivierung gemessen wird. Ein weiteres Problem des BOLD-Kontrasts ist der zeitliche Verlauf: Die stimulusbezogene Aktivität führt erst im Verlauf von ca. 5 s zu einem Maximum; eine vollständige Rückkehr des Systems zum Ruhezustand erfolgt erst nach 15–20 s. Der vollständige zeitliche Verlauf der BOLD-Antwort auf einen auslösenden Stimulus wird als hämodynamische Responsefunktion bezeichnet.

12.5.2 fMRT-Untersuchungen

Durchführung und Auswertung

fMRT-Untersuchungen werden entweder im Block- oder im ereigniskorrelierten Design („event-related design") durchgeführt. Mit Letzterem ist es möglich, komplizierte Paradigmen zu verwenden, bei denen sich Stimuli unterschiedlicher Konditionen häufig innerhalb eines Messdurchlaufs abwechseln. Diese Vorgehensweise erfordert in der Datenauswertung eine relativ komplexe Statistik unter Berücksichtigung der hämodynamischen Responsefunktion, ist jedoch z. B. in Paradigmen, in denen Gewöhnungseffekte vermieden werden sollen, die einzige Option. In vielen Fällen ist ein Paradigma im **Blockdesign** effektiver. Dies ist insb. dann der Fall, wenn eine kontinuierliche Ausführung der gestellten Aufgabe möglich ist, wie z. B. bei motorischen Paradigmen oder einfachen Stimulationen durch Lichtreize. Bei Verwendung des Blockdesigns wird die zu untersuchende Person angehalten, die vorgegebene Aufgabe konstant während eines bestimmten Zeitintervalls, typischerweise für 30 s, durchzuführen. Danach schließt sich eine ebenso lange Ruhephase an. Es werden mehrere Durchgänge von Stimulations- und Ruhephasen durchgeführt, da die Differenz der unter diesen beiden verschiedenen Konditionen gemessenen Signalintensitäten mit 3–5 % zu gering ist, um nach nur einem Durchgang trotz des unvermeidbaren Rauschens sicher detektiert zu werden. Mit Erhöhung der Anzahl der für jede Kondition gemessenen Bilder verbessert sich die Genauigkeit der Mittelwerte der Signalstärke für die einzelnen Pixel. Die Unterschiede zwischen den Konditionen können in der folgenden statistischen Analyse entsprechend besser detektiert werden (➤ Abb. 12.18). Um Unterschiede der Signalintensitäten zwischen den beiden Konditionen Stimulation und Ruhe zu bestimmen, wird häufig ein *t*-Test angewandt. Pixel, in denen die Signalunterschiede der den beiden Konditionen zugeordneten Bilder ein bestimmtes Signifikanzniveau überschreiten, werden als durch den Stimulus aktiviert betrachtet. Vor der statistischen Analyse werden alle Bilddaten einer fMRT-Messung koregistriert, d. h., sie werden rechnerisch so gedreht und verschoben, dass sie schichtweise deckungsgleich sind. So lassen sich während der Messung stattgefundene Bewegungen des Kopfes kompensieren. Außerdem werden die Daten vor der statistischen Analyse meist geglättet.

12

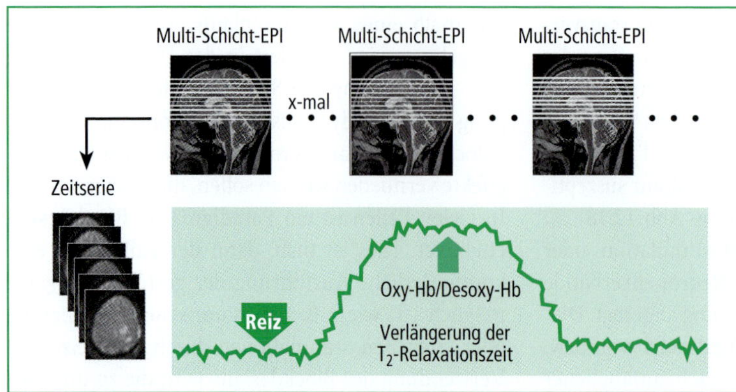

Abb. 12.18 Schematische Darstellung der funktionellen MR-Bildgebung (fMRT) [M969/L106]

Untersuchungen motorischer, kognitiver und visueller Funktionen

In den bisher veröffentlichten fMRT-Studien mit MS-Patienten wurden am häufigsten motorische, z. T. auch kognitive Funktionen untersucht und Veränderungen der Aktivierungsmuster bei MS-Patienten gegenüber gesunden Probanden betrachtet. Bei Patienten mit Optikusneuritis (ON) wurden die veränderten Aktivierungen im visuellen Kortex untersucht.

Ein generelles Problem bei der Planung einer fMRT-Studie mit MS-Patienten ist die Heterogenität sowohl der Gewebeschädigungen im ZNS als auch der funktionellen Beeinträchtigungen. Um solche Variationen innerhalb des Patientenkollektivs gering zu halten, wurden für einige Studien ausschließlich Patienten im frühen Erkrankungsstadium mit monosymptomatischem Erscheinungsbild ausgewählt. Auch bei Patienten mit einer ON ist eine fokale Demyelinisierung in der Regel anatomisch gut definiert.

In einer Reihe von Studien zur Untersuchung der **motorischen Funktion** bestand die einfache Aufgabe für Patienten und die als Referenz gemessenen gesunden Probanden darin, eine Hand regelmäßig abwechselnd zu öffnen und zu schließen. Bei MS-Patienten fanden sich im Vergleich zu gesunden Probanden eine zusätzliche ipsilaterale und eine verstärkte kontralaterale Aktivierung der sensorimotorischen Kortexareale. Außerdem wurden bei MS-Patienten zusätzliche Aktivierungen im supplementär-motorischen Areal beobachtet. Eine longitudinale Untersuchung eines Patienten im akuten Schub wies eine gleichsinnige Beziehung zwischen der Besserung seiner motorischen Defizite und der Zunahme der korrespondierenden kortikalen Aktivierung nach (Reddy et al. 2001). Eine Querschnittuntersuchung von MS-Patienten mit unterschiedlichen Behinderungsgraden zeigte, dass sowohl lokale als auch entferntere Schädigungen der Hirnsubstanz für ein verändertes kortikales Aktivierungsmuster bei motorischen Aufgaben verantwortlich sind (Lee et al. 2000). Hier wurde auch eine signifikante Korrelation zwischen dem Ausmaß der Aktivierung und dem Läsionsvolumen nachgewiesen. Größere Läsionsvolumina korrelierten mit einer verminderten hemisphärischen motorischen Lateralisation und einer erhöhten ipsilateralen kortikalen Aktivierung.

Diese Ergebnisse sprechen für das Vorhandensein von adaptiven Mechanismen, um mögliche Beeinträchtigungen motorischer Funktionen nach Verletzung oder Verlust von motorischen Neuronen zu kompensieren. Solche kortikalen Reorganisationsmechanismen bei motorischer Aufgabenstellung konnten bei Patienten mit CIS ebenfalls festgestellt werden, und zwar sowohl bei Patienten, die eine Hemiparese als Symptomatik aufwiesen, als auch bei Patienten mit einer ON (Pantano et al. 2002). Allerdings war die beobachtete Aktivierung zusätzlicher Areale im Fall einer Halbseitensymptomatik auffälliger. Dieses Ergebnis deutet darauf hin, dass Plastizitätsprozesse sehr früh im Krankheitsverlauf auftreten. Weiterhin kann man aus dem bei einer ON ebenfalls veränderten motorischen Aktivierungsmuster schließen, dass die kortikale Reorganisation nicht nur Folge einer lokalen, spezifischen Schädigung des neuronalen Gewebes ist, sondern auch von globalen, diffusen Veränderungen der neuronalen Integrität beeinflusst wird.

In einer anderen Studie wurden bei MS-Patienten mit unspezifischem MRT-Befund signifikante Unterschiede gegenüber Aktivierungsmustern bei gesunden Probanden festgestellt (Rocca et al. 2003). Es wurde eine signifikante Korrelation zwischen der Aktivierung im ipsilateralen supplementär-motorischen Areal und der mittleren Diffusivität (➤ Kap. 12.3.2) in der grauen Substanz bei diesen Patienten beobachtet. In Korrelationsanalysen wurde versucht, Zusammenhänge zwischen funktionellen Aktivierungsmustern und diffuser bzw. in Läsionen fokussierter Gewebeschädigung zu finden. So konnte bei Patienten mit T2-Läsionen innerhalb der linken Pyramidenbahn gegenüber Patienten ohne solche Läsionen während Bewegungen der rechten Hand eine stärkere Aktivierung sowohl des kontralateralen als auch des ipsilateralen sensorimotorischen Kortex (und anderer Areale) gezeigt werden. Für den kontralateralen sensorimotorischen Kortex wurde eine signifikante Korrelation mit der T2-Läsionslast gefunden. In Verbindung mit der Protonenspektroskopie zur Bestimmung der NAA-Konzentration im Corpus callosum wurde eine signifikante Korrelation zwischen einer Abnahme des Lateralisationsindexes, der die Zunahme der ipsilateralen gegenüber der kontralateralen Aktivierung des sensorimotorischen Kortex beschreibt, und dem Verhältnis NAA/Cr nachgewiesen (Reddy et al. 2000). Eine Aktivierung des ipsilateralen Kortex ist auch bei gesunden Probanden zu beobachten; sie hängt von der Komplexität und Frequenz der durchzuführenden motorischen Aufgabe ab. Es ist davon auszugehen, dass MS-Patienten über vergleichbare Mechanismen einer motorischen Funktionserhaltung wie gesunde Probanden verfügen. Die Schwelle für die Rekrutierung zusätzlicher Verbindungen erscheint jedoch reduziert und wird wahrscheinlich vom Ausmaß der zerebralen Schädigung bestimmt. So wurde in einer von Filippi et al. (2004) durchgeführten Studie zusätzlich eine schwierigere motorische Aufgabe gestellt. Die Probanden mussten unterschiedliche Objekte betasten. Die bei MS-Patienten zusätzlich aktivierten Areale im Frontallappen und in den Bereichen frontoparietaler Verbindungen wurden hier als planungs- und motivationsassoziiert interpretiert. Bei MS-Patienten scheinen bei relativ einfachen Aufgaben komplexe neuronale Netzwerke aktiviert zu werden, die gesunde Probanden erst rekrutieren, wenn kompliziertere Aufgaben zu bewältigen sind. ➤ Abb. 12.19 zeigt die kortikale Aktivierung während eines motorischen Paradigmas bei einer MS-Patientin.

In einigen fMRT-Studien wurden Veränderungen der **kognitiven Funktion** bei MS-Patienten anhand des **PASAT** untersucht. Wie bei den motorischen Paradigmen wurde auch bei einem solchen Aufmerksamkeits- und Gedächtnisparadigma an Patienten gegenüber gesunden Probanden die Rekrutierung zusätzlicher Areale beobachtet, hier vornehmlich im inferioren und medialen frontalen Gyrus, im inferioren parietalen Kortex und im medialen und superioren temporalen Gyrus (Mainero et al. 2004). Interessanterweise war dieser Effekt bei Patienten, die eine gute, von gesunden Probanden nicht unterscheidbare Performance zeigten, größer als bei Patienten mit eingeschränkter Performance. Dies könnte dafür sprechen, dass bei Patienten mit starker Beeinträchtigung eine so gravierende Verminderung der aufgabenspezifischen Funktionalität vorhanden ist, dass keine adäquaten Kompensationsstrategien möglich sind.

Um den Einfluss von Neurotransmittern auf Plastizitätsprozesse zu untersuchen, wurden von Parry et al. (2003) fMRT-Messungen an Patienten und an gesunden Probanden nach Einnahme des Cholinesterasehemmers **Rivastigmin** bzw. eines Placebos durchgeführt. Als Paradigma wurde ein Zahlen-Stroop-Task gewählt. Patienten und gesunde Probanden führten die Aufgabe mit vergleichbarer Performance durch. Ohne Rivastigmin ergab die statistische Analyse für Patienten eine signifikante zusätzliche Aktivierung im links-medial präfrontalen Bereich, während bei gesunden Probanden eine Region rechts-frontal signifikant stärker aktiviert war. Die Gabe von Rivastigmin bewirkte bei den Patienten ein Aktivierungsmuster, das dem der Normalprobanden entsprach, während das Aktivierungsmuster sich bei gesunden Probanden nicht merklich änderte. Da das Rivastigmin in erster Linie die synaptische Effizienz moduliert, scheinen die beobachteten Plastizitätsprozesse keine strukturelle Reorganisation zu erfordern.

Bei Patienten mit einer einseitigen, länger bestehenden ON wurde eine reduzierte Aktivierung des primären **visuellen** Kortex bei einer einfachen Flickerlicht-Stimulation der betroffenen Seite nachgewiesen (Rombouts et al. 1998). Werring et al. (2000b) zeigten, dass extraokzipitale Areale im Rahmen der Erholung von einer ON bei der Adaptation eine Rolle spielen könnten. Der zeitliche Verlauf des funktionellen Aktivierungsmusters im primär visuellen Kortex im Rahmen einer Wiederherstellung des Visus ist noch nicht im Detail untersucht. Dies könnte aber besonders im Hinblick auf therapeutische und rehabilitative Strategien von Bedeutung sein.

Da die an MS-Patienten mit fMRT-Methoden gemachten Beobachtungen hauptsächlich als Beleg für Plastizitätsprozesse gesehen werden können, ist ein Blick auf die Mechanismen interessant, die bei einem neuronalen Schaden im Rahmen eines entzündlichen Prozesses der Funktionserhaltung dienen. Neben der Limitierung des entzündlichen Prozesses selbst sind dies die **Remyelinisierung** sowie **Adaptationsmechanismen**, z. B. eine erhöhte Expression von Natriumkanälen in chronisch demyelinisierten Abschnitten der Axone. Neuropathologische Studien und indirekt auch MRT-Untersuchungen zeigen, dass lediglich ein geringer Teil der akut geschädigten Axone wieder die volle Funktionsfähigkeit erlangt. In den Läsionen bleiben irreversibel geschädigte Axone zurück bzw. sukzessive gehen Neuronen zugrunde, was sowohl in den Läsionen als auch in der NAWM messbar ist. Keiner der oben genannten Mechanismen ist jedoch in der Lage, bei bereits eingetretener irreversibler axonaler Schädigung eine potenzielle Verbesserung von Funktionen herbeizuführen.

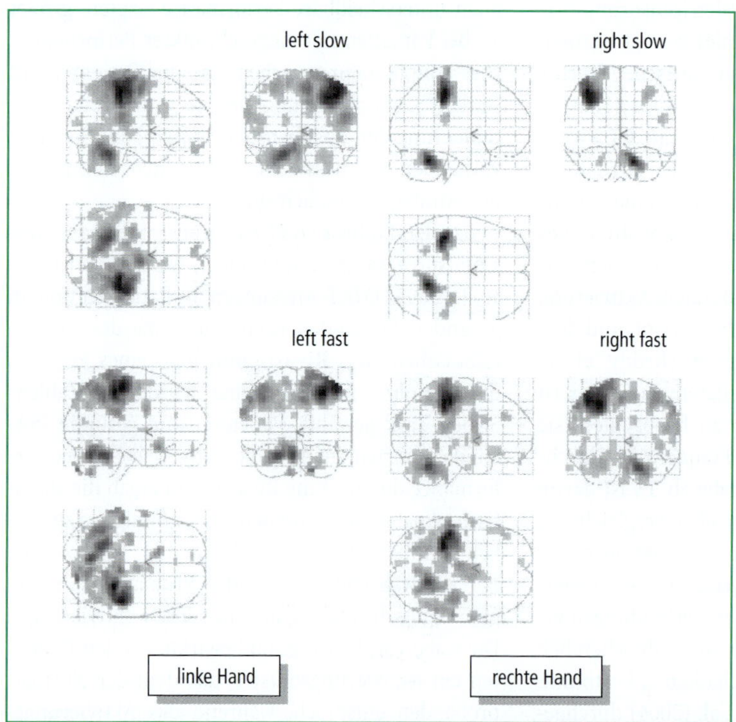

Abb. 12.19 fMRT-Untersuchung bei einer 35 Jahre alten MS-Patientin mit akut aufgetretener Parese der linken Hand. Motorisches Paradigma: Hand öffnen und schließen. Es zeigt sich eine Aktivierung der kontralateralen supplementär-motorischen und motorischen Areale (SMA1, M1). Bereits bei langsamer Durchführung des Paradigmas mit der linken Hand („left slow") zeigt sich eine verstärkte Aktivierung des ipsilateralen M1-Areals (links oben). Der Vergleich zwischen der langsamen (1/s) und schnellen (3–5/s) Bewegung der linken Hand („left slow" bzw. „left fast") zeigt, dass die Zunahme der Bewegungsfrequenz mit einer gesteigerten Aktivierung extrapyramidaler Areale und ipsilateraler M1-Areale einhergeht. Dies untermauert die Hypothese, dass zur Erhaltung von motorischen Funktionen bei MS adaptive Veränderungen sowohl des motorischen als auch des extrapyramidalen Systems genutzt werden (Analyse mit der Software SPM: www.fil.ion.ucl.ac.uk/spm/). [M969/L106]

Die zusätzliche Rekrutierung von motorischen Arealen in den zuvor genannten Studien weist auf eine kortikale Adaptation motorischer Funktionen nach möglicherweise irreversiblen axonalen Schädigungen hin. Eine solche kortikale Plastizität kann durch lokale synaptische Reorganisation oder Aktivierung von parallelen, nicht geschädigten subkortikalen Verbindungen zustande kommen. Verbunden damit sind u. U. Veränderungen und Neuordnungen von inhibitorisch-exzitatorischen Verschaltungen innerhalb der neuralen Netzwerke. Eine weitere Hypothese geht von einer entfernteren Reorganisation z. B. in den Kernen aus, deren Projektion auf den Kortex die kortikale Aktivierung beeinflussen kann.

Quantitative Angaben der mit fMRT gemessenen Aktivierungen sind generell etwas problematisch, da aufgrund der Abhängigkeit des BOLD-Effekts von zahlreichen, z. T. noch nicht vollständig geklärten physiologischen Faktoren, starke Unterschiede der Aktivierungsintensität zwischen verschiedenen Probanden, aber auch zwischen unterschiedlichen Messungen derselben Person auftreten können. Jedoch sind sowohl eine Vergrößerung der Anzahl der mit gleichem Paradigma untersuchten Personen als auch die Definition relativer Aktivierungsmaße (z. B. Lateralisationsindex) Möglichkeiten, um valide, reproduzierbare Ergebnisse zu erhalten.

Merke

Die fMRT kann bei MS Patienten Aktivierungen neuronaler Funktionen bei motorischen und kognitiven Funktionen darstellen. Die methodischen Schwierigkeiten der Standardisierung der fMRT-Untersuchungen und die noch nicht im Detail bekannten Mechanismen der kortikalen Plastizität bei Schädigungen ergeben jedoch eine hohe Variabilität dieser funktionellen Untersuchung.

LITERATURAUSWAHL

Unter https://shop.elsevier.de/multiple_sklerose erhalten Sie Zugriff auf weitere Literaturstellen zu diesem Kapitel.

Barkhof F, Filippi M, Miller DH, et al. (1997). Comparison of MRI criteria at first presentation to predict conversion to clinically definite multiple sclerosis. Brain 120: 2059–2069.

Brex PA, Ciccarelli O, O'Riordan JI, et al. (2002). A longitudinal study of abnormalities on MRI and disability from multiple sclerosis. N Engl J Med 346(3): 158–164.

Chard DT, Griffin CM, Parker GJ, et al. (2002). Brain atrophy in clinically early relapsing-remitting multiple sclerosis. Brain 125: 327–337.

De Stefano N, Matthews PM, Fu L, et al. (1998). Axonal damage correlates with disability in patients with relapsing-remitting multiple sclerosis. Brain 121: 1469–1417.

Edwards SG, Gong QY, Liu C, et al. (1999). Infratentorial atrophy on magnetic resonance imaging and disability in multiple sclerosis. Brain 122: 291–301.

Eisele P, Alonso A, Szabo K, et al. (2016). Lack of increased signal intensity in the dentate nucleus after repeated administration of a contrast agent in multiple sclerosis: An observational study. Medicine (Baltimore) 95(39): e4624.

Fazekas F, Barkhof F, Filippi M, et al. (1999). The contribution of magnetic resonance imaging to the diagnosis of multiple sclerosis. Neurology 53: 448–456.

Filippi M, Horsfield MA, Tofts PS, et al. (1995a). Quantitative assessment of MRI lesion load in monitoring the evolution of multiple sclerosis. Brain 118: 1601–1612.

Filippi M, Rocca MA, Ciccarelli O, et al.; MAGNIMS Study Group (2016). MRI criteria for the diagnosis of multiple sclerosis: MAGNIMS consensus guidelines. Lancet Neurol 15(3): 292–303.

Fisniku LK, Brex PA, Altmann DR, Miszkiel KA, Benton CE, Lanyon R, et al. (2011). Disability and T2 MRI lesions: a 20-year follow-up of patients with relapse onset of multiple sclerosis. Brain 131 (Pt 3): 808–817.

Fox NC, Jenkins R, Leary SM, et al. (2000). Progressive cerebral atrophy in MS: a serial study using registered, volumetric MRI. Neurology 54: 807–812.

Gass A, Barker GJ, Kidd D, et al. (1994). Correlation of magnetization transfer ratio with clinical disability in multiple sclerosis. Ann Neurol 36: 62–67.

Kanda T, Ishii K, Kawaguchi H, et al. (2014). High signal intensity in the dentate nucleus and globus pallidus on un enhanced T1-weighted MR images: relationship with increasing cumulative dose of a gadolinium-based contrast material. Radiology 270(3): 834–841.

Kanda T, Osawa M, Oba H, et al. (2015). High signal intensity in dentate nucleus on unenhanced T1-weighted MR images: Association with linear versus macrocyclic gadolinium chelate administration. Radiology 275(3): 803–809.

Kappos L, Moeri D, Radue EW, et al. (1999). Predictive value of gadolinium-enhanced magnetic resonance imaging for relapse rate and changes in disability or impairment in multiple sclerosis: a meta-analysis. Gadolinium MRI Meta-analysis Group. Lancet 353: 964–969.

Lebrun C, Bensa C, Debouverie M, Wiertlevski S, Brassat D, de Seze J, et al.; Club Francophone de la Sclérose en Plaques (2009). Association between clinical conversion to multiple sclerosis in radiologically isolated syndrome and magnetic resonance imaging, cerebrospinal fluid, and visual evoked potential: follow-up of 70 patients. Arch Neurol 66(7): 841–816.

Losseff NA, Wang L, Lai HM, et al. (1996a). Progressive cerebral atrophy in multiple sclerosis. A serial MRI study. Brain 119: 2009–2019.

Losseff NA, Webb SL, O'Riordan JI, et al. (1996b). Spinal cord atrophy and disability in multiple sclerosis. A new reproducible and sensitive MRI method with potential to monitor disease progression. Brain 119: 701–708.

Mainero C, Caramia F, Pozzilli C, et al. (2004). FMRI evidence of brain reorganization during attention and memory tasks in multiple sclerosis. Neuroimage 21(3): 858–867.

Mammi S, Filippi M, Martinelli V, et al. (1996). Correlation between brain MRI lesion volume and disability in patients with multiple sclerosis. Acta Neurol Scand 94: 93–96.

Miller DH, McDonald WI (1994). Neuroimaging in multiple sclerosis. Clin Neurosci 2: 215–224.

Nielsen JM, Korteweg T, Barkhof F, et al. (2005). Overdiagnosis of multiple sclerosis and magnetic resonance imaging criteria. Ann Neurol 58: 781–783.

O'Riordan JI, Thompson AJ, Kingsley DP, et al. (1998). The prognostic value of brain MRI in clinically isolated syndromes of the CNS. A 10-year follow-up. Brain 121: 495–503.

Ormerod IE, Miller DH, McDonald WI, et al. (1987). The role of NMR imaging in the assessment of multiple sclerosis and isolated neurological lesions. A quantitative study. Brain 110: 1579–1616.

Polman CH, Reingold SC, Edan G, et al. (2005). Diagnostic criteria for multiple sclerosis: 2005 revision to the McDonald criteria. Ann Neurol 58: 840–846.

Polman CH, Reingold SC, Banwell B, Clanet M, Cohen JA, Filippi M, et al. (2011). Diagnostic criteria for multiple sclerosis: 2010 revisions to the McDonald criteria. Ann Neurol 69(2): 292–302.

Radbruch A, Weberling LD, Kieslich PJ, et al. (2015). Gadolinium retention in the dentate nucleus and globus pallidus is dependent on the class of contrast agent. Radiology 275: 783–791.

Rovaris M, Yousry T, Calori G, et al. (1997b). Sensitivity and reproducibility of fast-FLAIR, FSE, and TGSE sequences for the MRI assessment of brain lesion load in multiple sclerosis: a preliminary study. J Neuroimaging 7: 98–102.

Rovaris M, Filippi M, Falautano M, et al. (1998). Relation between MR abnormalities and patterns of cognitive impairment in multiple sclerosis. Neurology 50: 1601–1608.

Sailer M, O'Riordan JI, Thompson AJ, et al. (1999). Quantitative MRI in patients with clinically isolated syndromes suggestive of demyelination. Neurology 52: 599–606.

Sailer M, Losseff NA, Wang L, et al. (2001b). T1 lesion load and cerebral atrophy as a marker for clinical progression in patients with multiple sclerosis. A prospective 18 months follow-up study. Eur J Neurol 8: 37–42.

Sailer M, Fischl B, Salat D, et al. (2003). Focal thinning of the cerebral cortex in multiple sclerosis. Brain. 126: 1734–1744.

Stevenson VL, Leary SM, Losseff NA, et al. (1998). Spinal cord atrophy and disability in MS: a longitudinal study. Neurology 51: 234–238.

Thorpe JW, Kidd D, Moseley IF, et al. (1996). Spinal MRI in patients with suspected multiple sclerosis and negative brain MRI. Brain 119: 709–714.

Werring DJ, Brassat D, Droogan AG, et al. (2000a). The pathogenesis of lesions and normal-appearing white matter changes in multiple sclerosis: a serial diffusion MRI study. Brain 123: 1667–1676.

KAPITEL

13

Sven Schippling

Optische Kohärenztomografie (OCT)

13.1 Einführung

Die Pathologie der multiplen Sklerose (MS) ist durch entzündliche Demyelinisierung und neuroaxonale Degeneration gekennzeichnet. Letztere kann sowohl an Orten akuter Entzündung als auch hiervon abgegrenzt auftreten kann (Trapp et al. 1998). Das MRT, das mit der Einführung der McDonald-Kriterien integraler Bestandteil der Diagnosekriterien der MS geworden ist, scheint bis heute der am besten geeignete In-vivo-Marker für die Prognose (bei Baseline) wie auch zum Monitoring der entzündlichen Krankheitsaktivität zu sein. Eine verbesserte MRT-Technik durch höhere Feldstärken, aber auch neue Verfahren zur Postprozessierung von MRT-Aufnahmen haben zudem dazu geführt, dass auch die Quantifizierung degenerativer Veränderungen wie z. B. T1-hypointenser Läsionen („black holes") oder auch prozentualer Hirnvolumenänderungen mit erhöhter Reliabilität möglich ist (McDonald et al. 2001; Barkhof et al. 2009).

Merke

Die optische Kohärenztomografie („optical coherence tomography", OCT) ist eine schnelle, nichtinvasive Methode, die eine histologische Darstellung der Retina „quasi in vivo" ermöglicht (Frohman et al. 2006).

Da die Axone der retinalen Nervenfaserschicht als einzige Axone im ZNS nicht myelinisiert sind, ist es denkbar, dass mittels OCT über die strukturelle Vermessung der Retina die neurodegenerative Komponente der MS ohne Kontamination durch entzündliche Demyelinisierung untersucht werden kann. Querschnittstudien bei MS-Patienten mit verschiedenen Verlaufsformen und unterschiedlicher Krankheitsdauer konnten zeigen, dass bei der MS die **retinale Nervenfaserschicht (RNFS)** („retinal nerve fiber layer“, RNFL) sowie das **Makulavolumen** („total macular volume“, TMV) im Vergleich zu gesunden Kontrollpersonen signifikant vermindert sind (Frohman et al. 2006; Pulicken et al. 2007; Oberwahrenbrock et al. 2012).

13.2 Physikalische Grundlagen und Geschichte

Die OCT ist ein hochauflösendes, nichtinvasives Bildgebungsverfahren, das mittels niedrigkohärenten Lichts einer Wellenlänge von etwa 870 (840–920) nm eine zweidimensionale tomografische Darstellung biologischer Gewebe wie z. B. der Netzhaut ermöglicht. Die axiale Auflösung der neueren Spectral-Domain-OCT-Geräte (SD-OCT) liegt im Bereich 3–5 Mikrometern (Frohman et al. 2006).

Von Huang et al. (1991) wurde erstmals systematisch über diese Technologie berichtet. Das Funktionsprinzip der OCT beruht auf der Teilung eines von einem Laser ausgesendeten Lichtstrahls an einem Strahlenteiler, wobei ein Teil des Lichts auf einen Referenzspiegel umgeleitet und der übrige Teil durch die in der Regel nicht weit getropfte Pupille in das Auge des Patienten bzw. Probanden fortgeleitet wird. In Abhängigkeit von der strukturellen Beschaffenheit der durchleuchteten Gewebeschichten wird das Licht in unterschiedlichen Frequenzspektren reflektiert. In der historisch jüngsten Gerätegeneration, der SD-OCT-Technologie, erlaubt ein Spektrometer die simultane Auflösung des gesamten Interferenzspektrums aus reflektiertem und monofrequentem Referenzlicht mittels Fourier-Transformation. Dies führte im Vergleich zur Time-Domain-OCT-Technologie (TD-OCT), bei der ein beweglicher Referenzspiegel für die Tiefenauflösung sorgt, hinsichtlich Auflösung und Scangeschwindigkeit zu einer deutlichen Optimierung. Seit nunmehr etwa einem Jahrzehnt ist die OCT-Technologie in der Ophthalmologie, vor allem in der Glaukomdiagnostik, fest etabliert (Sakata et al. 2009).

An der menschlichen Netzhaut lassen sich mittels OCT die retinale Nervenfaserschicht (RNFS), die den Axonen der Ganglienzellschicht (GZS) entspricht, die GZS selbst, die innere und äußere plexiforme Schicht, die innere und äußere Körnerschicht, retinales Pigmentepithel, Photorezeptorenschicht und Choriocapillaris recht gut in Schwarz-Weiß- bzw. Fehlfarbkontrasten voneinander abgrenzen, ohne dass eine gewebespezifische Darstellung erfolgt.

Die hochreflektive Nervenfaserschicht und das retinale Pigmentepithel erscheinen in Farben mit höherer Wellenlänge (gelb, orange, rot, weiß). Schwache Signale (z. B. der Glaskörperraum) werden schwarz bis grün dargestellt. Wenngleich das OCT-Bild dem histologischen Bild der Netzhaut in der SD-Technologie sehr ähnlich zu sein scheint, handelt es sich um ein Reflektivbild.

Die Routinedatenanalyse des OCT generiert auf der Grundlage einer vollautomatisierten Segmentierungstechnik Messwerte für die mittlere RNFS-Schichtdicke, den superioren, inferioren, nasalen und temporalen Quadranten sowie Werte für die 12 Sektoren des peripapillären Ringscans (Frohman et al. 2006). In den hierbei generierten Befunden wird der Schichtdickenverlauf des individuellen Patienten bzw. Probanden in Relation z. B. zu einer geräteimmanenten normativen Datenbank dargestellt.

In der Ophthalmologie wird das OCT insbesondere bei Glaukompatienten genutzt. Zudem können pathologische strukturelle Veränderungen wie z. B. Netzhautablösung, Makulaödem oder degenerative Veränderungen mit einer Abnahme der RNF-Schichtdicke oder des Makulavolumens dargestellt werden.

13.3 OCT bei Optikusneuritis und multipler Sklerose

Bislang kommt dem MRT bzgl. der Erfassung sowohl entzündlicher als auch degenerativer Veränderungen bei MS eine zentrale Bedeutung zu (Barkhof et al. 2009). Vor dem Hintergrund, dass eine Entzündung des Sehnervs bei 25 % der MS-Patienten als initiales klinisches Ereignis (klinisch isoliertes Syndrom, CIS) auftritt und visuelle Störungen im Krankheitsverlauf bei bis zu 80 % der MS-Patienten nachweisbar sind (Frohman et al. 2006), bietet das OCT nachgerade ideale Voraussetzungen, um konsekutiv auftretende degenerative Prozesse im vorderen Sehbahnabschnitt, sei es im Kontext einer auch klinisch zu diagnostizierenden Optikusneuritis oder auch unabhängig hiervon, rasch zu erfassen (Fu et al. 2008).

Da die Axone der Ganglienzellen der Retina nicht myelinisiert sind, erscheint die Darstellung der Netzhaut sowie der verschiedenen Retinaschichten mittels OCT modellhaft geeignet, die neurodegenerative Komponente der MS bzw. das Ausmaß des axonalen Schadens im Verlauf der Erkrankung abzubilden, da eine Abnahme der RNFS-Dicke nicht durch einen Verlust an Myelin im Rahmen der Demyelinisierung bedingt sein kann (Frohman et al. 2008).

Verschiedene Arbeitsgruppen konnten inzwischen konsistent zeigen, dass die RNFS-Dicke ebenso wie das TMV in der Folge einer akuten Optikusneuritis, z. B. im Kontext einer MS, signifikant abnehmen (Costello et al. 2006; Fisher er al. 2006; Petzold et al. 2010; Trip et al. 2006). Während die Akutphase häufig durch eine Schwellung gekennzeichnet ist, die sich im peripapillären Ringscan zeigt (➤ Abb. 13.1), tritt in der Folge die Degeneration der Axone der RNFS bis etwa 6 Monate nach dem akuten Ereignis auf (Costello et al. 2006). Initial kann die Atrophie durch das entzündliche Ödem maskiert sein (Ratchford et al. 2012; Syc et al. 2012). In diesen Fällen scheint die GZS im Makulascan für frühe atrophe Veränderungen sensitiver zu sein als die RNFS (Syc et al. 2012). Zudem konnte eine rezente Studie zeigen, dass das Ausmaß der Abnahme der Ganglienzell-/inneren plexiformen Schicht (GZIPS) zum Zeitpunkt Monat 1 mit guter Sensitivität (93 %) und Spezifität (88 %) prädiktiv ist für das klinische Outcome im Niedrigkontrastvisus nach 6 Monaten (Gabilondo et al. 2015).

Atrophe Retinaveränderungen infolge von Optikusneuritiden bei Patienten mit einer insbesondere Aquaporin-(AQP)4-Ak-positiven **Neuromyelitis-optica-Spektrumerkrankung** (NMOSD) sind häufig bereits nach einer ersten Neuritisepisode erheblich stärker ausgeprägt, was mit der klinisch zumeist deutlich schlechteren Erholung des Visus gut korreliert (Naismith et al. 2009; Schneider et al. 2013; ➤ Abb. 13.2). Vergleichbar ausgeprägte strukturelle Veränderungen und schwere klinische Residuen fin-

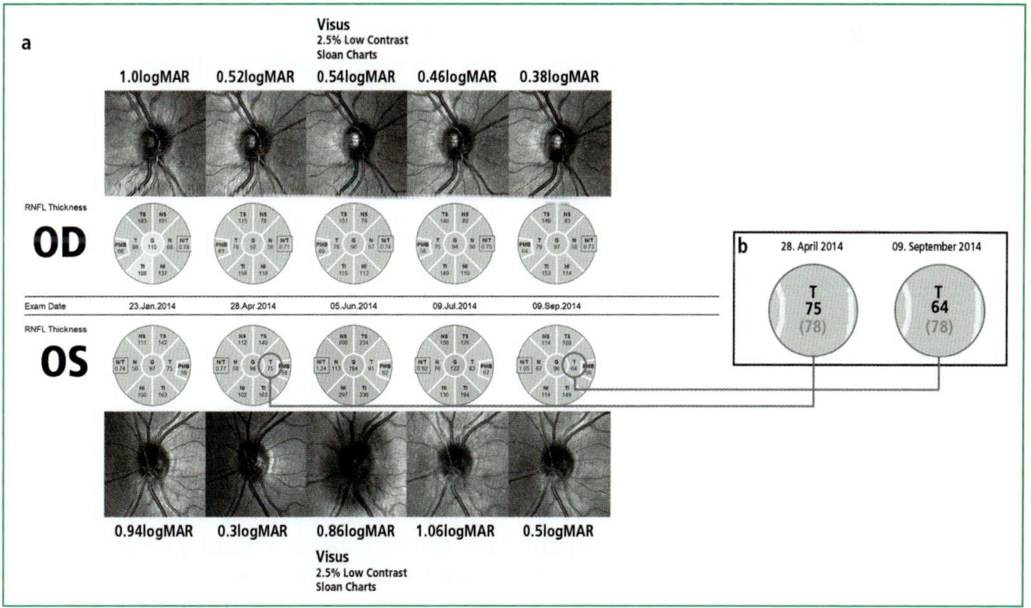

Abb. 13.1 OCT in der akuten Phase einer MS-assoziierten Optikusneuritis sowie Folgebefund. Fundusbilder und sektorielle Darstellung **(a)** der RNFS einer Patientin (23 J.) mit schubförmiger MS. Initial fand sich eine akute Optikusneuritis (ON) rechts mit Ödem (OD), im Verlauf dann eine kontralaterale ON mit deutlicher Schwellung. Auffällig war eine korrespondierende Abnahme des Niedrigkontrastvisus (Sloan Charts 2,5 % Kontrast), die sich im Verlauf zurückbildete (logMAR = logarithmierter Visus). Im Verlauf zeigte sich eine Atrophie der RNFS im temporalen Quadranten **(b)** von 11 µm. [M961/M962]

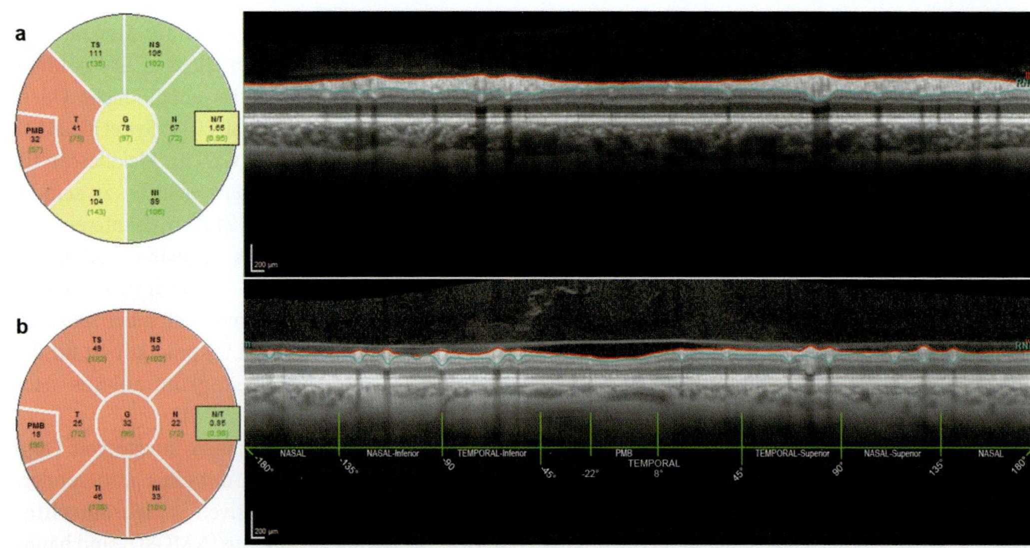

Abb. 13.2 OCT-Befund nach MS-assoziierter Optikusneuritis **(a)** und bei Neuromyelitis-optica-Spektrumerkrankung **(b).** RNFS-Dickenverteilung über den peripapillären Kreisscan und korrespondierender OCT-B-Scan nach MS-assoziierter ON (a). Hier zeigt sich eine Atrophie (< 1. Perzentile) im Bereich des temporalen Quadranten und des papillomakulären Bündels. Im Vergleich dazu ist die Abnahme der RNFS bei NMOSD-assoziierter ON deutlich ausgeprägter und erstreckt sich über alle Quadranten (b). Auch die verbliebene durchschnittliche Dicke (G; Zentrum der Kreisscans in der Abbildung links) fällt bei der NMOSD mit 32 µm deutlich geringer aus als bei der MS (78 µm). [M961/M962]

den sich auch bei AQP4-Ak-negativen Patienten mit NMOSD-ähnlichem Phänotyp und Antikörpern gegen Myelin-Oligodendrozyten-Glykoprotein (MOG-Ak). Im Gegensatz zu den AQP4-Ak/NMOSD-assoziierten Fällen scheint bei den MOG-Ak-assoziierten Fällen die Schubrate erhöht zu sein, wobei wiederum das Ausmaß der strukturellen und klinischen Funktionseinbußen im Verlauf zunimmt und nicht bereits mit der ersten Episode auftritt (Pache et al. 2016).

Bemerkenswerterweise findet sich eine Ausdünnung der RNFS bei Patienten mit MS jedoch nicht allein in der Folge einer Optikusneuritis, sondern – wenngleich weniger stark ausgeprägt – auch ohne anamnestische Hinweise dafür (Frohman et al. 2008; Pulicken et al. 2007; Petzold et al. 2010; Oberwahrenbrock et al. 2012). Die 2010 erstmals beschriebenen **mikrozystischen Makulaödeme** (MMÖ) scheinen nach Ergebnissen von Querschnitt- sowie retrospektiven Studien auf Gruppenebene mit höherer Krankheitsaktivität und höheren Behinderungsgraden assoziiert zu sein (Gelfand et al. 2012; Saidha et al. 2012). In der Folge setzte eine rege Diskussion um mögliche Ursachen von MMÖ ein (Balk et al. 2012; Kaufhold et al. 2013; Abegg et al. 2014).

Zusammenfassend lässt sich festhalten, dass MMÖ nicht MS-spezifisch sind, sondern auch bei anderen Erkrankungen mit Beteiligung der Retina bzw. der vorderen Sehbahn gefunden werden, teils sogar in stärkerer Ausprägung wie im Fall der NMOSD-assoziierten ON (Kaufhold et al. 2013; Abegg et al. 2014). MMÖ können sich dynamisch verhalten, und ihr Nachweis verlangt bestimmte Geräteeinstellungen, weil er im Falle zu hoher Mittelungszahl der OCT-B-Scans misslingen kann. Es wird abzuwarten sein, inwieweit die Klärung der zugrunde liegenden molekularen bzw. zellulären Ursachen der Entstehung der MMÖ zu einem besseren Verständnis der pathologischen Mechanismen der MS generell (z. B. Gliazellpathologie) beitragen kann (Petzold et al. 2014). ➤ Abb. 13.3 zeigt ein MMÖ infolge einer Optikusneuritis.

Während die Abnahme der RNFS bei MS-Patienten mit stattgehabter erstmaliger Optikusneuritis zweifellos am ausgeprägtesten ist (Mittel etwa 20 µm, Spanne 5–40 µm) (Petzold et al. 2010), fällt die mittlere Abnahme ohne Sehnerventzündung deutlich geringer aus, liegt aber immer noch signifikant über den zu erwartenden altersbedingten Veränderungen bei Gesunden (Petzold et al. 2010; Balk

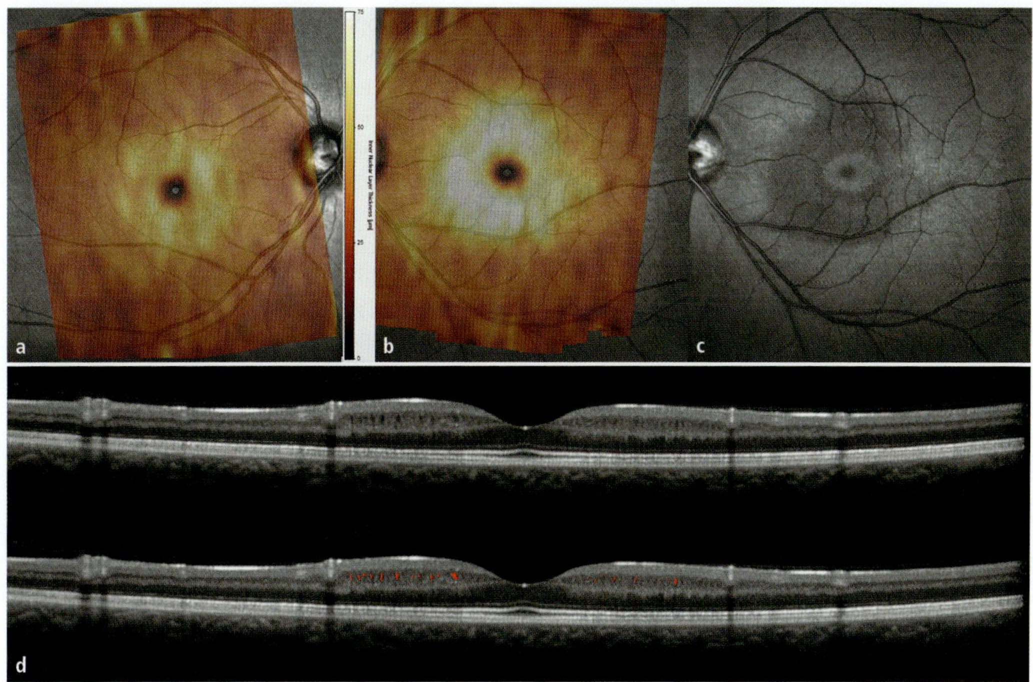

Abb. 13.3 Mikrozystisches Makulaödem der inneren Körnerschicht nach Optikusneuritis bei einem Patienten mit schubförmiger MS: Die auf segmentierten OCT-Daten makulärer B-Scans basierenden Dickenkarten der inneren Körnerschicht (IKS; „inner nuclear layer" [INL]) des rechten **(a)** und linken **(b)** Auges zeigen auf dem linken Auge eine perimakuläre Verdickung der IKS. Ein Blick auf das Fundusfoto **(c)** zeigt eine donutförmige Pathologie um die Fovea, deren Ursprung in der IKS zu finden ist. Der simultan mit dem Fundusfoto aufgenommene OCT-B-Scan **(d)** ermöglicht eine Betrachtung des Querschnitts der Pathologie. Hier kommen kleine zystische Strukturen innerhalb der IKS (sog. mikrozystische Makulaödeme) zur Darstellung (schwarze Strukturen im oberen und rote Markierungen im unteren zentralen Makulascan). [M961/M962]

et al. 2016). Die wenigen bislang vorliegenden longitudinalen Daten zu MS-Patienten sind nicht konsistent, was u. a. daran liegen könnte, dass z. B. die erste Studie mit der älteren TD-Technologie durchgeführt wurde (Talman et al. 2010), die deutlich weniger reliabel ist als die neuere SD-OCT-Technik (➤ Kap. 13.2). Eine jüngere Arbeit, in der longitudinale Veränderungen über 2 Jahre an 135 Patienten und 16 Kontrollen untersucht wurden, fand eine mittlere Abnahme von 1,1 µm oder 1,3 % sowohl für die peripapilläre RNFS als auch für die makuläre GZIPS im Vergleich zu 0,1 µm bzw. 0,1 % (RFNS) und 0,5 µm bzw. 0,5 % (GZIPS) bei den Kontrollen (Balk et al. 2016).

Aktuell laufende prospektive multizentrische Studienprogramme wie z. B. die **OCTIMS-Studie** werden in den kommenden Jahren zeigen müssen, ob insbesondere das angenommene Ausmaß der nicht ON-assoziierten Degeneration den obigen Annahmen auch tatsächlich entspricht. Neben ihrer Relevanz hinsichtlich der Reliabilität der Methode bei der MS sind solche Studien wichtig zur Beantwortung der Frage, ob und inwieweit die OCT als möglicher Endpunkt zukünftiger Phase-III-Studien fungieren könnte. In einer ganzen Reihe von Phase-II-Studien bei Patienten mit akuter Optikusneuritis hat das OCT aber bereits Eingang als primärer oder sekundärer Endpunkt gefunden (Sühs et al. 2012; Raftopoulos et al. 2016).

Eindeutiger als die Ergebnisse longitudinaler Arbeiten sind jene von Querschnittstudien, die unabhängig von der Krankheitsdauer stadienabhängige strukturelle Veränderungen unterschiedlichen Ausmaßes zeigen. Die quantitativ am stärksten ausgeprägten Veränderungen weisen Patienten mit sekundär und primär chronisch progredienter Verlaufsform (SPMS bzw. PPMS) auf. Geringere Verluste finden sich bei Patienten mit einem CIS bzw. schubförmig remittierender MS, insbesondere in den Fällen, in denen keine Optikusneuritis zu erfragen ist (Pulicken et al. 2007; Oberwahrenbrock et al. 2012).

13.4 OCT und MRT

Durch eigene strukturelle MRT-Arbeiten zur Assoziation von globalen bzw. segmentierten Hirnvolumenänderungen der grauen und weißen Substanz und OCT-Daten sowie auch die Arbeiten anderer Gruppen konnte wiederholt gezeigt werden, dass die Parameter der retinalen Atrophie (RNFS, TMV) sehr eng mit dem Ausmaß der Hirnatrophie (Hirnparenchymfraktion [„brain parenchymal fraction", BPF]) bei MS assoziiert sind (Gordon-Lipkin et al. 2007; Siger et al. 2008; Young et al. 2013). Auch jüngste longitudinale Daten stützen den engen Zusammenhang von OCT und MRT in der Quantifizierung von Atrophie bei MS (Saidha et al. 2015).

Die exakten molekularen bzw. zellulären Grundlagen der atrophen Veränderungen bleiben aber sowohl für das MRT als auch das OCT unklar, wenngleich Post-mortem-Arbeiten einen neuroaxonalen Verlust nahelegen (Green et al. 2010; Popescu et al. 2015). Trotz einer zweifelsfrei engen Korrelation kann zudem nicht mit letzter Sicherheit davon ausgegangen werden, dass der Degeneration in Gehirn und Netzhaut bei der MS identische Mechanismen zugrunde liegen.

13.5 Struktur-Funktions-Beziehungen (VEP sowie Hoch- und Niedrigkontrastvisus)

Strukturelle OCT-Messungen korrelieren stark mit Ergebnissen der Visusprüfungen verschiedener Modalität (Henderson et al. 2008). Ein besonders enger Zusammenhang besteht zwischen der Abnahme der makulären Ganglienzellschichtdicke und Visusbestimmungen mit Niedrigkontrasttafeln („low contrast visual acuity charts", z. B. SLOAN 2,5 %) (Walter et al. 2012; Saidha et al. 2011b).

Der elektrophysiologische Nachweis einer Demyelinisierung oder axonalen Schädigung des Sehnervs lässt sich mittels VEP-Untersuchungen führen. Optikuskonduktionsstörung ebenso wie Amplitudenverlust korrelieren dabei mit den OCT-Ergebnissen (Petzold et al. 2010).

In einer ganzen Reihe von Studien wurde die Beziehung zwischen **RNFS-Atrophie** und **EDSS** untersucht (Petzold et al. 2010). Die Ergebnisse dieser Arbeiten sind z. T. widersprüchlich. Während einige eine inverse Beziehung zwischen RNFS-Dicke und EDSS beschreiben, fanden andere diese Assoziation nicht. In Teilen dürften diese unterschiedlichen Ergebnisse durch sehr heterogene Studienpopulationen bedingt sein (Petzold et al. 2010). Interessanterweise fand sich die stärkste Assoziation von RNFS und EDSS in einer Gruppe von Patienten ohne Optikusneuritis in der Vorgeschichte (Siger et al. 2008). Bekanntlich wird der EDSS nachhaltig durch Ergebnisse der motorischen Behinderung bestimmt, während die visuelle Funktion in geringerem Maße Eingang in den EDSS-Summenscore findet. Es ist daher denkbar, dass eine subtile Beziehung zwischen globalem axonalem Schaden und dem EDSS angesichts des starken Effekts einer Optikusneuritis auf die RNF-Schichtdicke maskiert wird.

13.6 Darstellung tieferer Netzhautschichten mittels Segmentierung makulärer B-Scans

Die Entwicklung von Postprozessierungsmethoden makulärer OCT-B-Scans erlaubt eine reliable semiautomatische Segmentierung auch tiefer gelegener Netzhautschichten (Seigo et al. 2012). Neben kontroversen Ergebnissen zu einer möglichen primären Retinapathologie bei Patienten mit MS (Saidha et al. 2011a; Brandt et al. 2011) konnten Oberwahrenbrock et al. (2013) in einer Kohorte von CIS-Patienten zeigen, dass bei Patienten ohne Optikusneuritis in der Vorgeschichte und ohne Auffälligkeiten im VEP als möglichem Hinweis auf eine subklinische Beteiligung des Sehnervs bereits eine makuläre Ausdünnung der GZS im Vergleich zu Kontrollen nachweisbar ist.

13.7 OCT und Krankheitsmonitoring

In der Folge der Erstbeschreibung des MMÖ und damit einhergehender höherer Behinderungsgrade haben Saidha et al. (2012) gezeigt, dass eine Erhöhung der Dicke der inneren Körnerschicht (IKS) unabhängig vom Nachweis mikrozystischer Ödeme mit einem erhöhten Risiko klinischer und radiologischer Krankheitsaktivität einhergeht. Unlängst ergaben Untersuchungen segmentierter makulärer B-Scans, dass Patienten, die nach Initiierung einer Immuntherapie über 18 Monate eine Abnahme der IKS im OCT aufwiesen, keine Zeichen messbarer Krankheitsaktivität („no evidence of disease activity"), d. h. keine Schübe, keine Behinderungszunahme und keine MRT-Aktivität zeigten. Dagegen waren Patienten mit unveränderter IKS bzw. Zunahme der IKS-Dicke im Verlauf nicht frei von Krankheitsaktivität (Knier et al. 2016). Sollten sich diese Studienergebnisse an größeren Kollektiven bestätigen lassen, so wäre das OCT möglicherweise auch als Instrument im Therapiemonitoring geeignet. In einer weiteren jüngeren Arbeit schienen die gegenwärtig verfügbaren Immuntherapien einen unterschiedlich starken protektiven Effekt auf die Abnahme der GZIPS zu haben (Button et al. 2017).

Unabhängig von Therapieeffekten ist das OCT prädiktiv für die zukünftige Behinderung. So wurde in einer Studie des internationalen IMSVISUAL-Konsortiums an einem großen gepoolten Kollektiv gezeigt, dass mit der Unterschreitung gewisser Grenzwerte im OCT bei einzeitigen Messungen eine Verdoppelung des Risikos einer Behinderungszunahme zwischen dem ersten und dem dritten Nachbeobachtungsjahr vergesellschaftet ist (Martinez-Lapiscina et al. 2016).

13.8 Fazit und Ausblick

Die relativ junge Geschichte der OCT in der Neurologie und insbesondere in der Neuroimmunologie ist in vielerlei Hinsicht eine bemerkenswerte Erfolgsgeschichte. So erscheint die OCT als innovative und aussichtsreiche Methode, um nicht allein das Ausmaß des neuroaxonalen Schadens bei MS-Patienten modellhaft durch strukturelle Messungen der Retina zu erfassen, sondern – wie jüngste Arbeiten nahelegen – auch geeignet, Differenzialdiagnosen wie AqP4- oder MOG-Ak-assoziierte Erkrankungen frühzeitig zu erkennen. Auch in der Prognoseabschätzung sowie im Therapiemonitoring könnte das OCT neben dem MRT zukünftig eine wichtige Rolle übernehmen.

Zweifelsfrei ist zudem der Einsatz der OCT in klinischen Studien zur Optikusneuritis sinnvoll, legen doch neuere Daten nahe, dass das OCT bereits zu einem sehr frühen Zeitpunkt als Prädiktor des klinischen Outcomes nach 6 Monaten fungieren könnte. In den placebokontrollierten Phase-II-Studien mit einem strukturellen OCT-Endpunkt wurde ein möglicher Zusatznutzen von Erythropoetin zu Methylprednisolon bzw. von Phenytoin zu Steroiden bei akuter Optikusneuritis untersucht (Sühs et al. 2012; Raftopoulos et al. 2016).

Weniger geeignet erscheint das OCT derzeit noch für Phase-II-Studien mit relativ kurzer Beobachtungsdauer (6–9 Mon.) bei Patienten mit z. B. schubförmiger MS ohne Optikusneuritis, da die anzunehmende mittlere Abnahme der RNFS-Dicke deutlich unterhalb der Auflösungsgrenze des OCT läge und somit eine verlässliche Abbildung von Wirkunterschieden unmöglich wäre. Von großer Bedeutung für den Erfolg derartiger Studien ist zweifellos die Anwendung validierter Qualitätskriterien wie z. B. der unlängst vorgeschlagenen „OSCAR-IB"-Kriterien (Tewarie et al. 2012; Schippling et al. 2015).

Ferner könnten die oben erwähnten Segmentierungsanalysen eine Möglichkeit bieten, durch den Nachweis einer spezifischen Degeneration von Schichten außerhalb der RNFS (z. B. der GZS oder IKS/OKS) die Sensitivität und Spezifität der OCT zu erhöhen und bei der Charakterisierung von MS-Subtypen zu assistieren.

13

LITERATURAUSWAHL

Unter https://shop.elsevier.de/multiple_sklerose erhalten Sie Zugriff auf weitere Literaturstellen zu diesem Kapitel.

Abegg M, Dysli M, Wolf S, et al. (2014). Microcystic macular edema: Retrograde maculopathy caused by optic neuropathy. Ophthalmology 121(1): 142–149.

Balk LJ, Cruz-Herranz A, Albrecht P, et al. (2016). Timing of retinal neuronal and axonal loss in MS: A longitudinal OCT study. J Neurol 263(7): 1323–1331.

Brandt AU, Oberwahrenbrock T, Ringelstein M, et al. (2011). Primary retinal pathology in multiple sclerosis as detected by optical coherence tomography. Brain 134 (Pt 11): e193–194.

Button J, Al-Louzi O, Lang A, et al. (2017). Disease-modifying therapies modulate retinal atrophy in multiple sclerosis: A retrospective study. Neurology 88(6): 525–532.

Costello F, Coupland S, Hodge W, et al. (2006). Quantifying axonal loss after optic neuritis with optical coherence tomography. Ann Neurol 59(6): 963–969.

Frohman EM, Fujimoto JG, Frohman TC, et al. (2008). Optical coherence tomography: A window into the mechanisms of multiple sclerosis. Nat Clin Pract Neurol 4(12): 664–675.

Gabilondo I, Martínez-Lapiscina EH, Fraga-Pumar E, et al. (2015). Dynamics of retinal injury after acute optic neuritis. Ann Neurol 77(3): 517–528.

Gelfand JM, Nolan R, Schwartz DM, et al. (2012). Microcystic macular oedema in multiple sclerosis is associated with disease severity. Brain 135(6): 1786–1793.

Gordon-Lipkin E, Chodkowski B, Reich DS, et al. (2007). Retinal nerve fiber layer is associated with brain atrophy in multiple sclerosis. Neurology 69(16): 1603–1609.

Green AJ, McQuaid S, Hauser SL, Allen IV, Lyness R (2010). Ocular pathology in multiple sclerosis: retinal atrophy and inflammation irrespective of disease duration. Brain 133(6): 1591–1601.

Knier B, Schmidt P, Aly L, et al. (2016). Retinal inner nuclear layer volume reflects response to immunotherapy in multiple sclerosis. Brain 139 (11): 2855–2863.

Martinez-Lapiscina EH, Arnow S, Wilson JA, et al. (2016). Retinal thickness measured with optical coherence tomography and risk of disability worsening in multiple sclerosis: A cohort study. Lancet Neurol 15(6): 574–584.

Oberwahrenbrock T, Schippling S, Ringelstein M, et al. (2012). Retinal damage in multiple sclerosis disease subtypes measured by high-resolution optical coherence tomography. Mult Scler Int 2012 530305. doi: 10.1155/2012/530305.

Oberwahrenbrock T, Ringelstein M, Jentschke S, et al. (2013). Retinal ganglion cell and inner plexiform layer thinning in clinically isolated syndrome. Mult Scler 19(14): 1887–1895.

Pache F, Zimmermann H, Mikolajczak J, et al. (2016) in cooperation with the Neuromyelitis Optica Study Group (NEMOS). MOG-IgG in NMO and related disorders: A multicenter study of 50 patients. Part 4: Afferent visual system damage after optic neuritis in MOG-IgG-seropositive versus AQP4-IgG-seropositive patients. J Neuroinflamm 13(1): 282.

Petzold A, de Boer JF, Schippling S, et al. (2010). Optical coherence tomography in multiple sclerosis: A systematic review and meta-analysis. Lancet Neurol (9): 921–932.

Raftopoulos R, Hickman SJ, Toosy A, et al. (2016). Phenytoin for neuroprotection in patients with acute optic neuritis: A randomised, placebo-controlled, phase 2 trial. Lancet Neurol 15(3): 259–269.

Saidha S, Sotirchos ES, Ibrahim MA, et al. (2012). Microcystic macular oedema, thickness of the inner nuclear layer of the retina, and disease characteristics in multiple sclerosis: A retrospective study. Lancet Neurol 11(11): 963–972.

Saidha S, Al-Louzi O, Ratchford JN, et al. (2015). Optical coherence tomography reflects brain atrophy in multiple sclerosis: A four-year study. Ann Neurol 78(5): 801–813.

Schippling S, Balk L, Costello F, et al. (2015). Quality control for retinal OCT in multiple sclerosis: Validation of the OSCAR-IB criteria. Mult Scler 21(2): 163–170.

Sühs KW, Hein K, Sättler MB, et al. (2012). A randomized, double-blind, phase 2 study of erythropoietin in optic neuritis. Ann Neurol 72(2): 199–210.

Syc SB, Saidha S, Newsome SD, et al. (2012). Optical coherence tomography segmentation reveals ganglion cell layer pathology after optic neuritis. Brain 135(2): 521–533.

Tewarie P, Balk L, Costello F, et al. (2012). The OSCAR-IB consensus criteria for retinal OCT quality assessment. PLoS One 7(4): e34823.

Walter SD, Ishikawa H, Galetta KM, et al. (2012). Ganglion cell loss in relation to visual disability in multiple sclerosis. Ophthalmology 119(6): 1250–1257.

Young KL, Brandt AU, Petzold A, et al. (2013). Loss of retinal nerve fibre layer axons indicates white but not grey matter damage in early multiple sclerosis. Eur J Neurol 20(5): 803–811.

KAPITEL

14 Neurophysiologie und MS

Alexander Reinshagen

14.1 Einführung

Unser Nervensystem ist durch optimierte Myelinisierung für schnellstmögliche Leitung und frequenzstabile Synchronisation von Nervenimpulsen ausgestattet. Damit werden konsistentes Wahrnehmen und Bewegen gewährleistet. Bei der vordergründig als demyelinisierend besprochenen multiplen Sklerose (MS) wird die Erregungsleitung durch Entmarkung (Myelin), aber auch durch axonale Transsektion gestört. Beide Prozesse sind reparabel, führen aber zu Rest-Entmarkung und Gliose, was zu klinischen Symptomen im Sinne einer gestörten Synchronisation der Nervenleitung führt. Die genannten Schädigungen lassen sich elektrophysiologisch als Leitungsverzögerung bzw. Amplitudenverlust erfassen.

Vor 40 Jahren wurden die evozierten Potenziale (EP) in den klinischen Routinebetrieb eingeführt (Matthews 1977), haben aber im Gegensatz zum rasanten Fortschritt der MRT in den letzten 25 Jahren keine wesentliche Entwicklung ihrer diagnostischen Wertschätzung erfahren: In den zuletzt 2011 (Polman et al. 2011) revidierten MS-Diagnosekriterien ist auch das visuell evozierte Potenzial (VEP) nur mehr eine Randnotiz. Auch im NEDA-Konzept („no evidence of disease activity“) werden EP nicht berücksichtigt, und das, obwohl gerade EP mit dem Grad der Behinderung mehr korrelieren als MRT und klinische Angaben (Goffroy et al. 2016).

Hingegen besteht unter Klinikern und Neurophysiologen Konsens, dass das neurophysiologische Assessment nicht nur sensitiver ist als klinische Befunde, sondern dass die Neurophysiologie der MS klinisch relevante Änderungen zu objektivieren hilft, die Polytopie der Erkrankung durch z. B. klinisch nicht erfassbare Schädigungen erkennt, der Verlauf auch im Hinblick auf Behinderung sehr gut mit multimodalen EP korreliert (s. u.) und im Praxisalltag schnell Entscheidungen jenseits der Befundung von zumeist in nicht neuroradiologischen MRT-Praxen erstellten MR-Scans getroffen werden können.

Berücksichtigt man weiter, dass die 2011 revidierten und aktuell in den MAGNIMS Consensus Guidelines vermittelten Kriterien für den nicht täglich mit

MS beschäftigten Radiologen vereinfacht wurden, sie andererseits für Patienten mit klinisch isoliertem Syndrom (CIS) speziell in MS-Zentren Anwendung finden sollen, weitet sich der Blick des Neurologen wieder auf das unbestritten gut bestellte neurophysiologische Feld.

Merke

Evozierte Potenziale sind flächendeckend und günstig in neurologischen Praxen und Kliniken verfügbar, nicht invasiv und liefern reliable quantitative Befunde.

14.2 Evozierte Potenziale im klinischen Einsatz, multimodale EP

Über die klassisch diagnostische Wertigkeit sehen die Meinungsbildner der Neurophysiologie (Buchner 2013; Leocani und Comi 2014) die Wertigkeit der EP zunehmend in der Prognose- und Therapiebeurteilung. So wurden Summenscores **multimodaler EP** zum Themenschwerpunkt. Diese Technik ist vornehmlich in Studien validiert (Ramanathan et al. 2013; Schlaeger et al. 2016; Giffroy et al. 2016), könnte aber über datentechnisch einfach einzuführende Algorithmen sehr einfach in den Praxisalltag übernommen werden. Die Baseler Arbeitsgruppe offeriert hierfür verschiedene Berechnungsmodi vom ordinalen bis zum quantitativen Score (Schlaeger et al. 2016).

Die EP ermöglichen eine Quantifizierung im Bereich funktioneller und damit für das klinische Outcome relevanter Systeme und sind damit geeignet, nicht nur Therapiestrategien zu beurteilen (Meuth et al. 2011; Niklas et al. 2009; Ayache et al. 2014; Iodice et al. 2016), sondern in Zeiten neuer, auch aggressiverer Therapieschemata potenzielle Kandidaten hierfür herauszufiltern (Leocani und Comi 2014).

Das MRT kann Läsionen nicht der Qualität *demyelinisierend* zuordnen, weshalb EP weiter im Sinne einer Zusatzinformation in der Frühdiagnose des demyelinisierenden Charakters der MS Berücksichtigung finden sollten (Beer et al. 1995). Andererseits besteht mittels MRT (➤ Kap. 12) die Möglichkeit, klinisch nicht relevante und elektrophysiologisch nicht zugängliche MS-Herde (z. B. paraventrikulär und juxtakortikal) zu visualisieren. Die im ➤ Kap. 13 vorgestellte optische Kohärenztomografie (OCT) erfasst die atrophe MS-Pathologie bzw. MS-Progression, nicht hingegen die frühe Retrobulbärneuritis (Grecescu 2014), sodass die VEP weiter eine der wichtigsten und bisher nicht ersetzbaren Zusatzinformationen für die Diagnose der MS liefern. Unter Beachtung spezieller Reizparameter lässt sich die Sensitivität besonders der VEP erhöhen (➤ Kap. 14.2.2).

14.2.1 Neurophysiologische Grundlagen

Merke

Als evozierte Potenziale bezeichnet man durch einen für ein System adäquaten Reiz hervorgerufene elektrische Aktivitäten von neuronalen Strukturen inkl. deren Ableitung und Aufzeichnung. Die Reize hierfür müssen monoton, gut reproduzierbar und von kurzer Dauer sein.

So wird für die Testung des visuellen Systems ein (adäquater) optischer Reiz (schnell wechselndes Schachbrettmuster = monoton, sehr gut reproduzierbar, ➤ Abb. 14.1) per Monitor dargeboten. In der Retina wird der wechselnde Lichtimpuls in elektrische Aktivität gewandelt, fortgeleitet und in reizkorrelierten zentralnervösen Schaltzentralen verarbeitet. Die Summe der dabei aktivierten zentralnervösen Nervenfasern generiert elektrische Felder, die als elektrische Dipole an der Kopfoberfläche als volumengeleitete Summenaktionspotenziale erfasst werden. Um diese Potenziale aus dem EEG-Rauschen herausrechnen zu können, wird der Reiz 100-fach, bei akustisch evozierten Potenzialen (AEP) bis 2000-fach, ausgelöst und in einem konstanten Zeitabschnitt aus dem EEG ausgelesen (Average-Technik).

Die Muster der evozierten Potenziale lassen sich orientierend so erklären: Sind besonders die schnellleitenden Fasern geschädigt, kommt es zu einer Verzögerung der Reizantwort (**Leitungsverzögerung**). Ist die Störung der Erregungsleitung am Ranvier-Schnürring ausgeprägt bzw. findet sich eine direkte

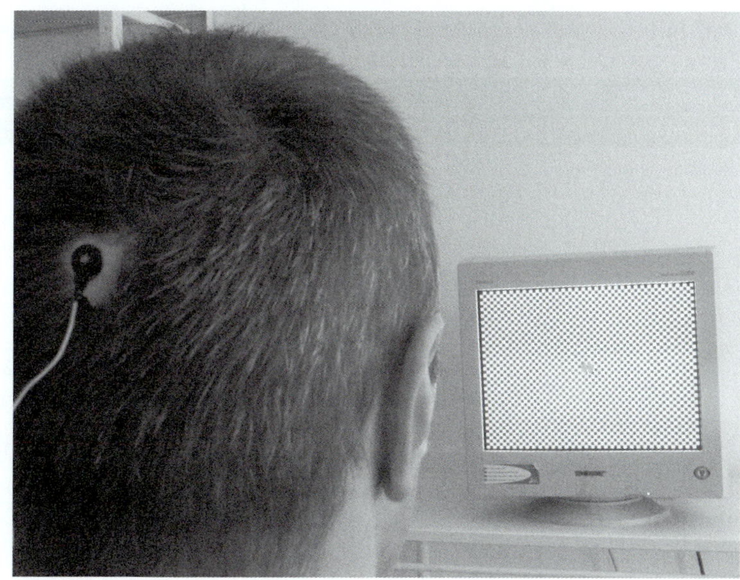

Abb. 14.1 Ableitung eines VEP mit Schachbrettmuster 64 × 48, entsprechend 13,6′ bei 120 cm Monitor-Augen-Abstand. Größere Kantenlängen des Reizmusters reizen das magnozelluläre visuelle System und sind weniger sensitiv für eine RBN.

axonale Schädigung, führt dies funktionell und messtechnisch zu einem Leitungsblock bzw. Potenzialverlust (**Amplitudenabnahme**). Ist lediglich ein Teil der Fasern leitungsverzögert, kommt es zur **zeitlichen Dispersion** der Potenzialantwort (Potenzialaufsplitterung, -verlängerung) bei durchaus noch unauffälliger Latenz der frühen (ungestörten) oder Hauptkomponenten.

Eine Schwierigkeit bei der Beurteilung evozierter Potenziale entsteht durch die teils tief zerebrale Generierung der Potenziale und die interindividuell unterschiedliche Lage der Generatoren/Dipole, sodass die Feldlinien unterschiedlich, interindividuell different am Schädel abgreifbar werden.

Die Fortleitung über geschädigte – im Sinne der MS „sklerosierte" – Herde ist stark von der Temperatur des Gewebes abhängig, was klinisch als **Uhthoff-Phänomen** bekannt ist und sich in den EP-Latenzen spiegelt (Romani et al. 2000). Hintergrund scheint eine Störung der im Laufe der Evolution entstandenen temperaturadaptierten Frequenztreue des Nervensystems zu sein.

Auf dem für den Nutzer neurophysiologischer Geräte einfach erscheinenden Weg zwischen Reiz und auswertbarem Potenzial liegen technisch aufwendige Verfahren. Es sei hervorgehoben, dass EP als reine Differenzableitungen elektrischer Dipole erfolgen. Die Lokalisation einer aktiven gegen eine inaktive Elektrode im elektrischen Feld ist damit, wie am Beispiel der VEP dargestellt (➤ Kap. 14.2.2), ausschlaggebend für die Form der Potenziale; ggf. können sich beide Elektroden auslöschen bzw. falsch ergänzen.

Über die Richtlinien für den Einsatz von EP gibt die Deutsche Gesellschaft für Klinische Neurophysiologie (www.dgkn.de) Auskunft; dort findet sich eine Übersichtstabelle zu den Mindestanforderungen. Voraussetzung für die Ableitung evozierter Potenziale ist ein entspannter, für die Durchführung der visuell (VEP) und motorisch evozierten Potenziale (MEP) aktiv mitarbeitender Patient. Durch Entspannung des Patienten wird die Generierung störender Artefakte minimiert.

Die Auswertung der EP beginnt mit der Inaugenscheinnahme der Potenzialkonfiguration:

- Sind die Potenziale reproduziert (➤ Tab. 14.1)?
- Finden sich Abweichungen der Form von der Norm oder im Seitenvergleich?
- Finden Formabweichungen durch die zu setzenden und zu Simplifikation verführenden Marker ausreichend Berücksichtigung?

Formabweichungen sollten im Befund benannt werden; wenn quantitative Scores Anwendung finden, sollte für Formabweichungen ein Merkmal vergeben werden.

Erst dann werden Latenz- und Amplitudenmarker und deren Absolutwerte zur weiteren Beurteilung erfasst.

Tab. 14.1 Ausschnitt aus der Tabelle der DGKN zur Mindestanforderung für die Auswertung evozierter Potenziale (www.dgkn.de), hier auf die Reproduzierbarkeit der EP fokussiert

Auswertung				
Parameter	**VEP**	**AEP**	**SEP**	**MEP**
Reproduzierbarkeit	1 ms Latenz P100 ± 20 % Amplitude	0,1 ms Latenz für Wellen I, III und V ± 20 % Amplitude	Armnerven: 0,25 ms Latenz Bein: 0,5 ms Latenz ± 20 % Amplitude	0,5 ms Latenz ± 20 % Amplitude
Auswertung	P100-Latenz P100-Amplitude NPN-Wellenform	Wellenlatenz: I, III, V Interpeak-Latenzen Amplitudenquotient V/I	Latenzen: Arm: N9, N13, N14, N20 Bein: N18, P40 Amplituden N20 u. P40; Seitenvergleich; Körpergröße beachten	ZML, PMP, CML (s. Text), Amplitudenquotient kortikal/peripher, Potenzialform, Körpergröße beachten
Dokumentation (Foto/ Hardcopy)	Originalkurven (Latenzen/Peaks/Amplitude/ Form)			

Merke

Dieser Teil der Potenzialerfassung stellt die eigentliche Herausforderung dar. Um Werte für Latenzen und Amplituden mit einer Normwerttabelle zu vergleichen, bedarf es keines Verständnisses von Physiologie, Reiz- und Ableittechnik. Automatisiert gesetzte Marker werden gerade vom elektrophysiologischen Anfänger selten hinterfragt, was die teils kritisierte geringe Sensitivität der EP erklärt – nur der erfahrene Auswerter wird in einem erprobten Labor dem Anspruch einer validen Neurophysiologie gerecht.

14.2.2 Visuell evozierte Potenziale (VEP)

Einleitung

VEP sind die sensitivste Methode zum Nachweis einer demyelinisierenden Schädigung des ZNS. Als einzige EP-Modalität fanden sie in den 2005 revidierten Diagnosekriterien noch Berücksichtigung; in der aktuellen Version werden die VEP nur noch zur Bestätigung bei Angabe einer Sehstörung erwähnt (Polman et al. 2011).

Für die Objektivierung einer **passageren** sowie klinisch **stummen Retrobulbärneuritis** (RBN) liegt bisher kein sensitiverer Ansatz vor; hier versagen MRT und OCT (➤ Kap. 13) noch (Di et al. 2014), wohingegen die MRT für die akute RBN eine hohe Sensitivität hat (Acar et al. 2004).

Mittels VEP wird die postretinale, retrobulbäre Leitung optischer Sinnesreize quantifizierbar; die OTC erfasst hingegen die retrograde retinale Degeneration *nach* retrobulbärer Schädigung. Die für die EP notwendige Average-Technik wurde 1951 von Dawson entwickelt; damit war 1960 zunächst ein blitzevoziertes VEP ableitbar. 1972 zeigte Halliday, dass das heute eingesetzte Musterumkehr-VEP (Schachbrettmuster) Entmarkungsprozesse im N. opticus nachweisen kann, ohne dass ophthalmologische Ausfälle bestehen. Dies kann bei 50 % der Patienten eine subklinische RBN aufdecken. Die Anwendung eines kleinfeldrigen Schachbrettmusters erhöht die Sensitivität und damit auch die Wertigkeit der VEP im klinischen Alltag (s. Reizparameter und ➤ Abb. 14.2).

Grundlagen der VEP

Das optische System

Beim optischen Systemhandelt es sich um ein bereits intrauterin mittels Myelinisierung synchronisiertes neuronales Leitsystem mit optimierter Frequenztreue. Dadurch wird die punkt- und zeitge-

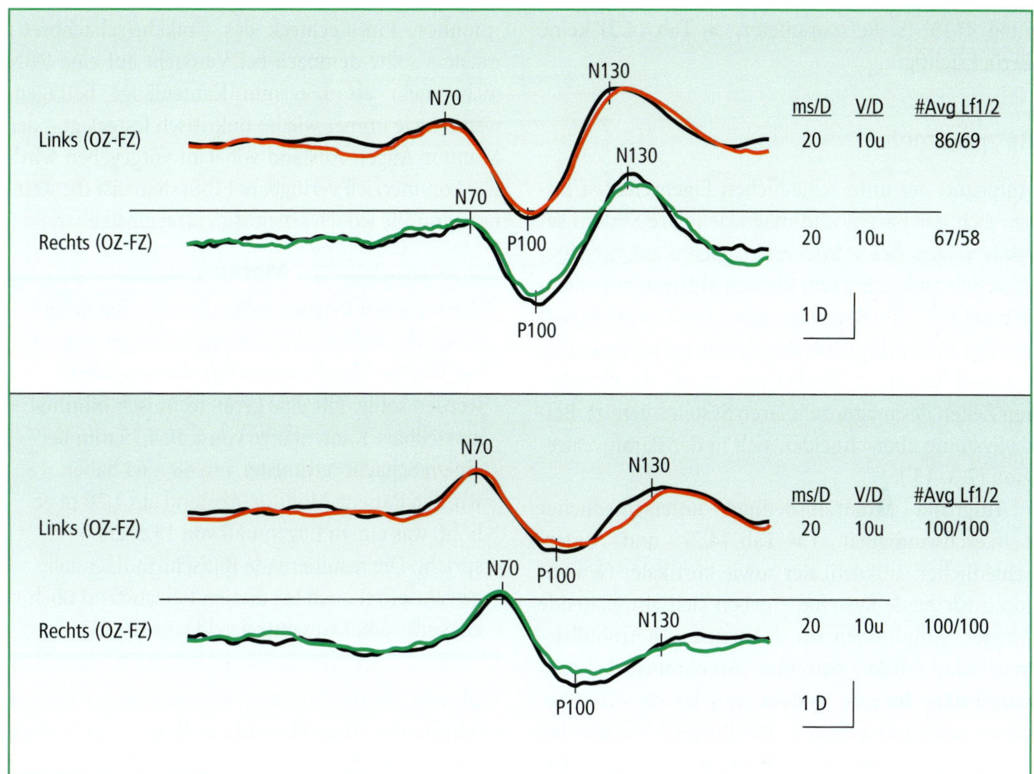

Abb. 14.2 Oben: Darstellung üblicher parafovealer VEP. P100 links mit 117 ms grenzwertig, rechts mit 120 ms pathologisch (n = 45; MW P100 100,5 ms ± 6,8, oberer Grenzwert 117,5 ms). Unten demgegenüber sensitivere foveale VEP (Mustergröße 7,5 15'; s. Text) derselben Patientin, mit P100(f) links 127 und rechts 133 ms bds. pathologisch trotz höherem oberem Grenzwert (n = 45; MW P100 105,5 ms ± 7,0, oberer Grenzwert 123,0 ms). Beachte auch die unterschiedliche Form der VEP durch verschiedene Reizmustergrößen.

naue zentrale visuelle Widerspiegelung der Außenwelt möglich.

Als Ort der Generierung (Dipol) des als P100 ableitbaren Potenzials wird der striäre Kortex (V1) angenommen (Grecescu 2014; Shigihara et al. 2016). Von dieser Hypothese abweichend findet sich bei kortikaler Blindheit teilweise (bei Einsatz von Reizmustern > 20‘) eine regelrechte Reizantwort.

Es werden drei wesentliche optische Leitsysteme unterschieden (➤ Tab. 14.2):

- das evolutionsbiologisch früh entstandene **magnozelluläre System**, in der Retina peripher angeordnet, mit schnell leitenden Fasern, für Wahrnehmung von Bewegung und Hell-/Dunkel-Differenzen (Stäbchen) ausgelegt, durch grobe Reizmuster erregbar;
- das für Kontrastsehen verantwortliche **parvozelluläre foveale System**, zentral (Zapfen) gelegen und durch die Eigenschaft der Differenzverstärkung (für Kontrast und Farbsehen, kleine Muster) charakterisiert (Übersicht ➤ Tab. 14.2), sowie
- das **W-Zell-System**, das zum Tectum mesencephali verschaltet ist und für Fluchtreaktionen zuständig zu sein scheint, das für VEP keine Relevanz hat.

Die Sensitivität des VEP erhöht sich durch Beurteilung des parvozellulären (fovealen) und entwicklungsgeschichtlich später entstandenen optischen Systems von jeweils 80, 70 und 37,5 % (früher: „sichere“, „wahrscheinliche“ und „mögliche“ MS) auf 91, 90 bzw. 56 %. Dies wurde bereits 1980 von Diener beschrieben, findet im klinischen Alltag und in einer Großzahl von Studien zur RBN bzw. MS aber keine Berücksichtigung. Auch in den Empfehlungen der DGKN für die Ableitung von EP findet eine Reizung < 15‘ (s. Reizparameter, ➤ Tab. 14.2) keine Berücksichtigung.

Reizparameter

Aufgrund der unterschiedlichen Eigenschaften lassen sich das parvo- und magnozelluläre System selektiv reizen; beide Systeme reagieren auf verschiedene Sehwinkel. Bei sehr kleinen Mustern mit einem Winkel bis 7,5' (Bogenminuten; 1/60° Winkelgrad) werden isoliert die zentralen Zellen des parvozellulären und bei einem Winkel von 20–60‘ die peripheren Zellen des magnozellulären Systems gereizt. Beide Systeme überschneiden sich in der Parafovealregion (7,5–15').

Aufgrund evolutionsbedingt unterschiedlicher Leitgeschwindigkeit (➤ Tab. 14.2) und unterschiedlicher subkortikaler sowie kortikaler Generatoren für beide Systeme ergeben sich abweichende Muster, Amplituden sowie Latenzen. Retrobulbärneuritiden ((RBN) betreffen vornehmlich das **parvozelluläre foveale System** und lassen sich über dieses sensitiver erfassen. Die Reizung hat also bei kleinen, kontrastierenden Mustern zu erfolgen. Aus den dargestellten Zusammenhängen ergibt sich, dass eine selektive Reizung der Zapfen bei einem Sehwinkel von 7,5–15' erfolgen sollte.

Die Berechnung der Größe der visuellen Reizmuster ergibt sich bei gegebenem Sehwinkel (hier < 15') aus dem Abstand des Probanden vom Reizmuster/-monitor. Ein Rechteck des Umkehr(schachbrett)musters sollte demnach bei Verdacht auf eine RBN nicht mehr als 4,36 mm Kantenlänge betragen, wenn – wie immer wieder unkritisch festgelegt – der Monitor-Augen-Abstand von 1 m vorgegeben wird. Für kommerziell verfügbare EP-Systeme ist die Reizmustergröße jedoch selten stufenfrei einstellbar.

Merke

Zur visuellen Reizung sollte deshalb eine Adaptation der Reizsituation erfolgen, die ggf. erneut bei Wechsel des Reizmonitors durchgeführt werden sollte. Für eine gerätetechnisch minimal einstellbare Kantenlänge von z. B. 4,75 mm bei einem Schachbrettmuster von 48 × 64 haben wir den Patient-Monitor-Abstand auf 1,20 m erhöht, was einem Bogenmaß von 13,6' entspricht. Die resultierende Bildschirmdiagonale gewährleistet auch bei diesem Reizabstand noch ein suffizientes Gesamtreizfeld von 12–15°.

Während Lowitzsch (2000) in seinem wegen der gut strukturierten Grundlagendarstellung empfohlenen Lehrbuch angibt, dass bei 30 % einer Normgruppe keine fovealen VEP gefunden wurden, sahen wir bei einer Reizmustergröße von 13,6′ bei 45 Gesunden keinen Ausfall der fovealen Reizantwort.

Die P100-Latenz bei Reizung fovealer Retinazellen ist gegenüber der bei Reizung peripherer Sehbahnanteile um wenige Millisekunden verzögert (für unser

Tab. 14.2 Eigenschaften der für VEP relevanten Systeme (1′ [Bogenminute] entspricht 1/60° [Grad], adaptiert nach Lowitzsch)

	Parvozelluläres System	Magnozelluläres System
Lage in Retina	Fovea (Makula)	Peripherie
Rezeptoren	Zapfen	Stäbchen
Relevanter Reiz	Farbe, Kontrast	Bewegung, Hell-Dunkel
Nervenanzahl	¼ Mio.	¾ Mio.
Optimale Mustergröße	–7,5′ (parafoveal bis 15′)	20 bis > 60′
Größe des rezeptiven Feldes (Katze)	0,5°	8°
Leitgeschwindigkeit	9–14 m/s	29–39 m/s
Kortikale Repräsentation	oberflächlich	Sulcus calcarinus
Resultierende Latenzen/Amplituden	später, niedriger	schneller, höher
Visus/Kontrast	optimal	schlecht
Bewegungsempfindlichkeit	schwach	stark
VEP	Kontrast-VEP	Luminanz-VEP

Labor ist die foveale P100 105,47 ms, oberer Grenzwert 122,91 ms, P100 bei 50‘-Reizung 100,49 ms, oberer Grenzwert 117,48 ms, ➤ Abb. 14.2). Die Unterschiede sind statistisch nicht signifikant.

Ableitung des VEP

Die Ableitung der VEP erfolgt unipolar mit der aktiven Elektrode bei O_z, obwohl die größte Negativität über dem Inion (O_z‘) abzuleiten ist. Hier kommt es jedoch regelmäßig zu Muskelartefakten; eine Kontrolle des VEP bei O_z‘ kann nur bei optimal entspanntem Patienten durchgeführt werden.

Relevanter für die Beurteilung der VEP ist die Wahl der Referenzelektrode, die nach Übereinkunft mit F_z bestimmt wurde. Bei F_z ist jedoch zumeist eine Negativität (N) von einem (nicht näher bekannten) frontalen Dipol mit einer Latenz von ebenfalls 100 ms (frontale N100) abzuleiten. Da es sich bei der Ableitung des VEP um eine reine Differenzverstärkung handelt, kann bei frontaler Referenz die okzipitale P100 (P für positiv) durch die frontale N100 in der Amplitude verstärkt (die Negativität auf der einen und die Positivität auf der anderen Seite addieren sich) oder bei Ausfall der als VEP relevanten P100 durch die frontale N100 vorgetäuscht werden. Ein solcher Fehler kann durch Verschaltung der Referenz gegen z. B. die verbundenen Ohren (A1/A2) statt gegen F_z ausgeschlossen werden.

Einige Kliniken helfen sich, indem im Routinebetrieb die Referenz mit C_z bestimmt wird. C_z liegt in der sog. Transitionszone zwischen frontaler N100 und okzipitaler P100, d. h., frontaler und okzipitaler Dipol/Generator extingieren sich bereits vor dem Abgriff an der Hirnoberfläche, sodass die okzipitale Positivität unbeeinflusst abgeleitet werden kann. Mit dieser Diskussion wird wiederum klar, wie inkonsistent und damit relativ verwertbar die Amplitudenangaben des VEP in der Beurteilung sind.

Für die Gewinnung adäquater fovealer VEP ist der Untersucher auf die Mitarbeit des Patienten angewiesen. Eine unzureichende Fixierung auf den (markierten) Mittelpunkt des Umkehrmusters kann ein falsch pathologisches, vor allem amplitudengemindertes VEP ergeben. Ähnlich sind die Verhältnisse bei Zentralskotom oder Nystagmus mit der fehlenden Möglichkeit einer optimalen Fokussierung, eine Dioptrienkorrektur immer vorausgesetzt.

Beurteilung der VEP

Für die Annahme einer Leitgeschwindigkeit des parvozellulären Systems von 9–14 m/s (folgend auf 10 m/s gerundet) ergibt sich für die Annahme der Länge des N. und Tr. opticus von 15 cm eine Latenz von 15 ms. Die ersten unter optimalen Bedingungen reproduzierbaren VEP sind bei etwa 30 ms (N1, P1) abzuleiten, annehmbar extrastriär (V5 u. a.) generiert (Shigihara et al. 2016). Diese sind jedoch so amplitudenflach, dass man im klinischen Alltag erst die später generierten N2, P2 und N3 entsprechend N70, P100 und N130 (NPN-Komplex) berücksichtigt (➤ Abb. 14.2).

Aus diesem Komplex ist die **P100** am sichersten latenzreproduziert, weshalb sie für den klinischen Alltag als relevante Latenz gewählt wird. Sind zwei Reizantworten pro Auge reproduziert (max. 1 ms Latenzdifferenz für P100 und 20 % Amplitude Abweichung, ➤ Tab. 14.1), wird zunächst die Form bzw. Konfiguration der Reizantworten beurteilt.

Formunterschiede werden aus der alleinigen Interpretation der numerischen Werte für Amplitude und Latenz nicht widergespiegelt und verringern die Sensitivität der Beurteilung von VEP. Des Weiteren sind die Amplituden (> 5 μV bei Peak-to-peak Bestimmung, < 20 μV) und zuletzt die Latenzen des NPN-Komplexes zu bestimmen. Es gilt ein oberer Grenzwert der im jeweils eigenen Labor erstellten Normwerte von MW + 2,5 SD.

Pathologische Werte für Seitendifferenzen ergeben sich bzgl. der Amplituden bei Differenz > 50 %, für Latenzen relativ labor- und sehsystemunabhängig bei > 8 ms für die P100. Eine Latenzminderung von mehr als 10 ms kann im kurzfristigen Zeitverlauf als relevante Verbesserung verstanden werden (Niklas et al. 2009).

Die entsprechenden Grenzwerte erfassen bei einer 2½-fachen Standardabweichung 98,8 % der Normalpopulation und können bei 1,2 % eine falsch pathologische Zuordnung implizieren, weshalb die Zuordnung als „pathologisch“ bei z. B. seitengleicher Potenzialform und grenzwertig pathologischem Befund zurückhaltend erfolgen sollte.

Insbesondere im Hinblick auf die VEP bleibt die jeweils laboreigene Normwerterstellung zu fordern, da die Latenz der VEP von zahlreichen Parametern abhängig ist. Genannt seien Leuchtkraft und Bildaufbaufrequenz des Monitors (was nach Monitorwechsel mit erhöhter Bildaufbaufrequenz eine erneute Normwerterstellung erfordert), Umgebungshelligkeit bzw. Leuchtkontrast (Frohman et al. 2012) und, wie oben ausführlich dargelegt, Reizmustergröße bzw. -winkel. Da für die Latenz der VEP keine Altersabhängigkeit zwischen dem 6. und 60. Lj. gefunden wurde, erübrigt sich bei der seltenen Erstmanifestation einer MS jenseits des 60. Lj. eine Normwerterstellung nach Altersgruppen.

Pathophysiologie bei RBN

Bei einer akuten Retrobulbärneuritis (RBN) wird durch Demyelinisierung eine Anzahl von Optikusneuriten durch Blockierung der Ranvier-Schnürringe zunächst im Sinne einer Neurapraxie und durch axonale Transsektion (Leitungsblock) gestört. Die blockierte Fortleitung resultiert in der Minderung leitender Axone, was eine Amplitudenminderung bis zum Amplitudenverlust bedingt.

Mit eintretender Regeneration bildet sich die Neurapraxie zurück, während die saltatorische Erregungsleitung asynchron bleibt. Ausgehend von einer physiologischen Nodalzeit (Erregungsleitung am Ranvier-Schnürring) von 20 µs und von 500 µs im MS-Plaque lässt sich aus der Latenzverzögerung der P100 die Summe der demyelinisierenden Herde im N. opticus grob schätzen. Demyelinisierungsherde von > 22 mm – McDonald hat für Optikusplaques MR-tomografisch eine Größe von 3–30 mm ermittelt – ergeben theoretisch bereits eine Latenzverzögerung auf > 155 ms und lassen sich damit nur bei Formerhalt der Reizantwort (s. o.) sicher einem Demyelinisierungsherd zuordnen und, wie unten herausgearbeitet, gegen eine Kontamination mit der paramakulären P135 abgrenzen.

VEP-Verzögerungen: Interpretation

Bei Schädigung durch einen einzelnen Plaque sind normal konfigurierte, jedoch verzögerte Potenziale zu erwarten; prinzipiell sind nur solche Potenziale im Sinne einer Latenzverzögerung zu interpretieren. Bei verplumpten VEP muss an eine Kontamination durch eine invertierte P135 (s. u.) gedacht werden. Da nur die schnellstleitenden Fasern in die Reizantwort einfließen, stärker geschädigte Neuriten infolge von Demyelinisierung für repetitive Reize refraktär und im Sinne eines Leitungsblocks nicht mehr verfügbar sind, führt eine polytope N.-opticus-Demyelinisierung zu einer Amplitudenminderung des VEP.

Merke

Das VEP bildet demnach nur das Schädigungsausmaß der am wenigsten betroffenen Fasern ab.

Die okzipital abgeleiteten VEP stellen eine Vereinfachung der Verhältnisse der subkortikalen und kortikalen Potenzialgeneration im Sinne eines Summationspotenzials dar. Es dominiert bei okzipitaler Ableitung der „makuläre N70-P100-N130-Komplex" (**NPN-Komplex**).

Bei Halbfeldreizung oder Abdeckung der Makula, so auch bei Ausfall der makulären, also fovealen Fasern im Sinne einer RBN, wird ein sonst nicht relevanter invertierter „paramakulärer PNP-Komplex" mit einer P135 demaskiert. Diese demaskierte P135 kann bei Verlust fovealer Potenziale fälschlich als Verzögerung der P100 auf 135 ms interpretiert werden („Pseudodelay" nach Halliday). Eine solche Fehlinterpretation ergibt sich auch durch den klinischen Einsatz der üblichen parafovealen Reizmuster (➤ Abb. 14.3).

Merke

Als sicher pathologisch sind Latenzverzögerungen nur bis 155 ms zu werten. Bei Latenzverzögerungen darüber hinaus und gleichzeitiger Formveränderung ist von einer Kontamination der Reizantwort von der paramakulären P135 auszugehen.

14.2.3 Motorisch evozierte Potenziale (MEP)

Einleitung

Der adäquate Reiz für die MEP ist ein magnetisch induzierter Stromimpuls in den Beetz-Zellen der motorischen Area. Der Magnetimpuls durchdringt

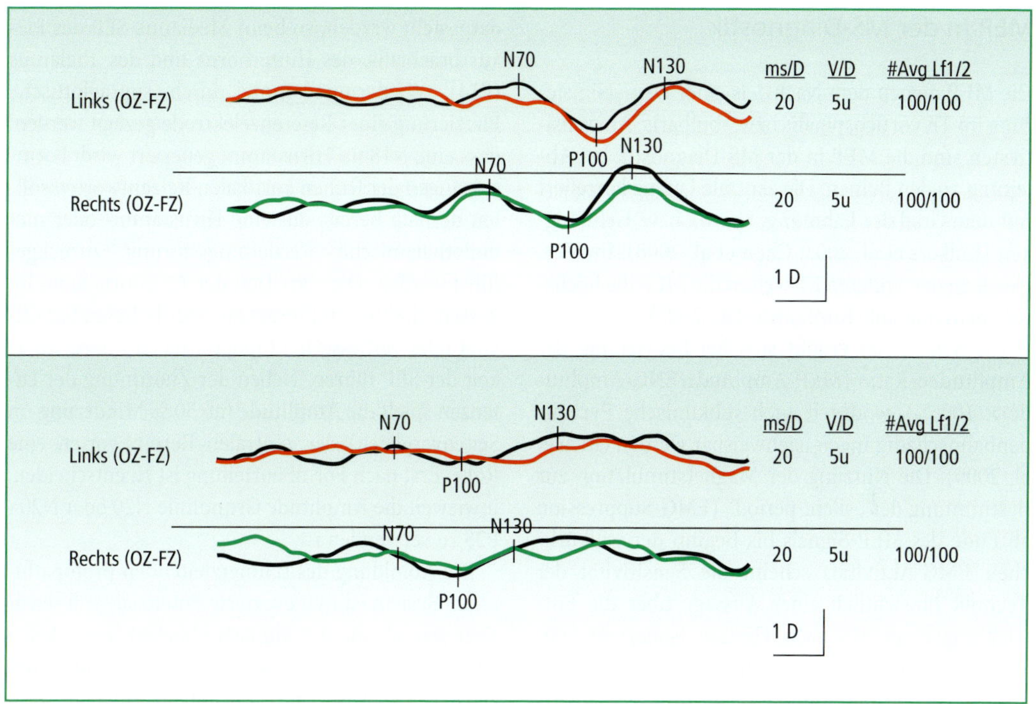

Abb. 14.3 Darstellung des sog. Pseudodelay nach Halliday: Das VEP (oben) bei Reizmustergröße von 54′ suggeriert eine gut reproduzierte Reizantwort mit Verzögerung der P100 links auf 141 ms (1. Reihe), rechts auf 131 ms (2. Reihe). Es handelt sich um ein „Pseudodelay": Die Verzögerung wird durch Reizung parafovealer Fasern vorgetäuscht.

Bei Reizung mit Reizmustergröße von 13,6′ wird ersichtlich, dass das foveale VEP links (3. Reihe) schwer amplitudengemindert, im Seitenvergleich jedoch nur leicht latenzverzögert ist (103 ms wirkliche, weil foveale P100); Verhältnisse rechts vergleichbar.

die Schädeldecke; der Reizeffekt ergibt sich aus der magnetischen Feldstärke, der Anstiegssteilheit des Feldes, der Spulengeometrie (kreis- oder achtförmig), der Anatomie der Reizstelle sowie der Erregungsschwelle des relevanten Nervengewebes.

Die Reizinduktion scheint *prä*synaptisch an den Beetz-Zellen zu erfolgen. Diese präsynaptische und damit indirekte Erregung begründet auch die Beeinflussbarkeit der Reizantwort durch Bahnung (Fazilitation). Beurteilt werden die schnell leitenden Fasern (etwa 2 % der Pyramidenbahnfasern der Lamina V, ca. 50 m/s) des Tr. corticospinalis lateralis bzw. des Tr. corticobulbaris.

Der applizierte magnetische Reiz liegt unterhalb der von McCreery 1987 gefundenen gewebsschädigenden Grenze für kortikale Zellen und weit niedriger als bei der therapeutischen Elektrokrampfbehandlung.

Die Reizung leicht supramaximal führt zum Auftreten der diagnostisch verwerteten sog. I-Wellen, die Reizung bei höherer Spulenleistung kann zur Auslösung den Kortex überspringender (vorzeitiger) D-Wellen führen. Für die MS kann diesbezüglich angenommen werden, dass eine höhere Reizung die Gefahr falsch negativer Befunde birgt, da juxtakortikale Herde bei zu hoher Reizstärke und damit höherer Eindringtiefe des magnetoelektrischen Stimulus „übersprungen" werden; Untersuchungen hierzu liegen jedoch nicht vor.

Die Ableitung der MEP erfolgt über dem Effektormuskel in der sog. Belly-Tendon-Technik mit Oberflächenelektroden. Im klinischen Alltag haben sich Ableitungen an den Mm. abductor digiti minimi, tibialis anterior und nasalis (N. facialis) durchgesetzt. Theoretisch ist jeder oberflächlich gelegene Muskel beurteilbar, Normwerte liegen jedoch nur für die genannten Muskeln vor. Letztendlich ist durch etagenweisen Seitenvergleich von Myotomen auch eine Höhenlokalisation spinaler (MS-)Läsionen möglich.

14

MEP in der MS-Diagnostik

Die MEP dienen dem Nachweis einer Demyelinisierung im Tr. corticospinalis bzw. -bulbaris. Am sensitivsten sind die MEP in der MS-Diagnostik bei Ableitung an den Beinen. Die zentrale Latenz korreliert mit dem Grad der Lähmung, Spastik bzw. Gehfähigkeit (Kalkers et al. 2007; Chen et al. 2008). Im Vergleich zu den anderen EP weisen die MEP die höchste Sensitivität auf (Kurokawa et al. 2003).

Die Sensitivität erhöht sich bei Beurteilung der Amplituden-Ratio (MEP-Amplitude/ENG-Amplitude × 100 %), wodurch auch subklinische Pyramidenbahnschädigungen nachweisbar werden (Rico et al. 2009). Die Nutzung der Magnetstimulation zur Bestimmung der „silent period" (EMG-Suppression ab Ende des MEP-Signals bis Beginn der willkürlichen EMG-Aktivität) scheint die Sensitivität der Technik hinsichtlich einer Aussage über die Entwicklung einer MS nach klinisch isoliertem Syndrom (CIS) nochmals zu erhöhen (Pallix-Guyot et al. 2011). Die Triple-Stimulationstechnik (Magistris und Rösler 2003) ist für den klinischen Alltag zu anspruchsvoll.

14.2.4 Somatosensibel evozierte Potenziale (SSEP)

Einleitung

Somatosensibel oder auch somatosensorisch evozierte Potenziale (SEP oder SSEP) entstehen durch elektrische Hautimpulse und deren Erregungsfortleitung im epikritischen lemniskalen System. An den Umschaltstellen wie Plexus und Hinterstrang sowie thalamisch werden durch postsynaptische Erregung bzw. Umschaltung elektrische Felder (Dipole) generiert. Die Reizantworten der SEP sind vor allem im Hinblick auf Latenzen bzw. Latenzdifferenzen und die Konfiguration der zerebralen Reizantworten zu beurteilen.

Da die Reizantworten Fernfeldpotenziale darstellen, ist die Potenzialkonfiguration wiederum von der Platzierung der Ableit- und Referenzelektroden abhängig. Auch können je nach Platzierung weitere Potenzialgeneratoren erfasst werden: Durch eine Referenz bei F_z können z. B. nichtzerebrale Dipole dargestellt werden, so beim Medianus-SEP des Plexus brachialis, des Hinterhorns und des Thalamus (P14). Wiederum konnte durch supraglottische Platzierung einer Referenzelektrode gezeigt werden, dass eine N18 im Hirnstamm generiert wird; Formstörungen der frühen kortikalen Reizantworten sollten deshalb bereits auf eine Hirnstamm- oder medullothalamische Reizleitungsstörung zurückgeführt werden. Die Variation der Ableitorte kann im wissenschaftlichen Einsatz zu einer höheren Sensitivität oder verbesserten topografischen Zuordenbarkeit der SEP führen. Neben der Zuordnung der Latenzen spielt die Amplitude (ab 50 % Minderung im Seitenvergleich) der zentralen Reizantworten eine Rolle. Erst nach Formbeurteilung ist zu entscheiden, inwieweit die Amplitude Grundlinie N20 oder N20–P25 zu verwenden ist.

Die Abbildung des schmerzleitenden protopathischen Systems durch evozierte Potenziale soll sensitiver sein als die des klinisch üblichen lemniskalen Systems, jedoch lassen sich die entsprechenden Reize (z. B. CO_2-Laser) nur mit hohem Aufwand standardisieren.

Für die klassischen SEP werden die Nn. trigeminus, medianus, ulnaris und tibialis gereizt (➤ Abb. 14.4). Darüber hinaus ist jeder andere sensible Fasern enthaltende Nerv reizbar; bei spinalen Herden lassen sich zur differenzierten topografischen Zuordnung auch Dermatomreizungen vornehmen, wobei aufgrund fehlender Normwerte allein der Seitenvergleich und wegen der erhöhten Artefaktanfälligkeit nur die Auswertung kortikaler Reizantworten relevant ist. Das Pudendus-SEP sollte Kliniken mit spezieller neurourologischer Kompetenz vorbehalten bleiben.

SEP in der MS-Diagnostik

Die Angaben zur Sensitivität der SEP in der MS-Diagnostik variieren erheblich. Für die Zeit vor Einführung der McDonald-Kriterien hat Stöhr (1996) bei Patienten mit sicherer MS bei immerhin 61 % pathologische Trigeminus-SEP und selbst bei MS-Patienten ohne Hinterstrangsymptomatik ein zu 73 % pathologisches Tibialis-SEP gefunden.

In der MS-Diagnostik finden sich für die SEP typischerweise Latenzverzögerungen bei relativ gut er-

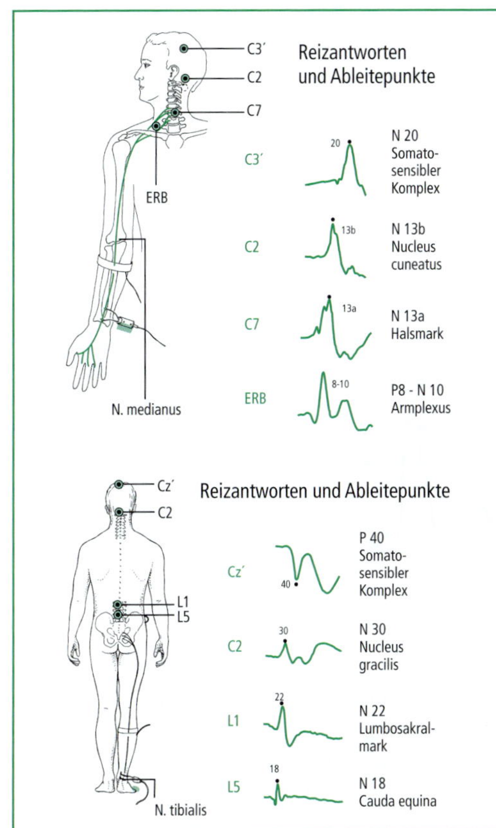

Abb. 14.4 Ableitung des SEP vom N. medianus (oben) und vom N. tibialis (unten) mit Darstellung der relevanten Reizantworten [L106]

haltener Konfiguration der zentralen Potenziale durch die zumeist spinale (lemniskale) Schädigung. Turano (et al. 1991) stellte nach Untersuchung von 31 Patienten mit zervikalen Symptomen fest, dass sich pathologische Befunde in den SEP vornehmlich durch spinale MS-Herde ergeben. Korrelationen zu supraspinalen Herden ließen sich nicht nachweisen. Durch Einsatz einer supraglottischen Referenz zur Ableitung der N13 konnten auch Korrelationen zwischen der bildgebend bestimmten Länge intraspinaler Läsionen und SEP-Verzögerungen hergestellt werden.

Gemeinhin wird davon ausgegangen, dass ein demyelinisierender Herd bereits zu einer Leitungsverzögerung von 20 ms führt. Im Screening nach Herden im lemniskalen System wird das **Tibialis-SEP** ob der längeren Strecke und der damit erhöhten Wahrscheinlichkeit, eine Läsion im Hinterhornbereich zu erfassen, bevorzugt. Sind jedoch bereits Läsionen nachgewiesen, so bieten sich zur funktionellen Einschätzung und zur Verlaufsbeurteilung Reizungen mit höchstmöglicher Tangierung relevanter Strukturen an.

Zum Nachweis parallel bestehender spinaler und supraspinaler Herde ist für die MS-Diagnostik eine Mehrkanalableitung sinnvoll; die Ableitung lumbosakral (N22), über dem Ncl. gracilis (N30) und kortikal hilft Leitungsverzögerungen spinal bzw. supraspinal zuzuordnen (➤ Abb. 14.4b). Die Berücksichtigung auch der Interpeak-Latenzen, eine subtile Normwerterstellung vorausgesetzt, und von Komponenten wie z. B. der N11 für die Hinterhorneintrittszone beim **Medianus-SEP** können die Sensitivität der SEP erhöhen. Das **Trigeminus-SEP** dient der Erfassung supraspinaler Herde; bereits die N13 entsteht in einem thalamischen Generator, sodass es bzgl. des Hirnstamms keine erhöhte Sensitivität aufweist. Für den Nachweis von Hirnstammfunktionsstörungen eignen sich die AEP (➤ Kap. 14.2.5) sowie die sog. Hirnstammreflexe (➤ Kap. 14.3.1).

14

14.2.5 Akustisch evozierte Potenziale (AEP)

Einleitung

Die in ➤ Abb. 14.5 dargestellten anatomischen Zusammenhänge zur Generierung der Potenziale des AEP sind für die praktische Arbeit auf einfache Annahmen reduziert, die Verschaltung der akustischen Bahnen im Hirnstamm ist wesentlich vielgestaltiger (Hendler et al. 1996). Scherg und von Cramon hatten bereits 1985 ein Modell von 6 Generatoren entwickelt, das sich an der Kopfoberfläche in fünfgipfligen Darstellung ableiten lässt. Es entsteht für die AEP eine verwirrende Vielfalt an Normbefunden.

AEP in der MS-Diagnostik

In wissenschaftlichen Laboren mit annehmbar hoch diskriminativen Normwertbereichen wurde die Sensitivität pathologischer AEP bei MS mit bis zu 78 % angegeben. Eine Sensitivität von 28 %, wie sie anderen Veröffentlichungen zu entnehmen ist, scheint

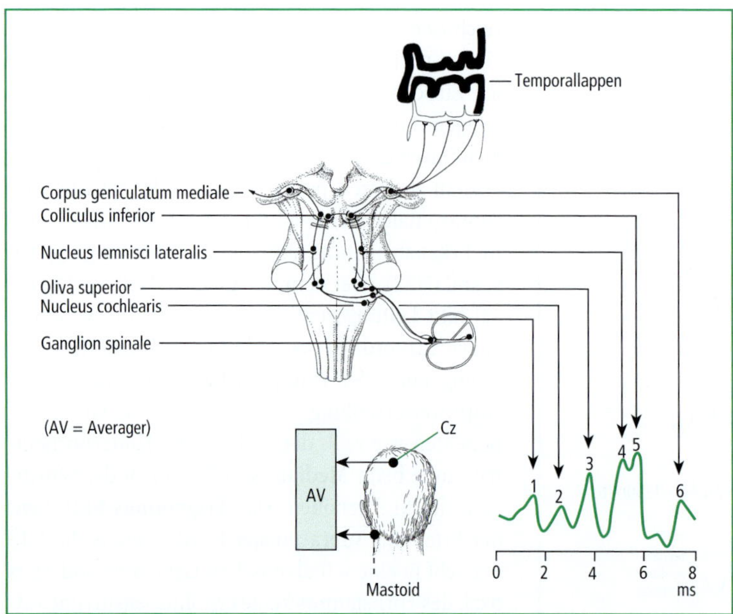

Abb. 14.5 Ableitung akustisch evozierter Potenziale [L106]

aber eher den klinischen Alltag widerzuspiegeln. AEP werden in der MS-Diagnostik heute als verzichtbar angesehen und finden sich in der Literatur kaum noch.

Spezialisierte HNO-technische Untersuchungen können für den Nachweis einer Schädigung des auditiven Systems bei MS sensitiver sein. So wurde eine „interaural time discrimination for high-frequency sounds" bei 71 % gegenüber 40 % positiven AEP bei MS-Patienten gefunden (Levone et al. 1994). Auch die störanfälligen vestibulär evozierten Potenziale erwiesen sich hinsichtlich Hirnstammaffektionen ebenfalls als sensitiver (Ivankovic et al. 2013).

14.3 Weitere neurophysiologische Verfahren

14.3.1 Hirnstammreflexe

Dem Blinzeln als Schutzreflex entspricht als neurophysiologisches Korrelat der Blinkreflex (BR, auch Orbicularis-oculi- [OOR] oder trigeminofazialer Reflex [TFR]). Den klinisch von Overend (1896) in *The Lancet* vorgestellten Reflex hat der Nestor der schwedischen Elektromyografie E. Kugelberg 1952 neurophysiologisch erfassbar gemacht.

Bei Reizung des N. ophthalmicus n. trigemini wird ipsilateral pontin (R1) sowie über eine medulläre Verschaltung (Ncl. spinalis n. trigemini über R2) vom M. orbicularis oculi abgeleitet. Die über die Medulla oblongata verschalteten Reizantworten R2 kreuzen nach der Gegenseite, was die Beidseitigkeit des Schutzreflexes gewährleistet und aus neurophysiologischer Sicht den pontinomedullären Raum gut darstellbar macht (➤ Abb. 14.6).

(Der BR ist für die MS mit 90 % sensitiv, und es ergibt sich eine Korrelation zu MR-Daten für die kontralateralen Latenzen (Degirmenci et al. 2013). Der BR wird in seinem Stellenwert in der Diagnose und Verlaufsbeurteilung der MS zu wenig beachtet (Brooks et al. 2015). Eine Ergänzung um Werte des BR in einem multimodalen Assessment kann dieses wiederum in seiner Relevanz stärken.

Merke

Differenzialdiagnostisch ist der **Blinkreflex** bei der MS für die Zuordnung einer Fazialisparese als (supra-)nukleär vs. peripher bzw. einer Vestibulopathie als zentral vs. peripher (Thomke und Hopf 1999) relevant.

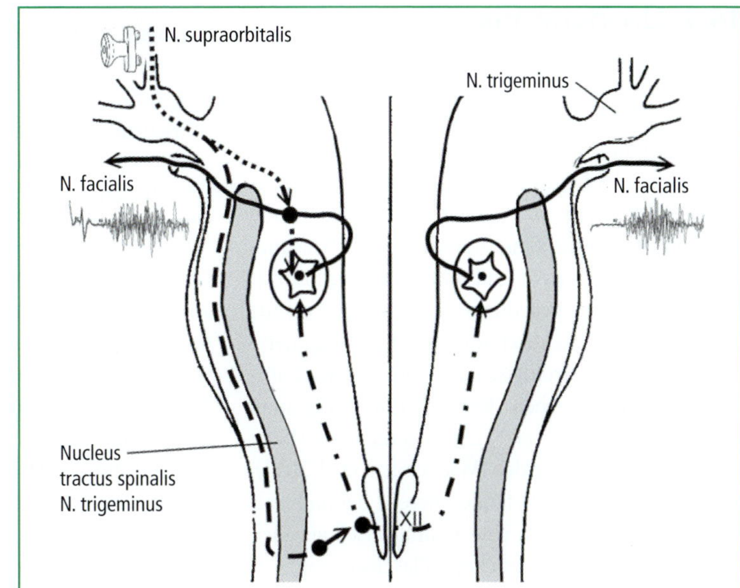

Abb. 14.6 Schematische Darstellung des Reflexbogens für den Blinkreflex. Durch Beurteilung der ipsi- und kontralateralen Reizantworten R2 und jeweils ipsilateral R1 lassen sich Schädigungen im pontomedullären Raum topografisch zuordnen. [R251-001]

Der BR lässt sich durch reproduzierte Ableitung weniger (ca. 5) Reize erheben. Im Gegensatz zu den AEP sind die Verschaltungen im Hirnstamm relativ klar verstanden. Gemessen werden direkte Latenzverzögerung sowie Seitendifferenzen der Amplitude. Wir werten das einseitige Auftreten einer R1 kontra lateral im Sinne eines abgelaufenen Hirnstammprozesses; hier soll eine ontogenetisch angelegte Bahn bei einseitig pontiner Schädigung kompensatorisch reaktiviert worden sein (Woldag 1995).

14.3.2 Autonomes Nervensystem

Elie und Louboutin (1995) fanden bei 66 von 70 Patienten mit unterschiedlich sicheren Kategorien der MS die **sympathische Hautantwort** (*sympathetic skin response,* SSR) sensitiver pathologisch als parallel durchgeführte VEP, AEP und SEP. Linden et al. (1995) sahen bei 30 unselektierten MS-Patienten eine magnetisch und sensibel evozierten EP ebenbürtige Sensitivität der SSR. Zuletzt bestätigten Aghamollaii et al. (2011) die Sensitivität des SSR wie auch dessen Korrelation zum EDSS an 30 MS-Patienten. Herzratenvarianz und Schellong-Test waren für die Diagnose einer MS nicht sensitiv.

Die SSR war bereits 1888 in Frankreich durch den Neurologen Féré beschrieben worden. Da die aus dem Hypothalamus stammenden sympathischen Efferenzen auch emotional durch das limbische System beeinflusst werden, findet die SSR in den USA auch als „Lügendetektor“ Anwendung. Bei Sexualstörungen des Mannes kann eine Störung des sympathischen Anteils durch die penile SSR bestimmt werden.

Der „adäquate Reiz“ ist ein unerwartet applizierter sensibler oder akustischer Impuls. Die Ableitung erfolgt für die SSR an Hand- und Fußflächen. Die hohe Sensitivität (s. o.) ergibt sich durch die MS-Läsionslast im Vorderseitenstrang. Unter Beachtung der sympathisch-sudomotorischen Verschaltung (Kopf bis Th3/4, Hände Th5–7, Füße Th10–L2) kann hier eine Höhenlokalisation angestrengt werden; andererseits lassen sich myelitische Herde in ihrer Ausdehnung auch funktionell beurteilen. Um eine Beeinflussung durch gestörte Afferenzen bei der MS zu umgehen, empfiehlt sich die akustische oder supraorbitale Reizung (Elektroimpuls).

Obwohl sich autonome Tests in der Diagnosesicherung der MS nicht haben etablieren können, belegen die zitierten Ergebnisse die ausgesprochene Vulnerabilität des autonomen Nervensystems bei der MS. Der klinische Aspekt dieser Störungen findet zunehmend Berücksichtigung in der Patientenbetreuung. Letztendlich steigt durch Einsatz der sympathischen Hautantwort die Sensitivität der neuroelektrophysiologischen Methodik.

14.4 Urodynamik

14

Blasenfunktionsstörungen, aber auch Störungen der Sexualfunktion sind bei MS häufig. Sie werden trotz entsprechender Leitlinien zu wenig durch betreuende Kliniker erfragt bzw. gewürdigt, stellen häufig den Hauptfaktor der Einschränkung der Lebensqualität MS-Erkrankter dar und führen zu psychosozialer Belastung. Demgegenüber steht die zunehmende Möglichkeit therapeutisch lindernder Maßnahmen.

Die Prävalenz urologischer Symptome wird unterschiedlich angegeben (Ruffion et al. 2013); man schätzt, dass etwa 60–80 % der Patienten mit MS an einer Blasenstörung leiden (Wiedemann et al. 2013). Di Filippo et al. (2014) fanden bereits bei mehr als 50 % der CIS-Patienten eine anamnestisch als auch urodynamisch (57 %) gesicherte Blasenstörung.

In absteigender Häufigkeit treten bei der MS eine Dranginkontinenz, eine Detrusor-Sphinkter-Dyssynergie, eine Detrusorhyperaktivität sowie eine Obstruktion auf. Eine Schädigung des suprapontinen (frontalen) Miktionszentrums unterdrückt die zentrale Hemmung der Detrusorkontraktilität, was zu einer spontanen oder nicht limitierbaren Kontraktion mit imperativem Harndrang führt. Bei spinaler (suprasakraler) Schädigung kommt es aufgrund (teil)gestörter Afferenzen und/ oder Efferenzen zu einer Dyssynergie im Zusammenspiel von Detrusor und Sphinkter. Wegen der hieraus resultierenden Restharnmengen kann es zu einem Rückstau in den oberen Harntrakt mit der Gefahr eines Nierenversagens kommen.

Aufgabe der Urodynamik ist die Klassifikation des Schädigungsmusters, ohne die medikamentöse und ggf. auch operative therapeutische Interventionen nicht zweckmäßig sind.

Die erste Untersuchung mit Berücksichtigung der Kombination aus Blasendruckmessung und Urinfluss ist bereits 1897 dokumentiert worden.

Merke

Als Goldstandard der Abklärung neurogener Blasenstörungen gilt heute die Kombination urodynamischer Messungen mit der radiologischen Darstellung des unteren Harntrakts in der Speicher- und Entleerungsphase (Video-Urodynamik) (Palmtag 2004). Dazu werden Volumina, Drücke und deren zeitlicher Verlauf eines aktiv mitarbeitenden Patienten bestimmt. Die Ergänzung durch ein perineales Oberflächen-EMG kann spezielle Fragestellungen beantworten helfen.

Gerade bei Patienten mit MS ist die fein aufeinander abgestimmte Messtechnik durch Artefakte beeinflussbar: Einerseits neigt die MS-Klientel zu Harnwegsinfekten, andererseits ist die Blase aufgrund hyperpathischer und spastischer Beschwerdebilder leichter irritierbar.

Aufgrund der Dynamik der zugrunde liegenden Erkrankung kommt es immer wieder zu einem Wechsel im vesikourethralen Zusammenspiel, sodass in Abhängigkeit von der Krankheitsaktivität auch wiederholte urodynamische Untersuchungen mit der Option einer adaptierten Therapie durchgeführt werden sollten.

LITERATURAUSWAHL

Unter https://shop.elsevier.de/multiple_sklerose erhalten Sie Zugriff auf weitere Literaturstellen zu diesem Kapitel.

Acar G, Ozakbas S, Cakmakci H, et al. (2004). Visual evoked potential is superior to triple dose magnetic resonance imaging in the diagnosis of optic nerve involvement. Int J Neurosci 114: 1025–1033.

Brooks JB, Jardim MR, Papais-Alvarenga RM, Fragoso YD (2015). There is still a role for the blink reflex in the diagnosis and follow-up of multiple sclerosis. Clin Neurophysiol 126: 743–747.

Buchner H (2013). The "old" and "new" status of evoked potentials in the diagnosis and prognosis of multiple sclerosis. Klin Neurophysiol 44: 187–192.

Chen R, Cros D, Curra A, et al. (2008). The clinical diagnostic utility of transcranial magnetic stimulation: Report of an IFCN committee. Clin Neurophysiol 119: 504–532.

Di Filippo M, Proietti S, Gaetani L, et al. (2014). Lower urinary tract symptoms and urodynamic dysfunction in clinically isolated syndromes suggestive of multiple sclerosis. Eur J Neurol 21: 648–653.

Di MG, Santangelo R, Guerrieri S, et al. (2014). Optical coherence tomography and visual evoked potentials: Which is more sensitive in multiple sclerosis? Mult Scler 20(10): 1342–1347.

Giffroy X, Maes N, Albert A, et al. (2016). Multimodal evoked potentials for functional quantification and prognosis in multiple sclerosis. BMC Neurol 16: 83.

Iodice R, Carotenuto A, Dubbioso R, et al. (2016). Multimodal evoked potentials follow up in multiple sclerosis patients under fingolimod therapy. J Neurol Sci 365: 143–146.
Kandler RH, Jarratt JA, Gumpert EJ, et al. (1991). The role of magnetic stimulation in the diagnosis of multiple sclerosis. J Neurol Sci 106: 25–30.
Leocani L, Comi G (2014). Clinical neurophysiology of multiple sclerosis. Handb Clin Neurol 122: 671–679.
Niklas A, Sebraoui H, Hess E, et al. (2009). Outcome measures for trials of remyelinating agents in multiple sclerosis: Retrospective longitudinal analysis of visual evoked potential latency. Mult Scler 15: 68–74.
Pallix-Guyot M, Guennoc AM, Blasco H, et al. (2011). Predictive value of motor evoked potentials in clinically isolated syndrome. Acta Neurol Scand 124: 410–416.
Ramanathan S, Lenton K, Burke T, et al. (2013). The utility of multimodal evoked potentials in multiple sclerosis prognostication. J Clin Neurosci 20: 1576–1581.
Schlaeger R, Hardmeier M, D'Souza M, et al. (2016). Monitoring multiple sclerosis by multimodal evoked potentials: Numerically versus ordinally scaled scoring systems. Clin Neurophysiol 127: 1864–1871.
Thomke F, Hopf HC (1999). Pontine lesions mimicking acute peripheral vestibulopathy. J Neurol Neurosurg Psychiatry 66: 340–349.

KAPITEL

15 Neuropsychologie

Jürgen H. Faiss und Annett Kunkel

15.1 Einführung

Die multiple Sklerose (MS) ist eine der häufigsten neurologischen Erkrankungen mit chronischem Verlauf und durch entzündliche Demyelinisierung und Neurodegeneration gekennzeichnet. Zum Zeitpunkt der Diagnosestellung im Alter zwischen 20 und 40 Jahren befinden sich die Betroffenen in einer sehr sensiblen Lebensphase der Planung und Umsetzung persönlicher, familiärer und beruflicher Ziele. 43–70 % der Betroffenen erleiden neben verschiedenen neurologischen Symptomen (z. B. Sehstörungen, Sensibilitätsstörungen, Lähmungen) im Krankheitsverlauf auch kognitive Defizite (Amato et al. 2008; Lembach und Adler 2014). Obwohl Charcot im 19. Jh. bei MS schon Gedächtnisstörungen, eine allgemeine kognitive Verlangsamung und Konzeptbildungsprobleme beschrieb, wurden kognitive Störungen bei der Bewertung der Erkrankung lange Zeit vernachlässigt und stehen erst in neuerer Zeit stärker im Fokus der Betrachtung.

Zu den häufigsten kognitiven Dysfunktionen bei MS zählen Störungen des Gedächtnisses (22–31 %), der Aufmerksamkeit mit vordergründigen Auffälligkeiten der Informationsverarbeitungsgeschwindigkeit (22–25 %), der visuell-räumlichen Wahrnehmung (12–19 %) sowie der exekutiven Funktionen im Sinne einer auffälligen Handlungsplanung und beeinträchtigten Ideenproduktion (13–19 %). Da bei MS nicht alle kognitiven Leistungsbereiche beeinträchtigt sind und es somit nicht zu einem generellen kognitiven Abbau kommt, wurde der Begriff des „kognitiven Kerndefizits“ geprägt (Calabarese und Penner 2007). Dieser umfasst die kognitive Flexibilität, das verbale und nonverbale Kurzzeitgedächtnis und die Informationsverarbeitungsgeschwindigkeit als Teil eines umfassenderen kognitiven Systems, des Arbeitsgedächtnisses (Penner 2014). Intellektuelle Fähigkeiten, sprachliche Leistungen, die Aufmerksamkeitsspanne und das semantische Gedächtnis sind hingegen nicht beeinträchtigt.

Kognitive Störungen unterschiedlicher Ausprägung können bei allen Verlaufsformen der MS auftreten. Bei sekundär chronisch progredientem Verlauf sind die kognitiven Störungen in der Regel schwerwiegender als bei primär chronisch-progredientem und schubförmigem Verlauf (Potagas et al. 2008). Im Schub kann die kognitive Leistungsfähigkeit durch aktive demyelinisierende Herde temporär beeinträchtigt sein (Morrow et al. 2011). Auch im frühen Erkrankungsverlauf bei klinisch isoliertem Syndrom (CIS) bzw. zum Zeitpunkt der Diagnosestellung können bereits kognitive Dysfunktionen vorkommen (Faiss et al. 2014; Schulz et al. 2006). Grund dafür kann eine kernspintomografisch nachweisbare axonale Degeneration sein, die konsekutiv Konnektionen zwischen einzelnen Hirnarealen zerstört. Hierfür sprechen MRT-Untersuchungen mit speziellen Sequenzen und Untersuchungstechniken (Schmierer 2010). In einer eigenen Untersuchung fanden sich bei 55 % der Patienten zum Zeitpunkt der Diagnosestellung bereits Auffälligkeiten in mindestens einem der untersuchten kognitiven Leistungsparameter. 25,5 % der untersuchten Patienten wiesen nonverbale Gedächtnisstörungen auf, bei 14,9 % war die Fähigkeit zur Aufmerksamkeitsteilung eingeschränkt, und bei 8,5–14,9 % fielen exekutive Funktionsstörungen im Sinne einer reduzierten Ideenproduktion auf (Faiss et al. 2014).

Risikofaktoren für das Auftreten kognitiver Störungen sind eine globale Hirnatrophie oder eine Degeneration spezifischer Gehirnregionen (Deloire et al. 2011), höheres Alter, ein geringeres intellektuelles oder Bildungsniveau sowie eine assoziierte Depression (Patti 2009). In diesem Zusammenhang steht auch das Konzept der **kognitiven Reservekapazität** im Fokus der Betrachtung, wobei Personen mit höherer Schulbildung gegenüber kognitiven Abbauprozessen robuster zu sein scheinen, da Schädigungen länger kompensiert werden können (Sumowski et al. 2014). Auch eine genetische Disposition wird diskutiert, wobei die Ergebnisse hier inkonsistent sind.

Das kognitive Leistungsniveau ist relevant für eine adäquate Lebensqualität des Betroffenen, die Bewältigung der Aktivitäten des täglichen Lebens, die Teilhabe an sozialen Aktivitäten sowie die Fahreignung und ist wichtigster Prädiktor für den Verbleib in der Arbeitswelt (Kern et al. 2013; Patti 2009).

Merke

Kognitive Störungen sind oftmals der Grund für eine Erwerbsminderung oder Berentung. Patienten mit kognitiven Störungen sind seltener berufstätig, zeigen weniger soziales Engagement, nehmen seltener an sozialen Aktivitäten teil, berichten häufiger über Probleme bei der Bewältigung alltäglicher Routinen im Haushalt und haben eher dysfunktionale oder vermeidende Krankheitsbewältigungsstrategien (Goretti et al. 2010; Kern et al. 2013; Lembach und Adler 2014).

15.2 Ziele der neuropsychologischen Diagnostik

Wegen der hohen Prävalenzraten von kognitiven Störungen, die bereits zum Zeitpunkt der Diagnosestellung auffallen, sollte eine neuropsychologische Diagnostik fester Bestandteil der klinischen Untersuchung sein und auch in die Verlaufsbeurteilung einbezogen werden. Eine Beurteilung der kognitiven Leistungen durch die neurologische Routineuntersuchung oder ein Gespräch ist nicht adäquat möglich. Während vorliegende kognitive Störungen im Gespräch eher eindeutig auffallen, trifft die Vermutung, dass ein Patient nicht an kognitiven Störungen leidet, lediglich in 50 % der Fälle zu (Messinis et al. 2010). Eine reguläre neuropsychologische Untersuchung zählt meist nicht zu den Routineverfahren im klinischen Alltag, was seitens verschiedener Autoren kritisiert wird (Messinis et al. 2010; Patti 2009). Gründe dafür sind, dass diese sehr zeitaufwendig sind und es oft auch an speziell ausgebildetem Personal (Neuropsychologen) mangelt. Darüber hinaus existieren bislang keine ausreichend allgemeingültigen nationalen bzw. internationalen Standards oder Auswertungskriterien für eine kognitive Testung (Fischer et al. 2014; Lembach und Adler 2014).

Merke

Das Ziel der neuropsychologischen Diagnostik besteht darin, die kognitiven Leistungen in den verschiedenen Erkrankungsphasen und Leistungsbereichen, insbesondere aber der Aufmerksamkeit, des Gedächtnisses und der exekutiven Funktionen und deren Assoziation zur Bewältigung des Alltags und beruflicher Anforderungen, sowie die allgemeine Auswirkung auf die Lebensqualität der Betroffenen zu beurteilen.

Im **akutneurologischen Klinikalltag** fokussiert die Diagnostik vor allem auf die Einschätzung der akuten klinischen Symptomatik inkl. kognitiver Dysfunktionen bei Diagnosestellung, auf die Beurteilung der kognitiven Leistungen im Rahmen eines Schubs, aber auch auf die Verlaufsbeurteilung in den verschiedenen Erkrankungsstadien. Es wird davon ausgegangen, dass kognitive Störungen stabil bleiben und nicht mehr reversibel sind, wenn sie sich einmal außerhalb eines akuten Schubs manifestieren (Engel et al. 2005). Sinnvoll ist darüber hinaus die Einschätzung der kognitiven Leistungen vor Therapiebeginn als Baseline-Untersuchung und als Parameter der Therapieverlaufskontrolle (z. B. Penner et al. 2012). Es empfiehlt sich, z. B. während der Langzeittherapie mit Natalizumab jährliche Untersuchungen der kognitiven Leistungen zur Verlaufsbeurteilung sowie auch zur Erfassung möglicher Komplikationen (PML) durchzuführen (Kunkel et al 2015).

In der **Neurorehabilitation** dient die neuropsychologische Diagnostik vor allem der Einschätzung der Alltagsrelevanz der kognitiven Störungen, ihres Einflusses auf die Erwerbsfähigkeit mit der Frage der Wiedereingliederung in den Arbeitsprozess sowie der allgemeinen Auswirkung auf Lebensqualität und Teilhabe am sozialen Leben. In späteren Erkrankungsphasen oder auch bei schwer betroffenen Patienten kann die Frage der Einwilligungsfähigkeit relevant werden. Nicht zu unterschätzen ist darüber hinaus die Auswirkung kognitiver Störungen der Betroffenen auf die Lebensqualität der Angehörigen.

Auch bei **gutachtlichen Stellungnahmen** zur Beurteilung der Erwerbsfähigkeit oder des Behinderungsgrades kann eine Untersuchung der kognitiven Leistungen erforderlich und sinnvoll sein.

15.3 Neuropsychologische Diagnostik

Die neuropsychologische Diagnostik erfolgt mittels standardisierter und normierter neuropsychologischer Testverfahren, wobei weder international noch im deutschsprachigen Raum ein einheitliches diagnostisches Prozedere existiert, sodass diese eher kultur- bzw. landes- oder regionenspezifisch erfolgt. Erschwerend kommt hinzu, dass einige englischsprachige Tests weder in die deutsche Sprache übersetzt noch an einem deutschen Kollektiv normiert wurden und ihre Anwendbarkeit und Interpretierbarkeit somit limitiert sind. Grundsätzlich müssen alle verwendeten Verfahren über ausreichende Gütekriterien (Objektivität, Reliabilität, Validität) verfügen. Bedeutsam sind zudem die Sensitivität und Spezifität eines Verfahrens.

Eine ausführliche neuropsychologische Diagnostik kann zuverlässig nur von ausgebildetem Fachpersonal (z. B. klinischen Neuropsychologen) durchgeführt werden. Als problematisch erweist sich, dass ausgebildete Neuropsychologen überwiegend im akutstationären oder rehabilitativen Setting arbeiten und im ambulanten Versorgungsraum durch hohe Anforderungen an die Qualifikationen (abgeschlossene Ausbildung in einem psychotherapeutischen Richtlinienverfahren, Zertifikat zum Klinischen Neuropsychologen, Approbation) kaum verfügbar sind. Lediglich in größeren Ballungszentren sind ambulante neuropsychologische Untersuchungen/Behandlungen möglich.

Vor einer neuropsychologischen Diagnostik sollten die personelle Situation (Verfügbarkeit von Neurologen, MS-Nurse, Neuropsychologen) und die Indikation geklärt werden. ➤ Abb. 15.1 zeigt ein Ablaufschema für die Indikation einer neuropsychologischen Diagnostik.

Merke

Als günstig für eine orientierende Einschätzung der kognitiven Leistungen hat sich die Durchführung eines **kognitiven Screenings** erwiesen. Sollte es Auffälligkeiten zeigen, schließt sich die Frage der Indikation einer ausführlichen neuropsychologischen Diagnostik an. Im Fall eines unauffälligen Screenings muss geklärt werden, ob ggf. beklagte kognitive Störungen adäquat abgebildet wurden und dennoch eine ausführliche neuropsychologische Diagnostik indiziert ist oder ob der Diagnostikprozess als abgeschlossen betrachtet werden kann.

15.3.1 Kognitive Screeningverfahren

Durch Anwendung eines Screeningverfahrens lassen sich kognitiv beeinträchtigte Patienten selektieren, um sie anschließend, falls möglich und notwendig, genauer neuropsychologisch zu untersuchen. Screeningverfahren erlauben eine zeit- und kostengünstige orientierende Einschätzung des kognitiven Leistungsniveaus. Die Anwendung eines kognitiven

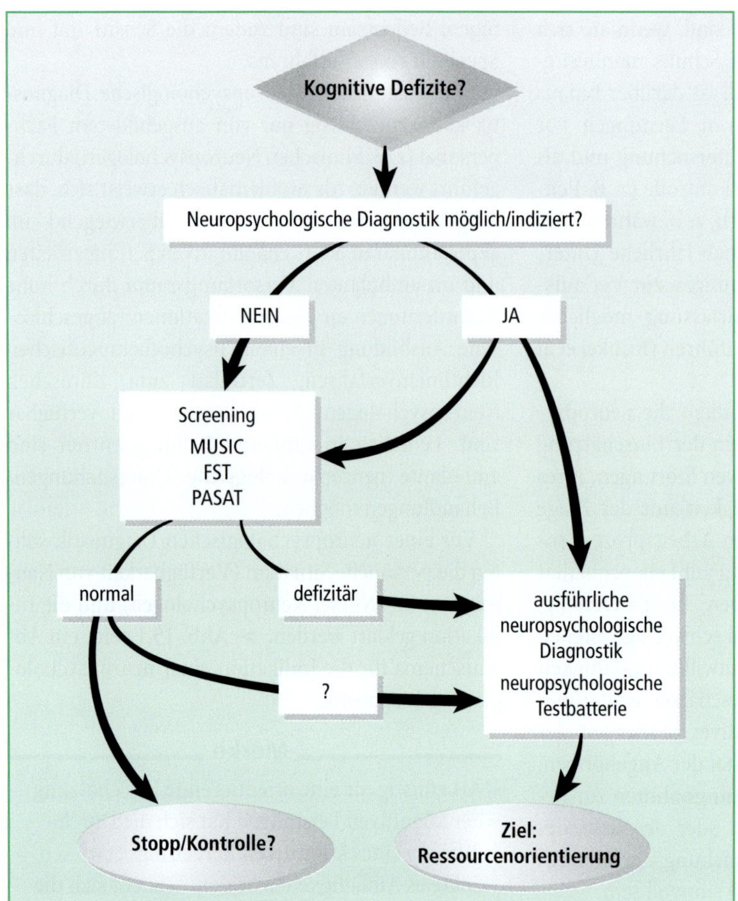

Abb. 15.1 Workflow zur Indikation einer neuropsychologischen Diagnostik [L231]

Screenings sollte Bestandteil einer klinisch-neurologischen Untersuchung sein und kann von geschultem medizinischem Personal durchgeführt werden (z. B. MS-Nurse). In ➤ Tab. 15.1 sind einige für das Erkrankungsbild MS geeignete kognitive Screeningverfahren aufgeführt. Die Entscheidung, welches Verfahren zur Anwendung kommt, sollte je nach Zeitmanagement und personeller Situation individuell erfolgen. Am detailliertesten und mit geringem Zeitaufwand werden die kognitiven Funktionen bei MS durch den **MUSIC** *(Multiple Sclerosis Inventar Cognition;* Calabrese et al. 2004) abgebildet, wobei sich nur geringe oder leichte kognitive Störungen, insbesondere in der Frühphase der Erkrankung, nicht ausreichend erfassen lassen, weshalb sich dieses Screening im klinischen Alltag nicht etabliert hat. Der **PASAT** *(Paced Auditory Serial Addition Test;* Fischer et al. 1999; Spreen und Strauss 1998) als bekanntester Test im Bereich der MS überprüft kognitive Funktionen wie Informationsverarbeitungsgeschwindigkeit, Arbeitsgedächtnis, Fähigkeit zur Aufmerksamkeitsteilung, Rechenfähigkeit und Aufmerksamkeit allgemein. Der Test wird von vielen Patienten vor allem in den späteren Erkrankungsphasen der MS als zu schwer eingeschätzt, was sich insgesamt negativ auf ihre Compliance bzgl. der Durchführung des Tests auswirkt. Im Vergleich zum PASAT setzt sich sowohl im klinischen Alltag als auch in der Forschung zunehmend der **Symbol Digit Modalities Test (SDMT,** Smith 2000) durch. Bei diesem Test werden den Patienten 9 Symbole präsentiert, denen 9 Zahlen zugeordnet sind. Aufgabe ist es, innerhalb von 90 Sekunden den jeweiligen Symbolen die richtigen Zahlen zuzuordnen und diese laut zu nennen. Vorteilhaft an diesem Test ist die mündliche (orale) oder schriftliche Durchführungs-

Tab. 15.1 Für MS geeignete kognitive Screeningverfahren

Screening	Kognitiver Bereich	Testdauer
MUSIC[1]	Informationsverarbeitungsgeschwindigkeit Verbales Gedächtnis (Lernen, LZG) Exekutive Funktionen (Interferenzanfälligkeit, Fluidität, Flexibilität) Fatigue	10–12 min
FST[2]	Informationsverarbeitungsgeschwindigkeit Arbeitsgedächtnis	5 min
BRB-N[3]	Informationsverarbeitungsgeschwindigkeit Lernen, Gedächtnis (verbal, nonverbal, KZG, LZG) Arbeitsgedächtnis Exekutive Funktion (semantische Wortflüssigkeit)	insgesamt 30–34 min
PASAT **SDMT**	Informationsverarbeitungsgeschwindigkeit Arbeitsgedächtnis	10 min 5 min
MSFC[4] **PASAT**	Informationsverarbeitungsgeschwindigkeit Arbeitsgedächtnis	insgesamt 30 min 10 min

LZG: Langzeitgedächtnis; KZG: Kurzzeitgedächtnis
[1] Multiple Sclerosis Inventar Cognition (Calabrese et al. 2004)
[2] Faces Symbol Test (Scherer 2007; Scherer et al. 2007)
[3] Brief Repeatable Battery of Neuropsychological Tests (Scherer et al. 2004)
[4] Multiple Sclerosis Functional Composite (Fischer et al. 1999; Polman und Rudick 2010)

variante. Somit können motorische Defizite kompensiert werden. Bei den MS-Patienten wird die „orale" Präsentation favorisiert, da sprachliche Auffälligkeiten bei der MS vernachlässigbar sind und eher motorische Beeinträchtigungen leistungsverzerrend wirken können.

Mini-Mental-Status-Test (MMST; Folstein 1975) und DemTect (Calabrese und Kessler 2000) sind zur Einschätzung der kognitiven Leistungen bei MS als Screeningverfahren nicht geeignet, da sie das „kognitive Kerndefizit" nur unzureichend abbilden; vor allem der MMST verfügt über eine nur unzureichende Sensitivität (Beatty und Goodkin 1990). Ergänzend sei an dieser Stelle der **MoCA** *(Montreal Cognitive Assessment*, Nasreddine et al. 2005) als ein weiteres Screeningverfahren erwähnt, das zur Untersuchung kognitiver Defizite bei Schlaganfallpatienten entwickelt wurde und im Vergleich zum MMST über eine deutlich bessere Sensitivität (87–90 %) verfügt (Pendlebury et al. 2012). Kürzlich wurde der MoCA als Screeningverfahren zur Selektion von MS-Patienten hinsichtlich der Indikation für eine ausführlichere neuropsychologische Diagnostik empfohlen (Charvet et al. 2015).

Die **Brief Repeatable Battery of Neuropsychological Tests** (BRB-N, Scherer et al. 2003) kommt vorwiegend in multizentrischen Studien zum Einsatz. Mit diesem Verfahren, das aus fünf Subtests (SDMT, PASAT, Serial Addition Test (SRT), 10/36 Spatial Recall Test, Word List Generation [WLG]) besteht, lassen sich verbales und nonverbales Kurz- und Langzeitgedächtnis, Informationsverarbeitungsgeschwindigkeit, Aufmerksamkeit, Arbeitsgedächtnis, semantische Wortflüssigkeit und exekutive Funktionen beurteilen.

Merke

Vorteile der Durchführung eines kognitiven Screenings sind die mögliche Selektion kognitiv auffälliger Patienten und die Einschätzung der Ängste und Sorgen von Patienten in Bezug auf kognitive Störungen. Als nachteilig können sich die Unterschätzung des kognitiven Leistungsniveaus vor allem bei höherem intellektuellem Niveau und die nur unzureichende Möglichkeit, Aussagen zu spezifischen kognitiven Defiziten zu treffen, auswirken.

Bei spezifischer Fragestellung bzw. im frühen Erkrankungsstadium ist deshalb eine ausführliche neuropsychologische Diagnostik indiziert.

15

15.3.2 Ausführliche neuropsychologische Diagnostik

Eine ausführliche neuropsychologische Diagnostik sollte hypothesengeleitet entsprechend den subjektiven Beschwerden des Betroffenen und störungsrelevant erfolgen und ist in allen Erkrankungsphasen empfehlenswert, um die Erwerbsfähigkeit und/oder Auswirkung kognitiver Störungen auf die Lebensqualität der Betroffenen adäquat einschätzen zu können. Da kognitive Defizite oder ein Fatigue-Syndrom auch erste Symptome einer MS sein können, ist eine ausführliche Diagnostik auch in der Frühphase der Erkrankung sinnvoll.

Im deutschsprachigen Raum sind für die Diagnostik der einzelnen kognitiven Bereiche verschiedene standardisierte und normierte Testverfahren verfügbar. Eine ausführliche Untersuchung der kognitiven Leistungen ist sehr zeitintensiv, beansprucht mehrere Stunden und sollte von ausgebildeten klinischen Neuropsychologen durchgeführt und bewertet werden, wobei stets das intellektuelle Niveau und die Belastbarkeit des Patienten bei der Auswahl der Verfahren und der Länge der Untersuchung berücksichtigt werden müssen. Die Diagnostik sollte entsprechend dem „kognitiven Kerndefizit" vor allem Aspekte der Aufmerksamkeit und des Gedächtnisses erfassen. Darüber hinaus ist die Untersuchung verschiedener exekutiver Funktionen sowie der visuell-räumlichen Wahrnehmung empfehlenswert. ➤ Tab. 15.2 gibt einen Überblick über gängige, im deutschen Sprachraum anwendbare neuropsychologische Testverfahren zur Untersuchung von Aufmerksamkeits- und Gedächtnisleistungen sowie exekutiven Funktionen. Die Darstellung erhebt keinen Anspruch auf Vollständigkeit.

Von einem internationalen Expertenkomitee aus Neurologen und Neuropsychologen wurde 2012 die **BICAMS-Testbatterie** (Brief International Cognitive Assessment for Multiple Sclerosis, Benedict et al. 2012; Langdon et al. 2012) zusammengestellt. Sie stellt einen Konsensversuch zur Homogenisierung der Erfassung kognitiver Defizite bei MS dar, mit den Schwerpunkten der Informationsverarbeitungsgeschwindigkeit und des verbalen und nonverbalen Gedächtnisses. Die BICAMS-Batterie beinhaltet den SDMT, den *California Verbal Learning Test* (CVLT, Delis et al. 2000) und den *Brief Visuospatial Memory*

Tab. 15.2 Auswahl neuropsychologischer Testverfahren für die Bereiche Aufmerksamkeit, Gedächtnis und exekutive Funktionen

Kognitiver Bereich	Testverfahren
Aufmerksamkeit	
Aufmerksamkeitsaktivierung/ Alertness	TAP[1]: Untertest Alertness (Zimmermann und Fimm 2008)
Informationsverarbeitungsgeschwindigkeit	SDMT (Smith 2000) PASAT (Scherer et al. 2004)
Selektive/fokussierte Aufmerksamkeit	TAP: Untertests Go/Nogo, Flexibilität Test d2 (Brickenkamp et al. 2010)
Geteilte Aufmerksamkeit	TAP: Untertest Geteilte Aufmerksamkeit
Daueraufmerksamkeit/Vigilanz	TAP: Untertests Daueraufmerksamkeit, Vigilanz
Gedächtnis	
Kurzzeitgedächtnis	Verbaler Lern- und Merkfähigkeitstest (VLMT, Helmstaedter et al. 2001) Wechsler Memory Scale Revised (WMS-R), Zahlen nachsprechen, Blocktapping vorwärts (Härting et al. 2000)
Arbeitsgedächtnis	WMS-R, Zahlen nachsprechen, Blocktapping rückwärts TAP: Untertest Arbeitsgedächtnis PASAT
Langzeitgedächtnis	VLMT Verbaler/Nonverbaler Lerntest (VLT/NVLT, Sturm und Willmes 1999) Verbaler Gedächtnistest (VGT, Lux et al. 2012) Diagnosticum für Cerebralschädigung (DCS, Wolfram 1989) Rey Visual Design Learning Test (RVDLT, Spreen und Strauss 1991[2])
Exekutive Funktionen	
Strategiebildung	Wisconsin Card Sorting Test (WCST, Nelson 1976)
Divergentes Denken	Regensburger Wortflüssigkeitstest (RWT, Aschenbrenner 2000)
Problemlösen	Turm von London (Tucha und Lange 2004) Turm von Hanoi (Gediga und Schöttke 2005) Standardisierte Linksche Probe (SLP, Metzler 2000)

[1] TAP: Testbatterie zur Aufmerksamkeitsprüfung
[2] RVDLT: keine deutschen Normen

Test-Revised (BVMT-R, Benedict 1997). Für die Gedächtnistests wurde festgelegt, nur die Lerntrials durchzuführen. Im deutschsprachigen Raum kann alternativ für den CVLT auch der VLMT zum Einsatz kommen. Mit einer Durchführungszeit von ca. 15 min ist die BICAMS-Testbatterie bei guten psychometrischen Eigenschaften sehr zeitökonomisch.

Die aus 7 Tests bestehende neuropsychologische MACFIMS-Testbatterie (*Minimal Assessment of Cognitive Function in MS*, Benedict et al. 2006; Messinis et al. 2010), ist mit 90 min Durchführungszeit sehr aufwendig. Diese Testbatterie wird überwiegend zu Forschungszwecken eingesetzt und konnte sich im klinischen Alltag nicht durchsetzen.

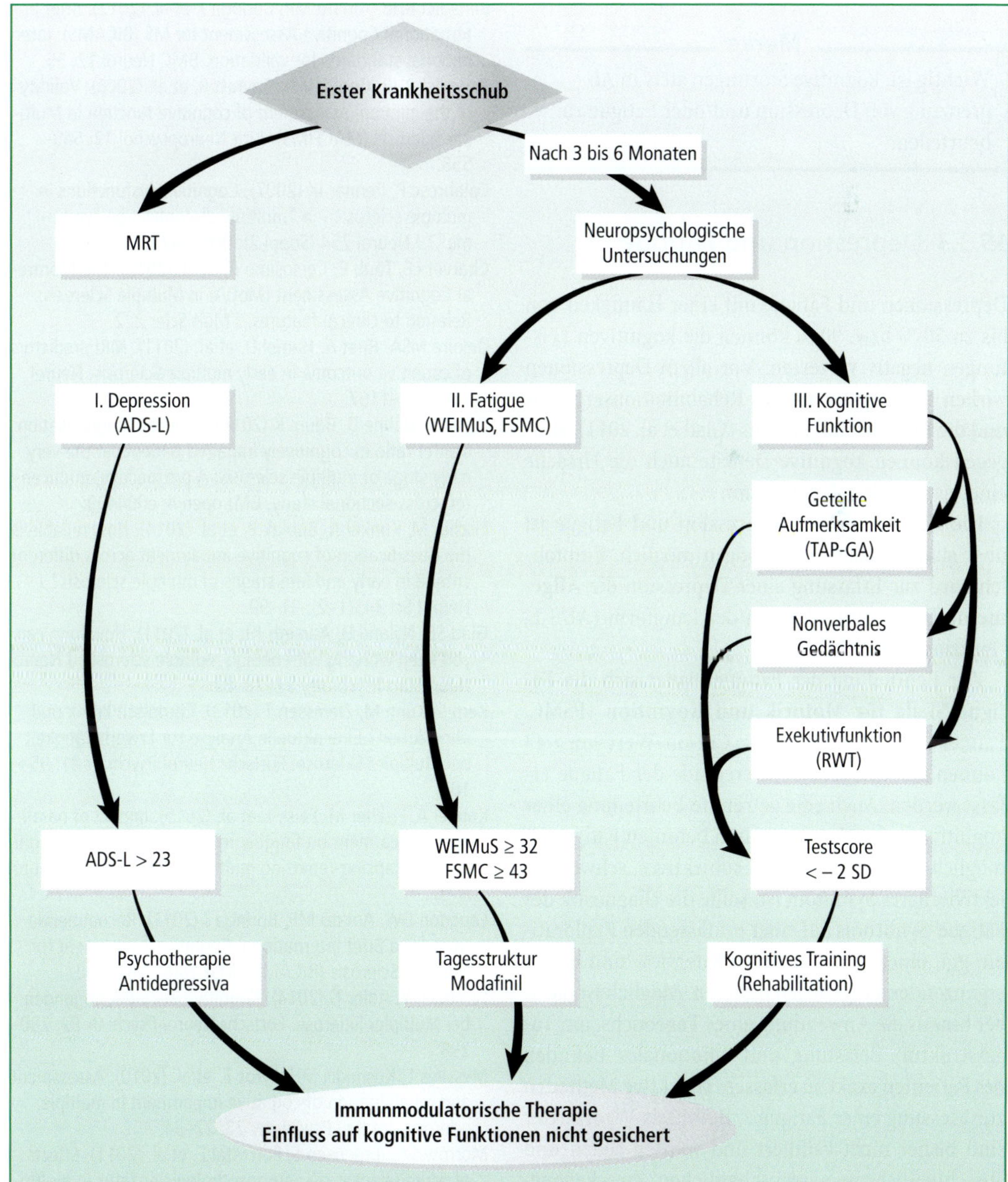

Abb. 15.2 Workflow zur Erfassung früher kognitiver Defizite bei MS [L231]

Wie bereits erwähnt, können kognitive Störungen bereits zum Zeitpunkt der Diagnosestellung relevant werden (Schulz et al. 2006; Faiss et al. 2014). Basierend auf den Resultaten einer eigenen Untersuchung, bei der zum Zeitpunkt der Diagnosestellung bereits 55 % der untersuchten Patienten kognitive Dysfunktionen zeigten, wird das in ➤ Abb. 15.2 dargestellte neuropsychologische Diagnostikschema empfohlen.

Merke

Wichtig ist, kognitive Störungen stets in Abgrenzung von Depression und/oder Fatigue zu beurteilen.

15.3.3 Depression und Fatigue

Depressionen und Fatigue mit einer Häufigkeit von bis zu 50 % bzw. 90 % können die kognitiven Leistungen negativ verzerren. Vor allem Depressionen wirken sich negativ auf das Rehabilitationsergebnis und die Erwerbsfähigkeit aus (Glad et al. 2011). Hingegen können kognitive Defizite auch die Ursache einer psychischen Fatigue sein.

Die Beurteilung von Depression und Fatigue ist über standardisierte Fragebögen möglich. Empfohlen wird zur Erfassung einer Depression die **Allgemeine Depressionsskala** in der Langform (ADS-L, Hautzinger et al. 2012).

Zur Beurteilung der Fatigue eignet sich die **Fatigue Skala für Motorik und Kognition** (FSMC, Penner et al. 2009). Ab einem Cut-off-Wert von > 43 können verschiedene Schweregrade der Fatigue erfasst werden. Auch eine getrennte Beurteilung einer kognitiven oder eher motorisch betonten Fatigue ist möglich. Da die Fatigue ein subjektives, schwer objektivierbares Symptom ist, sollte die Diagnostik des Fatigue-Syndroms auf einer umfassenden Exploration, ggf. einem strukturierten Interview und einem ergänzenden Fragebogen basieren. Möglich ist darüber hinaus die Anwendung eines Tagebuchs, um Tagesstruktur, Belastung und emotionales Befinden des Patienten exakt zu erfassen. Objektive Methoden zur Messung einer Fatigue z. B. mittels Vigorimeter sind bisher nicht validiert und werden selten und ausschließlich zu wissenschaftlichen Zwecken genutzt.

Auf spezifischere Aspekte von Depression und Fatigue bei MS wird in ➤ Kap. 21 eingegangen.

LITERATURAUSWAHL

Unter https://shop.elsevier.de/multiple_sklerose erhalten Sie Zugriff auf weitere Literaturstellen zu diesem Kapitel.

Amato MP, Zipoli V, Portaccio E (2008). Cognitive changes in multiple sclerosis. Expert Rev Neurother 8: 1585–1596.

Benedict RHB, Amato MP, Boringa J, et al. (2012). Brief International Cognitive Assessment for MS (BICAMS): International standards for validation. BMC Neurol 12: 55.

Benedict RHB, Cookfair D, Gavrett R, et al. (2006). Validity of the minimal assessment of cognitive function in Multiple Sclerosis (MACFIMS). J Int Neuropsychol 12: 549–558.

Calabrese P, Penner IK (2007). Cognitive dysfunctions in multiple sclerosis – a "multiple disconnection syndrome"? J Neurol 254 (Suppl 2): II/18–II/21.

Charvet LE, Taub E, Cersosimo B, et al. (2015). The Montreal Cognitive Assessment (MoCA) in Multiple Sclerosis: Relation to clinical features. J Mult Scler 2: 2.

Deloire MSA, Ruet A, Hamel D, et al. (2011). MRI predictors of cognitive outcome in early multiple Sclerosis. Neurol 76: 1161–1167.

Faiss JH, Dähne D, Baum K (2014). Reduced magnetisation tranfer ratio in cognitively impaired patients at the very early stage of multiple sclerosis: A prospective, multicenter, cross-sectional study. BMJ open 4: e004409.

Fischer M, Kunkel A, Bublak P, et al. (2014). How reliable is the classification of cognitive impairment across different criteria in early and late stages of multiple sclerosis? J Neurol Sci 343(1–2): 91–99.

Glad SB, Nyland H, Aarseth JH, et al. (2011). How long can you keep working with benign multiple sclerosis. J Neurol Neurosurg Psychiatry 82: 78–82.

Kern S, Kühn M, Ziemssen T (2013). Chronisch krank und ohne Arbeit? Eine aktuelle Analyse zur Erwerbstätigkeit bei Multipler Sklerose. Fortschr Neurol Psychiatr 81: 95–103.

Kunkel A, Fischer M, Faiss J, et al. (2015). Impact of natalizumab treatment on fatigue, mood, and aspects of cognition in relapsing-remitting multiple sclerosis. Front Neurol 6: 97.

Langdon DW, Amato MP, Boringa J (2012). Recommendations for a Brief International Cognitive Assessment for Multiple Sclerosis (BICAMS). MSJ 18(6): 981–998.

Lembach Y, Adler G (2014). Kognitive Beeinträchtigungen bei Multipler Sklerose. Fortschr Neurol Psychiatr 82: 280–298.

Messinis L, Kosmidis MH, Lyros E, et al. (2010). Assessment and rehabilitation of cognitive impairment in multiple sclerosis. Int Rev Psychiatry 22: 22–34.

Morrow SA, Jurgensen S, Forrestal F, et al. (2011). Effects of acute relapses on neuropsychological status in multiple sclerosis. J Neurol 258: 1603–1908.

Nasreddine ZS, Phillips NA, Bédirian V, et al. (2005). The Montreal Cognitive Assessment, MoCA: a brief screening tool for mild cognitive impairment. J Am Geriatr Soc 53(4): 695–699.

Patti F (2009). Cognitive impairment in multiple sclerosis. Mult Scler 15: 2–8.

Pendlebury ST, Mariz J, Bull L, et al. (2012). MoCA, ACE-R, and MMSE versus the National Institute of Neurological Disorders and Stroke – Canadian Stroke Network Vascular Cognitive Impairment Harmonization Standards Neuropsychological Battery After TIA and Stroke. Stroke 43: 464–469.

Penner IK (2014). Kognitive Dysfunktion bei Multipler Sklerose. Nervenheilkunde 33: 505-510.

Penner IK, Raselli C, Stöcklin M, et al. (2009). The Fatigue Scale for Motor and Cognitive Functions (FSMC): validation of a new instrument to assess multiple sclerosis fatigue. Mult Scler 15: 1509–1517.

Penner IK, Stemper B, Calabrese P, et al. (2012). Effects of interferon beta-1b on cognitive performance in patients with a first event suggestive of multiple sclerosis. Mult Scler 18(10): 1466–1471.

Potagas C, Giokaraki E, Koutsis G, et al. (2008). Cognitive impairment in different MS subtypes and clinically isolated syndromes. J Neurol Sci 267: 100–106.

Schulz D, Kopp B, Kunkel A, Faiss JH (2006). Cognition in the early stage of multiple sclerosis. J Neurol 253: 1002–1010.

Smith A (2000). Symbol Digit Modalities Test. Los Angeles: Western Psychological Services.

Sumowski JF, Rocca MA, Leavitt VM, et al. (2014). Brain reserve and cognitive reserve protect against cognitive decline over 4.5 years in MS. Neurol 82: 1776–1783.

KAPITEL

16

Uwe K. Zettl, Michael Hecker und Brit Fitzner

Molekularbiologische Untersuchungen bei MS

16.1 Einführung

Molekularbiologische Untersuchungen bei MS gewinnen sowohl in der Grundlagenforschung als auch im klinischen Alltag zunehmend an Bedeutung. Sie stellen aber aufgrund der verschiedenen Untersuchungstechniken, der vielfältigen Targets sowie des heterogenen Krankheitsverlaufs und der z. T. notwendigen systembiologischen Dateninterpretation ein sehr komplexes Szenario dar. Dies hat zur Folge, dass ggf. zwischen verschiedenen Untersuchungen keine deckungsgleichen und teils sogar widersprüchliche Ergebnisse erzielt werden. Deshalb muss bei der Interpretation der Untersuchungsergebnisse bei MS prinzipiell eine differenzierte Bewertung des Untersuchungsziels und der verwendeten Methoden vorgenommen werden.

16.2 Untersuchungsziel

Molekularbiologische Untersuchungsansätze im Rahmen der MS sind einerseits abhängig von den Krankheitsphasen und -prozessen (wie initialer Immunreaktion, phagozytärer Abräumreaktion, De- und Remyelinisierung, Axonschädigung, Synapsenpathologie, Astrogliose, neuronaler Plastizität etc.) und andererseits vom Untersuchungsziel (➤ Box 16.1).

Box 16.1

Fokus von molekularbiologischen Untersuchungen bei MS [M959/M960]

- Ätiopathogenetische Forschung/natürlicher Krankheitsverlauf
- Diagnostik/Differenzialdiagnostik
- Therapiemonitoring
  - Therapieansprechen
  - Nebenwirkungen

Die molekularbiologische Untersuchung/Diagnostik kann sowohl die zellulären und humoralen Immunkomponenten als auch das ZNS-Gewebe direkt adressieren (➤ Tab. 16.1). So kommt als Untersuchungsmedium neben den verschiedenen Körperflüssigkeiten auch das durch eine Biopsie oder Autopsie entnommene Organgewebe zur Anwendung (➤ Box 16.2).

Box 16.2

Untersuchungsmedien [M959/M960]

- ZNS-Gewebe

- Liquor cerebrospinalis
- Lymphatisches Gewebe
- Blut, Plasma, Serum
- Tränenflüssigkeit
- Urin ■

Tab. 16.1 Zielstrukturen (Targets) von molekularbiologischen Untersuchungen bei MS [M959/M960]

Immunkomponenten	Primäre und sekundäre lymphatische Organe
	Subtypen der Leukozyten (z. B. PBMC)
	Mikroglia
	Antikörper
	Komplementsystem
	Komplementäre Abwehrmechanismen wie Defensine, Opsonine, Akute-Phase-Proteine etc.
ZNS	Blut-Hirn-Schranke
	Endothelium
	Neurone/Axone/Synapsen
	Myelin
	Gliazellen (Astrozyten, Oligodendrozyten, Mikroglia)

16.3 Untersuchungsmethoden

Die molekularen Untersuchungsebenen reichen vom Genom über das Transkriptom bis zur Analyse des Proteoms und Metaboloms (➤ Abb. 16.1).

Die Techniken, die der molekularen Diagnostik zur Verfügung stehen, haben in jüngster Vergangenheit revolutionäre Veränderungen vollzogen und ungeahnte Möglichkeiten eröffnet. Das heute verfügbare Methodenrepertoire ist sehr vielfältig und richtet sich zumeist nach dem Untersuchungsziel.

Während für Diagnostik und Therapiemonitoring vor allem Methoden verwendet werden, die nur einzelne Genmutationen, Transkripte oder Proteine untersuchen, sind in der Forschung vorwiegend Hochdurchsatzmethoden wie Next Generation Sequencing, Mikroarrays und Protein- bzw. Peptidchips etabliert (Sánchez-Pla et al. 2012; Hecker et al. 2016).

16.4 Praxisrelevanz

In der klinischen Praxis haben sich insbesondere die Analysen auf Proteinebene durchgesetzt. Die Bestimmung intrathekaler Antikörper (OKBs, IgG-Index und MRZ-Reaktion) ist insbesondere bei der Diagnose und der differenzialdiagnostischen Abgrenzung der MS bedeutsam. Zum Therapiemonitoring von einigen Disease-Modifying Drugs (DMDs, z. B. β-IFN oder Natalizumab) werden therapieinduzierte neutralisierende Antikörper untersucht (Lundkvist Ryner et al. 2014). Der Labornachweis chronischer bakterieller oder viraler Infektionen ermöglicht die Prävention bzw. frühzeitige Erkennung von unerwünschten Begleiterscheinungen unter DMDs (Winkelmann et al. 2016). Die Analyse von

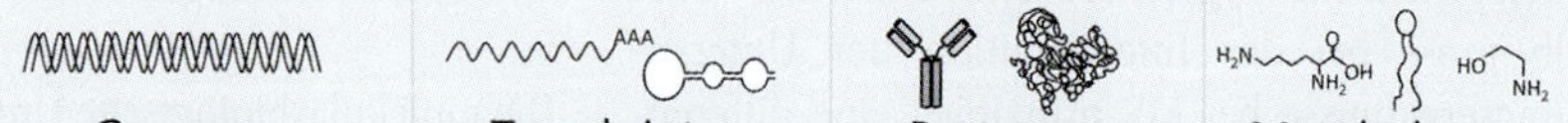

Ebene	Genom	Transkriptom	Proteom	Metabolom
Modifikationen und Moleküle	Mutationen: SNPs Epigenetik: Acetylierung Methylierung	mRNA miRNA	Auto-Antigene Antikörper Degradationsprodukte	Aminosäuren Biogene Amine Glycerophospholipide Sphingolipide...
Methode	Sequenzierung Pyrosequenzierung ChIP DNA-Verdau mit RE	Sequenzierung Realtime-PCR Digitale PCR Microarray	Gelelektrophorese ELISA Western Blot Protein- / Peptidchips	GC/MS LC/MS NMR-Spektroskopie Ionen-Mobilitäts-Spektrometrie

Abb. 16.1 Die molekularbiologischen Analysen umfassen die genomische (Mutationen und epigenetische Veränderungen), transkriptionelle (veränderte Expression verschiedener RNAs), Protein- (veränderte Proteinexpression) und metabolische (Veränderung der Menge einzelner Metaboliten) Ebene. Dabei kommen verschiedene spezifische Methoden zum Einsatz. [M959/M960]

Tab. 16.2 Anwendungen in der Praxis [M959/M960]

Genom/Epigenom/ Metagenom	Mutationen in über 100 Genloci bekannt, die mit MS assoziiert sind (➤ Kap. 3) Betroffen sind insbesondere Loci in der Nähe von Genen, die T-Zell-Funktionen beeinflussen Methylierungsmuster etc.	Ätiologie
Transkriptebene	Unterscheidung von Respondern und Non-Respondern unter Therapie Sehr hohe Dynamik Bisher keine etablierten RNA-Marker	Therapiemonitoring
Protein	OKBs (hohe Sensitivität, geringe Spezifität)	Diagnostik
	IgG-Index (gute Sensitivität, geringe Spezifität)	Diagnostik
	MRZ-Reaktion (hohe Sensitivität, geringe Spezifität)	Diagnostik
	anti-Aquaporin-4-Ak (Abgrenzung MS vs. NMOSD)	Differenzialdiagnostik
	VZV-Ak-Status (Erkennen von Impflücken z. B. vor einer Therapie mit Fingolimod)	Therapievorbereitung
	anti-JCV-Serologie (Biomarker für das PML-Risiko unter Natalizumab-Therapie)	Therapiemonitoring
	Neutralisierende Antikörper: anti-β-IFN und anti-Natalizumab	Therapiemonitoring
	Weitere Antikörper mit noch unbekannter Signifikanz für die Praxis: anti-MOG- und anti-Kir 4.1-Ak	
Metaboliten	Bisher keine Praxisrelevanz	

Genmutationen spielt bisher vor allem bei ätiologischen Fragestellungen eine Rolle (Hecker et al. 2015; Andlauer et al. 2016) (➤ Tab. 16.2).

16.5 Aktuelle Forschungsziele

Die Diagnosestellung der MS erfolgt vor allem durch das Ausschließen anderer Krankheiten und kann in einzelnen Fällen sehr langwierig sein (Tumani et al. 2011; Zettl et al. 2012; Solomon et al. 2016). Bis heute fehlen spezifische Symptome oder biologische Moleküle, mit denen sich die MS einfach sowie mit hoher Sensitivität und Spezifität nachweisen lässt bzw. die eine Prognose über den weiteren Krankheitsverlauf oder die individuell optimale Therapie („personalisierte Medizin") zulassen (Zettl et al. 2012; Harris und Sadiq 2014).

Das Ziel der heutigen Forschung ist es, Biomarker zu etablieren, welche die Diagnosefindung bzw. den Prozess der Differenzialdiagnostik beschleunigen und mit denen sich der Verlauf der MS mit und ohne immunmodulatorische Therapie vorhersagen lässt. Ein **Biomarker** ist als eine Eigenschaft definiert, die als Indikator normaler biologischer Prozesse, pathogener Prozesse oder pharmakologischer Antworten auf eine Therapie objektiv gemessen und evaluiert werden kann. Dabei handelt es sich u. U. um einen Surrogatendpunkt, der anstelle eines klinischen Endpunkts verwendet werden kann und die klinische Wirksamkeit oder evtl. die Nebenwirkungen eines Medikaments widerspiegelt (Biomarkers Definitions Working Group 2001).

Aktuelle Untersuchungen haben vor allem auf transkriptioneller und Proteinebene in Blut und Liquor Kandidaten identifiziert, die sich als Biomarker für spezifische Fragestellungen eignen könnten (Comabella und Montalban 2014; Fitzner et al. 2015).

LITERATUR

Andlauer TF, Buck D, Antony G, et al. (2016). Novel multiple sclerosis susceptibility loci implicated in epigenetic regulation. Sci Adv 2(6): e1501678.

Biomarkers Definitions Working Group (2001). Biomarkers and surrogate endpoints: Preferred definitions and conceptual framework. Clin Pharmacol Ther 69(3): 89–95.

Comabella M, Montalban X (2014). Body fluid biomarkers in multiple sclerosis. Lancet Neurol 13(1): 113–126.

Fitzner B, Hecker M, Zettl UK (2015). Molecular biomarkers in cerebrospinal fluid of multiple sclerosis patients. Autoimmun Rev 14(10): 903–913.

Harris VK, Sadiq SA (2014). Biomarkers of therapeutic response in multiple sclerosis: Current status. Mol Diagn Ther 18(6): 605–617.

Hecker M, Fitzner B, Blaschke J, et al. (2015). Susceptibility variants in the CD58 gene locus point to a role of microRNA-548ac in the pathogenesis of multiple sclerosis. Mutat Res Rev Mutat Res 763: 161–167.

Hecker M, Fitzner B, Wendt M, et al. (2016). High-Density Peptide Microarray Analysis of IgG Autoantibody Reactivities in Serum and Cerebrospinal Fluid of Multiple Sclerosis Patients. Mol Cell Proteomics 15(4): 1360–1380.

Lundkvist Ryner M, Farrell RA, Fogdell-Hahn A (2014). The case for measuring anti-drug antibodies in people with multiple sclerosis. Expert Rev Clin Immunol 10(6): 697–699.

Sánchez-Pla A, Reverter F, Ruíz de Villa MC, Comabella M (2012). Transcriptomics: mRNA and alternative splicing. J Neuroimmunol 248(1-2): 23–31.

Solomon AJ, Bourdette DN, Cross AH, et al. (2016). The contemporary spectrum of multiple sclerosis misdiagnosis: A multicenter study. Neurology 87(13): 1393–1399.

Tumani H, Deisenhammer F, Giovannoni G, et al. (2011). Revised McDonald criteria: The persisting importance of cerebrospinal fluid analysis. Ann Neurol 70(3): 520.

Winkelmann A, Loebermann M, Reisinger EC, et al. (2016). Disease-modifying therapies and infectious risks in multiple sclerosis. Nat Rev Neurol 12(4): 217–233.

Zettl UK, Stüve O, Patejdl R (2012). Immune-mediated CNS diseases: A review on nosological classification and clinical features. Autoimmun Rev 11(3): 167–173.

C Therapie und Rehabilitation

Frank A. Hoffmann

Vorbemerkungen zur Therapie der multiplen Sklerose

Prinzipiell gibt es für die multiple Sklerose (MS) drei therapeutische Optionen:

1. die Therapie einzelner Symptome,
2. die Therapie des akuten Schubs und
3. die verlaufsbeeinflussende Langzeittherapie (➤ Abb. C.1).

Diese Optionen sind in der Regel in Kombination, und zwar individuell angepasst anzuwenden.

Bei der Empfehlung der zum jeweiligen Zeitpunkt für den einzelnen Patienten am besten geeigneten Therapie müssen verschiedene krankheitsimmanente Faktoren berücksichtigt werden: Krankheitsstadium, Behinderungsgrad, die im Vordergrund stehende Symptomatik, Verlaufsform und Verlaufsdynamik, Alter, Geschlecht und Kinderwunsch des Patienten sowie Begleiterkrankungen, Begleit- und Vormedikation. Darüber hinaus gilt es aber auch immer den individuellen Patienten in seiner ganz persönlichen Lebenssituation mit seinen Lebensvorstellungen und Therapieerwartungen zu berücksichtigen und in die Therapieentscheidungen einzubeziehen. Daraus ergibt sich, dass die Therapieempfehlungen immer wieder hinterfragt, aktualisiert und angepasst werden müssen. Insofern ist die Therapie des einzelnen MS-Patienten ähnlich individuell wie der Krankheitsverlauf jedes einzelnen Patienten und stellt für Patient und Arzt eine ständige Herausforderung dar. Auch im Rahmen des medizinischen Fortschritts gibt es immer wieder Anlass, aufgrund neuer und erfolgreicherer Therapien, neuer Erkenntnisse oder Expertenmeinungen Änderungen an der Therapie vorzunehmen. Wichtige und inzwischen bewährte Grundlagen zur Entscheidung für eine verlaufsbeeinflussende Langzeittherapie sind die laufend aktualisierten Empfehlungen der aus den Leitlinien der Deutschen Gesellschaft für Neurologie (DGN) und des Kompetenznetzes Multiple Sklerose (KKNMS) zur immunmodulatorischen Stufentherapie der MS (Kap. 18).

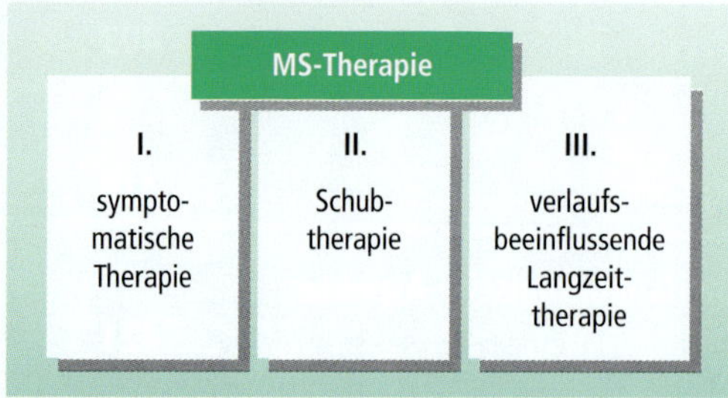

Abb. C.1 Therapieprinzipien bei MS [L106]

So bedeutend die Möglichkeiten und Fortschritte der pathophysiologisch ansetzenden Therapie und der verlaufsbeeinflussenden Langzeittherapie sind (➤ Kap. 18), sollte die symptomatische Therapie doch keinesfalls vernachlässigt werden. Sie ist die Basis des individuell angepassten Therapiekonzepts: Zum einen sind die den Patienten unmittelbar beeinträchtigenden Beschwerden oft nur durch symptomatische Therapie zu lindern (d. h., nur so ist die bestmögliche Lebensqualität zu erreichen und zu erhalten), zum anderen dient sie der Prophylaxe von Komplikationen der MS wie z. B. Dekubitus, Kontrakturen, HWI, Pneumonien und Thrombosen, die den Patienten u. U. vital gefährden. Deshalb wird die symptomatische Therapie der MS im Folgenden vor der pathophysiologisch ansetzenden Therapie besprochen.

KAPITEL

17 Symptomatische Therapie

17.1 Vorbemerkungen zur symptomatischen Therapie

Frank A. Hoffmann

Das Ziel der symptomatischen Therapie ist das Erreichen der unter den gegebenen Umständen bestmöglichen Lebensqualität. Für den einzelnen Patienten soll der höchstmögliche Grad an Selbstständigkeit und Unabhängigkeit von Dritten ermöglicht werden.

Von überragender Bedeutung noch vor der symptomatischen Behandlung einzelner MS-Symptome ist die Vermeidung von Komplikationen der Erkrankung, zusätzlichen Gesundheitsstörungen, unerwünschten Nebenwirkungen und Langzeitfolgen der medikamentösen Therapie.

Seit August 2004 gab es auch zur symptomatischen Therapie der MS Empfehlungen der MSTKG, die in den zuletzt 2014 aktualisierten Leitlinien der DGN/KKNMS fortgesetzt werden (DGN 2014). Sie berücksichtigen insbesondere, dass es für viele Medikamente und auch nichtmedikamentöse Verfahren, die in der symptomatischen Behandlung oft seit vielen Jahren erprobt, hilfreich und ohne Alternativen sind, keine durch moderne Studien gestützten Wirksamkeitsbelege und keine behördliche Zulassung gibt. Die symptomatische Therapie der MS stützt sich weitgehend auf Medikamente, die nach ärztlicher Erfahrung wirksam, aber nicht explizit für die Indikation MS zugelassen sind (Off-Label-Use). Die Expertenempfehlungen sollen auch dazu beitragen, dass diese offensichtlich wirksamen, aber nicht durch kontrollierte Studien überprüften bzw. überprüfbaren Therapeutika auch weiterhin für die Patienten zur Verfügung stehen, da sonst nicht zu füllende Lücken im Repertoire der symptomatischen Therapiemöglichkeiten drohen.

Merke

Die **nichtmedikamentöse Therapie** von MS-Symptomen hat in jedem Erkrankungsstadium einen hohen Stellenwert. Sie umfasst so wichtige Bereiche wie Krankenpflege, Bewegungs-, Ergo-, Sprech- und Schlucktherapie, Hilfsmittelversorgung, Beratung, Sozio- und Psychotherapie.

Wichtig ist die gute interdisziplinäre Zusammenarbeit aller beteiligten Berufsgruppen im Rahmen eines Gesamttherapiekonzepts, das unter ärztlicher Leitung in engem gegenseitigem Austausch für jeden Patienten individuell erarbeitet und durchgeführt wird. Von wesentlicher Bedeutung ist eine durch physio- und ergotherapeutische Maßnahmen ergänzte **aktivierende Krankenpflege.** Wichtigstes Ziel all dieser Maßnahmen ist die Vermeidung inaktivitätsbedingter Komplikationen. Der MS-Kranke ist nicht primär durch die MS vital gefährdet, sondern durch die möglichen **Komplikationen**, die sich aus der **Immobilisierung und Inaktivierung** ergeben können. Dies sind vor allem:

- Dekubitus
- Thrombosen, Lungenembolie
- Schluckstörung, Aspiration
- Infektionen der oberen Luftwege, Bronchitis, Pneumonien
- Osteoporose
- Gelenk- und Muskelkontrakturen
- Inaktivitätsatrophie der Muskulatur
- HWI, Pyelonephritis, Urosepsis
- Ernährungs- und Vitaminmangelzustände
- Exsikkose

Grundlage einer erfolgreichen MS-Therapie ist das Verhüten dieser Komplikationen (Bauer und Kesselring 1995). Deshalb stehen die entsprechenden Prophylaxen, insbesondere in fortgeschrittenen Krankheitsstadien, im Zentrum aller therapeutischen

Maßnahmen. Sie beruhen ganz vorwiegend auf nichtmedikamentösen Maßnahmen, nämlich auf einer kompetenten aktivierenden Krankenpflege und Bewegungstherapie. Erst wenn durch optimale Pflegemaßnahmen und Prophylaxe von Komplikationen in Kombination mit aktiver Bewegungstherapie die Grundlagen geschaffen sind, können symptomatische oder auch verlaufsbeeinflussende medikamentöse Therapien sinnvoll eingesetzt werden und ihre Wirksamkeit ausreichend entfalten. So ist z. B. eine antispastische Medikation ohne physiotherapeutische Beübung meist wenig erfolgreich. Wenn gleichzeitig noch ein Dekubitalgeschwür die Spastik verstärkt, wird der Erfolg von Medikamenten gegen die Spastik noch geringer sein. Es muss dann ganz vordringlich der Dekubitus zur Abheilung gebracht werden, um – in Verbindung mit intensiver Physiotherapie und antispastischer Medikation – eine Besserung der Spastik zu erreichen.

Physiotherapie und Krankengymnastik sind sehr wichtige Elemente jedes Behandlungskonzepts für MS-Patienten. Sie haben in jedem Krankheitsstadium ihren Platz und sind an Bedeutung kaum zu überschätzen. Insbesondere in der Behandlung von Lähmungen, Spastik, Gangstörungen, Koordinations- und Gleichgewichtsstörungen nimmt eine kompetente aktive Physiotherapie den ersten Platz aller therapeutischen Maßnahmen ein. Therapieziele sind die Erhaltung der größtmöglichen Selbstständigkeit des Patienten, das Entwickeln kompensatorischer Funktionen und die Prophylaxe bzw. Beseitigung sekundärer Komplikationen wie z. B. Kontrakturen, Dekubitus, Haltungsschäden, Osteoporose usw. (Kesselring 1997).

Ganz im Vordergrund stehen aktive Therapiekonzepte, die in Form von neurophysiologisch fundierten Behandlungsmethoden angewendet werden. Die beiden wichtigsten sind die **Methode nach Bobath** und die **propriozeptive neuromuskuläre Fazilitation** (PNF). Die Bobath-Methode, die entwicklungsneurologisch begründet ist und aus der Hemiplegietherapie hervorgegangen ist, zielt auf Bewegungsbahnung und Hemmung der Spastik. Auch die PNF wirkt bewegungsbahnend, wobei afferente Stimulationen zur Verbesserung der Oberflächen- und Tiefensensibilität eingesetzt werden. Beide Methoden sind auch sehr erfolgreich kombinierbar.

Hilfreich kann auch aktive Physiotherapie im **Bewegungsbad** von 28–32 °C sein. Durch den natürlichen Auftrieb des Wassers ist eine aktive Beübung mit Stehen und Gehen auch bei Paresen der Beine möglich.

Auch die **Hippotherapie** bietet vielen Patienten die Möglichkeit, Spastik, Paresen und Koordination zu bessern und auch – im Umgang mit dem Pferd als Partner – soziale Fähigkeiten und das Selbstwertgefühl zu stärken.

Für Patienten, die nicht mehr aktiv stehen können, ist das **Stehbrett** geeignet, das stufenlos bis zur Senkrechten aufgerichtet werden kann und auch ihnen ermöglicht, regelmäßig zu stehen. Es trainiert Rumpf-, Extremitäten- und Atemmuskulatur sowie den Kreislauf und beugt Kontrakturen, Dekubitus und Osteoporose vor.

Die **Ergotherapie** hat – in Ergänzung und Zusammenarbeit mit der Physiotherapie – die Aufgabe, obere Extremitäten, Feinmotorik, Sitzkontrolle, Wahrnehmung und Sensibilität funktional zu trainieren. Hinzu kommen noch die Behandlung von Kommunikations- und neuropsychologischen Störungen (z. B. Konzentrations- und Gedächtnistraining) sowie der große Bereich des Selbsthilfetrainings. Hier erfolgen funktionelle Übungsbehandlungen zur Erhaltung bzw. Wiedererlangung von Aktivitäten des täglichen Lebens (ATL). Dazu zählen z. B. Wasch-, Ess-, Trink-, Anzieh-, Haushalts- und auch Schreibtraining. Ebenfalls zur Ergotherapie gehören das Erproben und Anwenden geeigneter Hilfsmittel sowie das Üben im Umgang damit. Dies umfasst neben Anzieh- und Küchenhilfen auch das Rollstuhltraining und die Beratung zur behindertengerechten Gestaltung der individuellen Wohn- und Arbeitssituation.

Die **Logopädie** diagnostiziert und behandelt Sprach-, Sprech- und Schluckstörungen. Die enge Zusammenarbeit mit Physio- und Ergotherapeuten ist unbedingt erforderlich.

Zur Therapie einzelner Symptome der MS steht eine Vielzahl von Medikamenten zur Verfügung. Sie ermöglichen für viele MS-Symptome eine wirksame symptomatische Behandlung, z. B. von Spastik, Schmerzen, paroxysmalen Symptomen und Blasenstörungen. Andere Symptome wie z. B. Sehstörungen, Doppelbilder, Ataxie und Fatigue lassen sich medikamentös oft nicht erheblich bessern.

Vor Beginn jeder medikamentösen symptomatischen Therapie muss eine Abwägung des erwünschten Therapieziels gegen die möglichen Risiken und Nebenwirkungen erfolgen. Auswahl und Dosierung der Medikamente sind von der jeweiligen individuellen Gesamtsituation des Patienten abhängig. So wird man bei der Auswahl antispastischer Medikamente für einen Patienten mit ausgeprägter Fatigue von vornherein versuchen, potenziell sedierende Medikamente zu vermeiden; und zur Behandlung depressiver Symptome und schmerzhafter Missempfindungen bei einem Patienten mit Blasenentleerungsstörungen bei Detrusorschwäche sollte man keine Antidepressiva mit anticholinerger Wirkung einsetzen, da sonst eine weitere Erhöhung der Restharnmenge droht.

17.2 Fatigue

Frank A. Hoffmann

Als Fatigue wird die bei MS sehr häufig auftretende verstärkte psychophysische Ermüdbarkeit bezeichnet, die bei bis zu 90 % aller MS-Patienten vorliegt (Kos et al. 2008). Sie entspricht nicht der physiologischen Müdigkeit, wie sie auch Gesunde kennen, und korreliert bei MS-Patienten nicht mit dem Behinderungsgrad.

Merke

Die Fatigue stellt für viele MS-Patienten einen Hauptbelastungsfaktor dar und verursacht oft einen größeren Leidensdruck als körperliche Behinderungen. Sie nimmt neben den Blasenstörungen den führenden Platz unter den Symptomen ein, die den Patienten in seiner Lebensqualität subjektiv am stärksten beeinträchtigen.

Viele MS-Betroffene werden durch Fatigue in ihren privaten und beruflichen Aktivitäten wesentlich eingeschränkt. Die körperliche und geistige Leistungsfähigkeit kann erheblich gemindert sein, sodass es passieren kann, dass auch Patienten mit weitgehend regelrechtem neurologischem Befund und ohne körperliche Behinderungen allein aufgrund der Fatigue erwerbsunfähig sein können.

Die Tatsache, dass aus der Fatigue erhebliche Einschränkungen für MS-Patienten resultieren können, ist aber oft nicht ausreichend bekannt bzw. anerkannt. Eine objektive Beurteilung ist mit der **Testbatterie zur Aufmerksamkeitsprüfung** (TAP) möglich, wobei sich hier vor allem die **Bestimmung der tonischen Alertness** bewährt hat (Flachenecker 2012).

17.2.1 Allgemeine Therapiemaßnahmen

Das Behandlungskonzept gegen Fatigue stützt sich in erster Linie auf allgemeine Maßnahmen; Medikamente können ergänzend zum Einsatz kommen (➤ Abb. 17.1).

Aufklärung Der erste und entscheidende Schritt zur Therapie der Fatigue ist die umfassende Aufklärung über dieses häufige Symptom. Sowohl die Patienten selbst als auch ihre Umgebung in Familie und Beruf sollten über die krankheitsbedingt verstärkte Ermüdbarkeit und verminderte Belastbarkeit ausführlich informiert werden. Die Fatigue soll als unmittelbares und sehr häufiges Symptom der Erkrankung selber erklärt und verstanden werden. Dies ist für den Betroffenen und sein Umfeld vielfach entlastend und kann den oftmals vorhandenen, mehr oder weniger deutlich ausgesprochenen Vorwurf entkräften, der Patient lasse es an Anstrengungsbereitschaft und Durchhaltewillen fehlen. Im nächsten Schritt können dann unangemessene Ansprüche an das verminderte Leistungsvermögen des Betroffenen korrigiert werden.

Kräfteeinteilung Wird das Vorliegen einer Fatigue vom Betroffenen und seiner Umgebung als bestehendes Krankheitssymptom anerkannt, kann eine dem Leistungsvermögen angepasste Planung der Tagesaktivitäten erfolgen. Dies erfordert zunächst eine Einteilung des Tages- und Wochenablaufs. Eine individuelle Festlegung der Prioritäten im Tagesplan sollte erfolgen, damit weniger wichtige Bestandteile weggelassen werden können und somit Kraftreserven erhalten bleiben. In der Regel ist vor allem auf das Vermeiden von Überlastungen und Überforderungen zu achten. Daher sind ausreichend Ruhepausen und Erholungszeiten einzuplanen. Der Patient sollte lernen, seine individuellen Belastbarkeitsgren-

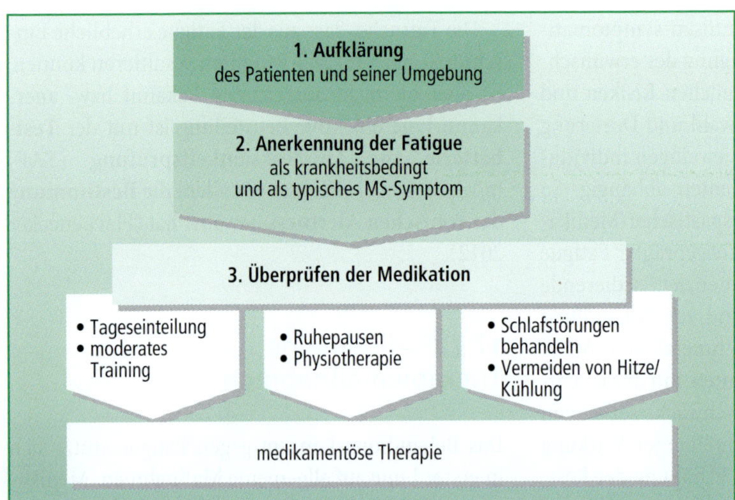

Abb. 17.1 Allgemeine Therapiemaßnahmen bei Fatigue [L106]

zen zu akzeptieren und Ruhepausen **vor** dem Eintritt von Erschöpfung einzulegen. Ein spezielles „Energiespartraining", bei dem der Patient lernt, tägliche Verrichtungen mit minimalem Energieaufwand zu bewältigen, kann ergänzend Nutzen bringen (Schapiro 1998).

Training Durch Physiotherapie und *moderates* körperliches Training, vor allem mit Ausdauersportarten wie Nordic Walking oder Fahrradergometer, lässt sich die körperliche Belastbarkeit häufig verbessern (Mostert und Kesselring 2002; Pfitzner et al. 2009). Überlastungen und Überanstrengungen sind jedoch zu vermeiden.

Kühlung und Vermeiden von Hitze Viele Patienten berichten auch von einer deutlichen Verstärkung der Fatigue durch (insbesondere feuchte) Hitze – z. B. beim Aufenthalt in heißen Klimazonen. Deshalb sollte eine angemessene Urlaubs- und Reiseplanung erfolgen, die das Vermeiden von größerer Hitze erlaubt. Trotzdem können die meisten südlichen Reiseziele durchaus auch für MS-Kranke geeignet sein, wenn der Reisetermin günstig in eine kühlere Jahreszeit gelegt wird. Auch das Vermeiden von direkter Sonneneinstrahlung und heißen Bädern, das Klimatisieren von Räumen usw. können zur Reduktion von Fatigue-Beschwerden beitragen (zum Uhthoff-Phänomen ➤ Kap. 17.3.2). Viele Patienten profitieren vom Kühlen des Körpers oder der Gliedmaßen. Der positive Effekt auf die Fatigue tritt mit einer Latenz von ca. 30–45 min ein und kann bis zu einige Stunden andauern. Die Kühlung kann mittels Kühlelementen, kühler Bäder, spezieller Kühlwesten oder externer Klimatisierung erfolgen (z. B. Klimaanlage im Auto bzw. Haus). Wichtig ist auch eine ausreichende Flüssigkeitszufuhr, da Flüssigkeitsmangel Fatigue-Beschwerden verstärken kann. Die tägliche Trinkmenge sollte 2–3 l betragen, bei hohen Umgebungstemperaturen entsprechend mehr. Dies ist vor allem für MS-Betroffene bedeutsam, die aufgrund einer Blasenstörung zu wenig trinken, um häufige Toilettengänge zu vermeiden (Flachenecker 2009a).

Verstärkung durch Medikamente Schließlich ist im Einzelfall noch zu bedenken und zu überprüfen, ob nicht Medikamente eine Verstärkung der Fatigue-Beschwerden verursachen. In diesem Zusammenhang sind z. B. einige antispastisch wirkende Medikamente zu erwähnen, die als Nebenwirkung Müdigkeit und damit eine Fatigue verstärken können. Dies trifft dosisabhängig z. B. für Baclofen, Tizanidin und alle Benzodiazepine zu. Aber auch Medikamente wie Carbamazepin, Gabapentin, Pregabalin, Amitriptylin, Anticholinergika u. a. kommen infrage. Im Zweifelsfall kann – wenn medizinisch vertretbar – ein Auslassversuch zur Klärung beitragen. Auch β-IFN können Fatigue verstärken, insbesondere zu Beginn der Therapie.

Schlafstörungen Häufig liegt eine Verstärkung der Fatigue durch unzureichenden oder gestörten und damit zu wenig erholsamen Nachtschlaf vor. Die gezielte Behandlung der zugrunde liegenden Ursache bringt hier eine Besserung der Fatigue. Zu nennen ist in diesem Zusammenhang die Behandlung der Blasenstörung bei häufiger Nykturie (➤ Kap. 17.14). Bei einem durch ständigen Harndrang gestörten Nachtschlaf kann z. B. der abendliche Einsatz von Desmopressin erfolgreich sein. Ein weiteres Beispiel ist die Behandlung nächtlicher schlafstörender Spastik (➤ Kap. 17.7). Wenn ein Restless-Legs-Syndrom die Schlafstörung verursacht, was bei MS-Patienten nicht selten vorkommt, ist der Einsatz von retardiertem L-Dopa (Nacom® retard, Madopar® depot 100–200 mg z. N.) bzw. von Dopaminagonisten angezeigt.

17.2.2 Medikamentöse Therapie

Die medikamentösen Therapiemöglichkeiten der Fatigue sind in ➤ Tab. 17.1 zusammengefasst und werden nachfolgend ausgeführt.

Antidepressiva Fatigue und depressive Symptome sind oft klinisch nicht exakt zu trennen. Häufig liegen sie gleichzeitig und nebeneinander vor und verstärken sich gegenseitig. Viele Patienten, die über eine gesteigerte Ermüdbarkeit klagen, erfüllen auch die Kriterien einer Depression.

Gerade hier ist der Einsatz von nichtsedierenden antidepressiven Medikamenten eine wichtige Therapieoption. In erster Linie kommen hierbei SSRI, der MAO-A-Hemmer Moclobemid (Aurorix®) und Noradrenalin-Wiederaufnahmehemmer (NARI) infrage (zur Behandlung der Depression bei MS ➤ Kap. 21).

Amantadin Amantadin (z. B. PK Merz®) ist seit Längerem zur Therapie der Parkinson-Krankheit zugelassen und bewährt. Es wirkt im ZNS auf multiple Rezeptoren, vor allem NMDA-antagonistisch, und klinisch am ehesten durch eine unspezifische zentrale Stimulation, möglicherweise durch Freisetzung körpereigenen Dopamins aus den Stammganglien. Ein positiver Effekt auf die Fatigue-Symptomatik bei MS wurde beschrieben (Zimmermann und Hohlfeld 1999). Fünf kontrollierte Studien mit insgesamt 272 MS-Patienten zeigten bei heterogenen Studienendpunkten schwache und inkonsistente Effekte von Amantadin auf die MS-assoziierte Fatigue, wobei die klinische Bedeutung unklar bleibt (Pucci et al. 2007). Als optimale Dosierung gelten 2- bis 3 × 100 mg oral. Die zweite Einnahme sollte spätestens am frühen Nachmittag erfolgen, um nächtliche Schlafstörungen zu vermeiden. Auch eine i. v. Gabe als morgendliche Infusion ist möglich, z. B. bei schluckgestörten Patienten.

Nebenwirkungen: innere Unruhe, Schlaflosigkeit, Obstipation, Harnverhalt, Ödeme. Selten: Übelkeit, Angst, grippeähnliche Symptome, Halluzinationen, Verwirrtheit, Benommenheit, Durst, abnormes Schwitzen, akute Exazerbationen der MS. **Kontraindikationen:** Epilepsie, Verwirrtheitszustände, ausgeprägte Hypotonie, Gravidität, schwere Leber- und Nierenfunktionsstörungen.

Merke

Problematisch ist aufgrund einer neueren Empfehlung des Gemeinsamen Bundesausschusses (GB-A) die Erstattungsfähigkeit der Amantadin-Therapie für die Indikation „Fatiguebehandlung bei MS".

Modafinil Modafinil (Vigil®) ist seit 1999 zur Narkolepsiebehandlung in Deutschland zugelassen. Einzelbeobachtungen und kleinere Studien sprechen

Tab. 17.1 Medikamentöse Therapiemöglichkeiten der Fatigue

Substanzen	Wirksamkeit	Bemerkungen
Antidepressiva **SSRI** **Moclobemid** **NARI**	+	Bei begleitender Depression
Amantadin	+	Bei innerer Unruhe, Schlafstörungen, Verwirrtheit; auch i. v. Gabe möglich
Aminopyridine 3-AP und 3,4-AP	+	**Cave:** • geringe therapeutische Breite • Anfallsprovokation
Modafinil	+	Off-Label-Use bei MS
Immunmodulatoren **IFN-β** **GLAT** **IVIG**	?	Auch Verschlechterung der Fatigue möglich (IFN-β)
Kortison Pulstherapie	(+)	Keine Dauertherapie!
Cannabis	?	BtM-pflichtig

für eine positive Wirkung dieser α-adrenergen Substanz auch bei MS-bedingter Fatigue.

Reeß und Mauch (2000) berichten von einem Therapieversuch bei 11 MS-Patienten, die für 14 Tage 200 und 300 mg/d Modafinil einnahmen. 7 der 11 Patienten berichteten über eine bemerkbare Abnahme ihrer Fatigue-Symptomatik im Alltag. Die durchschnittlichen Zahlenwerte der *Fatigue Severity Scale* (FSS) und der MS-spezifischen FSS (MSFSS) sanken. Hauptnebenwirkungen waren Kopfschmerzen und Schwindel. Ein Patient beendete den Therapieversuch wegen innerer Unruhe. In einer ersten placebokontrollierten Studie zeigten sich bei einer Dosierung von 200 mg (nicht aber für 400 mg) positive Effekte auf die subjektiv erlebte Erschöpfbarkeit (Rammohan et al. 2002). Diese Ergebnisse konnten in einer französischen Studie mit insgesamt 115 Patienten nicht bestätigt werden; hier gaben alle Patienten ausweislich der *Modified Fatigue Impact Scale* eine Verbesserung ihrer Fatigue-Symptomatik an, ohne dass ein Unterschied zwischen Placebo und Modafinil festzustellen gewesen wäre (Stankoff et al. 2005). Diese unterschiedlichen Ergebnisse dürften am ehesten darauf beruhen, dass die verschiedenen Pathomechanismen der Fatigue bisher zu wenig beachtet und noch nicht einmal sekundäre Fatigue-Mechanismen ausgeschlossen wurden. Daher kann Modafinil im Einzelfall trotz des negativen Studienergebnisses wirksam sein. Da in mehreren Untersuchungen eine gute Korrelation zwischen subjektiv erlebter Fatigue und eingeschränkter Aufmerksamkeitsintensität festzustellen war (Meissner et al. 2007, 2009), erscheint im Rahmen eines individuellen Heilversuchs Modafinil bei den Patienten gerechtfertigt, bei denen sich eine Aufmerksamkeitsstörung objektivieren lässt.

Zu erwartende Nebenwirkungen: Nervosität, Schlafstörungen (und damit bei zu hoher Dosierung möglicherweise die Verschlechterung der Fatigue-Symptomatik), Herzrasen, Schwindel und Leberwertveränderungen.

Merke

Modafinil muss nicht mehr nach dem BtMG verordnet werden; der Einsatz bei MS erfolgt aber off-label.

Weitere Substanzen Für Acetyl-L-Carnitin in einer Dosierung von 2.000 mg/d (Tomaßini et al. 2004) und ASS (1.300 mg/d) gibt es Hinweise für eine positive Wirkung auf Fatigue-Beschwerden (Wingerchuk et al. 2005), wobei die Bedeutung dieser Befunde derzeit noch unklar ist. Für Pemolin, L-Carnitin, Prokarin, 4-Aminopyridin (Fampridin) und Ginkgo biloba liegen keine konsistenten Wirksamkeitsnachweise vor. Ihr Einsatz kann deshalb nicht empfohlen werden.

Immunmodulatoren Unter **Kortison-Pulstherapien** wird häufig eine Besserung von Fatigue-Beschwerden beobachtet, insbesondere durch einen positiv-inotropen Effekt des Kortisons. Eine Kortison-Dauertherapie ist aber unbedingt zu vermeiden.

Die großen doppelblinden placebokontrollierten Zulassungsstudien der β-IFN erbrachten auch Daten, aus denen sich ihre positive Wirksamkeit auf Fatigue und neuropsychologische Symptome ableiten lässt. So gaben in der Avonex®-Studie bei **IFN-β-1a** in der Placebogruppe initial 6 % der Patienten eine vermehrte Müdigkeit an (Jacobs et al. 1996). Nach 2 Jahren waren es in der Placebogruppe wiederum 6 %. In der Verumgruppe klagten initial 15 % über Asthenie, nach 2 Jahren nur noch 3 %. Auch für **IFN-β-1b** gibt es Hinweise für eine positive Wirkung auf neuropsychologische Funktionen (Pliskin et al. 1996). Die Datenlage für die β-IFN ist jedoch noch beschränkt. Auch Patienten, die mit Glatirameracetat (GLAT) oder IVIG behandelt werden, profitieren möglicherweise im Sinne einer Besserung der Fatigue. Hierzu liegen jedoch noch keine ausreichenden Daten oder kontrollierte Studien vor.

Merke

Unter **Kortison-Stoßtherapien** wird von Patienten immer wieder eine Besserung der Fatigue berichtet, die am ehesten im Rahmen eines positiven psychotropen Effekts zu erklären ist.

Zu den Cannabinoiden > Kap. 17.7.2.

17.3 Hirnnervenstörungen

Frank A. Hoffmann

17.3.1 Optikusneuritis

Die akute Optikusneuritis (ON), die mit Sehstörungen, Gesichtsfelddefekten und auch Schmerzen im Bulbus oder Bewegungsschmerzen des Bulbus einhergehen kann, ist am besten mit einer hoch dosierten i. v. Kortison-Pulstherapie behandelbar (➤ Kap. 18.2.3).

17.3.2 Sehstörungen

Sehstörungen bei MS, die nicht im Rahmen eines akuten Schubs auftreten oder als Residuen nach einer Optikusneuritis bestehen bleiben, sind medikamentös in der Regel kaum beeinflussbar.

Bereits 1890 beschrieb Uhthoff, dass sich MS-bedingte Sehstörungen bei Temperaturerhöhung, aber auch bei körperlicher Arbeit verstärken können. Dies trifft auch für eine Reihe weiterer MS-Symptome zu. Wenn ein solches **Uhthoff-Phänomen** vorliegt, kann eine Besserung durch Kühlung, Vermeidung von Hitze und Überanstrengung, ggf. auch durch fiebersenkende Medikamente erreicht werden (Uhthoff 1890).

Bei **Akkommodationsstörungen** sollte an die Möglichkeit einer Verursachung durch anticholinerg wirksame Medikamente gedacht werden.

17.3.3 Augenbewegungsstörungen

Wenn Augenbewegungsstörungen im Rahmen eines akuten Schubs auftreten, sind sie mit hoch dosiertem i. v. Kortison zu behandeln (➤ Kap. 18.2.3). Die medikamentöse Dauerbehandlung von Doppelbildern, Nystagmus und den oft damit einhergehenden **Oszillopsien** ist meist nicht sehr erfolgreich. Versuchsweise setzt man Baclofen, Gabapentin, Carbamazepin, Memantin, Clonazepam und lokal Botulinustoxin ein.

Zur Therapie des seltenen **Fixationspendelnystagmus** haben sich Memantin (40–60 mg/d) und Gabapentin (900–1.200 mg/d) als wirksam erwiesen (Bandini et al. 2001; Starck et al. 1997).

Der **Upbeat-/Downbeat-Nystagmus** kann auf Baclofen (3 × 5 mg/d) ansprechen (Dieterich et al. 1991).

Bei sehr störenden **Doppelbildern** kann das vorübergehende Abdecken eines Auges einen funktionellen Gewinn bringen.

Die **internukleäre Ophthalmoplegie** (INO), eine häufige und MS-typische zentrale Augenmotilitätsstörung, geht zwar oft mit ausgeprägten Fehlstellungen der Augen einher, aber selten mit einer Beeinträchtigung durch Doppelbilder, und bedarf daher selten einer speziellen Therapie.

17.3.4 Trigeminusneuralgie

Die Trigeminusneuralgie ist ein paroxysmales Schmerzsyndrom und tritt bei MS-Patienten mit einer Häufigkeit von bis zu 4 % auf. Sie ist in ihrem Schmerzcharakter nicht von einer idiopathischen Trigeminusneuralgie zu unterscheiden, tritt allerdings bei MS-Patienten häufiger beidseitig auf. Therapeutisch eignen sich Carbamazepin, Oxcarbazepin, Gabapentin, Pregabalin, Lamotrigin, Topiramat, Valproat, Baclofen, Phenytoin. Kortison ist erfolgreich, wenn die Beschwerden im Zusammenhang mit einem akuten Schub auftreten (➤ Kap. 17.10.2).

17.4 Sprech- und Schluckstörungen

Frank A. Hoffmann und Anja Block

Die Häufigkeit von **Sprechstörungen** im Sinne einer Dysarthrie wird bei MS mit etwa 40 % angegeben (Hartelius et al. 1995). **Sprachstörungen** sind wesentlich seltener; genauere prozentuale Angaben liegen nicht vor. In unserem Patientengut traten Sprachstörungen meist als Wortfindungsstörungen auf. Störungen der Sprache und des Sprechens stellen für die Betroffenen eine oft erhebliche Behinderung ihrer Kommunikationsmöglichkeiten mit der Gefahr der sozialen Isolierung dar. Sie sind daher unbedingt therapiebedürftig.

Nach neueren Untersuchungen finden sich bei über 40 % der MS-Patienten neurogene **Schluckstörungen.** Obwohl man generell sagen kann, dass mit zunehmender Dauer und Schwere der Erkrankung Schluckstörungen mit steigender Tendenz auftreten (Hartelius und Svensson 1994), leiden ungefähr 17 % der MS-Patienten, die nur eine geringe Behinderung haben, ebenfalls an einer neurogenen Dysphagie (Prosiegel et al. 2004). Essen und Trinken sind für alle Menschen nicht nur lebensnotwendige Funktionen zur Sicherung der Nahrungszufuhr, sondern auch wichtiger Bestandteil der allgemeinen Lebensfreude und Genussfähigkeit. Schluckstörungen führen zu einem kaum zu überschätzenden Leidensdruck. Wenn die Dysphagie noch mit Aspirationen einhergeht, besteht zudem noch eine potenziell vitale Gefährdung des Patienten durch ständige pulmonale Affektionen. Schließlich drohen als Folge gestörten Schluckens auch Exsikkose und Mangelernährung, was u. a. das Infektionsrisiko erhöht und ungünstige Auswirkungen auf die Immunlage, den Allgemeinzustand und die Überlebensrate hat (Denk 1999). Schluckstörungen müssen bei MS-Patienten deshalb gezielt diagnostiziert und therapiert werden.

Die Behandlung von Sprach-, Sprech- und Schluckstörungen ist eine Domäne der Logopädie.

17.4.1 Dysarthrie

Meist liegt bei MS-Patienten eine gemischte **Dysarthrie** und **Dysarthrophonie** vor. Häufig manifestieren sich spastische und ataktische Bewegungsmuster. Die Störungen betreffen den gesamten Funktionskreis von Atmung, Phonation und Artikulation.

Atemstörungen zeigen sich in Form einer unkorrekten Anpassung der Sprechatmung an eine auffällige Luftstrommodulation durch die Stimmlippen und/oder das obere Ansatzrohr. Weitere Einflussgrößen können z. B. Haltungsanomalien, rumpf- und gliedkinetische Ataxien, Hemiparesen usw. sein. Daraus entwickeln sich häufig thorakale oder klavikulare Atemmuster, die diese Schwierigkeiten ausgleichen sollen. Sehr häufig tritt eine **paradoxe Atmung** auf, insbesondere bei ataktischer Dysarthrie (Abbs et al. 1983). Es kann zum Energieverlust durch insuffiziente Unterstützung der Inspirationsmuskulatur mit verkürzter Ausatmung sowie Atemvorschieben durch Luftverschwendung im Glottisbereich kommen. Nicht selten findet man bei MS-Patienten auch eine verminderte Vitalkapazität.

Zu den Störungen der **Phonation** bei MS gehören Einschränkungen im Bereich des Tonhöhen- und Lautstärkeumfangs. Hierbei kann es Patienten mit Ataxie z. B. ganz unmöglich sein, leise zu sprechen oder bei schwerer spastischer und ataktischer Störung zu flüstern, da der dafür notwendige selektive Zugang zur Kehlkopfmuskulatur behindert ist. Ungenügende Stimmlippenspannung zeigt sich häufig in einer heiseren, rauen Stimmqualität. Sehr oft fehlt der vollständige Glottisschluss, was dazu führt, dass vor Phonationsbeginn „wilde Luft“ entweicht und die Stimme verhaucht klingt.

Artikulationsstörungen führen zu einer verwaschenen, undeutlichen Sprache, die auf einen Hirnstammbefall hinweist. Als eindeutiges Kleinhirnsymptom gilt die skandierende Sprache, die zumeist mit fortschreitender Erkrankung beobachtet wird.

17.4.2 Neurogene Dysphagie

Die neurogene Dysphagie bei MS korreliert mit dem Behinderungsgrad und dem Ausmaß des Hirnstammbefalls (Prosiegel et al. 2004). Bei unseren Patienten zeigten sich Auffälligkeiten beim Schluckvorgang sehr häufig bei den chronisch-progredienten Verlaufsformen oder im Rahmen eines akuten Schubs mit Hirnstammbeteiligung. Diagnostisch sind neben der gezielten Anamneseerhebung und dem **50-ml-Wasser-Test** zur Beurteilung der pharyngealen Sensibilität noch unbedingt die **videofluoroskopische (VFSS) und/oder endoskopische (FEBS) Beurteilung des Schluckakts** anzuwenden. Da MS-Patienten sehr häufig unter Sensibilitätsstörungen leiden, bleiben stille Aspirationen auch dem erfahrenen klinischen Beobachter verborgen. Sehr hilfreich ist hierbei vor allem die **Videofluoroskopie**, die eine genaue Analyse der Schluckstörung und vor allem eine Einschätzung ermöglicht, ob eine Aspiration in die Luftwege droht bzw. stattfindet. Die Vermeidung von Aspirationen und der damit verbundenen Komplikationen wie Aspirationspneumonien ist von großer Bedeutung. Somit bestimmt das Ergebnis der Schluckdiagnostik mittels Videofluoroskopie entscheidend das weitere therapeutische Vorgehen in Bezug auf die Dysphagie.

Auch wenn es keine spezifischen Störungsmuster bei MS gibt, fanden sich in unserem Patientengut gehäuft Schwierigkeiten im Bereich der zeitlich korrekten Auslösung des Schluckreflexes, der ausreichenden Elevation des hypolaryngealen Komplexes, der Epiglottisfunktion und einer zeitgerechten Öffnung bzw. Schließung des oberen Ösophagussphinkters und damit verbundenen Nahrungsresiduen im hypopharyngealen Bereich.

17.4.3 Therapie von Sprech- und Schluckstörungen

Sprech- und Schluckstörungen treten bei MS-Kranken in der Regel kombiniert auf und erfordern eine beide Aspekte berücksichtigende Behandlung. Deshalb sollen im Folgenden die Therapieansätze für beide Störungen zusammen besprochen werden, die Therapie der Schluckstörungen ist zudem in ➤ Tab. 17.2 zusammengefasst. Das therapeutische Prozedere richtet sich danach, ob eine Sprech- und Schluckstörung akut im Rahmen eines MS-Schubs oder aber schleichend bei chronisch-progredientem Verlauf auftritt.

Akute Sprech- und Schluckstörungen

Akute Sprech- und Schluckstörungen, die im Rahmen eines MS-Schubs neu oder verstärkt auftreten, werden zunächst medikamentös mit einer i. v. **Kortison Stoßtherapie** behandelt (➤ Kap. 18.2). Von Anfang an sind eine begleitende logopädische Diagnostik, Dokumentation und Therapie unbedingt erforderlich.

Tab. 17.2 Therapie von Schluckstörungen bei MS

Therapieziele	Therapiemaßnahmen
Schutz vor vitaler Bedrohung (Aspiration, daraus resultierend Pneumonien etc.)	Nahrungskarenz
Sicherung von Ernährung und Flüssigkeitszufuhr	Parenterale Ernährung Sonden PEG
Erhalt/Wiederherstellung der Schluckfunktionen	Logopädie/Schlucktherapie
Lebensqualität und soziale Integration	Logopädie/Schlucktherapie (Medikamente)

Bei Aspirationsgefahr müssen eine vorübergehende **Nahrungskarenz** und parenterale Flüssigkeits- und Nährstoffsubstitution stattfinden. Möglich ist auch eine Ernährung über gastrale Sonden, wobei durch die Nase eingeführte Sonden vom Patienten meist als unangenehm empfunden werden, die Gefahr von nasalen und ösophagealen Druckläsionen und Entzündungen bergen und bei der Sprech- und Schlucktherapie hinderlich sind. Falls der Zeitraum der notwendigen Nahrungskarenz absehbar ist und sich in der logopädischen Diagnostik eine Besserungstendenz der Schluckstörung ergibt, bevorzugen wir die vorübergehende **parenterale Ernährung und Flüssigkeitszufuhr.** Die Anlage einer **perkutanen endoskopischen Gastrostomie (PEG)** wird man erst anstreben, wenn nach vollständiger Ausbehandlung des akuten Schubs und anschließender intensiver Schlucktherapie keine ausreichende orale Nahrungs- und Flüssigkeitszufuhr gelingt und/oder die Aspirationsgefahr weiterhin bestehen bleibt.

Chronische Sprech- und Schluckstörungen

Die Therapie der chronischen Sprech- und Schluckstörungen bei MS-Patienten ist eine Domäne der **Logopädie.** Nach der zielgerichteten klinischen und apparativen Diagnostik der Dysarthrie und Dysphagie folgt ein aufbauendes Therapiekonzept, das auf restituierende, kompensatorische oder adaptierende Maßnahmen ausgerichtet ist. Eine gute interdisziplinäre Zusammenarbeit der Therapeuten, insbesondere der Logopäden und Krankengymnasten, ist wichtig.

Merke

Zwingend notwendig ist hierbei der Beginn mit Basisübungen, die auf den Gesamtkörpertonus und die Haltung ausgerichtet sind. Daran schließen sich Übungen zur Fazilitation der Kau- und Schluckmuskulatur mit Übungen zur verbesserten Respiration, Phonation und Artikulation an, die evtl. auch kompensatorische Maßnahmen beinhalten. Neben der Atem- und Stimmtherapie erfolgt die Artikulationsbehandlung, die bei schwerster Beeinträchtigung auch mit elektronischen Hilfsmitteln zur Kommunikation und deren Erarbeitung gekoppelt sein soll.

Immer sollte mitberücksichtigt werden, dass eine Verstärkung von Dysarthrie und Schluckstörung auch **medikamentös bedingt** sein kann. Auch hier ist wieder in erster Linie an Medikamente zur Therapie der Spastik wie Baclofen, Tizanidin und Benzodiazepine zu denken. Diese werden gerade in fortgeschritteneren Stadien bei chronisch-progredienten Patienten hoch dosiert und/oder kombiniert eingesetzt. Manchmal kann durch Reduktion oder Absetzen der Antispastika eine Besserung der Sprechstörung und Dysphagie erreicht werden. In einigen Fällen hat sich bei uns auch das Umsetzen der oralen antispastischen Therapie auf eine intrathekale Baclofen-Pumpentherapie oder auch fokale Therapie mit i. m. Botulinustoxin bzw. eine Kombination beider Therapieformen bewährt (➤ Kap. 17.7.2).

Sondenernährung

Im Fall einer trotz aller therapeutischen Bemühungen nicht ausreichenden oralen Flüssigkeits- und Nahrungsaufnahme wird zur Vermeidung von Mangelzuständen eine dauerhafte Sondenernährung notwendig. Hier ist eine PEG gegenüber einer nasogastralen Sonde vorzuziehen, da die Ernährungssituation der mit nasogastralen Sonden versorgten Patienten schlechter und die Letalität erhöht ist. Demgegenüber ist die Erhöhung der Gefahr von Aspirationspneumonien im Vergleich beider umstritten (Fay et al. 1991).

Die Anlage der PEG erfolgt in der Regel endoskopisch. Sie erfordert eine eingehende Patientenaufklärung und schriftliche Einwilligung. Die Häufigkeit schwerer Komplikationen wird mit bis zu 4 % angegeben, die der leichteren mit bis zu 25 % (Leineweber und Steube 2000). Im Vordergrund stehen dabei mit ca. 4 % Wundinfektionen. Seltener kommt es zu Sondendislokation, Aspiration, Pneumoperitoneum und Stomaleck.

Die **Komplikationen** einer enteralen Sondenernährung werden mit 10–30 % angegeben, insbesondere Reflux und Erbrechen, Aspiration, Diarrhö, intestinale Atonie, Hyperglykämie, Störungen des Wasser- und Elektrolythaushalts. Bei Reflux und Erbrechen sollte zunächst eine Gastritis oder ein Ulkus ausgeschlossen werden. Eine Verbesserung ist durch Verminderung der Infusionsgeschwindigkeit und Verbesserung der Lagerung (Oberkörper hochlagern) zu erreichen. Auch Prokinetika wie Domperidon (Motilium®) oder Metoclopramid (Paspertin®) können hilfreich sein. Aspirationen erfordern zunächst den Ausschluss einer Sondenfehllage. Die Behandlung erfolgt durch Hochlagerung des Oberkörpers während der Ernährung und den Einsatz von Prokinetika. Wenn hierdurch keine Besserung zu erreichen ist, ist die Anlage einer Jejunalsonde indiziert.

Bei einigen Patienten kommt es trotz Nahrungskarenz zu **Aspirationen,** da im Rahmen der Schluckstörung Speichel aspiriert wird. Auch können bei schluckgestörten Patienten kosmetische und soziale Probleme durch aus dem Mund tropfenden Speichel entstehen. In diesen Fällen kann die Speichelproduktion medikamentös gehemmt werden. Hierfür eignen sich anticholinerg wirksame Medikamente, z. B. Amitriptylin (Saroten® retard) 25–100 mg/d. Allerdings kommt es beim Einsatz von systemisch wirksamen Anticholinergika öfter zu unerwünschten Wirkungen wie kognitiven Verschlechterungen und Blasenentleerungsstörungen, die den Einsatz limitieren. In solchen Fällen setzen wir lokale Injektionen von Botulinustoxin direkt in die Speicheldrüsen ein. Häufig genügt dabei die Behandlung der Parotisdrüsen beidseits, da eine geringe Restspeichelproduktion durchaus erwünscht ist. Wir verwenden hierfür das Präparat Dysport® in einer Dosierung von ca. 100 Einheiten pro Seite. In einigen Fällen müssen die submandibulären Speicheldrüsen mitbehandelt werden, um einen ausreichenden Effekt zu erzielen. Die Wirkung setzt nach einigen Tagen ein und hält ca. 3–6 Monate an. Systemische Nebenwirkungen sind nicht zu erwarten. Lokal kann es selten zu vorübergehenden Schmerzen im Injektionsbereich kommen. Prinzipiell ist auch eine vorübergehende Verstärkung der Schluckstörung möglich.

Probleme bereiten bei der Essensaufnahme auch der Tremor der Arme und Hände und die Ataxie. Hier kann durch geeignete Ess- und Trinkhilfen eine funktionelle Verbesserung erreicht werden. Die individuelle Auswahl und das Training des Gebrauchs solcher Ess- und Trinkhilfen werden meist von Ergotherapeuten übernommen. Geeignet sind z. B. die Verwendung von Tassen mit Doppelgriffen, Trinkröhrchen usw.

Zur medikamentösen Therapie von Tremor und Ataxie ➤ Kap. 17.12 und ➤ Kap. 17.13.

17.5 Epileptische Anfälle

Frank A. Hoffmann

Epileptische Anfälle im Sinne symptomatischer Anfälle kommen bei MS gehäuft vor; betroffen sind ca. 2,5 % der MS-Patienten (Kesselring 1997). Damit liegt die Inzidenz für MS-Patienten etwa 5-mal so hoch wie in der Durchschnittsbevölkerung. Dabei handelt es sich in der Regel um fokale Anfälle, die sekundär generalisieren können. Ursächlich dürfte eine fokale Erhöhung der Anfallsbereitschaft bzw. die Auslösung epileptogener Erregungen durch MS-Herde selber sein, insbesondere bei rindennaher und subkortikaler Lage. Auslöser für die Manifestation von epileptischen Anfällen sind bei MS-Erkrankten häufig MS-Schübe, fieberhafte Infekte und immer wieder auch Medikamente. Zu tonischen Hirnstammanfällen und deren Behandlung ➤ Kap. 17.10.2.

17.5.1 Allgemeine Maßnahmen

Bei manchen MS-Patienten ist das Auftreten epileptischer Anfälle eindeutig und ausschließlich an bestimmte Auslöser gebunden. Therapeutisch genügt es hier meist, die auslösenden Ursachen zu identifizieren und zu vermeiden. Im Einzelfall kann durch rechtzeitige Behandlung von Infekten mit fiebersenkenden Medikamenten – und, falls erforderlich, auch Antibiose – das Auftreten weiterer Anfälle verhindert werden.

Beim Initialanfall ist im Einzelfall immer zu berücksichtigen, dass die **Krampfschwelle** medikamentös gesenkt sein mag und die Anfälle somit durch Medikamente provoziert sein könnten. Infrage kommt hierfür eine Reihe von Medikamenten, u. a. auch von MS-Patienten häufig verwendete wie z. B. Kortison, Baclofen (vor allem auch bei intrathekaler Gabe), Aminopyridine, Antipsychotika und Antibiotika. Aber auch Benzodiazepine können Anfälle provozieren, insbesondere wenn sie plötzlich abgesetzt werden. Auch unter einer Therapie mit β-IFN kann es zur Provokation epileptischer Anfälle kommen, vor allem zu Therapiebeginn im Rahmen grippeähnlicher Symptome („flu-like symptoms") und der damit häufig verbundenen Temperaturerhöhung. Hier kann die konsequente adjuvante Gabe von Paracetamol oder Ibuprofen die Anfallsgefahr senken.

Bei Patienten mit bekannter Epilepsie, Anfällen in der Vorgeschichte oder Zeichen erhöhter Anfallsbereitschaft im EEG ist vor Therapiebeginn die Indikation für eine Behandlung mit den genannten Substanzen besonders kritisch zu prüfen. Treten Anfälle erstmals auf, sollte immer an eine medikamentöse Auslösung gedacht und das Therapieregime überprüft werden. Im Zweifelsfall muss entschieden werden, ob ein Absetzen oder der Austausch der potenziell anfallsauslösenden Substanz medizinisch vertretbar ist, und ggf. ein Ab- oder Umsetzversuch erfolgen. Sollte dann Anfallsfreiheit unter Erreichen der ursprünglichen Therapieziele bestehen, ist eine antiepileptische Medikation entbehrlich. Ist ein Absetzen oder Umsetzen des potenziell anfallsprovozierenden Medikaments nicht möglich, kann durch zusätzliche Gabe von Antiepileptika die Krampfschwelle erhöht und häufig Anfallsfreiheit erreicht werden.

17.5.2 Medikamentöse Therapie

Akuttherapie

Ein einzelner epileptischer Anfall ist in der Regel nicht akut medikamentös behandlungsbedürftig. Bei fokalen oder generalisierten Anfallsserien oder einem Status epilepticus ist zum raschen Abbruch eine medikamentöse Akutbehandlung notwendig.

Benzodiazepine Für die Akutbehandlung einer Anfallsserie oder eines Anfallsstatus eignen sich am besten schnell wirksame und i. v. oder als Rektaltube applizierbare Benzodiazepine. Häufig verwendet wird **Clonazepam** (Rivotril®) 1–2 mg langsam i. v. Hierbei ist zu beachten, dass der Inhalt beider Ampullen (Wirkstoff und Lösungsmittel) zusammen in einer Spritze aufgezogen und nicht in der Akutsituation versehentlich nur das Lösungsmittel verabreicht wird. Alternativ kann auch Diazepam (Valium®) 5–10 mg langsam i. v. gespritzt werden. Bei mangelnder Wirksamkeit mag man die Injektion nach einigen Minuten wiederholen. Die Gefahr einer Atemdepression ist hierbei ernst zu nehmen. Fast genauso schnell wirksam sind Diazepam-Rektaltuben (Diazepam-Desitin® rectal tube). Sie sind für

Patienten geeignet, bei denen es Probleme bereitet, rasch einen venösen Zugang zu erhalten, oder in Situationen, in denen die Erstbehandlung durch Angehörige oder Pflegepersonal erfolgt. Anfallsgefährdete Patienten können solche Rektaltuben mit sich führen und im Bedarfsfall (z. B. bei Auftreten fokaler Anfälle) selbst einsetzen, um die Anfälle zu unterbrechen bzw. eine Generalisierung zu verhindern. Die Dosierung beträgt auch hier 5–10 mg. Wiederholungen sind möglich (Höchstdosis 30 mg). Alternativ kann auch 1–2,5 mg Lorazepam (Tavor® expidet) bukkal appliziert werden.

Langzeittherapie

Wenn wiederholt epileptische Anfälle auftreten, die sich durch Vermeiden von anfallsinitiierenden Faktoren nicht verhindern lassen, ist eine medikamentöse antiepileptische Langzeittherapie angezeigt. Da bei MS-Patienten einem ersten epileptischen Anfall mit relativ großer Wahrscheinlichkeit weitere Anfälle folgen, wird die Einleitung einer medikamentösen Dauertherapie schon nach dem ersten Anfall empfohlen (Engelsen und Gronning 1997). Einen Überblick über die eingesetzten Antiepileptika gibt ➤ Tab. 17.3. Zur Langzeittherapie epileptischer Anfälle bei MS-Patienten setzen wir vor allem Carbamazepin, Valproinsäure, Gabapentin, Lamotrigin, Pregabalin und Levetiracetam ein. In einigen Fällen verwenden wir auch noch andere der „neuen" Antiepileptika. Benzodiazepine sind für die Langzeittherapie wegen der Gefahr einer Abhängigkeits- und Toleranzentwicklung nicht zu empfehlen.

Carbamazepin Da bei MS-Patienten in der Regel fokale oder sekundär generalisierte Anfälle auftreten, ist Carbamazepin (z. B. Tegretal®, Timonil®) das Mittel der ersten Wahl. Wir beginnen mit 200 mg eines retardierten Präparats und steigern täglich in Schritten von 100–200 mg bis zu 2 × 400 mg, max. bis zu 2 × 600 mg/d.

Tab. 17.3 Antiepileptika: Dosierung, Nebenwirkungen, Kontraindikationen und Besonderheiten

Wirksubstanz	Handelsname	Dosierung (mg/d)	Nebenwirkungen, Kontraindikationen	Besonderheiten
Carbamazepin	Tegretal® retard Timonil® retard Finlepsin® retard	2 × 200–600	Müdigkeit, Schwindel, Nystagmus, Ataxie, Hautallergien	Blutbildkontrollen! Serumspiegel bestimmbar
Valproat	Ergenyl® Orfiril®	2 × 300–600	Allergie, Tremor, Haarausfall (reversibel), Gewichtszunahme	Potenzielle Teratogenität beachten
Gabapentin	Neurontin®	3 × 300–800	Schwindel, Müdigkeit, Muskelschwäche	Kaum Interaktionen mit anderen Pharmaka
Pregabalin	Lyrica	2 × 75–300	Benommenheit, Schläfrigkeit, Appetitsteigerung	Wenig Interaktionen
Lamotrigin	Lamictal®	2 × 50–200	Hautallergien, erhöht Valproat-Spiegel	Langsam aufdosieren, Beginn mit 12,5–25 mg/Wo.
Topiramat	Topamax®	2 × 50–200	Appetitverlust, Gewichtsabnahme, psychoorganische Auffälligkeiten, Nierensteine	Langsam aufdosieren
Oxcarbazepin	Apydan®, Trileptal®	2 × 300–900	wie Carbamazepin, jedoch geringer ausgeprägt	**Cave:** Hyponatriämie
Levetiracetam	Keppra®	2 × 500–1.500	Initial Müdigkeit, Kopfschmerzen, Depression	Kaum Interaktionen mit anderen Pharmaka
Phenytoin	Phenhydan®, Zentropil®	2- bis 3 × 100	Schwindel, Ataxie, Übelkeit, Gingivahyperplasie, Kleinhirnatrophie, Osteoporose, PNP	Nichtlineare Pharmakokinetik

Zu bedenken ist, dass es zu Schwindel, Übelkeit, Ataxie, Doppelbildern und Nystagmen kommen kann, vor allem bei zu schneller und zu hoher Aufdosierung. Bei MS-Patienten, bei denen diese Symptome bereits vor Therapiebeginn bestehen und verstärkt werden könnten, sollte Carbamazepin nur sehr zurückhaltend eingesetzt oder auf Alternativpräparate zurückgegriffen werden (s. u.). Nicht selten treten unter Carbamazepin auch Hautallergien auf.

Blutbildkontrollen sind wegen der Gefahr von Leuko- und Thrombozytopenien notwendig, ebenso Kontrollen der Transaminasen. Zur Therapieführung, Überprüfung der Compliance und bei Verdacht auf Überdosierung können **Serumspiegelbestimmungen** dienlich sein. Bei guter Wirksamkeit und Verträglichkeit kann – wie bei jedem Antiepileptikum – jedoch im Einzelfall der angegebene therapeutische Serumspiegelbereich unter- oder überschritten werden. Wenn auch in geringerem Ausmaß als bei Valproinsäure, so besteht auch für Carbamazepin ein gewisses Teratogenitätsrisiko (s. u.). Der Carbamazepin-Abkömmling **Oxcarbazepin** (Apydan®, Trileptal®) zeichnet sich durch eine bessere Verträglichkeit aus, muss jedoch um ca. 50 % höher dosiert werden und ist teurer.

Valproinsäure Als therapeutische Alternative zu Carbamazepin eignet sich Valproinsäure (Ergenyl® chrono, Orfiril® long). Valproinsäure ist bei generalisierten und bei fokalen Anfällen gleichermaßen gut wirksam. Wir dosieren mit einem retardierten Präparat langsam in Schritten von 150–300 mg/d auf bis zu einer Zieldosis von 750–1.250 mg/d, verteilt auf eine morgendliche und eine abendliche Gabe. Valproinsäure kann auch i. v. appliziert und somit in der Akuttherapie, z. B. im Anfallsstatus, oder bei schluckgestörten Patienten eingesetzt werden.

Prinzipiell besteht für alle Medikamente und insbesondere für alle Antiepileptika ein gewisses **Teratogenitätsrisiko.** Bei Frauen im gebärfähigen Alter (die Hauptgruppe aller MS-Patienten) mit Kinderwunsch oder ohne sichere Kontrazeption sollte Valproinsäure wegen der Gefahr fetaler Neuralrohrdefekte nicht eingesetzt werden bzw. ist die Indikation sehr streng zu stellen und die Therapie intensiv neurologisch und gynäkologisch zu überwachen. Eine Kombinationstherapie mit anderen Antiepileptika ist nach Möglichkeit zu vermeiden, da sich das teratogene Risiko hierdurch noch erhöht. Es sollte die geringste wirksame Dosis gegeben werden. Die zusätzliche prophylaktische Gabe von Folsäure (Folsan®) 5–10 mg/d kann das Fehlbildungsrisiko reduzieren. Auf die Möglichkeit einer pränatalen Diagnostik bzgl. des Vorliegens einer Dysrhaphie sei nur hingewiesen.

An **Nebenwirkungen** können ein feinschlägiger Tremor und eine gewisse Gewichtszunahme auftreten. Auch ein nach einigen Monaten wieder reversibler leichterer Haarausfall ist nicht selten. In Bezug auf zerebelläre und kognitive Nebenwirkungen ist Valproinsäure empfehlenswerter als Carbamazepin.

Gabapentin Alternativ zu Carbamazepin und Valproinsäure kommt bei der Behandlung von MS-Erkrankten mit epileptischen Anfällen Gabapentin (Neurontin®) in Betracht. Dies liegt zum einen an der guten Verträglichkeit des Präparats bei nur geringen Arzneimittelinteraktionen (auch bei älteren und multimorbiden Patienten anwendbar), zum anderen ist Gabapentin auch noch bei weiteren häufigen Symptomen der MS wirksam: Spastik (➤ Kap. 17.7), Schmerzen (➤ Kap. 17.10), andere paroxysmale Symptome (➤ Kap. 17.11). Somit lässt sich bei Patienten mit einer Kombination der Zielsymptome, gegen die Gabapentin wirksam ist, eine nebenwirkungsreichere Polytherapie u. U. vermeiden (zu Aufdosierung und Nebenwirkungen von Gabapentin ➤ Kap. 17.10).

Für die Therapie epileptischer Anfälle bei MS-Patienten können in besonderen Fällen noch folgende Medikamente eingesetzt werden.

- **Lamotrigin** (Lamictal®): zeichnet sich durch gute Verträglichkeit und besondere Sicherheit bzgl. der Gefahr von Teratogenität aus und kann somit bei Frauen mit Kinderwunsch eine Alternative sein. Nachteilig ist, dass die Aufdosierung zur Vermeidung von hautallergischen Nebenwirkungen, im Extremfall eines Stevens-Johnson- oder Lyell-Syndroms, relativ langsam erfolgen muss. Man steigert in wöchentlichen Schritten um 12,5–25 mg. Die Zieldosis liegt bei etwa 2 × 50–100 mg/d.
- **Topiramat** (Topamax®): zeichnet sich durch gute Wirksamkeit aus. Häufig kommt es unter der Therapie zu einer Gewichtsabnahme, was bei adipösen Patienten u. U. erwünscht sein kann. Topiramat ist bei Untergewicht und Nierensteinen

kontraindiziert. Nicht selten sind Nebenwirkungen in Form von Kopfschmerzen und auch psychoorganischen Auffälligkeiten wie Gereiztheit, innerer Unruhe, Benommenheit usw. Es sollte daher nicht bei Patienten mit Psychosyndrom eingesetzt werden. Die Aufdosierung muss zur Vermeidung dieser Nebenwirkungen ebenfalls langsam erfolgen. Man steigert in wöchentlichen Schritten von 25 mg bis zu einer Zieldosis von ca. 2 × 50 bis 2 × 100 mg/d.

- **Levetiracetam** (Keppra®): ein Piracetam-Abkömmling, zeichnet sich durch gute und rasch eintretende Wirksamkeit bei fokalen und generalisierten Anfällen sowie Myoklonien verschiedener Genese aus. Aufgrund der chemischen Verwandtschaft zu Piracetam sind auch nootrope Effekte möglich. Abgesehen von Kopfschmerzen und initialer Müdigkeit sind Nebenwirkungen relativ selten. In einigen Fällen kann es aber zum Auftreten oder zur Verstärkung depressiver Symptome kommen, die ein Umsetzen der Therapie notwendig machen. Die Aufdosierung erfolgt in 2- bis 3-tägigen Schritten von 500 mg bis zu einer Zieldosis von 2 × 50 bis 2 × 1.500 mg/d. Eine parenterale Gabe per infusionem ist möglich, sodass es auch für die Akuttherapie geeignet ist.
- **Pregabalin** (Lyrica®): ist dem Gabapentin verwandt und seit 2004 zur Add-on-Therapie fokaler und sekundär generalisierter Anfälle sowie zur Therapie neuropathischer Schmerzen zugelassen. Die zweimal tägliche Gabe von 2 × 75 bis 2 × 300 mg ist ausreichend. Nebenwirkungsspektrum s. Gabapentin.
- **Phenytoin** (Phenhydan®, Zentropil®): sollte bei MS-Patienten in der Langzeittherapie nur noch in Ausnahmefällen eingesetzt werden. Grund hierfür ist insbesondere die Gefahr einer irreversiblen Kleinhirnschädigung, abgesehen von anderen Nebenwirkungen (➤ Kap. 17.10). Aufgrund seiner parenteralen Applizierbarkeit hat Phenytoin noch einen Stellenwert in der Akutbehandlung oder z. B. kurzfristig perioperativ, bei Schluckstörungen usw.

17

17.6 Lähmungen und eingeschränkte Gehfähigkeit

Frank A. Hoffmann

Die Therapie von motorischen Paresen und deren Folgeerscheinungen wie z. B. Feinmotorik- und Gangstörungen ist eine Domäne der aktiven Bewegungstherapie. Aktive Physio- und Ergotherapie ermöglichen den bestmöglichen Erhalt der vorhandenen motorischen Funktionen und helfen, Defizite auszugleichen.

Medikamente sind zur Behandlung von Paresen in der Regel nicht erfolgreich. Im Gegenteil: Paresen können medikamentös verstärkt werden. Hier sind die meisten Antispastika zu nennen, die außer einer Reduktion der Spastik auch eine Verminderung der groben Kraft bewirken können. Der Einsatz von Antispastika (systemisch: Baclofen, Tizanidin, Dantrolen, Gabapentin, lokal: Botulinustoxin) sollte immer im Zusammenhang mit einer möglichen unerwünschten Muskelschwäche gesehen werden. So kann z. B. die Therapie einer Streckspastik der Beine mit antispastischen Medikamenten an Grenzen stoßen, da mit der Reduktion der Spastik auch der Verlust der Geh- und Stehfähigkeit verbunden sein kann.

Ist die Gehfähigkeit vorwiegend aufgrund einer spinalen Spastik eingeschränkt, kann die intrathekale Gabe von Triamcinolonacetonid-Kristallsuspension (Volon A® Kristallsuspension) hilfreich sein und zu einer Verlängerung der Gehstrecke führen (➤ Kap. 17.7.2).

4-Aminopyridin Der reversible Kaliumkanalblocker 4-Aminopyridin ist eine lange bekannte Substanz, welche die axonale Erregungsleitung und somit die muskuläre Kraft bei demyelinisierenden Erkrankungen verbessern kann (Husseini et al. 2010). Die Substanz wurde auch zur Fatigue-Behandlung eingesetzt (➤ Kap. 17.7.2).

Zwei randomisierte placebokontrollierte, multizentrische Phase-III-Studien konnten für orales 4-Aminopyridin in retardierter Form (Fampridin) bei MS-Patienten zeigen, dass es bei einer Subgruppe zu einer Verbesserung der Gehbeeinträchtigung kommt (Goodman et al. 2009, 2010). Jeweils ein Drittel der behandelten Patienten sprach auf die Therapie mit **Fampridin** (Fampyra®) an. Primärer

Studienendpunkt war eine relevante Verbesserung der Gehgeschwindigkeit, die unter Fampridin bei 33 % und unter Placebo bei 14 % der Patienten zunahm. Prädisponierende Faktoren für ein Ansprechen auf Fampridin waren nicht ersichtlich. Die Response war unabhängig von Alter, Geschlecht, ethnischer Zugehörigkeit, MS-Verlaufsform, begleitenden immunmodulatorischen Therapien, Krankheitsdauer oder Schwere der neurologischen Defizite. Die häufigsten Nebenwirkungen waren HWI, Schlaflosigkeit und Schwindel. In Bezug auf die Gefahr der Auslösung epileptischer Anfälle ergaben beide Studien für eine Dosierung von 2 × 10 mg kein erhöhtes Risiko. Jedoch muss wegen früherer Erfahrungen mit Anfallsprovokationen durch Aminopyridine in dieser Hinsicht erhöhte Aufmerksamkeit und Vorsicht walten. Deshalb sollte eine Tagesdosis von 2 × 10 mg nicht überschritten und zwischen den Einnahmen ein Intervall von 12 h beachtet werden. Kontraindikationen sind Krampfanfälle in der Vorgeschichte sowie Niereninsuffizienz mit einer Kreatininclearance < 50 ml/min. Beim Auftreten von Krampfanfällen soll Fampridin abgesetzt werden.

2010 erhielt Fampridin in den USA die Zulassung für die Behandlung der eingeschränkten Gehfähigkeit bei Patienten mit MS. Fampyra® ist seit August 2011 auch in Deutschland zugelassen, laut Zulassungstext „zur Verbesserung der Gehfähigkeit von erwachsenen Patienten mit multipler Sklerose (MS) mit Gehbehinderung" im EDSS-Bereich von 4–7.

17.7 Spastik, Klonus

Frank A. Hoffmann

Unter Spastik versteht man eine geschwindigkeitsabhängige Steigerung des muskulären Widerstands gegen Zug. Sie beruht im Wesentlichen auf einer chronischen Schädigung der motorischen kortikospinalen Bahnen, bei MS-Erkrankten z. B. durch Herde im Bereich der Pyramidenbahn. Klinische Zeichen des spastischen Syndroms sind erhöhter Muskeltonus, zentrale Paresen, Störungen der Feinmotorik, Spasmen, gesteigerte Muskeleigenreflexe, Kloni, Pyramidenbahnzeichen. Häufig verursacht Spastik Schmerzen, Schwere- und Spannungsgefühl, aber auch Fehlstellungen und Kontrakturen, Bewegungseinschränkungen bis zu Immobilisierung und Dekubitusbildung.

➤ Abb. 17.2 zeigt ein Stufenschema der Möglichkeiten zur Spastiktherapie mit Physiotherapie als Basismaßnahme, die bei allen Schweregraden der Spastik und Behinderung angezeigt ist. Die weiteren, im Sinne einer Eskalationstherapie dargestellten Therapiemöglichkeiten werden nachfolgend besprochen.

17.7.1 Bewegungstherapie

Krankengymnastik und Physiotherapie sind notwendige Grundlage jeder erfolgreichen Therapie der Spastik und in Form von Bobath-Behandlung, PNF, Bewegungsbad, Stehbrett, Eisbehandlung, Hippotherapie usw. bei Patienten mit Spastik immer angezeigt (➤ Kap. 17.1).

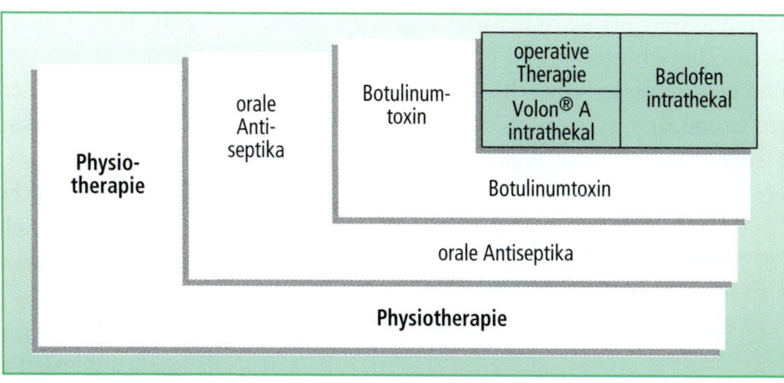

Abb. 17.2 Stufenschema zur Spastikbehandlung. Ordinate: zunehmende Spastik, zunehmender EDSS, zunehmende Immobilisierung. Die Physiotherapie ist Basismaßnahme und bei allen Schweregraden der Spastik und Behinderung indiziert. Die weiteren Therapiemöglichkeiten sind im Sinne einer Eskalationstherapie dargestellt. [L106]

17

Weitere unabdingbare Voraussetzungen einer erfolgreichen Spastiktherapie sind optimale Lagerung des Patienten, gute Anpassung von Rollstuhl und Hilfsmitteln, das Vermeiden von Komplikationen wie Dekubitus, HWI, Thrombosen und Schmerzen.

Spezielle aktive Physiotherapieoptionen der Spastik sind motorgetriebene Therapiefahrräder (z. B. MOTOmed®) zur Durchführung von Bewegungen der Beine oder Arme, jeweils ohne Widerstand (Sosnoff und Motl 2010) und das Training auf einem Laufband mit partieller Körpergewichtsentlastung (Giesser et al. 2007).

17.7.2 Medikamentöse Therapie

Allgemeines

Zur sinnvollen medikamentösen Behandlung der Spastik ist zunächst abzuklären, ob es sich im Einzelfall überhaupt um eine Spastik handelt, die medikamentös therapiebedürftig ist, d. h., ob der Patient von einer Reduktion der Spastik überhaupt funktionell profitiert. Denn möglicherweise erfüllt die Spastik eine für den Patienten positive und notwendige Funktion, z. B. um über eine Streckspastik im Bein die paresebedingt verlorene Geh- und Stehfähigkeit wiederherzustellen.

Weiterhin ist vor dem Einsatz antispastischer Medikamente zu bedenken, ob dadurch systemische Nebenwirkungen zu erwarten sind, die den Patienten u. U. mehr belasten könnten als die Spastik selbst. So kann eine sehr umschriebene Spastik häufig erfolgreicher und nebenwirkungsärmer lokal mit **Botulinustoxin** behandelt werden als mit systemisch wirkenden Spasmolytika. Durch die lokale (fokale) Therapie umschriebener Spastik lassen sich störende systemische **Nebenwirkungen** wie Müdigkeit, Abgeschlagenheit, Konzentrationsstörungen und generalisierte Schwäche, die für viele Patienten ein Grund sind, systemisch wirkende antispastische Medikamente zu reduzieren oder abzusetzen, häufig vermeiden.

Merke

Es ist also wichtig, den Schwerpunkt der Spastik zu ermitteln und zu klären, ob überhaupt eine Therapie und, wenn ja, dann eher eine systemische oder eine fokale Spastiktherapie angezeigt ist. Eventuell ist auch eine Kombination aus systemischer und fokaler medikamentöser Therapie der Spastik notwendig.

Zur Behandlung schwerer Spastik, insbesondere einer sonst therapieresistenten spinalen Spastik, eignet sich die kontinuierliche Gabe von intrathekalem Baclofen mittels implantierbarer Baclofen-Pumpen. Diese sind vor allem bei ausgeprägter spastischer Paraparese der Beine mit aufgehobener Eigenbeweglichkeit erfolgreich. Durch die intrathekale Gabe kann die lokal (spinal) wirksame Dosis gegenüber der systemischen Gabe (oral oder i. v.) erheblich erhöht und so ihre Wirksamkeit gesteigert werden (s. u.). Gleichzeitig können systemische Nebenwirkungen (z. B. Müdigkeit, Konzentrations-, Schluck- und Sprechstörungen) geringer gehalten werden als bei systemischer Applikation von Baclofen. Durch die Behandlung der schweren spinalen Spastik mit Baclofen-Pumpen lassen sich oft eine deutliche Pflegeerleichterung, eine Verbesserung der Lagerungsfähigkeit, der krankengymnastischen Behandlung, von Schmerzen, Kontrakturen und Kloni erreichen. Eine Verbesserung der aktiven Kraft stellt sich jedoch nicht ein.

Zum einen beruht die medikamentöse Therapie der Spastik auf Arzneimitteln mit systemischer Gabe und Wirkung; Beispiele hierfür sind Baclofen oral, Tizanidin oral oder Benzodiazepine (oral oder i. v.). Zum anderen gibt es auch fokal applizierbare und ansetzende medikamentöse Therapien wie die i. m. Gabe von Botulinustoxin und die intrathekale Gabe von Baclofen und Kortikoiden.

Systemisch applizierbare Antispastika

Zur Behandlung der Spastik steht eine ganze Reihe von **oralen Medikamenten** zur Verfügung. Spastik ist in der Regel von zentralen Paresen begleitet, die durch antispastische Medikamente noch verstärkt werden können. Neben einer Verstärkung der Muskelschwäche verursachen fast alle oralen Antispastika Müdigkeit und können die MS-typischen Fatigue-Beschwerden verstärken. Deshalb müssen sie langsam aufdosiert werden. Das bewährteste Präparat ist **Baclofen** (Lioresal®). Daneben werden auch **Tizanidin** (Sirdalud®), **Dantrolen** (Dantamacrin®) und **Gabapentin** (Neurontin®) eingesetzt. Benzodiazepine sind ebenfalls sehr gut wirksam, sollten aber wegen der Gefahr einer Abhängigkeitsentwicklung nicht zur Langzeitbehandlung eingesetzt werden.

➤ Tab. 17.4 gibt einen Überblick über die gebräuchlichsten oralen Antispastika, ihre Wirkprinzipien, Dosierungen und typische Nebenwirkungen. Ergänzend zu diesen bewährten und breit eingesetzten Medikamenten sollen noch einige weitere Möglichkeiten angesprochen werden.

Kortison Kortison hat neben anderen Effekten auch eine unmittelbar antispastische Wirkung. Wegen der Gefahr von Nebenwirkungen ist es aber oral nicht für die Dauertherapie geeignet (➤ Kap. 18). Zur intrathekalen Applikation s. u.

Cannabinoide In den letzten Jahren ist zunehmend der therapeutische Einsatz von Cannabis bei MS im Gespräch. Ein antispastischer Effekt scheint vorzuliegen. Eine 2003 publizierte größere Studie aus England konnte zwar gemessen an der Ashworth-Skala keinen positiven Effekt von Tetrahydrocannabinol (THC) auf die Spastik nachweisen. Allerdings zeigten sich eine Besserung des Gehvermögens und eine subjektive Schmerzreduktion (Zajicek et al. 2003). Ob Cannabinoide auch bzgl. weiterer MS-Symptome wie z. B. Fatigue und Ataxie wirksam sind oder gar einen positiven Einfluss auf den Krankheitsverlauf haben können, ist noch ungesichert.

In Deutschland erfolgt die Verordnung nach dem BtMG und war bei MS-Patienten bisher nur im Rahmen eines Heilversuchs oder klinischer Studien möglich. Seit 2011 ist als erstes Cannabinoid das Spray-Präparat Sativex® in Deutschland für MS-Patienten zugelassen (s. u.). Dronabinol (Delta-9-THC, Marinol®) ist seit 1998 in Deutschland zur Behandlung der chemotherapieassoziierten Übelkeit und des anorexiebedingten Gewichtsverlusts bei Patienten mit Aids zugelassen. Das Präparat Marinol® muss aus den USA importiert werden und ist sehr teuer. Deutlich preisgünstiger sind Dronabinol-Zu-

17

Tab. 17.4 Orale Antispastika

Wirkstoff	Handelsname	Wirkprinzip	Dosierung	Nebenwirkungen
Baclofen	Lioresal®	Zentraler GABA-β-Agonist	3–4 × 5–25 mg Max.: 100 mg (in Einzelfällen bis 200 mg)	Müdigkeit, Muskelschwäche, Schwindel, Anfallsprovokation (vor allem bei abruptem Absetzen), Psychosyndrom
Tizanidin	Sirdalud®	α_2-Rezeptor	3 × 2–8 mg Agonist	Müdigkeit, Muskelschwäche, Schwindel, Nausea, Blutdrucksenkung, Psychosyndrom
Dantrolen	Dantamacrin®	Peripheres Muskelrelaxans	2 × 25–200 mg	Hepatotoxizität, deshalb strenge Indikationsstellung, gastrointestinale NW, Fotosensibilisierung Muskelschwäche, Müdigkeit
Benzodiazepine (z. B. Tetrazepam, Diazepam)	Musaril® Valium® Faustan®	Zentrale GABA-α-Agonisten	Tetrazepam: 1 × 50 bis 4 × 100 mg Diazepam: 2–3 × 5–20 mg	Müdigkeit, Muskelschwäche, Abhängigkeit, in höheren Dosierungen Atemdepression
Gabapentin	Neurontin®	GABA-Agonist	3–4 × 100–800 mg	Schwindel, Müdigkeit, Muskelschwäche, Ataxie
Carbamazepin	Tegretal® Timonil® Finlepsin®	Membranstabilisator	2–3 × 200–800 mg	Schwindel, Nystagmus, Doppelbilder, Übelkeit, Ataxie Müdigkeit, Hautallergie
Memantin	Axura Ebixa®	Glutamat(NMDA)-Rezeptor-Blocker	2–3 × 10–20 mg	Schwindel, Psychosyndrom
Tolperisol	Mydocalm® (50 mg) Viveo®	Adrenerger Alphablocker	3 × 50–150 mg	Schwindel, Blutdrucksenkung, Mundtrockenheit, Allergie, kaum Müdigkeit

bereitungen, die direkt vom Apotheker hergestellt werden können.

Die Aufdosierung erfolgt in wöchentlichen 2,5-mg-Schritten, die erforderliche Dosis liegt meist bei 7,5–20 mg/d. Da die Datenlage noch lückenhaft ist und die Risiken dieser Therapie noch nicht ausreichend bekannt sind, sollten Cannabinoide derzeit nur in besonderen Einzelfällen und in Zentren mit großer Erfahrung in der MS-Therapie sowie im Rahmen von Studien zum Einsatz kommen.

Sativex® zur Therapie der mittelschweren bis schweren Spastik Der Vollpflanzenextrakt Sativex® ist ein Spray zur Anwendung in der Mundhöhle. Ein Sprühstoß mit 100 µl Spray besteht aus einem standardisierten Gemisch von 2,7 mg Delta-9-THC und 2,5 mg Cannabidiol (CBD). THC und CBD wirken agonistisch an Cannabinoidrezeptoren, die u. a. an Nervenendigungen zu finden sind. Im Tiermodell konnten sie die Steifigkeit der Gliedmaßen reduzieren und die Motorik verbessern. Während lange Zeit die Wirkung von Cannabinoiden auf die MS-bedingte Spastik umstritten war, konnten nun mehrere kontrollierte Studien mit mehr als 1.500 MS-Patienten einen signifikanten Effekt auf die mittelschwere bis schwere Spastik zeigen (Wade et al. 2010; Novotna et al. 2011). Diese wurde anhand einer numerischen Rating-Skala (NRS) gemessen, auf der Patienten den durchschnittlichen Schweregrad ihrer Spastik in den vergangenen 24 h von 0 (keine Spastik) bis 10 (schwerstmögliche Spastik) bewerteten. In der bisher größten Studie erhielten in der Einfachblindphase 572 MS-Patienten Sativex®. Nach 4 Wochen erfüllten 241 Patienten (42 %) das Einschlusskriterium einer 20-prozentigen Reduktion der Spastik und wurden für die 12-wöchige Doppelblindphase zu Verum bzw. Placebo randomisiert. Dabei konnte die Verbesserung der Symptome unter Sativex® erhalten werden, während sich die Placebogruppe wieder zum Ausgangszustand verschlechterte. Neben der Reduktion der Spastik wurden positive Effekte auch für Spasmen, Schlaf und Gehfähigkeit berichtet.

Nach Zulassungen u. a. in England und Spanien ist Sativex® seit Mai 2011 auch in Deutschland als Betäubungsmittel zur Behandlung von Patienten mit mittelschwerer bis schwerer Spastik zugelassen, die unzureichend auf andere Antispastika angesprochen haben. Die vorbestehende antispastische Medikation sollte zunächst unverändert fortgeführt werden. Die Dosis wird innerhalb von 14 Tagen titriert und reicht von 1 Sprühstoß am Abend bis zu max. 12 Sprühstößen, verteilt auf zwei tägliche Gaben. Das Ansprechen auf Sativex® sollte nach 4 Wochen überprüft werden. Die häufigsten Nebenwirkungen waren Schwindel und Müdigkeit, die insbesondere in der Titrationsphase auftraten. Von Bedeutung sind mögliche psychiatrische Symptome wie Angst, Illusionen, Stimmungsschwankungen bis hin zu Depressionen und paranoiden Vorstellungen. Obwohl der Gebrauch von Cannabis zu kognitiven Störungen führen kann (Honarmand et al. 2011), zeigten die zulassungsrelevanten Studien keine negativen Auswirkungen auf Gedächtnis, Reaktionsgeschwindigkeit und Aufmerksamkeit. Ein erhöhtes Missbrauchspotenzial war erst bei 8–16 gleichzeitig verabreichten Sprühstößen vorhanden.

Chinin Zur Therapie von schmerzhaften Muskelkrämpfen, z. B. nächtlichen Wadenkrämpfen, können auch chininhaltige Medikamente erfolgreich eingesetzt werden, z. B. Limptar® N (200 mg z. N.).

Merke

Die **intravenöse Gabe** von Antispastika ist bei MS nur selten erforderlich. Auch Benzodiazepine und Dantrolen können i. v. verabreicht werden, z. B. bei schluckgestörten Patienten oder in besonderen Krisensituationen.

Intramuskulär appliziertes Botulinustoxin

Zur Behandlung stark umschriebener Spastik bzw. eines besonderen Schwerpunkts der Spastik eignet sich sehr gut i. m. verabreichtes **Botulinustoxin.**

Vorteilhaft bei allen fokal einsetzbaren Antispastika sind die gezieltere Einsetzbarkeit und die Verminderung von systemischen Nebenwirkungen. Nachteilig ist der aufwendigere und invasive Applikationsweg mit seinen möglichen Risiken und Belastungen.

Botulinustoxin hat in die Therapie der Spastik zunehmend Eingang gefunden und gerade bei MS-Patienten das therapeutische Spektrum erfreulich erweitert. Seine Stärke liegt in der sehr gezielten fokalen Einsetzbarkeit bei umschriebener Wirkung im

Applikationsbereich. Es bewirkt eine neuromuskuläre Blockade durch Verhinderung der Ausschüttung von Acetylcholin in den synaptischen Spalt. Dies führt am Skelettmuskel zu einer schlaffen Lähmung, die nach ca. 3–10 Tagen einsetzt. Eine zusätzliche analgetische Komponente liegt vor und setzt bereits früher ein. Die Wirkung erreicht nach ca. 14 Tagen ihren Höhepunkt und hält ca. 3 Monate an. Wirkung und mögliche Nebenwirkungen sind dosisabhängig, zeitlich begrenzt und voll reversibel. Wiederholte Injektionen sind möglich und führen auch im langjährigen Gebrauch nicht zu einer Strukturläsion des behandelten Muskels oder zu Muskelfaseratrophie, wohl aber zur Hypotrophie des Gesamtmuskels.

Präparate und Dosierungen Therapeutisch zum Einsatz kommen drei Präparate des Botulinustoxins Typ A, Botox®, Dysport® sowie Xeomin®. Auch ein Typ-B-Präparat (NeuroBloc®) ist verfügbar, das bei sekundärer Therapieresistenz durch neutralisierende Antikörperbildung eingesetzt werden kann, für das jedoch für die Indikation Spastik keine Zulassung vorliegt.

CAVE

Dringend zu beachten ist, dass die biologischen Aktivitäten der einzelnen Präparate, die in Mäuseeinheiten (MU) angegeben werden, nicht äquivalent sind. So entspricht z. B. nach klinischer Erfahrung die Wirkung von 100 Einheiten Botox® etwa der von 300–500 Einheiten Dysport® oder der von etwa 5.000–10.000 Einheiten NeuroBloc®. Bei jeder Angabe zur Dosierung und in der Dokumentation ist deshalb unbedingt zu berücksichtigen, um welches Präparat es sich handelt!

Die hier angegebenen **Dosierungen** beziehen sich auf das Präparat Dysport® in der empfohlenen Standardverdünnung von 200 Einheiten/ml. Botulinustoxin ist das stärkste bekannte biologische Gift. Es wird daher in sehr hohen Verdünnungen eingesetzt. Es durchdringt nicht die Blut-Hirn-Schranke. Der klinische Einsatz sollte in erfahrenen Zentren erfolgen; sehr hohe Dosierungen sollten wegen der Gefahr systemischer Nebenwirkungen vermieden werden. Besondere Vorsicht ist auch beim Einsatz im Bereich der Mund- und Schluckmuskulatur geboten. Zu hohe Applikationsfrequenz und hohe Dosierungen können zur Bildung von neutralisierenden Antikörpern und damit zu sekundärem Therapieversagen führen. Deshalb sollte zwischen zwei Injektionen ein zeitlicher Mindestabstand von ca. 6–12 Wochen eingehalten werden. Die Gesamtdosis pro Injektionssitzung sollte 1.500 Einheiten des Präparats Dysport® oder 350 Einheiten Botox® nicht überschreiten.

Bei Verdacht auf sekundäres Therapieversagen können **Probeinjektionen** in funktionell nicht bedeutsame Muskeln (z. B. M. frontalis, M. extensor digitorum brevis) oder auch intrakutan erfolgen. Fehlt hier die zu erwartende Wirkung des Botulinustoxins (Parese oder Schweißsekretionsstörung), ist vom Vorliegen neutralisierender Antikörper auszugehen. Es gibt auch direkte Antikörperbestimmungen, die jedoch relativ aufwendig sind.

Besteht nachweislich eine sekundäre **Therapieresistenz** durch neutralisierende Antikörper gegen Typ A, kommt alternativ der Einsatz von Botulinustoxin Typ B (NeuroBloc®) infrage.

Da in der Spastikbehandlung meist weit höhere Dosierungen als z. B. in der Therapie von Dystonien erforderlich sind, ist der Einsatzbereich von Botulinustoxin am einzelnen Patienten begrenzt. Aufgrund der notwendigen Dosisbeschränkung ist es z. B. bei einer Tetraspastik nicht möglich, alle spastischen Muskeln suffizient zu behandeln. Vielmehr ist eine sorgfältige Auswahl der Injektionsorte und Verteilung der verfügbaren Dosis auf besondere Schwerpunkte der Spastik notwendig. Es empfiehlt sich, dies mit dem Patienten ausführlich zu besprechen und den Therapieschwerpunkt zusammen mit ihm auszuwählen. Auch sollte gemeinsam ein erreichbares Behandlungsziel definiert werden. Dieses kann individuell sehr unterschiedlich sein, z. B. Verbesserung von Schmerzen und motorischen Funktionen, Erleichterung von Hygiene und Pflege sowie Besserung und Vermeidung von Kontrakturen, Fehlstellungen und Kloni. Jede Spastikbehandlung mit Botulinustoxin sollte von einer kompetenten Physiotherapie begleitet werden.

Kontraindikationen Neuromuskuläre Erkrankungen (z. B. Myasthenia gravis) und Schwangerschaft. Besondere Vorsicht ist auch geboten bei Blutgerinnungsstörungen und Antikoagulanzientherapien.

Wichtige lokale Nebenwirkungen Möglichkeit von Infektionen, Hämatombildung, Spannungsgefühl und Schmerzen. Von besonderer Bedeutung ist die Berücksichtigung und Aufklärung einer stets auftretenden lokalen Muskelschwäche, die u. U. über das erwünschte Maß hinausgehen kann, aber voll reversibel ist. Bei sehr hohen Dosierungen sind in einzelnen Fällen auch Fernwirkungen wie Schluckstörungen und Mundtrockenheit möglich, sehr selten allgemeine Muskelschwäche, Blasen- und Mastdarmstörungen. Allergische Reaktionen wurden bisher nicht beschrieben.

Indikationen Prinzipiell können alle Muskeln mit Botulinustoxin behandelt werden. Da bei jedem Patienten ein ganz individuelles Spastikmuster vorliegt, gibt es kein festes Indikations- und Therapieschema. Die Therapie richtet sich immer nach dem Einzelfall, dem Ausmaß der Spastik, den Paresen, dem Mobilisierungsgrad, den Begleiterkrankungen, der Begleitmedikation usw., ist also immer individuell anzupassen. Zur genauen Identifikation des optimalen Injektionspunktes kann bei kleineren und tiefer gelegenen Muskeln eine elektromyografisch gestützte Injektion mittels spezieller EMG-Nadeln oder besser noch die Injektion unter sonografischer Kontrolle hilfreich sein.

Im Folgenden soll auf einige bei MS-typische und häufige Indikationen eingegangen werden.

- **Spastik der oberen Extremität:** Meist handelt es sich um eine Beugespastik im Ellenbogen-, Hand- und Fingerbereich. Gezielte Injektionen in die hauptsächlich betroffene Muskulatur können Schmerzen und Kontrakturen sowie die physiotherapeutische Beübbarkeit verbessern. Injiziert werden pro Muskel ca. 100–400 Einheiten Dysport®. Wichtig ist jedoch, den Patienten darauf hinzuweisen, dass eine Verbesserung der begleitenden Paresen und der aktiven Gebrauchsfähigkeit von Hand und Arm nicht zu erwarten ist.
- **Adduktorenspastik der Beine:** Hierdurch kann es zu erheblichen Problemen der Mobilisierung, Lagerung und Pflege im Intimbereich sowie zu Schmerzen kommen. Behandelt wird die Adduktorenmuskulatur an mehreren Injektionsstellen mit einer Dosis von ca. 500 bis max. 1.000 Einheiten Dysport® pro Seite. Häufig ist neben der Muskelgruppe der Adduktoren auch die ischiokrurale Muskulatur mit betroffen, sodass begleitend eine Kniebeugespastik bestehen kann. Dann kann die ischiokrurale Muskulatur, die auch adduzierend im Hüftgelenk wirkt, mit behandelt werden.
- **Patellarklonus:** Im Rahmen einer Streckspastik der Beine kann es zu einem störenden und auch schmerzhaften Patellarklonus kommen. Hier kann die Behandlung des M. quadriceps femoris an mehreren Injektionspunkten mit 250–1.000 Einheiten Dysport® pro Seite von Nutzen sein. Es ist aber darauf zu achten, dass die Steh- und Gehfähigkeit nicht durch eine zu hohe Dosierung gefährdet wird.
- **Fußklonus:** Fußkloni können schmerzhaft sein und auch die Mobilisierung, das Stehen und Gehen erheblich erschweren sowie den Nachtschlaf stören. Häufig sind sie von schmerzhaften Wadenkrämpfen begleitet. Man injiziert Botulinustoxin in den M. triceps surae mit Schwerpunkt im M. soleus. Wir injizieren ca. 250–1.000 Einheiten Dysport® pro Seite, davon die Hälfte in den M. soleus, den Rest zu gleichen Teilen in beide Anteile des M. gastrocnemius.
- **Supinationsspastik der Füße:** Häufig besteht eine schmerzhafte Supinationsspastik der Füße mit der Folge von Supinationsfehlstellungen und Störungen der Steh- und Gehfähigkeit. Zielmuskel ist der M. tibialis posterior, in den an zwei Stellen jeweils 100–250 Einheiten Dysport® injiziert werden.
- **Beugespastik der Zehen:** Hierdurch kann es zu Schmerzen und Krallenzehenfehlstellungen, Problemen beim Gehen und Stehen kommen. Für die Großzehe injiziert man in den M. flexor hallucis longus am Unterschenkel sowie in den M. flexor hallucis brevis im Fußgewölbe jeweils etwa 150–250 Einheiten Dysport®. Entsprechend kann man auch für die übrigen Zehenbeuger verfahren.
- **Extensionsspastik/-dystonie der Großzehen:** Diese imponiert gewissermaßen als spontanes Babinski-Zeichen und kann schmerzhaft sowie störend beim Gehen und Tragen von Schuhen sein. Mit Injektionen von 100–250 Einheiten Dysport® an 1–2 Injektionspunkten in den M. extensor hallucis longus kann man oft gute Erfolge erzielen.

Intrathekal appliziertes Baclofen

Zur intrathekalen Gabe stehen derzeit zwei medikamentöse Möglichkeiten zur Verfügung, Baclofen (Lioresal® Intrathecal) und in letzter Zeit wieder zunehmend das Kortikoid Triamcinolonacetonid (Volon A® Kristallsuspension, s. u.). Beide zeigen besonders bei spinaler Spastik eine gute Wirksamkeit und zeichnen sich durch eine relativ gute Verträglichkeit bei geringen systemischen Nebenwirkungen aus.

Baclofen ist bei intrathekaler Gabe mittels **implantierbaren Pumpen** erfolgreich in der Dauertherapie der Spastik einsetzbar (Abel und Smith 1994). Es wirkt hier insbesondere bei schwerer Spastik, für die orale Gaben oft nicht ausreichen, da Baclofen schlecht liquorgängig ist. Durch intrathekale Gabe sind mehrere hundertfach höhere Liquorkonzentrationen erreichbar als bei oraler Ausdosierung (Lioresal® Intrathecal). Besonders erfolgreich ist der Einsatz bei Patienten, die im Rahmen einer spastischen Paraparese der Beine nicht mehr gehfähig sind, da durch Baclofen intrathekal oft eine Schmerzreduktion, eine Verbesserung der Lagerungs- und Pflegemöglichkeiten, die Vermeidung von Kontrakturen und anderen Komplikationen zu erreichen ist. Bei noch gehfähigen Patienten ist das Risiko einer Reduktion der aktiven Kraft gegeben und damit einer Verschlechterung der Geh- und Stehfähigkeit. Ein wichtiger Vorteil der intrathekalen Gabe ist auch die Verminderung systemischer Nebenwirkungen, nicht zuletzt weil ein Einsparen oraler Antispastika möglich ist.

Ablaufphasen der Therapie

- **Testphase:** Vor Implantation einer Pumpe muss ermittelt werden, ob der Patient von intrathekalem Baclofen profitiert, ob die Medikation vertragen wird und welche Dosis nötig ist. Dazu wird über eine atraumatische Lumbalpunktionsnadel zunächst ein Probebolus von 25 µg Baclofen intrathekal appliziert. Der Wirkeintritt erfolgt nach ca. 30–60 min, die max. antispastische Wirkung ist nach ca. 4 h erreicht. Bei unzureichendem Effekt gibt man täglich 25 µg mehr, bis eine ausreichende Wirksamkeit zu beobachten ist oder Nebenwirkungen auftreten. Meist genügen für einen positiven Effekt 50–100 µg. In Einzelfällen sind bis zu 500 µg als Testbolus nötig. Hat man auf diese Weise einen guten antispastischen Effekt bei tolerablen Nebenwirkungen nachgewiesen und die ungefähr notwendige Dosis ermittelt, kann die Pumpenimplantation erfolgen.
- **Implantationsphase:** Die Pumpenimplantation wird in der Regel von Neurochirurgen oder auch Orthopäden in Vollnarkose durchgeführt. Hierfür ist die enge Zusammenarbeit zwischen Neurologe und Operateur nötig. Der Katheter liegt in einem subkutanen Tunnel, die Spitze wird über den lumbalen Spinalkanal im Subarachnoidalraum bis zur unteren BWS vorgeschoben. Der Katheter wird am Lig. supraspinale fixiert. Die Pumpe selbst wird subkutan in der Bauchwand an der Faszie fixiert. Die Erstbefüllung der Pumpe erfolgt nach Berechnung der benötigten Tagesdosis unter Berücksichtigung des Volumens und der Flussrate der Pumpe nach folgender Formel:

$$\text{Tagesdosis} = \frac{\text{effektive Einzeldosis (mg)} \times 24}{\text{Dauer der Wirksamkeit in der Testphase (h)}}$$

- **Dosisanpassungsphase und Dauerbehandlung:** Für die Dauerbehandlung ist oft noch eine Anpassung der täglichen Dosis notwendig. Meist muss die Dosis im Laufe der nächsten Monate noch etwas erhöht werden. Auf rechtzeitiges Wiederauffüllen der Pumpe vor der vollständigen Entleerung ist zu achten, um keine Exazerbation der Spastik (Rebound) zu riskieren. Das Wiederauffüllen kann in erfahrenen Zentren ambulant erfolgen und muss unter sterilen Bedingungen vorgenommen werden.

Dosisabhängige Nebenwirkungen Benommenheit, Müdigkeit, Sedierung, Kopfdruck; selten: Bradykardie und Blutdruckabfall. Die Provokation von epileptischen Anfällen ist möglich.

Komplikationen der Pumpenimplantation Vor allem Dislokation und Diskonnektion des Katheters bei bis zu 10 % der Patienten. An diese Möglichkeit sollte bei sekundärem Wirkungsverlust immer gedacht werden. Auch eine Liquorleckage kommt nicht selten vor. Bei 3–5 % der Patienten kommt es zu Hämatomen und Seromen in der Pumpentasche. Auch Infektionen des Pumpensystems bis hin zur eitrigen Meningitis sind möglich. Überdosierungen und Intoxikationen mit Sedierung bis zum Koma, generalisierter Muskelschwäche, Bradykardie und Blutdruckabfall erfordern das sofortige Abschalten bzw. Entleeren der Pumpe.

Kontraindikationen für eine Pumpenanlage

- Gerinnungsstörungen
- Antikoagulation
- Therapieresistente Epilepsien

Applikation Es stehen prinzipiell zwei **Pumpentypen** zur Verfügung:

- Rein mechanisch arbeitende Gasdruckpumpen
- Von extern programmierbare batteriebetriebene elektronische Pumpen

Führender Hersteller ist die Fa. Medtronic, die beide Pumpentypen anbietet. Die Pumpen sind in verschiedenen Größen mit Füllvolumina von 16–50 ml erhältlich. Je nach Fließgeschwindigkeit ergeben sich daraus Auffüllintervalle zwischen ca. 4 und 24 Wochen.

Gasdruckpumpen haben den Vorteil, dass kein Batteriewechsel nötig ist und keine Störungen der Elektronik möglich sind, z. B. durch ein elektromagnetisches Feld wie im MRT. Sie sind zudem billiger als elektronische Pumpen. Da die Fließgeschwindigkeit bei Gasdruckpumpen nicht veränderbar ist, muss die Dosisanpassung über die Konzentration bzw. Verdünnung von Lioresal® Intrathecal erfolgen.

Die Fließgeschwindigkeit elektronischer Pumpen ist von extern leicht programmierbar; zur Befüllung kann die Verdünnung des Medikaments immer konstant bleiben. Eine über den Tag leicht veränderbare Dosisverteilung ermöglicht bei elektronischen Pumpen eine zirkadiane Variabilität. So können z. B. nächtliche Dosiserhöhungen z. N. bei schmerzhaft einschießender Spastik sinnvoll sein.

Bei Nebenwirkungen kann die Gasdruckpumpe nicht von extern abgeschaltet, sondern muss entleert werden. In den letzten Jahren haben sich elektronische Pumpen zunehmend durchgesetzt.

Intrathekal appliziertes Kortison

Seit Langem wurden zur Therapie von MS-bedingter Spastik intrathekale Gaben von Kortison durchgeführt. Im Gegensatz zu Baclofen intrathekal eignet sich **Triamcinolonacetonid**-Kristallsuspension (TCA, Volon A® Kristallsuspension) intrathekal vor allem für noch gehfähige Patienten mit spastischer Paraparese der Beine, vorzugsweise spinaler Genese. Es kann hier oft eine Verminderung der Spastik ohne gleichzeitige Reduktion der Muskelkraft und somit eine Verbesserung der Gehfähigkeit und der Gehstrecke bewirken. Obwohl zu dieser Therapieform nur relativ wenige Publikationen vorliegen (Heun et al. 1992; Rohrbach et al. 1987b), hat die Methode in letzter Zeit wieder an Bedeutung gewonnen. Immer mehr Zentren setzen TCA erfolgreich in der Spastiktherapie bei MS ein. In einer Studie an 36 Patienten mit progredienter MS war eine signifikante Verbesserung der Gehstrecke und des EDSS nachweisbar (Hoffmann et al. 2003, 2006). In einer weiteren unkontrollierten Studie an 161 progredienten MS-Patienten zeigten sich ebenfalls Verbesserungen von Gehstrecke und EDSS, aber auch von Barthel-Index und kortikalen Latenzen der Medianus- und Tibialis-SEP (Hellwig et al. 2004). In einer neueren multizentrischen Open-Label-Studie mit 54 MS-Patienten zeigten sich unter TCA signifikante Verbesserungen von Spastizität, Gehstrecke, Behinderungsgrad und Lebensqualität, bei jedem 7. Patienten besserte sich auch die Blasenfunktion (Kamin et al. 2014). Besondere Nebenwirkungen traten nicht auf. Auch in der Langzeitanwendung waren bei wiederholten TCA-Anwendungen replizierbar positive Effekte auf die Spastizität nachweisbar, wobei Subgruppen mit initial stärkerer Spastik, initial höherem EDSS und höherer Therapiefrequenz in Bezug auf eine Verbesserung der Spastizität und des EDSS am deutlichsten profitierten (Rommer et al 2016). Die Behandlung erwies sich als sicher; schwerwiegende Nebenwirkungen traten nicht auf. Biomarker-Untersuchungen im Liquor ergaben keine Hinweise auf axonale Schäden unter TCA (Rommer et al. 2014).

Auch bei unserem Patientengut haben wir seit über 20 Jahren positive Erfahrungen mit dieser Therapieform gemacht. Als Effekt sieht man häufig eine gewisse Besserung der Gehfähigkeit, die sich mit einer messbaren Verlängerung der Gehstrecke oder Verbesserung im 25-Fuß-Test objektivieren lässt. Vorteilhaft ist, dass bei relativ gutem antispastischem Effekt keine wesentliche Verstärkung der Paresen auftritt, wie sie bei allen anderen Antispastika zu beobachten ist. Auch treten kaum systemische

Nebenwirkungen auf, wie sie bei einer oralen oder i. v. Kortison-Therapie häufig sind.

Durchführung Wichtig ist, dass die **Kristallsuspension** von Volon A® verwendet wird, da andere Zubereitungen mit wasserlöslichem Kortikoid potenziell neurotoxisch sein können und keinen lang anhaltenden Effekt haben. Da für diese Therapieform **keine Zulassung** besteht, insbesondere auch nicht für die intrathekale Gabe von Volon A® Kristallsuspension, sind die Patienten besonders ausführlich mündlich und auch schriftlich über Nutzen, Risiken und Nebenwirkungen aufzuklären. Zur Vermeidung von Infektionen ist eine streng **aseptische Vorgehensweise** bei der Applikation von großer Bedeutung. Wir verwenden unter sterilen Bedingungen und Tragen von Mundschutz atraumatische Lumbalpunktionsnadeln und applizieren pro Sitzung 40–60 mg TCA-Kristallsuspension intrathekal. Die Gabe wird jeden zweiten bis dritten Tag wiederholt, wobei pro Zyklus max. 200 mg verabreicht werden. Initial sind bis zum Erreichen eines Effekts ca. 3–5 intrathekale Injektionen nötig. Wir führen die Injektionen unter stationären Bedingungen und in Begleitung intensiver Physiotherapie durch. Der Therapieeffekt wird vor und nach jedem Behandlungszyklus durch eine Gehstreckenmessung und einen 25-Fuß-Test dokumentiert. Ist ein ausreichender Effekt erreicht, können orale Antispastika und damit auch deren systemische Nebenwirkungen oft erheblich reduziert werden. Die Wirkung hält mehrere (nach unseren Erfahrungen ca. 3–6) Monate an. Dann kann der Behandlungszyklus wiederholt werden.

Nebenwirkungen Möglich sind zunächst alle, die auch bei der diagnostischen Lumbalpunktion vorkommen können:

- Postpunktionelle Kopfschmerzen
- Infektionen
- Blutungen

Die beschriebene Komplikation Arachnopathie scheint durch Volon A® Kristallsuspension nicht hervorgerufen zu werden, sondern durch andere früher verwendete Zubereitungsformen. In seltenen Fällen können Meningitiden, chronisch subdurale Hämatome, Sinusvenenthrombosen und epileptische Anfälle vorkommen.

Kontraindikationen Gerinnungsstörungen, Antikoagulation und therapieresistente Epilepsie.

Merke

Zusammenfassend stellt die intrathekale Applikation von Triamcinolonacetonid-Kristallsuspension eine Behandlungsmöglichkeit dar, die für ausgewählte Patienten mit spinaler Symptomatik sehr hilfreich sein kann. Sie erfordert aber neben besonderer Erfahrung in der Therapie dieses Patientenguts eine sehr sorgfältige Indikationsstellung und Durchführung. Deshalb und aufgrund ihres invasiven Charakters sowie der noch geringen Datenlage sollte diese Behandlungsform nur an Zentren durchgeführt werden, die über entsprechende Erfahrungen mit dieser Therapieform verfügen.

Kombinationstherapien

Die für den einzelnen Patienten optimale antispastische Therapie besteht oft in einer individuellen Kombination mehrerer der genannten Therapieformen. Hierbei gilt es, das günstigste Verhältnis zwischen erwünschter Spastikreduktion und unerwünschten Medikamentennebenwirkungen zu finden. Viele Patienten erhalten neben einer oralen antispastischen Basistherapie an besonderen fokalen Schwerpunkten der Spastik erfolgreich Botulinustoxin. Aber auch Kombinationen systemisch applizierter, intramuskulärer und intrathekaler Medikamente können im Einzelfall sinnvoll und hilfreich sein.

17.7.3 Operative Therapie der Spastik

Durch die zunehmenden Möglichkeiten der medikamentösen Spastikbehandlung, insbesondere auch mit Botulinustoxin und intrathekalem Baclofen, ist eine operative Therapie der Spastik bei MS-Patienten nur noch sehr selten erforderlich. Infrage kommen dann z. B. Sehnenverlängerungen, Tenotomien und operative Gelenkmobilisationen.

17.8 Extrapyramidale Symptome, Dystonien

Frank A. Hoffmann

Bei MS-Patienten können auch extrapyramidale Bewegungsstörungen auftreten. Insbesondere sind dystone Störungen nicht selten, die auch schmerzhaft sein können und häufig an Extremitäten zu beobachten sind, die auch spastische Paresen aufweisen. Ein Beispiel dafür sind die schmerzhaften Fuß- und Zehendystonien. Auch dystone Tremorformen, etwa im Sinne eines Kopftremors, kommen vor.

Therapeutisch ist die Kombination von Physiotherapie und oralen Antispastika nicht immer erfolgreich genug. In diesen Fällen kann oft durch lokale i. m. Injektionen von Botulinustoxin (Botox®, Dysport®, Xeomin®, NeuroBloc®) eine Besserung erreicht werden (Einzelheiten zur Botulinustoxin-Therapie ➤ Kap. 17.7.2).

Die Therapie weiterer extrapyramidaler und anderer motorischer Störungen wie choreatiformer und ballistischer Symptome, Myoklonien, Schluckauf, paroxysmaler Dysarthrie und Ataxie, Myokymien wird in ➤ Kap. 17.11 im Zusammenhang mit der Therapie paroxysmaler Symptome besprochen.

17.9 Sensibilitätsstörungen, Missempfindungen

Frank A. Hoffmann

Sensibilitätsstörungen sind sehr häufige Symptome der MS. Reine Defizitsymptome der Sensibilität wie Hypästhesie und Hypalgesie sind therapeutisch kaum zu beeinflussen. Hilfreich kann ergotherapeutische Beübung zur funktionellen Verbesserung sein, z. B. der Feinmotorik der Hände, auch in Kombination mit Perzeptionstraining.

Wenn sensible Reizsymptome wie Missempfindungen und Schmerzen im Vordergrund stehen, sind die therapeutischen Möglichkeiten größer (zur medikamentösen Behandlung schmerzhafter Missempfindungen ➤ Kap. 17.10).

17.10 Schmerzen

Frank A. Hoffmann

Schmerzen treten bei MS-Patienten weit häufiger auf, als früher allgemein angenommen wurde. Ihre Inzidenz wird mit bis zu 83 % angegeben (Mäurer und Riekmann 1999). Bei etwa einem Viertel der Patienten waren Schmerzen bereits ein Frühsymptom der Erkrankung, für etwa ein Drittel der Patienten sind sie das am meisten störende Symptom überhaupt.

17.10.1 Ursachen

Die bei MS-Patienten auftretenden Schmerzen können unterschiedliche Ursachen haben. ➤ Tab. 17.5 gibt einen Überblick über die Einteilung nach den Ursachen von Schmerzen bei MS und deren Therapie.

Wichtig ist zunächst die rasche und gründliche diagnostische Abklärung und Einordnung des vorliegenden Schmerzsyndroms. Denn wann immer möglich, sollte eine kausal wirksame Therapie angestrebt werden. Akuter Schmerz hat auch beim MS-Patienten eine wichtige Warnfunktion. Eine vorschnelle symptomatische Schmerztherapie ohne diagnostische Einordnung des vorliegenden Schmerzsyndroms ist oft nicht nur relativ erfolglos, sondern birgt auch die Gefahr, eine rechtzeitige, gezielte Behandlung zu versäumen und dem Patienten damit sogar zu schaden. Beispiele aus der klinischen Praxis sind übersehene tiefe Beinvenenthrombosen, Dekubiti, HWI, Bandscheibenvorfälle, Nasennebenhöhlenvereiterungen usw.

Eine weitere praktisch relevante Einteilungsmöglichkeit der Schmerzen bei MS nach der Dauer der Schmerzen (paroxysmal, akut, subakut und chronisch) ist ➤ Tab. 17.6 zu entnehmen.

17.10.2 Paroxysmale Schmerzen

Paroxysmale Schmerzen sind kurze (Sekunden bis max. wenige Minuten dauernde) einschießende heftigste Schmerzen, oft mit elektrisierendem Schmerzcharakter und oft mit hoher Frequenz. Sie beruhen wahrscheinlich auf spontanen neuronalen Entladungen in demyelinisierten Arealen.

Tab. 17.5 Ursachen von Schmerzen bei MS und Therapiemaßnahmen

Schmerzverursachung	Beispiele	Therapie
Durch die Erkrankung selbst (unmittelbar)	Schmerzhafte ON, Trigeminusneuralgie, tonische Hirnstammanfälle, Lhermitte-Zeichen, schmerzhafte zentrale Parästhesien, dumpfe Extremitätenschmerzen, Tiefenmissempfindungen (Hinterstrangaffektionen), einschießende pseudoradikuläre Schmerzen	Schubtherapie Antikonvulsiva Tri- und tetrazyklische Antidepressiva
Durch Symptome und Folgezustände der MS	Schmerzhafte Spastik, Gelenkfehlstellungen, Muskel- und Gelenkkontrakturen, Fehlhaltungen/Muskelverspannungen, HWI/Blasenstörungen, Dekubitalgeschwüre, Somatisierungsschmerz bei Depression	Physiotherapie Symptomatische Therapie
Durch Behinderung/Hilfsmittel	Nackenschmerzen bei Rollstuhlfahrern (ca. 60 %), schlecht angepasste Rollstühle, Osteoporose, Läsion peripherer Nerven: Karpaltunnelsyndrom durch Gehstützen, Ulnarisläsion durch Aufstützen des Ellenbogens am Rollstuhl, Peroneusläsion durch Schiene	Physiotherapie Optimierung der Hilfsmittel
Durch die Therapie	Gastrointestinale Beschwerden durch Kortison, Azathioprin etc., Osteoporose (Kortison), grippeähnliche Symptome durch β-IFN, systemische Reaktion durch GLAT, schmerzhafte Injektionsstellen und Hautnekrosen durch Injektionen von Immunmodulatoren; hämorrhagische Zystitis unter Cyclophosphamid	Prophylaxe Symptomatische Therapie Ggf. Ab-/Umsetzen der Therapie
Unabhängig von der MS-Grunderkrankung	Migräne, Bandscheibenschäden, Nierensteine etc.	Therapie je nach Ursache Grunderkrankung MS berücksichtigen!

Tab. 17.6 Schmerzen bei MS: Einteilung nach Schmerzdauer

Schmerzdauer	Beispiele
Paroxysmale Schmerzen (➤ Kap. 17.10.2)	• Trigeminusneuralgie • Tonische Hirnstammanfälle • Lhermitte-Zeichen • Paroxysmale Extremitätenschmerzen
Akute/subakute Schmerzen (➤ Kap. 17.10.3)	• Schmerzhafte ON • Drucklasionen peripherer Nerven (Nn. ulnaris, medianus, peroneus) • Dekubitus • Osteoporose • Blasenspasmen
Chronische Schmerzen (➤ Kap. 17.10.4)	• Schmerzhafte Spastik • Rückenschmerzen • Schmerzhafte Missempfindungen • Viszeraler Schmerz • Somatisierter Schmerz bei Depression

Neuralgien Trigeminusneuralgien kommen bei ca. 2–3 % der MS-Patienten vor; im Vergleich zur Gesamtbevölkerung wird ihre Wahrscheinlichkeit als um ca. 37-mal erhöht beschrieben (Soyka 1999). Die MS ist nach der ganz überwiegenden idiopathischen Form mit 2–8 % die zweithäufigste Ursache einer Trigeminusneuralgie. Während bei der idiopathischen Form der Trigeminusneuralgie eine vaskuläre Genese durch Irritation der Trigeminuswurzel durch ein arterielles Gefäß besteht, ist die Trigeminusneuralgie bei MS durch MS-typische Entmarkungsherde im Hirnstamm bedingt, vorzugsweise in der pontinen Eintrittszone der Trigeminuswurzel.

Die Trigeminusneuralgie bei MS ist in ihrem Schmerzcharakter nicht von der idiopathischen Form zu unterscheiden, tritt aber häufiger doppelseitig auf und beginnt bei MS-Patienten im Durchschnitt in jüngerem Lebensalter. Neuralgien des

N. glossopharyngeus kommen bei MS ebenfalls vor, sind aber sehr viel seltener als Trigeminusneuralgien.

Tonische Hirnstammanfälle Tonische Hirnstammanfälle imponieren klinisch als sehr schmerzhafte, plötzlich auftretende tonische Muskelkrämpfe einer Körperseite. Sie dauern wenige Sekunden bis Minuten und betreffen am Arm meist die Beuge-, am Bein vorwiegend die Streckmuskulatur.

Paroxysmale Extremitätenschmerzen Paroxysmaler Extremitätenschmerz kann begleitend zu tonischen Hirnstammanfällen oder isoliert auftreten. Er ist häufig durch Berührung, Bewegung der betreffenden Extremität oder auch durch Hyperventilation auslösbar. Die schmerzhaften Missempfindungen dauern – wie die tonischen Hirnstammanfälle – wenige Sekunden bis Minuten an.

Lhermitte-Zeichen Das Lhermitte-Zeichen tritt bei MS-Herden im zervikalen Rückenmark auf. Es kommt bei Nackenbeugung nach vorn zu schmerzhaften und meist als elektrisierend beschriebenen Missempfindungen, die in Arme oder Rücken ausstrahlen.

17

Medikamentöse Therapie

Paroxysmale Schmerzsyndrome treten bei MS häufig als Symptome eines akuten Schubs auf. Dann sind sie mit einer hoch dosierten i. v. Kortison-Therapie zu behandeln und meist zu bessern (➤ Kap. 18.2.3). Sonst sprechen sie am besten auf Antikonvulsiva an.

Carbamazepin Therapeutikum der ersten Wahl für paroxysmale Schmerzsyndrome ist Carbamazepin (Tegretal® retard, Timonil® retard). Es kann in täglichen Schritten von 200 mg aufdosiert werden, bis die gewünschte Wirkung oder Nebenwirkungen eintreten. Der mittlere wirksame Dosisbereich liegt zwischen 400 und 1.200 mg/d und kann im Einzelfall noch überschritten werden. Es sollte möglichst ein retardiertes Präparat eingesetzt werden.

Als Nebenwirkungen bzw. Überdosierungssymptome können Schwindel, Nystagmus und Ataxie auftreten. Auch Benommenheit, Konzentrations- und Vigilanzstörungen, Doppelbilder, Übelkeit und Hautallergien kommen vor und sind zu berücksichtigen. Wegen der Gefahr einer Leuko- oder Thrombozytopenie sind vor allem initial Blutbildkontrollen erforderlich, außerdem auch Kontrollen der Leberenzyme. Zur Führung der Therapie, bei Verdacht auf Überdosierung oder fehlende Compliance und zur Dosisanpassung bei mangelndem Therapieerfolg ist die Möglichkeit der Bestimmung des Carbamazepin-Serumspiegels günstig. Der empfohlene therapeutische Bereich ist jedoch nur als Orientierungshilfe zu betrachten und kann im Einzelfall je nach klinischem Effekt und Verträglichkeit unter- oder überschritten werden (➤ Kap. 17.5.2).

Gabapentin Als Alternative zu Carbamazepin bei paroxysmalen Schmerzsyndromen hat sich zunehmend das neuere Antiepileptikum Gabapentin (Neurontin®) bewährt. Für Gabapentin spricht eine ähnlich gute Wirksamkeit auf die Zielsymptome bei meist sehr guter Verträglichkeit. Insbesondere bei älteren und multimorbiden Patienten setzen wir Gabapentin auch als Medikament der ersten Wahl ein. Ebenso verfahren wir bei Patienten, bei denen Symptome wie Schwindel, Ataxie und Nystagmus im Vordergrund stehen, die durch Carbamazepin oder auch Phenytoin noch verstärkt werden könnten. Dies ist bei einer Vielzahl der MS-Patienten der Fall.

Wir beginnen mit 3 × 100 mg/d Gabapentin und steigern täglich um 100 mg je Einzelgabe bis auf zunächst 3 × 400 mg, sodass die Aufdosierung bereits nach 4 Tagen abgeschlossen ist. Im Bedarfsfall kann noch höher dosiert werden, bis zu 4 × 800 mg/d. Ein Wirkungseintritt ist bereits nach wenigen Tagen zu erwarten. Nebenwirkungen sind relativ selten und blande. Im Vordergrund stehen Schwindel, Benommenheit und Übelkeit. Bei Patienten mit Spastik kann es zu einer Verminderung der Spastik kommen, die einerseits erwünscht sein, andererseits aber auch die Steh- und Gehfähigkeit vermindern kann. Serumspiegelbestimmungen sind nicht notwendig (➤ Kap. 17.5.2).

Pregabalin Seit 2004 ist auch der dem Gabapentin verwandte Wirkstoff Pregabalin (Lyrica®) als Antiepileptikum und zur Behandlung neuropathischer Schmerzen zugelassen. Man beginnt mit 2 × 75 mg/d, meist genügen 2 × 150 mg/d, bei Bedarf kann bis 2 × 300 mg gesteigert werden. Nebenwirkungen sind Benommenheit, Müdigkeit, Schwindel, Appetitsteigerung, Aufmerksamkeitsstörungen, Ataxie, Tremor und Dysarthrie.

Phenytoin Das Antiepileptikum Phenytoin (Phenhydan®, Zentropil®) ist nur noch als Reservemedikament bei Versagen oder Kontraindikationen gegen die Medikamente der ersten Wahl angezeigt. Gegen den Einsatz von Phenytoin spricht die relativ geringe therapeutische Breite bei exponentieller Pharmakokinetik. Es kann deshalb schon bei geringer Erhöhung der Phenytoin-Dosis rasch zu Überdosierungszeichen mit Übelkeit, Schwindel, Erbrechen, Ataxie, Doppelbildern und Nystagmus kommen. Als noch problematischer sind mögliche irreversible Langzeitnebenwirkungen zu betrachten. Hier sind vor allem die Kleinhirnatrophie, aber auch PNP, Osteomalazie, Gingivahyperplasie usw. zu nennen.

Die initiale Dosierung beträgt 100 mg/d, Zieldosis ist 2- bis 3 × 100 mg. Die Dosis kann im Einzelfall vorsichtig noch weiter gesteigert werden. Bei Verdacht auf Überdosierung kann eine Bestimmung des Serumspiegels hilfreich sein (➤ Kap. 17.5.2).

Baclofen Besonders bei der Behandlung der Trigeminusneuralgie kann auch das sonst zur Therapie der Spastik eingesetzte GABAerge Medikament Baclofen (Lioresal®) erfolgreich sein. Man beginnt mit 2 × 5 mg/d und kann bis zu einer max. Dosis von 100 mg/d steigern (4 × 25 mg). Häufig genügen aber Dosierungen zwischen 20 und 60 mg/d. An Nebenwirkungen sind eine Senkung der Krampfschwelle, Müdigkeit, Schwindel und Muskelschwäche zu bedenken (➤ Kap. 17.5.2).

Misoprostol Als in der Behandlung der Trigeminusneuralgie erfolgreich ist auch der Einsatz des Prostaglandin-E_1-Analogons Misoprostol beschrieben. Weitere Möglichkeiten sind Clonazepam (3–8 mg/d), Valproat, Lamotrigin und Antipsychotika.

Kombinationsbehandlungen Manchmal ist die Behandlung paroxysmaler Schmerzen mit einer bis an die Nebenwirkungsgrenze ausgereizten Monotherapie der o. g. Substanzen nicht ausreichend erfolgreich. In diesen Fällen führen wir Kombinationsbehandlungen durch, vorzugsweise von Carbamazepin und Gabapentin. Aber auch andere Kombinationen oder gar Dreifachkombinationen (z. B. Carbamazepin, Gabapentin und Baclofen) können in Einzelfällen schließlich doch noch den gewünschten Erfolg bringen.

Methylprednisolon Sollten auch Kombinationsbehandlungen versagen, kann ein Versuch mit einem hoch dosierten i. v. Kortisonstoß wie bei Behandlung eines akuten MS-Schubs durchaus gerechtfertigt und erfolgreich sein, auch wenn kein MS-Schub vorliegt (➤ Kap. 18.2.3).

Operative Therapien

Als Ultima Ratio besteht schließlich die Möglichkeit einer neurochirurgischen Intervention. Aufgrund der besonderen Pathogenese der Trigeminusneuralgie bei MS ist jedoch die klassische Janetta-Operation nicht geeignet, denn sie zielt auf eine neurovaskuläre Dekompression, die bei der Pathogenese der idiopathischen Trigeminusneuralgie sinnvoll und wirksam ist, nicht jedoch bei der durch entzündliche Läsionen im Hirnstamm bedingten Trigeminusneuralgie im Rahmen der MS. Erfolgreich in der Behandlung der MS-bedingten Trigeminusneuralgie können z. B. die selektive Thermokoagulation des Ganglion Gasseri oder die Glyzerininstillation in die Cisterna trigemini sein.

17.10.3 Akute und subakute Schmerzen

Akute und subakute Schmerzen bei MS können durch eine Vielzahl von Ursachen bedingt sein. Charakteristisch ist der retroorbitale Schmerz bei ON. Weiterhin von Bedeutung sind Kopfschmerzen, radikuläre Schmerzen, Schmerzen bei Harnwegsentzündungen und Blasenspasmen, Dekubitalgeschwüren, Druckläsionen peripherer Nerven (Nn. ulnaris, medianus, peroneus; ➤ Tab. 17.6).

Optikusneuritis/Retrobulbärneuritis

Retrobulbärneuritiden rufen sehr häufig akute retroorbitale Schmerzen hervor, die typischerweise durch Augenbewegungen oder Druck auf den Bulbus verstärkt werden. In über 90 % wird die akute Visusminderung von solchen Schmerzen begleitet. Die subjektiv empfundene Schmerzintensität ist hierbei individuell sehr unterschiedlich und reicht von leichteren bis zu schweren Schmerzen. Als ursächlich für die Schmerzen gilt eine mechanische Irritation der Meningen durch den entzündlich veränderten Sehnerv.

Therapeutisch ganz im Vordergrund steht die hoch dosierte i. v. Therapie mit **Methylprednisolon** (z. B. Urbason®) in einer Dosierung von 500–1.000 mg/d über 3–5 Tage (➤ Kap. 18.2.3). Meist ist hierunter innerhalb der ersten 3 Tage ein Rückgang der Schmerzen zu erreichen. Der Effekt auf die Schmerzen tritt deutlich rascher und auch zuverlässiger ein als die Verbesserung des Visus. Sollten die retroorbitalen Schmerzen nach Kortison-Therapie noch sistieren, kommt ein Versuch mit einem NSAR in Betracht, z. B. Diclofenac (Voltaren®) oral 25–100 mg/d.

Kopfschmerzen

Kopfschmerzen kommen bei MS-Patienten deutlich häufiger vor als in der Allgemeinbevölkerung. Bei 52 % der MS-Patienten traten Kopfschmerzen auf, in Vergleichsgruppen nur bei 14–18 % (Rolak und Brown 1990). Kopfschmerzen sind wahrscheinlich nur selten Ausdruck eines akuten MS-Schubs. Im Übrigen ist die Genese noch unklar. Auch ist der Schmerzcharakter von Kopfschmerzen bei MS unspezifisch. Häufigkeit und Schwere korrelieren nicht mit dem Behinderungsgrad. Meist handelt es sich um Kopfschmerzen vom Spannungstyp. Auch migräneartige Kopfschmerzen und Mischformen sind häufig.

Die Therapie entspricht der allgemein für die jeweilige Kopfschmerzform empfohlenen. Spannungskopfschmerzen sprechen auf Amitriptylin (Saroten® retard) an; man beginnt mit 25 mg abends und kann je nach Verträglichkeit und Wirksamkeit auf bis zu 100 mg steigern. Amitriptylin ist auch als Migräneprophylaktikum und in der Behandlung der Kopfschmerzen vom Mischtyp erfolgreich. Bedarfsweise kann ASS (Aspirin®) in einer Dosis von 500 mg bei Spannungskopfschmerz oder 1.000 mg zu Beginn eines Migräneanfalls gegeben werden.

Schmerzen bei Blasenstörungen

Schmerzen im Rahmen von Blasenentleerungsstörungen, HWI und Blasenspasmen sind bei MS-Patienten häufig. Zunächst muss eine eingehende neurourologische Untersuchung mit Restharnbestimmung, ggf. auch Urodynamik und Urinstatus erfolgen. Die Behandlung richtet sich nach der Art der vorliegenden Blasenstörung. HWI werden antibiotisch ausbehandelt (zur Therapie der Blasenstörungen ➤ Kap. 17.14).

Bei Cyclophosphamid-Therapie besteht die Gefahr der Induktion einer hämorrhagischen Zystitis. Prophylaktisch wirksam ist die Gabe des Mukolytikums Mesna (Uromitexan®) als Kurzinfusion vor jeder Cyclophosphamid-Infusion sowie 4 und 8 h danach. Die Dosierung beträgt jeweils ca. 20 % der Cyclophosphamid-Dosis.

Schmerzen bei Dekubitus

Schmerzen in Zusammenhang mit Dekubiti erfordern konsequente Druckentlastung, geeignete Lagerung des Patienten mit häufigem Umlagern, intensive Pflegemaßnahmen und Physiotherapie mit dem Ziel, den Dekubitus rasch zur Abheilung zu bringen. Die Prophylaxe ist hier von ebenso herausragender Bedeutung wie bei der Vermeidung von Druckschäden peripherer Nerven.

Schmerzen durch Läsionen peripherer Nerven

Hier sind u. a. zu nennen: Schädigungen des **N. medianus** im Sinne eines Karpaltunnelsyndroms. Es kann dabei zu Parästhesien und Sensibilitätsstörungen im Bereich der radialen 3½ Finger kommen sowie oft zu Schmerzen, die aber in den gesamten Arm ausstrahlen können, häufig auch nachts im Sinne einer „Brachialgia paraesthetica nocturna". Ursache sind chronische Druckschädigungen im volaren Handgelenkbereich, oft verursacht durch Benutzung von Unterarmgehstützen ohne anatomisch geformte Handgriffe oder intensive Rollstuhlbenutzung. Klinische Untersuchung und Elektroneurografie sichern die Diagnose.

Therapeutisch steht die konsequente Druckentlastung im Vordergrund. Gut geeignet sind z. B. Unterarmgehstützen mit anatomisch geformten Handgriffen, die Hyperextensionen des Handgelenks vermeiden und den Karpaltunnel von Druck entlasten können. Handlagerungsschienen und die Gabe von Antiphlogistika können ergänzend von Nutzen sein. Eine operative Therapie ist bei fehlendem Ansprechen auf die konservativen Maßnahmen angezeigt, insbesondere wenn Paresen der Daumenballenmuskulatur auftreten.

Druckläsionen des **N. ulnaris** beruhen bei MS-Patienten meist auf einem Sulcus-ulnaris-Syndrom, verursacht durch chronische Belastung des ulnaren Ellenbogens durch schlecht gepolsterte Rollstuhlseitenteile oder Unterarmgehstützen oder durch Druck auf die Matratze in Rückenlage.

Der **N. peroneus** ist vor allem im Bereich des Fibulaköpfchens druckgefährdet, z. B. durch Druck am Rollstuhl oder Peroneusschienen. Durch gute Lagerung, Polsterung der gefährdeten Stellen und optimale Hilfsmittelanpassung können Druckschädigungen peripherer Nerven und die damit verbundenen Schmerzen vermieden bzw. gebessert werden.

17.10.4 Chronische Schmerzen

Dysästhetischer Extremitätenschmerz

Die Mehrzahl der MS-Patienten klagt im Verlauf der Erkrankung über chronische Schmerzen. Am häufigsten sind dabei dumpfe und brennende Schmerzen sowie Missempfindungen, vor allem im Bereich der unteren Extremitäten. Sie verstärken sich oft nachts. Die Ursachen dieser Schmerzen sind noch nicht völlig geklärt. Zugrunde liegen dürften myelopathische Veränderungen durch MS-Herde und Affektionen zentraler Schmerzbahnen im Tr. spinothalamicus sowie im Bereich der Hinterhörner oder der Commissura anterior.

Tri- und tetrazyklische Antidepressiva Die Behandlung dieses zentralen Schmerzsyndroms beruht hauptsächlich auf „schmerzdistanzierenden" Medikamenten vom Typ der klassischen tri- und tetrazyklischen Antidepressiva. Am häufigsten setzen wir in dieser Indikation **Amitriptylin** (Saroten® retard) ein, alternativ auch **Doxepin** (Aponal®) und **Maprotilin** (Ludiomil®). Der Effekt auf die Schmerzen und Missempfindungen tritt meist schon in Dosierungen ein, die unter der für eine antidepressive Wirksamkeit notwendigen liegen. Alle drei Substanzen wirken mäßig sedierend. Die sedierende Wirkung setzt sofort ein, die schmerzdistanzierende und gegen die Missempfindungen gerichtete nach einigen Tagen. Wenn man die Medikation mit abendlichem Schwerpunkt gibt, kann sich dadurch auch der schmerzbedingt oft gestörte Nachtschlaf verbessern.

Man beginnt die Therapie mit 25 mg z. N. Die **Dosis** kann je nach Verträglichkeit und Wirkung jeden zweiten Tag um 25 mg gesteigert werden. Meist genügen Dosierungen von 50–100 mg/d, aber auch eine Steigerung bis 150 mg ist möglich. In schwereren Fällen kann zum rascheren Wirkungseintritt auch eine initiale i. v. Gabe als abendliche Kurzinfusion erfolgen und nach einigen Tagen auf orale Medikation umgesetzt werden. Bei positivem Ansprechen sollte die Medikation nicht zu früh abgesetzt, sondern über mindestens 3 Monate fortgeführt werden. Dann kann ein vorsichtiger Reduktionsversuch erfolgen. Häufig ist jedoch eine Dauertherapie notwendig.

Durch die anticholinergen Effekte der tri- und tetrazyklischen Antidepressiva kann es als **Nebenwirkungen** dosisabhängig zu einer Beeinträchtigung kognitiver Leistungen und zu einer Erhöhung der Restharnmenge kommen. Deshalb ist in der Indikationsstellung bei Patienten mit vorbestehenden kognitiven Störungen und Blasenentleerungsstörungen Zurückhaltung geboten. Restharnkontrollen sind zu empfehlen. Meist kommt es als harmlosere Nebenwirkung zu Mundtrockenheit, über die der Patient vorher aufgeklärt werden sollte. Mit Lutschpastillen oder einem stets in Reichweite befindlichen Glas Wasser zum gelegentlichen Befeuchten des Mundes ist meist hinreichend Abhilfe zu schaffen. **Kontraindikationen** sind auch das Engwinkelglaukom und der AV-Block II und III. Grades (daher vor Therapiebeginn und unter der Therapie EKG-Kontrollen). In Bezug auf die Therapie schmerzhafter Missempfindungen sind die neueren selektiveren Antidepressiva wie SSRI, MAO-A-Hemmer und NARI nach unseren Erfahrungen nicht ausreichend wirksam.

Carbamazepin, Gabapentin, Pregabalin Bei Unwirksamkeit der klassischen Antidepressiva auf die dysästhetischen Extremitätenschmerzen oder bei Kontraindikationen empfiehlt sich ein Versuch mit dem schon in ➤ Kap. 17.10.2 besprochenen Membranstabilisator Carbamazepin (Tegretal® retard, Timonil® retard) oder alternativ mit Gabapentin (Neurontin®) oder Pregabalin (Lyrica®).

Manchmal ist auch erst eine Kombination aus einem tri- oder tetrazyklischen Antidepressivum und Carbamazepin oder Gabapentin ausreichend erfolgreich.

Auch über die Wirksamkeit von Amantadin (PK Merz®) und Mexiletin ist für die Indikation MS-bedingter Dauerschmerzen berichtet worden. Amantadin wird hierbei wie in der Fatigue-Therapie mit 200–300 mg/d dosiert (➤ Kap. 17.2.2), Mexiletin (Mexitil®) mit ca. 500–750 mg/d.

Analgetika Gelegentlich sprechen dysästhetische Dauerschmerzen auch auf Analgetika und Antiphlogistika wie Paracetamol (2–3 × 500 mg) und Ibuprofen (bis zu 3 × 600 mg) an. Der Einsatz von Opioiden verspricht in dieser Indikation meist wenig Erfolg und ist auch wegen der Gefahr der Abhängigkeits- und Toleranzentwicklung zu vermeiden.

Sonstige Therapiemöglichkeiten Manche Patienten geben eine Linderung der brennenden Dauermissempfindungen durch den Einsatz von Lokaltherapeutika in Salbenform an. Infrage kommen hierzu anästhesierende Salben mit **Xylocain** (Emla®) oder auch Präparate mit dem Pfefferextrakt **Capsaicin** (Capsamol®). Auch physiotherapeutische Maßnahmen wie z. B. lokale Kältebehandlungen können als lindernd empfunden werden.

In Einzelfällen kann bei Versagen aller bisher genannten Therapieoptionen auch ein Versuch mit einer hoch dosierten **Methylprednisolon-Stoßtherapie** noch Erfolg bringen, sei es durch einen antiödematösen und entzündungshemmenden Effekt oder auch durch eine meist vorhandene positiv psychotrope Wirkung.

Rückenschmerzen

MS-Patienten leiden in 20 % unter chronischen Rückenschmerzen (Moulin 1998), die in der Regel lumbal lokalisiert sind und auch radikulär bzw. pseudoradikulär ausstrahlen können. Die Rückenschmerzen kommen bevorzugt in fortgeschritteneren Krankheitsstadien vor. Sie treten meist in Zusammenhang mit spastischen Paraparesen der Beine, Rumpfspastik, Fehlbelastungen der Wirbelsäule, unphysiologischer Sitzhaltung im Rollstuhl usw. auf. Rollstuhlfahrer sind besonders häufig betroffen, insbesondere wenn der Rollstuhl nicht optimal angepasst ist. Immobilisationsbedingte Inaktivitätsatrophie der Rückenmuskulatur, Osteoporose infolge von Inaktivität und/oder langfristige Kortison-Therapie und degenerative Wirbelsäulenveränderungen verstärken die Beschwerden noch.

Therapeutisch ganz im Vordergrund stehen zunächst prophylaktische Maßnahmen und aktive Physiotherapie. Eine optimale Sitzhaltung und Anpassung des Rollstuhls und der Hilfsmittel ist von großer Bedeutung. Aktive Krankengymnastik, um die Rücken- und Bauchmuskulatur zu stärken sowie die spastische Muskeltonuserhöhung zu reduzieren, ist immer angezeigt. Tägliches Stehen – auch und gerade von Patienten mit höheren Behinderungsgraden – kräftigt die Muskulatur, beübt Wirbelsäule und Gelenke, trainiert aber auch den Kreislauf. Hierzu sind ggf. Hilfsmittel wie Sprossenwand, Gehbarren, Aufrichtrollstuhl oder Stehbrett erforderlich.

Medikamentös können NSAR eingesetzt werden, z. B. Diclofenac (Voltaren®), Ibuprofen oder Paracetamol. Daneben kommen Muskelrelaxanzien und Antispastika zum Einsatz (➤ Kap. 17.7.2). Auch eine begleitende schmerzdistanzierende Medikation mit tri- oder tetrazyklischen Antidepressiva (s. o.) kann sinnvoll sein.

Schmerzen durch Spastik

Erhebliche Schmerzen können durch ständig vorhandene oder auch einschießende Spastik verursacht werden (➤ Kap. 17.7).

17.11 Paroxysmale Symptome

Frank A. Hoffmann

Paroxysmale Symptome sind bei MS-Patienten sehr häufig. Man schätzt, dass mindestens 20 % der Patienten betroffen sind. Zu unterscheiden sind sensible paroxysmale Schmerzsyndrome einerseits und paroxysmal auftretende Bewegungsstörungen andererseits. Paroxysmal auftretende Schmerzsyndrome wurden in ➤ Kap. 17.10 behandelt, dystone Bewegungsstörungen in ➤ Kap. 17.8.

Daneben gibt es noch eine Reihe weiterer paroxysmaler Symptome der MS, in der Regel in Form von paroxysmalen Bewegungsstörungen (Rudick und Goodkin 1999). Die Ausprägung dieser intermittierend auftretenden Bewegungsstörungen ist individuell sehr unterschiedlich. Häufig sind sie provozierbar bzw. triggerbar, z. B. durch sensible Stimuli, Bewegungen, Hyperventilation, Anstrengung, Stress oder Hitze. Vorkommen können Myoklonien (z. B. in Form von segmentalen Myoklonien, Gaumensegelmyoklonien oder Schluckauf), aber auch Myokymien, dystone, choreatiforme und ballistische Bewegungen, tonische Spasmen, das Phänomen der paroxysmalen Dysarthrie und Ataxie usw.

17.11.1 Allgemeine therapeutische Maßnahmen

Wenn paroxysmale Symptome neu auftreten, liegt ein Zusammenhang mit einem akuten Schub nahe. Häufig ist dann durch eine hoch dosierte i. v. Behandlung mit Methylprednisolon eine Besserung zu erreichen (➤ Kap. 18.2).

Wenn paroxysmale Symptome triggerbar bzw. auslösbar sind, kann die Vermeidung bzw. Beseitigung des auslösenden Stimulus Erfolg bringen.

Die medikamentöse Dauertherapie paroxysmaler Bewegungsstörungen bei MS entspricht weitgehend der von paroxysmalen Schmerzsyndromen (➤ Kap. 17.10.2). Es kommt eine Reihe von Medikamenten zum Einsatz. An erster Stelle stehen Antiepileptika, insbesondere Carbamazepin. Alternativ kommt das gut verträgliche Gabapentin infrage. Abweichungen dazu ergeben sich in der symptomatischen Therapie der Dystonien und Myoklonien.

17.11.2 Medikamentöse Therapie

Paroxysmale Dystonien

Bei den fokalen Dystonien, die im Einzelfall häufig von einer Spastik überlagert sind bzw. nicht immer scharf von einer Spastik zu trennen sind, ist der lokale Einsatz von Botulinustoxin oft sehr hilfreich (➤ Kap. 17.7, ➤ Kap. 17.8, ➤ Kap. 17.9). Die systemische Gabe von Anticholinergika in Tablettenform, z. B. Trihexyphenidyl (Artane®) oder Biperiden (Akineton®), kann in einigen Fällen zu einer Besserung führen. In Betracht zu ziehen sind jedoch die unerwünschten Wirkungen wie kognitive und Blasenentleerungsstörungen.

Myoklonien

Für die Therapie der Myoklonien sind nach unseren Erfahrungen die Substanzen Valproinsäure, Clonazepam, Piracetam und wohl auch Levetiracetam besser geeignet als Carbamazepin und Gabapentin. Manchmal ist auch erst eine Kombinationsbehandlung erfolgreich.

Am schnellsten wirksam ist **Clonazepam** (Rivotril®), jedoch besteht – wie bei allen Benzodiazepinen – das Risiko der Toleranzentwicklung und Abhängigkeit. Deshalb sollte eine Langzeitbehandlung mit Clonazepam nach Möglichkeit vermieden werden. Clonazepam kann initial i. v. gegeben werden (1–2 mg langsam i. v.). Die individuell wirksame Dosis ist unterschiedlich und liegt bei oraler Gabe zwischen ca. 3 × 0,25 mg und 3 × 2 mg. Plötzliches Absetzen ist wegen der Gefahr von Anfallsprovokation und Entzugssyndromen zu vermeiden, die Reduktion sollte langsam und stufenweise erfolgen. Für die Dauertherapie von Myoklonien besser geeignet sind **Valproinsäure, Piracetam** und wohl auch die von Piracetam abgeleitete Substanz **Levetiracetam** (Keppra®).

Piracetam (Nootrop®, Normabrain®) ist ein Nootropikum, das in höheren Dosierungen eine gute Wirkung gegen Myoklonien zeigt (z. B. Nootrop® Trinkampullen 3 × 1.200 bis zu 3 × 4.800 mg). Zur Initialtherapie kann es auch als Kurzinfusion gegeben werden.

Zu Valproinsäure (Ergenyl®, Orfiril®) und Levetiracetam (Keppra®) ➤ Kap. 17.5.2.

17.12 Koordinations- und Gleichgewichtsstörungen, Schwindel

Frank A. Hoffmann

Koordinations- und Gleichgewichtsstörungen sind am erfolgreichsten mit krankengymnastischen und ergotherapeutischen Übungsbehandlungen zu bessern (z. B. Koordinationstraining, Gangschule, Gleichgewichtstraining, Übungen von Feinmotorik und Zielbewegungen).

Die medikamentösen Behandlungsmöglichkeiten sind hier begrenzt. Teilweise beeinflussbar ist z. B. ein oft vorhandener Intentionstremor (➤ Kap. 17.13).

Falls Schwindel besteht, können Antivertiginosa eingesetzt werden, z. B. Triflupromazin (Psyquil®) in einer Dosierung von 10–50 mg oral oder als Zäpfchen. Auch das atypische Neuroleptikum Sulpirid (Meresa®, Dogmatil®) kann in dieser Indikation erfolgreich sein. Die notwendigen Dosierungen liegen bei schrittweiser Aufdosierung von 50 mg/d bei ca. 3 × 50 bis 3 × 200 mg.

Antiemetika wie Metoclopramid (Paspertin®), Domperidon (Motilium®) oder Ondansetron (Zofran®) können eine begleitende Übelkeit dämpfen.

17.13 Tremor

Frank A. Hoffmann

Tremor gilt als die häufigste Bewegungsstörung bei MS-Patienten (Tranchant et al. 1995). Er ist gekennzeichnet durch unwillkürliche oszillierende Bewegungen. Bei MS-Patienten findet sich am häufigsten ein **Intentionstremor** mit Frequenzen von ca. 3–5 Hz oder ein **Haltetremor.** Zugrunde liegen Läsionen im Kleinhirn, in zerebellären Bahnen und auch dem Tr. dentatorubrothalamicus. Die Pathophysiologie des Tremors ist noch nicht in allen Einzelheiten geklärt. Durch Tremor können erhebliche Behinderungen entstehen, bis hin zu völliger Gebrauchsunfähigkeit der Extremitäten, der Unfähigkeit zu gehen, zu stehen oder frei zu sitzen und daraus resultierender völliger Hilfs- und Pflegebedürftigkeit.

17.13.1 Allgemeine therapeutische Maßnahmen

Die therapeutischen Möglichkeiten zur Beeinflussung des Tremors sind begrenzt. Krankengymnastik und Ergotherapie sind oft dienlich. Empfohlen werden auch Hilfsmittel, z. B. in Form von Gewichten, die (etwa mit Klettbändern) an den Extremitäten befestigt werden. Nach unseren Erfahrungen ist aber die Akzeptanz dafür bei vielen Patienten gering. Auch über (allerdings nur vorübergehende) Besserungen durch Kühlung der betroffenen Extremitäten in Eiswasser wurde berichtet.

17.13.2 Spezielle Therapie

Ein isolierter Ruhetremor kommt bei MS nur sehr selten vor. Häufig sind dagegen ein Halte-, Aktions- und Positions- sowie ein Intentionstremor. Das gleichzeitige Vorkommen von Ruhe-, Halte- und Intentionstremor bei MS-Patienten deutet auf das Vorliegen eines Holmes-Tremors (s. u.) hin. Gelegentlich findet sich bei MS-Patienten auch ein dystoner Tremor, z. B. in Form eines Tremor capitis. Die Wahl des erfolgversprechendsten Medikaments richtet sich nach der im Einzelfall vorliegenden Tremorform.

Haltetremor

Betablocker Ein Haltetremor ist häufig durch die Gabe eines nichtkardioselektiven Betablockers zu bessern. Am besten eignet sich hierzu Propranolol (Dociton®) in Dosierungen von ca. 2–4 × 40 mg oder 1- bis 2 × 80 mg/d retard. Die Aufdosierung sollte langsam erfolgen. Als Nebenwirkungen sind dosisabhängig Blutdruckabfall und Bradykardien zu berücksichtigen, was den Einsatz von Propranolol häufig limitiert.

Primidon Oft ist auch Primidon (Liskantin®, Mylepsinum®, Resimatil®) wirksam. Man beginnt mit 20–50 mg/d. Einer der Hauptmetaboliten von Primidon ist Phenobarbital, das eine sehr lange HWZ aufweist. Häufige Nebenwirkungen sind psychomotorische Verlangsamung und Müdigkeit, was den Einsatz bei Patienten mit Fatigue einschränkt. Bei manchen Patienten ist aufgrund der Nebenwirkung Müdigkeit und der langen HWZ eine abendliche Einmalgabe günstig und ausreichend wirksam. Einzukalkulieren ist auch das Abhängigkeitspotenzial der Substanz.

Bei einigen Patienten mit Haltetremor, die von der alleinigen Gabe von Propranolol oder Primidon nicht ausreichend profitieren, kann durch eine Kombination beider Substanzen noch eine Besserung erreicht werden.

Intentionstremor

Noch schwieriger als der Haltetremor ist die medikamentöse Therapie des Intentionstremors. Bei einer Reihe von Medikamenten wurden Erfolge beschrieben, die aber im klinischen Alltag oft wenig überzeugend sind. Für keine der Substanzen liegen überzeugende Wirksamkeitsnachweise aus placebokontrollierten Studien vor.

Antiepileptika Versucht werden können Clonazepam (Rivotril®) 1–8 mg/d und Carbamazepin (Tegretal®, Timonil®) 300–1.800 mg/d in retardierter Form. Für Levetiracetam wurden zunächst positive Effekte berichtet (Striano et al. 2006), die jedoch nicht bestätigt werden konnten (Feys et al. 2009). eine gewisse Wirksamkeit in einer kleinen offenen, nicht kontrollierten Studie (n = 9, davon n = 5 mit MS) zeigte Topiramat in einer Dosis von 2 × 25 bis 2 × 100 mg/d (Sechi et al. 2003).

Isoniazid Das Tuberkulostatikum Isoniazid (Isozid®) 3 × 100 bis 3 × 400 mg/d kann bei einem Teil der Patienten mit Intentionstremor wirksam sein. Es muss mit Pyridoxin (ca. 60–100 mg/d) gegeben werden. Häufige Nebenwirkungen: Müdigkeit und Verstärkung von Paresen.

Buspiron (Bespar®), 3 × 5–10 mg/d, kann ebenfalls in einzelnen Fällen eine gewisse Reduktion des Intentionstremors bewirken.

Ondansetron Einzelne Berichte liegen über eine positive Wirkung von Ondansetron (Zofran®) vor (Rice et al. 1997). Ondansetron ist ein als Antiemetikum zugelassener Serotonin-Antagonist. Die vorliegenden Berichte beziehen sich auf eine i. v. Applikation. Ein Nachteil ist der hohe Preis dieser Therapieoption.

Operative Therapie In sehr ausgeprägten Fällen kommt bei Therapieresistenz eine neurochirurgische Therapie mit stereotaktischem Eingriff (Thalamotomie) oder die Implantation von Thalamus-Elektrostimulationssonden in speziellen neurochirurgischen Zentren infrage.

Holmes-Tremor

Der Holmes-Tremor, auch Mittelhirn- oder Rubertremor genannt, ist klinisch durch eine Kombination von Ruhe-, Halte- und Intentionstremor gekennzeichnet. Er kann auf **L-Dopa** (Madopar®, Nacom®) oder auf Dopaminergika ansprechen. L-Dopa kann in Schritten von 50 mg/d bis zu 4 × 100 mg gesteigert werden.

Einzelfallberichte und erste eigene Erfahrungen weisen darauf hin, dass ein Therapieversuch mit **Levetiracetam** erfolgreich sein kann.

Dystoner Tremor

Gelegentlich findet sich bei MS-Patienten ein dystoner Tremor, vor allem in Form eines Tremor capitis („Nein“-Tremor), oft verbunden mit einer zervikalen Dystonie. Dieser ist am erfolgreichsten mit lokalen Botulinustoxin-Injektionen in den M. splenius capitis bds. behandelbar. Die Hauptdosis wird auf der Seite appliziert, nach der die unwillkürliche Kopfdrehung erfolgt. Wir verwenden pro Sitzung ca. 250–500 Einheiten Dysport®. Die Wirkung hält etwa 8–12 Wochen an.

17.14 Blasenstörungen

Frank A. Hoffmann

Störungen der Blasenfunktion finden sich laut Literatur bei 67 % der MS-Patienten (Bauer und Kesselring 1995). Damit nehmen sie neben der Fatigue den ersten Platz in der Rangliste der Symptome ein, durch die sich MS-Patienten in ihrer Lebensqualität am stärksten beeinträchtigt fühlen. Störungen der Blasenfunktion schränken aber nicht nur die Teilha-

Tab. 17.7 Blasenstörungen bei MS

Beschwerden	Restharn	Urinstatus	Therapie
Harnwegsinfekte			
Brennen, Pollakisurie, Inkontinenz	Gering bis hoch	Pathologische Keime, Zellen	Antibiose Prophylaxe
Blasenfunktionsstörungen			
Speicherstörungen Imperativer Harndrang, Pollakisurie, Inkontinenz	Gering	Normal	Anticholinergika Alpha-Adrenergika Vasopressin
Entleerungsstörungen Pollakisurie, Inkontinenz, „Überlaufblase"	Hoch	Häufig pathologisch	Cholinergika Katheter
Detrusor-Sphinkter-Dyssynergie Pollakisurie, Inkontinenz	Hoch	Häufig pathologisch	Betablocker Cholinergika Botulinustoxin Katheter

17

be am sozialen Leben oft erheblich ein, sondern verursachen auch körperliche Beschwerden wie Blasenschmerzen und imperativen Harndrang und sekundäre Komplikationen wie HWI mit der Gefahr von Urosepsis und Nierenschädigung.

Komplikationen Pyelonephritis, Urosepsis und Niereninsuffizienz müssen als potenziell vitale Bedrohungen für den Patienten unbedingt verhindert werden. Darüber hinaus bedingen Blasenstörungen mit den häufigen Symptomen Pollakisurie und Inkontinenz oft auch erhebliche psychische und soziale Probleme.

Klinisches Bild und Ausprägungsgrad der Blasenstörung eines individuellen Patienten können sich im Verlauf der Erkrankung ändern. Die Diagnostik muss deshalb immer wieder aktualisiert werden, um die jeweils beste Therapie zu finden.

Diagnostik Für die Diagnose von Blasenstörungen ist zunächst deren Erfassung in der Anamneseerhebung von Bedeutung. Oft werden Miktionsstörungen von Patienten nicht spontan angegeben, sei es aus Gründen der Scham oder auch, weil eine gewisse Gewöhnung an die Beschwerden eingetreten ist. Nach Blasenstörungen muss also im ärztlichen Gespräch ganz konkret gefragt werden.

Symptome Typische Beschwerden bei Miktionsstörungen sind häufiger und/oder imperativer Harndrang, Harninkontinenz, Schmerzen und Brennen beim Wasserlassen, Blasentenesmen und -schmerzen, Gefühl der unvollständigen Entleerung, Harnverhalt, Fieber bei HWI und Urosepsis. Das weitere Anamnesegespräch kann Qualität und Ausmaß der Miktionsstörung näher bestimmen. Der anschließende klinische Befund, Restharnbestimmung und Urinstatus sind die Basis der Diagnostik und ermöglichen meist eine Zuordnung zu einer der Hauptgruppen der Blasenfunktionsstörungen: HWI, Störungen der Speicherfunktion, Störungen der Entleerungsfunktion und die Kombination der genannten Blasenfunktionsstörungen. Nur bei ca. 10 % der MS-Patienten liegt keine Blasenstörung vor. Bei ca. 45 % finden sich Blasenstörungen in Form einer **hyperaktiven Blase,** bei ca. 35 % in Form einer **Detrusor-Sphinkter-Dyssynergie** und bei ca. 10 % eine **Überlaufblase.** Erst die diagnostische Zuordnung der vorliegenden Blasenstörung zu einer dieser Gruppen ermöglicht eine gezielte Therapie (➤ Tab. 17.7).

Zur weiterführenden Diagnostik eignet sich die Urodynamik (➤ Kap. 14). Die eingehende Diagnos-

Tab. 17.8 Blasenfunktionsstörungen: Therapieziele

Therapieziel	Beispiele
Vermeidung von Komplikationen	• Infektion • Reflux • Urosepsis • Niereninsuffizienz • Dekubitus
Erhalt/Wiederherstellung der Kontinenz	
Verbesserung der Lebensqualität	Vermeidung von: • Harndrang • Schmerzen • sozialen Problemen

tik MS-bedingter Blasenfunktionsstörungen bedarf einer guten interdisziplinären Zusammenarbeit von Neurologen und Urologen. Die allgemeinen Therapieziele bei Blasenfunktionsstörungen sind in ➤ Tab. 17.8 zusammengefasst.

17.14.1 Allgemeine therapeutische Maßnahmen

Einteilung der Trinkmenge

Das Führen eines **Miktionsprotokolls** ermöglicht Patient und Arzt einen Überblick über die Miktionshäufigkeit im Tagesverlauf. Daraus lässt sich häufig ein individueller Miktionsplan ableiten, d. h. die Festlegung bestimmter Miktionszeiten, um z. B. imperativen Harndrang, Inkontinenz oder zu hohen Restharn zu vermeiden. Oft lässt sich durch eine **Einteilung der Flüssigkeitseinfuhr** ein positiver Einfluss auf die Beschwerden und die sozialen Einschränkungen durch die Blasenfunktionsstörung nehmen. Beispiele sind eine geplante Flüssigkeitsrestriktion am Abend, um Nykturie zu reduzieren, oder vor Unternehmungen und sexueller Aktivität. Allerdings muss auf eine ausreichende tägliche Gesamtflüssigkeitszufuhr geachtet werden. Sie sollte 1.000–2.000 ml betragen. Bei Unterschreitung drohen Exsikkose und auch HWI.

Mechanische Maßnahmen, Physiotherapie

Auch für Männer ist zur vollständigeren Blasenentleerung die Miktion im Sitzen zu empfehlen. Die Blasenentleerung kann durch Stimuli (z. B. rhythmisches Beklopfen der Blasenregion) und aktive Bauchmuskelpresse gefördert werden. Auf den Handgriff nach Credé sollte wegen der Gefahr eines Refluxes in die Ureteren verzichtet werden. Physiotherapeutisch kann vor allem aktive Beckenbodengymnastik gegen Inkontinenzbeschwerden erfolgen.

Hilfsmittel, Katheter

Schließlich gibt es noch eine Reihe von **Inkontinenzhilfen** in Form von Vorlagen, Windeln und (Kondom-)Urinalen, welche die Therapiemaßnahmen im Einzelfall ergänzen können. Manche Patienten können die Technik des **intermittierenden Selbstkatheterisierens** erlernen.

Bei ausgeprägten und therapierefraktären Blasenfunktionsstörungen, wenn z. B. durch Inkontinenz die Entwicklung eines Dekubitus droht, ist häufig die Anlage von Urinableitungen nicht zu umgehen. Allerdings ist durch jede Art von Dauerkatheter immer eine Eintrittspforte für Infektionskeime gegeben, und es besteht die Gefahr von HWI.

Transurethrale Dauerkatheter haben den Nachteil, dass sie eine Miktion auf natürlichem Weg verhindern und deshalb z. B. kein Miktionstraining erfolgen kann. Weiterhin besteht die Gefahr einer Reizung und Verletzung der Harnröhre, von Epididymitis und Orchitis. Sie sollten deshalb nur kurzzeitig eingesetzt werden.

Bei längerfristiger Notwendigkeit einer Urinableitung ist die Anlage eines **suprapubischen Katheters** zu empfehlen. Dies erfordert aber einen kleineren urologischen Eingriff. Suprapubische Katheter ermöglichen eine Miktion auf natürlichem Wege und somit ein Training der Blasenentleerung. Auch sind Restharnbestimmungen über den Katheter möglich. Bei allen Blasendauerkathetern ist zu berücksichtigen, dass sie für mehrere Stunden täglich abgeklemmt und danach geöffnet werden, um eine gewisse regelmäßige Blasenfüllung und muskuläre Blasenaktivität zu ermöglichen und der Entwicklung einer Schrumpfblase vorzubeugen. Schließlich besteht die Möglichkeit der operativen Anlage einer Blasenfistel durch den Urologen.

17.14.2 Harnwegsinfekte

Harnwegsinfekte (HWI) mit Bakterien oder Pilzen kommen bei MS-Patienten häufig vor, insbesondere wenn eine Blasenentleerungsstörung mit erhöhter Restharnbildung vorliegt oder eine Keimeintrittspforte (z. B. in Form eines Blasendauerkatheters) besteht.

Prophylaxe

Von großer Bedeutung ist die Prophylaxe von Harnwegsinfekten. Wichtig ist, dass eine **ausreichende Flüssigkeitszufuhr** gewährleistet ist. Als Richtgröße gelten mindestens 1.000 ml/d. Viele MS-Patienten versuchen ihre Inkontinenzbeschwerden durch Restriktion der Trinkmenge zu bessern, was mangels ausreichender Spülung der Harnwege das Risiko aufsteigender Infektionen erhöhen kann.

Durch Behandlung der Blasenentleerungsstörung und Normalisierung bzw. Verminderung des Restharnvolumens können HWI vermindert werden. Erhöhte Restharnmengen bedeuten immer ein günstiges Milieu für die Vermehrung pathogener Keime. Die Menge des Restharns muss deshalb regelmäßig sonografisch bestimmt werden und sollte 100 ml nicht überschreiten. Erhöhte Restharnmengen können durch regelmäßiges intermittierendes Katheterisieren oder auch medikamentös reduziert werden.

Wichtig sind auch das sterile Vorgehen beim Legen des Dauerkatheters, seine hygienische Pflege sowie der rechtzeitige und regelmäßige Wechsel.

Als weitere Maßnahme zur Prophylaxe von HWI eignet sich das medikamentöse **Ansäuern des Urins** mit Methionin (Acimethin®), 3 × 1–2 Tbl./d. Auch Cranberry-Präparate können wirken (Hess et al. 2008; Guay 2009).

Zur Prophylaxe einer hämorrhagischen Zystitis unter Cyclophosphamid-Therapie ➤ Kap. 17.20.4.

Therapie

Wenn ein HWI vorliegt, sollte dieser konsequent antibiotisch ausbehandelt werden, um eine Chronifizierung und ein Aufsteigen der Infektion zu vermeiden. Die Antibiose erfolgt am gezieltesten nach Resistenzbestimmung im Antibiogramm.

17.14.3 Speicherstörungen der Blase

Speicherstörungen der Harnblase zeichnen sich klinisch durch erhöhte Miktionsfrequenz bei geringen Mengen der Einzelmiktionen aus. Es können imperativer Harndrang und auch Inkontinenz vorliegen. Das Restharnvolumen ist sehr gering bis fehlend. Zugrunde liegt eine MS-bedingte Hyperreflexie des M. detrusor vesicae, oft verbunden mit einer Schwäche des M. sphincter vesicae.

Medikamentöse Therapie

Anticholinergika Anticholinergika hemmen die Detrusoraktivität, erhöhen so die Speicherkapazität der Blase und vermindern den Harndrang. Bei allen Medikamenten mit anticholinerger Wirkung können Nebenwirkungen wie Mundtrockenheit, Obstipation, Erhöhung des Augeninnendrucks und Erhöhung der Restharnmenge bzw. Harnverhalt eintreten. Deshalb sind unter der Therapie regelmäßige Kontrollen der Restharnmenge notwendig: Sie sollte nicht über 100 ml ansteigen. Von besonderer Bedeutung ist auch die Möglichkeit des Auftretens oder Verstärkens kognitiver Störungen.

Eingesetzt wird in dieser Indikation **Oxybutynin** (Dridase®) 2–3 × 5 mg/d. **Tolterodin** (Detrusitol®) wirkt vorwiegend über Muscarinrezeptoren und kann als relativ selektiv für die Blasenfunktion angesehen werden. Es ist damit ärmer an systemischen anticholinergen Nebenwirkungen. Man dosiert mit 2 × 1–2 mg/d. In den letzten Jahren wurden weitere und als noch blasenselektiver einzuschätzende Substanzen zur Behandlung der Dranginkontinenz zugelassen, die zudem in retardierter Form vorliegen, was eine tägliche Einmalgabe ermöglicht. **Darifenacin** (Emselex®) wird zunächst mit 1 × 7,5 mg dosiert und kann bei Bedarf nach 2 Wochen auf 1 × 15 mg gesteigert werden. Bei **Fesoterodin** (Toviaz®), das initial mit 1 × 4 mg dosiert wird, kann die Dosis bei Bedarf auf 1 × 8 mg erhöht werden. Bei **Solifenacin** (Vesiur®) beginnt man mit 1 × 5 mg; eine Erhöhung auf 1 × 10 mg ist möglich. Trospiumchlorid und Propiverin kommen als Anticholinergika ebenfalls zum Einsatz.

Das Antidepressivum **Duloxetin** (Cymbalta®) ist auch als Urologikum bei Belastungsinkontinenz der Frau zugelassen, wodurch bei ggf. begleitend vorliegender Depression ein zusätzlicher Therapiegewinn erreicht werden könnte. Auch das leicht aktivierende Antidepressivum **Imipramin** (Tofranil®) kann in einer Dosierung von 3 × 10–25 mg erfolgreich sein.

Merke

Die Anticholinergika unterscheiden sich im Hinblick auf Wirksamkeit, Verträglichkeit, muscarinerger Selektivität und Aufdosierung. Für Diagnostik, Indikationsstellung und Therapieführung ist daher eine enge interdisziplinäre Zusammenarbeit mit einem Urologen bzw. Neurourologen dringend zu empfehlen.

Alpha-Adrenergika Wenn erhöhter Harndrang oder Dranginkontinenz aufgrund einer unzureichenden Kontraktion des Blasenverschlusssystems bestehen, können Alpha-Adrenergika insbesondere den M. sphincter vesicae stimulieren und so zur Erhöhung der Speicherkapazität der Blase beitragen. **Midodrin** (Gutron®) kann den Blasenverschluss verbessern; man dosiert mit 2 × 2,5 mg. Mögliche Nebenwirkungen: Blutdruckanstieg, Herzrhythmusstörungen, innere Unruhe, Muskelzittern.

Vasopressin In Einzelfällen, vor allem bei nächtlichem Harndrang, kann Vasopressin (antidiuretisches Hormon in Form von Desmopressin®-Nasenspray oder als Tablette) eingesetzt werden. Es kann bei abendlicher Gabe die nächtliche Urinproduktion vermindern und so zu einer Besserung von Miktionsfrequenz, Schlafstörungen und Fatigue beitragen (Bosma et al. 2005) (➤ Kap. 17.2). Ein Hub (= 20 µg) ist in der Regel gut verträglich. Kontraindikationen: Herz- oder Nierenfunktionsstörungen.

17.14.4 Entleerungsstörungen

Entleerungsstörungen der Blase führen zu erhöhter Restharnmenge. Oft besteht zusätzlich eine Inkontinenz, wobei nur geringe Mengen Urin abgehen, da der Detrusor nicht ausreichend kontrahiert. Man spricht dann von einer „Überlaufblase".

Therapeutisch kann man **cholinerge Substanzen** einsetzen, z. B. Distigminbromid (Ubretid®). Die Dosierung liegt bei 1–3 × 5 mg/d.

17.14.5 Detrusor-Sphinkter-Dyssynergie

Die Detrusor-Sphinkter-Dyssynergie führt zu erhöhten Restharnmengen durch eine Dyssynergie der Blasenmuskulatur beim Miktionsvorgang mit Detrusorschwäche und Hyperaktivität des Blasenschließmuskels. Zudem droht aufgrund des oft erhöhten intravesikalen Drucks auch ein vesikorenaler Reflux. Die Detrusor-Sphinkter-Dyssynergie ist medikamentös oft nicht befriedigend zu bessern. Bei einzelnen MS-Patienten zeigen sich bei sonst therapierefraktären Blasenstörungen Besserungen nach hoch dosierter Kortison-Therapie, vor allem auch nach Behandlung mit Triamcinolon intrathekal (➤ Kap. 17.7.2).

Medikamentöse Therapie

Alpha-Rezeptorenblocker Therapeutisch kann man Alpha-Rezeptorenblocker zur Relaxation der Blasensphinkter einsetzen, z. B. **Phenoxybenzamin** (Dibenzyran®). Die Dosierung beträgt 2 × 5 bis 2 × 15 mg. Häufig zu beobachten und limitierend sind Blutdrucksenkung mit verstärkter Orthostase, Schwindel und Benommenheit sowie Ejakulationsstörungen. Zum Einsatz kommt auch **Tamsulosin** (Alna® Retardkapseln) in einer Dosierung von 1 × 0,4 mg. Die Nebenwirkungen sind ähnlich wie von Phenoxybenzamin, jedoch meist geringer ausgeprägt.

Cholinergika Zur Stimulation des Detrusors kann zusätzlich ein Cholinergikum (z. B. Distigminbromid) gegeben werden. Häufig ist jedoch die Therapie der Detrusor-Sphinkter-Dyssynergie mit systemischen Medikamenten unbefriedigend.

Botulinustoxin Zunehmend erfolgreich wird in letzter Zeit eine lokale Therapie der Blasenmuskulatur mit Botulinustoxin A durchgeführt. Seit Februar 2013 ist das Präparat Botox® zur Behandlung der Reizblase zugelassen, wenn eine Therapie mit Anticholinergika nicht wirkt. Insofern können auch MS-Patienten zulassungsgemäß behandelt werden, wenn eine entsprechende urologische bzw. auch urodynamische Diagnostik und Vortherapie erfolgt ist. Zur Behandlung eines überaktiven M. detrusor vesicae wird Botulinustoxin zystoskopisch lokal an mehreren Stellen in den Muskel appliziert. Die Injektion in den M. sphincter urethrae externus kann transperineal (unter EMG-Kontrolle) oder auch zystoskopisch erfolgen. Die Wirkdauer beträgt ca. 2–9 Monate. Als wichtigste Nebenwirkung ist eine vorübergehende Inkontinenz möglich, sehr selten Infektionen und Blutungen (Naumann 1998). Diese häufig erfolgreiche und relativ risikoarme Therapie sollte aufgrund der Komplexität nur an erfahrenen neurourologischen Zentren durchgeführt werden.

Katheter

Viele Patienten können das intermittierende Katheterisieren erlernen und selbst durchführen oder es regelmäßig von Angehörigen und Pflegepersonal durchführen lassen, wenn eine Selbstkatheterisierung z. B. wegen schwerer Paresen, Seh- und Koordinationsstörungen oder kognitiver Defizite nicht möglich ist. Hierdurch wird eine regelmäßige vollständige Blasenentleerung und Verminderung des intravesikalen Drucks und Verhinderung des vesikorenalen Refluxes erreicht.

Obwohl bisher keine placebokontrollierten Studien ausschließlich mit MS-Patienten vorliegen, wird die Selbstkatheterisierung bei MS-Patienten empfohlen, wenn sonst keine ausreichende Blasenentleerung erreicht wird und die Restharnmenge über 100 ml liegt (Fowler et al. 2009). Suprapubische Dauerableitungen sollten wegen der Gefahr aufsteigender Infekte und einer Blasenschrumpfung möglichst vermieden werden.

Operative Therapien

Sakrale invasive Neuromodulation Sie gilt als ein wirksames Verfahren zur Reduktion von Inkontinenzsymptomen bei neurogenen Blasenstörungen (de Seze et al. 2007). Bislang gibt es allerdings nur wenige Daten für MS-Patienten. Es werden zunächst uni- oder bilateral Stimulationselektroden in die Sakralforamina S2–S4 eingeführt. Hierüber erfolgen dann Teststimulationen, worauf im Erfolgsfall ein Neurostimulator implantiert werden kann. Die Komplikations- und Revisionsraten liegen bei 10 % innerhalb von 3 Jahren. Somit ist das Risiko nicht gering (Abrams et al. 2003), und das Verfahren sollte auch nur nach sehr sorgfältiger Abwägung in erfahrenen Zentren angewandt werden.

Rekonstruktive operative Verfahren Bei sehr schweren Verläufen und Versagen aller anderen Therapien können im Einzelfall als Ultima Ratio operative Verfahren mit Blasenaugmentation oder Harnblasenersatz erwogen werden (Stoffel 2010). Die Durchführung sollte jedoch nur nach sehr sorgfältiger Einzelfallprüfung durch MS-Zentren in spezialisierten operativen Zentren erfolgen.

17.15 Sexualfunktionsstörungen

Frank A. Hoffmann

Sexualität ist ein wichtiger Bestandteil unseres Lebens. Sie hat erhebliche Bedeutung für das Körper- und Selbstwertgefühl eines Menschen, seine Lebensqualität und die Partnerschaft. Die Einflussfaktoren auf die Sexualfunktion jedes einzelnen Menschen sind sehr komplex und individuell. Es besteht ein Geflecht aus emotionalen, psychischen, perzeptiven und körperlichen Faktoren, das zum sexuellen Erleben und zur Sexualfunktion beiträgt. Dementsprechend vielgestaltig können auch die Ursachen für Störungen der Sexualfunktion sein.

Sexualfunktionsstörungen sind bei MS-Betroffenen beiderlei Geschlechts häufig. In der Literatur werden für Männer bis zu 91 % und für Frauen bis zu 72 % angegeben. Das typische Erkrankungsalter fällt in eine sexuell meist aktive Lebensphase. Viele psychische Aspekte können bei MS-Erkrankten zu Störungen der Sexualität führen: u. a. die Konfrontation mit der Diagnose, die Ungewissheit über den Verlauf, die Tatsache, eine Behinderung zu haben mit der Angst, dadurch unattraktiv für den Partner zu sein. Durch eine häufig vorliegende Depression kann es auch zum Verlust der Libido kommen.

Andererseits können auch MS-bedingte körperliche Ursachen wie Sensibilitätsstörungen im Genitalbereich, Affektionen im Bereich der Reflexbögen, einschießende Spastik usw. zu sexueller Dysfunktion führen.

Ähnlich wie Blasenstörungen werden Störungen der Sexualfunktion oft erst bei gezielter Anamneseerhebung angegeben.

17.15.1 Allgemeine therapeutische Maßnahmen

Ärztliches Gespräch, Beratung

Wichtig ist, das Thema Sexualfunktion in das ärztliche Gespräch einzubeziehen. Viele Patienten sprechen das Thema aus Scham nicht selbst an, obwohl in diesem Bereich Leidensdruck besteht, und sind dankbar, wenn der Arzt darauf zu sprechen kommt. Oft kommt es im Rahmen des ärztlichen Gesprächs dazu, die Patientin oder den Patienten durch Zuhören und Informationen über die Häufigkeit sexueller Dysfunktion bei MS und die Möglichkeiten ihrer Behandlung zu entlasten.

Im Bedarfsfall sollte sich eine gezielte Sexualberatung anschließen, die auch Paargespräche umfassen kann. Ziel ist es hierbei, u. a. Sexualpraktiken und Alternativen zu finden, die den Partnern die Möglichkeit einer befriedigenden Sexualität eröffnen.

Therapie von Spastik, Blasenstörungen, Fatigue und Depression

Nicht selten ist es das Symptom Spastik, das die Sexualfunktion stören kann. So kann z. B. bei Frauen eine Adduktoren- oder Beckenbodenspastik den Geschlechtsverkehr schon aus rein mechanischen Gründen verhindern. In diesen Fällen kann eine Optimierung der krankengymnastischen und medikamentösen Therapie die Spastik vermindern. Vor dem Geschlechtsverkehr kann die Dosis der oralen Antispastika erhöht werden bzw. eine zusätzliche Einnahme erfolgen. In einzelnen Fällen kann auch eine fokale Behandlung der Adduktorenmuskulatur mit Botulinustoxin erfolgreich sein.

Wenn eine **Blasenstörung** vorliegt, sollte diese optimal therapiert werden (➤ Kap. 17.14). Vor dem Verkehr sollte die Blase entleert werden. Transurethrale Katheter sollten vermieden werden, da sie sowohl emotional als auch mechanisch störend sein können.

Falls eine **Fatigue** oder **Depression** vorliegt, kann eine optimierte Therapie dieser Symptome auch eine Besserung der Sexualfunktionsstörung bringen (➤ Kap. 17.2, ➤ Kap. 17.18). Zur antidepressiven Therapie bei Patienten mit Libidostörungen eignet sich besonders der reversible MAO-A-Hemmer Moclobemid (Aurorix®). Man dosiert mit 150 bis max. 600 mg/d. Moclobemid wirkt nicht sedierend. Nebenwirkungen sind gering; selten kommt es zu Schlafstörungen, Angst, Mundtrockenheit und Verdauungsbeschwerden. Eine tyraminarme Diät wie bei der Gabe irreversibler MAO-Hemmer ist nicht erforderlich.

Merke

Wichtig ist beim Vorliegen von Sexualfunktionsstörungen auch das Vermeiden von Medikamenten, die eine sexuelle Dysfunktion hervorrufen bzw. verstärken können. Dies sind vor allem anticholinerg wirksame Substanzen wie tri- und tetrazyklische Antidepressiva, Benzodiazepine, Neuroleptika, Antikonvulsiva, Betablocker, Clonidin und Blasentherapeutika, insbesondere Anticholinergika.

17.15.2 Therapie sexueller Störungen der Frau

Sexualberatung ist die Basis der Therapie. Ergänzend kann kognitive Verhaltenstherapie (KVT) erfolgen, mit dem Ziel, die Zufriedenheit mit dem eigenen Sexualleben, die problembezogene Kommunikation mit dem Partner sowie die Fähigkeit, auf das Sexualleben bezogene Probleme zu lösen, zu verbessern (Foley et al. 2001).

Individuell können ergänzend Hilfsmittel eingesetzt werden, z. B. Vibratoren zur sexuellen Stimulation oder Gleitmittel bei zu geringer Lubrikation und damit verbundener Dyspareunie. Auch orale Hormonpräparate wie Tibolon (Liviella®) in einer Dosierung von 2,5 mg/d (**cave:** Menstruationsstörungen vor der Menopause) sowie östrogenhaltige Salben können bei mangelnder Lubrikation helfen.

Ob auch bei Frauen zur symptomatischen Therapie von Sexualfunktionsstörungen Phosphodiesterasehemmer wie z. B. Sildenafil (Viagra®) wirksam sind, ist nicht eindeutig geklärt.

17.15.3 Therapie sexueller Störungen des Mannes

Die Grundlage der Therapie ist Sexualberatung, ggf. in Kombination mit KVT (➤ Kap. 17.15.2). Bei Erektionsstörungen sollte auch eine urologische Untersuchung erfolgen. Hilfsmittel wie Vibrator und Vakuumerektor können zur sexuellen Stimulation und Erektion beitragen.

Medikamentöse Therapie

Schließlich gibt es zur Behandlung von Erektionsstörungen auch medikamentöse Möglichkeiten, in Tablettenform (z. B. Yohimbin oder Sildenafil) oder in Form von Prostaglandin-Injektionen in den Schwellkörper.

Yohimbin Yohimbin wird seit über 30 Jahren zur Behandlung von erektiler Dysfunktion eingesetzt. Es ist wohl deutlich weniger wirksam als Sildenafil. Nebenwirkungen können sein: Kopfschmerzen, Angst, erhöhte Miktionsfrequenz, Schwindel.

Phosphodiesterase-Inhibitoren (PDE-Hemmer) Zur Behandlung der erektilen Dysfunktion stehen drei PDE-Hemmer (➤ Tab. 17.9) zur Verfügung: **Sildenafil** (Viagra®), **Tadalafil** (Cialis®) und **Vardenafil** (Levitra®). Die Wirksamkeit von Sildenafil ist an MS-Patienten untersucht und nachgewiesen (Fowler et al. 1999 und 2005). Bei Patienten mit Rückenmarksverletzungen war Sildenafil in Kombination mit Vibratorstimulation zu 70 % erfolgreich (Derry et al. 1997). PDE-Hemmer sind deutlich wirksamer als Yohimbin und unterscheiden sich untereinander in Dosierung, Wirklatenz und -dauer. Voraussetzung für die erektionssteigernde Wirksamkeit ist eine ausreichende sexuelle Erregung. PDE-Hemmer wirken nicht bei psychogen bedingter Impotenz. Sie sollten etwa 30–60 min vor der sexuellen Aktivität eingenommen werden. Dosierung und Wirkdauer ➤ Tab. 17.9.

CAVE

Aufgrund der vasokonstriktorischen Wirkung dürfen PDE-Hemmer auf keinen Fall bei Patienten mit KHK, frischem Herz- oder Hirninfarkt und in Kombination mit Nitraten oder Molsidomin gegeben werden.

Nebenwirkungen sind Kopfschmerzen, Flush, Übelkeit, Dyspepsie, Schwindel, Sehstörungen, Schwellung der Nasenschleimhäute. Die Kosten für PDE-Hemmer sind nicht unerheblich (ca. 10 Euro pro Einnahme) und werden von den gesetzlichen Krankenkassen in der Regel nicht erstattet. PDE-Hemmer müssen also auf Privatrezept verordnet werden. Allerdings kann bei erheblichem Leidensdruck durch die Erektionsstörung bei der Krankenkasse ein Antrag auf Kostenübernahme im Rahmen einer Einzelfallentscheidung gestellt werden.

Apomorphin Dieser Dopamin-Agonist kann sublingual appliziert werden und ist zur Therapie der erektilen Dysfunktion in Deutschland zugelassen (Ixense®, Uprima®). Er ist weniger wirksam als die PDE-Hemmer, kann aber bei Kontraindikationen gegen diese alternativ eingesetzt werden. Man dosiert mit 3 mg; die Erektion tritt nach etwa 20 min ein. Nebenwirkungen sind Übelkeit, Kopfschmerzen und Müdigkeit.

Prostaglandin-Injektionen Lokale Injektionen von vasoaktiven Substanzen (Prostaglandin, Papaverin) in den Schwellkörper können ebenfalls Erektionsstörungen bessern. Allerdings ist die Applikation evtl. emotional belastend und auch schmerzhaft. Nebenwirkungen sind lokale Schmerzen, Priapismus, Infektionen, Penisfibrosen. Aus diesen Gründen ist die Akzeptanz der Injektionen trotz guter Wirksamkeit eher gering.

Tab. 17.9 PDE-5-Hemmer zur Therapie der erektilen Dysfunktion

Wirkstoff	Handelsname	Halbwertszeit (h, Zirkawerte)	Wirkdauer (h, Zirkawerte)	Dosierung (mg)
Sildenafil	Viagra®	2	4–5	25–100
Vardenafil	Levitra®	2	4–7	10–20
Tadalafil	Cialis®	4	bis 36	10–20

17.16 Darmstörungen

Frank A. Hoffmann

17.16.1 Obstipation

Viele MS-Patienten leiden unter chronischen Obstipationsbeschwerden. Allerdings besteht auch teilweise die unrealistische Erwartung, dass täglicher Stuhlgang unabdingbar sei. Wichtig ist zur Förderung der Darmfunktion die ausreichende orale Zufuhr von Flüssigkeit (mindestens 1.500–2.000 ml/d). Oft schränken MS-Betroffene die Trinkmenge wegen Blasenfunktionsstörungen ein. Ebenso wichtig sind ausreichend Ballaststoffe in der Nahrung. Auch durch den oft erkrankungsbedingt vorliegenden Bewegungsmangel kann eine Obstipation verstärkt werden. Es sollte also zunächst versucht werden, die Obstipation durch ausreichende Flüssigkeits- und Ballaststoffaufnahme sowie Bewegung zu bessern. **Medikamentös** kann z. B. mit Lactulose (Bifiteral®), das den Stuhl weicher macht, unterstützend eingegriffen werden. Falls dies nicht ausreichend gelingt, können intermittierend Laxanzien zum Einsatz kommen, z. B. Macrogol (Movicol®-Pulver). Allerdings ist darauf zu achten, dass die Obstipationsneigung nicht durch chronischen Laxanzienabusus noch verstärkt wird.

17.16.2 Darminkontinenz, Meteorismus

Beim Vorliegen von **Darminkontinenz** kann ein Training der Beckenbodenmuskulatur Besserung bringen. Medikamentös reduziert Loperamid (Imodium®) die Darmmotilität, auch Anticholinergika können eingesetzt werden. Schließlich können als mechanische Hilfsmittel Darmtampons zur Anwendung kommen.

Gegen **Flatulenz** und **Meteorismus** kann Simethicon (Lefax®) in Tropfen- oder Tablettenform gegeben werden.

17.16.3 Ernährung und Diäten

Die Ernährung hat bei jedem Menschen einen nicht zu unterschätzenden Einfluss auf die Verdauung und ganz allgemein auf den Gesundheitszustand. Essen und Trinken sind aber auch ein wichtiger Bestandteil der allgemeinen Lebensfreude und des sozialen Lebens. Dies alles trifft in besonderem Maß auch für MS-Patienten zu. MS-Patienten sollten auf eine gesunde, schmackhafte, ausgewogene, abwechslungsreiche, vitamin- und ballaststoffreiche Ernährung achten, damit nicht durch Fehl- oder Mangelernährung noch zusätzliche gesundheitliche Probleme auftreten. Über- und Untergewicht sind zu vermeiden und ggf. zu behandeln.

Eine Fülle von „speziellen" Diäten zur Beeinflussung oder gar Heilung der Erkrankung ist entwickelt und propagiert worden. Keine davon hat sich als wirksam erwiesen.

MS ist keine Mangel- oder Stoffwechselerkrankung; darauf ausgerichtete Diäten sind ebenso wenig einbringlich wie Nahrungsergänzungsstoffe. Im Gegenteil können sie dem Patienten sogar schaden, indem sie zu einseitiger oder mangelhafter Ernährung, sozialer Isolation und finanzieller Belastung, auch zum Abbruch oder Versäumen wirksamer Therapien führen können. Dennoch unterzieht sich ein nicht zu unterschätzender Teil der Patienten auf der Suche nach Heilung solchen Diäten. Im ärztlichen Gespräch mit MS-Patienten dürfen deshalb das Thema gesunde Ernährung und der Stellenwert von Diäten nicht vergessen werden.

17.17 Kognitive Störungen, Demenz

Frank A. Hoffmann

Viele MS-Patienten klagen über Störungen des Gedächtnisses und Denkens. Kognitive Störungen bei MS rücken in letzter Zeit zunehmend in den Vordergrund des Interesses. Sie können auch schon in frühen Krankheitsstadien vorliegen (zu Häufigkeit, Ausprägung, Diagnostik und Therapie ➤ Kap. 15). Rein klinisch kann im Einzelfall eine Abgrenzung kognitiver Störungen gegenüber den häufigen MS-Symptomen Fatigue und Depression problematisch sein. Zur gezielten Therapie ist aber die differenzialdiagnostische Abgrenzung zu Fatigue und zur depressiven Pseudodemenz notwendig. Oft liegen auch

17

Überlappungen von Fatigue, Depression und kognitiven Störungen vor. Zur differenzierten Diagnostik sind gezielte Untersuchungsmethoden der Neuropsychologie erforderlich und hilfreich (➤ Kap. 15). Im Zweifelsfall kann ein Therapieversuch mit gegen Fatigue und Depressionen wirksamen Medikamenten erfolgen, z. B. mit einem SSRI (➤ Kap. 17.2.2) oder MAO-A-Hemmer (➤ Kap. 21).

Merke

Wichtig ist, beim Vorliegen kognitiver Störungen an die Möglichkeit einer Auslösung oder Verstärkung durch Medikamente zu denken.

Infrage kommen in erster Linie Anticholinergika, wie sie z. B. in der Therapie von Blasenstörungen eingesetzt werden, tri- und tetrazyklische Antidepressiva, aber auch Antispastika und Antikonvulsiva. Beim Vorliegen kognitiver Störungen ist daher die Indikation zur Therapie mit diesen Substanzen sehr kritisch zu prüfen. Auch Kortikosteroide können bis zu 6 Monate andauernde kognitive Verschlechterungen induzieren.

17

Nichtmedikamentöse Therapie

Liegen kognitive Defizite vor, die nicht durch Medikamente hervorgerufen wurden, kann nach gezielter testpsychologischer Diagnostik kognitives und Hirnleistungstraining erfolgen. Einige kleinere kontrollierte Studien konnten in den letzten Jahren positive Effekte eines intensiven und spezifischen **Aufmerksamkeitstrainings** zeigen (Mattioli et al. 2010a, b). Auch für Exekutivfunktionen, Informationsverarbeitungsgeschwindigkeit und Gedächtnis waren nach einem 4- bis 12-wöchigen Training zumindest partielle Verbesserungen nachweisbar, die teilweise für 6–12 Monate anhielten (Brenk et al. 2008; O'Brien et al. 2008; Fink et al. 2010; Mattioli et al. 2010a, b). Am effektivsten scheint ein möglichst störungsspezifisches Training zu sein, das nur auf der Grundlage einer qualifizierten und differenzierten neuropsychologischen Diagnostik möglich ist. Auch das Erlernen von Kompensationsstrategien und eine begleitende Psychotherapie, ggf. mit Angehörigenberatung, können hilfreich sein (O'Brien et al. 2008).

Medikamentöse Therapie

Eine gesicherte medikamentöse Therapie kognitiver Störungen bei MS gibt es derzeit nicht. Der Einsatz von **Nootropika** und **Antidementiva** wie Piracetam (Nootrop®, Normabrain®), Memantin (Axura®, Ebixa®), Galantamin (Reminyl®) und Nimodipin (Nimotop®) sowie **Acetylcholinesterase-Hemmstoffen** wie Donepezil (Aricept®) und Rivastigmin (Exelon®) kann in einzelnen Fällen eine gewisse Besserung bringen.

Nach MRT-Daten kann **β-IFN** ab dem zweiten Behandlungsjahr das Fortschreiten der Hirnatrophie bei MS bremsen (Rudick et al. 1999); ähnliche Befunde gibt es auch für **Fingolimod.** Möglicherweise ergibt sich daraus eine gewisse prophylaktische Wirksamkeit von Immuntherapeutika in Bezug auf die Entwicklung kognitiver Defizite (Tumani und Uttner 2007).

17.18 Depressionen, Angst

Frank A. Hoffmann

Zur Therapie von Depressionen und Angst ➤ Kap. 21.

17.19 Psychosen

Frank A. Hoffmann

Bei Psychosen von MS-Patienten handelt es sich in der Regel um exogene bzw. organische Psychosen. Sie können depressiv, manisch oder auch paranoid-halluzinatorisch gefärbt sein. Zum einen treten sie symptomatisch im Rahmen der Grunderkrankung auf (z. B. beim akuten Schub), zum anderen sind sie aber auch häufig medikamentös induziert. Als psychoseninduzierende Medikamente kommen vor allem Kortison und Anticholinergika infrage. Aber auch eine Induktion durch β-IFN ist nicht ausgeschlossen.

Die Therapie richtet sich nach der Genese. Es ist nicht immer einfach zu entscheiden, ob die akute Psychose Symptom eines akuten Schubs ist. Oft kann jedoch die MRT helfen, wenn sich hier deutliche Aktivitätszeichen in Form von Gd-anreichernden Herden finden. Bei einer symptomatischen Psychose im Rahmen eines akuten Schubs ist eine Kortison-Pulstherapie angezeigt, wobei immer das Risiko einer vorübergehenden Verstärkung der Psychose durch die Kortisonwirkung besteht. Deshalb wird man im Einzelfall parallel hochpotente Antipsychotika bzw. auch Antidepressiva geben.

Ist die Psychose nicht als Symptom eines Schubs zu deuten, wird man rein symptomatisch behandeln, falls nicht eine Auslösung der Psychose durch eines der o. g. Medikamente vermutet wird und dessen Absetzen angezeigt und ausreichend ist (Einzelheiten ➤ Kap. 21).

17.20 Behandlung von Nebenwirkungen der verlaufsbeeinflussenden medikamentösen Therapie

Frank A. Hoffmann

Die Medikamente zur verlaufsbeeinflussenden Therapie der MS können ihrerseits Nebenwirkungen haben. Zur Verbesserung der Lebensqualität des Patienten, Sicherung der Compliance und Vermeidung von Komplikationen kann dann eine symptomatische Behandlung dieser therapiebedingten Nebenwirkungen notwendig werden. Wichtig ist bei allen diesen Therapieformen die vorherige gründliche Aufklärung des Patienten über mögliche Nebenwirkungen und Symptome.

17.20.1 Kortison

Zur Kortisonbehandlung ➤ Kap. 18.2.3. Bei der hoch dosierten Kortison-Pulstherapie kann es zu Blutzuckerentgleisungen kommen. Engmaschige Kontrollen (Tagesprofile) und ggf. die Korrektur durch Gabe von Altinsulin sind notwendig. Zur Vermeidung von Magenulzera sollte ein H_2-Blocker bzw. ein Protonenpumpenhemmer gegeben werden. Innere Unruhe, Schlafstörungen und Angst können durch Benzodiazepine gebessert werden.

CAVE

Die Vermeidung von Langzeitkomplikationen einer Kortison-Therapie wie Osteoporose, Cushing-Syndrom, Wundheilungsstörungen, Hypertonus, Diabetes mellitus usw. ist von großer Bedeutung. Deshalb ist eine Dauertherapie mit Kortison unbedingt zu unterlassen.

17.20.2 β-Interferone

Als typische unerwünschte Wirkungen der Therapie mit β-IFN können sog. grippeartige Symptome („flu-like-symptoms"*)*, lokale Nebenwirkungen an der Einstichstelle, Verstärkungen schon vorhandener Symptome (insbesondere einer Spastik), Laborwertveränderungen, Menstruationsstörungen, Verstärkungen einer vorbestehenden Psoriasis und andere seltene Nebenwirkungen auftreten (Walther und Hohlfeld 1999).

Grippeähnliche Symptome (flu-like symptoms)
Bei bis zu 75 % der Patienten treten zu Beginn einer β-IFN-Therapie in unmittelbarem zeitlichem Zusammenhang mit der Injektion nach ca. 3–6 h grippeartige Nebenwirkungen wie Fieber mit gelegentlich auch Schüttelfrost, Muskel- und Gliederschmerzen, Kopfschmerzen und Abgeschlagenheit auf, die sich in der Regel im Laufe der ersten drei Therapiemonate verlieren. Die Verträglichkeit lässt sich durch **langsames Eindosieren** des β-IFN verbessern. Die erste Injektion sollte mit einem Viertel bis der Hälfte der therapeutischen Dosis und die weitere Steigerung je nach Verträglichkeit erfolgen. Die Präparate sollten am Abend gespritzt werden, um die Symptome quasi zu „verschlafen".

Die Gabe von **Paracetamol** (500 mg) oder **Ibuprofen** (400 mg) 1 h vor der Injektion und ggf. noch 4–8 h nach der Injektion kann insbesondere am Anfang der Therapie geeignet sein. Wenn NSAR allein nicht ausreichen, kann vorübergehend Prednison (10 mg/d) gegeben werden.

Lokale Nebenwirkungen an der Einstichstelle
Bei den subkutan verabreichbaren Präparaten (Betaferon®, Extavia®, Rebif®) kann es im Injektionsbereich zu Hautreaktionen kommen, die von einer relativ häufigen, mehr oder weniger schmerzhaften Rötung und Schwellung bis zur seltenen Ausbildung einer Hautnekrose reichen. Das Hautnekroserisiko nach der Injektion von IFN-β-1b (Betaferon®) lag bei ca. 8

von 150.000 Injektionen. Bei subkutan gespritztem IFN-β-1a (Rebif®) sind Hautnekrosen noch seltener.

Lokale Nebenwirkungen lassen sich durch das Erlernen und Durchführen einer korrekten und sterilen Spritztechnik an gut geeigneten Hautpartien mit ausreichendem subkutanem Fettgewebe, ausreichender Kanülenlänge und durch vorheriges Kühlen des Injektionsbereichs minimieren. Es darf nicht in Hautareale injiziert werden, die lokale Entzündungszeichen von einer vorangegangenen Injektion aufweisen. Ibuprofen (400 mg oral) kann die lokalen Schmerzen lindern. Auch lokal angewendetes Hydrokortison in Salbenform kann dienlich sein. Gelegentlich treten lokale Nebenwirkungen an den Einstichstellen nach jahrelanger problemloser Applikation auf. In solchen Fällen empfiehlt sich nach unserer Erfahrung eine Überprüfung der Spritztechnik und ggf. ein erneutes Anlernen des Patienten.

Beim Auftreten von Hautnekrosen sollte die subkutane Therapie unterbrochen und das Umsetzen auf die i. m. Applikation (Avonex®) erwogen werden. Unter steriler Wundbehandlung heilen sie in der Regel ab. Bei Superinfektion kann die Gabe von Antibiotika (nach Resistogramm vom Wundabstrich) notwendig sein.

Spastik Insbesondere zu Therapiebeginn können sich MS-Symptome im Rahmen der grippeähnlichen Symptome, aber auch nach deren Abklingen verschlechtern. Dies trifft vor allem für die Spastik zu. Oft sind Maßnahmen zur Behandlung der grippeähnlichen Symptome wirksam. Auch die Einleitung oder Steigerung einer antispastischen Therapie kann sich lohnen (➤ Kap. 17.7.2).

Depressionen Depressionen treten bei MS-Patienten häufig auf. Suizide sind etwa 7,5-mal häufiger als in der Durchschnittsbevölkerung und ereignen sich meist in den ersten 5 Erkrankungsjahren. Ob durch die Therapie mit einem β-IFN ein erhöhtes Risiko für Depressionen oder Suizidalität besteht, ist nicht gesichert. In den meisten vorliegenden β-IFN-Studien ist zwischen dem Risiko von Patienten in den Verum- und in den Placebogruppen kein signifikanter Unterschied erkennbar. Trotzdem ist beim Einsatz von β-IFN bzgl. Depression und Suizidalität Vorsicht geboten.

CAVE

Patienten mit schwereren depressiven Episoden oder Suizidversuchen in der Vorgeschichte sollten nicht auf β-IFN eingestellt werden.

Zur Therapie von Depressionen ➤ Kap. 21.

Menstruationsstörungen Bei MS-Patientinnen, die mit einem β-IFN behandelt werden, kommt es häufiger zu leichtergradigen Störungen des Menstruationszyklus. In Absprache mit dem Gynäkologen kann die Gabe eines oralen Antikonzeptivums hilfreich sein.

Laborwertveränderungen Unter Therapie mit β-IFN kann es zu Blutbildveränderungen (Leuko-, Neutro-, Lymphopenie) und zu Erhöhungen der Leberwerte kommen. Diese Nebenwirkungen sind in der Regel leichtgradig, vorübergehend und erfordern keine speziellen Maßnahmen. Nur selten ist eine vorübergehende Dosisreduktion des β-IFN angezeigt, ein Absetzen ist fast nie nötig. In den ersten 3 Therapiemonaten sind monatliche, danach ¼-jährliche Kontrollen zu empfehlen. Beim Absinken der Leukozyten unter 3,0 G/l, der Granulozyten unter 1,5 G/l, der Lymphozyten unter 1,0 G/l und der Thrombozyten unter 75 G/l sowie bei einem Anstieg der Transaminasen (SGOT, SGPT) auf mehr als das 5-Fache des Ausgangswertes sind weitere engmaschige Laborkontrollen notwendig. Sind die Laborwertabweichungen dann nicht rückläufig, ist eine vorübergehende Halbierung der IFN-Dosis zu empfehlen.

17.20.3 Glatirameracetat

Unter Therapie mit Glatirameracetat kann es in seltenen Fällen unmittelbar nach der subkutanen Injektion zu einer **sofortigen Postinjektionsreaktion** (SPIR) mit Palpitationen und Engegefühl in der Brust kommen, oft verbunden mit Angst. Das Phänomen hält nur wenige Minuten an. Ob ein Zusammenhang mit einer unbeabsichtigten Injektion in kleine Blutgefäße besteht, ist in der Diskussion. Von großer Bedeutung ist die Aufklärung des Patienten über die Möglichkeit dieses Phänomens und seine vollständige spontane Reversibilität und Ungefährlichkeit.

17.20.4 Immunsuppressiva

Unter der Therapie mit Immunsuppressiva wie Azathioprin, Mitoxantron und Cyclophosphamid kommt es regelmäßig zu Veränderungen des Blutbildes, insbesondere zu Leuko-, Neutro-, Lympho- und Thrombopenien sowie Anämien. Deshalb sind engmaschige Blutbildkontrollen erforderlich. Daraus ergibt sich nicht selten die Notwendigkeit einer Dosisreduktion des Immunsuppressivums. Bei ausgeprägten Leukopenien (Leukozyten < 1,5–2 G/l) kann der Einsatz von Filgrastim (Neupogen®) angezeigt sein. Regelmäßige Blutbildkontrollen sind aber auch unter den neuen Immuntherapeutika Natalizumab, Fingolimod, Teriflunomid, Dimethylfumarat und Alemtuzumab ebenso angezeigt wie Kontrollen der Leber- und Nierenretentionswerte.

Zur Prophylaxe der hämorrhagischen Zystitis bei Cyclophosphamid-Therapie gibt man zu jedem Therapiezyklus Mesna (Uromitexan®). Die regelmäßig nach der Gabe von Mitoxantron und Cyclophosphamid auftretende Übelkeit kann durch Metoclopramid (Paspertin®) oder in ausgeprägteren Fällen Ondansetron (Zofran®) gebessert werden.

LITERATURAUSWAHL

Unter https://shop.elsevier.de/multiple_sklerose erhalten Sie Zugriff auf weitere Literaturstellen zu diesem Kapitel.

Abel NA, Smith RA (1994). Intrathecal baclofen for treatment of intractable spinal spasticity. Arch Phys Med Rehabil 75: 54–58.

Bitsch A (2000). Symptomatische Therapie der Multiplen Sklerose. Nervenheilkunde 19: 316–319.

DGN – Deutsche Gesellschaft für Neurologie (2012). DGN-Leitlinien 2012 mit Ergänzungen von 2014. Abrufbar unter: www.dgn.org/images/red_leitlinien/LL_2012/pdf/030-050l_S2e_Multiple_Sklerose_Diagnostik_Therapie_2014-08_verlaengert.pdf (letzter Zugriff: 7.2.2017).

Feneberg W (2005). Blasenfunktionsstörungen. In: Henze T (Hrsg.). Symptomatische Therapie der Multiplen Sklerose. Stuttgart, New York: Thieme; S. 54–71.

Flachenecker P (2009b). Pathophysiologie und Abgrenzung zu anderen Symptomen und Erkrankungen. In: Penner IK (Hrsg.). Fatigue bei Multipler Sklerose. Bad Honnef: Hippocampus; S. 20–38.

Flachenecker P (2012). Autoimmune diseases and rehabilitation. Autoimmun Rev 11: 219–225.

Gold R, Rieckmann P (1998). Pathogenese und Therapie der Multiplen Sklerose. 1. A. Bremen: uni-med.

Hellwig K, Stein FJ, Przuntek H, et al. (2004). Efficacy of repeated intrathecal triamcinolone acetonide application in progressive multiple sclerosis patients with spinal symptoms. BMC Neurol 4(1): 18.

Henze T, Rieckmann P, Toyka KV (2006). Symptomatic treatment of multiple sclerosis. Multiple Sclerosis Therapy Consensus Group (MSTCG) of the German Multiple Sclerosis Society. Eur Neurol 56: 78–105.

Hoffmann V, Schimrigk S, Islamova S, et al. (2003). Efficacy and safety of repeated intrathecal triamcinolone acetonide application in progressive multiple sclerosis patients. J Neurol Sci 211: 81–84.

Husseini L, Leussink VI, Kieseier BC, Hartung HP (2010). 4-Aminopyridin (Fampridin) – ein neuer Ansatz zur symptomatischen Therapie der Multiplen Sklerose. Nervenarzt 81: 203–211.

Kamin F, Rommer PS, Abu-Mugheisib M, et al. (2015). Effects of intrathecal triamincinolone-acetonide treatment in MS patients with therapy-resistant spasticity. Spinal Cord 53(2): 109–113.

Kesselring J (2005). Multiple Sklerose. 4. A. Stuttgart: Kohlhammer.

Limmroth V, Kastrup O (Hrsg.) (2003). Therapieleitfaden Multiple Sklerose. 2. A. Stuttgart: Thieme.

Mäurer M, Rieckmann P (1999). Schmerzen bei Multipler Sklerose. Nervenheilkunde 18: 517–521.

MSTKG – Multiple Sklerose Therapie Konsensus Gruppe (2004). Symptomatische Therapie der Multiplen Sklerose. Nervenarzt 75 (Suppl 1).

Novotna A, Mares J, Ratcliffe S, et al. (2011). A randomized, double-blind, placebo-controlled, parallel-group, enriched-design study of nabiximols* (Sativex®), as add-on therapy, in subjects with refractory spasticity caused by multiple sclerosis. Eur J Neurol 18(9): 1122–1231.

Ochs G (Hrsg.) (2004). Die Behandlung der schweren Spastizität. Baclofen intrathekal, Botulinumtoxin. Leitfaden für die praktische Anwendung. 2. A. Stuttgart: Thieme.

Pfitzner A, Flachenecker P, Zettl UK (2009). Die Effekte von Rehabilitation und Ausdauertraining auf die Leistungsfähigkeit bei Patienten mit MS: Ergebnisse einer randomisierten prospektiven Studie. Akt Neurol 36: S172.

Prosiegel M, Schelling A, Wagner-Sonntag E (2004). Dysphagia and multiple sclerosis. Int MS J 11: 22–31.

Rommer PS, Kamin F, Abu-Mugheisib M, et al. (2016). Long-term effects of repeated cycles of intrathecal triamcinolone acetonide on spasticity in MS patients. CNS Neurosci Ther 22(1): 74–79.

Schapiro RT (1998). Symptom Management in Multiple Sclerosis. 3rd ed. New York: Demos Medical.

Soyka D (1999). Trigeminusneuralgie und Multiple Sklerose. Nervenheilkunde 18: 522–525.

Stuke K, Flachenecker P, Zettl UK, et al. (2009). Symptomatology of MS: Results from the German MS Registry. J Neurol 256: 1932–1935.

Wiendl H, Kieseier BC (2010). Multiple Sklerose. Klinik, Diagnostik und Therapie. Stuttgart: Kohlhammer.

Zajicek J, Fox P, Sanders H, et al. (2003). Cannabinoids for treatment of spasticity and other symptoms related to multiple sclerosis (CAMS-study): Multicenter randomised placebo-controlled trial. Lancet 362: 1517–1526.

KAPITEL

18 Pathophysiologisch ansetzende Therapie

18.1 Einleitung

Frank A. Hoffmann

Die pathophysiologisch ansetzenden Therapiemöglichkeiten der MS und ihre Bewertungen durch Experten sind seit einigen Jahren in einem raschen Wandel begriffen. Zunehmend sind für die komplexe und individuell unterschiedlich verlaufende Erkrankung Erkenntnisse der evidenzbasierten Medizin (EbM) verfügbar und anwendbar geworden. Man unterscheidet die kurzzeitige Behandlung des akuten Krankheitsschubs (Schubtherapie) von der schubvorbeugenden bzw. verlaufsbeeinflussenden Therapie im Sinne einer Dauertherapie.

Zur **Schubtherapie** eignet sich die mehrtägige hoch dosierte i. v. Gabe von *Methylprednisolon* (IVMP). Sie kann bei unzureichender Wirkung – ggf. noch höher dosiert – wiederholt werden. Falls die Schubbehandlung mit IVMP versagt oder kontraindiziert ist, kommen Plasmapherese bzw. Immunadsorption zur Anwendung.

18

Gerade auf dem Gebiet der **Verlaufsbeeinflussung** der MS und der pathophysiologisch ansetzenden Therapien wurden in den letzten Jahren erhebliche Fortschritte erzielt und neue wirksame Behandlungsmöglichkeiten entwickelt. Insbesondere die Zulassung der Beta-Interferone (IFN-β) in den 1990er-Jahren zur Therapie der schubförmigen MS hat für einen Umbruch gesorgt: Erstmals war eine positive Verlaufsbeeinflussung in Form einer **Immunmodulation** nachweisbar. Damit war ein bis dahin weit verbreiteter Nihilismus bzgl. einer wirksamen Langzeittherapie nicht mehr zu rechtfertigen.

Schon vor Zulassung der Interferone war bereits lange Jahre das Prinzip der immunsuppressiven Langzeittherapie der MS mit *Azathioprin* bekannt und angewandt worden, hatte aber noch nicht zu einer allgemein unumstrittenen Therapieempfehlung geführt. Auf die Beta-Interferone folgten weitere immunmodulatorische Ansätze mit *Glatirameracetat* (GLAT), das in Deutschland seit 2001 zugelassen ist, und mit *intravenösen Immunglobulinen* (IVIG).

Durch den seit 2006 in der EU zur Behandlung der hochaktiven schubförmigen MS zugelassenen monoklonalen Antikörper (MAK) *Natalizumab* konnte das therapeutische Arsenal um eine sehr wirksame Substanz erweitert werden, allerdings um den Preis des bis dahin in der MS-Therapie nicht bekannten Risikos der progressiven multifokalen Leukenzephalopathie (PML).

Auch in Bezug auf das Prinzip der **Immunsuppression** hat sich ein Zuwachs an Kenntnissen und Möglichkeiten ergeben. Die „milde" Immunsuppression mit Azathioprin, das in Tablettenform verabreicht wird, hat in Deutschland bereits 2000 die Zulassung zur Therapie der schubförmigen MS erhalten.

Eine weitere oral verabreichbare Substanz ist das 2011 zur Behandlung der aktiven schubförmigen MS zugelassene *Fingolimod*, dessen Wirksamkeit als erheblich einzuschätzen ist. Seine Wirkmechanismen gehen auf eine Kombination von sowohl immunmodulatorischen als auch immunsuppressiven Eigenschaften zurück.

Mit dem schon seit Langem in der Tumortherapie etablierten Chemotherapeutikum *Mitoxantron* steht eine weitere für die MS-Therapie zugelassene Substanz zur Verfügung. Es erweitert die Möglichkeiten der Behandlung vor allem bei sehr rasch fortschreitenden und ungünstigen Krankheitsverläufen, die auf immunmodulatorische Therapien nicht ausreichend ansprechen.

2013 und 2014 folgte die Zulassung dreier weiterer Immuntherapeutika zur Behandlung der RRMS. *Teriflunomid* (Aubagio®), der aktive Metabolit des aus der Behandlung der rheumatoiden Arthritis schon lange bekannten Leflunomids, muss aufgrund seiner sehr langen Halbwertszeit nur einmal täglich oral eingenommen werden. *Dimethylfumarat* (Tecfidera®), Abkömmling der aus der Psoriasistherapie bekannten Fumarsäure, wird zweimal täglich oral verabreicht. Beide Substanzen sind als orale Basistherapeutika einzuordnen. Schließlich steht jetzt mit *Alemtuzumab* (Lemtrada®) ein weiterer MAK zur Verfügung, der sich durch hohe Wirksamkeit auszeichnet, aber auch ganz neue Dimensionen des Risikomanagements erfordert. Zuletzt wurde 2016 mit Daclizumab ein dritter MAK zur RRMS-Therapie zugelassen. Mit Ocrelizumab, einer B-Zell-depletierenden Substanz, steht ein weiterer MAK vor der Zulassung.

Die Konsensusgruppe des Ärztlichen Beirats der DMSG (MSTKG) hat ein Stufenschema zur immunmodulatorischen Therapie der MS erstellt, das die aktuelle Studienlage berücksichtigt und regelmäßig aktualisiert veröffentlicht wird; zuletzt wurde es vom

Kompetenznetz Multiple Sklerose (KKNMS) weiterentwickelt und hat auch Einzug in die Leitlinien der Deutschen Gesellschaft für Neurologie (DGN) gehalten. Diese Stufentherapie der schubförmigen MS (RRMS, ➤ Abb. 18.1), die zu einer wichtigen und inzwischen bewährten Orientierungshilfe für die Entscheidung zu einer verlaufsbeeinflussenden Langzeittherapie geworden ist, gliedert sich je nach Indikation (CIS, RRMS, SPMS) und Verlaufsform in Schubtherapie und verlaufsbeeinflussende Therapie. Für die Behandlung akuter Krankheitsschübe der MS gelten die Methylprednisolon-Pulsbehandlung als erste und Plasmaseparationsverfahren als zweite Wahl.

Im Bereich der Verlaufsbeeinflussung unterscheidet das Stufenschema nach den Indikationen CIS, RRMS und SPMS:

- Zur Behandlung des **CIS** stehen die klassischen IFN und GLAT gleichberechtigt nebeneinander.
- In der Indikation **RRMS** unterscheidet das Schema neuerdings zwischen den Verlaufsformen „mild/moderat" einerseits und „(hoch)aktiv" andererseits.
  - Für die milde/moderate Verlaufsform stehen derzeit sieben zugelassene Substanzen der ersten Wahl zur Verfügung (alphabetisch: Dimethylfumarat, GLAT, IFN-β-1a i. m., IFN-β-1a s. c., pegyliertes IFN-β-1a s. c. und Teriflunomid). Dazu kommen als Optionen der zweiten Wahl das zugelassene Azathioprin sowie die nicht zugelassenen IVIG.
  - Zur Behandlung (hoch)aktiver Verläufe der RRMS gelten Alemtuzumab, Fingolimod und Natalizumab als erste Wahl. Alle drei Substanzen sind in dieser Indikation ebenso zugelassen wie Mitoxantron, das aufgrund seines Risikoprofils zweite Wahl ist. Als nicht zugelassenes Ausweichpräparat der zweiten Wahl wird noch Cyclophosphamid aufgeführt, als dritte Wahl experimentelle Verfahren.
- Für die **SPMS mit aufgesetzten Schüben** sind IFN-β-1a s. c., IFN-β-1b s. c. und Mitoxantron die zugelassenen Optionen; als Alternative wird das nicht zugelassene Cyclophosphamid genannt.
- Die **SPMS ohne aufgesetzte Schübe** ist im zugelassenen Bereich nur mit Mitoxantron verlaufsmodifizierend zu behandeln; als Ausweichmöglichkeit gilt auch hier wieder Cyclophosphamid.

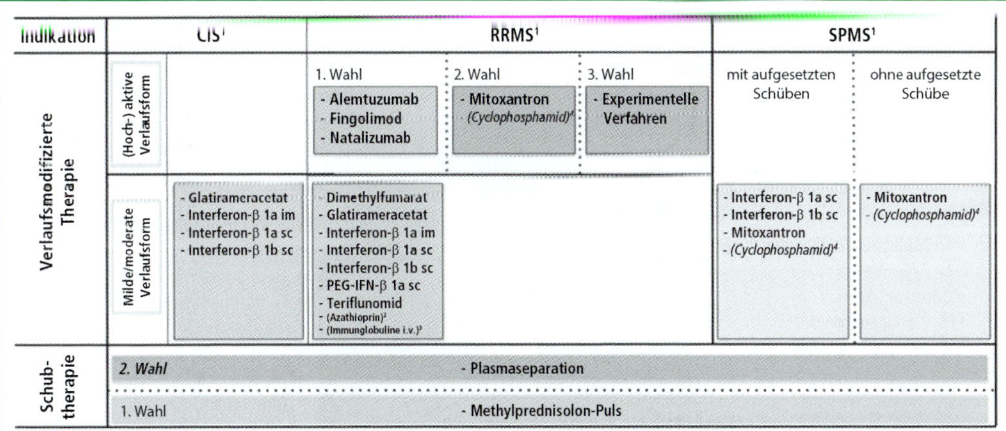

Abb. 18.1 Immunmodulatorische Stufentherapie der MS (DGN- und KKNMS-Leitlinien, Stand: August 2014; www.dgn.org/images/red_leitlinien/LL_2012/Abb.-31.0_big.gif)

Aufgrund der derzeit enttäuschenden Datenlage zur verlaufsmodifizierenden Behandlung der PPMS und keinem einzigen in dieser Indikation zugelassenen Medikament findet sich im Schema keine Therapieempfehlung für die PPMS. Allerdings könnte aufgrund aktueller positiver Wirksamkeitsdaten für Ocrelizumab eine erste Zulassung einer Substanz für PPMS bevorstehen.

Abgesehen vom Verlaufstyp PPMS steht zur Immuntherapie der MS inzwischen eine Vielzahl von etablierten und neueren Medikamenten zur Verfügung. Zudem werden bewährte Substanzen innovativ weiterentwickelt. Beispiele hier sind die Pegylierung von IFN-β-1a (von Plegridy®), das im Herbst 2014 in Deutschland zugelassen wurde, und die dreimal wöchentliche Gabe GLAT s. c., das seit 2015 verfügbar ist. Hier ist das Ziel, Patientenkomfort und Adhärenz durch verminderte Injektionshäufigkeit zu steigern.

Eine Vielzahl neuer und experimenteller Therapieansätze zeichnet sich bereits ab. Die Frage der Kombination bereits etablierter Therapien ist noch zu klären. „Kausale" Therapieansätze wie hämatogene und neurogene Stammzelltherapie werden diskutiert und erforscht.

Eine zukünftige Herausforderung wird sein, jene Patientensubgruppen zu identifizieren, die am besten von den einzelnen bereits vorhandenen Therapieoptionen profitieren. Das Ziel ist also gewissermaßen die Entwicklung einer Differenzialtherapie der MS. Ansätze hierzu sind bereits vorhanden (Zettl 2000).

Außerdem gilt es, neue und hoffentlich noch erfolgreichere und risikoärmere Therapien zu entwickeln und zu etablieren. ➤ Abb. 18.2 zeigt schematisch die aktuellen immuntherapeutischen Möglichkeiten bei verschiedenen Verlaufsformen der MS.

18.2 Therapie des akuten MS-Schubs

18.2.1 Definition des akuten MS-Schubs

Frank A. Hoffmann

Ein **akuter MS-Schub** ist klinisch definiert als das Auftreten eines oder mehrerer neuer oder reakti-

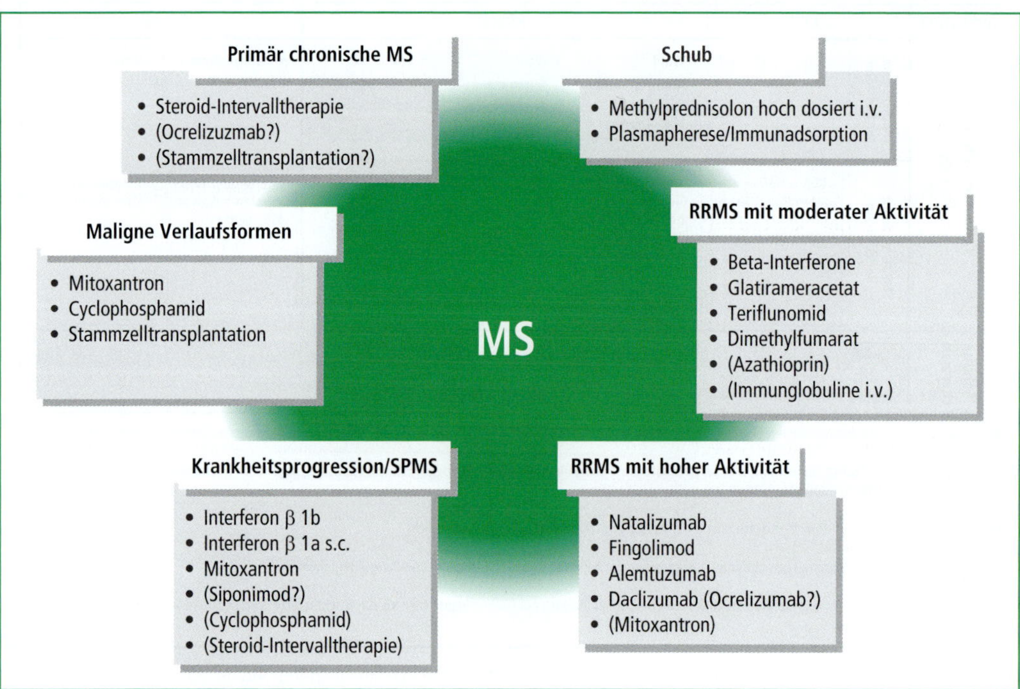

Abb. 18.2 Immuntherapeutische Möglichkeiten bei MS

18

vierter Krankheitszeichen der MS mit einer Dauer von mehr als 24 h und anschließender – mehr oder weniger vollständiger – Remission. Die Symptomatik kann klinisch-neurologisch objektivierbar oder auch nur anamnestisch fassbar sein. Der Abstand zum vorangegangenen Schub muss mindestens 30 Tage betragen. Auch das Auftreten paroxysmaler Symptome kann als akuter Schub eingeordnet werden, wenn multiple Episoden paroxysmaler Symptome mit einer Dauer von > 24 h vorliegen. Einzelne paroxysmale Episoden (z. B. tonische Spasmen, Neuralgien etc.) werden nicht als Schub gewertet.

Die Symptome dürfen nicht durch hohe Temperatur (Uhthoff-Phänomen, ➤ Kap. 17), Infekt, Begleiterkrankung, Erschöpfung oder körperliche bzw. seelische Belastung verursacht sein. Dies grenzt den akuten MS-Schub von einer vorübergehenden Verschlechterung der Symptomatik im Rahmen äußerer Einflüsse und Begleiterkrankungen (sog. Pseudoschub) ab. Ein **Pseudoschub** muss bei einer Zunahme der MS-Symptomatik immer ausgeschlossen werden. Er ereignet sich häufig im Rahmen von Infekten und Allgemeinerkrankungen. Liegt ein Pseudoschub vor, hat die Behandlung der Grunderkrankung Vorrang, z. B. die Sanierung eines fieberhaften Harnwegsinfekts. Erst wenn ein Pseudoschub ausgeschlossen ist, kann die spezielle medikamentöse Therapie des MS-Schubs erfolgen. Beachtet man dies nicht, wird möglicherweise eine behandlungsbedürftige Grunderkrankung übersehen oder ihre Symptomatik gar durch die eingeleitete Schubtherapie verstärkt. Letzteres ist z. B. bei hoch dosierter Steroidtherapie einer bakteriellen Pneumonie oder Zystitis zu befürchten.

Gelegentlich kann es Probleme bereiten, einen MS-Schub von einer Befindlichkeitsverschlechterung zu unterscheiden, insbesondere wenn klinisch kein neues Symptom, sondern eine Verschlechterung bestehender Beschwerden auftritt. In solchen Fällen kann die MRT eine gewisse Entscheidungshilfe bieten, falls sich hier Aktivitätszeichen (Gd^+ Herde) zeigen. Allerdings darf die Entscheidung zu einer Schubbehandlung nicht allein vom Nachweis frischer MS-Herde in der MRT abhängig gemacht werden; dabei sollte immer die Klinik im Vordergrund stehen.

Merke

Zu berücksichtigen ist auch, dass bei Fehlen KM-aufnehmender Läsionen in der MRT des Kopfes frische Herde im Rückenmark vorliegen können. Gerade spinale Entzündungen können häufig schwerwiegende Symptome verursachen, der MRT-Diagnostik aber entgehen.

18.2.2 Allgemeine Maßnahmen

Frank A. Hoffmann

Ein akuter MS-Schub stellt eine erhebliche körperliche und psychische Belastung dar. Deshalb sollte der Patient zu Beginn des Schubs Ruhe finden und körperliche und seelische Belastungen weitestgehend vermeiden. Oft ist deshalb eine vorübergehende Hospitalisierung sinnvoll. Im Schub besteht meist Arbeitsunfähigkeit. Bettruhe ist jedoch weder erforderlich noch hilfreich. Vielmehr ist von Anfang an eine wohldosierte Physio- und Ergotherapie angezeigt, um funktionelle Defizite rasch zu bessern.

18.2.3 Therapie mit Glukokortikosteroiden

Frank A. Hoffmann

Die Gabe von Glukokortikosteroiden (GKS) ist seit den 1950er-Jahren etabliert und inzwischen die allgemein anerkannte Therapie der Wahl bei akuten MS-Schüben (MSTKG 1999, 2001, 2002; MSTKG und Rieckmann 2005; KKNMS 2016). Empfohlener Standard ist die hoch dosierte i. v. Gabe von **Methylprednisolon** (MP) (Urbason® solubile forte, 500–1.000 mg über 3–5 Tage), das seit einigen Jahren als einzige Substanz und Applikationsform zur Schubtherapie zugelassen ist. Ob 500 oder 1000 mg/d gegeben werden und ob über einen Zeitraum von 3 oder 5 Tagen behandelt wird, ist anhand der Schubschwere, der individuellen Verträglichkeit, der Begleiterkrankungen und anderer Aspekte individuell zu entscheiden.

Bei Kontraindikationen für MP kann prinzipiell auch auf Dexamethason, Prednison oder Prednisolon ausgewichen werden, wobei beachtet werden muss, dass sich die verschiedenen GKS in ihrer Wirkungsstärke, Äquivalenzdosis, Plasmahalbwertszeit und mineralokortikoiden Wirkung unterscheiden. Ist eine i. v. Therapie nicht möglich, kommt prinzipiell auch eine orale MP-Hochdosistherapie infrage (Le Page et al. 2015), wobei zu bedenken ist, dass damit eine Off-Label-Therapie erfolgt, die zudem nur schwer praktikabel erscheint, da MP oral nur mit max. 40-mg-Tabletten erhältlich ist. IVIG zeigten in der Schubtherapie keine Wirksamkeit.

Wirkungen der Glukokortikoide

GKS wirken entzündungshemmend, antiödematös und immunsuppressiv. Sie haben somit direkten Einfluss auf den Entzündungs- und Immunprozess. Zudem haben sie eine antispastische und eine positiv psychotrope Wirkung.

Unter GKS-Therapie geht die Blut-Hirn-Schrankenstörung im akuten Schub zurück, was sich in der MRT durch ein rascheres Abklingen der Gd-Anreicherungen zeigt und schon innerhalb der ersten 24 h eintritt. Der Effekt auf die MRT lässt sich etwa 6–9 Wochen nachweisen. Dieser Aspekt ist insbesondere bei der Anwendung der aktuellen McDonald-Kriterien zur Beurteilung der zeitlichen Dissemination und bei der Einschätzung der Krankheitsaktivität zu berücksichtigen.

Glukokortikoide hemmen die Entzündungsreaktion in Bezug auf zelluläre (Migrationshemmung von Immunzellen, Induktion der T-Zell-Apoptose) und humorale Immunprozesse (Hemmung proinflammatorischer Zytokine wie IL-2, IFN-γ und TNF-α). Zudem inhibieren sie Arachidonsäuremetaboliten und die Degranulierung lysosomaler Enzyme, reduzieren die Gefäßdilatation und Fibrinablagerung und fördern so die Restauration der Blut-Hirn-Schranke.

Klinisch resultiert aus der GKS-Therapie ein rascheres Abklingen der Schubsymptome. Auch eine Verzögerung weiterer MS-Schübe ist nach den Daten der Optikusneuritis-Studie (Beck et al. 1997, 1995, 1992) denkbar, wenn auch nicht gesichert (s. u.).

Die Verstoffwechslung der GKS erfolgt überwiegend hepatisch, die Ausscheidung biliär und renal. Eine Dosisanpassung bei Niereninsuffizienz ist nicht notwendig. Zu beachten sind zahlreiche mögliche Wechselwirkungen mit anderen Wirkstoffen, z. B. oralen Antikonzeptiva (erhöhte GKS-Wirkung), Cumarinen (reduzierte Cumarin-Wirkung), CYP3A4-Induktoren (z. B. Carbamazepin; reduzierte GKS-Wirkung), NSAR (erhöhtes Risiko für GI-Blutungen).

Intravenöse Schubtherapie mit Methylprednisolon

Die i. v. Therapie mit hoch dosiertem Methylprednisolon (Urbason®, IVMP) hat sich aufgrund der Ergebnisse der Optikusneuritis-Studie (Beck 1992), bei der sich ihre signifikante Überlegenheit gegenüber einer niedrig dosierten oralen Gabe zeigte, allgemein durchgesetzt. Die Wirksamkeit von IVMP beim akuten MS-Schub kann durch mehrere, allerdings methodisch begrenzt verwertbare Studien der Evidenzstufe 1 als belegt gelten (Burton et al. 2009).

Methylprednisolon zeigt gegenüber Prednisolon eine höhere Rezeptoraffinität und Liquorgängigkeit bei linearer Dosiskinetik. Für den Einsatz von Methylprednisolon spricht zudem seine relativ geringe mineralokortikoide Wirkung und deshalb relativ gute Verträglichkeit. In zwei Studien (Sellebjerg et al. 1998; Barnes et al. 1997) fand sich für die Dosierung 500 mg/d eine ähnlich gute Wirksamkeit von oraler und i. v. Applikation. Allerdings war die i. v. Gabe in Bezug auf Nebenwirkungen deutlich überlegen. Auch für 1000 mg/d konnte in einer neueren Studie eine vergleichbare Wirksamkeit von IVMP und oraler Applikation gezeigt werden (Le Page et al. 2015). Jedoch ist aktuell nur die i. v. Applikation zur Schubtherapie zugelassen.

Methylprednisolon wird nach Infektausschluss in Form morgendlicher Kurzinfusionen verabreicht. Die morgendliche Gabe entspricht am ehesten der physiologischen zirkadianen Kortisonausschüttung und ist günstig in Bezug auf psychische Nebenwirkungen wie Unruhe und Agitiertheit und daraus resultierende Schlafstörungen.

Derzeit sind mehrere Dosierungsschemata gebräuchlich. Das am häufigsten verwendete Schema orientiert sich an der Dosierung der Optikusneuritis-Studie: Man verabreicht 3 Tage lang je 1.000 mg IVMP, üblicherweise mit einer oralen Ausschleichphase (➤ Tab. 18.1). Bei den anderen Therapieschemata werden 5 Tage lang je 500 mg bzw. 1.000 mg IVMP verabreicht, meist ebenfalls mit oraler Ausschleichphase, deren Nutzen aber nicht eindeutig belegt ist. Für eine orale Ausschleichphase spricht die Beobachtung, dass bei einigen Patienten nach Beendigung der Pulstherapie ohne orale Weiterbehandlung die Symptomatik wieder zunahm. Weitere Argumente für den Anschluss einer oralen Ausschleichphase an eine IVMP-Therapie liefern Daten von Miller et al. (1992). Nach abruptem Absetzen einer 3-tägigen Schubtherapie mit 1 g Methylprednisolon kam es in 39 % der Fälle zum Wiederauftreten Gd-aufnehmender Herde in der MRT. Für die orale Ausschleichphase sind verschiedene Dosierungsschemata verbreitet (➤ Tab. 18.1), von denen sich das gebräuchlichste an die Therapieempfehlungen für den Lupus erythematodes anlehnt.

Die **Optikusneuritis-Studie** hat gezeigt, dass die i. v. Hochdosistherapie mit Methylprednisolon das Risiko reduziert, innerhalb von 2 Jahren eine klinisch gesicherte MS zu entwickeln. Zwar war das Risiko, nach Hochdosistherapie innerhalb von 3 Jahren eine klinisch gesicherte MS zu entwickeln, nicht mehr signifikant reduziert, dennoch kann von einer Verzögerung der Entwicklung eines zweiten Schubs und damit der Entwicklung einer MS ausgegangen werden (Beck 1997, 1995 und 1993). Besserung Dieses Hinauszögern weiterer Schübe kann als Argument für eine frühe und nicht zu strenge Indikationsstellung zur Methylprednisolon-Pulstherapie gesehen werden. Insgesamt kann man sogar postulieren, dass durch hoch dosierte Glukokortikoid-Pulstherapien nicht nur eine Reduktion akuter Schubsymptome, sondern auch eine positive Beeinflussung des weiteren Krankheitsverlaufs erreicht werden kann. Die Tatsache, dass der Effekt einer einmaligen IVMP-Pulstherapie noch nach 2, aber nicht mehr nach 3 Jahren nachweisbar ist, spricht eher für die Notwendigkeit einer Wiederholung in engeren Zeitintervallen als für einen therapeutischen Nihilismus. Während die Effekte der i. v. GKS-Pulstherapie auf eine raschere Symptomrückbildung im Rahmen des MS-Schubs konstant belegt sind, gibt es aktuell keine ausreichenden Belege dafür, dass die i. v. GKS-Pulstherapie einen Einfluss auf die Langzeitprognose funktioneller Beeinträchtigungen der MS hat (Beck et al. 1993; Beck 1995).

Auch im Hochdosisbereich scheint die Wirkung von IVMP dosisabhängig zu sein: Oliveri et al. (1998) verglichen den Effekt von 500 mg IVMP mit dem von 2.000 mg IVMP, jeweils über 5 Tage gegeben. Beide Dosen führten zum Rückgang der Symptomatik und KM-aufnehmender Läsionen in der MRT. Die höhere IVMP-Dosis war jedoch in Bezug

Tab. 18.1 Therapieschemata zur Methylprednisolon-Pulstherapie

Tag	Schema 1 (Beck 1992)	Schema 2	Schema 3	Schema 4
1.000 mg i. v.	1.000 mg i. v.	1.000 mg i. v.	500 mg i. v.	1.000 mg i. v.
2	1.000 mg I. v.	1.000 mg i. v.	500 mg i. v.	1.000 mg i. v.
3	1.000 mg i. v.	1.000 mg i. v.	500 mg i. v.	1.000 mg i. v.
4	Orale Ausschleichphase*	1.000 mg i. v.	500 mg i. v.	1.000 mg i. v.
5	Tag 4–14: 80 mg Tag 15: 20 mg	1.000 mg i. v.	500 mg i. v.	1.000 mg i. v.
6	Tag 16–18: 10 mg	Tag 6 und 7: 80 mg oral	Tag 6 und 7: 80 mg oral	100 mg oral
7	Dann absetzen			50 mg oral
8		Tag 8 und 9: 60 mg oral	Tag 8 und 9: 60 mg oral	25 mg oral
9				10 mg oral
10		Tag 10 und 11: 40 mg oral	Tag 10 und 11: 40 mg oral	5 mg oral
11				absetzen
12		Tag 12 und 13: 20 mg oral	Tag 12 und 13: 20 mg oral	
13				
14		absetzen	absetzen	

* Die orale Ausschleichphase ist optional und variabel.

auf die Reduktion aktiver Herde in der MRT sowohl 30 als auch 60 Tage nach der IVMP-Therapie überlegen. Diese Befunde sprechen für den Einsatz höherer IVMP-Dosen.

Viele Neurologen sehen erst bei Auftreten eindeutig behindernder Symptome wie Paresen, Sehstörungen oder Ataxie eine Indikation zur Therapie mit hoch dosiertem IVMP.

Merke

Geht man aber davon aus, dass nur ein kleiner Teil der in der MRT als aktiv erscheinenden Herde überhaupt Symptome verursacht, sollte man nach Auffassung des Autors schon bei funktionell weniger beeinträchtigender Symptomatik hoch dosiert mit Methylprednisolon behandeln, z. B. schon bei Sensibilitätsstörungen. Argumente hierfür liefert sowohl die Optikusneuritis-Studie (Hinauszögern eines weiteren Schubs bzw. der klinisch definitiven MS) als auch die Studie von Oliveri (Reduktion aktiver Läsionen in der MRT). Zukünftig wird man wohl eher zu noch höheren Dosen tendieren. Nach tierexperimentellen Daten am EAE-Modell sollten mindestens 10 mg Methylprednisolon pro kg KG täglich gegeben werden (Schmidt et al. 2000), um eine hinreichende T-Zell-Apoptose zu erreichen.

18

Praktisches Vorgehen

Nach Ausschluss eines Pseudoschubs und von Kontraindikationen (➤ Tab. 18.2) verabreicht man 500 bzw. 1.000 mg Methylprednisolon (z. B. Urbason®) als morgendliche Kurzinfusion in 250 ml physiologischer Kochsalzlösung über 30–60 min (mögliche Dosierungsschemata ➤ Tab. 18.1). Die morgendliche Gabe sollte aufgrund des physiologischen zirkadianen Rhythmus der GKS-Konzentration im Serum und zur Vermeidung von Schlafstörungen erfolgen. Bei Frauen im gebärfähigen Alter sollte vor Therapiebeginn ein Schwangerschaftstest durchgeführt werden

Die potenziell bedrohlichen Nebenwirkungen (s. u.) machen die Anwesenheit eines Arztes während der Applikation erforderlich. Bei erstmaliger IVMP-Therapie oder Unverträglichkeit bzw. Nebenwirkungen bei vorangegangenen Behandlungen sowie bei psychopathologischen Auffälligkeiten muss die Behandlung unter stationären Bedingungen erfolgen. Inwieweit sonst eine ambulante Therapie möglich ist, hängt von verschiedenen individuellen Faktoren ab (z. B. Schubschwere, Begleiterkrankungen, Infektanfälligkeit, häusliche Versorgung). In der Regel kann die bestehende Immuntherapie der RRMS während der GKS-Therapie fortgeführt werden.

Schubbehandlung in Schwangerschaft und Stillzeit

Bei Frauen im gebärfähigen Alter muss vor Therapiebeginn eine evtl. vorliegende Schwangerschaft anamnestisch abgeklärt und ggf. ein Schwangerschaftstest durchgeführt werden, da insbesondere frühe Schwangerschaften den Schwangeren noch nicht bekannt sein können. Eine GKS-Applikation in den ersten 3 Schwangerschaftsmonaten erhöht möglicherweise das Risiko für einen Abort und fetale Fehlbildungen (vor allem Lippen-Kiefer-Gaumen-Spalte). Deshalb ist die Indikation für eine hoch dosierte GKS-Therapie in dieser Zeit besonders streng zu stellen. Ab dem zweiten Schwangerschaftstrimenon kann eine hoch dosierte GKS-Therapie erfolgen, wobei MP und Prednisolon aufgrund ihrer geringeren Plazentagängigkeit gegenüber Dexamethason bevorzugt werden sollten. Eine besonders sorgfältige Überwachung der Schwangeren ist wegen der typischen Nebenwirkungen der GKS (z. B. diabetogene Stoffwechsellage, Blutdruckerhöhung, Elektrolytverschiebungen, psychische Nebenwirkungen u. a.) notwendig. Mehrfachbehandlungen mit GKS in der Schwangerschaft können zu intrauteriner Wachstumsretardierung (IUGR), Frühgeburt sowie vorübergehend zu Hypoglykämie, Hypotonie und Elektrolytstörungen beim Neugeborenen führen (KKN-MS 2016). Während insbesondere ab dem zweiten Schwangerschaftstrimenon die Schubrate deutlich sinkt, steigt sie postpartal stark an. Wenn eine hoch dosierte GKS-Therapie in der Stillzeit erforderlich wird, ist ein Abstillen nicht zwingend erforderlich, und auch eine Stillkarenz von 4 h nach Verabreichung der GKS wird nicht mehr obligat empfohlen. Als Alternative zur Schubtherapie mit Kortikosteroiden in Schwangerschaft und Stillzeit kann eine Plasmaseparationsbehandlung (Immunadsorption) erfolgen (Hoffmann et al. 2015).

Nebenwirkungen

Magenbeschwerden Unter der Therapie mit Methylprednisolon treten häufig Oberbauchbeschwerden auf. Die Entwicklung von Magen- und Duodenalulzera bis hin zur GI-Blutung und Perforation kann gefördert werden. Deshalb sollte die GKS-Therapie prinzipiell von einer Ulkusprophylaxe begleitet werden, vorzugsweise mit einem Protonenpumpenhemmer wie Omeprazol oder Pantoprazol (z. B. Antra®, Pantozol®). Zum Ausschluss einer Gastritis oder eines Ulkus ist vor Therapiebeginn ggf. eine Gastroskopie durchzuführen.

Entgleisung von Blutzucker, Blutdruck und Elektrolyten Insbesondere bei Diabetikern kann es während der Methylprednisolon-Pulstherapie zu einer Zunahme oder sogar zur Entgleisung der Blutzuckerwerte kommen. Deshalb sind während der Therapie Blutzucker-Tagesprofile sowie bei Bedarf die Anpassung der Diabetes-Medikation notwendig, ggf. auch die vorübergehende Gabe von Altinsulin. Blutdruck und Kaliumkonzentration im Serum sollten kontrolliert, hypertone Blutdruckwerte und Hypokaliämie korrigiert werden.

Thrombosen In der Phase der hoch dosierten GKS-Gabe ist prinzipiell eine medikamentöse Thromboseprophylaxe anzuraten (z. B. mit einem niedermolekularen Heparin). Patienten mit erhöhter Thromboseneigung sind obligat prophylaktisch mit Low-Dose-Heparin zu behandeln. Dies gilt insbesondere für MS-Patienten mit höhergradigen Paresen, da bei ihnen bereits durch die Immobilisierung ein erhöhtes Thromboserisiko besteht, das durch die Gabe von Methylprednisolon noch steigt.

Epileptische Anfälle Bei Patienten mit einem erhöhten Risiko für epileptische Anfälle ist die potenziell anfallsfördernde Wirkung von GKS zu beachten. Im Einzelfall kann bei schwer kontrollierbarer Epilepsie begleitend ein Benzodiazepin zur Anfallsprophylaxe gegeben werden.

Schlafstörungen, psychische Symptome, Psychosen Von besonderer Bedeutung sind mögliche psychische Nebenwirkungen von GKS. Sie reichen von Unruhe und Schlafstörungen (relativ häufig, können bei Bedarf vorübergehend mit Benzodiazepinen behandelt werden) bis zu GKS-induzierten Psychosen (selten). Letztere können allerdings sehr ausgeprägt sein und in Einzelfällen auch zu Suizidalität führen. Bei Risikopatienten mit psychotischen Episoden in der Anamnese ist daher besondere Vorsicht geboten. Im Zweifelsfall sollte die Therapie unter stationären Bedingungen stattfinden. Bei Bedarf sind Benzodiazepine und Antipsychotika einzusetzen.

Unverträglichkeitsreaktionen und Allergien Unter der Therapie mit Methylprednisolon kann es zu Unverträglichkeits- und allergischen Reaktionen kommen. Die Erstbehandlung sollte daher unter ärztlicher Aufsicht erfolgen. Im Fall einer Allergie ist die Infusion sofort zu unterbrechen, ggf. sind Adrenalin und Antihistaminika einzusetzen. Bei anamnestisch bekannter Unverträglichkeitsreaktion auf Methylprednisolon kann bei einem behandlungsbedürftigen Schub unter entsprechenden Vorsichtsmaßnahmen ein Versuch mit einem anderen Kortisonderivat erfolgen.

Kontraindikationen

Die Kontraindikationen der Methylprednisolon-Pulstherapie sind ➤ Tab. 18.2 zu entnehmen.

Merke

Vorgehen bei Versagen einer initialen Schubtherapie mit IVMP

Wenn nach erfolgter IVMP-Therapie über 3 Tage keine befriedigende Rückbildung der Schubsymptomatik zu verzeichnen ist, kann die Therapie auf 5 Tage verlängert werden. Ist auch dann kein ausreichender Effekt eingetreten, sollte 2 Wochen nach Beendigung der ersten IVMP-Therapie eine erneute gründliche neurologische Untersuchung und Befunddokumentation erfolgen. Bei ungenügender Befundbesserung ist eine erneute IVMP-Gabe durchzuführen. Die Dosis kann dabei evtl. auf 2 g IVMP über 5 Tage gesteigert werden (Oliveri et al. 1998; MSTKG und Rieckmann 2006; KKNMS 2016). Bleibt auch hierunter nach weiteren 2 Wochen die erwünschte Wirkung aus und eine erhebliche Symptomatik bestehen, kann die hoch dosierte Pulstherapie nochmals wiederholt oder eine Plasmaseparationsbehandlung (➤ Kap. 18.2.4) eingeleitet werden. Letztere kann bei kontinuierlicher Verschlechterung der Symptomatik trotz 5-tägiger hoch dosierter

Tab. 18.2 Kontraindikationen der Methylprednisolon-Pulstherapie

Kontraindikation	Diagnostik	Maßnahmen
Akute tiefe Beinvenenthrombose oder Lungenembolie	Klinik (!), D-Dimere, Sonografie, EKG, Angiografie, Thorax-CT	Absolute Kontraindikation!
Floride Magen-Darm-Ulzera	Anamnese, ggf. Gastroskopie	Ulkus ausbehandeln, Ulkusprophylaxe
Allergie auf Methylprednisolon	Anamnese	Vorsicht bei Erstbehandlung, ärztliche Aufsicht, ggf. Umsetzen auf anderes GKS
Diabetes mellitus (schwer einstellbar/entgleist)	BZ-Kontrollen, HbA_{1c}	Engmaschigere BZ-Kontrollen und passagere Anpassung der Diabetesmedikation (einschließlich ggf. vorübergehender Insulingabe)
Akuter Infekt	Blutbild, BKS, CRP, Temperatur, Urinstatus	Infekt ausbehandeln
Lungenerkrankungen, insb. reaktivierbare Tuberkulose	Anamnese, ggf. Röntgen-Thorax	Pulmologische Mitbetreuung
Floride Psychose	Anamnese, psychopathologischer Befund	Psychose behandeln (Antipsychotika)

IVMP-Therapie auch schon anstelle einer wiederholten IVMP-Therapie erwogen werden (Leitlinien der Deutschen Gesellschaft für Neurologie 2002 und 2012; MSTKG 2002; KKNMS 2016).

18

Risiken der Dauertherapie mit Glukokortikoiden

Eine Dauertherapie mit GKS muss unbedingt vermieden werden. Sie hat keinen positiven Einfluss auf den Krankheitsverlauf, es können jedoch schwerwiegende und teils irreversible Nebenwirkungen und Folgen auftreten, z. B. Hypertonie, Diabetes mellitus, Osteoporose, aseptische Knochennekrosen, Cushing-Syndrom, Magenulzera, Myopathie, Neuropathie, Glaukom, Thrombose, Wundheilungsstörungen, Hautschäden und NNR-Insuffizienz.

Intrathekale Applikation von Triamcinolonacetonid-Kristallsuspension

Diese Therapie kann zur symptomatischen Behandlung der Spastik (➤ Kap. 17.7) erfolgreich angewendet werden (Rommer et al. 2016), ist jedoch zur Schubtherapie nicht etabliert. Eine Pilotstudie (Heun et al. 1992) verglich an 23 Patienten mit akutem MS-Schub die Wirkung von intrathekal applizierter Triamcinolon-(Volon®A-)Kristallsuspension und systemisch appliziertem Kortison. Sie erbrachte keinen signifikanten Unterschied in der Wirkung. Allerdings war die Fallzahl gering und das Patientengut bzgl. der Symptomatik nicht selektiert. So ist denkbar, dass Patienten mit Symptomen aufgrund spinaler Herde von intrathekal appliziertem Triamcinolon profitieren könnten. Studien hierzu fehlen jedoch.

Ein potenzieller Vorteil der intrathekalen Triamcinolon-Therapie bei akutem Schub könnten geringere systemische Nebenwirkungen sein. Hiervon würden Patienten mit schwer einstellbarem Diabetes mellitus oder Patienten profitieren, bei denen die Gefahr einer gastrointestinalen Blutung besteht. Insgesamt gibt es zur intrathekalen Therapie mit Triamcinolon jedoch nur sehr wenige Daten. Zudem ist die Applikation aufwendig und risikoreicher als bei i. v. Therapie. Die intrathekale Therapie kommt daher nur für einzelne Patienten in Betracht und sollte nur an Zentren mit entsprechender Erfahrung durchgeführt werden.

Weitere Indikationen für Glukokortikoide bei der MS

Neben der allgemein anerkannten Indikation zur Behandlung des akuten Schubs (Methylprednisolon-

Tab. 18.3 Indikationen für Glukokortikoide bei MS

Indikation	Therapie	Bemerkung
Akuter Schub	Methylprednisolon-Pulstherapie, hoch dosiert i. v.	Anerkannte Indikation Etablierte Therapie Schnelleres Abklingen des Schubs
Akuter Schub	Triamcinolon- (Volon® A-)Kristallsuspension intrathekal	Nicht anerkannte Indikation 1 Pilotstudie (Heun 1992): Wirksamkeit wie Kortison i. v.
Sekundär chronisch progrediente Verlaufsform	Intermittierende hoch dosierte GKS-Applikation	Nicht anerkannte Indikation Wenige Studien (Goodkin et al. 1998)
Primär chronisch progrediente Verlaufsform	Methylprednisolon-Pulstherapie (1.000 mg über 5 d)	Nicht anerkannte Indikation 1 Studie (Cazzato et al. 1995)
Spastik	Triamcinolon-(Volon® A-)Kristallsuspension intrathekal	Symptomatische Therapie (➤ Kap. 17)

Pulstherapie) gibt es noch weitere Indikationen für Glukokortikoide bei MS (➤ Tab. 18.3). Der Einsatz von ACTH ist heute obsolet.

Sekundär chronisch progrediente Verlaufsform
Auch Patienten mit sekundär chronisch progredientem Verlauf der MS können von einer intermittierenden Glukokortikoid-Stoßtherapie profitieren. Hierzu liegen allerdings nur wenige klinische Studien vor (Goodkin et al. 1998). Bei Patienten mit deutlicher Progression der MS ist ein Versuch mit Methylprednisolon-Pulstherapie alle 3 Monate trotzdem gerechtfertigt, vor allem da es im Einzelfall nicht immer möglich ist, eine schleichende Progression sicher von kleineren Schüben abzugrenzen, und die Patienten diese Therapie meist sehr gut vertragen.

Primär chronisch progrediente Verlaufsform Cazzato et al. (1995) wiesen bei der primär chronisch progredienten Verlaufsform einen positiven Effekt der Methylprednisolon-Pulstherapie nach. Sie verabreichten 35 Patienten 1.000 mg IVMP mit oraler Ausschleichphase oder Placebo und wiederholten dies nach 4 Monaten im Crossover-Design. In den Verumgruppen zeigte sich ein statistisch signifikanter positiver Effekt auf die EDSS, der etwa 3 Monate anhielt und hauptsächlich pyramidale, zerebelläre und sensorische Symptome betraf. Obwohl nur diese eine Studie vorliegt, erscheint der probatorische Einsatz von IVMP als Pulstherapie alle 3 Monate bei primär chronisch progredienter Verlaufsform gerechtfertigt. Dies gilt vor allem deshalb, weil bei dieser Verlaufsform aktuell keine gesicherten therapeutischen Alternativen bestehen.

18.2.4 Weitere Möglichkeiten: Plasmapherese und Immunadsorption

Wolfgang Köhler und Frank A. Hoffmann

Plasmapherese

Bei einem klinisch schweren Schub, der nicht ausreichend auf GKS-Pulstherapien anspricht, kann eine zusätzliche Behandlung mit Plasmapherese erwogen werden (MSTKG). Bei der Plasmapherese werden zelluläre und flüssige Blutbestandteile extrakorporal getrennt. Das so gewonnene antikörperhaltige Plasma wird verworfen und anschließend durch Humanalbumin ersetzt. Weinshenker et al. (1999) konnten Besserungen nach Plasmapherese-Therapie bei ca. 40 % der behandelten Patienten nachweisen. Ihre Ergebnisse wurden später von verschiedenen Autoren bei Patienten mit steroidresistenten Schüben und insbesondere bei akuter Optikusneuritis bestätigt. Darüber hinaus finden sich Hinweise, dass die Plasmapherese-Therapie besonders bei Typ-II-Patienten (nach Lucchinetti et al. 2000) mit schubförmiger MS wirksam ist. Bei dieser MS-Untergruppe sind Immunglobuline und Komplementfaktoren pathogenetisch relevante Faktoren für die Entstehung entzündlicher Demyelinisierungen. Die Elimination dieser Faktoren durch die Apheresetherapie würde daher einen pathogenetisch begründeten Therapieansatz darstellen und somit die gute Wirksamkeit bei dieser Patientengruppe erklären. Die kombinierte Behandlung von Apherese und Kortison erbringt möglicherweise zusätzliche Therapieeffekte.

Immunadsorption

Im Unterschied zur Plasmapherese erhält der Patient bei der Immunadsorption sein eigenes, im Immunadsorber von pathogenen Substanzen gereinigtes Plasma zusammen mit den zuvor abgetrennten zellulären Blutbestandteilen zurück. Die Gabe von Fremdeiweiß ist nicht erforderlich. Bisherige Erfahrungen mit der Immunadsorption belegen eine vergleichbar gute Wirksamkeit beider Methoden bei deutlichen Vorteilen der Immunadsorption bzgl. der nebenwirkungs- bzw. methodisch bedingten Komplikationsraten (Schimrigk et al. 2016). Insbesondere schwere Nebenwirkungen wie allergischer Schock oder Embolien werden seltener beobachtet. Plasmaseparationsbehandlungen können auch alternativ eingesetzt werden, wenn Kontraindikationen für eine Schubtherapie mit Kortikoiden bestehen. Insbesondere für die Immunadsorption liegen für Schübe in Schwangerschaft und Stillzeit positive Erfahrungen vor (Hoffmann et al. 2015).

18

LITERATURAUSWAHL

Unter https://shop.elsevier.de/multiple_sklerose erhalten Sie Zugriff auf weitere Literaturstellen zu diesem Kapitel.

Andersson PB, Goodkin DE (1998). Glucocorticosteroid therapy for multiple sclerosis: A critical review. J Neurol Sci 160: 16–25.

Barnes MP, Hughes RAC, Morris RW, et al. (1997). Randomised trial of oral and intravenous methylprednisolone in acute relapses of multiple sclerosis. Lancet 349: 902–906.

Beck RW, Cleary PA, Anderson MM Jr, et al. (1992). A randomised, controlled trial of corticosteroids in the treatment of acute optic neuritis. The Optic Neuritis Study Group. N Engl J Med 326: 581–588.

Beck RW (1995). The optic neuritis treatment trial: Three-year follow-up results. Arch Ophthalmol 113: 136–137.

Beck RW (1997). Clinically definitive multiple sclerosis following optic neuritis. Ann Neurol 42: 815–816.

Cazzato G, Mesiano T, Antonello R, et al. (1995). Double-blind, placebo-controlled, randomised, crossover trial of high-dose methylprednisolone in patients with chronic progressive form of multiple sclerosis. Eur Neurol 35: 193–198.

DGN – Deutsche Gesellschaft für Neurologie (2014). DGN/KKNMS Leitlinie zur Diagnose und Therapie der MS – Online Version Stand: 13.8.2014 (www.dgn.org).

Ehler J, Koball S, Sauer M, et al. (2014). Therapeutic plasma exchange in glucocorticosteroid-unresponsive patients with clinically isolated syndrome. Ther Apher Dial 18(5): 489–496.

Goodkin DE, Kinkel RP, Weinstock-Guttman B, et al. (1998). A phase II study of i. v. methylprednisolone in secondary-progressive multiple sclerosis. Neurology 51: 239–245.

Grauer O, Offenhäuser M, Schmidt J et al. (2001). Glukokortikosteroid-Therapie bei Optikusneuritis und Multipler Sklerose. Nervenarzt 72: 577–589.

Hoffmann F, Kraft A, Heigl E, et al. (2015). Tryptophan-Immunadsorption bei multipler Sklerose und Neuromyelitis optica: Therapieoption bei akuten Schüben in der Schwangerschaft und Stillphase. Nervenarzt 86: 179-186.

Keegan M, Pineda A, McClelland R, et al. (2002). Plasma exchange for severe attacks of CNS demyelination: Predictors of response. Neurology 58: 143–146.

Koziolek MJ, Tampe D, Bähr M, et al. (2012). Immunoadsorption therapy in patients with multiple sclerosis with steroid-refractory optical neuritis. J Neuroinflammation 9: 80.

KKNMS (2016). Qualitätshandbuch Multiple Sklerose. Empfehlungen zur Therapie der MS für Ärzte. Krankheitsbezogenes Kompetenznetz Multiple Sklerose e. V. – Ausgabe 2016 online: www.kompetenznetz-multiplesklerose.de.

Le Page E, Veillard D, Laplaud DA, et al.; COPOUSEP investigators; West Network for Excellence in Neuroscience (2015). Oral versus intravenous high-dose methylprednisolone for treatment of relapses in patients with multiple sclerosis (COPOUSEP): A randomised, controlled, double-blind, non-inferiority trial. Lancet 386(9997): 974–981.

Limmroth V, Kastrup O (Hrsg.) (2010). Therapieleitfaden Multiple Sklerose. 3. A. Stuttgart: Thieme.

Mauch E, Zwanzger J, Hettich R, et al. (2011). Immunadsorption bei steroidrefraktärem Schub der Multiplen Sklerose. Nervenarzt 82: 1590–1595.

Miller DH, Thompson AJ, Morrissey SP, et al. (1992). High dose steroids in acute relapses of multiple sclerosis. MRI evidence for a possible mechanism of therapeutic effect. J Neurol Neurosurg Psychiatry 55: 450–453.

Oliveri RL, Valentino P, Russo C, et al. (1998). Randomized trial comparing two different high doses of methylprednisolone in MS. A clinical and MRI study. Neurology 50: 1833–1836.

Rommer PS, Kamin F, Abu-Mugheisib M, et al. (2016). Long-term effects of repeated cycles of intrathecal triamcinolone acetonide on spasticity in MS patients. CNS Neurosci Ther 22(1): 74–79.

Schimrigk S, Faiss J, Köhler W, et al. (2016). Escalation therapy of steroid refractory multiple sclerosis relapse with tryptophan immunoadsorption – observational multicenter study with 147 Patients. Eur Neurol 75(5–6): 300–306.

Schmidt J, Gold R, Schönrock L, et al. (2000). T-cell apoptosis in situ in experimental autoimmune encephalomyelitis following methylprednisolone pulse therapy. Brain 123(7): 1431–1441.

Seifert CL, Wegner C, Sprenger T, et al. (2012). Favourable response to plasma exchange in tumefactive CNS demyelination with delayed B-cell response. Mult Scler 18(7): 1045–1049.

Sellebjerg F, Frederiksen JL, Nielsen PM, et al. (1998). Double-blind, randomised, placebo-controlled study of oral, high-dose methylprednisolone in attacks of MS. Neurology 51: 529–534.

Wandinger KP, Wessel K, Trillenberg P, et al. (1998). Effect of high-dose methylprednisolone administration on immune functions in multiple sclerosis patients. Acta Neurol Scand 1998: 359–365.

Weinshenker BG, O'Brien PC, Petterson TM, et al. (1999). A randomized trial of plasma exchange in acute central nervous system inflammatory demyelinating disease. Ann Neurol 46(6): 878–886.

18.3 Verlaufsmodifizierende Therapien

18.3.1 Beta-Interferone

Dieter Pöhlau

Interferone (IFN) wurden 1957 von Isaac und Lindenmann als antivirale Substanzen beschrieben, diese „Interferenz" mit der Virusvermehrung gab der ganzen Substanzklasse den Namen (Isaak 1957). Interferone werden zu den Zytokinen gezählt und sind wichtige Effektormoleküle des angeborenen Immunsystems, die von verschiedenen Zellen als Antwort auf virale Infekte oder andere Stimuli produziert werden. Sie beeinflussen parakrin die Zellen in der unmittelbaren Umgebung der sezernierenden Zelle und haben dabei starke immunmodulatorische, antiproliferative und antivirale Effekte. Es gibt über 20 verschiedene Interferone; sie werden eingeteilt in sog. Typ-I- (IFN-α, IFN-β und IFN-ω, IFN-τ) und Typ-II-Interferone (IFN-γ) (➤ Abb. 18.3). Rezeptoren für IFN-β finden sich auf praktisch allen Zellen. Über 1.000 Gene werden durch IFN-β direkt beeinflusst (Stark 1998).

Durch Einbringen der entsprechenden DNA in Zelllinien gelingt die Herstellung von rekombinantem IFN-β in größeren Mengen. Dabei werden entweder prokaryote Bakterienzellen *(E. coli)* oder eukaryote Säugetierzellen (Ovarzellen des chinesischen Hamsters, CHO) eingesetzt. In prokaryoten Zelllinien können keine Glykosylierungen durchgeführt werden. CHO-Zellen erzeugen ein dem humanen IFN in der Aminosäuresequenz identisches Protein, das glykosyliert ist.

Die Glykosylierung führt zu einer besseren Stabilität des Proteins. Diese Stabilität dürfte auch die Tatsache erklären, dass die biologische Wirksamkeit beim Einsatz gleicher Proteinmengen von IFN-β-1a größer ist als bei IFN-β-1b, wahrscheinlich weil es bei letzterem zu vermehrter Aggregatbildung kommt, die wohl auch für eine höhere Immunogenität und damit für die Induktion von neutralisierenden Antikörpern (NAK) verantwortlich ist (Review bei Rudick 2011).

Erste Studien mit Interferon-beta

Frühe Studien zur Behandlung der MS mit Alpha- und Beta-Interferonen wurden mit natürlichem, intrathekal appliziertem IFN durchgeführt. Da nur sehr geringe Mengen zur Verfügung standen, konnten nur sehr wenige Patienten damit behandelt werden, sodass keine klaren Aussagen über die Wirk-

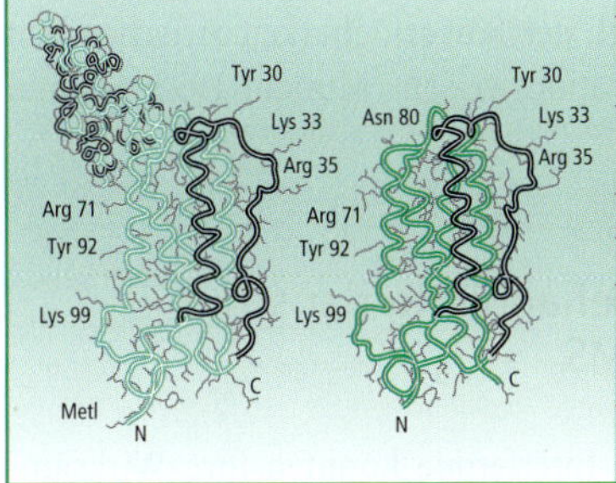

IFN-β-1b	IFN-β-1a
Betaferon®	Rebif® Avonex®
nicht glykosyliert	glykosyliert
E.-coli-Zelle	CHO-Zelle
165 Aminosäuren	166 Aminosäuren
Methionin Pos. 1 fehlt Austausch 17	humanidentisch
mehr Substanz	

Abb. 18.3 Unterschiede zwischen den vier zur Behandlung der MS zugelassenen Interferonen (nach Obert und Pöhlau 2000) [O523]

samkeit getroffen werden konnten. Allerdings zeigte sich, dass IFN-α und IFN-β recht gut vertragen wurden (Jacobs 1994).

In der frühesten Studie, die für eine Wirksamkeit bei MS sprach, wurde natürliches IFN-β intrathekal appliziert. 10 MS-Patienten erhielten 1 Mio. Einheiten natürliches IFN-β 2 ×/Wo. für 4 Wochen intrathekal, für weitere 5 Monate eine Injektion pro Monat. Als Kontrollen dienten 10 MS-Patienten, die nur serielle Lumbalpunktionen erhielten. In der mit IFN-β behandelten Gruppe traten signifikant weniger Schübe auf, sowohl im Vergleich zur Zeit vor der Therapie als auch im Vergleich zu einer nicht mit IFN behandelten Kontrollgruppe (Jacobs 1981).

Später wurde von Jacobs und Kollegen eine weitere Studie mit vergleichbarem Design, aber einer größeren Fallzahl und verblindeten Kontrollen vorgestellt. Auch sie belegte eine Reduktion der Schubrate unter intrathekalem IFN-β.

Aufgrund der lästigen Prozedur und der Angst vor Nebenwirkungen wurde diese Therapie nur schwer akzeptiert. Als dann rekombinantes IFN-β zur Verfügung stand, das in größeren Mengen und höher gereinigt eingesetzt werden konnte, wurden Studien durchgeführt, in denen IFN-β bei MS i. v., i m. und s. c. verabreicht wurde, sodass der Weg der intrathekalen Therapie nicht weiterverfolgt wurde.

18

Dosis-Wirkungs-Beziehung, Applikationsart und Dosierintervalle

Sowohl in der Betaferon-Studie zur Behandlung der schubförmigen MS als auch in der PRISMS-Studie stellte sich eine Dosis-Wirkungs-Beziehung zugunsten der höheren Dosis dar. In der PRISMS-Studie profitierten in einer Post-hoc-Analyse Patienten, die initial bereits eine Gehbehinderung hatten, bezüglich der Progression der Behinderung nur von der höheren Dosis (3 × 44 µg/Wo.). Ein Vergleich von Absolutzahlen aus verschiedenen Studien ist problematisch und sollte nicht durchgeführt werden. Ein Vergleich von relativen Daten (Verum/Placebo) zwischen verschiedenen Studien kann jedoch zumindest einen Eindruck über mögliche Unterschiede zwischen den Dosierungen vermitteln.

Mit IFN-β-1a (Rebif®) wurden Doppelblindstudien mit verschiedenen Dosierungen (zwischen

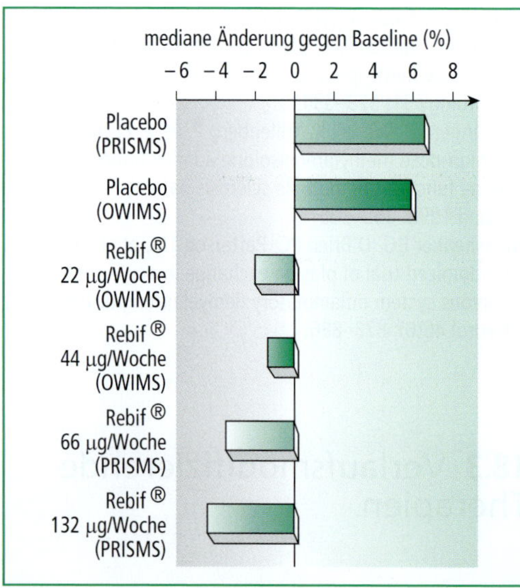

Abb. 18.4 Dosis-Wirkungs-Beziehung bei einer Therapie mit IFN-β-1a (Änderung der Läsionslast im T2-gewichteten MRT-Bild, BOD = „burden of disease") [L106]

22 µg 1 ×/Wo. und 44 µg 3 ×/Wo.) durchgeführt. Dabei stellte sich die Dosis-Wirkungs-Beziehung in Bezug auf die **Krankheitslast** („burden of disease", BOD) im MRT wie in ➤ Abb. 18.4 gezeigt dar.

Die einmal wöchentliche Gabe von IFN-β-1a (Rebif®) 22 µg oder 44 µg (OWIMS-Studie) zeigte zwar in der höher dosierten Gruppe in den MRT-Parametern einen Nutzen gegenüber Placebo, jedoch keinen signifikanten Effekt auf die Schubrate (Freedman 1998).

Ob die i. m. Gabe zu einer höheren Bioverfügbarkeit führt, sodass der mögliche Nachteil der geringeren Dosis ausgeglichen werden kann, wie dies in einer Arbeit von Alam (1993) behauptet wurde, ist umstritten. Die meisten Arbeiten, die i. m. und s. c. Gaben vergleichen, finden keine gravierenden Unterschiede bzgl. der Bioverfügbarkeit zwischen den beiden Applikationsweisen (Munafo 1998; Salmon 1996).

IFN-β zur Behandlung der schubförmigen MS

Alle vier Beta-Interferone konnten ihre Wirksamkeit bei der schubförmigen MS unter Beweis stellen und sind für diese Indikation zugelassen. Extavia®

und Betaferon® werden nach einem identischen Herstellungsprozess am selben Ort produziert, d. h., dasselbe Medikament wird unter zwei verschiedenen Namen vertrieben. Unterschiede bestehen bei den Injektionshilfen.

Interferon-β-1b (Betaferon®, Extavia®)

1993 wurde das gentechnisch hergestellte (rekombinante) IFN-β-1b (Betaferon®) als erstes Medikament überhaupt zur Behandlung der schubförmigen MS in den USA zugelassen. 372 Patienten mit schubförmiger MS wurden über 3 Jahre in einer dreiarmigen Doppelblindstudie behandelt. Sie erhielten entweder 8 Mio. Einheiten IFN-β-1b oder 1,6 Mio. Einheiten IFN-β-1b oder Placebo und injizierten sich die Medikation alle 2 d selbst subkutan. Nach 2 Jahren hatte die Hochdosisgruppe signifikant weniger Schübe, mehr schubfreie Patienten und eine signifikant verlängerte Zeit bis zum nächsten, d. h. zweiten Schub. Dies bestätigte sich auch nach 3 Jahren, allerdings war der Unterschied in der Anzahl der schubfreien Patienten nicht mehr signifikant. Bezüglich der klinischen Verschlechterung (gemessen mit EDSS) fand sich ein deutlicher, aber nicht signifikanter Trend zur geringeren Verschlechterung in der Hochdosisgruppe. 327 Patienten wurden einmal jährlich mittels MRT untersucht, 52 Patienten alle 6 Wochen. Dabei wurde die „total burden of disease" (mm^2 der Fläche der Entzündungsherde) sowie die Zahl der Gd-anreichernden Läsionen bestimmt. Es fanden sich eine hochsignifikante Abnahme der Krankheitslast ($p < 0,001$) zugunsten der Hochdosisgruppe sowie eine signifikante Abnahme der Gd-anreichernden Läsionen (IFNB Multiple Sclerosis Study Group 1993a, b).

Die Studie wurde bis zu 5 Jahre weitergeführt, und es zeigte sich ein beständiger Nutzen bzgl. der Schubrate. Der Unterschied zwischen Verum- und Placebogruppe war für die ersten beiden Jahre hochsignifikant, später nicht mehr. Der Verlust der Signifikanz könnte auf die generelle Abnahme der Schubrate über die Zeit auch in der Placebogruppe zurückzuführen sein, die zu einer Verminderung der statistischen Power führt. Von der ursprünglichen Studienpopulation hatten 217 Patienten nach 4 oder 5 Jahren eine weitere MRT-Untersuchung. In der Gruppe der mit 8 MIU IFN-β-1b behandelten Patienten fand sich über die gesamte Zeit keine signifikante Progression der Läsionen im MRT des Schädels (Zunahme um 3 %), während sich die Placebogruppe diesbezüglich hochsignifikant verschlechterte. Eine bestätigte Progression der Behinderung trat bei den IFN-behandelten Patienten deutlich seltener auf als in der Placebogruppe; die statistische Signifikanz für diesen Parameter wurde allerdings mit $p = 0,096$ knapp versäumt (IFNB Multiple Sclerosis Study Group 1995). Für die unbestätigte Progression ergab sich jedoch ein signifikanter Zusammenhang. Für IFN-β-1b lässt sich also eine Wirksamkeit in klinischen und MRT-Parametern über die gesamte Studiendauer von 5 Jahren belegen (➤ Abb. 18.5).

18

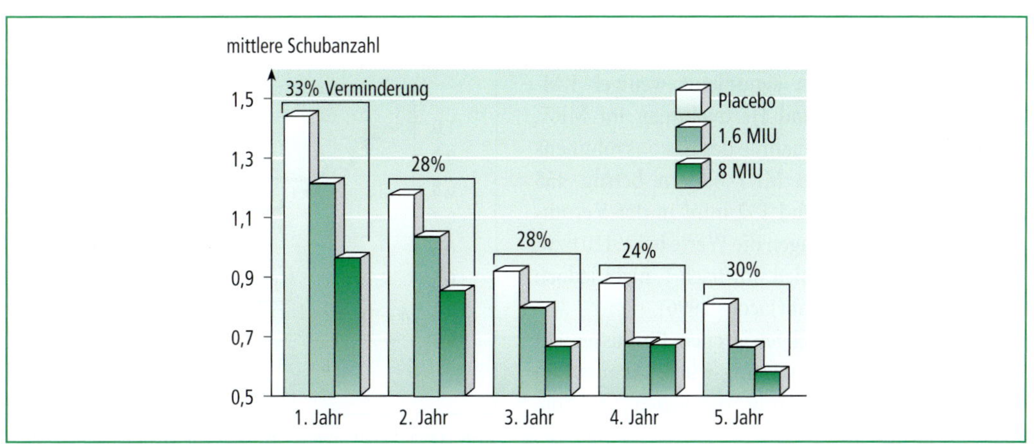

Abb. 18.5 Schubrate unter IFN-β-1b über 5 Jahre [F611–001/L106]

Interferon-β-1a (Avonex®)

Aufgrund der Daten zum Nutzen einer intrathekalen Therapie mit IFN-β-1a wurde von der amerikanischen Gesundheitsbehörde (NIH) zunächst eine Dreiarmstudie mit systemischer, intrathekaler und Placebogabe initiiert. Der intrathekale Arm wurde später fallengelassen (Jacobs 1995). Es wurde entschieden, als primären Endpunkt nicht die Schubrate, sondern die Progression der Behinderung zu wählen. Da es zum Zeitpunkt der Studienplanung noch keinen Wirksamkeitsbeweis für ein rekombinantes IFN-β gab, wurde nach intensiven Diskussionen über die Injektionsfrequenz entschieden, die Therapie mit einer einzigen Injektion von IFN-β-1a pro Woche i. m. durchzuführen.

301 Patienten mit schubförmiger MS wurden so über 2 Jahre mit IFN-β-1a behandelt. Zu Beginn der Behandlung waren alle Patienten noch gut gehfähig (EDSS 1,0–3,5). Sie erhielten entweder 30 μg IFN-β-1a oder Placebo 1 × pro Woche i. m. Das Hauptzielkriterium war die Zeitdauer bis zur Verschlechterung um 1 EDSS-Punkt. Nach 1 Jahr hatten sich 20,1 % der Placebopatienten und 12 % der IFN-β-Patienten um 1 EDSS-Punkt verschlechtert, nach 2 Jahren 36,3 % der Placebo- und 22,6 % der Verumpatienten ($p = 0{,}024$): Es fand sich eine signifikante Verminderung der Schubrate nach 1 und nach 2 Jahren. Für alle Patienten ergab sich unabhängig von der Dauer ihrer Studienteilnahme (Intention-to-Treat-Analyse) eine Schubreduktion um 18 %.

Wenn man die Subgruppe der Patienten analysiert, die frühzeitig genug in die Studie eingeschlossen wurden, um die 2 Jahre beenden zu können, dann betrug die Schubreduktion 32 % ($p = 0{,}002$). Verumpatienten hatten signifikant weniger KM-aufnehmende Herde und Herdvolumen im MRT. Der Medianwert der Zunahme des Läsionsvolumens in den T2-gewichteten MRT-Bildern betrug 455 mm^3 in der Placebo- und 152 mm^3 in der Verumgruppe, nach 2 Jahren lagen die Werte bei 1.410 bzw. 628 mm^3. Der Unterschied war nach 1, nicht jedoch nach 2 Jahren signifikant (Jacobs 1996).

Aufgrund seines nachgewiesenen Einflusses auf die Progressionsverlangsamung wurde Avonex® in den USA als Orphan Drug zugelassen (➤ Abb. 18.6).

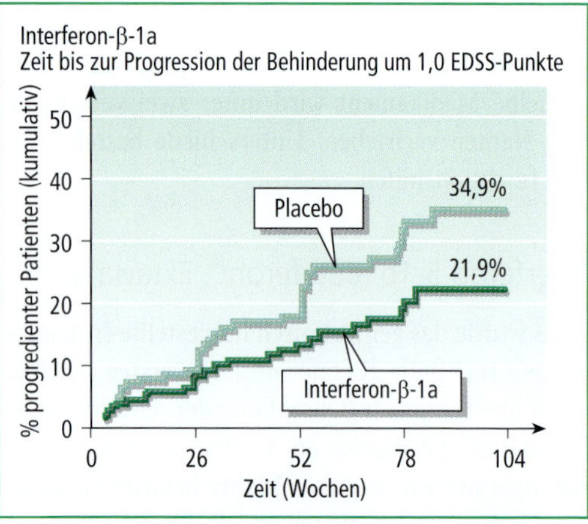

Abb. 18.6 Verlangsamung der Progression durch IFN-β-1a (Avonex®) [F635–001/L106]

Interferon-β-1a (Rebif®)

PRISMS, eine weitere Studie zur Behandlung der schubförmigen MS mit IFN-β-1a (Rebif®), konnte die Wirksamkeit der IFN-Therapie in allen primären und sekundären Endpunkten belegen (➤ Tab. 18.4).

In einer Post-hoc-Analyse der PRISMS-Studie zeigte sich, dass Patienten, die zu Beginn einen EDSS-Wert > 3,5 (n = 94 von insgesamt 560) hatten, bzgl. der Progression der Behinderung nur von der Dosis 3 × 44 μg profitierten. Da diese Auswertung a priori nicht geplant war und vor der Randomisierung auch keine entsprechende Stratifizierung der Patienten stattgefunden hatte, sprechen die Ergebnisse zwar dafür, dass Patienten mit höherer Behin-

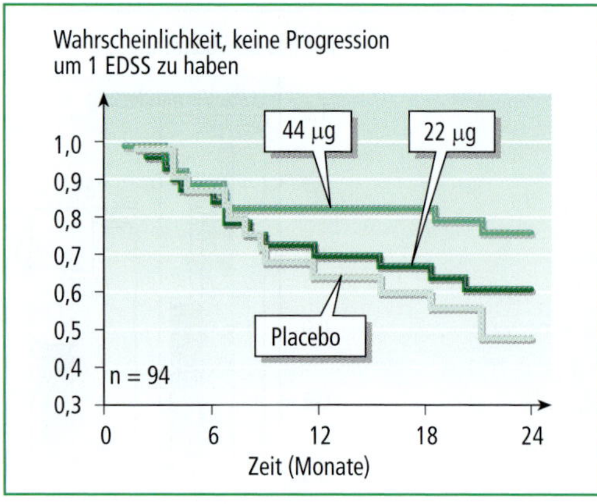

Abb. 18.7 Ergebnisse der PRISMS-Studie für Patienten mit EDSS > 3,5 [L106]

Tab. 18.4 Die PRISMS-Studie

Design	Randomisiert, doppelblind, placebokontrolliert, 22 Zentren in 9 Ländern, 560 Patienten mit schubförmiger MS, 2 Schübe in den 2 Jahren vor Therapie, EDSS 0–5,0				
Dosis	Drei Arme: 3 × 22 µg Rebif® s. c./3 × 44 µg Rebif® s. c. oder Placebo				
Dauer	2 Jahre				
Ergebnisse					
Parameter		Placebo	3 × 44 µg	3 × 22 µg	*p*-Wert
Primärer Endpunkt					
Mittlere Anzahl von Schüben während der 2 Jahre		2,56	1,73	1,82	< 0,001
Schubreduktion während 2 Jahren in %			32	29	
Sekundäre Endpunkte					
Anteil schubfreier Patienten nach 2 Jahren (in %)		14,6	32	26	< 0,01
Mediane Zeit bis zum ersten Schub (Monate)		4,5	9,6	7,6	< 0,001
Reduktion der Anzahl aktiver Läsionen im MRT gegen Placebo (Gesamtgruppe)			88 %	81 %	< 0,0001
Veränderung der BOD (alle nachweisbaren Herde im MRT; in %)		+10,9	–3,8	–1,2	< 0,0001

derung eine höhere Interferon-Dosis benötigen, sie sind jedoch nicht beweisend (➤ Abb. 18.7).

Nach 2-jähriger Studiendauer wurde die Studie um weitere 2 Jahre verlängert. Dabei wurde die Placebogruppe doppelblind und randomisiert entweder mit 3 × 22 µg oder mit 3 × 44 µg IFN-β-1a behandelt. Damit konnten nach 4 Jahren vier Behandlungsgruppen einander gegenübergestellt werden.

Es stellte sich heraus, dass die Schubreduktion über die Jahre zunahm – ein Effekt, der auch schon in der IFN-β-1b-Studie nachweisbar war. So betrug in der Gruppe, die über die ganze Zeit 44 µg IFN-β-1a erhielt, die mediane Schubrate 0,92, 0,82, 0,57, 0,44 pro Jahr. In der Vier-Gruppen-Auswertung profitierten die Patienten, die von Anfang an die hohe IFN-Dosis erhielten, bzgl. der Schubrate am meisten.

Auch die Progression der Behinderung war bei den Patienten, die pro Woche 3 × 44 µg IFN-β-1a erhielten, am geringsten. Ein später Therapiebeginn konnte nicht wieder aufgeholt werden. Die Patienten, die über 4 Jahre niedrigdosiertes IFN erhielten, unterschieden sich nach 4 Jahren jedoch bzgl. der Progression nicht signifikant von den Patienten, die nach einer 2-jährigen Placebophase auf die hohe Dosis randomisiert worden waren.

Besonders klar stellten sich die Effekte im MRT dar. Gemessen wurde die BOD als Gesamtfläche der Herde im T2-gewichteten Bild; dabei stellte sich eine eindeutige Dosis-Wirkungs-Beziehung dar (➤ Abb. 18.8). Diese Grafik zeigt auch, dass für diesen Parameter ein verspätetes Einsetzen der IFN-Therapie später nicht wieder aufgeholt werden kann (PRISMS 2001).

18

Direkte Vergleichsstudien zweier Behandlungsregime

Die Frage nach der „besseren" Strategie aus Dosis, Applikationsart, Injektionsintervallen und Substanz lässt sich formal nur durch direkte, prospektive, randomisierte Vergleichsstudien beantworten

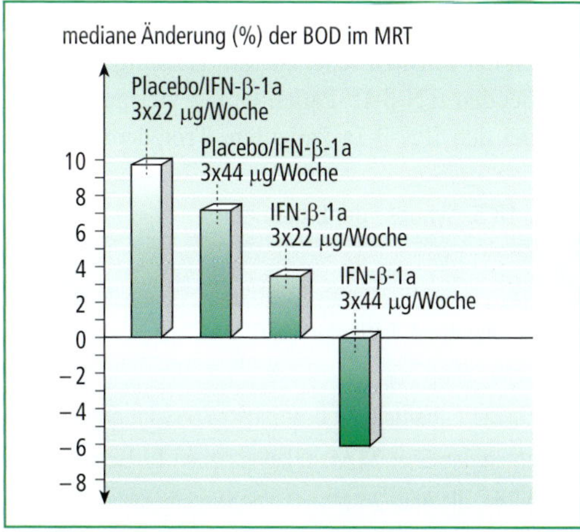

Abb. 18.8 Veränderung der BOD im MRT des Kopfes über 4 Jahre Studiendauer [L106]

Evidence-Studie (IFN-β-1a 3 × 44 µg/Wo. s. c. vs. IFN-β-1a 30 µg/Wo. i. m.)

In die Evidence-Studie (Evidence for Interferon Dose-Effect: European-North American Comparative Efficacy Study) wurden 677 Patienten aus 56 Zentren eingeschlossen. Sie erhielten entweder IFN-β-1a (Rebif® 3 × 44 µg/Wo. s. c.) oder IFN-β-1a (Avonex® 30 µg/Wo. i. m.). Der primäre Endpunkt war die Zahl der schubfreien Patienten nach Woche 24, der primäre MRT-Endpunkt die Anzahl der KM-aufnehmenden Herde nach Woche 24. Schubfrei waren nach 24 Wochen 74,9 % der Gruppe mit 3 × 44 µg und 63,35 % der Gruppe mit 30 µg. In der Hochdosisgruppe gab es in Woche 24 und 48 weniger KM-aufnehmende Herde im MRT des Schädels. NAK entwickelten 2 % der Patienten in der i. m. und 25 % in der s. c. Gruppe. Nach Schlussfolgerung der Autoren war die Hochdosisgruppe nach 24 und 48 Wochen in allen primären und sekundären Endpunkten überlegen (Panitch 2002).

18

INCOMIN-Studie (IFN-β-1b 250 µg jeden 2. Tag s. c. vs. IFN-β-1a 30 µg/Wo. i. m.)

Im Rahmen der INCOMIN-Studie (Independent Comparison of Interferons) wurden 188 Patienten prospektiv entweder in die Gruppe mit IFN-β-1b (Betaferon®) jeden zweiten Tag s. c. oder mit IFN-β-1a (Avonex®) 1 ×/Wo. i. m. jeweils in der zugelassenen Dosis randomisiert (> Tab. 18.5).

Bei den Nebenwirkungen hatten die Hochdosispatienten signifikant öfter Kopfschmerzen und Reaktionen an der Einstichstelle. Die Entwicklung von NAK war bei den IFN-β-1b-Patienten fast viermal so hoch wie bei den IFN-β-1a-Patienten. Trotzdem war das Outcome bzgl. der klinischen Endpunkte (z. B. Anteil schubfreier Patienten) bei NAb-positiven Patienten mit hochdosierter, hochfrequenter IFN-β-1b-Therapie signifikant besser als bei NAb-negativen Patienten mit einmal wöchentlicher Applikation von IFN-β-1a.

Für den primären Endpunkt (schubfreie Patienten) lag die Number-Needed-to-Treat (NNT) bei 7, d. h., man hätte 7 Patienten anstelle von IFN-β-1a mit IFN-β-1b behandeln müssen, um einen (weiteren) schubfreien Patienten zu bekommen. Damit erwies sich das Behandlungsregime mit IFN-β-1b in allen primären und sekundären Endpunkten überlegen (Durelli 2002).

BEYOND-Studie (GLAT vs. IFN-β-1b 250 µg s. c. jeden 2. Tag vs. IFN-β-1b 500 µg s. c. jeden 2. Tag)

In der prospektiven randomisierten BEYOND-Studie wurden drei Patientengruppen mit schubförmigem Verlauf untersucht; insgesamt wurden 2.447 Patienten eingeschlossen:

- Gruppe 1: Standarddosis Glatirameracetat (GLAT), d. h. 20 mg/d s. c.
- Gruppe 2: Standarddosis IFN-β-1b (Betaferon®), also 250 µg s. c. jeden 2.Tag
- Gruppe 3: doppelte Dosis Betaferon® (500 µg) s. c. jeden 2. Tag

Die beiden Interferondosen wurden doppelblind gegeneinander untersucht. Primärer Endpunkt war die jährliche Schubrate; sekundäre Endpunkte waren die Progression der Behinderung, gemessen mit der EDSS-Skala, und die Änderungen im T1-Läsionsvolumen des MRT des Kopfes. Zunächst fand sich in o. g. Endpunkten kein Unterschied zwischen den drei Gruppen (O'Connor 2009).

Tab. 18.5 Synopse der Ergebnisse

	IFN-β-1a (n = 92)	IFN-β-1b (n = 96)	p-Wert
Anteil schubfreier Patienten (%)	33	49	0,03
Jährliche Schubrate	0,7	0,5	0,03
Anzahl der Patienten mit bestätigter EDSS-Progression um 1 Punkt (%)	28	13	0,05
Patienten, die über 24 Mon. keine neuen T2-Herde entwickelten (%)	26	55	0,001
Patienten, die über 24 Mon. keine frischen KM-aufnehmenden Herde entwickelten (%)	49	76	0,001
Patienten ohne Aktivität im MRT über 24 Mon. (%)	18	39	0,001

Eine weitere Auswertung der MRT-Daten ging der Frage nach, inwieweit neu aufgetretene T2-Läsionen oder KM-aufnehmende T1-Läsionen zu permanenten *black holes* (PBH) führen, die als Marker für eine irreversible Parenchymschädigung gelten. Dabei war 1. die mittlere Anzahl von PBH, die im zweiten Jahr aus neuen Läsionen im ersten Jahr entstanden, in der Gruppe mit 250 µg IFN-β signifikant geringer und 2. der Prozentanteil neuer Läsionen, die sich im zweiten Jahr als PBH darstellten, vergleichbar. Die 500-µg-Gruppe schnitt in beiden Parametern besser ab als die GLAT-Gruppe. Die Autoren schließen daraus, dass die Behandlung mit IFN-β-1b im Vergleich zu GLAT die Entwicklung von PBH reduziert (Filippi 2011).

REGARD-Studie

In dieser 96 Wochen dauernden Studie wurde IFN-β-1a (Rebif®), 44 µg 3 ×/Wo., randomisiert mit GLAT (Copaxone®) verglichen. Eingeschlossen wurden 774 Patienten mit RRMS, die im letzten Jahr vor Studienbeginn mindestens einen Schub erlitten hatten. Die Schubrate lag insgesamt unerwartet niedrig. Hinsichtlich des primären Endpunkts (Zeit bis zum ersten Schub innerhalb der Studie) fand sich kein Unterschied. Bei den sekundären Endpunkten gab es weder einen Unterschied in Zahl und Volumenänderung bei T2-gewichteten Herden noch im Volumen von KM-aufnehmenden Läsionen im T1-Bild. Allerdings hatten Patienten unter Interferon weniger KM-aufnehmende Läsionen pro Patient und Scan (Mikol 2008).

TRANSFORMS-Studie

In die TRANSFORMS-Studie wurden 1.292 Patienten mit RRMS eingeschlossen, die über 12 Monate entweder 1,25 mg Fingolimod, 0,5 mg Fingolimod oder IFN-β-1a (Avonex®), 30 µg/Wo., i. m. erhielten. Primärer Endpunkt war die jährliche Schubrate, sekundäre Endpunkte waren u. a. die Progression der Behinderung und MRT-Daten.

Der primäre Endpunkt wurde erreicht: Fingolimod senkte die jährliche Schubrate signifikant besser als das eingesetzte IFN-β-1a (➤ Abb. 18.9).

Bei den neuen oder sich vergrößernden T2-Läsionen schnitt nur die 0,5-mg-Gruppe besser ab. Die

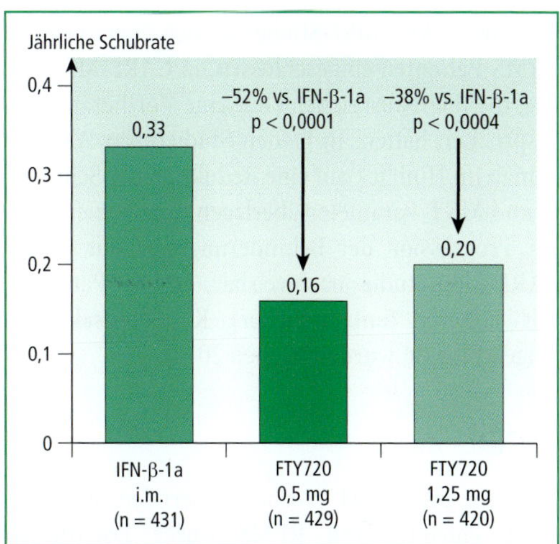

Abb. 18.9 Jährliche Schubrate in der TRANSFORMS-Studie (nach Cohen et al. 2010) [L231]

Anzahl an KM-aufnehmenden Läsionen wurde durch die Therapie mit Fingolimod in beiden Dosierungen signifikant vermindert.

Bezüglich der mittels EDSS-Skala gemessenen Behinderungsprogression zeigte sich ein nicht signifikanter Trend zugunsten von Fingolimod; wurden Veränderungen des MSFC-z-Score im Vergleich zur Baseline als Maß der Verschlechterung gewählt, dann ergab sich für beide FTY720-Dosierungen ein signifikanter Vorteil gegenüber IFN (Cohen 2010). Allerdings muss der mögliche Vorteil einer FTY720-Behandlung gegen die potenziellen Risiken sorgfältig abgewogen werden (➤ Kap. 18.3.5). Patienten, die unter einer Basistherapie stabil sind und keine relevanten Nebenwirkungen haben, sollten u. E. keinesfalls umgestellt werden.

CARE-MS1- und CARE-MS2-Studien

Alemtuzumab ist ein rekombinanter, humanisierter monoklonaler Antikörper, der an das Glykoprotein CD52 auf der Zelloberfläche von B- und T-Lymphozyten bindet und diese depletiert (➤ Kap. 18.3.4). In einer Phase-II-Studie (CAMMS223-Studie) wurde eine Überlegenheit von Alemtuzumab gegenüber IFN-β-1a (44 µg 3 ×/Wo. s. c.) gefunden (Coles 2008).

In zwei Phase-III-Studien wurde Alemtuzumab gegen IFN-β-1a (44 µg 3 ×/Wo. s. c.) als aktiven Komparator getestet.

In die CARE-MS1-Studie wurden therapienaive RRMS-Patienten eingeschlossen, in CARE-MS2 solche, die nicht ausreichend auf eine Vortherapie angesprochen hatten. In beiden Studien war Alemtuzumab im Hinblick auf eine Reduktion der Schubrate und MRT-Parameter überlegen. Ein Nutzen bzgl. der Progression der Behinderung war nur in der CARE-MS2-Studie nachweisbar, in die Patienten mit höherer (entzündlicher) Krankheitsaktivität eingeschlossen wurden (Cohen 2012).

DECIDE-Studie

In dieser bis zu 144 Wochen dauernden Studie zu 1.841 Pateinten mit RRMS wurde Daclizumab (DAC), ein an den IL-2-Rezeptor bindender monoklonaler Antikörper, gegen IFN-β-1a 30 µg 1 ×/Wo i. m. (Avonex®) untersucht. Daclizumab wird in einer festen Dosis von 150 mg alle 4 Wo. s. c. appliziert.

Die jährliche Schubrate war mit 0,22 unter DAC um 45 % niedriger als unter IFN mit 0,39 ($p < 0{,}001$). Die Zahl der neuen oder sich vergrößernden Läsionen in T2-gwichteten MRT-Bildern und der aktiven (Gd^+) Läsionen war unter DAC signifikant niedriger. Kein signifikanter Unterschied fand sich für die Anzahl der Patienten, die in Woche 144 eine im EDSS gemessene Progression der Behinderung aufwiesen (Kappos 2015). Insgesamt zeigte sich bzgl. der Wirksamkeit ein Vorteil von DAC.

Doppelte IFN-β-1a-Dosis – einmal pro Woche

Die Verdoppelung der Dosis brachte in einer Studie, in der sich 802 Patienten randomisiert entweder 30 µg oder 60 µg IFN-β-1a (Avonex®) pro Woche spritzten, weder klinisch noch hinsichtlich der MRT-Parameter einen zusätzlichen Nutzen (Clanet 2002; Avonex Dose Comparison Study 2000; ➤ Abb. 18.10).

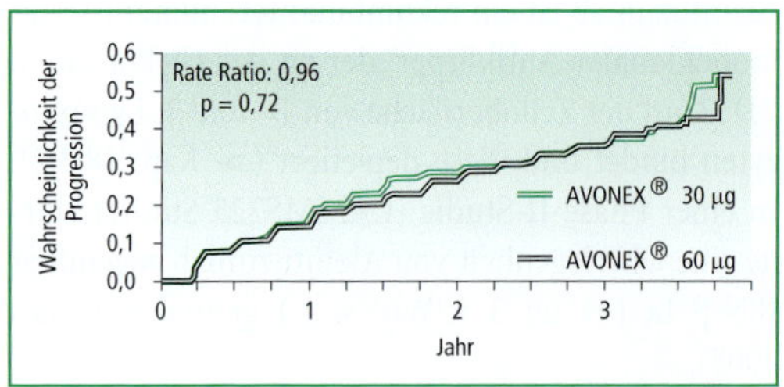

Abb. 18.10 Dosis-Vergleichs-Studie IFN-β-1a (Avonex®) 30 µg vs. 60 µg/Wo. (Avonex Dose Comparison Study 2000) [O523]

Sind mehrere Injektionen pro Woche der Einmalgabe überlegen?

Es bleibt zu erklären, warum die pure Verdoppelung der Dosis bei einmal wöchentlicher Injektion keinen zusätzlichen Nutzen bringt. Die wöchentliche Einmalgabe ist zwar im Vergleich zu Placebo wirksam, aber wahrscheinlich nicht optimal:

- Die biologische HWZ von IFN ist relativ kurz. Als indirekter Parameter der IFN-Wirkung kann die Konzentration von sog. biologischen Response-Markern (BRM) bestimmt werden.
- Die 2'-5'-Oligoadenyl-Synthetase (2'5'OAS) gilt klassischerweise als BRM, als Maßstab, ob exogenes, in den Organismus eingebrachtes IFN seine Wirksamkeit entfaltet. Das Enzym ist Teil eines Systems, das durch jedes IFN induziert und aktiviert wird (Preble 1983).
- Die 2'-5'-OAS-Konzentration erreicht ca. 24 h nach einmaliger Injektion von IFN ihren Höchststand, um dann nach ca. 72 h wieder auf das Ausgangsniveau abzufallen (➤ Abb. 18.11).

Durch mehrmalige Gabe pro Woche lässt sich das erneute Abfallen auf Baseline-Niveau der 2'-5'-OAS und auch das anderer IFN-induzierter BRM verhindern. Die Zusammenschau aller vorliegenden klini-

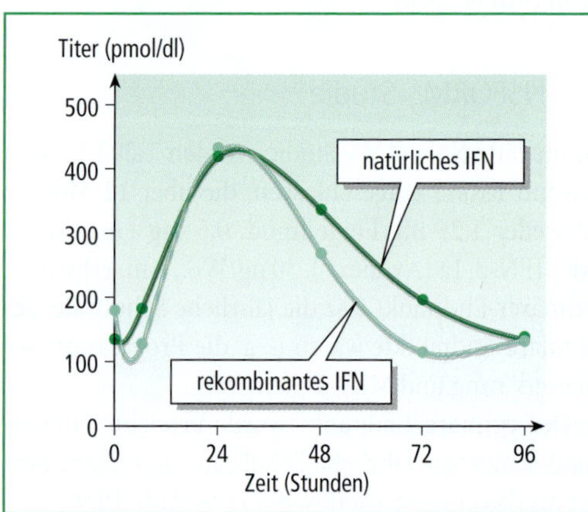

Abb. 18.11 Verhalten von 2'-5'-OAS nach einmaliger Gabe von 6 MIU IFN-β-1a i. m. [L106]

schen und Labordaten unterstützt die Annahme, dass die mehrfach wöchentliche Gabe der Einmalgabe überlegen ist.

Pegylierung

Pegylierung heißt: Verknüpfung eines Proteins mit Polyethylenglykol (PEG). PEG-Ketten verhalten sich chemisch inert und amphiphil. Mittels Pegylierung lassen sich therapeutisch wirksame Proteine modifizieren, sodass sich ihre Eliminationshalbwertszeit entscheidend verlängert.

IFN-β, das an seinem N-terminalen Ende mit einem 20 kDa PEG-Rest versehen wurde, zeigte keine Abnahme seiner spezifischen Aktivität in vitro. Im Tierversuch führt die Pegylierung zu einer Zunahme der HWZ um 500 %, während sich die Bioverfügbarkeit nicht von nicht pegyliertem IFN-β unterschied (Arduini 2004). In der randomisierten, placebokontrollierten, doppelblinden ADVANCE-Studie wurden 1.512 RRMS-Patienten entweder mit 125 µg pegyliertem IFN-β-1a (1 ×/2 Wo. s. c. oder 1 ×/4 Wo.) oder mit Placebo behandelt. Der primäre Endpunkt war die jährliche Schubrate nach 48 Wochen. Die Gruppe mit 14-tägigen Injektionen schnitt am besten ab; es wurde eine Reduktion der Schubrate um 36 % erreicht. Auch bzgl. der MRT-Parameter zeigte sich ein signifikanter Vorteil der Therapie gegenüber Placebo. Es traten die bereits in den früheren Studien beschriebenen Nebenwirkungen auf (Calabresi 2014).

In der IFN-Gruppe war der Anteil der Patienten ohne Krankheitsaktivität („no evidence for disease activity", NEDA) signifikant höher als in der Placebogruppe (Arnold 2017).

Am 23.7.2014 hat die Europäische Kommission Peginterferon beta-1a (Plegridy®) zur Behandlung von Erwachsenen mit RRMS zugelassen. Peginterferon beta-1a wird alle 2 Wo. s. c. mit dem PLEGRIDY-Fertigpen, einem neuen automatischen Einweg-Injektor, oder mittels vorgefüllter Fertigspritze verabreicht.

Tab. 18.6 Daten der drei IFN-Studien zur Therapie nach dem ersten Schub

Basisdaten	**CHAMPS**		**ETOMS**		**BENEFIT**	
Einschluss	Kürzliche (< 27 d) monofokale ON-, Hirnstamm- oder RM-Läsion nach Steroidtherapie + ≥ 2 stumme MRT-Läsionen > 3 mm		Kürzliche (< 3 Mon.) ON-, Hirnstamm- oder RM-Läsion + MS-typische MRT-Läsionen		Kürzliche (< 60 d) mono- oder multifokale Erstsymptomatik + ≥ 2 stumme MRT-Läsionen > 3 mm	
Dosierung	30 µg Avonex®	Placebo	22 µg Rebif®	Placebo	250 µg Betaferon®	Placebo
Applikation	1 ×/Wo. i. m.		1 ×/Wo. s. c.		Jeden 2. Tag s. c.	
Patienten	193	190	154	154	292	176
Alter	33	33	28	29	30	30
EDSS	1,3	1,3			1,5	1,5
Gd + MRT (%)	34	26	59	59	43	40
Hauptzielparameter	**Verzögerung CDMS**		**Anteil der Patienten mit CDMS**		**Anteil der Patienten mit CDMS und MS nach McDonald**	
CDMS (24 Mo.) (%)	21	38	34	45	28	45
Tage bis CDMS (Perzentile)	395* (25 %)	807* (25 %)	533 (30 %)	251 (30 %)	618 (25 %)	255 (25 %)
Neue MRT-Aktivität (18 Mon.) (%)	19	42	n. v.	n. v.	69 (24 Mon.) #	85 (24 Mon.) #

* nur monofokale Patienten;
\# Erreichen der McDonald-Kriterien
CDMS = „clinically defined MS"; n. v. = nicht vorhanden

18

18

Orales IFN-β

In einer Studie mit oralem IFN-β1a gab es keine Hinweise auf eine Wirkung (Polmann 2003).

Studien zur IFN-β-Therapie nach dem ersten klinischen Ereignis

In drei Studien, die zur Frage des Nutzens einer Frühtherapie der MS durchgeführt wurden, konnte gezeigt werden, dass die frühe Therapie mit IFN-β den zweiten Schub und damit das Eintreten der klinisch sicheren MS (CDMS) signifikant hinauszögert (➤ Tab. 18.6). Zwei Studien wurden nur mit einmal wöchentlich appliziertem IFN-β-1a durchgeführt.

Im Gegensatz dazu konnte in der BENEFIT-Studie erstmals die Wirksamkeit einer hochdosierten IFN-β-1b-Therapie in dieser Patientengruppe über 2 Jahre belegt werden. Erstmals wird auch eine prospektive Nachbeobachtung durchgeführt, die Daten zum Langzeitnutzen einer möglichst frühen therapeutischen Intervention liefern wird. In allen drei Studien ließ sich auch im MRT ein Nutzen der frühen IFN-Therapie belegen.

ETOMS-Studie

Im Rahmen der ETOMS-Studie (Early Treatment of MS) wurden 309 Patienten nach dem ersten klinischen Ereignis („Schub") eingeschlossen, die im MRT des Schädels mindestens vier Läsionen im T2-Bild oder drei Läsionen aufwiesen, wenn eine davon infratentoriell oder KM-aufnehmend war. Die Patienten wurden innerhalb von 3 Monaten nach dem ersten Schub eingeschlossen und erhielten eine wöchentliche Dosis von 1 × 22 μg IFN-β-1a (Rebif®) oder Placebo s. c.

Die mittlere Zeit bis zum zweiten Schub konnte durch die Therapie um ca. 9 Monate verlängert werden. Der Anteil der Patienten, die den zweiten Schub erlitten (womit die MS sicher war), konnte um 24 % gesenkt werden. BOD und Krankheitsaktivität im MRT wurden gesenkt. Damit konnte bewiesen werden, dass selbst diese geringe IFN-Dosis bei dieser Patientengruppe eine Wirkung erzielte (Comi et al. 2001).

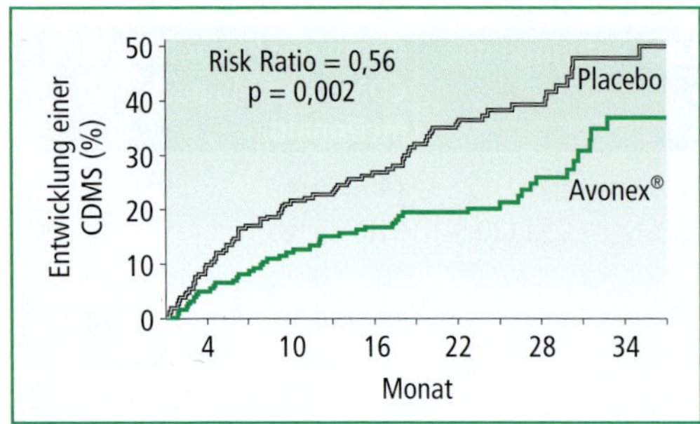

Abb. 18.12 Entwicklung einer CDMS unter IFN-β-1a (Avonex®) [O523]

CHAMPS-Studie

In diese Studie wurden 383 Patienten mit monofokaler Erstmanifestation eingeschlossen, die beim ersten Schub bereits mindestens zwei auf eine MS hindeutende Läsionen im MRT des Schädels hatten und obligat mit Steroiden vorbehandelt waren. Sie erhielten 30 μg IFN-β-1a (Avonex®) 1 ×/Wo. oder Placebo i. m. Der primäre Endpunkt war das Auftreten des zweiten Schubs, d. h. der CDMS (➤ Abb. 18.12).

MRT-Untersuchungen des Schädels bewiesen die Wirksamkeit auch für diese Parameter. Insgesamt wurde die Wahrscheinlichkeit, innerhalb der nächsten 3 Jahre eine CDMS zu entwickeln, durch die Behandlung mit Avonex® nach dem ersten Schub halbiert (Jacobs 2000). Das führte dazu, dass Avonex® als bislang einziges MS-Therapeutikum für den Einsatz in einem Kollektiv aktiver Patienten (mindestens 9 T2- und 1 Gd^+ Läsion im MRT) bereits nach dem ersten Schub vor der CDMS zugelassen wurde.

BENEFIT-Studie

In diese Studie wurden 487 Patienten mit einem ersten MS-verdächtigen klinischen Ereignis und mindestens zwei klinisch stummen, MS-typischen MRT-Läsionen eingeschlossen. Die Patienten wurden im Verhältnis von 5 : 3 den Studienarmen IFN-β-1b (Betaferon®, 250 μg jeden 2. Tag) und Placebo zugeordnet. Geprüft wurde initial über bis zu 2 Jahre die Konversion zur sicheren MS nach Poser und erstmals auch prospektiv zu den 2001 publizierten McDonald-Kriterien (➤ Abb. 18.13). Bereits nach 6 Monaten entwickelten 51 % der Placebopatienten

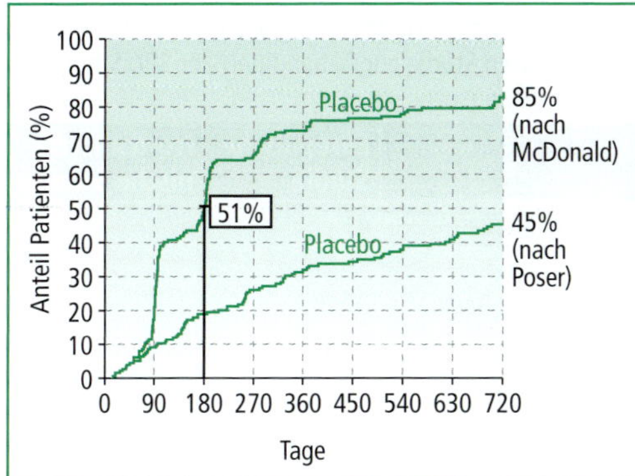

Abb. 18.13 Konversionsraten zu MS gemäß Poser- und McDonald-Kriterien im Placebokollektiv der BENEFIT-Studie [L106]

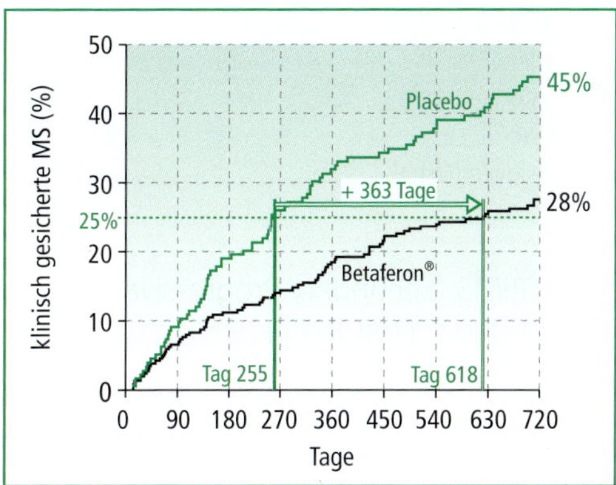

Abb. 18.14 Entwicklung einer CDMS unter Betaferon® im Gesamtkollektiv der BENEFIT-Studie (monofokale und multifokale Erstmanifestation) [L106]

eine sichere MS nach McDonald, nach 24 Monaten waren es bereits 85 %. Lediglich 12 von 487 Patienten zeigten weder neue Herde im MRT noch Schübe oder Progression (➤ Abb. 18.14).

Das Risiko, eine CDMS nach Poser zu entwickeln, wurde über 2 Jahre um 50 % gesenkt. Bei Patienten mit weniger disseminierter Erstmanifestation (monofokal, initial < 9 T2-Läsionen oder initial keine Gd^+ Läsionen im MRT) waren die Effekte noch größer. Insgesamt wurde die Hochdosis-IFN-Therapie sehr gut vertragen: Weniger als 10 % der Patienten brachen die Studie vorzeitig ab. Mehr als 95 % entschieden sich für eine Teilnahme an der prospektiven offenen Langzeit-Folgestudie.

Auch aufgrund von CHAMPS und ETOMS gaben amerikanische, kanadische und deutsche Expertengruppen Therapieempfehlungen ab, die in der Empfehlung des frühzeitigen Therapiebeginns übereinstimmen. Diese Daten werden durch die BENEFIT-Studie untermauert und erweitert.

REFLEX-Studie und deren Extension bis zu 5 Jahren (REFLEXION)

In die drei armige REFLEX-Studie wurden 402 Patienten nach dem ersten klinischen demyelinisierenden Ereignis, also im Stadium des CIS, eingeschlossen. Sie erhielten über 24 Monate bzw. bis zum Erreichen der klinisch sicheren MS (CDMS) entweder Placebo oder 1 × 44 µg oder 3 × 44 µg IFN-β-1a s. c. pro Woche. Bei Eintritt der CDMS wurden alle Patienten auf 3 × 44 µg IFN-β-1a umgestellt, ebenso Patienten der Placebogruppe, welche die CDMS nach 24 Monaten nicht erreicht hatten. Nach 24 Monaten bekamen alle Patienten das Verum und wurden im Rahmen der Folgestudie (REFLEXION) bis zu 5 Jahre nachuntersucht. Durch den frühen Therapiebeginn konnte das Erreichen der CDMS (primärer Endpunkt) signifikant hinausgezögert werden. Ferner war ein Trend zu einer besseren Wirksamkeit der höheren Dosis zu verzeichnen. Nach 36 Monaten fand sich ein signifikanter Nachteil in der Zeit bis zur CDMS zuungunsten der „Delayed-Treatment"-Gruppe, bei der die Behandlung mit Placebo begonnen wurde.

Die Ergebnisse der MRT-Untersuchungen stützen die klinischen Daten (Comi et al. 2012, 2017).

Interferon-β zur Behandlung der sekundär chronisch-progredienten MS

Die Wirkung von IFN-β auf sekundär chronisch progrediente Verläufe der MS (SPMS) wurde in vier großen Studien untersucht.

Europäische Studie (EUSPMS) mit IFN-β-1b

Diese Studie untersuchte 718 Patienten (360 IFN-β-1b, 358 Placebo), denen jeden zweiten Tag 8 MIU IFN-β-1b oder Placebo s. c. injiziert wurden. Der Behinderungsgrad auf der 10-stufigen EDSS lag bei Einschluss zwischen 3,0 und 6,5 Punkten. Der primäre Endpunkt der Studie war eine bestätigte Pro-

18

gression der Behinderung, gemessen mittels EDSS. In der mit IFN-β-1b behandelten Gruppe verschlechterten sich 38,9 % der Patienten und damit signifikant weniger als in der Placebogruppe (49,7 %). Der Anteil der Patienten, die sich um 2,0 EDSS-Punkte verschlechterten, lag in der IFN-β-1b-Gruppe um 27 % niedriger als in der Placebogruppe.

Die MRT-Ergebnisse der Studie zeigen, dass IFN-Therapie einen geringen Einfluss auf die Hirnatrophie hatte, aber die Entwicklung von hypointensen T1-Läsionen verminderte, was dafür spricht, dass eine Verminderung von Axonuntergängen zum klinischen Nutzen beigetragen hat (Kappos 2001).

Auch die Anzahl der Krankheitsschübe konnte um 31 % gesenkt werden (European Study Group 1998). Mit diesen Daten wurde Betaferon® als bisher erste Therapie der sekundär chronisch progredienten MS zugelassen.

Nordamerikanische Studie (NASPMS) mit IFN-β-1b

Auch in dieser Studie mit 939 Patienten war der primäre Endpunkt die mittels EDSS gemessene Progression der Behinderung. Sie wurde mangels Wirksamkeit im primären Endpunkt vorzeitig beendet. In einigen sekundären Endpunkten ließ sich Wirksamkeit nachweisen: Die Schubrate war bei den IFN-Patienten geringer, es gab eine geringere Zunahme des Läsionsvolumen in der T2-Wichtung des MRT, und die Zahl der frischen KM-aufnehmenden Läsionen im zerebralen MRT war vermindert (Panitch 2000).

In der nordamerikanischen Studie waren die Patienten älter als in der europäischen Studie, hatten eine längere Krankheitsdauer und weniger Schübe sowie eine geringere Progression in der Gesamtgruppe.

In dieser Studie waren die Patienten älter als in der europäischen Studie, hatten eine längere Krankheitsdauer und weniger Schübe und eine geringere Progression in der Gesamtgruppe.

Die Unterschiede zwischen den beiden Studien mit IFN β-1b zur Behandlung der sekundär chronisch progredienten MS sind in ➤ Tab. 18.7 zusammengefasst.

In einer Metaanalyse beider Betaferon-SPMS-Studien konnte gezeigt werden, dass der Therapieeffekt u. a. umso größer war, je schubaktiver die Patienten bei Studieneinschluss waren.

Tab. 18.7 Vergleich der amerikanischen und der europäischen Studie zur Behandlung der SPMS mit Betaferon®

	Europäische Studie	Nordamerikanische Studie
Alter bei Studieneintritt	41	47
Alter bei MS-Beginn	27,9	31,7
Dauer MS	13,1	14,7
Schübe während 24 Mon. vor Therapiebeginn	1,74	0,82
Schubfreie Patienten während der 2 Jahre vor Studienbeginn (%)	20	55
Mittelwert der EDSS-Veränderung 2 Jahre vor Studienbeginn	1,5	1,7
EDSS-Ausgangswert (Mittelwert)	5,1	5,1
Gd^+ Läsionen (Mittelwert)	2,6	1,5

SPECTRIMS (Secondary Progressive Efficacy Trial of Rebif®) mit IFN β-1a

Die SPECTRIMS-Studie zur Behandlung der SPMS mit IFN-β-1a wurde in sieben europäischen Ländern sowie Australien und Kanada an insgesamt 618 Patienten durchgeführt. Die Patienten erhielten entweder 44 µg oder 22 µg IFN-β-1a (Rebif®) oder Placebo 3 ×/Wo. s. c. Die Ein- und Ausschlusskriterien entsprachen denen anderer Studien zur Behandlung der SPMS; die Behinderung lag zu Studienbeginn zwischen 3 und 6,5 Punkte auf der EDSS-Skala. Alle Patienten wurden klinisch und kernspintomografisch zweimal pro Jahr untersucht. Bei 283 Patienten aus neun Zentren wurden in den ersten 9 Monaten monatliche MRT-Untersuchungen durchgeführt. Primärer Endpunkt war die bestätigte Verschlechterung der Behinderung.

Im ersten Jahr wiesen die Patienten mit der hohen Dosis einen Vorteil bzgl. der Progression der Behinderung auf, der jedoch im 2. Jahr wieder verloren ging. Insgesamt wurde das Ziel, hinsichtlich des primären Endpunkts eine signifikante Überlegenheit der IFN-Behandlung nachzuweisen, nicht erreicht.

Dieses auf den ersten Blick negative Ergebnis lässt sich durch Subgruppenanalysen weiter aufschlüsseln: Beschränkt man die Auswertung auf die weiblichen Patienten, stellt sich eine signifikante Überlegenheit der hochdosiert behandelten Gruppe dar. Die Progression der Behinderung trat in dieser Gruppe im Mittel 1 Jahr später auf als in der Placebogruppe. Das negative Ergebnis für die Gesamtgruppe liegt im Wesentlichen darin begründet, dass die männlichen Placebopatienten erstaunlich stabil waren.

Für die Schubrate fand sich bei beiden eingesetzten Dosierungen ein signifikanter Nutzen: Die mittlere jährliche Schubrate nahm von 0,71 in der Placebogruppe auf 0,5 in beiden Verumgruppen ab, was einer signifikanten Reduktion um ca. 30 % entspricht. Dementsprechend trat in der Gruppe mit 44 µg der erste Schub im Mittel nach 494 Tagen auf, in der Placebogruppe bereits nach 281 Tagen; auch dieser Unterschied war signifikant.

Im T2-gewichteten MRT-Bild stieg die Läsionslast unter Placebo um ca. 10 % an, während sie in der niedrigdosierten Therapiegruppe praktisch unverändert blieb und in der Hochdosisgruppe sogar etwas abnahm. Der Unterschied zu Placebo war signifikant. Der Median der aktiven Läsionen fiel mit 0,2 bzw. 0,1 in beiden Therapiegruppen signifikant geringer aus als in der Placebogruppe mit 1,0.

Zusammenfassend kann festgehalten werden, dass in der SPECTRIMS-Studie bzgl. der sekundären Endpunkte ein signifikanter Nutzen der IFN-β-1a-Therapie belegt werden konnte, nur der primäre Endpunkt der mittels EDSS gemessenen Progressionsverlangsamung in der Gesamtgruppe wurde nicht erreicht (SPECTRIMS Study Group 2001; Li 2001).

Vergleich der SPECTRIMS-Daten mit der europäischen Betaferon-Studie

Warum ließ sich in der SPECTRIMS-Studie insgesamt keine Progressionsverhinderung nachweisen, während dies in der europäischen IFN-β-1b-Studie gelang? Die Patienten in der SPECTRIMS-Studie zeigten eine deutlich fortgeschrittenere SPMS, waren im Mittel schon seit 4 Jahren in der sekundär chronisch-progredienten Phase (Betaferon-Studie: 2,1 J.), waren älter (43 vs. 41 J.), hatten eine höhere Behinderung zu Studienbeginn (Basis-EDSS: 5,4 vs. 5,1), und außerdem wiesen bereits 54 % der Patienten einen EDSS von 6,0 oder höher auf (Betaferon-Studie: 45 %). Patienten, die noch Schübe hatten, fanden sich in der Betaferon-Studie häufiger (70 vs. 48 %). Insgesamt war also die SPECTRIMS-Population älter und kränker.

IMPACT-Studie

In die IMPACT-Studie (International MS Secondary Progressive Avonex Clinical Trial) wurden 436 Patienten mit SPMS eingeschlossen, die entweder 60 µg IFN-β-1a (Avonex®) oder Placebo 1×/Woche i. m. erhielten. Primärer Endpunkt war die Veränderung im MSFC. Dieser Score umfasst eine Messung der Gehgeschwindigkeit, der Feinmotorik (Nine-Hole Peg Test, 9HPT) und kognitiver Funktionen (PASAT). Verglichen wurde der Baseline-Wert mit dem MSFC-Wert nach 24 Monaten. Der MSFC-Z-Wert wurde durch die IFN-Therapie signifikant um 40,4 % vermindert, dies kam durch positive Effekte im 9HPT und im PASAT zustande. Die Gehzeit und der EDSS zeigten keinen Unterschied. Die mit IFN-β-1a behandelten Patienten hatten weniger Schübe und weniger neue oder sich vergrößernde Läsionen im T2-Bild und weniger KM-aufnehmende Herde des MRT nach 12 und 24 Monaten (Cohen 2002).

Die obigen Befunde sprechen dafür, dass die IFN-Wirkung auf klinische Parameter bei Patienten mit schwereren Behinderungen geringer wird. Schubaktivität und eine schnelle Progression der Behinderung sind möglicherweise Prädiktoren für den Nutzen einer IFN-Therapie bei SPMS-Patienten (Kappos 2004).

In späteren Krankheitsphasen treten neurodegenerative Phänomene und Axonuntergänge in den Vordergrund, die sich therapeutisch schwerer beeinflussen lassen als akute Entzündungen. Die Ergebnisse decken sich auch mit der klinischen Erfahrung, dass es umso schwerer ist, den Verlauf einer MS-Erkrankung zu beeinflussen, je weiter fortgeschritten die Erkrankung ist. Zu beachten ist, dass in alle diese Studien noch gehfähige Patienten (EDSS max. 6,5) eingeschlossen wurden; für noch schwerer behinderte Patienten liegen keine aussagekräftigen Daten vor.

IFN-β zur Behandlung der primär chronisch-progredienten MS?

In einer kleinen doppelblinden Pilotstudie (insgesamt 73 Pat.) zeigte sich, dass die mit IFN-β-1b (Betaferon®) behandelten Patienten zwar keinen Nutzen bzgl. der mittels EDSS gemessenen Progression aufwiesen, sich aber im MSFC signifikant langsamer verschlechterten als die Placebopatienten. Auch im MRT zeigte sich ein Nutzen der IFN-Therapie (Montalban 2004).

In einer weiteren Studie fand sich kein sicherer Nutzen einer Therapie mit IFN-β-1a (Avonex®) (30 µg 1 ×/Wo. i. m.) (Miller 2004).

Eine Cochrane-Analyse von 2009 kommt zu dem Schluss, dass die vorliegenden Studien keinen Nutzen einer IFN-Therapie bei MS belegen, dass allerdings die Fallzahlen zu klein sind, um ein abschließendes Urteil fällen zu können, weshalb die Autoren die Durchführung größerer Studien empfehlen (Rojas 2010).

Therapieeskalation und -deeskalation innerhalb der Interferone?

In einer kleinen prospektiven randomisierten Studie wurden 27 Patienten, die unter IFN-β-1b (Betaferon®) einen stabilen Krankheitsverlauf hatten, entweder weiterbehandelt (n = 14) oder auf IFN-β-1a 1 ×/Wo. i. m. (Avonex®) „deeskaliert". Diese Patienten hatten vor der Randomisierung über 2 Jahre keinen Schub und über 12 Monate im MRT keinen Hinweis auf eine Krankheitsaktivität. Nach 12 Monaten hatten sich folgende Parameter zuungunsten der Gruppe mit einmal wöchentlicher IFN-β-1a-Therapie verschlechtert:

- Die Anzahl der schubfreien Patienten war signifikant erhöht und die Schubrate signifikant vermindert. In der IFN-β-1b-Gruppe traten 3 Schübe auf, in der IFN-β-1a-Gruppe 12 Schübe.
- Es gab im MRT signifikant mehr neue Läsionen, mehr KM-aufnehmende Läsionen und eine signifikante Zunahme der BOD (Barbero 2004).

Ungeachtet der recht kleinen Fallzahl dieser Studie kann eine Deeskalation zu einer niedrigeren Interferon-Dosis nach diesen Daten derzeit nicht empfohlen werden.

Von den im Rahmen der EVIDENCE-Studie mit Avonex® behandelten Patienten wurden 223 nach Studienende auf Rebif® 3 × 44 µg/Wo. s. c. eingestellt. 190 davon beendeten die 8-monatige Crossover-Studie. 272 Patienten, die von Anfang an Rebif® erhalten hatten, wurden so weiterbehandelt, 249 davon über 8 Monate. Die Studie war offen, die MRT-Untersucher verblindet. In beiden Gruppen ging die Schubrate in den ersten 6 Monaten nach Studienbeginn signifikant zurück: in der Rebif®-Rebif®-Gruppe von 0,46 auf 0,34, in der Avonex®-Rebif®-Gruppe von 0,64 auf 0,32. Bei den aktiven Herden im T2-gewichteten MRT-Bild zeigte sich nur in der Avonex®-Rebif®-Gruppe eine signifikante Reduktion. Durch die Umstellung auf Rebif® war die Rate an NAK von 1,4 auf 7,0 gestiegen. In der Rebif®-Gruppe hatten 21 % der Patienten NAK (Mitteilung auf dem ENS-Kongress in Istanbul 2003).

Diese Daten sind noch kritisch zu sehen, sprechen jedoch dafür, dass es möglich sein kann, innerhalb der Beta-Interferone auf eine höher dosierte, höherfrequente Therapie zu wechseln. Dies mag insbesondere für Patienten gelten, die bereits von niedrigdosiertem IFN-β profitiert haben, aber noch (Rest-) Krankheitsaktivität zeigen.

Zu bedenken ist, dass Patienten mit NAK zeitweise Non-Responder werden können und dass es eine Gruppe von primären IFN-Non-Respondern gibt, die zurzeit noch nicht sicher identifiziert werden kann.

Nebenwirkungen der Beta-Interferone

Die häufigste Nebenwirkung der ersten Interferonstudie (IFN-β-1b) war eine milde Lymphopenie, die bei 80 % der Patienten der Hochdosisgruppe mindestens einmal auftrat. Zudem kann es zu Transaminasen-Anstiegen kommen. Bei subkutaner Gabe von IFN-β-1b bekamen 80 % der Patienten Hautreaktionen bzw. Entzündungen an der Einstichstelle.

Bei mehr als der Hälfte der Patienten ist mit grippeähnlichen Nebenwirkungen zu rechnen (Fieber, Myalgien, Kopfschmerzen, Abgeschlagenheit); die Fatigue-Symptomatik kann zunehmen. Durch abendliche Injektionen (sodass die ersten Nebenwirkungen „verschlafen" werden), sowie durch Ibuprofen 400–600 mg ca. 1 h vor der Injektion und am nächsten Morgen lassen sich die Nebenwirkungen meist deutlich vermindern; auch andere NSAR sind diesbezüglich wirksam. Die Einstellung sollte schleichend erfolgen. Darüber hinaus treten bei s. c. Applikation durch Nutzung von Injektomaten lokale

Nebenwirkungen deutlich seltener und weniger intensiv auf. Besonders wichtig erscheint uns, dass die Injektionstechnik von einer entsprechend geschulten MS-Nurse vermittelt wird. Mit einem solch optimalen Nebenwirkungsmanagement lässt sich die Inzidenz der oben genannten Nebenwirkungen deutlich vermindern.

Erste Studien zu IFN-β weisen darauf hin, dass vorbestehende depressive Verstimmungen verstärkt werden können. Vereinzelt wurden auch Suizidversuche und Suizide beobachtet. Obwohl ein kausaler Zusammenhang bisher nicht belegt werden konnte, sollte bei der Indikationsstellung und im Verlauf auf depressive Zeichen geachtet werden. In neueren Studien mit Patienten in Frühstadien der MS (z. B. BENEFIT) wurde bei IFN-behandelten Patienten keine höhere Inzidenz von Depressionen beobachtet.

Nicht selten finden wir eine Zunahme der Spastik unter IFN bei schwerer behinderten Patienten.

Vor allem bei Temperaturempfindlichkeit kann es zu einer initialen Verschlechterung neurologischer Funktionen im Rahmen eines Uhthoff-Phänomens kommen. Schilddrüsenstörungen, insbesondere das Auftreten von Schilddrüsenautoantikörpern, ist beschrieben worden, weshalb regelmäßig der TSH-Wert und ggf. Schilddrüsen-Autoantikörper bestimmt werden sollten.

In präklinischen Studien an Primaten zeigte sich ein dosisabhängiger abortiver Effekt. Teratogenität von IFN-β konnte bislang nicht nachgewiesen werden, und bei Kindern, die dem Einfluss von IFN-β ausgesetzt waren, wurde kein Einfluss auf die Entwicklung festgestellt. 1.022 Patientinnen, die während der Schwangerschaft gegenüber IFN-β-1a exponiert waren, erlitten nicht mehr Fehlgeburten und es gab nicht mehr kindliche Fehlbildungen, als in der Normalbevölkerung zu erwarten gewesen wären (Sandberg-Wollheim 2011).

Auch in der Langzeitanwendung sind die IFN-β-Präparate sicher (Bermel 2010).

Die Bedeutung neutralisierender Antikörper

Unter der Behandlung mit IFN-β kann es zur Entwicklung von neutralisierenden Antikörpern (NAK) kommen. Viele Patienten entwickeln bindende Antikörper, die meist zwischen 3 und 6 Monate nach Therapiebeginn nachweisbar sind. Bei einem Teil dieser Patienten lassen sich – meist erst zwischen 6 und 18 Monate nach Therapiebeginn – NAK nachweisen, die nach den vorliegenden Daten die IFN-Wirkung abschwächen, evtl. aufheben können.

Offenbar ist die Immunogenität von IFN-β-1b und auch die Rate von Patienten mit NAK etwas höher als bei IFN-β-1a. Dies ist wahrscheinlich durch die fehlende Glykosylierung und höhere Aggregatbildung bedingt, die auch eine größere Proteinmenge für die gleiche biologische Wirkung erfordert. Avonex® hat seinerseits eine geringere Immunogenität als Rebif®, was teils auf die Herstellung und teils auf den Unterschied in der Applikation (i. m. gegenüber s. c.) zurückgeführt wird. Einmal nachgewiesene NAK können aber im weiteren Verlauf wieder verschwinden (Rice 1999).

Die Effekte von NAK, die ja erst im Laufe der IFN-Therapie entstehen, sind erst nach vielen Monaten zu erwarten, was die Interpretation von kurzen Zeiträumen in klinischen Studien schwierig macht (Giovannoni 2003). Neuere Arbeiten weisen darauf hin, dass insbesondere auch die Transienz von NAK in Abhängigkeit vom Präparat unterschiedlich ausgeprägt sein kann (Sorensen 2005).

Bei klinischem Verdacht auf Therapieversagen (z. B. Zunahme der Schubrate, Zunahme von KM-aufnehmenden Herden im MRT) ist die Bestimmung von NAK indiziert und kann zusätzliche Informationen, auch zur möglichen Indikationsstellung und zu einer Therapieeskalation, liefern (Walter 1997); sollten diese hochtitrig nachweisbar sein, dann sollte u. E. die Therapiestrategie geändert werden; die Antikörper sind kreuzreaktiv. Ob auch der Wechsel zu einem weniger immunogenen Präparat sinnvoll ist, wie einige Beobachtungen nahelegen (Perini 2001), wird derzeit ebenso untersucht wie eine immunsuppressive Co-Therapie.

Ab wann behandeln?

Eine Reihe von Gründen spricht für einen möglichst frühen Therapiebeginn bei Patienten mit Krankheitsaktivität (➤ Box 18.1).

18

Box 18.1

Argumente für den möglichst frühen Beginn einer Therapie der schubförmigen MS mit Krankheitsaktivität

- Die Schubrate bei Krankheitsbeginn hat prognostische Bedeutung.
- Bereits initial liegen neben Demyelinisierungen auch (irreversible) Axonuntergänge vor.
- Die Hirnatrophie schreitet von Anfang an fort; es gibt weniger Phasen der Stabilität als bislang angenommen.
- Ausbreitung der Immunreaktion auf initial nicht beteiligte Antigene.
- Wahrscheinlich besseres Ansprechen auf Immuntherapeutika zu Beginn der Erkrankung.
- Der Schaden, der durch eine zu spät einsetzende Therapie aufgetreten ist, ist nicht wiedergutzumachen.

18

Wie lange behandeln?

Es können bislang keine wissenschaftlichen Empfehlungen für die Dauer einer immunmodulatorischen Therapie der MS gegeben werden. Auch nach längeren Zeiträumen zeigte sich bei Patienten in klinischen Studien kein Nachlassen der Wirksamkeit (Freedmann 2000). Deshalb ist die Weiterführung einer immunmodulatorischen Therapie unter neurologischer Kontrolle u. E. gerechtfertigt und angezeigt, wenn weiterhin ein Therapieeffekt nachweisbar ist (z. B. reduzierte Schubzahl und Schubschwere im Vergleich zur Phase vor Therapie, verlangsamte Progression) und keine schwerwiegenden Nebenwirkungen die Lebensqualität des Betroffenen einschränken (MSTKG 2001). Allerdings brechen viele Patienten die Therapie ab, wenn sie nicht ausreichend gut betreut und begleitet werden. Insbesondere Depressionen und eine insgesamt schlechte gemessene Lebensqualität erhöhen das Abbruchrisiko. Das Vorhandensein einer Injektionshilfe beeinflusst die Adhäsion positiv (Pozilli 2011).

LITERATURAUSWAHL

Unter https://shop.elsevier.de/multiple_sklerose erhalten Sie Zugriff auf weitere Literaturstellen zu diesem Kapitel.

Arnason BG, Dayal A, Xiang Z, et al. (1996). Mechanism of action of interferon-β in multiple sclerosis. Springer Semin Immunopathol 18: 125–148.

Calabresi PA, Kieseier BC, Arnold DA, et al., for the ADVANCE Study Investigators (2014). Pegylated interferon beta-1a for relapsing-remitting multiple sclerosis (ADVANCE): A randomized, phase 3, double blind study. Lancet Neurol 13(7): 657–665.

Clanet M, Radue EW, Kappos L, et al. (2002). A randomized, double-blind, dose-comparison study of weekly interferon beta-1a in relapsing MS. Neurology 59(10): 1507–1517.

Cohen JA, Coles AJ, Arnold DL, et al. (2012). Alemtuzumab versus interferon beta 1a as first-line treatment for patients with relapsing-remitting multiple sclerosis: A randomised controlled phase 3 trial. Lancet 380(9856): 1819–1828.

Cohen JA, Barkhof F, Comi G, et al. (2010). Oral fingolimod or intramuscular interferon for relapsing multiple sclerosis. New Engl J Med 362: 402–415.

Cohen JA, Cutter GR, Fischer JS, et al. (2002). Benefit of interferon beta-1a on MSFC progression in secondary progressive MS. Neurology 59: 679–687.

Coles AJ, Compston DA, Selmaj KW, et al. (2008). Alemtuzumab vs. interferon beta-1a in early multiple sclerosis. New Engl J Med 359(17): 1786–1801.

Comi C, Filippi M, Barkhof F, et al. (2001) and the Early Treatment of Multiple Sclerosis Study Group. Effect of early interferon treatment on conversion to definite multiple sclerosis: A randomised study. Lancet 357: 1576–1582.

Durelli L, Verdun E, Barbero P, et al. (2002). Every-other-day interferon beta-1b versus once-weekly interferon beta-1a for multiple sclerosis: Results of a 2-year prospective randomised multicentre study (INCOMIN). Lancet 359(9316): 1453–1460.

IFNB Multiple Sclerosis Study Group (1993a). Interferon-beta1b is effective in relapsing remitting multiple sclerosis. I. Clinical Results. Neurology 43: 655–661.

Jacobs L, O'Malley J, Freeman A, Ekes R (1981). Intrathekal interferon reduces exacerbations of multiple sclerosis. Science 214: 1026–1028.

Jacobs LD, Cookfair DL, Rudick RA, et al. (1996). Intramuscular Interferon beta-1a for disease progression in relapsing multiple sclerosis. Ann Neurol 39: 285–294.

Jacobs LD, Beck RW, Sikon JH, et al. (2000) and the Champs Study Group. Intramuscular interferon beta-1a therapy initiated during a first demyelinating event in multiple sclerosis. New Engl J Med 343(13): 898–904.

Kappos L, Polman C, Pozzilli C, et al. (2001). Final analysis of the European multicenter trial on IFN β1b in secondary-progressive MS. Neurology 57: 1969–1975.

Li DK, Zhao GJ, Paty DW (2001). Randomized controlled trial of interferon beta-1a in secondary progressive MS: MRI results. Neurology 56: 1505–1513.

Mikol DD, Barkhof F, Chang P, et al. (2008). Comparison of subcutaneous interferon beta-1a with glatiramer acetate in patients with relapsing multiple sclerosis (the REbif vs Glatiramer Acetate in Relapsing MS Disease [REGARD] study): A multicentre, randomised, parallel, open-label trial. Lancet Neurol 7(10): 903–914.

Miller DH, Leary SM, Thompson AJ (2004). Overview of London trial of intramuscular interferon β-1a in primary progressive multiple sclerosis. Mult Scler 10: 56–57.

O'Connor P, Filippi M, Arnason B, et al. (2009). 250 microg or 500 microg interferon beta-1b versus 20 mg glatiramer acetate in relapsing-remitting multiple sclerosis: A prospective, randomised, multicentre study. Lancet Neurol 8(10): 889–897.

Panitch H, Goodin DS, Francis G, et al. (2002). Randomized, comparative study of interferon beta-1a treatment regimens in MS: The EVIDENCE Trial. Neurology 59(10): 1496–1506.

Polman C, Barkhof F, Kappos L, Pozzilli C, Sandbrink R, Dahlke F, et al. (2003). Oral interferon beta-1a in relapsing-remitting multiple sclerosis: A double-blind randomized study. Mult Scler 9(4): 342–348.

Pozzilli C, Schweikert B, Ecari U, Oentrich W (2011). Supportive strategies to improve adherence to IFN beta1b in multiple sclerosis. Results of the BetaPlus observational cohort study. J Neurol Sci 307(1–2): 120–126.

PRISMS Study Group (1998). Randomised double-blind placebo-controlled study of interferon β-1a in relapsing-remitting multiple sclerosis. Lancet 352: 1498–1504.

PRISMS (Prevention of Relapses and disability by Interferon beta-a1 subcutaneously in Multiple Sclerosis) Study Group (2001). PRISMS-4: Long term efficacy of interferon-β-1a in relapsing MS. Neurology 56: 1628–1638.

Rojas JI, Ciapponi A, Patrucco L, Christiano E (2010). Interferon beta for primary progressive multiple sclerosis. Cochrane Database Syst Rev 1: CD006643.

SPECTRIMS Study Group (2001). Randomized controlled trial of interferon beta-1a in secondary progressive MS: Clinical results. Neurology 56: 1496–1504.

18.3.2 Glatirameracetat

Frank A. Hoffmann

Glatirameracetat (GLAT, Copolymer 1, Copaxone®) wurde bereits 1967 synthetisiert, zunächst mit dem Ziel, durch dieses Molekül, das aus den Hauptbestandteilen des basischen Myelinproteins (MBP) zusammengesetzt wurde, im Tierversuch eine exogene allergische Enzephalomyelitis (EAE) hervorzurufen. Überraschenderweise führte dieses aus vier Aminosäuren bestehende Molekül im Tierversuch jedoch nicht zu einer Verstärkung der EAE, sondern vielmehr zu einer Hemmung der Entzündungsreaktion. 1977 kam es nach weiteren tierexperimentellen und pathophysiologischen Versuchen zu ersten erfolgreichen Anwendungen an MS-Patienten (Abramsky et al. 1977). In den USA erfolgte die Zulassung für die schubförmige MS 1996, in Deutschland im Jahr 2001.

Pharmakologie und Wirkprinzip

Es handelt sich um ein synthetisches Polymerisat aus den Aminosäuren L-Glutamin, L-Lysin, L-Alanin und L-Tyrosin, die in einem dem MBP entsprechenden molekularen Verhältnis von 4,2 : 1,4 : 3,4 : 1 kombiniert sind. Das Molekulargewicht beträgt 4.700–13.000 Dalton. Das Kürzel GLAT leitet sich aus den Anfangsbuchstaben der verwendeten Aminosäuren ab. GLAT ist schlecht oral bioverfügbar: Es muss in einer Dosierung von 20 mg/d bzw. 40 mg 3×/Wo. s. c. injiziert werden. In der im Jahr 2000 begonnenen placebo- und MRT-kontrollierten doppelblinden CORAL-Studie über orales GLAT bei 1.300 Patienten mit schubförmigem Verlauf konnte die Wirksamkeit der oralen Applikationsform nicht nachgewiesen werden.

Im Tierversuch verhindert GLAT die EAE bei allen untersuchten Spezies einschließlich Primaten. GLAT zeigt Kreuzreaktivität zu MBP auf T- und B-Zell-Ebene und bindet in der Peripherie an den MHC-II-Komplex antigenpräsentierender Zellen. Dies führt zur Bildung von GLAT-spezifischen TH2-Zellen, die antiinflammatorische Zytokine (wie IL-4 und IL-10) produzieren und mit MBP kreuzreagieren (Haupts et al. 2001). Die TH2-Zellen wandern durch die Blut-Hirn-Schranke ins ZNS (➤ Abb. 5.1). GLAT ist im ZNS jedoch nicht nachweisbar. Im ZNS werden die GLAT-spezifischen TH2-Zellen durch MBP wieder aktiviert. Die Kreuzreaktion mit MBP führt zur Sekretion antiinflammatorischer Zytokine (IL-4, IL-6, IL-10) und damit zur Abschwächung des Entzündungsprozesses. Bei mit GLAT behandelten MS-Patienten war nach 3-monatiger Therapie der Serumspiegel von IL-10 und IL-4 erhöht.

18

Merke

Durch GLAT kommt es also zu einer Verschiebung im Bereich der T-Helferzellen, weg von einer zytotoxischen TH1-Antwort hin zu eher protektiven TH2-Zellen. GLAT induziert auch MBP-spezifische Suppressorzellen. Es unterdrückt unabhängig vom primären antigenen Triggermechanismus die mit Myelinzerstörung verbundene Immunantwort und wirkt weitgehend MS-spezifisch. Diese Wirkung ist auch gegen ein mögliches Antigenspreading im Verlauf der Erkrankung von Bedeutung.

Wirksamkeit

Die erste Pilotstudie ergab eine hochsignifikante Schubratenreduktion (Bornstein 1987). Daraufhin erfolgte zunächst eine Studie beim chronisch progredienten Verlauf der MS (Bornstein 1991), die positive Effekte auf die Progression ergab, aber keine statistische Signifikanz erreichte.

18

Die Grundlage für die Zulassung in den USA war die Phase-III-Studie zum schubförmigen Verlauf (Johnson 1995). In diese randomisierte placebokontrollierte Doppelblindstudie wurden 251 MS-Kranke mit schubförmigem Verlauf und einem EDSS-Behinderungsgrad von 0–5,5 eingeschlossen. Die Behandlung erfolgte mit täglicher Applikation von 20 mg GLAT oder Placebo s. c. Primärer Endpunkt der 2-jährigen Studie war die Schubrate; sekundäre Endpunkte waren der Anteil der schubfreien Patienten, die Zeit bis zum ersten Schub, die mittlere Änderung des EDSS und der Anteil der Patienten mit bestätigter Progression. Die Auswertung nach 2 Jahren ergab eine Schubrate von 0,59 in der GLAT-Gruppe und von 0,84 in der Placebogruppe (29 % Reduktion, $p = 0{,}007$). Die mittlere Progression war signifikant geringer (–0,05 vs. +0,023). Die Wirksamkeit war bei Patienten mit geringem Behinderungsgrad (EDSS 0–2) am besten. Durch Verlängerung dieser Studie um weitere 11 Monate war ein fortbestehender Effekt von GLAT nachweisbar. Die Schubrate über den gesamten Beobachtungszeitraum von 35 Monaten lag in der Verumgruppe bei 1,34 und in der Placebogruppe bei 1,98 ($p = 0{,}002$). Dies entspricht einer Reduktion der Schubrate um 32 %. In der Verumgruppe waren 33,6 %, in der Placebogruppe 24,6 % der Patienten schubfrei ($p = 0{,}035$, Johnson et al. 1998).

Inzwischen wurden Daten von Studienpatienten veröffentlicht, die über 6 (Johnson et al. 2000) bzw. 8 (Johnson et al. 2002) und 10 Jahre (Ford et al. 2003) nachverfolgt wurden. Über einen Nachbeobachtungszeitraum von 6 Jahren ließ sich bei 251 MS-Patienten ein anhaltender und sogar im Verlauf noch zunehmender positiver Behandlungseffekt nachweisen. Bei dieser bisher größten Langzeitstudie zur Immuntherapie der MS nahm die durchschnittliche Schubrate im Verlauf von 6 Jahren von einem Schub pro Jahr auf einen Schub alle 4 Jahre ab. Dies ist, auch wenn man die im natürlichen Verlauf auftretende Verminderung der Schubrate berücksichtigt, hochsignifikant. In der durchgehend mit GLAT behandelten Subgruppe war der EDSS nach ≥ 5 Behandlungsjahren in 69,3 % der Fälle unverändert oder gebessert. 25 % der behandelten Patienten waren schubfrei. Compliance und Verträglichkeit waren sehr gut.

Über den erweiterten Beobachtungszeitraum von 8 Jahren verminderte sich die mittlere jährliche Schubratenzahl der mit Verum behandelten Patienten kontinuierlich von 1,49 zu Studienbeginn auf zuletzt 0,2 Schübe/Jahr. Bei 65,3 % der von Anfang an mit GLAT behandelten Patienten war der EDSS unverändert oder verbessert, im Gegensatz zu nur 50,4 % der Patienten, die nach anfänglicher Placebogabe erst in der offenen Phase auf GLAT eingestellt wurden. Dies sprach für den Nutzen eines möglichst frühen Therapiebeginns, der sich auch in der PreCISe-Studie zum klinisch isolierten Syndrom (CIS) bestätigte (Comi et al. 2009).

Da die europäischen Zulassungsbehörden den Wirksamkeitsnachweis in der MRT fordern, wurde in Europa und Kanada eine multizentrische Studie initiiert, in die 239 MS-Kranke eingeschlossen und 9 Monate mit GLAT oder Placebo behandelt wurden. Primäres Zielkriterium war die Anzahl der Gd^+ Herde. Sekundäre Endpunkte waren der Anteil der Patienten mit Gd^+ Herden, die Anzahl der neuen Gd^+ Herde, das Volumen der Gd^+ Herde, die Anzahl neuer T2-Läsionen und das Volumen der im T1-gewichteten Bild hypointensen Läsionen.

Die Auswertung nach 9 Monaten ergab im Vergleich zu Placebo eine 35-prozentige Reduktion der Anzahl von Gd⁺ Herden (p = 0,007; Comi et al. 1999). Die Reduktion der nach klinischen Kriterien erfassten Schubrate in dieser Studie betrug 33 % (p = 0,0117).

Diese MRT-Studie wurde als offene Nachfolgestudie um 9 Monate verlängert (Wolinsky et al. 2002). Insgesamt 224 Patienten setzten die Studie fort, alle erhielten täglich 20 mg GLAT s. c. Bei den Patienten, die von Anfang an GLAT erhalten hatten, reduzierte sich die Anzahl Gd-aufnehmender Läsionen um weitere 54 %, bei den von Verum auf GLAT umgestellten Patienten um 46,5 % (nichtsignifikant). Im Gesamtverlauf hatten die von Anfang an mit GLAT behandelten Patienten jedoch 35 % weniger KM-aufnehmende Herde als die zunächst mit Placebo behandelten Patienten (p = 0,03). Die T2-Läsionslast war in der Gruppe der anfangs mit Placebo behandelten Patienten signifikant höher. Somit sprechen auch die Ergebnisse dieser MRT-Studie für den Nutzen eines möglichst frühzeitigen Behandlungsbeginns.

Merke

Klinische und MRT-Befunde legen nahe, dass sich die Wirkung von GLAT erst im Laufe einiger Monate entfaltet. Bei einem Schubereignis am Beginn der Therapie sollte daher nicht übereilt von Unwirksamkeit ausgegangen, sondern eine ausreichende Therapiedauer abgewartet werden (ca. 6–12 Mon.).

Häufig tritt eine Antikörperbildung auf, insbesondere in den ersten Monaten der Behandlung, ohne dass damit ein Wirkverlust verbunden wäre (Johnson et al. 1995). Meist fallen die Antikörpertiter im weiteren Verlauf wieder ab.

GLAT bei CIS Die PreCISe-Studie konnte zeigen, dass GLAT auch beim CIS ähnlich wirksam ist wie die Beta-Interferone und das Auftreten eines zweiten Krankheitsschubs und somit die Diagnose einer klinisch definitiven MS (CDMS) ebenso hinauszögern kann (Comi et al. 2009). Aufgrund dieses Ergebnisses wurde GLAT für die Indikation CIS zugelassen.

GLAT bei sekundär chronischer MS Eine Wirksamkeit von GLAT bei SPMS ist derzeit nicht durch überzeugende Daten belegbar. In einer Studie mit 106 SPMS- und PPMS-Patienten fanden sich zwischen beiden Studienzentren heterogene Ergebnisse, und eine statistisch signifikante Wirksamkeit wurde in der Summe verfehlt (Bornschein et al. 1991).

GLAT bei primär chronisch progredienter MS Bisher liegt für GLAT kein Wirksamkeitsnachweis bei PPMS vor. Eine umfangreiche in den USA und Kanada zu dieser Frage durchgeführte Studie (PROMiSe) mit 943 Patienten wurde 2002 vorzeitig abgebrochen, da bei der Zwischenanalyse bzgl. des primären Endpunktes kein Vorteil gegenüber Placebo nachweisbar war (Wolinsky et al. 2004). In einer nach dem Abbruch der Studie vorgenommenen Analyse der Daten zeigte sich für Männer unter GLAT ein Trend zu einer möglicherweise verlangsamten Progression, allerdings ohne statistische Signifikanz. Um die Frage der Wirksamkeit von GLAT bei PPMS zu klären, bedarf es daher weiterer Untersuchungen.

Vergleichsstudien mit IFN-β

Khan et al. (2001) veröffentlichten eine offene, prospektive, nichtrandomisierte vergleichende Wirksamkeitsstudie, in die 156 Patienten mit schubförmiger MS und einem EDSS bis 4 eingeschlossen wurden (➤ Abb. 18.15). Nach 12-monatiger Behandlung ergab sich in den mit GLAT und in den mit IFN-β-1b behandelten Gruppen ein vergleichbarer und statistisch signifikanter positiver Effekt in Bezug auf eine Reduktion von Schubrate und EDSS.

Inzwischen sind Daten aus drei aktuelleren Studien (BECOME, BEYOND und REGARD) in der Indikation schubförmige MS verfügbar, in denen die Wirksamkeit von GLAT mit verschiedenen IFN-β-Präparaten verglichen wurde (➤ Kap. 18.3.1). Alle drei Studien erbrachten hinsichtlich der jeweiligen primären Studienendpunkte keinen signifikanten Wirksamkeitsunterschied:

- In der BECOME-Studie, die GLAT und IFN-β-1b 250 µg über 2 Jahre verglich, war der primäre Endpunkt ein radiologischer, nämlich die Anzahl kombinierter aktiver Läsionen im MRT (Cadavid et al. 2009).
- Die BEYOND-Studie verglich GLAT und IFN-β-1b in zwei Dosierungen (250 µg und 500 µg) mit

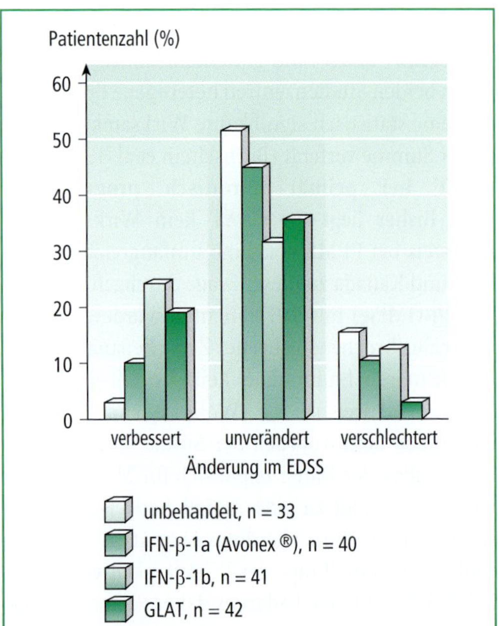

Abb. 18.15 Vergleich der Wirksamkeit immunmodulatorischer Therapien mit IFN-β-1a i. m., IFN-β-1b s. c. und GLAT: Prozentzahl der Patienten, deren EDSS nach 12 Mon. Behandlung unverändert war oder sich um ≥ 1 Punkt verbessert oder verschlechtert hatte (Khan et al. 2001). In der Gruppe der unbehandelten Patienten verbesserten sich 3 %, bei 51,6 % blieb der EDSS unverändert, 15,2 % verschlechterten sich. 10 % der mit IFN-β-1a behandelten Patienten verbesserten sich, 31,7 % blieben unverändert und 10 % verschlechterten sich. In der mit IFN-β-1b behandelten Gruppe verbesserten sich 24,4 %, 31,7 % blieben unverändert, 12,2 % verschlechterten sich. In der GLAT-Gruppe verbesserte sich der EDSS bei 19 %, bei 35,7 % blieb er unverändert, bei 2,4 % verschlechterte er sich. [L106]

dem primären Studienendpunkt „Schubrisiko über 2 Jahre" (O'Connor et al. 2009).

- Bei REGARD wurde GLAT mit IFN-β-1a 44 µg s. c. verglichen; Endpunkt war die Zeit bis zum ersten Schub über 96 Wochen (Mikol et al. 2008).

Die u. a. von den National Institutes of Health (NIH) in den USA durchgeführte große Doppelblindstudie CombiRx untersuchte industrieunabhängig die Langzeiteffekte der Therapie mit GLAT, IFN-β-1a i. m. oder einer Kombination der beiden über 3 Jahre bei 1.008 Patienten mit frühen RRMS-Stadien. Die Kombinationstherapie zeigte lediglich in Bezug auf die MRT-Parameter leichte signifikante Vorteile, nicht jedoch bzgl. des Primärendpunktes „Schubratenreduktion" und Behinderungsprogression. Bei der Schubratenreduktion war GLAT IFN-β-1a i. m. signifikant überlegen (Lublin et al. 2013).

Orale Applikation In der multizentrischen randomisierten placebokontrollierten doppelblinden CORAL-Studie wurde kein Beleg für die Effektivität von oralem GLAT bei Patienten mit schubförmiger MS gefunden (Filippi et al. 2006).

Kombinationstherapien mit GLAT Die vorliegenden Daten zur Kombinationstherapie von GLAT mit IFN-β erlauben derzeit keine Empfehlungen (Lublin et al. 2001). Ein leichter Vorteil der Kombinationstherapie von GLAT mit IFN-β-1a i. m. gegenüber einer Monotherapie mit GLAT oder IFN-β-1a i. m. ergab sich in der CombiRx-Studie nur bzgl. der MRT-Parameter, nicht jedoch in Bezug auf die klinischen Parameter der Schubfrequenz und Behinderungsprogression (Lublin et al 2013).

Nebenwirkungen und Risiken

Lokale Nebenwirkungen Die Behandlung mit GLAT ist hervorragend verträglich. GLAT wird in einer Dosis von 1 × 20 mg/d oder 3 ×/Wo. 40 mg s. c. gespritzt. Wesentliche Nebenwirkungen sind lokale Injektionsreaktionen, die in milder Form bei ca. 90 % der Patienten auftreten. Häufigkeit und Ausmaß der lokalen Nebenwirkungen nehmen im Verlauf der Therapie ab. Rötung, Schwellung und Gewebsinduration können gelegentlich mehrere Wochen anhalten. In seltenen Fällen kommt es nach langjähriger Applikation zu Fettgewebsatrophien. Relativ häufig sind regionale oder auch generalisierte Lymphknotenschwellungen, die von den Patienten meist unbemerkt bleiben.

Subakute Postinjektionsreaktion Die subakute (sofortige) Postinjektionsreaktion (SPIR) beruht wahrscheinlich auf einer Histaminfreisetzung nach versehentlicher Injektion in ein Hautgefäß. Sie geht mit Herzrasen, Atemnot, thorakalem Druckgefühl, Schweißausbrüchen und Blutdruckabfall einher und dauert ca. 30 s bis zu max. 30 min an. Sie beginnt unmittelbar nach der Injektion und klingt spontan wieder ab. Die SPIR tritt bei ca. 15 % der mit GLAT behandelten Patienten auf. Das Risiko einer SPIR besteht vor allem in den ersten 6 Behandlungsmonaten. Meist tritt sie bei ein und demselben Patienten nur einmalig auf; nur sehr wenige Patienten sind mehrmals betroffen.

Merke

Von großer Bedeutung ist die vorherige Aufklärung der Patienten über die Möglichkeit dieser zwar harmlosen, aber subjektiv sehr beeindruckenden Nebenwirkung. Sind der Patient und seine Umgebung darauf nicht ausreichend vorbereitet, wird häufig ein kardialer Notfall befürchtet. Oft sind dann unnötige Notarzteinsätze und auch Krankenhausaufenthalte die Folge. Bleibende kardiale Schäden oder Effekte auf das EKG waren bisher nicht nachweisbar.

Veränderungen von Laborparametern wurden unter GLAT-Therapie nicht beschrieben; routinemäßige Laborkontrollen gelten deshalb nicht als obligat, jedoch sind halbjährliche Bestimmungen von Blutbild, Leber- und Nierenretentionswerten zu empfehlen.

Inzwischen liegen Langzeitdaten in der täglichen s. c. Applikation über mehr als 20 Jahre vor, die keine neuen Nebenwirkungen oder unerwartete Sicherheitsaspekte ergaben (Miller et al. 2008; Boster et al. 2015, Ziemssen et al. 2016).

In Bezug auf Impfungen unter GLAT gibt es keine Hinweise auf einen verminderten Impferfolg.

Während der Schwangerschaft ist GLAT wie alle Immuntherapeutika zwar kontraindiziert, doch ergaben sich in der langjährigen Erfahrung mit dieser Therapie bisher keine Hinweise darauf, dass der Eintritt einer Schwangerschaft unter GLAT problematisch und das Fehlbildungs- und Abortrisiko erhöht ist. Die Fortführung einer GLAT-Therapie bis zur Bestätigung einer Schwangerschaft erscheint daher sicher (DGN-Leitlinien 2014). Daten für die Stillzeit liegen nicht vor.

Regelmäßige neurologische Kontrolluntersuchungen sollten durch MS-erfahrene Behandler erfolgen. Schübe, die unter GLAT auftreten, können nach Standardvorgaben mit Kortison bzw. Plasmaseparation therapiert werden. Zum gegenwärtigen Zeitpunkt liegen keine Erkenntnisse über die notwendige Mindestbehandlungsdauer vor. Bisher gibt es keine Hinweise für mit der Therapiedauer zunehmende Langzeitrisiken. Ebenso deuten aktuelle Studien darauf hin, dass sich GLAT und IFN-β im Wirkungseintritt nicht signifikant unterscheiden und erste Effekte bereits nach wenigen Wochen messbar sind.

Aktueller Stellenwert

Glatirameracetat ist seit Ende 2000 neben den Beta-Interferonen als Basistherapeutikum der ersten Wahl für den schubförmigen Verlauf anerkannt (MSTKG 2001, ➤ Abb. 18.2). In Deutschland wurde es 2001 für gehfähige Patienten mit RRMS zugelassen; später folgte die Zulassung für Patienten mit CIS und einem hohen Risiko für die Entwicklung einer klinisch gesicherten MS.

Nach der Studienlage scheint die beste Wirksamkeit im niedrigen EDSS-Bereich (0–2) zu bestehen, sodass der bevorzugte therapeutische Einsatz im frühen schubförmigen Stadium naheliegt (Wolinsky 1995). Die Zulassung umfasst den EDSS-Bereich von 0 bis ca. 5 (d. h. Patienten, „die ohne Hilfe gehfähig sind“). Dem Nachteil täglicher bzw. 3 ×/Wo. notwendiger s. c. Injektionen steht eine gute Verträglichkeit ohne ernste Nebenwirkungen gegenüber. Copaxone® ist inzwischen als Fertigspritze verfügbar.

Drei vorliegende randomisierte Vergleichsstudien (BECOME, BEYOND, REGARD, s. o.) sprechen für eine klinische Wirksamkeit bei RRMS, die der der Beta-Interferone entspricht. Auch beim CIS wurde in der PreCISe-Studie eine den Interferonen entsprechende Wirksamkeit nachgewiesen. GLAT ist auch in der Indikation CIS zugelassen.

Insgesamt sprechen die Studienergebnisse und klinischen Erfahrungen für einen – gleichberechtigt zu den Interferonen – möglichst frühzeitigen Einsatz von GLAT bei Patienten mit CIS bzw. RRMS. Für den Einsatz von GLAT bei SPMS, PPMS und in der Kombinationstherapie liegt derzeit keine ausreichende Evidenz vor.

Seit 2016 ist auch ein erstes Glatirameracetat-Generikum zur RRMS-Behandlung zugelassen (CLIFT® 20 mg/ml Fertigspritzen), nachdem die 2015 veröffentlichte GATE-Studie eine zu Copaxone® äquivalente Wirksamkeit und Verträglichkeit ergeben hatte (Cohen et al. 2015). Das Generikum ist allerdings nur in der täglichen Applikationsform von 20 mg s. c. verfügbar. Aktuell erscheint bzgl. Therapieumstellungen Zurückhaltung angebracht. Da die Beobachtungszeit der GATE-Studie mit

9 Monaten relativ kurz war und der primäre Endpunkt MRT-Parameter waren, lassen sich noch keine Aussagen in Bezug auf die längerfristige klinische Wirksamkeit und Verträglichkeit treffen. Zudem ist GLAT als „Arzneimittel mit komplex zusammengesetzten Wirkstoffen" einzuordnen, für das aufgrund des komplexen Produktionsprozesses unter unterschiedlichen Produktionsbedingungen kaum chemische Gleichheit herzustellen sein dürfte.

Merke

Die **dreimal wöchentliche s. c. Applikation von 40 mg GLAT**, für die in der GALA-Studie über 24 Monate eine der herkömmlichen s. c. Injektion von 20 mg/d vergleichbare Wirksamkeit und Verträglichkeit gezeigt werden konnte (Khan et al. 2013), kann zur Verbesserung des Patientenkomforts und der Adhärenz beitragen.

Die GLACIER-Studie ergab eine Verminderung von injektionsassoziierten Nebenwirkungen um 50 % unter der dreimal wöchentlichen Gabe von 40 mg gegenüber der täglichen Injektionsfrequenz von 20 mg s. c. Aufgrund der Ergebnisse der GALA-Studie wurde inzwischen das 3 ×/Wo. s. c. applizierte 40-mg-GLAT-Regime zugelassen (Wolinsky et al. 2015).

18

LITERATURAUSWAHL

Unter https://shop.elsevier.de/multiple_sklerose erhalten Sie Zugriff auf weitere Literaturstellen zu diesem Kapitel.

Abramsky O, Teitelbaum D, Arnon R (1977). Effect of a synthetic polypeptide (Copolymer-1) on patients with multiple sclerosis and with acute disseminated encephalomyelitis. J Neurol Sci 31: 433–438.

Bornstein MB, Miller A, Slagle S, et al. (1987). A pilot trial of Cop 1 in exacerbating-remitting multiple sclerosis. N Engl J Med 317: 408–414.

Bornstein MB, Miller A, Slagle S, et al. (1991). A placebo-controlled, double-blind, randomized, two center pilot trial of Cop 1 in chronic progressive multiple sclerosis. Neurology 41: 533–539.

Boster AL, Ford CC, Neudorfer O, Gilgun-Sherki Y (2015). Glatiramer acetate: Long-term safety and efficacy in relapsing-remitting multiple sclerosis. Expert Rev Neurother 15(6): 575–586.

Cadavid D, Wolansky LJ, Skurnick J, et al. (2009). Efficacy of treatment of MS with IFNbeta-1b or glatiramer acetate by monthly brain MRI in the BECOME study. Neurology 72: 1976–1983.

Cohen J, Belova A, Selmaj K, et al.; Glatiramer Acetate Clinical Trial to Assess Equivalence With Copaxone (GATE) Study Group (2015). Equivalence of generic glatiramer acetate in multiple sclerosis: A randomized clinical trial. JAMA Neurol 72(12): 1433–1441.

Comi G, Filippi M and the Copaxone MRI Study Group (1999). The effect of glatiramer acetate (CopaxoneAUD_unicodechar_sup®/AUD_unicodechar_sup) on disease activity as measured by cerebral MRKI in patients with relapsing-remitting multiple sclerosis (RRMS): A multicenter, randomised, double-blind, placebo-controlled study extended by open-label treatment. Neurology 52 (Suppl 2): A289.

Comi G, Martinelli V, Rodegher M, et al. (2009). Effect of glatiramer acetate on conversion to clinically isolated syndrome (PreCISe study): A randomized, double-blind, placebo-controlled trial. Lancet 374(9700): 1503–1511.

DGN (2012). DGN-Leitlinien 2012 mit Ergänzungen von 2014. Zugänglich unter: www.dgn.org/inhalte-a-z/437-leitlinien-der-dgn-diagnostik-und-therapie-der-multiplen-sklerose.html.

Haupts M, Pöhlau D, von Schayck R et al. (2001). Neue Aspekte der MS-Therapie mit Glatirameracetat – eine aktuelle Übersicht. Akt Neurol 28: 12–16.

Johnson KP, Brooks BR, Cohan JA, et al. (1998). Extended use of glatiramer acetate (Copaxone) is well tolerated and maintains its clinical effect on multiple sclerosis relapse rate and degree of disability. Copolymer 1 Multiple Sclerosis Study Group. Neurology 50: 701–708.

Johnson KP, Brooks BR, Ford CC, et al. (2000). Sustained clinical benefits of glatiramer acetate in relapsing multiple sclerosis patients observed for 6 years. Copolymer 1 Multiple Sclerosis Study Group. Mult Scler 6: 255–266.

Johnson KP, Brooks BR, Ford CC, et al. (2002). Results of the long-term (eight year) prospective, open-label trial of glatiramer acetate for relapsing multiple sclerosis. Neurology 58: 251.

Johnson KP, and the US Phase III Copolymer 1 Study Group (1995). Antibodies to copolymer 1 do not interfere with its clinical effect. Ann Neurol 38: 973.

Khan O, Rieckmann P, Boyko A, et al., for the GALA Study Group (2013). Three times weekly glatiramer acetate in relapsing-remitting multiple sclerosis. Ann Neurol 73(6): 705–713.

KKNMS (2016) Qualitätshandbuch Multiple Sklerose. Empfehlungen zur Therapie der MS für Ärzte. Krankheitsbezogenes Kompetenznetz Multiple Sklerose e. V. – Ausgabe 2016 online: www.kompetenznetz-multiplesklerose.de.

Lublin FD, et al., for the CombiRx Investigators (2013). Randomized study combining interferon and glatiramer acetate in multiple sclerosis. Ann Neurol 73(3): 327–340.

Miller AE, Spada V, Beerkircher D, et al. (2008). Long-term (up to 22 years), open-label, compassionate-use study of glatiramer acetate in relapsing-remitting multiple sclerosis. Mult Scler 14: 494–499.

Mikol DD, Barkhof F, Chang P, et al., on behalf of the REGARD study group (2008). Comparison of subcutane-

ous interferon beta-1a with glatiramer acetate in patients with relapsing multiple sclerosis (the REbif vs Glatiramer Acetate in Relapsing MS Disease [REGARD] study): A multicentre, randomised, parallel, open-label trial. Lancet Neurol 7: 903–914.
O'Connor P, Filippi M, Arnason B, et al., for the BEYOND Study Group (2009). 250 µg or 500 µg interferon beta-1b versus 20 mg glatiramer acetate in relapsing-remitting multiple sclerosis: A prospective, randomised, multicentre study. Lancet Neurol 8: 889–897.
Teitelbaum D, Meshorer A, Hirshfeld T, et al. (1971). Suppression of experimental allergic encephalomyelitis by a synthetic polypeptide. Eur J Immunol 1: 242–248.
Wolinsky JS (1995). Copolymer 1: A most reasonable alternative therapy for early relapsing-remitting multiple sclerosis with mild disability. Neurology 45: 1245–1247.
Wolinsky JS, Comi G, Filippi M, et al. (2002). Copaxone's effect on MRI-monitored disease in relapsing MS is reproducible and sustained. Neurology 59: 1284–1286.
Wolinsky JS and The Promise Trial Study Group (2004). The PROMiSe trial: Baseline data review and progress report. Mult Scler 10 (Suppl 1): 65–72.
Wolinsky JS, Borresen TE, Dietrich DW, et al.; GLACIER Study Group (2015). GLACIER: An open-label, randomized, multicenter study to assess the safety and tolerability of glatiramer acetate 40 mg three-times weekly versus 20 mg daily in patients with relapsing-remitting multiple sclerosis. Mult Scler Relat Disord 4(4): 370–376.
Ziemssen T, Ashtamker N, Rubinchick S, et al. (2016). Long-term safety and tolerability of glatiramer acetate 20 mg in the treatment of relapsing forms of multiple sclerosis. Expert Opin Drug Saf 16 (2): 247–255.

18.3.3 Intravenöse Immunglobuline

Dieter Pöhlau

Intravenöse Immunglobuline (IVIG) werden aus den Plasmapools tausender Spender fraktioniert und wegen ihrer immunmodulatorischen Wirkung bei Autoimmunerkrankungen, systemisch-entzündlichen Erkrankungen und Allotransplantationen eingesetzt. Sie verhindern die Induktion einer EAE, haben jedoch keine therapeutische Wirkung nach erfolgter Induktion (Niimi 2011). IVIG repräsentieren den humoralen Schenkel des Immunsystems unter Einschluss regulativ wirkender Immunglobulin-Moleküle. Immunglobuline haben eine Vielzahl von Wirkungen im immunologischen Netzwerk (Übersicht bei Pöhlau 1996; Simon 2003; Stangel 2004), die einen Nutzen auch bei der MS möglich erscheinen lassen.

Offene Studien zur Behandlung der MS mit IVIG

In einer Vielzahl von offenen Studien wurden Hinweise für eine Wirksamkeit bei verschiedenen Formen der MS gefunden (Rothfelder 1982; Schuller 1983; Soukop und Tschabitscher 1986; Yan 1990; Frohman 1991; Achiron 1992; Maida 1992; van Engelen 1992; Karageorgiou 1997). Cook (1992), der 14 Patienten mit progressiver MS (11 davon kortisonabhängig) behandelte, fand keinen Nutzen der IVIG-Therapie.

Placebokontrollierte Doppelblindstudien zur Behandlung der schubförmig verlaufenden MS mit IVIG

In einer in Israel durchgeführten Doppelblindstudie fand Achiron bei 40 Patienten (20 Verum, 20 Placebo) mit schubförmiger MS im Verlauf von 2 Jahren eine hochsignifikante Verminderung der Schubrate. Sie behandelte initial mit 400 mg pro kg Körpergewicht (KG) an 5 aufeinander folgenden Tagen, dann mit 400 mg/kg KG alle 8 Wochen. Die mittlere jährliche Schubrate reduzierte sich in der Verumgruppe von 1,85 vor Therapie auf 0,59 in den 2 Jahren der Behandlung, während in der Placebogruppe die Schubrate von 1,55 vor Therapie auf 1,61 während der Therapie leicht anstieg. Der Unterschied ist hochsignifikant ($p = 0{,}0006$).

Zur Analyse der Magnetresonanztomogramme (MRT) wurde ein Läsionsscore gebildet; die Kontrastmittelaufnahme wurde nicht untersucht. Am Studienende bestand zwischen den beiden Gruppen eine nichtsignifikante Differenz (Achiron 1998).

In einer multizentrischen randomisierten Doppelblindstudie wurden in 13 Zentren in Österreich insgesamt 148 Patienten mit schubförmiger MS untersucht. Sie erhielten über 2 Jahre einmal pro Monat 0,15–0,2 g IVIG/kg KG oder Placebo. Als primärer Endpunkt war die Progression der Behinderung um mindestens 1 Punkt auf der EDSS-Skala festgelegt

In der Verumgruppe fand sich eine um 59 % niedrigere Schubrate als in der Placebogruppe ($p = 0{,}041$). Die Therapie wurde gut vertragen; leider wurden keine MRT-Untersuchungen durchgeführt (Fazekas 1997a).

In Schweden führte Sorensen zum Nachweis von MRT-Veränderungen durch IVIG eine placebokontrollierte Doppelblindstudie im Crossover-Design durch. In die Studie wurden 26 Patienten (9 Männer, 17 Frauen) mit schubförmiger MS eingeschlossen, die mehr als 5 Läsionen im MRT aufwiesen und wenigstens 2 Schübe in den letzten beiden Jahren vor Therapiebeginn hatten. Der EDSS lag vor Therapiebeginn zwischen 2,0 und 7,0.

Die Patienten erhielten alle 4 Wochen an 2 aufeinanderfolgenden Tagen je 1 g IVIG pro kg KG. Entsprechend dem Crossover-Design wurden die Patienten jeweils 6 Mon. mit Verum bzw. Placebo behandelt, dann folgte eine 3-monatige Auswaschphase, anschließend ein Crossover zur jeweils anderen Therapie und danach eine weitere 6-monatige Behandlung.

Alle 4 Wochen wurden die Patienten klinisch und mittels MRT untersucht. Es fand sich eine hochsignifikante Reduktion der Gd^+ Herde in der Verumphase ($p < 0{,}01$). Es traten 10 Schübe in der Verumphase und 16 Schübe in der Placebophase auf. Damit konnte eine signifikante Reduktion der Schubrate ($p < 0{,}05$) nachgewiesen werden (Sorensen 1998).

In eine Dosisvergleichsstudie wurden 49 Patienten mit schubförmiger MS in 3 Behandlungsgruppen (entweder 400 mg IVIG/kg KG [n = 15] oder 200 mg IVIG/kg KG [n = 17] oder Placebo [n = 17] alle 4 Wo. für 12 Mon.) randomisiert. Als primärer Endpunkt wurde die jährliche Schubrate gewählt. Sekundäre Endpunkte waren die Anzahl schubfreier Patienten, die mittlere Veränderung in EDSS und NRSS im Vergleich zur Baseline sowie die Anzahl der Patienten, die sich um wenigstens 0,5 EDSS-Punkte verschlechtert hatten, wenn die Verschlechterung nach 3 Monaten bestätigt werden konnte. Weiterhin wurden zu Beginn und in 3-monatigen Abständen MRT-Kontrollen (T2, T1 und T1 mit KM) durchgeführt.

Die jährliche Schubrate betrug in der 200-mg/kg-Gruppe 0,88/Jahr, in der 400-mg-Gruppe 0,86/Jahr und in der Placebogruppe 1,24/Jahr. Nimmt man beide Verumgruppen zusammen, ergibt sich ein signifikanter Unterschied ($p = 0{,}01$). Die beiden IVIG-Gruppen jeweils gegen Placebo getestet ergaben nur einen nicht signifikanten Trend zu einer verminderten Schubrate (200 mg: $p = 0{,}0890$, 400 mg: $p = 0{,}0626$). Allerdings reicht aufgrund der geringen Fallzahl die statistische Power nicht aus, um einen Unterschied zwischen den beiden Gruppen nachweisen zu können.

Eine Progression der Behinderung fand sich bei 23,5 % in der 200-mg-Gruppe und bei 6,7 % in der 400-mg-Gruppe, verglichen mit 47,1 % in der Placebogruppe. Im MRT fanden sich eine Zunahme des Läsionsvolumens im T2-gewichteten Bild von 13,6 % in der Placebogruppe, eine Abnahme von 3,95 % in der 400-mg-Gruppe und eine geringe Zunahme von 3,6 % in der 200-mg-Gruppe.

Auch die kumulative Anzahl der KM-aufnehmenden Läsionen war durch die IVIG-Therapie signifikant vermindert ($p = 0{,}0005$), ohne Unterschied zwischen den beiden Dosierungen. Die Therapie wurde gut vertragen (Lewanska 2002).

In einer Metaanalyse der o. g. 4 Studien kam Sorensen (2002) zu dem Schluss, dass die IVIG-Therapie die jährliche Schubrate sowie Änderungen auf der EDSS-Skala signifikant vermindert, die Anzahl der schubfreien Patienten signifikant erhöht und sich weiterhin ein Trend zu einer verringerten Progression der Behinderung darstellt.

Diese Daten werden durch eine retrospektive Praxisstudie unterstützt: 308 gut dokumentierte Patienten mit schubförmiger MS hatten im Mittel 15 g IVIG pro Monat erhalten. Während des 2-jährigen Beobachtungszeitraums war die mittlere Anzahl neuer Schübe mit 0,5/Jahr um 69 % niedriger als vor Therapiebeginn. Die jährliche Schubrate sank von 1,74 ± 1,15 Schüben/Jahr in den beiden Jahren vor Therapiebeginn auf 0,53 ± 0,61 unter der Behandlung mit IVIG (Haas 2005). Die ermittelte Schubreduktion ist größer, als vom Spontanverlauf zu erwarten wäre, bei dem es über die Zeit ja auch zu einer Verminderung der Schubrate kommt.

In einer dreiarmigen Studie wurden 127 Patienten mit RRMS über 48 Wochen entweder mit 200 mg/kg KG oder mit 0,4 mg/kg KG oder mit Placebo alle 4 Wochen behandelt. Primärer Endpunkt war der Anteil der schubfreien Patienten; zu den sekundären Endpunkten gehörte u. a. das Auftreten neuer Herde im MRT des Kopfes. Die Therapie wurde gut vertragen; es fand sich allerdings in keinem Parameter ein Unterschied zwischen den Gruppen (Fazekas 2008). Dies ist die bisher größte randomisierte Doppelblindstudie zur Behandlung der RRMS; entsprechend enttäuschend sind die Ergebnisse. Allerdings liegt die eingesetzte IVIG-Dosis im unteren Bereich der zur Behandlung der RRMS angewendeten Dosen.

Eine aktuelle Metaanalyse von RCTs zur IVIG-Therapie bei RRMS kommt zu dem Schluss, dass IVIG die Schubrate signifikant vermindert; in der Änderung des EDSS-Wertes im Vergleich zum Therapiebeginn sehen die Autoren keinen Effekt zugunsten von IVIG. MRT-Daten, die ja auch nicht systematisch erhoben wurden, wurden nicht analysiert (Olyaeemanesh 2016).

Immunglobuline in besonderen Therapiesituationen

Verhinderung postpartaler Schübe?

Während einer Schwangerschaft nimmt die Schubrate vor allem im 3. Trimenon deutlich ab, um postpartal (p. p.) sehr steil anzusteigen (➤ Abb. 18.16, obere Kurve, aus der PRIMS-[Pregnancy-in-MS-]Studie; Confavreux 1998).

In einer kleinen offenen Pilotstudie fand Achiron, dass eine postpartale Therapie mit IVIG die Schubrate vermindert: 9 Patientinnen, die wenigstens einen gut dokumentierten Schub nach einer vorausgehenden Schwangerschaft hatten, wurden 1–3 Tagen nach der Entbindung über 5 Tage mit je 400 mg/kg KG IVIG behandelt. 6 und 12 Wochen p. p. erfolgten sog. Booster-Injektionen mit je 400 mg IVIG pro kg KG. Während diese 9 Patientinnen in 12 Schwangerschaften ohne IVIG-Behandlung 12 Schübe hatten, die im Mittel 5,8 Wochen p. p. auftraten, hatte keine der Frauen nach IVIG-Behandlung in den ersten 6 Monaten p. p. einen Schub. Drei Schübe traten innerhalb von 12 Monaten p. p. auf, und zwar nach 8 (n = 2) und nach 10 Monaten (n = 1). Die Therapie wurde ohne ernsthafte Nebenwirkung vertragen (Achiron 1996).

Haas behandelte insgesamt 43 Patientinnen postpartal mit IVIG. Sie erhielten 60 g IVIG (30–20–10 g) an 3 aufeinanderfolgenden Tagen unmittelbar postpartal. Eine Gruppe erhielt drei weitere Infusionen à 10 g im Abstand von je 1 Monat. Die Ausgangsdaten der Patientinnen (Alter, EDSS, Krankheitsdauer, Schübe im Jahr vor der Schwangerschaft) stimmten recht gut mit denen der PRIMS-Studie überein, sodass ein Vergleich der postpartalen Schubraten gerechtfertigt ist. Wie ➤ Abb. 18.16 zeigt, konnte durch die postpartale Behandlung mit IVIG die Schubrate im Vergleich zu derjenigen in der PRIMS-Population verringert werden (Haas 2000).

Um diese Daten zu verifizieren, wurde europaweit die Gammaglobulin-Post-Partum-Studie (GAMPP-

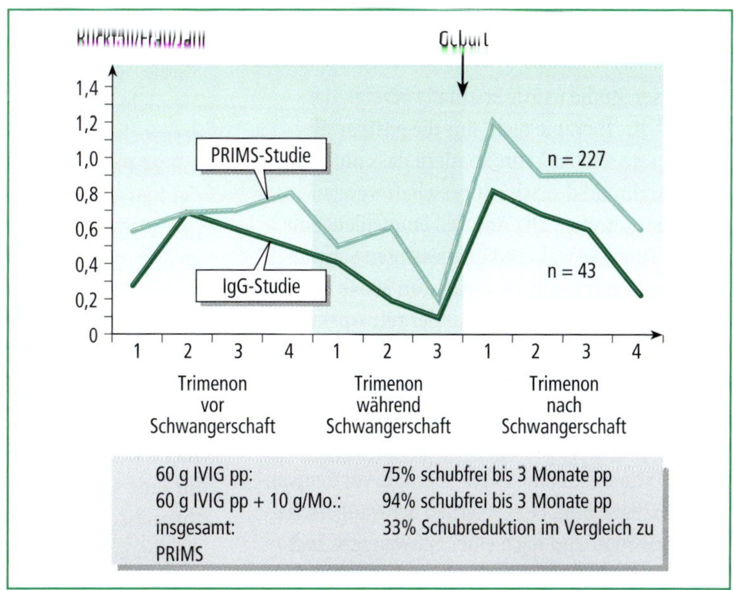

Abb. 18.16 Verminderung postpartaler Schübe durch IVIG (PRIMS-Studie, Confavreux 1998) [L106]

Studie) durchgeführt, in der 173 Patientinnen an 38 europäischen Zentren unmittelbar p. p. entweder zu 150 mg oder 900 mg IVIG pro kg KG randomisiert wurden; danach bekamen die Patientinnen beider Gruppen 5 Monate lang eine monatliche Infusion mit 150 mg/kg KG. Endpunkte waren die Anzahl der schubfreien Patientinnen, die Schubrate und Verschlechterung auf der EDSS-Skala (GAMPP Studiengruppe 2000). Zwischen den beiden Dosierungen fand sich kein Unterschied (Haas 2007).

In einer weiteren Studie an 108 Patientinnen verglich Achiron retrospektiv drei Gruppen: Gruppe I (n = 39) hatte während Schwangerschaft und Stillzeit keine Immuntherapie, Gruppe II (n = 41) erhielt 5 Tage lang je 400 mg/kg KG IVIG unmittelbar p. p. und dann die gleiche Dosis noch einmal in Woche 6 und 12 p. p. Bei Gruppe III (n = 28) begann die IVIG-Therapie bereits 6–8 Wochen nach Schwangerschaftsbeginn mit 400 mg/kg KG für 5 Tage, gefolgt von einem Booster von 400 mg/kg KG alle 6 Wochen: während der Schwangerschaft, bis Woche 12 p. p. und auch während der Stillzeit (73 % der Patientinnen stillten). Es gab keinerlei Fehlbildungen oder Geburtsstörungen und keine Unterschiede bzgl. der Geburtsgewichte in den drei Behandlungsgruppen. 13,7 % der Patientinnen wurden per Kaiserschnitt entbunden, die anderen spontan. Alle Kinder waren gesund. Schwerwiegende Nebenwirkungen der IVIG-Therapie traten weder bei den Müttern noch bei den Kindern auf.

Merke

In dieser Studie wurde erstmalig gezeigt, dass eine IVIG-Therapie nicht nur die postpartale Schubrate senken kann, sondern dass unter IVIG auch während der Schwangerschaft weniger Schübe auftreten. Die Autoren empfehlen, eine IVIG-Therapie während der gesamten Schwangerschaft durchzuführen (Achiron 2004b). Wenngleich die Aussagekraft der retrospektiven Studie nicht der einer prospektiv randomisierten Studie entspricht, liefern diese Daten aufgrund der großen Fallzahl und der statistischen Vergleichbarkeit der Patientinnen vor Therapiebeginn Evidenz für eine IVIG-Therapie vor Schwangerschaftsbeginn, bei geplanten Schwangerschaften, während und nach einer Schwangerschaft.

In einer Beobachtungsstudie verfolgte Hellwig drei Gruppen von schwangeren MS-Patientinnen: Gruppe 1 (n = 51) bekam postpartal IVIG; Gruppe 2 (n = 51) wurde nicht behandelt; Gruppe 3 (n = 22) erhielt konventionelle Immuntherapien (14 IFN-β, 6 GLAT, 2 Azathioprin). Die Patientinnen wurden kurz vor der Entbindung untersucht bzw. befragt und bis zu 6 Monate nach der Entbindung beobachtet. Die IVIG-Gruppe erhielt unterschiedliche Dosen: 10 g IVIG an 3 aufeinanderfolgenden Tagen unmittelbar p. p. (n = 23); nach postpartaler IVIG-Pulstherapie 10 g IVIG alle 4 Wochen für 6 Monate (n = 19), 20 g IVIG p. p. und dann 20 g alle 4 Wochen für 6 Monate (n = 9). Zwischen den verschiedenen IVIG-Regimen gab es keinen Unterschied in der postpartalen Schubrate. Im Vergleich zur unbehandelten Gruppe war die Schubrate in der IVIG-Gruppe im 1. Trimenon p. p. signifikant vermindert, im 2. Trimenon fand sich kein Unterschied zwischen den drei Gruppen. Die Autoren sehen einen Nutzen der postpartalen IVIG-Therapie (Hellwig 2009).

Merke

Ein Vorteil einer IVIG-Therapie ist, dass sie während der Stillzeit und während der Schwangerschaft eingesetzt werden kann.

Bei steroidresistenten Optikusneuritiden?

In einer offenen nichtrandomisierten kontrollierten Studie wurden MS-Patienten mit Optikusneuritis, die nicht ausreichend auf eine Kortisontherapie angesprochen hatten, mit IVIG behandelt (n = 23) und mit 24 Patienten verglichen, die nur Kortison erhalten hatten. In der IVIG-Gruppe erreichten 78 % einen Visus von 66 % oder mehr, in der Kontrollgruppe nur 12,5 % (Tselis 2008).

Zur Remyelinisierungsförderung?

Verschiedene Studien, in denen eine mögliche remyelinisierungsfördernde Wirkung von IVIG untersucht wurde, fanden keine überzeugenden Beweise für eine solche Wirkung bei MS-Patienten, die nach theoretischen und tierexperimentellen Daten zu erwarten gewesen wäre (z. B. Noseworthy 2000). Dies mag daran liegen, dass es ein enges Zeitfenster nach einer demyelinisierenden Schädigung gibt.

Zur Behandlung der ADEM?

Die akute disseminierte Enzephalomyelitis (ADEM) ist eine monophasisch verlaufende Erkrankung (➤ Kap. 9.3.5). In verschiedenen unkontrollierten Studien wird bei unzureichendem Ansprechen auf eine Behandlung mit Kortikosteroiden ein Nutzen einer IVIG-Behandlung beschrieben (Review bei Marchioni 2002).

Zur Behandlung chronischer Verläufe?

Die Behandlung sekundär chronisch-progredienter Verläufe der MS stellt nach wie vor ein großes Problem dar. Wenngleich die Therapie mit Beta-Interferonen eine gewisse Wirksamkeit zeigt, so wurde doch nur in einer Studie eine Wirksamkeit von IFN-β bzgl. der mittels EDSS gemessenen Behinderung gefunden (European Study Group on Interferon-β-1b in Secondary Progressive MS 1998). Zwei weitere Studien, in die schwerer betroffene Patienten eingeschlossen waren, konnten bzgl. des klinischen Endpunkts keine signifikante Wirksamkeit nachweisen (➤ Kap. 18.3.1). Mitoxantron ist bei sekundär progredienten Formen der MS wirksam, jedoch in der Anwendung insofern limitiert, als eine Dosisobergrenze nicht überschritten werden sollte (Hartung 2002) und sich das Tumorrisiko erhöht (Marriott 2010). Zur Behandlung dieser Patienten mit schlechter Prognose sind weitere Medikamente nötig.

318 Patienten mit sekundär chronisch-progredienter MS mit einem initialen EDSS zwischen 3,0 und 6,5 und einer Erkrankungsdauer von mindestens 3 Jahren, die sich in den beiden Jahren vor Studienbeginn verschlechtert hatten, wurden in die sog. ESIMS-Studie eingeschlossen. Die Patienten erhielten 1 g/kg KG IVIG (max. 80 g) oder Placebo und wurden über 2 Jahre behandelt. Als primärer Endpunkt galt die Zeit bis zum bestätigten Therapieversagen. Ein Therapieversagen wurde angenommen, wenn Patienten, die zu Studienbeginn einen EDSS < 6,0 hatten, sich um 1 EDSS-Punkt verschlechterten und diese Verschlechterung nach 3 Mon. bestätigt wurde („sustained progression"). Bei Patienten mit einem initialen EDSS ≥ 6,0 genügte eine bestätigte Verschlechterung um 0,5 EDSS-Punkte. Weiterhin wurde der 9HPT zur Messung der Feinmotorik durchgeführt, es wurden die Schübe gezählt und vor Studienbeginn, nach 12 Monaten sowie am Studienende ein MRT des Schädels durchgeführt.

Für den primären Endpunkt fand sich kein Unterschied zwischen den beiden Gruppen, auch nicht im 9HPT. Die jährliche Schubrate lag in beiden Gruppen bei 0,46. Es gab keinen Unterschied bei den Läsionsvolumina in den T2-gewichteten Bildern, das Volumen der T2-Herde blieb in beiden Gruppen nahezu unverändert. Es gab nur einen signifikanten Unterschied zwischen den beiden Gruppen: Das mittels MRT als „brain parenchymal fraction" (BPF) gemessene Hirnvolumen nahm in der IVIG-Gruppe signifikant geringer ab als in der Placebogruppe ($p = 0{,}009$).

Sechs Patienten der IVIG-Gruppe und einer der Verumgruppe erlitten tiefe Beinvenenthrombosen, vier Patienten der IVIG-Gruppe hatten dabei Lungenembolien. Zwei der IVIG-Patienten und ein Patient der Placebogruppe waren Träger der Faktor-V-Leiden-Mutation. Sie alle hatten einen EDSS von mindestens 6,0.

Sämtliche Patienten dieser Studie befanden sich in einem fortgeschrittenen Stadium der sekundär chronisch progredienten MS; sie waren weiter fortgeschritten als die Patienten der MIMS-Studie zur Behandlung chronisch progredienter Verläufe mit Mitoxantron (Hartung 2002) oder in der Studie, die für IFN-β-1b eine Wirksamkeit auch bei sekundär chronisch progredienter MS nachgewiesen hatte (European Study Group 1998).

Die Autoren kommen zu dem Schluss, dass IVIG zurzeit nicht zur Behandlung von Patienten mit sekundär chronisch-progredienter MS empfohlen werden können (Hommes 2004).

Eine von uns über 2 Jahre durchgeführte Doppelblindstudie an 231 Patienten mit progredienter MS (197 SPMS, 34 PPMS) ergab in der gemeinsamen Auswertung aller Patienten einen Nutzen der IVIG-Therapie (400 mg/kg KG alle 4 Wo.) bzgl. des primären Endpunkts (Anzahl der Patienten mit bestätigtem Fortschreiten der Behinderung). Allerdings war der Gesamteffekt v. a. auf das gute Abschneiden von Patienten mit PPMS zurückzuführen; eine Auswertung der SMPS-Patienten zeigte einen klaren, jedoch nicht signifikanten Trend zu einem Nutzen der IVIG-Therapie (Pöhlau 2007).

Kombination von IVIG mit anderen Immuntherapeutika

Unter der Frage, ob die gleichzeitige Gabe von IVIG zu hochdosiertem Methylprednisolon (MP) (3 Tage je 1.000 mg) einen zusätzlichen Nutzen bringt, wurden in einer randomisierten Doppelblindstudie insgesamt 76 Patienten mit MP plus 1 g/kg KG IVIG oder Placebo behandelt. Es besserten sich beide Gruppen bezüglich der z-Scores von individuell festgelegten neurologischen Defiziten im durch den Schub am stärksten betroffenen System, ohne signifikanten Unterschied zwischen den beiden Gruppen. In globalen Scores (EDSS, Multiple Sclerosis Impairment Scale) und bei der Zeit bis zum nächsten Schub fand sich ein nichtsignifikanter Trend zu einem zusätzlichen Nutzen der IVIG-Behandlung (Sorensen 2004).

In einer kontrollierten Studie erbrachte die gleichzeitige Gabe von IVIG zu einer Kortison-Stoßtherapie keinen Zusatznutzen gegenüber einer reinen Kortison-Therapie (Visser 2004). In Einzelfällen wird IVIG mit Mitoxantron offenbar erfolgreich kombiniert (Rodriguez 2004). Daten aus kontrollierten Studien liegen bislang nicht vor.

18

Immunglobuline nach dem ersten Schub?

Dieser Frage ging eine Studie von Achiron (2004a) nach, in der 91 Patienten nach dem ersten demyelinisierenden Ereignis entweder zur Behandlung mit IVIG (2 g/kg KG initial), dann 400 mg/kg KG alle 6 Wochen für 1 Jahr oder mit Placebo randomisiert wurden. Die Wahrscheinlichkeit, in diesem Zeitraum einen zweiten Schub zu erleiden, war durch die IVIG-Therapie signifikant vermindert. Patienten der IVIG-Gruppe wiesen eine signifikante Reduktion in der Anzahl und dem Läsionsvolumen im T2-gewichteten MRT-Bild sowie im Volumen der Gd^+ Herde auf. Die Therapie wurde gut vertragen (Achiron 2004a).

Zur Frage der Dosis

Bislang wurden zur Behandlung verschiedener Verläufe der MS ganz unterschiedliche IVIG-Einzeldosen eingesetzt: von 10 g alle 4 Wochen (Fazekas 1997a) bis zu 2 g/kg KG alle 4 Wochen (Achiron 2004; Sorensen 1998), d. h., die Patienten in der Studie von Sorensen erhielten im Vergleich zur Studie von Fazekas etwa die 15-fache Menge an IVIG (!) alle 4 Wochen.

Bei Lewanska (2002) und Fazekas (2008) wurden randomisiert zwei Dosen IVIG gegen Placebo untersucht, und zwar 200 mg/kg KG vs. 400 mg/kg KG alle 4 Wochen. Die Autoren beschreiben keinen Unterschied zwischen den beiden (niedrigen) Dosen.

Im Zellkultur-Assay finden sich dosisabhängige Effekte von IVIG auf Demyelinisierungen und die Aktivierung von Mikroglia (Winter 2016). Vor allem aus Kostengründen wurden gerade die höheren Dosierungen von IVIG seltener eingesetzt. Es wäre wünschenswert, in Zukunft kontrollierte Studien mit höheren IVIG-Dosen durchzuführen.

Mögliche Nebenwirkungen einer IVIG-Behandlung

Allgemein sind IVIG sehr gut verträglich. Bei der Gabe von IVIG ist auf korrekte Infusionstechnik zu achten. Besonders bei zu schneller oder zu kalter Infusion können Schüttelfrost, Hitzegefühle, Schwindel und Unwohlsein auftreten.

Schockreaktionen werden bei der i. m. Gabe von Immunglobulinen mit 1 : 100.000 angegeben; sichere Zahlen liegen für IVIG noch nicht vor (Arzneimittelkommission der deutschen Ärzteschaft 1993). Es ist zu beachten, dass sich unterschiedliche Präparate in der Reinheit der IgG-Moleküle, der Anzahl der IgG-Dimere und IgG-Polymere sowie in der Art und Konzentration der Hilfsstoffe unterscheiden. Deshalb sind Verträglichkeitsdaten eines Präparats nicht ohne weiteres verallgemeinerbar.

Unter IVIG-Therapien sind schwere **anaphylaktoide Reaktionen** fast ausschließlich bei Patienten mit IgA-Mangel oder anderen Immundefekt-Syndromen aufgetreten (Björkander 1986). Da der IgA-Immundefekt mit 1 : 1.000 relativ häufig ist, sollte die IgA-Konzentration vor Therapiebeginn überprüft werden (Cassity 1975).

Infektionen können durch Übertragung von Krankheitserregern durch die IVIG-Präparate oder als Folge einer Immunsuppression durch IVIG entstehen. Bisher sind mehr als 100 Fälle der Übertragung von **Hepatitis C** durch IVIG bekannt geworden, die alle auf ein Produkt zurückzuführen waren (Björö 1994). Seit Einführung von entsprechenden Testverfahren und Virusinaktivierungsschritten sind solche Hepatitiden nicht mehr aufgetreten. Die Effizienz der Virusinaktivierung wird durch die Verwendung anerkannter Testviren geprüft. Wenngleich die Virussicherheit auf diese Weise wesentlich erhöht wurde, können nur die Viren eliminiert werden, die direkt oder serologisch im Spenderplasma identifizierbar sind oder beim Produktionsprozess abgetötet werden. Letzteres war glücklicherweise beim HI-Virus der Fall. Es wurde weltweit kein Fall einer HIV-Infektion durch IVIG-Präparate bekannt. Eine Immunsuppression mit Infektneigung durch IVIG ist selten. Vor allem bei hohen Dosierungen ist eine immunsuppressive Wirkung von IVIG zu beobachten (Tenser 1993).

Immunglobuline sind wichtige Determinanten der Plasmaviskosität. In vitro und in vivo steigt die Plasma- und Vollblutviskosität nach IVIG-Gabe an (Reinhart 1992). Bekannt sind einige Fälle, in denen Patienten eine **zerebrale Ischämie** nach IVIG-Therapie erlitten (Woodruff 1986). In der Studie zur Behandlung der SPMS mit IVIG traten **tiefe Beinvenenthrombosen** und **Lungenembolien** bei 2 % der Verum- und bei 0,6 % der Placebopatienten auf (Hommes 2004).

Auch die Auslösung von **Migräneattacken** durch IVIG wird berichtet (Constantinescu 1993). Der Mechanismus, der in seltenen Fällen zu einer **aseptischen Meningitis** führt (Watson 1991), ist noch ungeklärt.

Einige Fälle mit **akutem Nierenversagen** unter IVIG-Therapie sind beschrieben, meist bei vorgeschädigten Nieren. Nach kurzer Dialyse waren die Patienten wieder nierensuffizient. Soweit biopsiert wurde, fanden sich keine Antikörperkomplexe und keine entzündlichen Infiltrate. Der Mechanismus ist unklar; möglicherweise sind Hilfsstoffe (z. B. Zucker) ursächlich beteiligt (Weismann 1994).

Merke

- Die Daten für die Behandlung von MS-Patienten mit IVIG sind vielfältig und z. T. widersprüchlich. Am besten belegt erscheint der Einsatz in der Schwangerschaft und postpartal bei Patientinnen mit RRMS. Ob Patienten mit steroidresistenten Optikusneuritiden davon profitieren, sollte in weiteren Studien untersucht werden (Tselis 2008). Der klinische Eindruck, dass es eine Subgruppe von MS-Patienten gibt, die von einer IVIG-Therapie profitieren, konnte bisher nicht bestätigt werden.
- IVIG sind bzgl. Spenderpool, Herstellung und der in den jeweiligen Präparaten vorhandenen sonstigen Immunmoleküle und Hilfsstoffe inhomogen. Für manche antiinflammatorischen Effekte ist nur eine kleine Untergruppe von IgG-Molekülen mit speziellen FC-Rezeptoren verantwortlich (Anthony 2008). Auch der Gehalt an IgG-Molekülen, die antiidiotypisch andere IgG (z. B. Autoantikörper) binden können, schwankt stark sowohl zwischen den Chargen als auch zwischen den Präparaten; Gleiches gilt für die Antigenspezifitäten.
- Die MS selbst ist nicht nur klinisch, sondern auch pathogenetisch inhomogen (Luccinetti 2000). Da nicht bekannt ist, welche IgG-Moleküle oder sonstige Bestandteile die Wirkung bei der MS hervorrufen, wird es in der Zukunft darauf ankommen, diejenigen MS-Patienten zu identifizieren und in ausreichend gepowerte Studien einzuschließen, bei denen eine Wirksamkeit von IVIG zu erwarten ist, und auf der anderen Seite die für den Nutzen verantwortlichen Bestandteile bzw. Antigenspezifitäten in den IVIG sowie deren nötige Dosis zu ermitteln.
- Da es für die RRMS inzwischen Second-Line-Therapien gibt, die über entsprechende Zulassungen verfügen, besteht hier nur noch selten eine Indikation für IVIG.
- Für sekundär chronisch-progrediente Verläufe liegen einige positive Berichte aus offenen Studien vor. Zwei kontrollierte Studien konnten in den primären Endpunkten bei dieser Patientengruppe keine Wirksamkeit zeigen.
- Eine kontrollierte Studie zum Einsatz von IVIG bei PPMS wäre u. E. sinnvoll.
- Insbesondere für MS Patienten mit einer Zweiterkrankung, die auf IVIG anspricht, oder einem humoralen Immundefekt, kann eine IVIG-Behandlung eine Option darstellen.

LITERATURAUSWAHL

Unter https://shop.elsevier.de/multiple_sklerose erhalten Sie Zugriff auf weitere Literaturstellen zu diesem Kapitel.

Achiron A, Pras E, Gilad R, et al. (1992). Open controlled therapeutic trial of intravenous immune globulin in relapsing-remitting multiple sclerosis. Arch Neurol 49: 1233–1236.

Achiron A, Rothstein Z, Noy S, et al. (1996). Intravenous immunoglobulin treatment in the prevention of childbirth-associated acute exacerbations in multiple sclerosis: A pilot study. J Neurol 243: 25–28.

Achiron A, Gabbay U, Hassin-Baer S, et al. (1998). Intravenous immunoglobulin treatment in multiple sclerosis. Effect on relapses. Neurology 50: 398–402.

Achiron A, Kishner I, Dolev M, et al. (2004a). Effect of intravenous immunoglobulin treatment on pregnancy and postpartum-related relapses in multiple sclerosis. J Neurol 251: 1133–1137.

Achiron A, Kishner I, Sarova-Pinhas I, et al. (2004b). Intravenous immunoglobulin treatment following the first demyelinating event suggestive of multiple sclerosis: A randomised, double-blind, placebo-controlled trial. Arch Neurol 61(10): 1515–1520.

Confavreux C, Hutchinson M, Hours MM, et al. (1998). Rate of pregnancy-related relapse in multiple sclerosis. Pregnancy in Multiple Sclerosis Group. New Engl J Med 339: 285–291.

18 Cook SD, Troiano R, Rohowski-Kochin C, et al. (1992). Intravenous gamma globulin in progressive MS. Acta Neurol Scand 86: 171–175.

Fazekas F, Deisenhammer F, Strasser-Fuchs S, et al. (1997). Randomised placebo-controlled trial of monthly intravenous immunoglobulin therapy in relapsing-remitting multiple sclerosis. Lancet 349: 589–593.

Haas J (2000). High dose IVIG in the post partum period for the prevention of exacerbations in MS. Mult Scler 6(2): 18–20.

Haas J, Hommes OR (2007). A dose comparison study of IVIG in postpartum relapsing-remitting multiple sclerosis. Mult Scler 13(7): 900–908.

Haas J, Maas-Enriquez M, Hartung HP (2005). Intravenous immunoglobulins in the treatment of relapsing remitting multiple sclerosis – results of a retrospective multicenter observational study over five years. Mult Scler 11(5): 565–567.

Hartung HP, Gonsette R, König N, et al. (2002). Mitoxantrone in Multiple Sclerosis Study Group (MIMS): Mitoxantrone in progressive multiple sclerosis: A placebo-controlled, double-blind, randomised, multicentre trial. Lancet 360(9350): 2018–2025.

Hellwig K, Beste C, Schimrigk S, Chan A (2009). Immunomodulation and post partum relapses in patients with multiple sclerosis. Ther Adv Neurol Disord 2(1): 7–11.

Hommes OR, Sørensen PS, Fazekas F, et al. (2004). Intravenous immunoglobulin in secondary progressive multiple sclerosis: Randomised, placebo-controlled trial. Lancet 364: 1149–1156.

Karageorgiou CE, Panagopoulos G, Tsiara S, et al. (1997). Intravenous immunoglobulin treatment in multiple sclerosis. J Neurol 244(3): 65.

Lewanska M, Siger-Zajdel M, Selmaj K (2002). No difference in efficacy of two different doses of intravenous immunoglobulins in MS: Clinical and MRI assessment. Eur J Neurol 9: 565–572.

Noseworthy JH, O'Brien PC, Weinshenker BG, et al. (2000). IV immunoglobulin does not reverse established weakness in MS. Neurology 55(8): 1135–1143.

Pöhlau D, Postert T, Rieks M, et al. (1996). Wirkmechanismen intravenöser Immunglobuline. Fortschr Med 31: 42–48.

Pöhlau D, Przuntek H, Sailer M, et al. (2007). Intravenous immunoglobulin in primary and secondary chronic progressive multiple sclerosis: A randomized placebo controlled multicentre study. Mult Scler 13(9): 1107–1117.

Rodriguez Orozco AR (2004). Intravenous immunoglobulin and mitoxantrone stop the progression of secondary progressive multiple sclerosis in a patient with interferon intolerance. Revista alergia Mexico 51(3): 1124–1126.

Rothfelder U, Neu I, Pelka R (1982). Therapie der MS mit Immunglobulin G. Münch Med Wochenschr 124(4): 74–78.

Schuller E, Goevaerts A (1983). First results of immunotherapy with immunoglobulin G in multiple sclerosis patients. Eur Neurol 22: 205–212.

Sørensen PS, Wanscher B, Jensen CV, et al. (1998). Intravenous immunoglobulin G reduces MRI activity in relapsing multiple sclerosis. Neurology 50: 1273–1281.

Sørensen PS, Fazekas F, Lee M (2002). Intravenous immunoglobulin G for the treatment of relapsing-remitting multiple sclerosis: A meta-analysis. Eur J Neurol 9: 557–563.

Van Engelen BGM, Hommes OR, Pinckers A, et al. (1992). Improved vision after intravenous immunoglobulin in stable demyelinating optic neuritis. Ann Neurol 32: 834–835.

Yan J, Richert JR, Sirdofsky MD (1990). High dose intravenous immunoglobulin for multiple sclerosis. Lancet 336(8716): 692.

18.3.4 Monoklonale Antikörper

Sascha Alvermann und Martin Stangel

Die Herstellung monoklonaler Antikörper (MAK) wurde durch die 1975 veröffentlichte Beschreibung der Fusion von Tumorzellen mit antikörperproduzierenden B-Zellen durch die späteren Nobelpreisträger Cesar Milstein und Georges Köhler ermöglicht (Köhler und Milstein 1975). Bereits 5 Jahre später wurden erste Patienten mit einem Antikörper gegen ein lymphomassoziiertes Antigen behandelt (Nadler et al. 1980). Da die spezifischen B-Zell-Klone meist in Mäusen generiert wurden und diese

Maus-MAK bei vielen Patienten zur Bildung von „human anti mouse antibodies“ (HAMA) führen (Khazaeli et al. 1991), war der therapeutische Einsatz zunächst limitiert. Durch molekularbiologische Techniken wurde die Herstellung weniger immunogener Antikörper möglich, indem diese „humanisiert“ werden, d. h. nur die antigenerkennenden Bestandteile werden aus dem Mausmolekül beibehalten, während der Rest gegen die humane Sequenz ausgetauscht wird (Gonzales et al. 2005). Sogar die Herstellung komplett humaner Antikörper ist möglich (Lonberg 2008). Die kompliziert erscheinenden Namen von MAK leiten sich von ihrem Ursprung und dem Zielantigen ab (➤ Tab. 18.8).

Als erster MAK wurde 2006 Natalizumab für die Therapie der MS zugelassen.

Natalizumab

Natalizumab ist ein humanisierter MAK, der gegen die α4-Untereinheit von VLA-4 („very late antigen-4“), einem α4β7-Integrin, gerichtet ist. VLA-4 wird hauptsächlich auf T-Zellen und Monozyten exprimiert und ist für die Transmigration von Immunzellen durch die Blut-Hirn-Schranke erforderlich (Yednock et al. 1992). Die Blockade der Interaktion von VLA-4 mit VCAM-1 verhindert die Infiltration enzephalitogener T-Zellen in das Hirnparenchym (von Andrian und Engelhardt 2003), was als wesentlicher Wirkmechanismus von Natalizumab angesehen wird.

Nach zwei erfolgreichen Phase-II-Studien (Miller et al. 2003; Tubridy et al. 1999) wurde die Wirksamkeit von Natalizumab bei schubförmiger MS in zwei Phase-III-Studien belegt. In der AFFIRM-Studie (Polman et al. 2006) wurden 4-wöchentliche Infusionen von 300 mg Natalizumab über 2 Jahre mit Placebo verglichen. Es kam zu einer Schubratenreduktion von 68 %, wobei 76 % der mit Natalizumab behandelten Patienten schubfrei blieben, verglichen mit 53 % der Patienten unter Placebo. Die Behinderungsprogression (gemessen anhand einer anhaltenden Verschlechterung des EDSS) wurde um 42 % reduziert (17 % Behinderungsprogression unter Natalizumab, 29 % in der Placebo-Gruppe). 37 % der mit Natalizumab behandelten Patienten blieb frei von jeglicher Krankheitsaktivität (keine Schübe, keine EDSS-Progression, keine Gd^+ oder neuen T2-Läsionen im MRT); in der Placebogruppe waren es nur 7 % (Havrdova et al. 2009). Bei den Gd^+ Läsionen kam es zu einer Reduktion um 90 %. Die Ergebnisse wurden durch die SENTINEL-Studie (Rudick et al. 2006) bestätigt, in der Patienten, die unter IFN-β-1a mindestens 1 Schub hatten, zusätzlich mit Natalizumab oder Placebo behandelt wurden. Die Schubrate konnte um 53 % und die Zahl Gd^+ Läsionen um 89 % gesenkt werden.

Die Ergebnisse dieser Studien führten 2006 zur Zulassung von Natalizumab unter dem Handelsna-

Tab. 18.8 Nomenklatur monoklonaler Antikörper

Präfix	Zielstruktur		Ursprung		Suffix
Frei wählbar	-vi(r)	viral	-u	human	-mab („monoclonal antibody“)
	-ba(c)	bakteriell	-o	Maus	
	-li(m)	immunologisch	-a	Ratte	
	-le(s)	infektiös	-zu	humanisiert	
	-ci(r)	kardiovaskulär	-e	Hamster	
	-ner	neurologisch	-i	Primaten	
	-kin	Interleukine	-xi	chimär	
	-fung	antifungal	-axo	Ratte oder Maus	
	-mul	muskuloskelettal	-xizu	Kombination von humanisiert und chimär	
	-toxa	Toxine			
	-tu(m)	Tumoren			
Beispiel:					
Ri-	tu-		xi-		mab

men Tysabri®. Da in der SENTINEL-Studie aber 2 Fälle von progressiver multifokaler Leukenzephalopathie (PML) und ein weiterer Fall in einer Studie zum Morbus Crohn auftraten, wurde die Zulassung auf die Monotherapie bei Patienten mit weiterer Krankheitsaktivität unter einer Basistherapie (IFN-β oder GLAT) oder bei unbehandelten Patienten mit sehr hoher Krankheitsaktivität eingeschränkt (➤ Tab. 18.9).

Tab. 18.9 Zugelassene Indikation zur Therapie mit Natalizumab

Hohe Krankheitsaktivität trotz Behandlung mit IFN-β	≥ 1 Schub unter IFN-β, ≥ 9 T2-Läsionen oder ≥ 1 Gd+ Läsion
Rasch fortschreitende schubförmige MS	≥ 2 Schübe in 1 Jahr und ≥ 1 Gd+ Läsion oder signifikante Zunahme der T2-Läsionen

Nebenwirkungen von Natalizumab und deren Management

18

Insgesamt wird Natalizumab gut vertragen. Häufigste Nebenwirkungen sind Kopfschmerzen und Ermüdbarkeit am Tag der Infusion (Polman et al. 2006; Rudick et al. 2006). Für die praktische Anwendung ist das Auftreten von **allergischen Reaktionen** bei 4 % der Patienten relevant. Die meisten allergischen Reaktionen treten während der zweiten oder dritten Infusion auf und äußern sich durch Urtikaria, Flush, Kopfschmerzen und Hypotonie. Neben dieser Typ-I-Reaktion wurden auch selten **Typ-III-Hypersensitivitätsreaktionen** beschrieben (Leussink et al. 2008). Allergische Reaktionen sind mit dem Vorhandensein von anti-Natalizumab-Antikörpern verbunden, die bei ca. 10 % der behandelten Patienten transient auftreten und bei 6 % persistieren. Bei Nachweis persistierender Antikörper sollte Natalizumab aufgrund des erhöhten Risikos für allergische Reaktionen und des neutralisierenden Effekts auf die Wirksamkeit nicht weiter verabreicht werden.

Wie bereits erwähnt, traten während der Phase-III-Studien insgesamt drei Fälle von **progressiver multifokaler Leukenzephalopathie** (PML) auf. Bei der PML handelt es sich um eine Infektion des Gehirns durch eine Reaktivierung des JC-Virus, die zu ausgedehnten Demyelinisierungsherden führt und bei Persistenz letal sein kann. Eine latente Infektion besteht häufig im Uroepithel und im Knochenmark (Tan et al. 2009). Die Reaktivierung tritt üblicherweise bei Störungen der zellulären Immunität auf, z. B. bei HIV-positiven Patienten oder bei lymphoproliferativen Erkrankungen. Nach der Marktzulassung von Natalizumab wurden bis Dezember 2015 weltweit 617 PML-Fälle bestätigt, was einer Inzidenz von 4,1 pro 1.000 behandelten Patienten entspricht (Stand: 19.1.2016, Biogen Idec). Die PML ist mit Abstand die schwerwiegendste Nebenwirkung von Natalizumab und erfordert eine strikte Pharmakovigilanz, um neue Fälle frühzeitig zu erkennen.

CAVE

Während im ersten Behandlungsjahr nur sehr wenige PML-Fälle auftreten, steigt das Risiko nach 2 Jahren deutlich an. Daher ist bei Therapie über 2 Jahre hinaus eine erneute schriftliche Aufklärung erforderlich. Eine immunsuppressive Vortherapie (z. B. mit Mitoxantron) erhöht das Risiko, unter Natalizumab eine PML zu entwickeln.

Das PML-Risiko kann anhand von drei Faktoren abgeschätzt werden: Eine längere Therapiedauer, eine immunsuppressive Vorbehandlung und eine positive JCV-Serologie erhöhen das Risiko, an einer PML zu erkranken (Bloomgren et al. 2012). Die Fa. Biogen Idec bietet einen Assay zur Detektion von anti-JCV-Antikörpern im Serum an. Die jährliche Serokonversionsrate liegt bei etwa 2–3 %, sodass bei seronegativen Patienten unter der Therapie eine Nachbestimmung in halbjährlichen Abständen empfohlen wird. Messungen von JC-Virus-DNA in Serum oder Urin haben hingegen keinen prognostischen Wert (Warnke et al. 2009).

Zur genaueren Risikostratifizierung ist ein Index entwickelt worden, mit dem die JCV-Antikörperkonzentration im Serum quantifiziert werden kann (Plavina et al. 2014). Ein höherer Antikörperindex korreliert mit einem höheren PML-Risiko. Nach den bisherigen Daten gilt diese Aussage aber nur für Patienten ohne immunsuppressive Vortherapie (McGuigan et al. 2016) (➤ Tab. 18.10).

Unabhängig vom Vorhandensein der erwähnten Risikofaktoren muss während einer Behandlung mit Natalizumab immer auf mögliche Zeichen einer

Tab. 18.10 PML-Risikoabschätzung unter Natalizumab-Therapie (Biogen Idec)

JCV-Antikörper	Natalizumab-Therapiedauer (Monate)	Immunsuppressive Vorbehandlung	JCV-Antikörper-Index	PML-Inzidenz pro 1.000 Patienten
Negativ				0,1
Positiv	1–12	nein	unbekannt	0,1
			≤ 0,9	0,1
			> 0,9 ≤ 1,5	0,1
			> 1,5	0,2
		ja		0,3
	13–24	nein	unbekannt	0,6
			≤ 0,9	0,1
			> 0,9 ≤ 1,5	0,3
			> 1,5	0,9
		ja		0,4
	25–36	nein	unbekannt	2
			≤0,9	0,2
			>0,9 ≤1,5	0,8
			>1,5	3
		ja		4
	37–48	nein	unbekannt	4
			≤0,9	0,4
			>0,9 ≤1,5	2
			>1,5	7
		ja		8
	49–60	nein	unbekannt	5
			≤0,9	0,5
			>0,9 ≤1,5	2
			>1,5	8
		ja		11
	61–72	nein	unbekannt	6
			≤0,9	0,6
			>0,9 ≤1,5	3
			>1,5	10
		ja		6

PML geachtet werden. Die Symptome einer PML können in vielen Fällen denen eines MS-Schubs ähneln. Ausnahmen sind eine Optikusneuritis sowie eindeutig spinale Symptome, die in der Regel nicht durch eine PML hervorgerufen werden. Neuropsychiatrische Symptome, epileptische Anfälle, Aphasie oder Hemianopsie sind auf der anderen Seite bei der MS selten (➤ Tab. 18.11). Der zeitliche Verlauf ist ebenfalls zur Abgrenzung hilfreich. Während die Symptome eines MS-Schubs sich relativ akut ausbilden, nach Stunden bis wenigen Tagen ihr Maximum erreichen und später oft spontan regredient sind, ist die PML durch einen schleichenden Beginn und eine Progredienz über Wochen und Monate gekennzeichnet (McGuigan et al. 2016).

Bei klinischem Verdacht auf eine mögliche PML muss die Therapie pausiert und eine weitere Abklärung eingeleitet werden. Dies beinhaltet in erster Li-

Tab. 18.11 Vergleich der Häufigkeit (%) von Symptomen bei MS und PML (nach Weber 2008)

Symptom	MS	PML
Sensibilitätsstörungen	50	11
Krampfanfälle	4	14
Kopfschmerzen	17	16
Koordinationsstörungen	47	22
Sehstörungen	26	36
Sprachstörungen	0,8	31
Mono-/Hemiparesen	80	52
Neuropsychologische Störungen	16	45

nie eine MRT des Kopfes und eine Untersuchung des Liquors auf JC-Viren mittels PCR. Bei anhaltendem Verdacht müssen die Untersuchungen ggf. wiederholt werden; in Zweifelsfällen muss eine Hirnbiopsie die Diagnose klären (Hartung et al. 2011). Derzeit wird die Wertigkeit eines JCV-spezifischen Antikörperindex (ASI_{JCV}) zwischen Serum und Liquor als zusätzlicher Parameter für die Diagnose der PML bei negativer PCR evaluiert. Dieser könnte künftig eine weitere Komponente in der Diagnostik darstellen (Warnke et al. 2014).

Die Wiederherstellung der Immunkompetenz ist die einzige gesicherte Therapie der PML. Daher wird die Plasmapherese zum Auswaschen von Natalizumab empfohlen (Khatri et al. 2009). Die Wiederherstellung der Immunkompetenz führt allerdings häufig zu einer überschießenden Immunreaktion im Gehirn, dem **Immune Reconstitution Inflammatory Syndrome (IRIS)**. Hierbei kommt es zu einer oft drastischen klinischen Verschlechterung: Das MRT zeigt Gd^+, z. T. raumfordernde Läsionen. Das IRIS tritt meist einige Tage oder Wochen nach der Plasmapherese auf. Ohne Plasmapherese tritt es verzögert einige Monate nach Absetzen von Natalizumab auf. Die Therapie des IRIS erfolgt mit hochdosierten Steroiden. Bei raumfordernden Entzündungsherden werden aufgrund des erhöhten Hirndrucks oft intensivmedizinische Maßnahmen erforderlich.

Es gibt eine Reihe von Fallberichten zu weiteren, jedoch nicht validierten Therapien der PML. **Mefloquin** hemmt in vitro die Proliferation von JC-Viren (Brickelmaier et al. 2009). Des Weiteren wurde gezeigt, dass JC-Viren über den 5-HT2A-Serotoninrezeptor in die Zellen gelangen, der durch **Mirtazapin** blockiert wird (Elphink et al. 2004). Beide Substanzen wurden bei PML eingesetzt, allerdings liegen keine Daten zur Wirksamkeit vor. Bei HIV-Patienten hat sich die Therapie mit Mefloquin als nicht effektiv erwiesen (Clifford et al. 2013). Eine Therapie kann daher allenfalls als individueller Heilversuch mit den für andere Indikationen üblichen Dosierungen erwogen werden (z. B. Mefloquin eindosieren mit 250 mg/d über 3 Tage und dann Erhaltungsdosis 250 mg/Wo. für 6 Monate; Mirtazapin 30 mg/d). Zur Behandlung des PML-IRIS wurde Maraviroc, ein Antagonist des Chemokinrezeptors CCR5, eingesetzt (Giacomini et al. 2014). Eine Validierung in klinischen Studien steht noch aus.

Insgesamt ist die Prognose der PML unter Natalizumab günstiger als bei HIV-Patienten. Aktuelle Daten zeigen eine Überlebensrate von 76 %, wobei überlebende Patienten häufig unter schwerwiegenden Behinderungen leiden (Dong-Si et al. 2015). Ein entscheidender Faktor für ein gutes Outcome ist die frühe Erkennung der PML. Aus diesem Grund werden unter Natalizumab-Therapie regelmäßige MRT-Untersuchungen empfohlen, um PML-Fälle möglichst schon im asymptomatischen Stadium zu erkennen. Die Häufigkeit der MRT-Kontrollen sollte sich nach dem individuellen Risikoprofil richten (McGuigan et al. 2016). Während für alle Patienten eine mindestens jährliche Kontrolle empfohlen wird, sollten Hochrisikopatienten (d. h. Patienten mit mehr als 2-jähriger Behandlungsdauer, die entweder immunsuppressiv vorbehandelt sind oder einen hohen JCV-Antikörperindex aufweisen) in Intervallen von 3–6 Monaten untersucht werden.

Mehrere Veröffentlichungen der letzten Jahre haben sich mit den Folgen der Beendigung einer Natalizumab-Therapie beschäftigt. Es wurde gezeigt, dass es schon kurz nach Absetzen zu einem Wiederanstieg der Krankheitsaktivität kommt, gemessen anhand der Schubrate und des Auftretens von Gd^+ Läsionen. Nach 4–7 Monaten war der Ausgangswert der Krankheitsaktivität wie vor der Behandlung erreicht (O'Connor et al. 2011). Therapiepausen („drug holidays") stellen daher keine sinnvolle Strategie dar.

Eine naheliegende Option ist die Umstellung auf Fingolimod, das ebenfalls zur Therapie hochaktiver Verlaufsformen der MS zugelassen ist. In einer kürzlich veröffentlichten Studie hatten 19,9 % der Patienten in der Umstellungsphase mindestens einen Schub, wenn nach Absetzen von Natalizumab eine Karenzzeit von weniger als 3 Monate eingehalten wurde. Bei längerer Karenz waren es 31,3 % (3–6 Mon.) bzw. 51,9 % (> 6 Mon.) (Cohen et al. 2014). Derzeit wird eine Karenzzeit von 2 Monaten empfohlen (www.kompetenznetz-multiplesklerose.de). Nach der Umstellung auf Fingolimod scheint die jährliche Schubrate geringfügig höher zu sein als zuvor unter Natalizumab (Jokubaitis et al. 2014).

Bei Umstellung auf IFN-Präparate oder GLAT ist keine Karenzzeit erforderlich, wobei solche Deeskalationstherapien in Studien meist nur wenig effektiv waren (Havla et al. 2013). Zur Umstellung von Natalizumab auf eines der neueren MS-Therapeutika (Teriflunomid, DMF, Daclizumab und Alemtuzumab) gibt es derzeit noch keine validen Daten.

Alemtuzumab

Alemtuzumab ist ein humanisierter MAK, der gegen das Oberflächenmolekül CD52 gerichtet ist. CD52 ist auf fast allen reifen Lymphozyten exprimiert; die Therapie führt durch komplementvermittelte Lyse zu einer lang anhaltenden Lymphozytendepletion. Erste Studien bei der MS während der 1990er-Jahre haben eine deutliche Wirksamkeit auf die mittels Gd-Anreicherung im MRT gemessene entzündliche Aktivität gezeigt (Coles et al. 1999). Trotz dieser Wirkung kam es bei Patienten mit SPMS zu einer klinischen Verschlechterung, die einer von der Entzündungsaktivität unabhängigen progredienten axonalen Schädigung zugeschrieben wurde. Im Gegensatz hierzu zeigte sich bei Patienten mit RRMS eine beeindruckende Reduktion der Schubrate (Coles et al. 2006). In einer Phase-II-Studie wurden bei 334 RRMS-Patienten zwei Dosierungen von Alemtuzumab im Vergleich zu einer Therapie mit hochdosiertem IFN-β-1a s. c. untersucht. In beiden Alemtuzumab-Gruppen zeigten sich eine deutliche Reduktion der Schubrate um 74 % und eine Verringerung der Behinderungsprogression um 71 %. Bei einigen Patienten kam es sogar zu einer Verbesserung der Behinderung (CAMMS223 Trial Investigators 2008). In der Extensionsphase der Studie konnten diese Effekte auch nach einem Nachbeobachtungszeitraum von 5 Jahren bestätigt werden. Hier betrug die Schubratenreduktion 69 % ohne weitere Infusionen von Alemtuzumab und die Reduktion der Behinderungsprogression 72 % im Vergleich zur durchgehenden Therapie mit IFN-β-1a s. c. (Coles et al. 2012).

Zwei jeweils über 2 Jahre laufende komplementäre Phase-III-Studien haben die Überlegenheit von Alemtuzumab gegenüber IFN-β-1a s. c. bestätigt. Die CARE-MS1-Studie, die therapienaive RRMS-Patienten einschloss, ließ in der Alemtuzumab-Gruppe eine Reduktion der Schubrate um 54,9 % erkennen. 78 % der Patienten blieben schubfrei, verglichen mit 59 % der Patienten in der IFN-Gruppe. Die Reduktion der Behinderungsprogression durch Alemtuzumab war in dieser Studie allerdings nicht signifikant (Cohen et al. 2012). In die CARE-MS2-Studie wurden Patienten eingeschlossen, die zuvor bereits eine Basistherapie mit IFN oder GLAT erhalten hatten und darunter nicht schubfrei waren. Hier zeigte sich eine Schubratenreduktion von 49,4 % durch Alemtuzumab, 65 % der Patienten waren schubfrei, verglichen mit 47 % in der IFN-Gruppe. Die Reduktion der Behinderungsprogression durch Alemtuzumab betrug 42 % (Coles et al. 2012).

Den überzeugenden Daten zur Wirksamkeit stehen jedoch relevante Nebenwirkungen gegenüber. So wurde die Phase-II-Studie zwischenzeitlich unterbrochen, nachdem ein Patient an Blutungskomplikationen aufgrund einer **idiopathischen thrombozytopenischen Purpura** (ITP) verstorben war. Fünf weitere Patienten entwickelten eine ITP, konnten allerdings erfolgreich behandelt werden. In den beiden Phase-III-Studien entwickelte jeweils 1 % der Patienten unter Alemtuzumab eine ITP.

Eine weitere wichtige Nebenwirkung ist die Entwicklung von autoimmun vermittelten Schilddrüsenerkrankungen, in erster Linie eines Morbus Ba-

18

sedow. Die Häufigkeit von **Schilddrüsenerkrankungen** betrug in der Phase-II-Studie 23 % (in der Extensionsphase 30 %) und in den Phase-III-Studien (über 2 Jahre) 18 bzw. 16 %. Ein Patient in der Phase-II-Studie entwickelte zudem eine Niereninsuffizienz aufgrund eines Goodpasture-Syndroms.

Es ist noch nicht vollständig geklärt, warum unter der Behandlung mit Alemtuzumab **Autoimmunerkrankungen** auftreten. Kürzlich wurde bei Patienten, die unter der Therapie Autoimmunität entwickelten, eine verminderte T-Zell-Neubildung im Thymus beschrieben. Die Rekonstitution der T-Zellen nach der Depletion erfolgt bei diesen Patienten hauptsächlich über sog. homöostatische Proliferation von verbliebenen T-Zellen. Da die homöostatische Proliferation Antigenkontakt erfordert, kann dieser Vorgang zur Selektion von autoreaktiven Zellen führen, die im Körper auf passende Selbstantigene treffen (Jones et al. 2013).

Neben Autoimmunerkrankungen traten auch **Infektionen** häufiger bei Alemtuzumab als bei IFN auf (CARE-MS1: 67 vs. 45 %, CARE-MS2: 77 vs. 66 %), wobei diese selten schwerwiegend waren. Besonders häufig kam es zu Herpes-Reaktivierungen sowie Infekten der Harnwege und der oberen Atemwege. Die humorale Immunkompetenz scheint nach Alemtuzumab-Gabe nicht wesentlich eingeschränkt zu sein (McCarthy et al. 2013). Es wurde gezeigt, dass B-Zellen nach der Depletion am schnellsten wiederhergestellt werden (der Ausgangswert im Blut war nach durchschnittlich 6 Mon. erreicht), gefolgt von $CD8^+$ T-Zellen (10 Mon.). $CD4^+$ T-Helferzellen waren durchschnittlich erst nach 36 Monaten wieder rekonstituiert, wobei ein schnellerer Anstieg der $CD4^+$ Zellen mit einem Wiederauftreten von Krankheitsaktivität assoziiert war (Cossburn et al. 2013).

Die Studiendaten haben 2013 zur Zulassung von Alemtuzumab unter dem Handelsnamen Lemtrada® geführt. Analog zu den Einschlusskriterien der beiden CARE-MS-Studien kann Alemtuzumab zur Therapieeskalation bei unzureichend wirksamer Basistherapie, aber auch bei therapienaiven Patienten eingesetzt werden. Im Zulassungstext wird eine aktive Erkrankung, definiert durch klinischen Befund oder Bildgebung, gefordert. Eine genaue Aktivitätsdefinition ist nicht gegeben, sodass die Einschlusskriterien der beiden Zulassungsstudien hilfreich sein können: Bei vorheriger Basistherapie wurden in der CARE-MS2-Studie mindestens 2 Schübe in den letzten 2 Jahren gefordert, wovon mindestens einer im letzten Jahr unter der Therapie aufgetreten sein muss. Ferner müssen MS-typische MRT-Veränderungen vorliegen, und die Gesamtdauer der Erkrankung sollte 10 Jahre nicht überschreiten. Als First-Line-Therapie wurde Alemtuzumab in der CARE-MS1-Studie bei besonders aktiven Verläufen (mindestens 2 Schübe während der letzten 2 Jahre, einer davon im letzten Jahr, und MS-typischen MRT-Veränderungen) gegeben.

18

Aus den Studiendaten geht hervor, dass die Therapie relativ früh im Krankheitsverlauf erfolgen sollte, damit ein optimaler klinischer Effekt erreicht wird. Aufgrund der lang anhaltenden Wirkung und der z. T. schwerwiegenden Nebenwirkungen sollte der Einsatz gut abgewogen werden und erfordert eine intensive Aufklärung und weitere Betreuung der Patienten.

Die Gabe von Alemtuzumab erfolgt in zwei Behandlungszyklen im Abstand von 12 Monaten. Im ersten Jahr werden 12 mg/d Alemtuzumab über 5 Tage, im zweiten Jahr über 3 Tage infundiert. Wenn sich weiterhin signifikante Krankheitsaktivität zeigt, kann frühestens 12 Monate später ggf. eine weitere 3-tägige Behandlungsphase angeschlossen werden. Aufgrund einer sehr hohen Rate von Infusionsreaktionen (insgesamt 90 % in den Zulassungsstudien, 3 % schwerwiegend) erfolgt jeweils an den ersten 3 Behandlungstagen eine Prämedikation mit 1.000 mg Methylprednisolon i. v. Zusätzlich sollte eine Begleitmedikation mit einem Antipyretikum (z. B. Paracetamol) sowie H_1- und H_2-Antihistaminika erfolgen. Die praktische Erfahrung zeigt, dass diese Begleittherapie auch an den Infusionstagen 4 und 5 hilfreich sein kann, weshalb dies in einigen Zentren praktiziert wird. Beginnend mit dem ersten Behandlungstag wird zudem eine antivirale Prophylaxe mit Aciclovir (200 mg 2 ×/d oral) über 1 Monat gegeben. Über mindestens 4 Jahre nach dem letzten Infusionszyklus müssen monatlich Blutbild und Nierenwerte sowie ¼-jährlich TSH und Leberwerte bestimmt werden. Sollten sich Hinweise für eine der oben genannten Autoimmunerkrankungen ergeben, müssen diese unmittelbar abgeklärt und ggf. behandelt werden.

anti-CD20: Rituximab, Ocrelizumab und Ofatumumab

Die Rolle von B-Zellen bei der Pathogenese der MS wurde in den letzten Jahren immer deutlicher herausgestellt. Der chimäre MAK Rituximab richtet sich gegen das Oberflächenmolekül CD20, das auf B-Zellen, nicht aber auf Plasmazellen exprimiert wird. Die Gabe von Rituximab führt zu einer fast vollständigen Depletion von CD20$^+$ Zellen. Rituximab ist für die Therapie des Non-Hodgkin-Lymphoms und der rheumatoiden Arthritis (RA) zugelassen, wobei sich die Therapieregime in Dosis und Frequenz der Gaben unterscheiden.

In einer Phase-II-Studie wurde **Rituximab** an 104 Patienten mit RRMS untersucht (Hauser et al. 2008). Die Behandlung erfolgte mit einer Dosis von jeweils 1.000 mg i v. am 1. und 15. Tag der 48-wöchigen Studie. Im Vergleich zu Placebo kam es zu einer signifikanten Reduktion der Schubrate sowie der Gd$^+$ Läsionen in der cMRT. Aufgrund dieser Daten wird Rituximab in Einzelfällen bei Versagen anderer Therapien eingesetzt, obwohl keine Phase-III-Daten vorliegen.

In einer weiteren Studie wurde Rituximab bei 439 Patienten mit primär progressiver MS (PPMS) geprüft (Hawker et al. 2009). In dieser randomisierten, placebokontrollierten Phase-II-Studie erhielten die Patienten zwei Infusionen mit 1.000 mg alle 24 Wochen für insgesamt 96 Wochen (8 Infusionen). Insgesamt war bzgl. des primären Endpunktes (klinische Verschlechterung) kein Unterschied zu beobachten. Eine Subgruppenanalyse hat allerdings gezeigt, dass die Zeit bis zur bestätigten klinischen Verschlechterung bei Patienten < 51 Jahre und mit Gd$^+$ Läsionen im MRT, die mit Rituximab behandelt wurden, im Vergleich zu Placebo signifikant verlängert war. Eine allgemeine Empfehlung kann hieraus aber noch nicht abgeleitet werden, da die Studie insgesamt als negativ gewertet werden muss.

Weiterhin wird Rituximab bei Patienten mit Neuromyelitis optica (NMO) eingesetzt (Cree et al. 2005; Jacob et al. 2008; Kim et al. 2013). Da es sich hierbei um eine antikörpervermittelte Erkrankung handelt, ist das Therapieprinzip pathophysiologisch sinnvoll. Aktuelle Behandlungsempfehlungen nennen Rituximab neben Azathioprin als Mittel der ersten Wahl bei NMO (Trebst et al. 2014).

Da es sich bei Rituximab um einen chimären Antikörper mit einem relativ hohen Risiko zur Entwicklung von antichimären Antikörpern und allergischen Reaktionen handelt (in der Phase-II-Studie zu MS entwickelten 25 % der Patienten antichimäre Antikörper), wurden ein humanisierter (Ocrelizumab) und ein vollständig humaner (Ofatumumab) Antikörper gegen CD20 entwickelt, um derartige Nebenwirkungen zu reduzieren. Ofatumumab ist in Europa und den USA zur Behandlung der chronisch lymphatischen Leukämie zugelassen.

Ocrelizumab hat in einer Phase-II-Studie in zwei verschiedenen Dosierungen (600 und 2.000 mg, verteilt auf 2 Infusionen im Abstand von 2 Wo.) die Gd$^+$ MRT-Läsionen bei RRMS-Patienten um 89 bzw. 96 % gegenüber Placebo reduziert (Kappos et al. 2011). Diese vielversprechenden Daten haben zu mehreren zulassungsrelevanten Phase-III-Studien geführt. In zwei identisch konzipierten Studien wurden Patienten mit schubförmiger MS (RRMS oder SPMS mit aufgesetzten Schüben) untersucht, die entweder Ocrelizumab 600 mg i. v. alle 24 Wochen oder IFN-β-1a s. c. erhielten (OPERA-I- und OPERA-II-Studie). Ocrelizumab reduzierte in einem 2-jährigen Beobachtungszeitraum die Schubrate im Vergleich zu IFN um 46 bzw. 47 % und die Behinderungsprogression um 43 bzw. 37 %. Gd$^+$ MRT-Läsionen wurden sogar um 94 bzw. 95 % reduziert, neue oder vergrößerte T2-Läsionen um 77 bzw. 83 %. An unerwünschten Wirkungen traten vor allem Infusionsreaktionen auf (34,3 % der mit Ocrelizumab behandelten Patienten), die Häufigkeit schwerwiegender Nebenwirkungen einschl. gravierender Infekte war in beiden Behandlungsarmen vergleichbar (Hauser et al. 2016).

In der ORATORIO-Studie wurden 732 Patienten mit PPMS und einem EDSS zwischen 3 und 6,5 eingeschlossen. Die Patienten wurden zweimal jährlich mit Ocrelizumab (zwei Infusionen à 300 mg im Abstand von 14 Tagen) oder Placebo behandelt. Ocrelizumab reduzierte das Risiko einer Behinderungsprogression über 12 Wochen gegenüber Placebo signifikant um 25 %. Die mit Ocrelizumab behandelten Patienten hatten zudem bessere Ergebnisse im 25-Fuß-Gehtest, ein geringeres T2-Läsionsvolumen im MRT und eine geringere Hirnatrophie im Vergleich zu Placebo. Die Rate an Infusionsreaktionen lag bei 39,9 % (Ocrelizumab) vs. 25,5 % (Placebo), schwerwiegende Nebenwirkungen waren in beiden Gruppen vergleichbar

18

häufig auf (Montalban et al. 2016). Ocrelizumab ist somit das erste Medikament, das in einer großen Studie eine Wirksamkeit bei der PPMS gezeigt hat.

Die Europäische Arzneimittelagentur (EMA) hat im Juni 2016 den Zulassungsantrag für Ocrelizumab zur Behandlung der schubförmigen und der primär chronisch progredienten MS angenommen. Die Zulassung wird für 2017 erwartet. Ocrelizumab soll unter dem Handelsnamen Ocrevus® erhältlich sein.

Zu **Ofatumumab** wurde 2014 eine erste Phase-II-Studie mit 38 RRMS-Patienten veröffentlicht. Hier zeigte sich bei drei verschiedenen Dosierungen (zwei Infusionen à 100, 300 und 700 mg im Abstand von 2 Wo.) im Vergleich zu Placebo eine signifikante Reduktion von Gd^+ Läsionen sowie neuen und vergrößerten T2-Läsionen (Sorensen et al. 2014). In einer größeren Phase-II-Studie mit 232 RRMS-Patienten (MIRROR-Studie) wurde das Präparat in subkutaner Applikation untersucht (3 mg alle 12 Wo., 30 mg alle 12 Wo., 60 mg alle 12 Wo., 60 mg alle 4 Wo.). Alle Dosierungen erzielten im Placebovergleich eine signifikante Reduktion neuer Gd^+ Läsionen (Bar-Or et al. 2014). Weitere Studien zur Behandlung der MS mit Ofatumumab sind derzeit in der Planungsphase.

Daclizumab

Daclizumab ist ein humanisierter Antikörper gegen CD25, die α-Untereinheit des IL-2-Rezeptors. Zu den vermuteten Wirkmechanismen von Daclizumab gehören die Expansion immunregulatorischer NK-Zellen (Bielekova et al. 2006) sowie eine verminderte Aktivierung von T-Lymphozyten durch dendritische Zellen (Wuest et al. 2011). Die Vorstellung ist, dass Daclizumab den hochaffinen IL-2-Rezeptor auf z. B. T-Lymphozyten blockiert und somit mehr IL-2 zur Verfügung steht, das den intermediären IL-2-Rezeptor aktiviert, der keine α-Untereinheit hat und besonders auf $CD56^+$ NK-Lymphozyten exprimiert ist.

Mehrere kleinere Studien haben Daclizumab als Add-on-Therapie zu IFN-β untersucht (Bielekova et al. 2006; Rose et al. 2007). Eine größere Phase-II-Studie wurde 2010 veröffentlicht (CHOICE-Studie). 230 Patienten mit aktiver RRMS unter IFN-Therapie erhielten als Add-on alle 4 Wochen über einen Zeitraum von 24 Wochen entweder 1 mg/kg Daclizumab s. c., 2 mg/kg KG Daclizumab oder Placebo. Die hohe Dosis Daclizumab führte zu einer Reduktion der neuen oder sich vergrößernden Gd^+ Läsionen in der MRT um 72 % (Wynn et al. 2010). Eine placebokontrollierte Phase-IIb-Studie mit 621 RRMS-Patienten über 1 Jahr (SELECT-Studie) wurde 2013 veröffentlicht. Die Patienten erhielten Daclizumab HYP („high-yield process"), eine zur Verbesserung der Verträglichkeit leicht abgewandelte Formulierung des Wirkstoffs, s. c. in einer Dosierung von entweder 150 oder 300 mg alle 4 Wochen. Verglichen mit Placebo betrug die jährliche Schubratenreduktion 54 % in der niedrigen Dosis und 50 % in der hohen Dosis. Die Anzahl neuer oder vergrößerter T2-Läsionen im MRT war nach 1 Jahr gegenüber Placebo um 70 bzw. 79 % reduziert. (Gold et al. 2013).

Diese vielversprechenden Daten führten zur Durchführung einer Phase-III-Studie mit 1.841 RRMS-Patienten, in der die Wirksamkeit einer Monotherapie mit Daclizumab HYP 150 mg s. c. alle 4 Wochen mit der von IFN-β-1a verglichen wurde (DECIDE-Studie). Die Schubratenreduktion im Daclizumab HYP-Arm gegenüber IFN-β betrug 45 %, die Anzahl neuer oder vergrößerter T2-hyperintenser Läsionen im MRT war um 54 % reduziert. Dem standen eine etwas höhere Infektionsrate (65 vs. 57 %) und eine deutlich höhere Rate an Hautreaktionen (37 vs. 19 %) in der Daclizumab-HYP-Gruppe gegenüber. Schwerwiegende Infekte wurden bei 4 %, schwerwiegende Hauterscheinungen bei 2 % der mit Daclizumab HYP behandelten Patienten berichtet. Zudem waren Transaminasenerhöhungen im Daclizumab-Arm häufiger als im IFN-β-Arm. Bei 5 % der mit Daclizumab HYP behandelten Patienten wurde die Therapie aufgrund von Leberfunktionsstörungen abgebrochen (4 % bei IFN-β) (Kappos et al. 2015).

Basierend auf den Ergebnissen der Studien SELECT und DECIDE, erfolgte in Europa die Zulassung für die schubförmige MS im Juli 2016. Die Markteinführung in Deutschland erfolgte im August 2016 unter dem Handelsnamen Zinbryta®. Obwohl prinzipiell auch als Primärtherapie zugelassen, wird Daclizumab eher als Mittel der 2. Wahl angesehen. Aufgrund der möglichen Hepatotoxizität wird eine monatliche Kontrolle der Transaminasen während der Behandlung sowie bis 4 Monate nach Absetzen gefordert. Des Weiteren muss auf generalisierte Hautreaktionen geachtet werden, die auch Monate nach Beginn der Therapie auftreten können.

Opicinumab (anti-LINGO-1)

Ein ganz anderer Ansatz wird mit Antikörpern gegen LINGO-1 verfolgt, ein Transmembranprotein, das auf Neuronen und Oligodendrozyten exprimiert wird. LINGO-1 hemmt über unterschiedliche Signalwege die Differenzierung von Oligodendrozyten, die axonale Regeneration und das Überleben von dopaminergen Neuronen sowie retinalen Ganglienzellen. Von der Blockade des Moleküls erhofft man sich regenerative und protektive Effekte bei demyelinisierenden und neurodegenerativen ZNS-Erkrankungen (Mi et al. 2013). Bei der MS wäre dies die erste pathophysiologisch ansetzende Therapie, die über eine Immunmodulation hinausgeht und auf regenerative Mechanismen und Neuroprotektion abzielt.

Der humane anti-LINGO-1-Antikörper Opicinumab wurde im Rahmen von zwei placebokontrollierten Phase-II-Studien getestet. Bei der RENEW-Studie wurden Patienten mit erstmaliger Optikusneuritis eingeschlossen. Die Patienten erhielten in 4-wöchentlichen Intervallen entweder 100 mg/kg KG Opicinumab i. v. oder Placebo. Nach 24 Wochen zeigten die mit Opicinumab behandelten Patienten eine verbesserte Leitfähigkeit des N. opticus, gemessen anhand von VEP. Eine klinisch nachweisbare Verbesserung der Sehschärfe wurde jedoch nicht erreicht. Die SYNERGY-Studie untersuchte 418 Patienten mit RRMS oder SPMS mit aufgesetzten Schüben über einen Zeitraum von 72 Wochen. Die Patienten erhielten alle 4 Wochen Opicinumab i. v. in unterschiedlichen Dosierungen (3, 10, 30 oder 100 mg/kg KG) oder Placebo, daneben erfolgte eine schubprophylaktische Behandlung mit INF-β1a. Primärer Endpunkt war eine funktionelle Verbesserung, wobei mehrere Komponenten (Schritttempo, Funktion der oberen Extremität, kognitive Leistungen, körperliche Behinderung) betrachtet wurden. Dieses Ziel wurde ebenso wie der sekundäre Endpunkt, ein langsameres Fortschreiten der funktionellen Defizite im Vergleich zu Placebo, nicht erreicht (Angaben des Herstellers Biogen Idec).

Ob Antikörper gegen LINGO-1 in Zukunft einen Platz in der Behandlung der MS haben werden, lässt sich nach diesen Resultaten derzeit nicht abschätzen.

LITERATURAUSWAHL

Unter https://shop.elsevier.de/multiple_sklerose erhalten Sie Zugriff auf weitere Literaturstellen zu diesem Kapitel.

Andrian UH von, Engelhardt B (2003). Alpha4 integrins as therapeutic targets in autoimmune disease. N Engl J Med 348: 68–72.

Bar-Or A, Grove R, Austin D, et al. (2014). The MIRROR study: A randomized, double-blind, placebo-controlled, parallel-group, dose-ranging study to investigate the safety and MRI efficacy of subcutaneous ofatumumab in subjects with relapsing-remitting multiple sclerosis (RRMS). Neurology 82 (10 Suppl): S23.006.

Bloomgren G, Richman S, Hotermans C, et al. (2012). Risk of natalizumab-associated progressive multifocal leukoencephalopathy. N Engl J Med 366: 1870–1880.

Cohen JA, Coles AJ, Arnold DL, et al.; CARE-MS I investigators (2012). Alemtuzumab versus interferon beta 1a as first-line treatment for patients with relapsing-remitting multiple sclerosis: A randomised controlled phase 3 trial. Lancet 380: 1819–1828.

Coles AJ, Fox E, Vladic A, et al. (2012). Alemtuzumab more effective than interferon β-1a at 5-year follow-up of CAMMS223 clinical trial. Neurology 78: 1069–1078.

Coles AJ, Twyman CL, Arnold DL, et al.; CARE-MS II investigators (2012). Alemtuzumab for patients with relapsing multiple sclerosis after disease-modifying therapy: A randomised controlled phase 3 trial. Lancet 380: 1829–1839.

Cossburn MD, Harding K, Ingram G, et al. (2013). Clinical relevance of differential lymphocyte recovery after alemtuzumab therapy for multiple sclerosis. Neurology 80: 55–61.

Gold R, Giovannoni G, Selmai K, et al.; SELECT study investigators (2013). Daclizumab high-yield process in relapsing remitting multiple sclerosis (SELECT): A randomised, double-blind, placebo-controlled trial. Lancet 381: 2167–2175.

Hauser SL, Waubant E, Arnold DL, et al. (2008). B-cell depletion with rituximab in relapsing-remitting multiple sclerosis. N Engl J Med 358: 676–688.

Hauser SL, Bar-Or A, Comi G, et al. (2016). Ocrelizumab versus interferon beta-1 in relapsing multiple sclerosis. N Engl J Med 376: 221–234.

Havrdova E, Galetta S, Hutchinson M, et al. (2009). Effect of natalizumab on clinical and radiological disease activity in multiple sclerosis: A retrospective analysis of the Natalizumab Safety and Efficacy in Relapsing-Remitting Multiple Sclerosis (AFFIRM) study. Lancet Neurol 8: 254–260.

Hawker K, O'Connor P, Freedman MS, et al. (2009). Rituximab in patients with primary progressive multiple sclerosis: Results of a randomized double-blind placebo-controlled multicenter trial. Ann Neurol 66: 460–471.

Kappos L, Li D, Calabresi PA, et al. (2011). Ocrelizumab in relapsing-remitting multiple sclerosis: A phase 2, randomised, placebo-controlled, multicentre trial. Lancet 378: 1779–1787.

Kappos L, Wiendl H, Selmaj K, et al. (2015). Daclizumab HYP versus interferon beta-1a in relapsing multiple sclerosis. N Engl J Med 373: 1418-1428

Köhler G, Milstein C (1975). Continuous cultures of fused cells secreting antibodies of predefined specificity. Nature 256: 495–497.

McGuigan C, Craner M, Guadagno J, et al. (2016). Stratification and monitoring of natalizumab-associated progressive multifocal leukoencephalopathy risk: Recommendations from an expert group. J Neurol Neurosurg Psychiatr 87: 117-125

Montalban X, Hauser SL, Kappos L, et al. (2017). Ocrelizumab versus placebo in primary progressive multiple sclerosis. N Engl J Med. 376: 209–220.

Plavina T, Subramanyam M, Bloomgren G, et al. (2014). Anti-JC virus antibody levels in serum or plasma further define risk of natalizumab-associated progressive multifocal leukoencephalopathy. Ann Neurol 76: 802–812.

Polman CH, O'Conner PW, Havrdova E, et al., for the AFFIRM Investigators (2006). A randomized, placebo-controlled trial of natalizumab for relapsing multiple sclerosis. N Engl J Med 354: 899–910.

O'Connor PW, Goodman A, Kappor L, et al. (2011). Disease activity return during natalizumab treatment interruption in patients with multiple sclerosis. Neurology 76: 1858–1865.

Rudick RA, Stuart WH, Calabresi PA, et al. (2006). Natalizumab plus interferon beta-1a for relapsing multiple sclerosis. N Engl J Med 354: 911–923.

Sorensen PS, Lisby S, Grove R, et al. (2014). Safety and efficacy of ofatumumab in relapsing-remitting multiple sclerosis: A phase 2 study. Neurology 82: 573–581.

Warnke C, von Geldern G, Markwerth P, et al. (2014). The CSF JCV antibody index for diagnosis of natalizumab-associated PML. Ann Neurol 76(6): 792–801.

Wynn D, Kaufman M, Montalban X, et al. (2010). Daclizumab in active relapsing multiple sclerosis (CHOICE study): A phase 2, randomised, double-blind, placebo-controlled, add-on trial with interferon beta. Lancet Neurol 9: 381–390.

Yednock TA, Cannon C, Fritz LC, et al. (1992). Prevention of experimental autoimmune encephalomyelitis by antibodies against alpha 4 beta 1 integrin. Nature 356: 63–66.

18.3.5 Orale Immunmodulatoren

Jürgen H. Faiss

Sicherlich besteht bei Patienten und behandelnden Neurologen ein Bedürfnis nach Substanzen, deren Handhabung aufgrund der oralen Zufuhr weniger aufwendig ist (keine Infusionen, keine Schulungen zur s. c. oder i. m. Injektion, keine Kühlpflicht). Allerdings zeigt die tägliche klinische Praxis, dass neben dem auch unter oraler Therapie notwendigen Nebenwirkungs- und Risikomanagement Probleme mit der Therapieadhärenz und der Patientencompliance eine bedeutsame Rolle spielen können.

Im Folgenden werden die oralen Therapien vorgestellt, die in Phase-III-Studien ihre Wirksamkeit zeigen konnten.

Fingolimod

Fingolimod (FTY720) ist seit März 2011 unter dem Namen Gilenya® als Kapsel in der Dosierung von 0,5 mg 1 ×/d zur Eskalationstherapie der schubförmigen MS zugelassen; in den USA war im September 2010 eine Zulassung als Basistherapie erfolgt. Der deutsche Zulassungstext ist in ➤ Box 18.2 wiedergegeben.

Box 18.2

Deutscher Zulassungstext für Gilenya® [U224]

„Gilenya ist als krankheitsmodifizierende Monotherapie von hochaktiver schubförmig-remittierend verlaufender Multipler Sklerose bei folgenden Gruppen erwachsener Patienten angezeigt:

- Patienten mit hoher Krankheitsaktivität trotz Behandlung mit mindestens einer krankheitsmodifizierenden Therapie (Ausnahmen und Information zu Auswaschphasen siehe Abschnitt 4.4 und 5.1).
- Dabei kann es sich um Patienten handeln, die nicht auf einen vollständigen und angemessenen (normalerweise mindestens ein Jahr andauernden) Zyklus mindestens einer krankheitsmodifizierenden Therapie angesprochen haben. Diese Patienten sollten während der Therapie im vorangegangenen Jahr mindestens einen Schub gehabt haben und sie sollten mindestens neun T2-hyperintense Läsionen im kranialen MRT oder mindestens eine Gadolinium anreichernde Läsion aufweisen. Ein Patient, der nicht auf die Therapie anspricht („Non-Responder"), lässt sich ebenso als ein Patient mit einer im Vergleich zum Vorjahr unveränderten oder vermehrten Schubrate oder anhaltend schweren Schüben definieren oder
- Patienten mit rasch fortschreitender schwerer schubförmig-remittierend verlaufender Multipler

Sklerose, definiert durch zwei oder mehr Schübe mit Behinderungsprogression in einem Jahr, und mit einer oder mehr Gadolinium anreichernden Läsionen im MRT des Gehirns oder mit einer signifikanten Erhöhung der T2-Läsionen im Vergleich zu einer kürzlich durchgeführten MRT."
Fachinformation Gilenya®, Stand Juli 2014 **II**

Wirkmechanismus und Pharmakokinetik

Fingolimod (FTY720) ist ein synthetisch hergestelltes Derivat von Myriocin (ISP-1), einem immunmodulierenden Metaboliten aus dem in der Traditionellen Chinesischen Medizin verwendeten Pilz *Isaria sinclairii.* Fingolimod ist der erste Vertreter der neuen Wirkstoffklasse der **Sphingosin-1-Phosphat-Rezeptor-Modulatoren.** Neben der gut belegten antientzündlichen Wirkung werden auch neuroprotektive oder neuroregenerative Wirkungen diskutiert (Chun und Hartung 2010).

Sphingosin-1-Phosphat (S1P) entsteht mittels Phosphorylierung durch Sphingosinkinasen (SphK) aus Sphingosin. S1P ist ein wichtiger Mediator bei essenziellen zellulären Prozessen; u. a. beeinflusst es die Migration von Immunzellen.

Fingolimod ist eine orale Vorstufe, die durch Sphingosinkinase 2 (SphK2) hauptsächlich in der Leber zu Fingolimod-Phosphat phosphoryliert und damit aktiviert wird (Prodrug). Der aktive Metabolit Fingolimod-Phosphat bindet als funktioneller Antagonist an mehrere Untergruppen von S1P-Rezeptoren, die auf verschiedenen Geweben vorkommen (➤ Tab. 18.12).

Der Ausstrom der Lymphozyten aus den Lymphknoten wird hauptsächlich durch den S1P1-Rezeptorkomplex reguliert. Fingolimod hemmt die Lymphozytenmigration. Die Bindung von Fingolimod-Phosphat an S1P1-Rezeptoren führt zu deren Internalisierung von der Zelloberfläche und ihrem intrazellulären Abbau. Dieser Abbau verursacht eine Hemmung der S1P1-vermittelten Auswanderung der Lymphozyten aus den Lymphknoten ins Blut und führt infolgedessen zu einer verminderten Einwanderung entzündungsfördernder Zellen in periphere Organe und das ZNS.

Im Blut befinden sich normalerweise ca. 2 % aller Lymphozyten; die restlichen 98 % sind gewebeständig oder finden sich in peripheren lymphatischen Organen. Nach Einnahme von Fingolimod sinkt ein Teil der frei im Blut zirkulierenden Lymphozyten innerhalb weniger Tage auf ca. 30 % des Ausgangswertes, d. h., ca. 70 % der zirkulierenden Lymphozyten werden in den Lymphknoten durch die Wirkung von Fingolimod zurückgehalten. Wichtig für die Wirkung sind vor allem die S1P1-Rezeptoren auf T-Lymphozyten. Eine funktionelle Einschränkung der Lymphozyten ist während der Therapie nicht gegeben.

Die Lymphozyten werden nicht zerstört; ihre Blutkonzentrationen erreichen nach Absetzen von Fingolimod nach ca. 4–6 Wochen wieder den Normalbereich (Tedesco-Silva 2004), d. h., die Wirkung von Fingolimod ist reversibel und damit entsprechend steuerbar.

18

CAVE

Fingolimod wird vorwiegend durch CYP4F2 metabolisiert. Die gleichzeitige Gabe von Fingolimod und Ketoconazol resultierte in einer 1,7-fachen Erhöhung der Exposition (AUC) von Fingolimod und Fingolimod-Phosphat. Besondere Vorsicht ist angebracht bei Wirkstoffen, die CYP3A4 hemmen können (Protease-Inhibitoren, Azol-Antimykotika, einige Makrolide wie Clarithromycin oder Telithromycin).

Fingolimod hat keinen Einfluss auf orale Kontrazeptiva. Seine durchschnittliche HWZ liegt bei 6–9 Tagen. Nach oraler Gabe werden ungefähr 81 % der verabreichten Dosis als inaktive Metaboliten langsam in den Urin ausgeschieden. Die Anwendung

Tab. 18.12 S1P-Rezeptor-Subgruppenverteilung und Affinität von Fingolimod-Phosphat

	Fingolimod-Phosphat			
	S1P1	**S1P3**	**S1P4**	**S1P5**
Vorkommen	Ubiquitär, vor allem Lymphozyten, Nervenzellen, Gefäße	Ubiquitär, einschl. ZNS und Endothel	Lymphozyten (geringe Expression)	ZNS (Oligodendrozyten), natürliche Killerzellen
Affinität	Hoch	Niedrig	Hoch	Hoch

Tab. 18.13 Überblick über die Phase-III-Studien mit Fingolimod

Studie	Design	Indikation	Patienten	Dauer
FREEDOMS	Fingolimod 0,5 mg und 1,25 mg vs. Placebo (Europa)	RRMS (Phase III)	1.272	2 Jahre (+ Extension)
FREEDOMS II	Fingolimod 0,5 mg und 1,25 mg vs. Placebo (USA)	RRMS (Phase III)	1.088	2 Jahre (+ Extension)
TRANSFORMS	Fingolimod 0,5 mg und 1,25 mg vs. Avonex®	RRMS (Phase III)	1.292	1 Jahr (+ Extension)
INFORMS	Fingolimod 0,5 mg vs. Placebo	PPMS (Phase III)	940	3 Jahre (+ Extension)

von Fingolimod bei Nierenfunktionsstörungen unterliegt keinerlei Einschränkungen.

Klinische Daten

18

In einer Phase-II-Studie wurden bei 140 Patienten mit RRMS 5,00 mg Fingolimod gegen 1,25 mg und Placebo getestet. In diesen Dosen wurde die Schubrate bereits nach 6 Monaten signifikant um 55 % (1,25 mg) bzw. 53 % (5,00 mg) vermindert, auch die Anzahl der KM-aufnehmenden Läsionen im Schädel-MRT war für beide Dosen gegenüber Placebo signifikant vermindert (Comi et al. 2010b). Daraufhin wurde ein Phase-III-Studienprogramm begonnen (➤ Tab. 18.13).

In der **FREEDOMS-Studie** mit 1.272 Studienteilnehmern aus 138 Zentren in 22 Ländern wurden RRMS-Patienten über 24 Monate dreiarmig mit 1,25 mg Fingolimod, 0,5 mg Fingolimod und Placebo behandelt. Der primäre Endpunkt war die jährliche Schubrate; zu den sekundären Endpunkten zählten die Progression der Behinderung (bestätigt nach 3 bzw. 6 Mon.) sowie MRT-Parameter. Die Patientengruppen unterschieden sich zum Zeitpunkt des Einschlusses in die Studie nicht. Sowohl der primäre Endpunkt (Schubreduktion von 54 % in der 0,5-mg-Gruppe bzw. 60 % in der 1,25-mg-Gruppe) als auch der sekundäre Endpunkt (Verlangsamung der Progression der Behinderung) wurden erreicht (➤ Abb. 18.17).

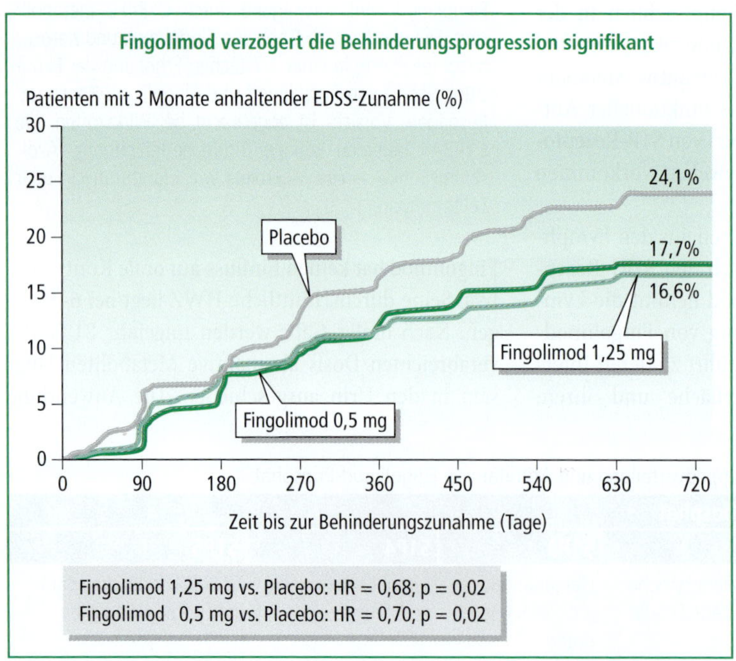

Abb. 18.17 FREEDOMS-Studie: Zeit bis zur bestätigten Progression der Behinderung nach 2 Jahren [U224/L231]

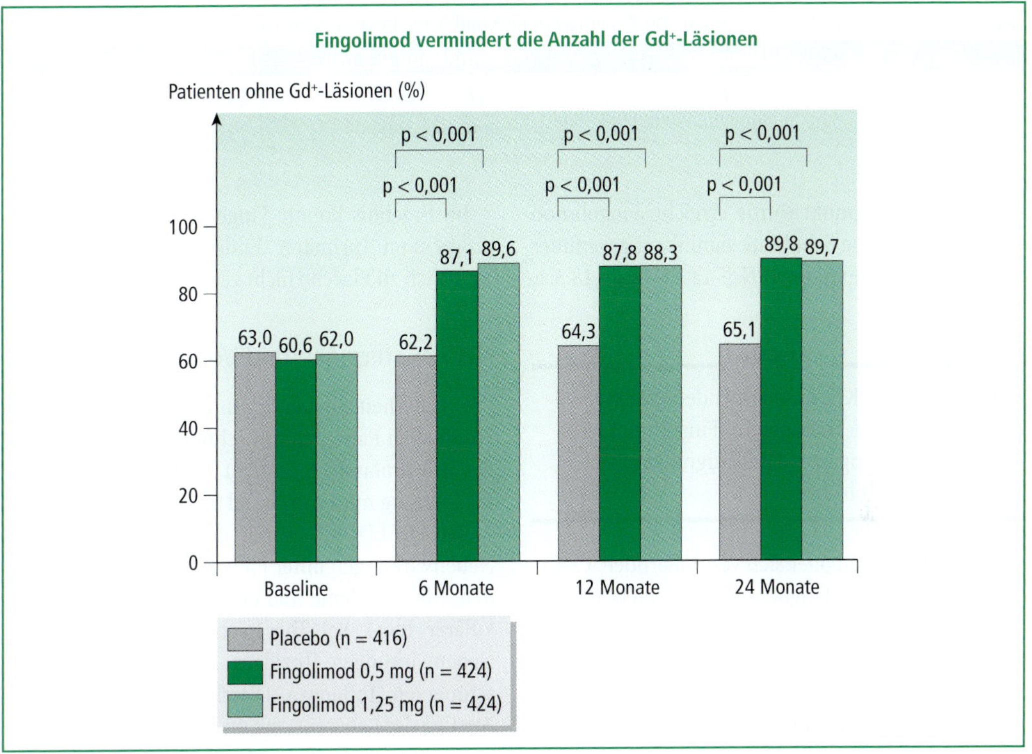

Abb. 18.18 FREEDOMS-Studie: Zahl der Patienten ohne KM-aufnehmende Herde nach 2 Jahren [U224/L231]

Merke

Durch die Behandlung mit Fingolimod konnte die Zahl der Patienten mit KM-aufnehmenden Herden im T1-gewichteten MRT signifikant vermindert werden (► Abb. 18.18).

Eine weitere Post-hoc-Auswertung der FREEDOMS-Studie analysierte den Anteil der Patienten, die frei von Krankheitsaktivität waren, also keinen Schub, keine Progression der Behinderung und keine neuen Herde im MRT (keine KM-aufnehmenden Herde, keine neuen oder sich vergrößernden Herde im T2-Bild) hatten. Dabei wurden zwei Szenarien berechnet:

- Alle Patienten, die nicht an allen Untersuchungen teilnahmen oder die Studie vorzeitig beendeten, aber in den durchgeführten Untersuchungen keinen Hinweis auf Krankheitsaktivität hatten, wurden als krankheitsfrei eingeschätzt (Best-Case-Szenario).
- Im zweiten Szenario wurden dieselben Patienten als nicht krankheitsfrei eingeschätzt (Worst-Case-Szenario).

In beiden Szenarien fand sich ein signifikanter Nutzen von Fingolimod im Vergleich zu Placebo ($p < 0,001$; ► Tab. 18.11).

In der **TRANSFORMS-Studie** wurden 1.292 Patienten mit RRMS eingeschlossen und über 12 Monate in einem doppelblinden[1], Double-Dummy[2]-Studiendesign entweder mit 1,25 mg Fingolimod, 0,5 mg Fingolimod oder IFN-β-1a (Avonex®, 30 µg/Wo. i. m.) behandelt. Primärer Endpunkt war die jährliche Schubrate; sekundäre Endpunkte waren u. a. Progression der Behinderung und MRT-Daten.

---

[1] Sowohl die behandelnden Studienärzte als auch die Patienten waren hinsichtlich der Behandlung verblindet.

[2] Jeder Patient bekam sowohl eine Kapsel als auch eine wöchentliche Injektion, d. h. entweder Fingolimod-Verum (0,5 oder 1,25 mg) und eine Placebo-Spritze oder IFN-β-1a i. m. Verum und Placebo-Kapsel.

Tab. 18.14 FREEDOMS-Studie: Anteil von Patienten ohne Krankheitsaktivität nach 1 Jahr (%)

	Placebo	Fingolimod 0,5 mg	Fingolimod 1,25 mg
Best Case	12,9	32,7	37,7
Worst Case	7,9	28,9	29,8

Der primäre Endpunkt wurde erreicht: Fingolimod senkte die jährliche Schubrate signifikant gegenüber dem aktiven Komparator IFN-β-1a (➤ Kap. 18.3.1, ➤ Abb. 18.9).

Merke

Die Anzahl der KM-aufnehmenden Läsionen wurde durch die Therapie mit Fingolimod in beiden Dosierungen ebenfalls signifikant vermindert (➤ Abb. 18.19).

Auch bei den neuen oder sich vergrößernden T2-Läsionen schnitten die Fingolimod-Gruppen besser ab.

In die INFORMS-Studie („oral fingolimod in primary progessive MS") wurden zwischen September 2008 und August 2011 970 Patienten randomisiert eingeschlossen. Fingolimod wurde über einen Zeitraum von mindestens 36 Monaten und max. 5 Jahre in zwei Dosierungen eingesetzt: 1,25 mg/d oral (n = 147) und 0,5 mg/d oral (n = 336) und jeweils gegen Placebo (n = 133 bzw. n = 487) verglichen.

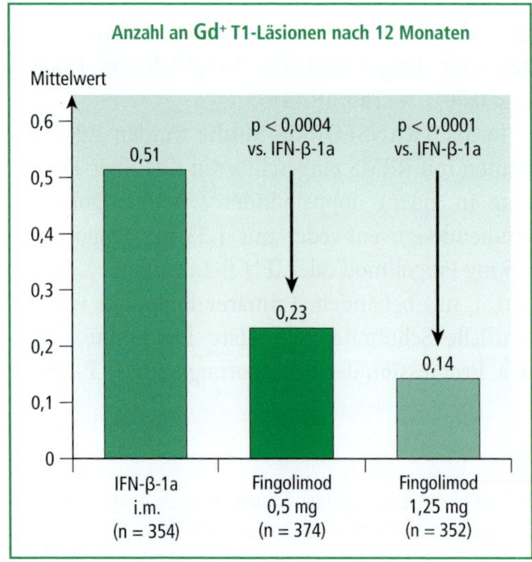

Abb. 18.19 TRANSFORMS-Studie: Einfluss von Fingolimod auf KM-aufnehmende Herde im Vergleich zu IFN-β-1a nach 1 Jahr [U224/L231]

Im Ergebnis konnte Fingolimod die Krankheitsprogression (primärer Endpunkt der Studie) im Vergleich zu Placebo nicht verringern (Lublin 2016).

Nebenwirkungen und Verträglichkeit

Die Sicherheitspopulation in den beiden Phase-III-Studien bei Patienten mit schubförmig-remittierender MS umfasste insgesamt 1.703 Patienten unter Behandlung mit Fingolimod 0,5 oder 1,25 mg.

Bei FREEDOMS waren die schwerwiegendsten Nebenwirkungen unter Fingolimod 0,5 mg Infektionen, Makulaödeme und ein transienter atrioventrikulärer Block bei Therapiebeginn. Die häufigsten Nebenwirkungen (Inzidenz ≥ 10 %) waren Kopfschmerzen, Influenza, Diarrhö, Rückenschmerzen, Anstieg der Leberenzyme und Husten. Die häufigste zum Abbruch der Behandlung führende Nebenwirkung war ein Anstieg der Serumtransaminasen (3,8 %). Bei TRANSFORMS waren die Nebenwirkungen generell mit denen der FREEDOMS-Studie vergleichbar (➤ Tab. 18.15).

Todesfälle

Todesfälle traten nur in der TRANSFORMS-Studie auf. In dem einen Fall handelte es sich um eine 30 Jahre alte Frau aus Italien, die seit 10 Monaten mit einer Fingolimod-Dosis von 1,25 mg behandelt worden war und wegen eines MS-Schubs gleichzeitig eine Hochdosis-Steroidbehandlung (IVMP 1 g für 5 Tage mit anschließendem Ausschleichen) erhalten hatte. Die Patientin hatte ihre Arbeit im Kindergarten gegen ärztlichen Rat fortgesetzt. Es bestand weder Impfschutz gegen das Varicella-Zoster-Virus (VZV) noch war eine Varizellenerkrankung anamnestisch bekannt. Bei einem Ausbruch von Windpocken im Kindergarten erkrankte sie zeitgleich an einer generalisierten VZV-Infektion, die letal verlief.

Im zweiten Fall war ein 24 Jahre alter Mann aus Korea betroffen, der seit 11 Monaten mit Fingoli-

Tab. 18.15 Übersicht über die in den Fingolimod-Zulassungsstudien aufgetretenen Nebenwirkungen

Nebenwirkungen (≥ 5 %) nach primärer System-Organklasse; n (%)	Fingolimod 1,25 mg (n = 849)	Fingolimod 0,5 mg (n = 854)	Placebo (n = 418)	IFN-β-1a (n = 431)
Kopfschmerzen	196 (23,1)	195 (22,8)	79 (18,9)	88 (20,4)
Nasopharyngitis	175 (20,6)	166 (19,4)	81 (19,4)	88 (20,4)
Müdigkeit	97 (11,4)	86 (10,1)	36 (8,6)	45 (10,4)
Infektionen der oberen Atemwege	86 (10,1)	86 (10,1)	58 (13,9)	27 (6,3)
ALT ↑	66 (7,8)	61 (7,1)	11 (2,6)	8 (1,9)
Durchfall	66 (7,8)	67 (7,8)	26 (6,2)	21 (4,9)
Rückenschmerzen	61 (7,2)	62 (7,3)	24 (5,7)	23 (5,3)
Übelkeit	61 (7,2)	75 (8,8)	30 (7,2)	29 (6,7)
Husten	55 (6,5)	53 (6,2)	23 (5,5)	16 (3,7)
Schwindel	52 (6,1)	49 (5,7)	19 (4,5)	21 (4,9)
Influenza	52 (6,1)	64 (7,5)	30 (7,2)	32 (7,4)
Melanozytischer Nävus	50 (5,9)	40 (4,7)	11 (2,6)	26 (6,0)
Bronchitis	46 (5,4)	39 (4,6)	11 (2,6)	11 (2,6)
GGT ↑	46 (5,4)	28 (3,3)	3 (0,7)	1 (0,2)
Bluthochdruck	43 (5,1)	36 (4,2)	11 (2,6)	9 (2,1)
Gelenkschmerz	40 (4,7)	37 (4,3)	25 (6,0)	24 (5,6)
Dyspnoe	39 (4,6)	36 (4,2)	17 (4,1)	7 (1,6)
Pharyngitis	37 (4,4)	31 (3,6)	16 (3,8)	13 (3,0)
Harnwegsinfektionen	37 (4,4)	48 (5,6)	36 (8,6)	22 (5,1)
Depression	36 (4,2)	47 (5,5)	17 (4,1)	33 (7,7)
Schmerz in Extremitäten	36 (4,2)	41 (4,8)	18 (4,3)	28 (6,5)
Oropharyngealer Schmerz	34 (4,0)	39 (4,6)	18 (4,3)	28 (6,5)
Fieber	26 (3,1)	24 (2,8)	7 (1,7)	77 (17,9)
Myalgie	20 (2,4)	22 (2,6)	9 (2,2)	44 (10,2)
Grippeähnliche Symptome	17 (2,0)	21 (2,5)	2 (0,5)	159 (36,9)
Gesamt	**769 (90,6)**	**752 (88,1)**	**369 (88,3)**	**396 (91,9)**

mod 1,25 mg behandelt worden war und an einer Herpes-simplex-Enzephalitis erkrankte. Während der noch unerkannten Enzephalitis wurde er außerhalb des Studienzentrums an einem peripheren Krankenhaus wegen des Verdachts auf einen MS-Schub mit Antiepileptika und Hochdosis-MP behandelt. Die Herpes-simplex-Enzephalitis wurde erst am Fingolimod-Studienzentrum mit einer Verspätung von 7 Tagen diagnostiziert; die dann sofort eingeleitete Behandlung konnte den letalen Ausgang nicht mehr verhindern.

Infektionen

In klinischen Studien zur MS war die Gesamtrate von Infektionen (72 %) und schwerwiegenden Infektionen (2 %) bei Fingolimod 0,5 mg ähnlich wie unter Placebo. Infektionen der unteren Atemwege, vor allem Bronchitis und in geringerem Ausmaß Pneumonien, traten etwas häufiger bei den mit 0,5 mg Fingolimod behandelten Patienten auf.

Im Vergleich zu Placebo oder IFN-β-1a geht Fingolimod 0,5 mg nicht mit einem erhöhten Risiko für Herpes-Infektionen einher.

Makulaödeme

Bei 0,4 % der mit 0,5 mg Fingolimod behandelten Patienten wurde über Makulaödeme mit oder ohne visuelle Symptome berichtet, die vorwiegend in den ersten 3–4 Behandlungsmonaten auftraten (Brinkmann et al. 2007; Zarbin et al. 2011). Daher sollte 3–4 Monate nach Behandlungsbeginn eine ophthalmologische Beurteilung erfolgen. Falls Patienten im Laufe der Behandlung über Sehstörungen berichten, wird eine Funduskopie unter Einbeziehung der Makula empfohlen.

Zur Anwendung von 0,5 mg Fingolimod bei MS-Patienten mit Diabetes mellitus liegen keine Untersuchungen vor. Bei Patienten mit anamnestisch bekannter Uveitis oder Diabetes besteht ein erhöhtes Risiko für Makulaödeme (Markomichelakis et al. 2004). Auch diese Patientengruppen sollten vor Behandlungsbeginn eine ophthalmologische Untersuchung erhalten, die im Laufe der Behandlung zu wiederholen ist.

Die Weiterbehandlung mit Fingolimod 0,5 mg bei Patienten mit Makulaödem wurde nicht untersucht. Es wird empfohlen, Fingolimod 0,5 mg nach dem Auftreten eines Makulaödems abzusetzen. Die Entscheidung für oder gegen die Wiederaufnahme der Behandlung mit Fingolimod 0,5 mg nach Abklingen eines Makulaödems muss unter Abwägung des potenziellen Nutzens und der Risiken für den einzelnen Patienten erfolgen.

Blutdruck

In klinischen Studien zur MS war Fingolimod 0,5 mg mit einer durchschnittlichen Erhöhung des mittleren systolischen Blutdrucks um 2 mmHg und des diastolischen Blutdrucks um rund 1 mmHg assoziiert. Diese Erhöhung manifestierte sich ca. 2 Monate nach Therapiebeginn und blieb im Verlauf der Behandlung bestehen. Eine Hypertonie wurde bei 6,1 % der Patienten unter Fingolimod 0,5 mg und bei 3,8 % der Patienten unter Placebo berichtet. Daher sollte der Blutdruck während der Behandlung mit Fingolimod 0,5 mg regelmäßig kontrolliert werden.

Lebertransaminasen

In den Zulassungsstudien kam es bei 8 % der mit Fingolimod 0,5 mg behandelten Patienten zu einem asymptomatischen Anstieg der Serumspiegel von Lebertransaminasen auf $\geq 3 \times$ ULN[3] bzw. bei 2 % auf $\geq 5 \times$ ULN.

CAVE

Fingolimod 0,5 mg wurde bei Patienten mit bestehenden schweren Leberschäden (Child-Pugh-Klasse C) nicht untersucht und darf daher bei diesen Patienten nicht angewendet werden.

Vor Behandlungsbeginn sollten aktuelle Transaminasen- und Bilirubinwerte verfügbar sein. In Abwesenheit klinischer Symptome sollten die Lebertransaminasen-Spiegel in den Monaten 1, 3 und 6 der Therapie und regelmäßig danach überprüft werden. Falls die Werte der Lebertransaminasen das 5-Fache des ULN übersteigen, sollte die Überwachung (einschl. Messungen von Serum-Bilirubin und AP) häufiger durchgeführt werden. Bei wiederholter Bestätigung des Lebertransaminasen-Spiegels über dem 5-Fachen des ULN sollte die Fingolimod-Behandlung unterbrochen und erst bei Normalisierung der Lebertransaminasen-Werte wieder aufgenommen werden.

First-Dose-Effekt, Therapiebeginn und Therapieüberwachung

Vor Therapiebeginn mit Fingolimod 0,5 mg sollte ein aktuelles großes Blutbild vorliegen.

Für Patienten mit schweren aktiven **Infektionen** bzw. aktiven chronischen Infektionen wie Hepatitis und Tuberkulose besteht eine Kontraindikation für Fingolimod 0,5 mg, ebenso für Patienten mit einem erhöhten Risiko für opportunistische Infektionen einschl. immungeschwächter Patienten sowie bei bestehendem Immundefizienz-Syndrom. Bei Patienten mit schweren aktiven Infektionen sollte der Behandlungsbeginn mit Fingolimod 0,5 mg verschoben werden, bis die Infektion abgeklungen ist.

[3] Obergrenze des Normalwerts („upper limit of normal")

18

Vor Beginn der Behandlung mit Fingolimod sollten die Patienten auf Antikörper gegen VZV getestet werden (Yeh und Weinstock-Guttman 2011). Bei negativem Antikörpertest sollte vor Beginn der Behandlung mit Fingolimod 0,5 mg eine VZV-Impfung erfolgen; die Behandlung sollte 1 Monat nach der letzten Impfdosis beginnen, damit die Impfung ihre volle Wirkung entfalten kann. Lebendimpfungen sollten wegen des potenziellen Infektionsrisikos vermieden werden (Herstellerangaben).

Es wird empfohlen, das Blutbild regelmäßig während der Behandlung und bei Anzeichen einer Infektion zu untersuchen. Bei einer bestätigten Gesamt-Lymphozytenzahl < 0,2 × 10^9/l sollte die Behandlung bis zur Besserung unterbrochen werden, wie es auch in den klinischen Studien geschehen ist.

Die Verabreichung einer ersten Dosis Fingolimod 0,5 mg kann eine vorübergehende **Abnahme der Herzfrequenz** bewirken, die innerhalb von 1 h einsetzt und nach etwa 4–5 h ihr Maximum erreicht, wobei die mittlere Herzfrequenz im Mittel um 8 Schläge/min abnahm. Bei kontinuierlicher Einnahme kehrt die Herzfrequenz normalerweise innerhalb von 1 Monat wieder auf den Ausgangswert zurück (DiMarco et al. 2011). Deshalb sollten alle Patienten bei der ersten Medikamenteneinnahme für den Zeitraum von 6 h auf Zeichen und Symptome einer Bradykardie überwacht werden. Dieser transiente Effekt wird vermutlich durch die S1P1-vermittelte Aktivierung von GIRK-Kanälen („G-protein coupled inwardly rectifying potassium channels“) auf atrialen Myozyten verursacht (Brinkmann et al. 2010). In klinischen Studien mit Fingolimod wurden symptomatische Bradykardien mit Atropin (s. c. oder i. v.) bis max. 3 mg/d (wiederholte Gabe von 1 mg Atropin nach je 3–5 min) behandelt.

Der Therapiebeginn bei Patienten unter Betablockern oder anderen Wirkstoffen, welche die Herzfrequenz verlangsamen können (z. B. Verapamil, Digoxin, Cholinesterasehemmer oder Pilocarpin), sollte aufgrund des additiven Effekts auf die Herzfrequenz mit Vorsicht erfolgen (Kovarik et al. 2008). Es können AV-Blöcke I. Grades auftreten. In klinischen Studien waren solche Überleitungsstörungen üblicherweise vorübergehend und asymptomatisch. Sie erforderten in der Regel keine Behandlung und waren innerhalb der ersten 24 h nach Behandlungsbeginn abgeklungen (Cohen et al. 2010).

Bei Patienten mit einem AV-Block II. Grades oder höher, Sick-Sinus-Syndrom, ischämischer Herzerkrankung, kongestiver Herzinsuffizienz oder signifikanten kardiovaskulären Erkrankungen wurde die Anwendung von Fingolimod, 0,5 mg, nicht untersucht. Wenn für diese Patienten auf der Basis einer Nutzen-Risiko-Bewertung eine Behandlung mit Fingolimod vorgesehen ist, sollte sie in enger Kooperation mit einem Kardiologen stattfinden.

CAVE

Wird die Therapie mit Fingolimod länger als 2 Wochen unterbrochen, können bei Wiederaufnahme der Behandlung erneut dieselben Auswirkungen auf die Herzfrequenz und die AV-Überleitung auftreten; es sollten deshalb dieselben Vorsichtsmaßnahmen wie beim initialen Therapiebeginn getroffen werden.

Nebenwirkungen

Als neue unerwünschte Wirkungen werden ein immunvermitteltes **hämophagozytisches Syndrom** und sog. **tumefaktive akute Demyelinisierungsherde** beschrieben (Pilz et al. 2013).

Zudem sind auch mindestens 10 Fälle einer PML unter Therapie mit Fingolimod bekannt, in der Mehrzahl handelt es sich dabei um Patienten, die von Natalizumab auf Fingolimod umgestellt wurden und JCV-Antikörper-positiv waren (Sinnecker 2016).

Dies sollte im Risikomanagement berücksichtigt werden und führte auch zu entsprechenden Empfehlungen des Herstellers in Abstimmung mit der Europäischen Arzneimittelbehörde (EMA) und dem Bundesinstitut für Arzneimittel und Medizinprodukte (BfArM). Demnach sollten Ärzte bzgl. des Risikos einer PML aufmerksam sein. Patienten und medizinisches Personal sollten vom behandelnden Arzt über frühe klinische Symptome einer PML aufgeklärt sein und angewiesen werden, beim Auftreten solcher Symptome unverzüglich ärztlichen Rat einzuholen. Vor Beginn einer Fingolimod-Behandlung sollte ein Basis-MRT mit Kontrastmittelgabe als Referenz vorliegen (nicht älter als 3 Monate).

Während der MRT-Routineuntersuchungen sollte besonderes Augenmerk auf Läsionen gelegt werden, die suspekt für eine PML sind.

Falls klinisch eine PML vermutet wird, sollte sofort eine MRT- und in der Regel auch eine Liquoruntersuchung durchgeführt und die Behandlung mit Fingolimod so lange ausgesetzt werden, bis eine PML definitiv ausgeschlossen ist (Ayzenberg 2016).

Schwangerschaft und Stillzeit

Tierexperimentelle Studien haben Reproduktionstoxizität gezeigt, darunter Fehlgeburten und Organdefekte, vor allem ein persistierender Truncus arteriosus und ein ventrikulärer Septumdefekt. Darüber hinaus ist bekannt, dass der durch Fingolimod modulierte S1P-Rezeptor während der Embryogenese an der Gefäßbildung beteiligt ist. Daten zur Anwendung von Fingolimod bei Schwangeren sind nur sehr begrenzt vorhanden, da Schwangerschaft in den Zulassungsstudien ein Ausschlusskriterium war.

Vor Therapiebeginn mit Fingolimod sind Frauen im gebärfähigen Alter über die evtl. schwerwiegenden Folgen für ein ungeborenes Kind und die Notwendigkeit einer zuverlässigen Kontrazeption während der Therapie aufzuklären. Ein negativer Schwangerschaftstest soll vor Behandlungsbeginn vorliegen. Da die Elimination von Fingolimod aus dem Körper nach Ende der Behandlung etwa 2 Monate dauert, kann weiterhin ein potenzielles Risiko für ein ungeborenes Kind bestehen. Die Verhütung sollte über diesen Zeitraum fortgesetzt werden.

Fingolimod ging in tierexperimentellen Studien in die Muttermilch über, und zwar in Konzentrationen, die zwei- bis dreimal so hoch sind wie im mütterlichen Plasma. Aufgrund des potenziellen Risikos von schwerwiegenden Nebenwirkungen durch Fingolimod sollten Frauen unter Behandlung mit Fingolimod nicht stillen.

Empfohlene Auswaschzeiten

Derzeit werden bei Umstellung von anderen MS-Therapeutika auf Fingolimod die in ➤ Tab. 18.16 aufgeführten Auswaschzeiten empfohlen.

Bewertung

Für Fingolimod bei MS liegen aus dem klinischen Studienprogramm Erfahrungen aus mittlerweile mehr als 12 Jahren vor. Die Extensionen der Phase-II-Studie sowie die Zulassungsstudien FREEDOMS, TRANSFORMS und FREEDOMS II bestätigten die Wirksamkeit, Sicherheit und Verträglichkeit von Fingolimod auch in der Langzeittherapie. Hinzu kommen die Erfahrungen aus dem deutschen Patientenregister PANGAEA, das systematisch und prospektiv Daten von 4.000 Patienten zur Sicherheit und zum pharmaökonomischen Nutzen der Therapie mit Fingolimod im Langzeitverlauf sammelt. Bis Sommer 2014 wurden weltweit mehr als 100.000 Patienten mit Fingolimod behandelt. Dies entspricht einer Erfahrung von über 140.000 Patientenjahren.

Tab. 18.16 Auswaschzeiten bei Umstellung von anderen MS-Therapeutika auf Fingolimod (s. Fachinformation)

Präparat		Auswaschzeit
IFN-β-1a s. c.(Rebif®)		keine
IFN-β-1a i. m.(Avonex®)		keine
IFN-β-1b s. c. (Extavia®, Betaferon®)		keine
Glatirameracetat (Copaxone®)		keine
Hoch dosierte Steroide/ ACTH		1 Mon.
Natalizumab (Tysabri®)		s. u.
Intravenöse Immunglobuline (IVIG)		3 Mon.
Azathioprin (z. B. Imurek®)	plus Abklärung Immunstatus	mindestens 3 Mon.
Mitoxantron (z. B. Ralenova®)		mindestens 3 Mon.

Hinsichtlich einer Umstellung von Natalizumab existieren keine Studiendaten. Arzneimittelspiegel von Natalizumab sind noch bis ca. 6 Wochen nach Therapieende nachweisbar. Ebenso lange reichen auch dessen pharmakodynamische Effekte, weshalb durch eine gleichzeitige Exposition gleichzeitige Immuneffekte auftreten können. In den Phase-III-Studien war deshalb für die Studienaufnahme eine Auswaschzeit von 6 Monaten obligatorisch, innerhalb der aktuelleren Studien eine Washout-Phase von 3 Monaten. Allerdings existieren mehrere Berichte in der Literatur, in denen eine Zunahme klinisch schwerer Schübe und der Nachweis einer entzündlichen Aktivität innerhalb von 3–6 Monaten nach Absetzen von Natalizumab beschrieben werden (West 2010; Killestein 2010). Insofern erscheint eine Auswaschphase von 8–10 Wochen ausreichend. Weitere Informationen sind von den jetzt laufenden Registern zu erwarten, in die Patienten mit Fingolimod-Therapie eingeschlossen werden können (z. B. PANGAEA-Register).

Merke

Die Ergebnisse einer 2-Jahres-Zwischenauswertung der PANGAEA-Registerstudie zeigen, dass nach einer Umstellung auf Fingolimod die jährliche Zahl der Schübe sank. Unabhängig von der Vorbehandlung sahen wir hier innerhalb von 1 Jahr einen Rückgang um 72 % von 1,5 auf 0,42 ($p < 0{,}001$). Selbst Patienten, die vorher Natalizumab erhalten hatten, profitierten unter Fingolimod von einer um 30 % (0,9 vs. 0,6) niedrigeren Schubrate. Der EDSS (bestätigt nach 6 Mon.) blieb bei mehr als 80 % der PANGAEA-Patienten stabil, und bei immerhin 10 % verbesserte er sich innerhalb der ersten 18 Monate sogar (Ziemssen et al. 2014).

Teriflunomid

Teriflunomid, eine orale DMD, wurde im Oktober 2013 als Aubagio® in Europa zur Behandlung der RRMS zugelassen. Die Substanz zeigte in mehreren klinischen Phase-III-Studien ihre Wirksamkeit, und aufgrund der langjährigen Erfahrung mit Leflunomid (s. u.) besteht indirekt Langzeiterfahrung hinsichtlich des Sicherheitsprofils in der Anwendung. Teriflunomid ist zur Behandlung erwachsener Patienten mit RRMS indiziert. Die Behandlung ist von einem Arzt mit Erfahrung in der Behandlung der MS einzuleiten und zu überwachen. Die zugelassene Dosierung von Teriflunomid beträgt einmal täglich 14 mg (Warnke et al. 2013).

Wirkmechanismus und Pharmakokinetik

Teriflunomid verhindert die schnelle Zellteilung und inhibiert die DNA-Replikation beim Zellzyklus. Da die Neusynthese insbesondere für sich schnell teilende Zellen wie die T-Lymphozyten bedeutsam ist, setzt hier das Teriflunomid an, verringert ihre Anzahl im ZNS und schützt damit die Neuronen vor Schäden. Teriflunomid ist der aktive Metabolit von Leflunomid, einer Substanz, die bereits seit 1998 zur Behandlung der rheumatoiden Arthritis eingesetzt wird. Als Hauptwirkmechanismus gilt die nichtkompetitive und reversible Blockade des für die De-novo-Synthese von Pyrimidin wichtigen mitochondrialen Enzyms Dihydroorotat-Dehydrogenase (DHODH). Letztlich wird über deren Blockade die DNA-Synthese insbesondere von proliferierenden Immunzellen (B- und T-Zellen, Granulozyten, Makrophagen) gestört und darüber ein proliferationshemmender Effekt vermittelt. Die WHO sieht vor, die Substanz so wie auch Fingolimod und Natalizumab als selektives Immunsuppressivum einzuordnen. Die Blockade der DHODH betrifft weniger ruhende oder homöostatisch proliferierende Zellen, da diese ihren Bedarf an Pyrimidin auch über einen DHODH-unabhängigen Weg („salvage pathway") von Pyrimidinnukleotiden zu decken vermögen (➤ Abb. 18.20).

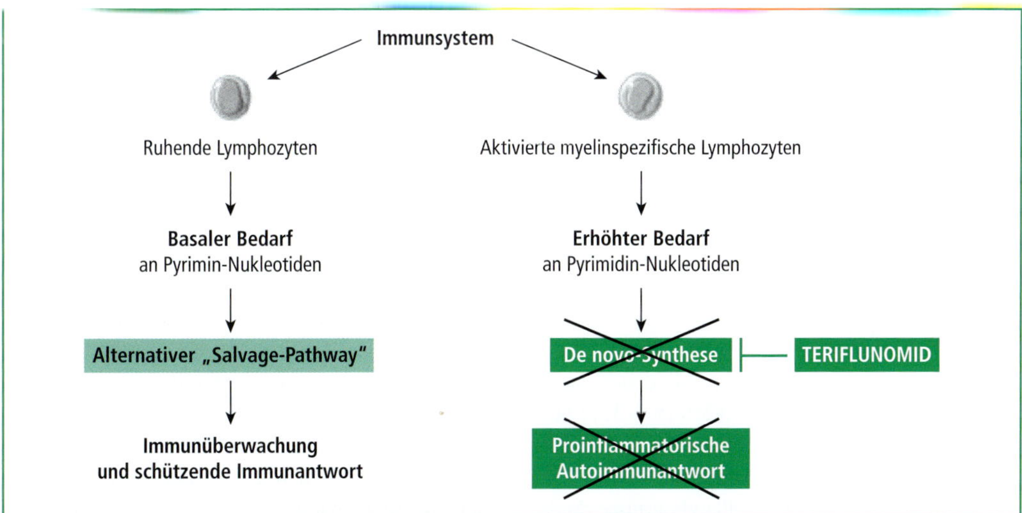

Abb. 18.20 Wirkmechanismus von Teriflunomid [M963/V492]

Die Einnahme von Teriflunomid bewirkt innerhalb von 6 Wochen eine anhaltende Abnahme der mittleren Leukozytenzahlen um etwa 15 % (überwiegend neutrophile Granulozyten und Lymphozyten betreffend) sowie eine Abnahme der Thrombozytenzahlen um etwa 10 %.

Neben der Blockade der DHODH werden jedoch auch zahlreiche zusätzliche Wirkmechanismen diskutiert, u. a. mit Effekten auf die Expression von Oberflächenmolekülen und die Zytokinsynthese.

Die pharmakokinetischen Untersuchungen zu Teriflunomid zeigten eine hohe orale Bioverfügbarkeit (100 %), eine hohe Plasmaeiweißbindung (> 99 %, überwiegend an Albumin) und ein geringes Verteilungsvolumen (Limsakun 2010). Die maximale Plasmakonzentration wird 1–4 h nach Einnahme von oralem Teriflunomid erreicht, eine Steady-State-Konzentration nach 3 Monaten Teriflunomid wird überwiegend unmetabolisiert biliär und zusätzlich in Form von Abbauprodukten über die Niere ausgeschieden. Die Eliminationshalbwertszeit wird für eine Tagesdosis von 14 mg mit etwa 19 Tagen angegeben. Teriflunomid unterliegt einem ausgeprägten enterohepatischen Kreislauf, sodass die Substanz noch über Monate im Körper nachweisbar sein kann.

Eine rasche bzw. vollständige Elimination kann z. B. bei Eintreten einer Schwangerschaft, deutlichen Leberwerterhöhungen oder beim Wechsel auf ein anderes Immuntherapeutikum notwendig sein. Empfohlen wird die Gabe von Cholestyramin in einer Dosis von 3 × 8 g/d über 11 Tage. Alternativ kann auch 2 × 50 mg/d Aktivkohle verwendet werden. Im Anschluss an einen Eliminationskurs sollte die Plasmakonzentration von Teriflunomid bestimmt werden. Bei einer geplanten Schwangerschaft sollten kontrazeptive Maßnahmen erst nach Verifizierung einer Konzentration von < 0,02 mg/l beendet werden.

Klinische Daten

In einer ersten prospektiven doppelblinden Phase-II-Studie wurden Patienten mit RRMS (n = 157) oder SPMS mit überlagernden Schüben (n = 22) über 36 Wochen entweder in die Gruppe mit 14 oder 7 mg Teriflunomid 1 ×/d oder in die Placebogruppe randomisiert. Durch die Behandlung wurde die Zahl der aktiven Läsionen um 60 % gesenkt. Es gab einen Trend zu weniger Schüben unter 14 mg Teriflunomid und auch signifikant weniger Patienten, deren EDSS-Wert sich verschlechterte (O'Connor et al. 2006).

Die Ergebnisse der TEMSO-Studie zeigten im Vergleich zu Placebo eine signifikante Verringerung der annualisierten Schubrate und eine dauerhafte Verlangsamung der Behinderungsprogression bei Tagesdosen von 7 bzw. 14 mg (O'Connor 2011). Beide Teriflunomid-Dosierungen verringerten die jährliche Schubrate gegenüber Placebo um etwa 31 %. Die höhere Dosis (14 mg/d) verringerte das Risiko einer fortschreitenden Behinderung (12 Wo. lang) um 30 %.

Im Rahmen einer zweiten Phase-III-Studie (TENERE) wurden bei einer Population von 324 Teilnehmern innerhalb eines Zeitraums von 2 Jahren zwei Teriflunomid-Dosierungen mit IFN-β-1a verglichen (Vermersch 2014). Teriflunomid zeigte, was die Verringerung des Risikos eines Behandlungsversagens (der primäre kombinierte Endpunkt der Studie) betrifft, im Vergleich zu IFN keinen statistisch signifikant verbesserten Wirkungsgrad. Bei der höheren Teriflunomid-Dosis (14 mg) erlitten 37,8 % der Patienten innerhalb von 2 Jahren einen bestätigten Krankheitsschub bzw. kam es zum Behandlungsabbruch – im Vergleich zu 42,3 % der mit IFN behandelten Patienten.

Die TOWER-Studie ergab eine signifikante Verringerung der annualisierten Schubraten und eine dauerhafte Verringerung der Behinderungsprogression bei der 14-mg-Dosis im Vergleich zu Placebo (Miller 2014). Die höhere Dosis verringerte die Schubrate gegenüber Placebo um 36 % und reduzierte das Risiko eines Fortschreitens der Behinderung (12 Wo. lang) um 31,5 % (➤ Abb. 18.21).

Sicherheitsdaten

Zu den häufigsten unerwünschten Nebenwirkungen der Behandlung zählen erhöhte ALT-Werte, Haarausfall, Durchfall, Grippe, Übelkeit und Empfindungsstörungen (➤ Tab. 18.17). Teriflunomid ist kontraindiziert bei Patienten mit schweren Leberfunktionsstörungen, nachdem im Rahmen von Anwendungsbeobachtungen bei Patienten mit RA, die mit Leflunomid behandelt worden waren, schwere Nebenwirkungen auf die Leber einschl. tödlicher Leberinsuffizienz gemeldet wurden.

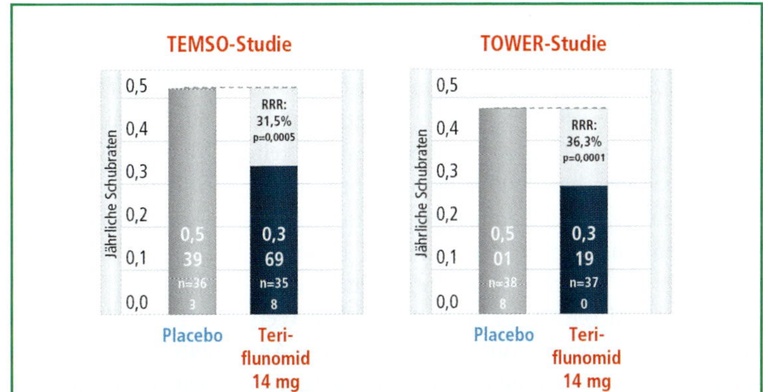

Abb. 18.21 Wirksamkeit von Teriflunomid: Reduktion der Schubrate (1: Oh et al. 2013; 2: Confavreux et al. 2014) [M963/V452]

Tab. 18.17 Unerwünschte Arzneimittelwirkungen (UAWs)

	Placebo (n = 363)	Teriflunomid 14 mg (n = 358)
Alle Ereignisse		
Mindestens ein unerwünschtes Ereignis	315 (87,5)	325 (90,8 %)
Unerwünschte Ereignisse, die zu einem Behandlungsabbruch führten	29 (8,1)	39 (10,9 %)
Schwerwiegende unerwünschte Ereignisse	46 (12,8)	57 (15,9 %)
Ereignis mit Todesfolge	0	0
Die häufigsten unerwünschten Ereignisse		
Nasopharyngitis	98 (27,2)	93 (26,0 %)
Kopfschmerzen	64 (17,8)	67 (18,7 %)
Durchfall	32 (8,9)	64 (17,9 %)
Fatigue	51 (14,2)	52 (14,5 %)
ALT ↑	24 (6,7)	51 (14,2 %)
Übelkeit	26 (7,2)	49 (13,7 %)
Haardichte ↓	12 (3,3)	47 (13,1 %)
Grippe	36 (10,0)	43 (12,0 %)
Rückenschmerzen	47 (13,1)	41 (11,5 %)
Harnwegsinfektion	35 (9,7)	37 (10,3 %)
Gliederschmerzen	47 (13,1)	33 (9,2 %)

Für Leflunomid bestehen bereits Langzeiterfahrungen, die über den Beobachtungszeitraum klassischer klinischer MS-Phase-III-Studien (2 Jahre) deutlich hinausgehen. Trotz der deutlich über 10 Jahre bestehenden Zulassung und der hohen Verordnungszahlen von Leflunomid finden sich in der Literatur nur vereinzelte Fälle opportunistischer Infektionen, darunter auch 2 Fälle von PML.

Im Wesentlichen ähnelt das Profil der in den zitierten Phase-II- und Phase-III-Studien zu Teriflunomid beobachteten UAW dem, das von Leflunomid für die Behandlung der RA bekannt war. Die meisten UAW waren mild bis moderat (O'Connor et al. 2006). Insgesamt verstarben während der klinischen Phase-II- und Phase-III-Studien in den Teriflunomid-Behandlungsarmen 4 Patienten.

Merke

Erwähnenswert ist die Möglichkeit der **Haarausdünnung** unter Teriflunomid. Sie kommt bei bis zu 13 % der Patienten in den ersten Therapiewochen vor und ist in der Regel reversibel.

18

Die Transaminasenanstiege sind zumeist mild bis moderat. Die ALT stieg einmal über den oberen Grenzwert: TEMSO 54 % (%). 7 mg Teriflunomid) bzw. 57 % (14 mg) vs. 36 % Placebo. In Bezug auf die Häufigkeit starker Leberwertanstiege bestand kein Unterschied zwischen Teriflunomid (6,3 bzw. 6,7 %) und Placebo (6,7 %). Allerdings zeigten in der Phase-II-Extensionsstudie zu Teriflunomid insgesamt > 60 % der mit Verum behandelten Patienten asymptomatische ALT-Anstiege bis zum 3-fachen Wert der oberen Normgrenze, und die Inzidenz von Anstiegen darüber lag bei rund 12 % (Confavreux et al. 2012). Deshalb müssen Leberwerte und Blutbild vor und während der Behandlung mit Teriflunomid regelmäßig kontrolliert werden – in den ersten 6 Monaten der Behandlung in 2-wöchigen Abständen. Bei wiederholtem Anstieg der Leberwerte um mehr als das 3-Fache sollte das Medikament abgesetzt und eine forcierte Elimination durchgeführt werden.

Ähnlich wie bereits bei Leflunomid wurden auch bei den mit Teriflunomid bzw. Placebo behandelten Patienten keine Unterschiede in der Rate schwerer Infektionen beobachtet. In der TEMSO-Studie wurden in der höheren Dosierung von Teriflunomid drei Fälle von **Pyelonephritis** beobachtet und in der TOWER-Studie insgesamt vier Fälle von mit der Einnahme von Teriflunomid potenziell assoziierten **opportunistischen Infektionen** gemeldet. Fälle von PML unter Teriflunomid sind bisher nicht beschrieben.

Erwartungsgemäß wurde in der TEMSO-Studie eine Abnahme der Lymphozyten- und neutrophilen Granulozytenzahlen beobachtet, wobei es jedoch in drei Fällen zu einer moderaten Neutropenie kam.

In der TEMSO-Studie fand sich unter Teriflunomid gegenüber Placebo ein leicht erhöhter Anteil von Patienten mit **erhöhtem Blutdruck** als UAW (7 mg: 5,5 %; 14 mg: 5,0 %; Placebo: 3,1 %) und **Hypersensibilitäts- oder Hautreaktionen** (7 mg: 10,3 %; 14 mg: 11,2 %; Placebo: 7,2 %).

Hinweise für ein erhöhtes Malignomrisiko ergaben sich für Teriflunomid bisher nicht. In der TEMSO-Studie traten in der Gruppe mit 7 mg Teriflunomid 3 Malignome (Mamma-, Schilddrüsen-, Zervix-Ca) und in der Gruppe mit 14 mg Teriflunomid ein Carcinoma in situ der Zervix auf (O'Connor et al. 2014). Die Rate der Malignome in der Phase-II-Extensionsstudie lag mit 0,6 pro 100 Patienten innerhalb der zu erwartenden Größenordnung in der Normalbevölkerung (Confavreux et al. 2012).

In der TEMSO-Studie war die Rate der Patienten mit elektroneurografisch nachgewiesener peripherer Neuropathie unter Teriflunomid mit 1,2 % (7 mg) bzw. 1,9 % (14 mg) vs. 0 % (Placebo) leicht erhöht. Deshalb sollte bei klinischen Zeichen einer Neuropathie die Therapie mit Teriflunomid evtl. abgesetzt werden.

In der TEMSO- wie auch in der TOWER-Studie entwickelten 10 von 844 mit Teriflunomid behandelten Patienten (1,2 %) ein **passageres akutes Nierenversagen.** Bei allen Patienten war das Serumkreatinin bei der nächsten Kontrolle unter Fortführung der Therapie wieder normalisiert.

CAVE

Da Teriflunomid die renale Harnsäure-Clearance deutlich steigert, ist in diesen Fällen von einer akuten Harnsäurenephropathie auszugehen. Da es darunter zu einer Hyperkaliämie kommen kann, sollten die Nierenfunktion und der Kaliumspiegel überwacht werden.

Aufgrund der bereits für Leflunomid nachgewiesenen **Teratogenität** aus Tierversuchen müssen Patienten, die Teriflunomid erhalten, sichere kontrazeptive Maßnahmen ergreifen. Frauen im gebärfähigen Alter dürfen die Therapie erst nach Schwangerschaftsausschluss beginnen. Im Vorfeld einer geplanten Schwangerschaft ist eine beschleunigte Elimination von Teriflunomid anzustreben. Im klinischen Studienprogramm aus Phase II und III traten insgesamt 65 Schwangerschaften bei 63 Patientinnen auf. Davon wurden 43 mit Teriflunomid über einen mittleren Behandlungszeitraum von 14,5 Monaten behandelt (Kieseier et al. 2012). Bislang wurden keine Kinder mit strukturellen oder funktionellen Defekten geboren. In allen Fällen wurde nach Bestätigung der Schwangerschaft eine Behandlung zur forcierten Elimination durchgeführt. Auch die Frequenz der spontanen Aborte war mit einer Rate von 8 pro 43 Schwangerschaften im Vergleich zur Normalbevölkerung nicht erhöht (Warnke et al. 2013).

Bewertung

Teriflunomid ist ein orales Basistherapeutikum, dessen Vorläufersubstanz Leflunomid bereits langfristig in der Therapie rheumatischer Erkrankungen eingesetzt wird. Vorteile sind hohe Adhärenz, gute Verträglichkeit sowie das relativ robuste Wissen um das Sicherheitsprofil. Nachteilig sind die lange enterohepatische Rezirkulation, reversible Haarwachstumsstörungen sowie die potenzielle Teratogenität.

Merke

Zusammenfassend erlaubt das Studienprogramm von Teriflunomid eine relativ gute Einschätzung der Wirksamkeit, Sicherheit und Verträglichkeit. Teriflunomid kann als Beispiel einer neuen oralen Substanz im MS-Basistherapie-Armentarium mit vergleichbarer Wirksamkeit der injizierbaren Basistherapeutika sowie relativ gut kalkulierbarem und überwachbarem Sicherheitsprofil gewertet werden.

Dimethylfumarat

Fumarsäure kommt in verschiedenen Pflanzen, Pilzen und auch Flechten vor. Der Name leitet sich von *Fumaria officinalis* (gewöhnlicher Erdrauch, im Volksmund auch Ackerraute genannt) ab, einer zur Familie der Mohngewächse zählenden Ackerpflanze, die im ganzen Mittelmeerraum verbreitet ist. Erste Beschreibungen der Wirksamkeit finden sich bereits in der Antike („Grindkraut"); seit den 1970er-Jahren wird es zur Psoriasisbehandlung eingesetzt. Fumarsäureester sind seit 1994 zur Therapie der Psoriasis vulgaris zugelassen.

Dimethylfumarat (DMF) ist als Tecfidera® seit Februar 2014 zur Behandlung von erwachsenen Patienten mit RRMS zugelassen. Die Behandlung sollte unter Aufsicht eines in der Behandlung der Erkrankung erfahrenen Arztes eingeleitet werden. Die Anfangsdosis beträgt 120 mg 2 ×/d. Nach 7 Tagen kann die Dosierung in Abhängigkeit von den Nebenwirkungen auf die empfohlene Dosis von 240 mg 2 ×/d erhöht werden.

DMF sollte zusammen mit einer Mahlzeit eingenommen werden, da dies bei Patienten, die unter Hitzegefühl oder gastrointestinalen Nebenwirkungen leiden, die Verträglichkeit verbessern kann.

Wirkmechanismus und Pharmakokinetik

Der Wirkmechanismus ist noch nicht völlig verstanden. DMF induziert die Expression von TH2-Zytokinen wie IL-4 und IL-5, reduziert die Produktion von proinflammatorischen Molekülen wie IL-12, IFN-γ und Chemokinrezeptoren (Papadopoulou et al. 2010) und vermindert die Infiltration von Makrophagen (Schilling et al. 2006).

Aufgrund der bekannten Wirkung einer Induktion von TH2-Zytokinen vermuteten wir eine Wirksamkeit bei MS. In einer ersten offenen Pilotstudie fand sich Evidenz für die Wirksamkeit bei RRMS (Schimrigk et al. 2006).

Es wird auch angenommen, dass DMF den sog. **Nrf2-Signalweg** aktiviert (➤ Tab. 18.18). Dadurch werden die o. g. immunmodulatorischen und entzündungshemmenden Prozesse angestoßen. Zudem werden antioxidative Gene hochreguliert. Der Nuclear-Related-Factor 2 (Nrf2) ist ein Transkriptionsfaktor, der bei seiner Aktivierung zur Transkription von Genen führt, die u. a. für antiinflammatorisch und antioxidativ wirksame Genprodukte codieren. Der Nrf2-Signalweg ist das Hauptabwehrsystem der Zellen, mit dem sie auf toxische Einflüsse wie Entzündung und oxidativen Stress reagieren und deren schädliche Effekte abwehren können. Dieses endogene Abwehrsystem kann den oxidativen Stress in den MS-Läsionen wahrscheinlich nicht ausreichend verhindern. DMF ist bisher der einzige in klinischen Studien geprüfte Wirkstoff für die Behandlung der

Tab. 18.18 Effekte der Aktivierung von Nrf2 (in Anlehnung an Kappos et al. 2008; Linker et al. 2011; Schilling et al. 2006) [M963]

Reduktion	Induktion
• Proinflammatorische Zytokine – TNF-α – IL-1β – IL-6 • Lymphozytenaktivierung	• Antioxidative Enzyme • NADPH-erzeugende Enzyme • Enzyme der GSH-Biosynthese • Chaperones • Ubiquitinierung/Proteasom
Antiinflammation	**(Neuro-)Protektion**
• Weniger Entzündung • Weniger Gewebeschäden	• Schutz von Zellen • Erhaltung von Gewebe

NADPH = Nicotinamid-Adenin-Dinucleotidphosphat; GSH = Glutathion; TNF = Tumornekrosefaktor; IL = Interleukin.

18

MS, für den angenommen wird, dass er den Nrf2-Signalweg aktiviert und damit die Krankheitsaktivität vermindert.

Klinische Daten

In einer Phase-IIb-Studie erhielten insgesamt 257 RRMS-Patienten entweder 120 oder 360 oder 720 mg/d BG-12 oder Placebo. Nach 24 Wochen wurde die Placebogruppe auf 720 mg/d eingestellt. Der primäre Endpunkt war die Anzahl der KM-aufnehmenden Läsionen (Gd^+) im MRT in Woche 12, 16, 20 und 24. Es stellte sich eine dosisabhängige Reduktion der Gd^+ Läsionen dar, die allerdings nur in der 720-mg-Gruppe statistische Signifikanz erreichte. Von Woche 12 nach 24 nahm die Zahl der Gd^+ Läsionen um 69 % und von Woche 4–24 nur um 44 % ab, was für einen verspäteten Wirkungseintritt sprechen könnte. Die Konversionsrate neuer GD^+ Läsionen in T1-Läsionen („black holes") war signifikant vermindert. Wenngleich die Studie nicht groß genug war, um einen signifikanten Effekt auf die Schubrate belegen zu können, fand sich für die 720-mg-Gruppe eine (nichtsignifikante) Reduktion der jährlichen Schubrate (Kappos et al. 2008).

18

Über 2 Jahre wurden zwei randomisierte placebokontrollierte Doppelblindstudien bei Patienten mit schubförmig remittierender multipler Sklerose (RRMS) durchgeführt (DEFINE-Studie mit 1.234 Pat. und CONFIRM-Studie mit 1.417 Pat.). Patienten mit progressiven MS-Verlaufsformen waren nicht in diese Studien eingeschlossen worden. Wirksamkeit und Sicherheit wurden anhand der EDSS-Grade zwischen 0 und (einschl.) 5 nachgewiesen, die im Jahr vor der Randomisierung mindestens einen Schub aufwiesen oder innerhalb von 6 Wochen nach Randomisierung einer MRT des Gehirns unterzogen wurden, die mindestens eine Gd^+ Läsion aufzeigte. Die auswerterverblindete CONFIRM-Studie (d. h., der Studien-/Prüfarzt, der das Ansprechen auf die Studienbehandlung beurteilt, war verblindet) verwendete GLAT als Referenzkomparator. Die Ausgangscharakteristika der Patienten in der DEFINE- und der CONFIRM-Studie sind ➤ Tab. 18.19 zu entnehmen.

Im Vergleich zu Placebo wiesen Patienten unter Tecfidera® eine klinisch bedeutsame und statistisch signifikante Verminderung in Bezug auf den Anteil der Patienten mit Schüben nach 2 Jahren (primärer Endpunkt in der DEFINE-Studie, ➤ Abb. 18.22) und der jährlichen Schubrate über 2 Jahre (primärer Endpunkt in der CONFIRM-Studie, ➤ Abb. 18.23) auf.

Sicherheitsdaten und Risikomanagement

Blut-/Laboruntersuchungen DMF kann die Lymphozytenzahl vermindern. Da DMF nicht bei Patienten mit vorbestehender niedriger Lymphozytenzahl untersucht wurde, ist bei der Behandlung dieser Patienten Vorsicht geboten. Vor der Einleitung einer Behandlung mit Tecfidera® muss ein aktuelles großes Blutbild vorliegen.

In klinischen Studien wurden bei Patienten unter Tecfidera® im Rahmen von Laboruntersuchungen veränderte Nieren- und Leberwerte beobachtet. Die klinische Bedeutung dieser Veränderungen ist nicht bekannt. Eine Analyse der Nierenfunktion (z. B. Kreatinin, Blut-Harnstoff-Stickstoff und Urinanaly-

Tab. 18.19 Ausgangscharakteristika der Patienten in der DEFINE- und der CONFIRM-Studie

Ausgangscharakteristika	DEFINE-Studie	CONFIRM-Studie
Alter (Jahre)	39	37
Krankheitsdauer (Jahre)	7,0	6,0
EDSS-Grad	2,0	2,5
Zusätzlich: Anteil von Patienten mit		
• EDSS-Grad > 3,5	16 %	17 %
• > 2 Schüben im Vorjahr	28 %	32 %
• vorher schon anderen zugelassenen MS-Therapien	42 %	30 %
• mit Gd^+ Läsionen bei Studienbeginn (in der MRT-Kohorte)	36 % (Durchschnitt der Gd^+ Läsionen: 1,4)	45 % (Durchschnitt der Gd^+ Läsionen: 2,4)

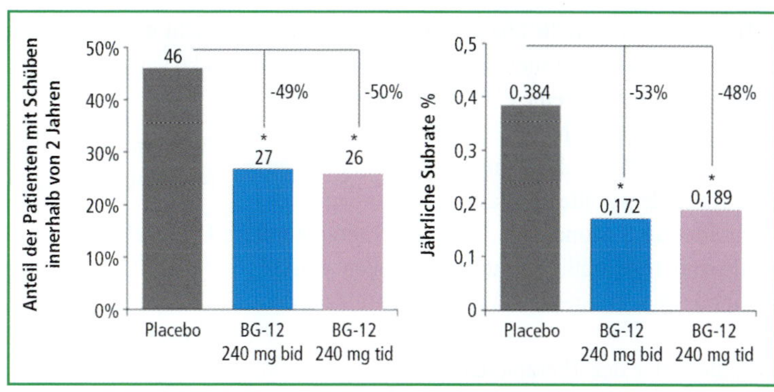

Abb. 18.22 DEFINE-Studie: Anteil der Patienten mit Schüben über einen Zeitraum von 2 Jahren und jährliche Schubraten-Reduktion (in Anlehnung an Gold et al. 2012) [M963/V452]
* *p* < 0,001 vs. Placebo;
ARR = annualisierte Schubrate;
BG-12 = BG00012 (Dimethylfumarat); bid = zweimal täglich;
tid = dreimal täglich

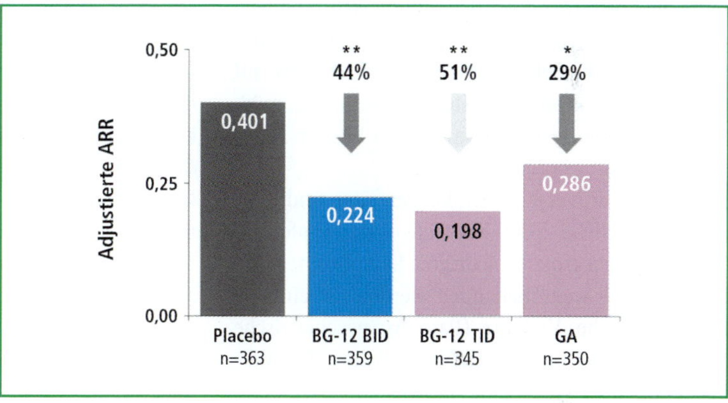

Abb. 18.23 CONFIRM-Studie: adjustierte jährliche Schubraten-Reduktion (in Anlehnung an Fox et al. 2012) [M963/V452]
*: *p* = 0,01 vs. Placebo;**: *p* < 0,001 vs. Placebo;
ARR = annualisierte Schubrate;
BG-12 = BG00012 (Dimethylfumarat); GA = Glatirameracetat;
bid = zweimal täglich; tid = dreimal täglich

se) und der Leberfunktion (z. B. ALT und AST) wird vor Behandlungsbeginn empfohlen, nach einer Behandlungsdauer von 3 und 6 Monaten, danach ca. alle 6 Monate und wenn klinisch indiziert.

Infektionen In placebokontrollierten Phase-III-Studien war die Häufigkeit von Infektionen (60 vs. 58 %) und schwerwiegenden Infektionen (2 vs. 2 %) bei Patienten unter DMF bzw. Placebo vergleichbar. Bei Patienten mit Lymphozytenzahlen < 0,8 × 10^9/l bzw. 0,5 × 10^9/l wurde keine erhöhte Inzidenz schwerwiegender Infektionen beobachtet. Während der Behandlung mit DMF verminderten sich in den placebokontrollierten MS-Studien die mittleren Lymphozytenzahlen um ungefähr 30 % ab Ausgangswert in Jahr 1 und erreichten dann ein Plateau, blieben aber im Normalbereich. Bei Auftreten einer schwerwiegenden Infektion sollte das Aussetzen der Behandlung erwogen werden. Vor einer Wiederaufnahme der Therapie sind Nutzen und Risiken zu überprüfen. Patienten, die DMF erhalten, sind anzuweisen, Infektionssymptome einem Arzt mitzuteilen. Patienten mit schwerwiegenden Infektionen dürfen die Behandlung mit DMF erst nach Abklingen der Infektion(en) aufnehmen.

Progressive multifokale Leukenzephalopathie Zu beachten sind einerseits die Berichte über PML unter der Behandlung mit Fumaderm® in der Indikation Psoriasis (Buttmann 2013) und andererseits die nunmehr mindestens 5 bekannten Fällen einer PML bei Patienten mit MS, die mit DMF behandelt wurden, ohne dass eine andere ebenfalls mit einem PML-Risiko behaftete Substanz eingesetzt war. Beim ersten Fall handelte es sich um eine Patientin aus Deutschland, die im Rahmen von Studien 4,5 Jahre lang mit DMF behandelt wurde und im Oktober 2014 an einer PML verstarb. Dabei entwickelte sich eine schwerwiegende und lang anhaltende Lymphopenie, die mehr als 3,5 Jahre bestand, klinisch aber als nicht bedeutsam eingestuft wurde, da die Leukozytenwerte während der gesamten Behandlungsdauer über 3.000 µl lagen. Außer der Behandlung mit DMF gab es keine weiteren Risikofaktoren für die Entwicklung einer PML.

18

Hieraus leiten sich die überarbeiteten Empfehlungen der EMA zur Minimierung des geringen Risikos, unter DMF-Therapie eine PML zu entwickeln, ab.

Vor Beginn der Behandlung mit DMF ist ein komplettes Blutbild einschl. Lymphozytenzahl erforderlich. Außerdem sollte ein Basis-MRT vorliegen, das nicht älter als 3 Monate ist. Unter der Therapie mit DMF sind regelmäßige Blutbildkontrollen einschl. Lymphozyten mindestens alle 3 Monate erforderlich.

Sollte unter der Therapie ein Lymphozytenabfall auf unter 0,5 G/l für länger als 6 Monate auftreten, muss die Fortsetzung der Behandlung kritisch überprüft und ggf. eine andere Therapieoption gewählt werden. Falls die Behandlung unterbrochen bzw. auf eine andere Substanz umgestellt werden sollte, müssen die Lymphozyten kontinuierlich bis zur Erholung überprüft werden.

Im Fall positiver JCV-Antikörper-Titer sind mindestens jährliche MRT-Kontrollen zu empfehlen. Falls Patienten trotz erniedrigter Lymphozytenzahlen mit DMF weiterbehandelt werden, ist eine erhöhte klinische Vigilanz (Paresen, psychiatrische Symptome, epileptische Anfälle) geboten. Bei Verdacht auf eine PML ist eine sofortige MRT-Untersuchung einschl. KM-Gabe indiziert, ergänzt durch eine Liquoruntersuchung. In diesem Fall muss die Behandlung mit DMF unterbrochen werden.

Schwangerschaft Bisher liegen keine oder nur sehr begrenzte Erfahrungen mit der Anwendung von DMF bei Schwangeren vor. Tierexperimentelle Studien haben eine Reproduktionstoxizität gezeigt. Die Anwendung von DMF während der Schwangerschaft und bei Frauen im gebärfähigen Alter, die nicht zuverlässig verhüten, wird nicht empfohlen.

Stillzeit Es ist nicht bekannt, ob DMF oder seine Metaboliten in die Muttermilch übergehen. Ein Risiko für das Neugeborene/Kind kann nicht ausgeschlossen werden. Es muss eine Entscheidung darüber getroffen werden, ob das Stillen unterbrochen oder ob auf die Behandlung mit DMF verzichtet werden soll. Dabei sind sowohl der Nutzen des Stillens für das Kind als auch der Nutzen der Therapie für die Mutter zu berücksichtigen.

Fertilität Bisher liegen keine Erfahrungen zu den Auswirkungen von DMF auf die Fertilität des Menschen vor. Daten aus präklinischen Studien weisen nicht darauf hin, dass DMF mit einem erhöhten Risiko verminderter Fertilität verbunden sein könnte.

Beschreibung ausgewählter Nebenwirkungen

Hitzegefühl Im Vergleich zu mit Placebo behandelten Patienten war unter DMF die Häufigkeit von Hitzegefühl (34 vs. 4 %) und Hitzewallungen (7 vs. 2 %) erhöht. Als Hitzegefühl (Flushing) werden üblicherweise Rötung oder Hitzewallung beschrieben, der Begriff kann aber auch andere Ereignisse umfassen (z. B. Wärme, Rötung, Juckreiz und Brennen). Ereignisse mit Hitzegefühl beginnen tendenziell im frühen Behandlungsverlauf (hauptsächlich während des ersten Monats); bei Patienten mit Hitzegefühl können diese Ereignisse unter DMF weiterhin periodisch im gesamten Behandlungsverlauf auftreten. Der Großteil der Betroffenen gab ein leichtes oder mäßiggradiges Hitzegefühl an. Insgesamt brachen 3 % der Patienten unter Tecfidera® die Behandlung aufgrund von Hitzegefühl ab. Schwerwiegende Hitzegefühle, die als generalisiertes Erythem, Hautausschlag und/oder Pruritus beschrieben werden können, traten bei 1 % der Patienten unter DMF auf.

Gastrointestinaltrakt Die Häufigkeit gastrointestinaler Ereignisse (z. B. Diarrhö [14 vs. 10 %], Übelkeit [12 vs. 9 %], Schmerzen im Oberbauch [10 vs. 6 %], Abdominalschmerz [9 vs. 4 %], Erbrechen [8 vs. 5 %] und Dyspepsie [5 vs. 3 %]) war bei Patienten unter DMF im Vergleich zu den mit Placebo behandelten Patienten erhöht. Gastrointestinale Ereignisse beginnen tendenziell im frühen Behandlungsverlauf (hauptsächlich während des ersten Monats); bei Patienten mit gastrointestinalen Ereignissen können diese Ereignisse unter DMF weiterhin periodisch im gesamten Behandlungsverlauf auftreten. Der Großteil der gastrointestinalen Ereignisse war leicht oder mäßiggradig. 4 % der Patienten unter DMF brachen die Behandlung aufgrund von gastrointestinalen Ereignissen ab. Schwerwiegende gastrointestinale Ereignisse (einschl. Gastroenteritis und Gastritis) wurden bei < 1 % der Patienten unter DMF beobachtet.

Hepatische Transaminasen In placebokontrollierten Studien wurden erhöhte Werte der hepatischen Transaminasen beobachtet. Der Großteil der Patienten mit erhöhten Werten wies hepatische Transaminasen auf, die dem 3-Fachen des ULN ent-

18

sprach. Die vermehrte Inzidenz der erhöhten Werte für hepatische Transaminasen bei Patienten unter DMF im Vergleich zu Placebo war hauptsächlich in den ersten 6 Behandlungsmonaten zu beobachten. Um das Dreifache des ULN erhöhte ALT- und AST-Werte wurden jeweils bei 5 bzw. 2 % der Patienten unter Placebo und bei 6 bzw. 2 % der Patienten unter DMF beobachtet. Es gab keine erhöhten Transaminasewerte über dem 3-Fachen des ULN mit gleichzeitig erhöhten Werten des Gesamtbilirubins über dem 2-Fachen des ULN. Behandlungsabbrüche aufgrund erhöhter Werte der hepatischen Transaminasen lagen bei unter 1 % und waren bei Patienten unter DMF mit Placebo vergleichbar (Serra und Fox 2013).

Tabellarische Zusammenfassung der Nebenwirkungen

Nebenwirkungen, die bei DMF im Vergleich zu den mit Placebo behandelten Patienten häufiger berichtet wurden, sind in ➤ Tab. 18.20 zusammengefasst. Diese Daten stammen aus zwei placebokontrollierten, doppelblinden klinischen Pivotstudien der Phase III, in denen insgesamt 1.529 Patienten bis zu 24 Monate mit DMF behandelt wurden (Gesamtexposition von 2.371 Personenjahren). Die in ➤ Tab. 18.20 angegebenen Häufigkeiten basieren auf 769 Patienten, die DMF 240 mg 2 ×/d erhielten, und 771 Patienten, die Placebo erhielten.

Tab. 18.20 Nebenwirkungen von DMF

Systemorganklassen gem. MedDRA	Nebenwirkung	Häufigkeitskategorie
Infektionen und parasitäre Erkrankungen	Gastroenteritis	häufig
Erkrankungen des Blutes und Lymphsystems	Lymphopenie	häufig
	Leukopenie	häufig
Erkrankungen des Immunsystems	Überempfindlichkeit	gelegentlich
Erkrankungen des Nervensystems	Brennen	häufig
Gefäßerkrankungen	Hitzegefühl	sehr häufig
	Hitzewallung	häufig
Erkrankungen des Gastrointestinaltrakts	Diarrhö	sehr häufig
	Übelkeit	sehr häufig
	Schmerzen Oberbauch	sehr häufig
	Abdominalschmerz	sehr häufig
	Erbrechen	häufig
	Dyspepsie	häufig
	Gastritis	häufig
	Gastrointestinale Erkrankung	häufig
Erkrankungen der Haut und des Unterhautzellgewebes	Pruritus	häufig
	Ausschlag	häufig
	Erythem	häufig
Erkrankungen der Nieren und Harnwege	Proteinurie	häufig
Allgemeine Erkrankungen und Beschwerden am Verabreichungsort	Wärmegefühl	häufig
Untersuchungen	Ketonkörper im Urin	sehr häufig
	Albumin im Urin nachweisbar	häufig
	ASAT ↑	häufig
	ALT ↑	häufig
	Leukozytenzahl ↓	häufig

18

Die Nebenwirkungen werden gemäß dem *Medical Dictionary of Regulatory Activities* (MedDRA) als „bevorzugte Bezeichnung" den MedDRA-Systemorganklassen zugeordnet. Die Häufigkeitsangaben der unten aufgeführten Nebenwirkungen werden folgenden Kategorien zugeordnet:

- Sehr häufig: 1/10
- Häufig: 1/100, < 1/10
- Gelegentlich: 1/1.000, < 1/100
- Selten: 1/10.000, < 1/1.000
- Sehr selten: < 1/10.000
- Nicht bekannt: Häufigkeit auf Grundlage der verfügbaren Daten nicht abschätzbar

Zusammenfassender Vergleich der Wirksamkeit der oralen Medikamente

Ein Wirksamkeitsvergleich zwischen DMF, Fingolimod und Teriflunomid in Bezug auf jährliche Schubrate und Behinderungsprogression und ihren Einfluss auf MRT-Parameter ist den ➤ Tab. 18.21 bzw. ➤ Tab. 18.22 zu entnehmen.

Laquinimod

Laquinimod ist eine Weiterentwicklung des Chinolinderivats Linomid. Nach guten Daten einer Phase-II-Studie (signifikante Reduktion der Anzahl und des Volumens KM-aufnehmender Herde) wurden eine Phase-III-Studie und die Entwicklung von Linomid gestoppt, weil schwere kardiale Nebenwirkungen (vor allem Perikarditiden und Herzinfarkte) aufgetreten waren.

Von mehr als 60 im EAE-Modell untersuchten, dem Linomid strukturähnlichen Molekülen zeigte Laquinimod einen stabilen Effekt auf verschiedene EAE-Modelle und das geringste Nebenwirkungspotenzial, vor allem den geringsten Anstieg von Entzündungsmarkern.

Laquinimod reduziert die Infiltration von $CD4^+$ und $CD8^+$ T-Zellen und von Makrophagen ins Hirngewebe, ohne (im Tiermodell) zelluläre oder humorale Immunantworten zu unterdrücken. Es führt zu einer verminderten Modulation des Zytokinmusters mit einer verringerten Produktion proinflammatorischer Zytokine (IL-12 und TNF-α) und einem Anstieg von IL-4, IL-10 und TGF-β. Weiterhin führt es zu einem Anstieg von BDNF (Preiningerova 2009).

Laquinimod wird nach oraler Gabe sehr gut resorbiert und hat damit eine hohe Bioverfügbarkeit. Es

Tab. 18.21 Jährliche Schubrate und Behinderungsprogression

Substanz	Reduktion der jährlichen Schubrate im Vergleich zu Placebo	Risikoreduktion einer Behinderungsprogression im Vergleich zu Placebo
DMF	53 % 44%	38 % Nichtsignifikant
Fingolimod	54%	30 %
Teriflunomid	31%	23,7 % (7 mg) und 29,8 % (14 mg)

Tab. 18.22 Einfluss auf MRT-Parameter

Substanz	Einfluss auf Gd^+ Läsionen in 2 Jahren		Einfluss auf neue oder vergrößerte T2-Läsionen in 2 Jahren	
DMF	Placebo:	1,8	Placebo:	17
	2 × 240 mg/d DMF:	0,1	2 × 240 mg/d DMF:	2,6
Fingolimod	Placebo:	1,1	Placebo:	9,8
	0,5 mg/d Fingo:	0,2	0,5 mg/d Fingo:	2,5
Teriflunomid	Placebo:	1,3	Mediane Veränderung des gesamten Läsionsvolumens (T1 und T2) von Baseline bis Woche 108:	
	14 mg/d Teriflunomid:	0,3	Placebo:	1,1
			14 mg Teriflunomid:	0,3

wird über CYP3A4 in der Leber zu unwirksamen Metaboliten abgebaut und renal ausgeschieden.

In Phase-I-Studien erwies sich Laquinimod bei Dosen zwischen 0,1 und 1,2 mg/d als gut verträglich; erst bei Dosen ab 2,4 mg stiegen die Entzündungsmarker an.

In einer 24-wöchigen Phase-II-Studie mit 209 MS-Patienten gab es unter 0,3 mg Laquinimod bei guter Verträglichkeit 44 % weniger aktive Läsionen als unter Placebo ($p = 0{,}0498$; Polman et al. 2005).

In einer Phase-II-Studie erhielten 306 Patienten mit RRMS entweder 0,3 oder 0,6 mg Laquinimod oder Placebo. Dabei zeigte nur die Dosis von 0,6 mg einen Effekt auf die mittlere Anzahl Gd^+ Herde im MRT des Schädels (Reduktion um 40,4 %; $p = 0{,}0048$). Es bestand ein nichtsignifikanter Trend zur Reduktion der Schubrate. Neben passageren Leberwerterhöhungen kam es bei einem Patienten zu einem thrombotischen Verschluss in den Lebervenen (Budd-Chiari-Syndrom). Der Patient, der eine genetische Prädisposition (Heterozygotie auf Faktor-V-Leiden) hatte, konnte erfolgreich mit Antikoagulanzien behandelt werden (Comi et al. 2008).

In der ALLEGRO-Studie wurden 1.106 Patienten über 2 Jahre entweder mit 0,6 mg Laquinimod oder mit Placebo behandelt. Im Vergleich zu Placebo erreichte Laquinimod alle Endpunkte. So verminderte Laquinimod die jährliche Schubrate um 23 %, die Progression der Behinderung um 36 % und die Progression von im MRT gemessener Hirnatrophie um 33 %. Auch Gd^+-Läsionen und die Zahl neuer Läsionen im T2-gewichteten MRT waren vermindert (Comi et al. 2012). In der placebokontrollierten BRAVO-Studie (Vollmer et al. 2014) wurde Laquinimod deskriptiv mit IFN-β-1a (Referenzarm) verglichen. Unter oraler Therapie mit 0,6 mg/d kam es gegenüber Placebo zu einer nichtsignifikanten jährlichen Schubratenreduktion (ARR) und einer ebenfalls nichtsignifikanten Verminderung der Behinderungsprogression. Die Reduktion der Hirnatrophie erreichte im Vergleich zu Placebo dagegen statistische Signifikanz. Allerdings ist die Substanz in Europa bislang nicht zugelassen.

LITERATURAUSWAHL

Unter https://shop.elsevier.de/multiple_sklerose erhalten Sie Zugriff auf weitere Literaturstellen zu diesem Kapitel.

Ayzenberg I, Hoepner R, Kleiter I (2016). Fingolimod for MS and emerging indications: Appropriate patient selection, safety precautions, and special considerations. Ther Clin Risk Manag 12: 261–272.

Brinkmann V, Billich A, Baumruker T, et al. (2010). Fingolimod (FTY720): Discovery and development of an oral drug to treat multiple sclerosis. Nat Rev Drug Discov 9(11): 883–897.

Buttmann M, Stoll G (2013). Case reports of PML in patients treated for psoriasis. N Eng J Med 369(11): 1081.

Chun J, Hartung HP (2010). Mechanism of action of oral fingolimod (FTY720) in multiple sclerosis. Clin Neuropharmacol 33: 91–101.

Cohen JA, Barkhof F, COMI G, et al. (2010). Oral fingolimod or intramuscular interferon for relapsing multiple sclerosis. New Engl J Med 362: 402–415.

Comi G, O'Connor P, Montalban X, et al. (2010b). Phase II study of oral fingolimod (FTY720) in multiple sclerosis: 3-year results. Mult Scler 16: 197–207.

Comi G, Jeffery D, Kappos L, et al. (2012). Placebo-controlled trial of oral laquinimod for MS. N Engl J Med 366(11): 1000.

Confavreux C, Li DK, Freedman MS, et al. (2012). Long-term follow-up of a phase II study of oral teriflunomide in relapsing MS: Safety and efficacy results up to 8.5 years. Mult Scler 18: 1278–1289.

Confavreux C, O'Connor P, Comi G, et al. (2014). Oral teriflunomide for patients with relapsing MS (TOWER): A randomised, double-blind, placebo-controlled phase III trial. Lancet Neurol 13(3): 247.

Cook S, Vermesch P, Comi G, et al. (2011). Safety and tolerability of cladribine tablets in multiple sclerosis: The CLARITY Study. Mult Scler 17(5): 578–593.

DMSG, KKNMS (2014). Stellungnahme des Ärztlichen Beirates der DMSG, Bundesverband e. V., Nr.2/2014. Krankheitsbezogenes Kompetenznetz Multiple Sklerose (KKNMS); Pressemitteilung vom 24. Oktober 2014; Ressort Medizin/Gesundheit/Wissenschaft.

Fox RJ, Miller DH, Phillips JT, et al. (2012). Placebo-controlled phase III study of oral BG-12 or glatiramer in MS. N Eng J Med 367(12): 1087.

Gold R, Kappos L, Arnold DL, et al. (2012). Placebo-controlled phase III study of oral BG-12 for relapsing MS. N Eng J Med 367(12): 1098.

Kappos L, Radue EW, O'Connor P, et al. (2010). Fingolimod treatment increases the proportion of patients who are free from disease activity in multiple sclerosis. Results from a phase III, placebo controlled study (FREEDOMS). Poster PD6.002 AAN.

Kappos L, Radue EW, O'Connor P, et al.; FREEDOMS Study Group (2010). A placebo-controlled trial of oral FTY720 in relapsing multiple sclerosis. N Engl J Med 362: 387–401.

Lublin F, Miller DH, Freedman MS, et al. (2016). Oral fingolimod in primary progressive MS (INFOMS): A phase 3, randomised, double-blind, placebo-controlled trial. Lancet 387: 1075–1084.

Miller AE, Macdonell R, Comi G, et al. (2014). Teriflunomide reduces relapses with sequalae and relapses leading

to hospitalizations: Results from the TOWER study. J Neurol 261: 1781.
Miravalle A, Jensen R, Kinkel RP (2011). Immune reconstitution inflammatory syndrome in patients with multiple sclerosis following cessation of natalizumab therapy. Arch Neurol 68(2): 186–191.
O'Connor P, Wolinsky JS, Confavreux C, et al. (2014). Randomised trial of oral teriflunomide for relapsing MS. N Engl J Med 365(14): 1293.
Pilz G, Harrer A, Wipfler P, et al. (2013). Tumefactive MS lesions under fingolimod: A case report and literature review. Neurology 81: 1659.
Sinnecker T, Othman J, Kühl M, et al. (2016). PML in a MS-patient diagnosed after switching from natalizumab to fingolimod. Case Rep Neurol Med 2016: 5876798.
Vermersch P, Czlonkowska A, Grimaldi LM, et al. (2014). Teriflunomide versus subcutaneous interferon-β-1a in patients with relapsing MS: A randomised, controlled phase III trial. Mult Scler 20(6): 705.
Warnke C, Meyer zu Hörste G, Menge T et al. (2013). Teriflunomid zur Behandlung der MS. Nervenarzt 84: 724.
Yeh EA, Weinstock-Guttman B (2011). Fingolimod: An oral disease-modifying therapy for relapsing multiple sclerosis. Adv Ther 28(4): 270–278.
Ziemssen T, et al. (2014). 24-month interim results of PANGEA: A 5-year registry study evaluating long-term safety, efficacy and pharmacoeconomic data of German MS patients in fingolimod therapy. Posterpräsentation beim AAN Meeting 2014, Philadelphia; Poster P3.152.

18.3.6 Immunsuppression

Azathioprin

Frank A. Hoffmann und Judith Haas

Bereits Ende der 1960er-Jahre lagen überzeugende Daten zur Autoimmunpathogenese der MS vor, und die immunsuppressive Therapie mit Azathioprin erschien als hoffnungsvolles Therapieprinzip, das von Mertens Anfang der 1970er-Jahre in Deutschland eingeführt wurde (Dommasch et al. 1980).

Wirkprinzip

Azathioprin (Imurek®) ist ein schwaches Zytostatikum, das in Tablettenform oral appliziert werden kann. Es greift in den Purinnukleotid-Stoffwechsel ein und gelangt als 6-Mercaptopurin auch in das ZNS. Im Tiermodell der MS ist es in der Lage, die akute und chronische experimentelle Enzephalomyelitis zu unterdrücken (Mertin und Mertin 1987).

Wirksamkeit

Therapiestudien zu Azathioprin wurden seit 1972 in großer Anzahl publiziert. Bereits in den offenen Therapiestudien zeichnete sich ein deutlicher Einfluss auf die Schubrate ab (Übersicht Haas 2000). Die erste kontrollierte Therapiestudie (Patzold und Pocklington 1980) zeigte einen statistisch signifikanten Einfluss auf die Progression bei Patienten mit progredientem Verlauf. Des Weiteren konnte in dieser Studie gezeigt werden, dass der Effekt auf die Progression am deutlichsten bei den Patienten war, die nicht länger als 2 Jahre erkrankt waren.

Die Metaanalyse von Yudkin et al. (1991), in der alle bis dahin publizierten Doppelblindstudien zusammengefasst wurden, bestätigte, dass Azathioprin die Schubrate senkt (➤ Abb. 18.24a) und die Progression verringert (➤ Abb. 18.24b).

Auch die Wirkung von Azathioprin auf immunologische Parameter wurde in großem Umfang untersucht. Azathioprin unterdrückt die Proliferation von T- und B-Lymphozyten (Bach und Bach 1972), führt zu einer Abnahme der Zellzahl im Liquor (Wurster et al. 1988; Göpel et al. 1972) und senkt die intrathekale IgG-Synthese (Wurster 1992).

Neben der Wirkung auf klinische Parameter stellt sich heute bei jeder Therapie die Frage nach den in der MRT fassbaren Therapieeffekten. In einer doppelblinden Vergleichsstudie (Azathioprin vs. Ciclosporin A) konnten Kappos et al. (1988) zeigen, dass in beiden Therapiearmen in den ersten 6 Monaten die Anzahl der Gd^+ Herde abnahm.

In einer retrospektiven Analyse (Cavazutti et al. 1997) war das Herdvolumen einer mit Azathioprin behandelten Gruppe um 40 % geringer als bei den Patienten, die im Schub nur Kortikosteroide erhalten hatten.

Dosierung

Azathioprin wird langsam aufdosiert, um Nebenwirkungen zu minimieren. Die wirksame orale Zieldosis beträgt etwa 2–3 mg/kg KG, verteilt auf 2- bis 3-tägliche Einzelgaben. Die Dosissteigerung sollte in Schritten von 25 mg/Wo. erfolgen. Als Zielwerte im Blutbild gelten Leukozytenzahlen zwischen 3.500 und 4.000/µl, Lymphozyten zwischen 600 und 1.200/

µl sowie ein Anstieg des mittleren Erythrozytenvolumens (MCV) um > 7 fl.

Laborkontrollen

Während der Aufdosierungsphase und im ersten Monat sind wöchentliche Kontrollen von Differenzialblutbild mit Retikulozyten notwendig. Im zweiten Monat können die Blutbildkontrollen auf 14-tägige, nach Erreichen der Zieldosis auf 4- bis 8-wöchentliche Abstände gestreckt werden. Kontrollen der Transaminasen, der AP und des Bilirubins (direkt und indirekt) sollten im ersten Vierteljahr monatlich und danach ¼-jährlich erfolgen.

Nebenwirkungen und Risiken

Veränderungen des Blutbildes und der Leberenzyme Unter einer immunsuppressiv wirksamen Therapie mit Azathioprin tritt regelmäßig eine erwünschte moderate Abnahme der Leukozytenzahlen auf dem Boden einer Lymphopenie auf (Haas

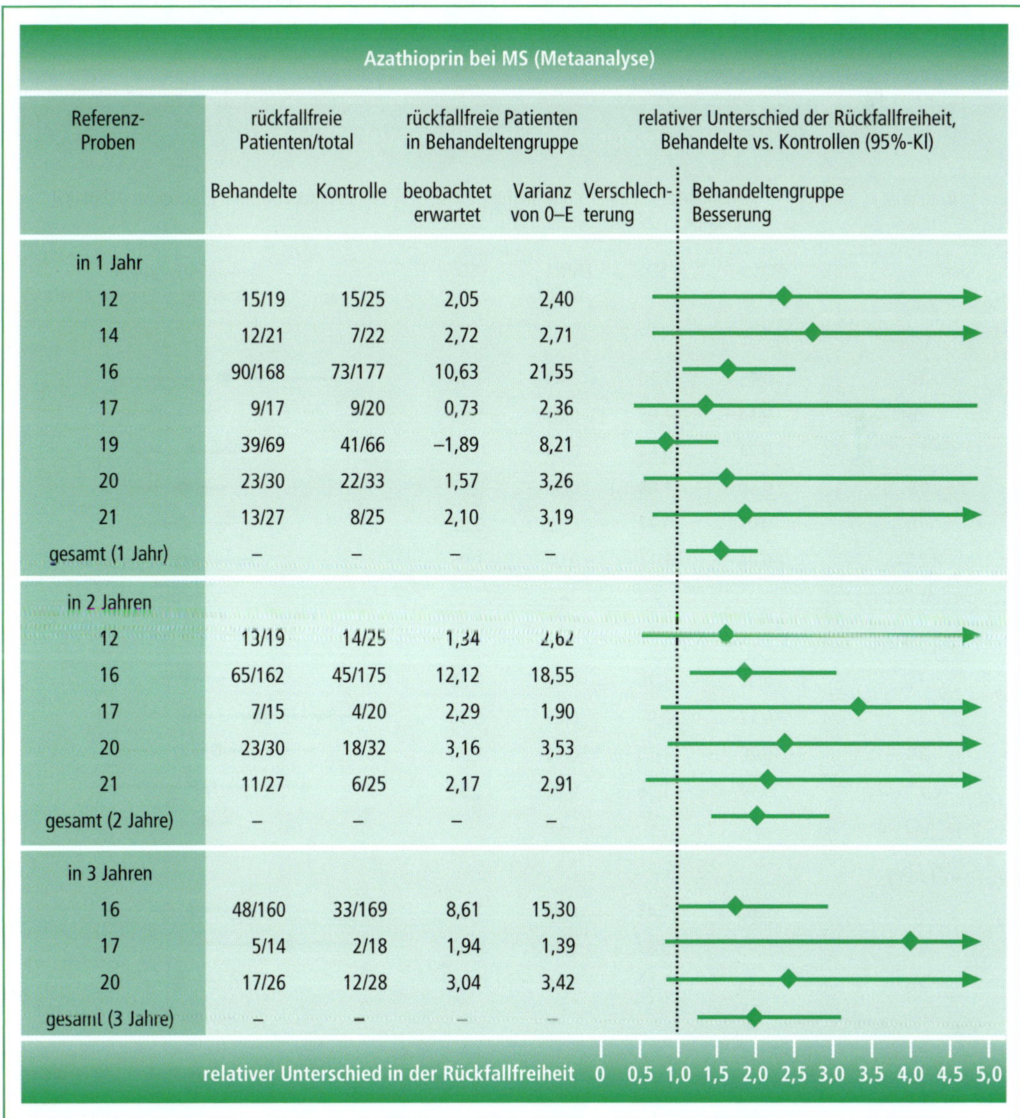

Azathioprin bei MS (Metaanalyse)

Referenz-Proben	rückfallfreie Patienten/total: Behandelte	rückfallfreie Patienten/total: Kontrolle	rückfallfreie Patienten in Behandeltengruppe: beobachtet erwartet	rückfallfreie Patienten in Behandeltengruppe: Varianz von 0–E
in 1 Jahr				
12	15/19	15/25	2,05	2,40
14	12/21	7/22	2,72	2,71
16	90/168	73/177	10,63	21,55
17	9/17	9/20	0,73	2,36
19	39/69	41/66	–1,89	8,21
20	23/30	22/33	1,57	3,26
21	13/27	8/25	2,10	3,19
gesamt (1 Jahr)	–	–	–	–
in 2 Jahren				
12	13/19	14/25	1,34	2,62
16	65/162	45/175	12,12	18,55
17	7/15	4/20	2,29	1,90
20	23/30	18/32	3,16	3,53
21	11/27	6/25	2,17	2,91
gesamt (2 Jahre)	–	–	–	–
in 3 Jahren				
16	48/160	33/169	8,61	15,30
17	5/14	2/18	1,94	1,39
20	17/26	12/28	3,04	3,42
gesamt (3 Jahre)	–	–	–	–

Abb. 18.24a Metaanalyse zur Wirkung von Azathioprin bei MS (Yudkin et al. 1991): Senkung der Schubrate [L106].

und Patzold 1982). Diese leichten Lymphopenien haben in der Regel keine therapeutischen Konsequenzen und sind im Sinne eines angestrebten antiinflammatorischen und immunsuppressiven Therapieeffekts gewissermaßen auch als erwünscht zu betrachten. Die Möglichkeit einer Myelosuppression mit Panzytopenien, Thrombopenien und Anämien bedingt die Notwendigkeit regelmäßiger Blutbildkontrollen, insbesondere zu Therapiebeginn. Besondere Vorsicht ist bei der Kombination mit dem Purinantagonisten Allopurinol angebracht; hier ist die Dosis auf ein Viertel zu reduzieren. Bei einem Abfall der Leukozyten auf < 3.500/µl sollte die Dosis halbiert werden. Sinken die Leukozyten unter 3.000/µl, ist Azathioprin abzusetzen, bis sie wieder über 4.000/µl gestiegen sind.

Das MCV nimmt zu, was als ein Zeichen der Compliance gewertet werden kann. Eine Erhöhung des MCV um mehr als 7 fl wird angestrebt.

Bei 30 % der Behandelten tritt eine leichte Erhöhung der Leberwerte auf, die meist keine Konsequenzen nach sich zieht.

Gastrointestinale Beschwerden Gastrointestinale Beschwerden sind nicht selten. Zu ihrer Vermeidung sollte die Aufdosierung langsam und stufenweise erfolgen. Begleitend können bedarfsweise Ma-

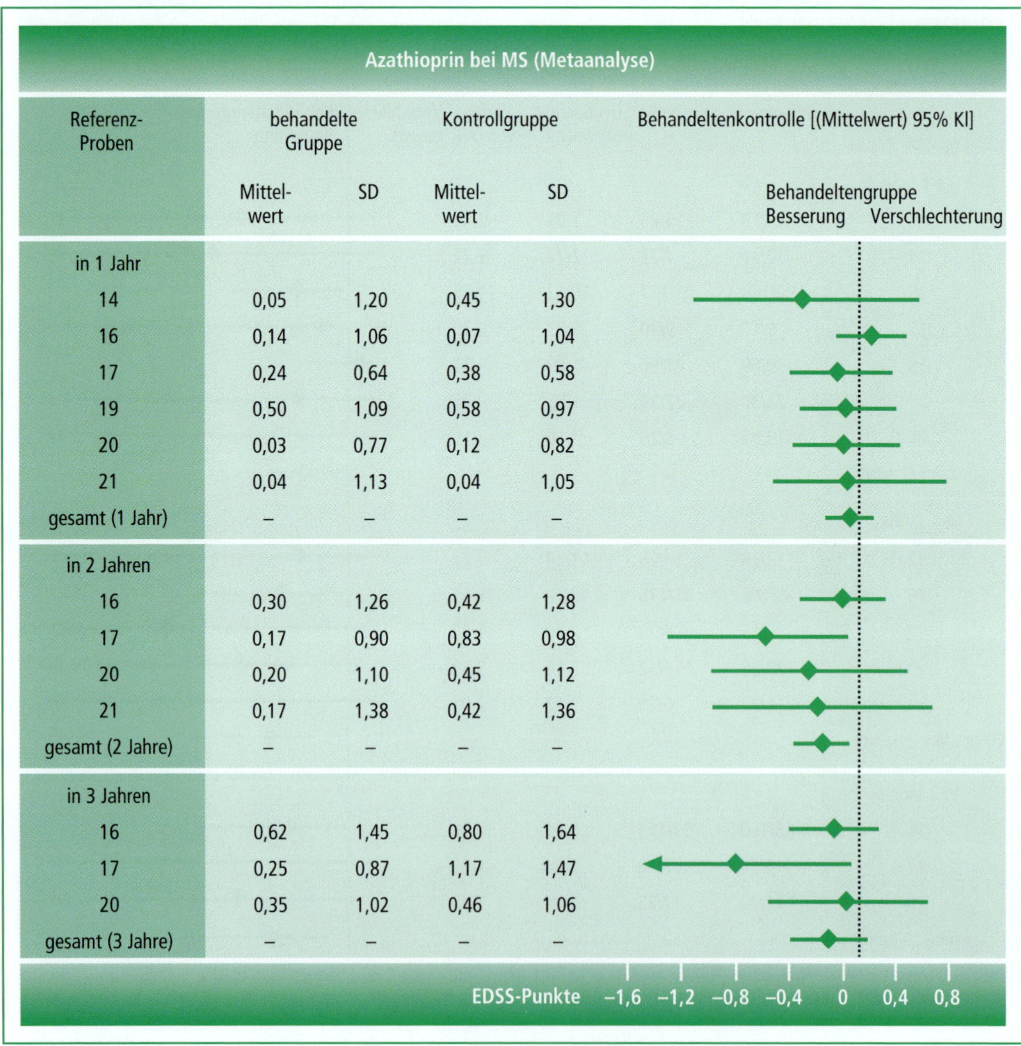

Azathioprin bei MS (Metaanalyse)

Referenz-Proben	behandelte Gruppe Mittelwert	behandelte Gruppe SD	Kontrollgruppe Mittelwert	Kontrollgruppe SD
in 1 Jahr				
14	0,05	1,20	0,45	1,30
16	0,14	1,06	0,07	1,04
17	0,24	0,64	0,38	0,58
19	0,50	1,09	0,58	0,97
20	0,03	0,77	0,12	0,82
21	0,04	1,13	0,04	1,05
gesamt (1 Jahr)	–	–	–	–
in 2 Jahren				
16	0,30	1,26	0,42	1,28
17	0,17	0,90	0,83	0,98
20	0,20	1,10	0,45	1,12
21	0,17	1,38	0,42	1,36
gesamt (2 Jahre)	–	–	–	–
in 3 Jahren				
16	0,62	1,45	0,80	1,64
17	0,25	0,87	1,17	1,47
20	0,35	1,02	0,46	1,06
gesamt (3 Jahre)	–	–	–	–

Abb. 18.24b Metaanalyse zur Wirkung von Azathioprin bei MS (Yudkin et al. 1991): Verringerung der Progression [L106].

genschutztherapeutika oder Antiemetika gegeben werden. In manchen Fällen kann die Behandlung wegen Übelkeit, Oberbauchbeschwerden oder allergischen Reaktionen nicht fortgeführt werden.

Erhöhte Infektanfälligkeit Zu berücksichtigen ist unter der Therapie eine erhöhte Infektanfälligkeit. Chronische Infektionen wie eine Tuberkulose oder Endocarditis lenta müssen vor Therapiebeginn ausgeschlossen werden.

Tumorrisiko und Teratogenität Was die Erhöhung des Tumorrisikos unter einer langfristigen Therapie betrifft, so weist lediglich die Arbeit von Confavreux et al. (1996) auf ein erhöhtes Lymphomrisiko nach mehr als 10-jähriger Therapie hin. Andere Untersucher haben keine Hinweise auf ein erhöhtes Tumorrisiko bei MS-Kranken unter Azathioprin nachweisen können (Hauser 1996; Kappos et al. 1985). Trotzdem sollte aus prinzipiellen Erwägungen die Behandlung mit Azathioprin nicht länger als 10 Jahre fortgeführt werden. Bei Patienten mit Tumoranamnese oder erhöhtem Malignomrisiko sollte die Indikation zu einer immunsuppressiven Therapie bei MS nicht gestellt werden.

Das Gleiche gilt wegen der Gefahr der Teratogenität auch bei gewünschter, möglicher oder zukünftig unter der Immunsuppression nicht sicher auszuschließender Schwangerschaft. Vor einer geplanten Schwangerschaft oder Zeugung sollte Azathioprin 6 Monate abgesetzt worden sein; unter der Therapie sollte nicht gestillt werden.

Impfungen Die Wirksamkeit von Impfungen kann unter Azathioprin eingeschränkt sein; ggf. kann der Impferfolg mittels Titerkontrolle überprüft werden. Attenuierte Lebendimpfstoffe sind unter der Therapie mit Azathioprin zu vermeiden.

Aktueller Stellenwert der Azathioprin-Therapie bei MS

Im Jahr 2000 wurde Azathioprin aufgrund der vorliegenden Studiendaten zur Therapie der schubförmigen MS in Deutschland zugelassen. Nach den Empfehlungen der MSTKG (2002, 2001, 1999) und den aktuellen Leitlinien der DGN/KKNMS (2012/2014) ist es als Therapeutikum der zweiten Wahl bei milden bis moderaten Verlaufsformen der RRMS anzusehen. In einer neueren italienischen Studie zeigte sich keine Unterlegenheit von Azathioprin gegenüber IFN-β in Bezug auf die Schubhäufigkeit, wohl aber in Bezug auf die nebenwirkungsbedingte Abbruchrate (Massacesi et al. 2014). Durch die Zulassung mehrerer neuer oraler Substanzen in der Indikation RRMS ist Azathioprin auch bei Patienten mit sog. Spritzenphobie in den Hintergrund gerückt. Neueinstellungen auf Azathioprin bei MS erfolgen nur noch selten. Stabil eingestellte Patienten können bei guter Verträglichkeit weiterbehandelt werden. Allerdings sollte die Therapiedauer wegen des prinzipiell erhöhten Malignomrisikos 10 Jahre nicht überschreiten. Bei RRMS-Patienten mit begleitenden Autoimmunerkrankungen können Azathioprin wie auch Immunglobuline jedoch sinnvoll sein, da der Effekt von IFN-β auf diese Erkrankungen nicht untersucht ist und GLAT sowie andere MS-spezifische Therapien begleitende Autoimmunerkrankungen nicht miterfassen. Eine Kombinationstherapie mit Interferonen ist nicht sinnvoll (Havrdova et al. 2009). Der Einsatz bei SPMS und PPMS kann nicht empfohlen werden und bleibt als Off-Label-Use allenfalls ein Einzelfällen vorbehaltener individueller Heilversuch.

Mitoxantron

Frank A. Hoffmann

Wirkprinzip

Mitoxantron (MIX, Novantron®, Ralenova®) ist ein synthetisches Anthracendion und Zytostatikum vom Anthrachinolin-Typ. Seine immunsuppressive Wirkung wurde von Wang et al. (1987) beschrieben. Es unterdrückt die Entwicklung autoreaktiver T-Zellen und behindert die Produktion von Autoantikörpern in B-Lymphozyten.

Wirksamkeit

MIX ist seit Langem in der zytostatischen Therapie (insb. Mamma-Ca und Leukämien) etabliert. Gonsette (1989) beschrieb als Erster diese Wirkungen bei MS-Kranken und begann 1987 mit einer Pilotstudie. Er stellte nach Gabe einer initialen Dosis von 14 mg/m^2 KOF alle 3 Wochen und dann alle 3 Monate für 2 Jahre eine Stabilität bei 80 % der so behandelten MS-Kranken mit vorher aktiv fortschreitender MS fest.

1997 wurden die Daten der italienischen Mitoxantron-Studie publiziert (Millefiorini et al. 1997). 51 MS-Kranke wurden über 12 Monate entweder mit 8 mg/m^2 MIX oder mit Placebo behandelt und 24 Monate beobachtet. Es ergaben sich signifikante Unterschiede bzgl. der Schubrate (minus 70 % in der MIX-Gruppe); darüber hinaus waren 63 % der mit MIX behandelten Patienten, aber nur 23 % der Patienten des Placeboarms ohne Progression.

Die französisch-britische Studie (Edan et al. 1997) zur Wirksamkeit von MIX schloss 42 Patienten mit aktiven Gd$^+$ MRT-Befunden ein. Primäres Zielkriterium war die Zahl der Gd$^+$ Herde. Die Patienten erhielten entweder 20 mg/m^2 MIX plus 1 g Methylprednisolon monatlich oder nur 1 g/Mon. Methylprednisolon über 6 Monate. Der Unterschied bzgl. der Gd$^+$ Herde war hochsignifikant, und die mit MIX behandelte Gruppe hatte sich in der Mehrzahl um 1 EDSS-Punkt verbessert.

In der europäischen Mitoxantron-Studie (MIMS), die schubförmig progrediente und sekundär chronisch progrediente Patienten einschloss, erhielten die MS-Patienten für 24 Monate alle 3 Monate 5 mg/m^2 oder 12 mg/m^2 MIX oder Placebo. Die Substanz hatte auf alle Zielparameter (Progression, Schubrate, MRT) eine signifikante Wirkung (Hartung et al. 1998, 2002).

Für den primär chronisch progredienten Verlaufstyp war in einer placebokontrollierten Studie (Kita et al. 2004) keine Wirksamkeit nachweisbar.

Nebenwirkungen und Risiken

Gastrointestinale Nebenwirkungen Die Therapie ist im Allgemeinen gut verträglich. In der Mehrzahl der Fälle tritt lediglich eine leichte Übelkeit auf. Meist genügt dann eine begleitende antiemetische Therapie mit Metoclopramid (Paspertin®) in Tropfenform p. o. Bei stärkerer Übelkeit kann die Gabe von Metoclopramid i. v. oder von Ondansetron (Zofran®) p. o. oder i. v. notwendig werden.

Kardiotoxizität Problematisch und unbedingt zu beachten ist die Kardiotoxizität. Es besteht das Risiko einer irreversiblen dilatativen Kardiomyopathie, die ab einer kumulativen Gesamtdosis von 140 mg/m^2 KOF in Betracht gezogen werden muss. In Einzelfällen wurde aber auch schon bei geringeren Dosen eine Herzschädigung beobachtet. Das Risiko des Auftretens einer Herzinsuffizienz lag bei mehreren tausend Patienten, die wegen einer MS mit MIX (mittlere kumulative Dosis 60,5 mg/m^2) behandelt wurden, unter 0,2 % (Ghalie et al. 2002a). Eine retrospektive Fallanalyse an 639 Patienten zweier deutscher Zentren (Fleischer et al. 2014) ergab, dass unter dem empfohlenen kardialen Monitoring kein Patient eine symptomatische Herzinsuffizienz entwickelte und 26 Patienten (4,1 %) subklinische Formen einer Herzinsuffizienz aufwiesen. Hierbei erschien die Anzahl der subklinischen kardialen Auffälligkeiten unterhalb der kumulativen Gesamtdosis unerwartet hoch. Insbesondere fand sich eine Subgruppe, die subklinische Zeichen einer Herzinsuffizienz schon kurz nach Therapiebeginn zeigte, wofür genetische Gründe verantwortlich sein dürften und weshalb die MIX-Therapie von Beginn an unter sorgfältigem klinischem Monitoring erfolgen muss (s. u.).

Kardiale Vorerkrankungen müssen ausgeschlossen werden und sind Kontraindikationen.

Blutbild- und Laborveränderungen Regelmäßig kommt es zu Blutbildveränderungen aufgrund einer reversiblen Knochenmarkdepression.

Laborkontrollen In den 4 Wochen nach jeder Infusion ebenso wie unmittelbar vor jedem Zyklus sind wöchentliche Blutbildkontrollen notwendig. Bei Leukopenie (Leukozytennadir < 2.000/µl) muss die nächste MIX-Dosis um ca. 25 % reduziert werden. Bei Leukozytenwerten < 3.500/µl wird der nächste MIX-Zyklus bis zur Normalisierung des Leukozytenwertes verschoben (➤ Tab. 18.23). Lebertransaminasen, AP, Bilirubin, Nierenretentionswerte und Harnsäure sollten ebenfalls im selben Rhythmus wie das Blutbild bestimmt werden. Bei Bilirubinerhöhungen auf das 3- bis 5-Fache sollte die MIX-Dosis um 25 % reduziert werden. Sinkt die glomeruläre Filtrationsrate (GFR) unter 10 ml/min, ist die MIX-Dosis zu halbieren.

Fertilitätsstörungen und Amenorrhö Auch die Fertilität kann beeinflusst werden; bei 15 % der weiblichen MS-Kranken entwickelte sich eine sekundäre Amenorrhö.

Malignomrisiko und Teratogenität Die prinzipielle Möglichkeit der Erhöhung des Malignomrisikos ist zu beachten. Bisher wurde bei vier von mehreren tausend aufgrund einer MS mit MIX behandelten Patienten eine Leukämie beschrieben (Delisse et al.

Tab. 18.23 Dosisanpassung bei Blutbildveränderungen

	WHO-Grad			
	0	1	2	3
Leukozyten (× 10^9/l)	≥ 4,0	3,0–3,99	2,0–2,99	< 2,0
Thrombozyten (× 10^9/l)	≥ 100	75–99	50–74	< 50
Angepasste Dosis	12 mg/m^2	9 mg/m^2	6 mg/m^2	Therapieabbruch

2004; Ghali et al. 2002b). Eine retrospektive Analyse von 767 Patienten, die zwischen 1994 und 2007 mit MIX behandelt worden waren, ergab im Kohortenvergleich mit Daten aus dem deutschen Krebsregister eine insgesamt leicht erhöhte Malignom-Inzidenz für MIX-behandelte Patienten (Buttmann et al. 2016). Insbesondere das Risiko für akute myeloische Leukämien und kolorektale Tumoren war erhöht, nicht jedoch das für andere Tumoren (einschl. Mamma-Ca). Als Risikofaktor konnte höheres Alter zu Therapiebeginn identifiziert werden, aber weder die Höhe der kumulativen Gesamtdosis noch das Geschlecht oder eine Vorbehandlung mit anderen Immunsuppressiva. Zur Einschätzung des Langzeit-Malignomrisikos sind weitere Studien nötig.

Kontraindikationen sind Malignomanamnese, ebenso gewünschte oder mögliche Schwangerschaft während Therapie und Stillzeit.

Paravasate MIX muss aufgrund seiner gewebereizenden Eigenschaften über einen sicheren i. v. Zugang streng i. v. verabreicht werden. Bei versehentlichem Paravasat besteht die Gefahr lokaler Schmerzen, Entzündungen und Nekrosen (Maßnahmen beim Auftreten eines Paravasats ➤ Box 18.3).

Box 18.3

Mitoxantron-Therapie: Maßnahmen bei Auftreten eines Paravasats

- Infusion sofort unterbrechen
- Venösen Zugang/Flexüle belassen
- So viel Flüssigkeit wie möglich durch den belassenen Zugang absaugen, ggf. Spülung des Paravasatbereichs mit 0,9 % NaCl-Lösung
- Nach der Spülung venösen Zugang entfernen
- Hautblasen oder große Paravasate transkutan abpunktieren
- Dimethylsulfoxid (DMSO 99 %) alle 3–4 h für 3–14 Tage mit Watteträger auf das Paravasatgebiet auftragen
- Extremität in den ersten 24–48 h hochlagern und kühlen
- Gabe von Hydrokortison:
  - Systemisch (Hydrocortison-Lösung 100 der Fa. Rotexmedica oder Pharmacia): 100 mg i. v. über einen neuen, vom Paravasat entfernt gelegenen Zugang
  - Lokal-subkutan: Eine Lösung von 100 mg Hydrocortison in 2 ml in 6–8 Portionen von je 0,2 ml um das betroffene Gebiet s. c. spritzen
  - Lokale Kühlung, topisch Hydrocortison-Externa
- Bei progredienter Gewebenekrose frühzeitige chirurgische Vorstellung

Weitere Nebenwirkungen An weniger schwerwiegenden Nebenwirkungen sind noch ein reversibler Haarausfall, eine vorübergehende Blaufärbung der Skleren und Grünfärbung des Urins zu beobachten.

Dosierung und Therapiedauer

Die Dosierung der Zulassungsstudie (MIMS) ist am gebräuchlichsten: In 3-monatlichen Intervallen werden jeweils 12 mg/m^2 KOF infundiert. Bei besonders schweren Verläufen kann die Therapie mit einer Induktionsphase beginnen, in der monatliche Gaben von 8 mg/m^2 erfolgen; dann wird mit 12 mg/m^2 alle 3 Monate fortgefahren.

Als Variante kommt folgendes Schema in Betracht: Als Dosis wählt man 8 mg/m^2 KOF für zunächst drei Therapiezyklen in monatlichen Abständen. Nach dieser Induktionsphase und Eintreten einer klinischen Stabilisierung des Patienten streckt man die Intervalle auf bis zu 3-monatlich bei gleichbleibender Dosierung von 8 mg/m^2. Hierdurch lässt sich das Erreichen der kumulativen Grenzdosis hinauszögern und die Therapiedauer verlängern. Neben der Streckung der Intervalle ist auch die Reduktion

18

der Einzeldosen (z. B. auf 5 mg/m² KOF) ein Mittel, um die Therapiedauer bei klinisch stabilen Patienten zu verlängern. Bei diesem Vorgehen sind längere Therapiezeiten von mehr als 2 und bis zu 4 Jahren (je nach Einzeldosierungen, Intervallen und kumulativer Gesamtdosis) möglich (➤ Tab. 18.24).

Im Rahmen der zulassungsrelevanten Studie (MIMS, Hartung et al. 2002) wurde bei einer Therapiedauer von 2 Jahren eine kumulative Gesamtdosis von 96 mg/m² verabreicht. Die zugelassene kumulative Gesamtdosis beträgt 100 mg/m². Im Einzelfall sind bei strenger Indikationsstellung, sorgfältiger klinischer Beobachtung und Überwachung der Herzfunktion aber auch höhere kumulative Gesamtdosen und längere Behandlungszeiträume möglich.

CAVE

Die kumulative Gesamtdosis für Mitoxantron, die lebenslänglich nicht überschritten werden darf, liegt wegen der Gefahr der irreversiblen Kardiomyopathie bei 140 mg/m².

Zu diskutieren ist auch die Möglichkeit eines Aussetzens der MIX-Therapie bei gutem Ansprechen und stabilisiertem neurologischem Befund bzw. EDSS. In diesem Fall kann unter der Vorstellung eines „Aufsparens" von Anteilen der lebenslangen kumulativen Gesamtdosis eine Unterbrechung und ggf. Deeskalation auf ein immunmodulierendes Medikament erfolgen. Bei einer klinischen Verschlechterung zu einem späteren Lebenszeitpunkt kann dann mithilfe dieser Reserve eine erneute MIX-Phase eingeleitet werden. Allerdings steht diesem Vorgehen das Argument gegenüber, dass man eine notwendigerweise und nach reiflicher Überlegung eskalierte Therapie abbricht, die dem Patienten ganz offensichtlich besser hilft als die vorangegangenen Basistherapien, und ihn somit zumindest früher als notwendig dem Risiko einer erneuten klinischen Verschlechterung aussetzen könnte. Deshalb gehen wir mit der vorzeitigen Therapieunterbrechung bei erfolgreich verlaufender MIX-Therapie sehr zurückhaltend um und bevorzugen in diesen Fällen das Strecken der Therapieintervalle auf bis zu 3 Monate und eine Reduktion der Einzeldosierungen auf bis zu 5 mg/m².

Noch nicht eindeutig geklärt ist die Frage, ob und bei welchen Patienten eine begleitende Therapie mit IVMP Vorteile bringt. Bei Patienten, die seit dem letzten Therapiezyklus eine klinische Verschlechterung zeigten, geben wir begleitend zu MIX 1 g Methylprednisolon (Urbason®) i. v.

Auch fehlen noch verbindliche Empfehlungen zur Weiterbehandlung nach Erreichen der kumulativen Gesamtdosis. Einerseits kommt bei klinisch stabilen Patienten eine Deeskalation der verlaufsbeeinflussenden Therapie mit Umstellung auf eine Immunmodulation mit β-IFN bzw. GLAT infrage. Andererseits ist die Fortsetzung des Prinzips der Immunsuppression mit einem anderen Wirkstoff (z. B. Azathioprin oder Cyclophosphamid) ebenso zu diskutieren wie der Einsatz neuerer Immuntherapeutika. Auch der beste Zeitpunkt für den Beginn des neuen Therapieprinzips ist noch nicht klar. Therapeutische Effekte waren bei Patienten der MIMS-Studie noch 12 Monate nach Beendigung der MIX-Therapie zu beobachten (Pette und Hartung 2003). Da sich die Entscheidung, mit welchem Therapieprinzip und ab welchem Zeitpunkt nach Beendigung der MIX-Therapie weiterbehandelt werden sollte, noch nicht an Studiendaten und verbindlichen Richtlinien orientieren kann, ist sie im Einzelfall sehr von individuellen Faktoren wie klinischem Verlauf, MRT-Verlauf, EDSS, Verträglichkeit vorangegangener Medikamente und bisherigem Ansprechen darauf, Alter, Begleiterkrankungen usw. abhängig.

Wartezeiten bei Umstellung von Mitoxantron auf andere MS-Therapeutika

Vor jeder Umstellung auf eine Folgetherapie sollten Laborkontrollen inkl. Differenzialblutbild erfolgen, insbesondere um eine Lymphopenie auszuschließen. Auch eine cMRT ist sehr zu empfehlen:

- Bei **Deeskalation auf IFN-β oder GLAT** ist, wenn keine Lymphopenie vorliegt, kein besonderer Sicherheitsabstand notwendig.
- Bei der **Umstellung auf Fingolimod** wird empfohlen, eine Karenzzeit von 3 Monaten einzuhalten und vor Beginn mit Fingolimod einen kompletten Immunstatus (Differenzialblutbild, $CD4^+$ T-Zellen, $CD8^+$ T-Zellen, B-Zellen, NK-Zellen) zu erheben.
- Bei **Umstellung auf Natalizumab** ist wegen des erhöhten PML-Risikos größte Zurückhaltung geboten. Es wird empfohlen, eine Karenzzeit von

Tab. 18.24 Dosierungsschemata für Mitoxantron

	MIX-Schema 1	MIX-Schema 2	MIX-Schema 3	MIX-Schema 4
	Nach Zulassungsstudie (MIMS)	Nach Zulassungsstudie, nach 1 Jahr dosisreduzierend	Mit Induktionsphase	Mit Induktion, dosisreduzierend
Dauer (Mon.) bis 96 mg/m^2	22	40 (98 mg/m^2)	28	41 (95 mg/m^2)
Dauer (Mon.) bis max. 140 mg/m^2	31 (132 mg/m^2)	64 (138 mg/m^2)	43 (136 mg/m^2)	68 (140 mg/m^2)
Monat	Dosis (mg/m^2)	Dosis (mg/m^2)	Dosis (mg/m^2)	Dosis (mg/m^2)
1	12	12	8	8
2			8	8
3			8	8
4	12	12		
5			8	8
6				
7	12	12	8	
8				8
9				
10	12	12	8	
11				5
12				
13	12	5	8	
14				5
15				
16	12	5	8	
17				5
18				
19	12	5	8	
20				5
21				
22	12	5	8	
23	Abbruch bei kumulativer Gesamtdosis: 96 mg/m^2 (ggf. Verlängerung bis max. 140 mg/m^2)			5
24				
25		5	8	
26				5
27				
28		5	8	
29			Abbruch bei 96 mg/m^2 (ggf. Fortsetzung bis max. 140 mg/m^2)	5
30				
31		5		
32				5
33				
34		5		
35				5

18

Tab. 18.24 Dosierungsschemata für Mitoxantron *(Forts.)*

	MIX-Schema 1 Nach Zulassungsstudie (MIMS)	MIX-Schema 2 Nach Zulassungsstudie, nach 1 Jahr dosisreduzierend	MIX-Schema 3 Mit Induktionsphase	MIX-Schema 4 Mit Induktion, dosisreduzierend
36				
37		5		
38				5
39				
40		5		
41		Abbruch bei 98 mg/m^2 (ggf. Fortsetzung bis max. 140 mg/m^2)		5
				Abbruch bei 95 mg/m^2 (ggf. Fortsetzung bis max. 140 mg/m^2)

mindestens 6 Monaten einzuhalten und vor Beginn der Therapie mit Natalizumab einen kompletten Immunstatus (Differenzialblutbild, CD4$^+$ T-Zellen, CD8$^+$ T-Zellen, B-Zellen, NK-Zellen) zu erheben. Zudem sollte ein JCV-Antikörpertest im Serum erfolgen und, falls dieser positiv ausfällt, eine Behandlung mit Natalizumab möglichst unterlassen werden.

Praktisches Vorgehen

Mitoxantron wird i. v. als Kurzinfusion über 45 min appliziert. Eine genaue Dokumentation jeder einzelnen Gabe ist notwendig, um die kumulative Gesamtdosis sicher nicht zu überschreiten. Wichtig vor Therapiebeginn sind:

- Ausdrückliche Anamnese nach vorangegangenen MIX-Behandlungen, evtl. in anderen Kliniken bzw. Zentren
- Ausschluss einer Schwangerschaft vor jedem Therapiezyklus
- Sichere Empfängnisverhütung bei Frauen; Männer dürfen während der MIX-Therapie und bis zu 6 Monate danach kein Kind zeugen (auf die Möglichkeit einer Spermakonservierung vor Therapiebeginn sollte hingewiesen werden, insbesondere da tierexperimentelle Befunde die Möglichkeit einer irreversiblen Infertilität anzeigen)
- Ausschluss von Infektionserkrankungen und Malignomen
- Kardiologische Diagnostik mit EKG, Thorax-Röntgenbild und transthorakale Echokardiografie (TTE) einschl. der Bestimmung der linksventrikulären Ejektionsfraktion (LVEF)

Vor jedem Therapiezyklus sollte ein EKG abgeleitet werden. TTE-Kontrollen sind alle 6 Monate bzw. nach Erreichen der halben kumulativen Gesamtdosis sowie bei Therapieende notwendig. Sinkt der LVEF um mehr als 10 % im Vergleich zum Ausgangswert bzw. auf unter 50 % der altersentsprechenden Norm, ist die Therapie wegen der Gefahr einer irreversiblen Myokardschädigung abzubrechen.

Patientenaufklärung und -einwilligung

Die Patienten müssen über Therapie und Risiken explizit aufgeklärt; ihre Einwilligung ist zu dokumentieren. Aufgeklärt werden sollte über:

- Zytostatikatypische Nebenwirkungen (Übelkeit/Erbrechen, Diarrhö, vorübergehende sekundäre Amenorrhö, transiente Knochenmarksuppression mit Infektneigung, Gefahr von Nekrosen bei Paravasaten)
- Mögliche Kardiotoxizität
- Gonadotoxizität und Teratogenität
- Therapieassoziierte Leukämie

Die Patienten sollten einen **Chemotherapiepass** erhalten, in dem jeder Therapiezyklus mit Leukozytennadir (ca. 7–14 Tage nach Infusion) und Wiederanstieg (ca. 21 Tage nach Infusion) zu dokumentieren ist.

Vor jeder MIX-Infusion muss anamnestisch, klinisch und laborchemisch (BB, CRP, Urinstatus, Leber- und Nierenretentionswerte, ggf. Schwangerschaftstest) nach möglichen Kontraindikationen abgeklärt werden (z. B. kardiovaskuläre Erkrankung, B-Symptomatik, Infektion, Schwangerschaft). Bei einer deutlichen Leukopenie oder Leukozytose ist ein Differenzialblutbild notwendig. Bei persistierender Leukopenie sollte frühzeitig eine weiterführende hämatologische Abklärung erfolgen. Klinisch-neurologische Kontrolluntersuchungen sollten durch MS-erfahrene Behandler ¼-jährlich durchgeführt und dokumentiert werden.

Im Fall eines Schubereignisses unter MIX kann eine standardmäßige Therapie mit IVMP oder Plasmaseparation erfolgen (➤ Kap. 18.2).

Impfungen

Die Wirksamkeit von Impfungen kann während der MIX-Therapie eingeschränkt sein; ggf. kann der Impferfolg mittels Titerkontrolle überprüft werden. Attenuierte Lebendimpfstoffe sind unter der Therapie mit MIX zu vermeiden.

➤ Box 18.4 fasst die Kriterien für einen vorzeitigen Abbruch bzw. die Kontraindikationen einer MIX-Behandlung zusammen.

Box 18.4

Kriterien für vorzeitigen Abbruch bzw. Kontraindikationen einer Mitoxantron-Behandlung

- Herzerkrankungen oder Therapie mit kardiotoxischen Substanzen oder Mediastinalbestrahlung
- Echokardiografie (TTE)
  - LVEF < 50 % der Altersnorm
  - LVEF-Abnahme von > 10 % des Ausgangswertes
- EKG-Veränderungen
  - Schenkelblockbilder
  - AV-Block Grad II und III
  - Relevante Herzrhythmusstörungen
- Labor
  - Neutropenie < 1.500/µl
  - Schwere Leber- und Niereninsuffizienz
- Erreichen der kumulativen Gesamtdosis von 100 mg/m², im Einzelfall bis max. 140 mg/m²
- Schwangerschaft, Stillzeit
- Kinder
- Schwere floride Infekte, Infektionen, z. B. Tuberkulose, HIV
- Malignom
- Unverträglichkeit, Überempfindlichkeit
- Unwirksamkeit
- Stabilisierter neurologischer Befund: Deeskalation, MIX-Unterbrechung/Einsparung?

Aktueller Stellenwert in der MS-Therapie

Ebenso wie in den USA erfolgte die Zulassung des Wirkstoffs Mitoxantron in Deutschland 2002 für die Behandlung der sekundär chronisch progredienten und der „progressiv" schubförmigen Verlaufsform. MIX ist das Mittel der Wahl, wenn die Möglichkeiten der Basistherapeutika ausgeschöpft sind und somit eine Therapieeskalation angezeigt ist (MSTKG 2000; DGN-Leitlinien 2012, ➤ Abb. 18.2). Dies ist vor allem dann der Fall, wenn trotz Basistherapie eine fortschreitende **klinische Verschlechterung** eintritt. Diese ist im Zulassungstext definiert als zwei Schübe oder Verschlechterung um mindestens 1 EDSS-Punkt in 18 Monaten. Die Therapieentscheidung sollte möglichst getroffen werden, bevor die Gehfähigkeit des Patienten verloren geht. In der Zulassung wird ein EDSS-Bereich von 3 bis einschl. 6 angegeben. Auch im EDSS-Bereich > 6 kann aus rationalen Erwägungen und medizinischer Sicht bei rasch progredienter Krankheitsaktivität der Einsatz von MIX als individueller Heilversuch gerechtfertigt sein, z. B. mit dem Ziel des Erhalts der Selbstständigkeit oder der Armfunktionen. Bei primär chronisch progredienten Verlaufsformen sollte ein Einsatz von MIX nur in besonderen Ausnahmefällen mit rascher Progredienz im Rahmen eines individuellen Heilversuchs erwogen werden und hat geringere Erfolgschancen (DGN-Leitlinien 2012).

Nach Studienlage handelt es sich um die derzeit wirksamste zugelassene medikamentöse Möglichkeit der Verlaufsbeeinflussung bei SPMS. Allerdings sind bei der Therapieentscheidung immer auch die möglichen Risiken und Nebenwirkungen der Substanz (insb. einer irreversiblen Myokardschädigung) zu berücksichtigen. Durch die teils sehr wirksamen und weniger risikobelasteten neuen Immuntherapeutika gerät der Einsatz von MIX zunehmend in den Hintergrund.

Die Indikationsstellung und Therapiedurchführung sollte nur in MS-Zentren erfolgen, die mit dieser Therapie Erfahrung haben.

Cyclophosphamid

Frank A. Hoffmann

Bereits Ende der 1960er-Jahre erschienen die ersten Berichte zum Einsatz von Cyclophosphamid (Endoxan®) aus der Gruppe der Alkylanzien mit Wirkung auf sich schnell teilende Zellen in der Therapie der MS.

Wirksamkeit

Viele Studien mit unterschiedlichen Ergebnissen sind berichtet worden (Übersicht Weiner 1993). Die bisher größte Studie, die dreiarmige kanadische Studie, in der die Kombination mit Plasmaaustausch untersucht wurde (Canadian Cooperative Trial 1991), war im Endresultat enttäuschend. Allerdings war die Nachbeobachtungsperiode nach der aktiven Therapie so lang, dass die Wirkung aufgrund von Rebound-Phänomenen möglicherweise nicht erkannt werden konnte.

Der Einsatz von Cyclophosphamid bei SPMS wurde in der kürzlich veröffentlichten PROMESS-Studie untersucht (Brochet et al. 2017), in die 138 Patienten eingeschlossen wurden, von denen 72 alle 4 Wochen Cyclophosphamid (750 mg/m^2 KOF) und 66 Methylprednisolon 1 g i. v. erhielten. Primärer Endpunkt war die Zeit bis zu einer nach 16 Wochen bestätigten EDSS-Verschlechterung. Der primäre Endpunkt wurde nicht erreicht, weil die Therapieabbruchrate bei den Cyclophosphamid-Patienten um das 2,2-Fache höher war als bei den MP-Patienten, aus Gründen der Verträglichkeit. Demgegenüber hatten Patienten, die auf Cyclophosphamid-Therapie blieben, ein 2,7-fach geringeres Risiko einer Behinderungsprogression.

Dosierung

Wie bei der chronischen Polyarthritis oder dem Lupus erythematodes, wo Cyclophosphamid verbreitet Anwendung findet, ist eine Pulstherapie mit einer Dosierung von 1 g/Mon. üblich. Eine Streckung der Intervalle ist bei klinisch stabilen Patienten auf bis zu 8-wöchentlich möglich. Längere Intervalle erscheinen aufgrund der Wirkzeit auf das Blutbild nicht sinnvoll. Die Applikation erfolgt i. v. als Infusion über 2 h.

CAVE

Die kumulative Gesamtdosis von Cyclophosphamid darf 85 g – insbesondere wegen des erhöhten Langzeitrisikos für ein Urothelkarzinom bzw. andere Malignome – nicht überschreiten.

Nebenwirkungen und Risiken

Gastrointestinale Nebenwirkungen Übelkeit und Erbrechen lassen sich mit Metoclopramid (Paspertin®) oder bei ausgeprägteren Symptomen mit Ondansetron (Zofran®) p. o. oder i. v. unterdrücken. Häufig ist auch noch am Folgetag eine antiemetische Medikation notwendig.

Hämorrhagische Zystitis Durch 100–200 mg Uromitexan (Mesna®) i. v., das jeweils 30 min vor sowie 4 und 8 h nach der Endoxan-Infusion gegeben wird, kann der Gefahr einer hämorrhagischen Zystitis vorgebeugt werden (➤ Kap. 17).

Blutbildveränderungen, Laborkontrollen Blutbildkontrollen sind nach jeder Cyclophosphamid-Infusion engmaschig (in den ersten beiden Wochen alle 2–3 d) erforderlich, da es zu einem Leukozytenabfall kommt. Danach sind wöchentliche Blutbildkontrollen ausreichend. Nach etwa 3 Wochen steigen die Leukozytenwerte wieder an.

Sonstige Laborparameter Leber- und Nierenwerte, Bilirubin und AP sollten wöchentlich kontrolliert werden.

Haarausfall Gelegentlich kommt es unter der Therapie zu einem diffusen Haarausfall, der jedoch reversibel ist.

Erhöhte Infektanfälligkeit, Malignomrisiko und Teratogenität Wie MIX.

18

Aktueller Stellenwert

Bei Unverträglichkeit oder Gegenanzeigen für MIX ist Cyclophosphamid nach klinischer Erfahrung das Zytostatikum, das derzeit in der Therapieeskalation alternativ eingesetzt wird. Insbesondere aufgrund fehlender Kardiotoxizität ist es ein geeignetes Ausweichpräparat für Patienten mit Kontraindikationen für eine MIX-Therapie. Eine Zulassung zur Behandlung der MS liegt für Cyclophosphamid nicht vor und ist auch nicht zu erwarten. Insgesamt sollte die Therapie mit Cyclophosphamid nur in einzelnen, besonders ausgewählten Fällen von SPMS und nach sorgfältigem Abwägen der möglichen Risiken zum Einsatz kommen.

Wie bei MIX sollten Indikationsstellung und Therapiedurchführung nur in MS-Zentren erfolgen, die mit dieser Therapie ausreichend Erfahrung haben.

Methotrexat

Frank A. Hoffmann

Methotrexat (MTX) ist ein Folsäureantagonist, dessen Anwendung besonders in der Rheumatherapie weit verbreitet ist.

Wirksamkeit

Nachdem Goodkin (1995) einen hochsignifikanten Effekt auf Tests zur Untersuchung der Feinmotorik der oberen Extremität (9-Hole-Peg-Test) und den Box-and-Block-Test bzgl. der Funktion der oberen Extremitäten in einer Doppelblindstudie aufgezeigt hatte, wurde MTX bei Patienten mit chronisch progredienter MS in relativ großem Umfang eingesetzt. Die von Goodkin getestete Dosierung betrug 7,5 mg/Wo. oral als Einmalgabe. Allerdings hatten sich 68 % der Patienten in der Verumgruppe subjektiv verschlechtert. Die klinischen Erfahrungen, die dann in Europa mit dieser Substanz gemacht wurden, führten rasch wieder zum Verlassen dieses Therapieprinzips, wobei eine Dosis von 7,5 mg/Wo. allerdings auch sehr gering ist (in der Rheumatherapie werden bis zu 30 mg/Wo. verabreicht).

MTX kann in einzelnen Fällen, bei denen Immunmodulatoren oder stärkere Immunsuppressiva nicht indiziert sind, noch eingesetzt werden. Wir geben dann 7,5 mg 1 ×/Wo. oral und begleitend 1 mg/d Folsäure oral. Wie bei den anderen Immunsuppressiva müssen vor Therapiebeginn Infektionen, Malignome und eine Schwangerschaft ausgeschlossen werden. Unter der Therapie sind Blutbildkontrollen erforderlich. Mögliche Nebenwirkungen sind Leberfibrose und -zirrhose, selten aseptische Pneumonitis, Nierenschäden sowie gastrointestinale Blutungen und Ulzera.

Ciclosporin A

Frank A. Hoffmann

Auf Ciclosporin A (CiA, Sandimmun®) ruhten Anfang der 1980er-Jahre große Hoffnungen für die MS-Therapie. Heute kommt es nur noch gelegentlich zum Einsatz, wenn Azathioprin nicht vertragen wird. In einer Doppelblindstudie wurde geprüft, ob CiA wirksamer ist als Azathioprin. Ein Unterschied konnte nicht aufgezeigt werden (Kappos et al. 1988). In einer placebokontrollierten Doppelblindstudie (Rudge et al. 1989) verfehlte CiA die Wirksamkeit in einem Arm der Studie, während es im anderen Arm wirksam war. In einer Studie zum chronisch progredienten Verlauf ergab sich ein signifikanter Effekt auf die Progression (MS Study Group 1990). Berichte über die Nephrotoxizität der Substanz verhinderten dann aber die Weiterentwicklung im Bereich der MS, während CiA in der Transplantationsmedizin eine Standardtherapie in Kombination mit Azathioprin geworden ist und inzwischen als gut verträgliche Substanz gilt.

Cladribin

Dieter Pöhlau und Frank A. Hoffmann

Cladribin ist ein Arzneistoff aus der Gruppe der Zytostatika und wird vorwiegend zur Behandlung der Haarzellleukämie eingesetzt. Der Wirkstoff zählt zu den Antimetaboliten und ist ein Purinnukleosid-Analogon. Es wird ebenso wie ATP in die DNA sich teilender Zellen eingebaut, was zum (apoptotischen) Zelltod führt. Da in den Lymphozyten der Abbau deutlich eingeschränkt ist, wirkt Cladribin vor allem auf diese Zellen.

In frühen Studien wurde Cladribin s. c. injiziert, dann zum oralen Wirkstoff weiterentwickelt und bei

RRMS in zwei Dosierungen gegen Placebo getestet. In die CLARITY-Studie waren 1.326 Patienten eingeschlossen, die entweder 3,5 oder 5,25 mg/kg KG oder Placebo erhielten.

Die 3,5-mg-Gruppe erhielt zwei Zyklen Cladribin in Woche 1 und 5 sowie Placebo in Woche 9 und 13 sowie zwei weitere Zyklen in Woche 48 und 52. Die 5,25-mg-Gruppe erhielt vier Zyklen (Woche 1, 5, 9, 13) und zwei weitere in Woche 48 und 52. Jeder Zyklus umfasste 0,875 mg/kg KG Cladribin, gegeben an 4 oder 5 Tagen in den o. g. Wochen. Der Beobachtungszeitraum betrug 96 Wochen.

Der primäre Endpunkt war die Anzahl der „qualifying relapses" nach 96 Wochen. Ein „qualifying relapse" war definiert als ein Anstieg um 2 Stufen in einer Funktionsskala der Kurtzke-Skala oder ein Anstieg um 1 Punkt in zwei oder mehr Funktionsskalen. Sekundäre Endpunkte waren der Anteil der schubfreien Patienten sowie die Anzahl der Patienten mit einer Progression der Behinderung (gemessen mit der EDSS-Skala).

18

Der primäre Endpunkt wurde erreicht (> Abb. 18.25), und auch in Bezug auf die untersuchten MRT-Parameter wurden alle Endpunkte erreicht.

Die Therapie wurde von den meisten Patienten gut vertragen: 88,6 % der Verum- und 86,3 % der Placebo-Patienten beendeten die Studie regulär. Die Infektionsrate war in der Cladribin-Gruppe gering erhöht; Herpes Zoster (ohne systemische Beteiligung) trat bei 2,3 % der Patienten in der Cladribin- und bei keinem in der Placebo-Gruppe auf; 1 % der Patientinnen in der Verum- und 0,2 % in der Placebogruppe entwickelten Uterusleiomyome. Drei Malignome und ein viertes nach Ende der Studie (Zervix-Ca, Melanom, Ovarial-Ca, Pankreas-Ca) wurden nur bei Patienten der Verumgruppe beobachtet (Cook 2011).

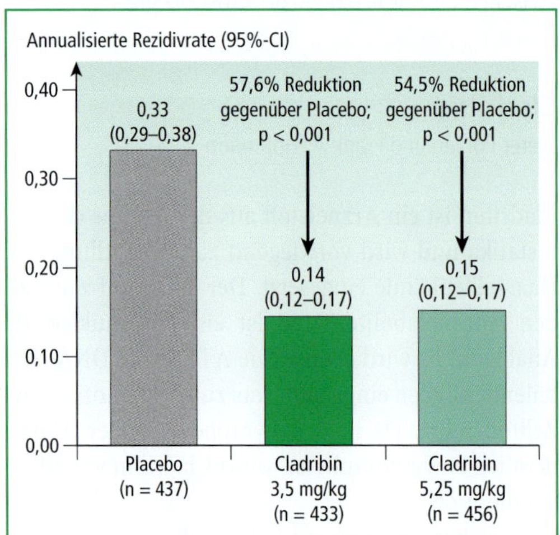

Abb. 18.25 Schubreduktion unter Cladribin [L231]

Die ORACLE-MS-Studie (Leist et al. 2014) untersuchte die Wirksamkeit von Cladribin beim CIS. Es wurden 616 Patienten eingeschlossen und in zwei Verumarme und einen Placeboarm 1,1 : 1 randomisiert. Primärer Endpunkt dieser über 96 Wochen laufenden Studie war die Zeit bis zur Konversion zur klinisch definitiven RRMS nach den Poser-Kriterien. Auch in der ORACLE-MS-Studie konnte für beide Verum-Dosierungen (3,5 und 5,25 mg) eine statistisch signifikante Wirksamkeit gezeigt werden. In Bezug auf Nebenwirkungen waren schwerwiegendere Lymphopenien bei 5 % im 5,25-mg-Arm bzw. 2 % im 3,5-mg-Arm zu beobachten. Im Übrigen entsprachen die Sicherheitsdaten denen der CLARITY-Studie.

Obwohl die Malignomhäufigkeit in der CLARITY-Studie nicht die erwartete Häufigkeit der Normalbevölkerung überschritt, führten vor allem Sicherheitsbedenken, eine unklare Nutzen-Schaden-Bilanz und wahrscheinlich auch das Fehlen einer Studie, bei der Cladribin mit einem zugelassenen Immuntherapeutikum zur Behandlung der RRMS verglichen wurde, dazu, dass zunächst die amerikanische FDA und dann auch die EMA eine Zulassung ablehnte.

Nachdem der Hersteller zunächst den weltweiten Zulassungsprozess für Cladribin-Tabletten zur Therapie der schubförmigen MS nicht mehr weiterverfolgt und das bereits in Australien und Russland unter dem Markennamen Movectro® zugelassene MS-Präparat wieder vom Markt genommen hatte, ist 2017 erneut eine Zulassung für RRMS beantragt worden. Grundlage sind neue Bewertungen der Sicherheitsdaten und des Risikoprofils (Pakpoor et al 2015).

Weitere Immunsuppressiva

Frank A. Hoffmann

Mycophenolat-Mofetil

Die Substanz unter dem Markennamen Cell Cept® wird in verschiedenen immunologischen Indikationen eingesetzt und kann in Tablettenform appliziert werden. Bei MS ergaben unkontrollierte Fallserien Hinweise auf eine potenzielle Wirksamkeit (Ahrens et al. 2001; Frohman et al. 2004). Aussagefähige kontrollierte Studien liegen jedoch noch nicht vor.

Sirolimus und Temsirolimus

Die von dem Bakterium *Streptomyces hygroscopius* abgeleitete Substanze Sirolimus und seine besser oral bioverfügbare Weiterentwicklung Temsirolimus (Rapamycin) hemmen die T- und B-Zellproliferationen sowie die Antikörperproduktion (Sehgal 2003). Sirolimus wurde in der Transplantationsmedizin erfolgreich eingesetzt; eine wichtige Nebenwirkung war dabei eine Hypercholesterinämie. Erste Studien der Phasen I und II bei RRMS laufen. Für Temsirolimus wurde eine Phase-II-Studie mit 296 Patienten mit RRMS und aktiver SPMS abgeschlossen (Kappos et al. 2005). Über 9 Monate wurden drei verschiedene Dosierungen gegen Placebo untersucht. Unter der höchsten Dosierung fand sich im Vergleich zu Placebo eine signifikante Reduktion klinischer Schübe um 51 % und KM-aufnehmender Herde im MRT um 48 %. Nebenwirkungen waren u. a. Amenorrhö, Entzündungen im Mund-Rachen-Raum, Hautausschläge und Hyperlipidämien.

Desoxyspergualin

Desoxyspergualin (DSG) ist ein in der Transplantationsmedizin zur Behandlung von Abstoßungsreaktionen eingesetztes potentes Immunsuppressivum. Der Selbstversuch eines MS-betroffenen Arztes und die Wirksamkeit in Tierversuchen veranlassten in Deutschland eine placebokontrollierte Doppelblindstudie mit der Substanz. Hier konnte jedoch kein positiver Wirksamkeitsnachweis erbracht werden, sodass der Einsatz der Substanz nicht empfohlen werden kann.

Linomid

Diese zunächst von großen Hoffnungen begleitete immunsuppressive Substanz, die speziell TNF-α entgegenwirkt, erwies sich in einer Phase-III-Studie als kardiotoxisch. Das Auftreten schwerer kardialer Nebenwirkungen führte zum Studienabbruch; ein therapeutischer Einsatz kann nicht empfohlen werden.

LITERATURAUSWAHL

Unter https://shop.elsevier.de/multiple_sklerose erhalten Sie Zugriff auf weitere Literaturstellen zu diesem Kapitel.

Ahrens N, Salama A, Haas J (2001). Mycophenolate-mofetil in the treatment of multiple sclerosis. J Neurol 248: 713–714.

Buttmann M, Seuffert L, Mäder U, Toyka KV (2016). Malignancies after mitoxantrone for multiple sclerosis: A retrospective cohort study. Neurology 86(23): 2203–2207.

DGN (2012). DGN-Leitlinien 2012 mit Ergänzungen von 2014. Zugänglich unter: www.dgn.org/images/red_leitlinien/LL_2012/pdf/030-050l_S2e_Multiple_Sklerose_Diagnostik_Therapie_2014-08_verlaengert.pdf (letzter Zugriff: 16.2.2017).

Edan G, Miller D, Clanet M, et al. (1997). Therapeutic effect of mitoxantrone combined with methylprednisolone in multiple sclerosis: A randomized multicentre study of active disease using MRI and clinical criteria. J Neurol Neurosurg Psychiatry 62: 112–118.

Fleischer V, Salmen A, Kollar S, et al. (2014). Cardiotoxicity of mitoxantrone treatment in a German cohort of 639 multiple sclerosis patients. J Clin Neurol 10(4): 289-95.

Ghalie R, Mauch E, Edan G, et al. (2002a). Cardiac adverse effects associated with mitoxantrone (Novantrone) therapy in patients with MS. Neurology 59: 909–913.

Ghalie R, Mauch E, Edan G, et al. (2002b). A study of therapy-related acute leukaemia after mitoxantrone therapy for multiple sclerosis. Mult Scler 8: 441–445.

Giovannoni G, Comi G, Cook S, et al. (2010). A placebo-controlled trial of oral cladribrine for relapsing multiple sclerosis. N Engl J Med 362(5): 416–426.

Göpel W, Benkenstein H, Banzhaf M (1972). Die immunsuppressive Behandlung der Multiplen Sklerose mit Cyclophosphamid und Azathioprin. Dtsch Ges Wesen 27/41: 1955–1961.

Gonsette RF, Demonty L (1989). Mitoxantrone, a new immunosuppressive agent in multiple sclerosis. In: Gonsette RE, Delmontle P (eds.). Recent Advances in MS Therapy. Amsterdam: Elsevier; pp. 161–164.

Gonsette RE, Demonty L (1999). Immunosuppression with mitoxantrone in multiple sclerosis: A pilot study for 2 years in 22 patients. Neurology 40 (Suppl 1): 262.

Goodkin DE, Rudick RA, Medendorp SVB, et al. (1996). Low-dose (7.5 mg) oral methotrexate in chronic progressive multiple sclerosis: Analyses of serial MRIs. Neurology 47: 1153–1157.

Goodkin DE, Rudick RA, VanderBrug Medendorp S, et al. (1995). Low dose (7.5 mg) oral methotrexate reduces the rate of progression in chronic progressive multiple sclerosis. Ann Neurol 37: 30–40.

Haas J (2000). Azathioprin in der Therapie der Multiplen Sklerose. Bremen: unimed.

Haas J, Patzold U (1982). Adverse effects of long-term treatment with azathioprine. In: Hommes O, Mertin J, Tourtelotte WW, et al. (eds.). Immunotherapies in Multiple Sclerosis. Nijmwegen: Stuart Philipps Publ.; pp. 87–98.

Hartung H, Gonsette R, König N, et al. (2002). Mitoxantrone in progressive multiple sclerosis: A placebo-controlled, double-blind, randomised multicenter trial. Lancet 360: 2018–2025.

Havrdova E, Zivadinov R, Krasensky J, et al. (2009). Randomized study of interferon beta-1a, low-dose azathioprine, and low-dose corticosteroids in multiple sclerosis. Mult Scler 15: 965–976.

Kappos L, Barkhof F, Desmet A, et al. (2005). The effect of oral temsirolimus on new magnetic resonance imaging scan lesions, brain atrophy, and the number of relapses in multiple sclerosis: Results from a randomized, controlled clinical trial. J Neurol 252: S46.

KKNMS (2016) Qualitätshandbuch Multiple Sklerose. Empfehlungen zur Therapie der MS für Ärzte. Krankheitsbezogenes Kompetenznetz Multiple Sklerose e. V. – Ausgabe 2016 online: www.kompetenznetz-multiplesklerose.de (letzter Zugriff: 16.2.2017).

Leist TP, Comi G, Cree BA, et al; Oral Cladribine for Early MS (ORACLE MS) Study Group (2014). Effect of oral cladribine on time to conversion to clinically definite multiple sclerosis in patients with a first demyelinating event (ORACLE MS): A phase 3 randomised trial. Lancet Neurol 13(3): 257–267.

Pakpoor J, Disanto G1, Altmann DR, et al.(2015). No evidence for higher risk of cancer in patients with multiple sclerosis taking cladribine. Neurol Neuroimmunol Neuroinflamm 2(6): e158.

Patzold U, Hecker H, Pocklington P (1982). Azathioprine in treatment of multiple sclerosis. Final results of a 4½ year controlled study of its effectiveness covering 115 patients. J Neurol Sci 54: 377–394.

Pette M, Hartung HP, Toyka KV (1994). Cyclophosphamid in der Therapie der chronisch-progredienten Multiplen Sklerose. Nervenarzt 65: 271–274.

Rudge P, Koetsier JC, Mertin J, et al. (1989). Randomized double blind controlled trial of cyclosporine in multiple sclerosis. J Neurol Neurosurg Psychiatry 52: 559–565.

The Canadian Cooperative Multiple Sclerosis Study Group (1991). The Canadian cooperative trial of cyclophosphamide and plasma exchange in progressive multiple sclerosis. Lancet 337: 441–446.

Yudkin PL, Ellison GW, Ghezzi A, et al. (1991). Overview of azathioprine treatment in multiple sclerosis. Lancet 338: 1051–1055.

18.4 Stammzelltransplantation

Sven Schippling und Roland Martin

18.4.1 Hintergrund

Sämtliche derzeit zur Behandlung der schubförmigen MS (RRMS) verfügbaren Immuntherapien wirken im Kern auf die inflammatorische Komponente der Erkrankung. Direkt neuroregenerative oder gar neuroprotektive Effekte sind für keine der Substanzen stichhaltig belegt. Zudem fehlt ein exaktes mechanistisches Verständnis vieler Wirkstoffe. Hinsichtlich ihrer Effektivität sind alle Therapien sowohl bzgl. klinischer (Schubrate, Behinderungsprogression) als auch radiologischer Endpunkte (Gd^+ und neue T2-Läsionen im MRT) lediglich teilwirksam. Kriterien des Ansprechens auf eine Immuntherapie bzw. des Therapieversagens sind vage definiert und allenfalls eingeschränkt oder aber gar nicht in Evidenzkriterien genügenden Studien untersucht.

Im klinischen Alltag richtet sich die Therapieoptimierung daher üblicherweise nach quantifizierbaren Zeichen der Krankheitsaktivität wie Schüben, EDSS-Progression und MRT-Aktivität, ohne dass hierfür prädiktive Werte für den weiteren Verlauf der Erkrankung gesichert wären. Die Leitlinien des Kompetenznetzes Multiple Sklerose bzw. der Deutschen Gesellschaft für Neurologie (DGN) haben die Begriffe „Basis-“ und „Eskalationstherapie“ verlassen und sehen stattdessen verschiedene Therapien für mild bis moderate Verläufe einerseits und hoch aktive Verläufe andererseits vor (www.dgn.org/leitlinien). Wiederum sind beide Verlaufsformen nicht eindeutig definiert, sondern orientieren sich an Aktivitätskriterien, wie sie u. a. in den Zulassungen der zur Verfügung stehenden Immuntherapien definiert sind.

In der klinischen Praxis sowie der gegenwärtigen Diskussion um Therapiekonzepte haben sich Ansätze eines **Basis-und Eskalationstherapiekonzepts**, das üblicherweise zunächst eine möglichst risikoarme Therapie vorsieht, gefolgt von einer höher wirksamen, risikoreicheren Therapie in Fällen von Krankheitsdurchbruch, neben Konzepten einer sog. **Induktionstherapie** etabliert, bei der in der Regel auf eine hoch wirksame und nicht dauerhaft gegebene Therapie keine oder allenfalls eine mit geringeren Risiken behaftete Therapie folgt. Der Begriff „Induktion“ selbst ist wiederum nicht klar definiert. Unter den gegenwärtig verfügbaren Therapien erfüllen am ehesten Alemtuzumab und Mitoxantron die hier genannten Kriterien einer Induktion. Allen diesen Therapien gemeinsam ist wiederum der Einsatz bei aggressiver MS. Obwohl unter erfahrenen Behandlern angesichts einzelner Kasuistiken womöglich Einigkeit darüber bestünde, in welchen Fällen es sich um eine aggressiv verlaufende MS handelt, so sind die Kriterien hierfür, wenn überhaupt, allenfalls vage definiert. Üblicherweise beziehen sie hochfrequente Schubaktivität (ohne oder trotz Immuntherapie) und eine Zunahme bzw. inkomplette Regression der im Rahmen von Schüben erworbenen Behinderung ebenso mit ein wie eine starke Krankheitsaktivität im MRT in Form von Gd^{+} T1- bzw. neu oder sich vergrößernden T2-Läsionen (Rush et al. 2015).

Merke

Aufgrund fehlender Biomarker für das Therapieansprechen oder -versagen, die ggf. sehr frühzeitig den Einsatz hoch wirksamer Therapien indizieren würden, erfolgen Schritte zur Therapieoptimierung auch gegenwärtig oft erst nach Jahren. Demgegenüber stehen sich mehrende Hinweise, dass sich eine frühe, sehr ausgeprägte Krankheitsaktivität nachhaltig negativ auf den weiteren, u. U. auch langfristigen Krankheitsverlauf auswirken könnte (Fisniku et al. 2008; Scalfari et al. 2010). In einem solchen Konzept wäre eine frühe, aggressive Intervention sinnvoll.

Risiko und Nutzen aggressiver Therapiekonzepte sind im Einzelfall mit größter Vorsicht abzuwägen. Therapien mit einer vermeintlich stärkeren Wirkung können mit nicht gekannten, auch langfristigen qualitativ wie quantitativ neuartigen Risiken einhergehen, wie das Beispiel der PML im Fall von Natalizumab eindrucksvoll belegt. Neuere Publikationen von Studien zur autologen hämatopoetischen Stammzelltransplantation (aHSZT) in der MS legen eine eindrucksvolle Wirksamkeit nahe. Ob und ggf. wann in einem zukünftigen Therapiekonzept bei der MS auch die aHSZT ihren Platz finden wird, wird entscheidend auch von regulatorischen Erwägungen abhängen und sollte idealerweise nach Durchführung prospektiver, randomisierter und aktiv kontrollierter klinischer Studien entschieden werden.

18.4.2 Autologe hämatopoetische Stammzelltherapie

Rationale

Die Rationale für eine lympho- oder myeloablative Immunsuppression mit anschließender Gabe autologer hämatopoetischer Stammzellen im MS-Modell beruht – wie bei anderen Autoimmunerkrankungen auch – auf der Annahme, dass eine Eradikation eines autoreaktiven Immunsystems, gefolgt von einer Therapie mit Stammzellen, zu einem neuen und zumindest in Teilen wieder toleranten Immunrepertoire führen kann (Burt et al. 2002). Erste in diese Richtung deutende Hinweise lieferten kasuistische Erfahrungen allogener Knochenmarktransplantationen bei MS-Patienten mit hämatologischer Komorbidität, nach denen wiederholt eine länger anhaltende Abnahme der Krankheitsaktivität der MS beobachtet wurde (Nelson 1997). In der Folge dieser anekdotischen Erfahrungen wie auch vielversprechender Ergebnisse im Tiermodell (Karussis et al. 1992) wurde 1995 mit der autologen Transplantation bei MS-Patienten mit schweren Verläufen begonnen. Mittlerweile sind weltweit deutlich mehr als 800 MS-Patienten transplantiert und die Ergebnisse an das Register der European Society for Blood and Marrow Transplantation (EBMT) berichtet.

➤ Tab. 18.25 fasst Basisdaten und Ergebnisse der berichteten Kohorten- bzw. Phase-II-Studien zusammen. Behandelt wurden recht heterogene Gruppen unterschiedlich stark eingeschränkter Patienten mit unterschiedlichen Verläufen (RRMS und PPMS) bzw. Krankheitsstadien (RRMS und SPMS). Wie aus ➤ Tab. 18.25 ersichtlich, kamen zudem verschiedene Konditionierungsregime zur Anwendung, auf die später noch einzugehen sein wird. Das progressionsfreie Überleben (PFÜ) bei sehr unterschiedlichen Nachbeobachtungsintervallen liegt – mit wenigen Ausnahmen – über alle Studien hinweg etwa im Bereich zwischen 50 und bis zu 90 %.

In besonderem Maße scheinen junge (< 40 J.) Patienten mit schubförmiger MS und kurzer Krankheitsdauer (< 5 J.) zu profitieren. Die krankheitsbedingte Entzündung wird hier teils dramatisch reduziert, was sich in einer deutlichen Abnahme der Schubrate bzw. im völligen Ausbleiben von Schüben und entzündlicher MRT-Aktivität manifestiert (Muraro et al. 2003; Mancardi et al. 2005; Roccatagliata et al. 2007; Atkins et al. 2016).

Gemäß den vom EBMT-Register berichteten Daten ist die transplantationsassoziierte Mortalität („transplant related mortality“, TRM) von anfänglich 7,3 % zwischen 1995 und 2000 auf 1,3 % in den Jahren 2001–2007 gesunken (Mancardi und Saccardi 2008). Die Gründe hierfür dürften einerseits eine optimierte Patientenselektion, die zunehmende Erfahrung der transplantierenden Zentren und der Einsatz von Konditionierungsregimen geringerer Toxizität sein. Verantwortlich für die anfänglich deutlich höhere TRM waren das durchschnittlich höhere Lebensalter der transplantierten Patienten sowie die Anwendung von Busulfan in der Konditionierung (Mancardi und Saccardi 2008).

Tab. 18.25 Prospektive Studien zur autologen hämatopoetischen Stammzelltherapie bei MS

Studie	Patienten (n)	EDSS	Mobilisation	Konditionierung	Outcome	
					Follow-up (Jahre)	PFÜ (%)
Fassas et al. (1997, 2000)	25	4,5–8	Cy und G-CSF	BEAM	3,7	76
Fassas und Kimiskidis (2003)	10	4,5–8	Cy und G-CSF	Busulfan	3	50
Kozak et al. (2000, 2008)	33	5–8,5	Cy und G-CSF	BEAM	5	70
Mancardi et al. (2001), Saccardi et al. (2005, 2008)	21	5–6,5	Cy und G-CSF	BEAM	8,5	58
Nash et al. (2003)	26	5–8	G-CSF	TBI und Cy	2	73
Burt et al. (2003)	21	3–8	G-CSF oder Cy und G-CSF	TBI und Cy	1,8	61
Openshaw et al. (2000)	5	5,5–7,5	G-CSF	Busulfan und Cy	1,8	40
Carreras et al. (2003), Saiz et al. (2008)	14	4,5–6,5	Cy und G-CSF	Carmustin und Cy	6	62,5
Ni et al. (2006)	21	5–9,5	Cy und G-CSF	Cy und TBI oder BEAM	3,5	75
Su et al. (2006), Xu et al. (2006)	22	4,5–7,5	G-CSF	BEAM	3	77
Atkins und Freedman (2005); Freedman et al. (2007)	17	3–6	Cy und G-CSF	Busulfan und Cy	3	75
Burman et al. (2014)	48	1–8,5	Cy und G-CSF	BEAM (n = 41); Cy und ATG (n = 7)	3,9	77
Burt et al. (2015)	151	3–5,5	Cy und G-CSF	Cy und Alemtuzumab (n = 22); Cy und ATG (n = 129)	2,5	87
Mancardi et al. (2015); ASTIMS-Studie	21	5,5–6,5	Cy und G-CSF (aHSZT-Arm)	BEAM (n = 9); Kontrollarm Mitoxantron (20 mg/Mon. für 6 Mon.)	4	43 (aHSZT); 52 (Mitoxantron)
Curro et al. (2015)	7	5–7	Cy und G-CSF	Cy und ATG	5	43
Nash et al. (2015)	25	3–5,5	G-CSF	BEAM	3	90,9
Atkins et al. (2016)	24	3–6,0	Cy und G-CSF	Busulfan, Cy und ATG	6,7	70

PFÜ = progressionsfreies Überleben; Cy = Cyclophosphamid; G-CSF = Granulozyten-Kolonie-stimulierender Faktor; TBI = „total body irradiation“ (Ganzkörperbestrahlung)

Ablauf der aHSZT

Mobilisation und Gewinnung hämatopoetischer (CD34+) Stammzellen Die Mobilisation hämatopoetischer Stammzellen aus dem Knochenmark erfolgt entweder über die kombinierte Gabe von Cyclophosphamid und Granulozyten-Kolonie-stimulierendem Faktor (G-CSF) oder G-CSF allein. Die Gewinnung der Stammzellen aus dem Blut geschieht über u. U. wiederholte Leukapheresen mit oder ohne Selektion der das CD34-Antigen exprimierenden Zellen. Das Transplantat wird für die Dauer der Konditionierung kryokonserviert.

Konditionierung und Reinfusion der Stammzellen Im Rahmen der erwähnten Phase-II-Studien kamen überwiegend Konditionierungsregime mittlerer und hoher Intensität („intermediate/high intensity regimens") zur Anwendung. Regime hoher Intensität umfassen die Gabe von Busulfan und Cyclophosphamid, wie sie z. B. in der kanadischen Transplantationsstudie angewendet wird (Freedman et al. 2007; Atkins et al. 2016), Busulfan allein oder die Kombination aus Cyclophosphamid und Ganzkörperbestrahlung (Gratwohl et al. 2005). „Reduced intensity regimens" verwenden z. B. Cyclophosphamid und den humanisierten monoklonalen Anti-CD52-Antikörper Alemtuzumab oder Cyclophosphamid und Antithymozytenglobulin (ATG) (Mancardi und Saccardi 2008).

Die umfangreichsten Erfahrungen, insbesondere in den europäischen Zentren, existieren für das **BEAM-Protokoll** (Fassas et al. 2000; Mancardi und Saccardi 2008) – ein Regime intermediärer Intensität, das in der Hämatologie bei der Behandlung von Lymphompatienten zum Einsatz kommt. Das Akronym BEAM steht für die verwendeten Substanzen **B**CNU (Carmustin), **E**toposid, **A**rabinosylcytosin (ARA-C) und **M**elphalan, die in dieser Reihenfolge, teils überlappend, gegeben werden. Im Anschluss an die Gabe von Melphalan erfolgt mit einem Abstand von wenigstens 24 h die Reinfusion des autologen Transplantats. Alemtuzumab oder ATG werden zur In-vivo-Depletion möglicherweise verbliebener autoreaktiver T-Zellen (ATG) bzw. CD52-exprimierender lymphomonozytärer Zellen (Alemtuzumab) verabreicht.

Effektivität und Risiken

Merke

Vieles deutet darauf hin, dass die aHSZT in der Lage ist, die entzündliche Krankheitsaktivität bei der MS nachhaltig zu unterdrücken, was sich in einer deutlichen Abnahme bis hin zum völligen Ausbleiben der klinischen (Schubrate) und der MRT-Krankheitsaktivität (Gd^+ und neue T2-Läsionen) widerspiegelt (Atkins et al. 2016; Nash et al. 2015; Roccatagliata et al. 2007; Mancardi et al. 2005; Muraro et al. 2003).

Nach initialen kasuistischen Erfahrungen zur Effektivität der aHSZT wurden die ersten klinischen Studien nahezu ausschließlich in Kollektiven progredienter MS-Patienten mit hohen Behinderungsgraden durchgeführt (➤ Tab. 18.25). Es überrascht daher nicht, dass in einer unlängst erschienenen retrospektiven Langzeitzeituntersuchung von Muraro et al. von den insgesamt 281 zwischen 1995 und 2006 transplantierten Patienten 78 % (218/281) eine progrediente MS hatten (Muraro et al. 2016). Auch der mediane EDSS war mit 6,5 recht hoch. Das progressionsfreie Überleben (definiert als Ausbleiben einer EDSS-Progression) über 5 Jahre lag bei 46 %. Die Studie konnte auch zeigen, dass jüngeres Alter bei Transplantation und schubförmige Krankheitsverläufe prognostisch ebenso günstig waren wie eine geringere Anzahl immunmodulierender Vortherapien. Zudem bestätigt sie die Ergebnisse einer Subgruppenanalyse in einem Bericht der EBMT, wonach junge Patienten mit kurzer Krankheitsdauer besonders zu profitieren scheinen und insbesondere hochentzündliche und aggressiv-schubförmige Verläufe eine lang anhaltende Unterdrückung der Entzündungsaktivität zeigen (Saccardi et al. 2006).

Studien jüngeren Datums schlossen vornehmlich Patienten mit aggressiv verlaufender schubförmiger MS ein (Burman et al. 2014; Burt et al. 2015; Curro et al. 2015; Nash et al. 2015). Die bislang einzige kontrollierte Phase-II-Studie war die **ASTIMS-Studie** (Mancardi et al. 2015), in der die aHSZT bei Patienten mit aggressiver schubförmiger und sekundär progredienter MS im Vergleich zu Mitoxantron untersucht wurde. Trotz der recht geringen Fallzahl (n = 21) und erheblicher Rekrutierungsprobleme

18

konnte die Studie eine signifikante Überlegenheit der aHSZT bzgl. der Reduktion neuer T2-Läsionen über 4 Jahre zeigen.

Im Gegensatz jedoch zur ASTIMS-Studie, die vergleichbar früheren Studien überwiegend progrediente Patienten eingeschlossen hat, zeigen die jüngsten – wenngleich nicht kontrollierten – Studien besonders beeindruckende Effekte in frühen (hoch)entzündlichen Phasen der Erkrankung, wo tief greifende Effekte auf MRT- und Schubaktivität nachweisbar waren (Nash et al. 2015; Burt et al. 2015). Die kanadische Studie (Atkins et al. 2016) zeigte unter den 24 eingeschlossenen Patienten eine komplette Suppression der klinischen Schubaktivität sowie jedweder Kontrastmittelaufnahme in mehr als 300 nach Transplantation angefertigten MRTs bei einem mittleren Follow-up von 6,7 Jahren.

Inwieweit die unterschiedliche Intensität der verschiedenen Konditionierungsregime für diese Ergebnisse verantwortlich ist, lässt sich auf der Grundlage der derzeitigen Studien nicht sicher feststellen. Während die Daten des EBMT-Registers keine eindeutige Überlegenheit einer aggressiven myeloablativen Immunsuppression erkennen lassen (Saccardi et al. 2006), legt die Studie von Burt et al. (2009) zumindest den Verdacht nahe, dass (lymphoablative) Regime reduzierter Intensität (Cyclophosphamid und ATG oder Alemtuzumab) eine leicht geringere Wirkung haben könnten als höher intensive Regime. In dieser nichtkontrollierten Studie, in der 21 Patienten mit RRMS und Krankheitsaktivität trotz -IFN-β-Therapie transplantiert wurden, hatten 5 der 21 Patienten (= 23,8 %) wenigstens einen Schub innerhalb eines mittleren Zeitraums von knapp 3 Jahren nach Transplantation (24–48 Mon.). Die Wirkung bzgl. Behinderungsprogression war jedoch auch hier sehr gut (81 % der Patienten zeigten eine Besserung des EDSS).

Die **Sicherheit** und **Verträglichkeit** sind in erster Linie mit der Intensität des Konditionierungsregimes, dem Alter und dem Behinderungsgrad der Patienten assoziiert. Eine Analyse von 169 an das EBMT berichteten Fällen zeigte, dass knapp 80 % der nichtneurologischen Komplikationen Folge der Immunsuppression waren. Hierzu gehörten neutropenieassoziiertes Fieber, Sepsis, Harnwegsinfekte und Virusreaktivierungen (Saccardi et al. 2006; Mancardi und Saccardi 2008). Eine transiente Alopezie sowie Amenorrhö sind häufig. Eine unlängst erschienene retrospektive Auswertung von 15 Schwangerschaften bei 324 transplantierten Frauen mit Autoimmunerkrankungen ergab keine Auffälligkeiten (Snarski et al. 2015).

Die wesentlichen vorgetragenen Bedenken bzgl. aHSZT betreffen das Risiko der transplantationsassoziierten Mortalität (TRM). Wegen des zunehmenden Einsatzes von Konditionierungsregimen geringerer Toxizität in den vergangenen Jahren konnte diese zwar deutlich gesenkt werden, lag jedoch mit 1,3 % zwischen 2001 und 2007 immer noch recht hoch (Mancardi und Saccardi 2008). Gemäß EBMT ist für den Zeitraum zwischen 2011 und 2015 lediglich 1 Todesfall unter 319 Transplantationen berichtet worden (TRM 0,31 %) (persönl. Mitteilung). Das Ausbleiben einer Rekonstitution des hämatopoetischen Systems wurde bislang für MS-Patienten ebenso wenig berichtet wie eine therapieassoziierte akute Leukämie.

Mechanismen

Der genaue Wirkmechanismus der Stammzelltransplantation bei MS wie auch bei anderen Autoimmunerkrankungen ist nicht vollkommen verstanden. Wiederum haben mechanistische Studien erheblich zu einem besseren Verständnis beigetragen, ob und wie die aHSZT über die Effekte einer tief greifenden und lang anhaltenden Immunsuppression hinaus in der Lage ist, qualitativ durchgreifende Effekte im Sinne einer Retolerisierung des Immunsystems zu bewirken. Die klinische Erfahrung einer lang anhaltenden Unterdrückung der Krankheitsaktivität insbesondere bei sehr aktiver, früher schubförmiger MS scheint die Annahme zu bestätigen, dass die Elimination eines aberranten Immunsystems (Konditionierung), gefolgt von der Implementierung eines „neuen" Immunsystems im Sinne einer (partiellen) Retolerisierung, funktionieren könnte.

In einer in diesem Zusammenhang wegweisenden Arbeit untersuchten Muraro et al. (2005) die Immunrekonstitution des T-Zell-Kompartiments in einer Gruppe von 7 transplantierten Patienten prospektiv über 3 Jahre nach Konditionierung mit Cyclophosphamid und Ganzkörperbestrahlung. Die Ergebnisse dieser Arbeit stützen die Annahme, dass die aHSZT zu einer zumindest in Teilen tief greifenden qualitativen Erneuerung des Immunsystems führen kann und somit nicht ausschließlich über rein immunsuppressive Effekte zu wirken scheint. Neben einer Erneuerung und Verbreiterung des T-Zell-Rezeptor-Repertoires zeigten die Ergebnisse von Muraro et al. (2005), dass auch noch 2 Jahre nach Transplantation die Frequenz der naiven $CD4^+$ T-Zellen unter den transplantierten Patienten in etwa doppelt so hoch war wie vor der Transplantation bei gleichzeitiger Abnahme von Memory-T-Zellen. Phänotypisch konnten die naiven T-Zellen als „recent thymic emigrants“ ($CD4^+$/$CD45RA^+$/CD45RO-/$CD31^+$) identifiziert werden.

Während die Datenlage zur Erneuerung des T-Zell-Repertoires recht umfassend zu sein scheint, existieren bis heute insgesamt deutlich wenige Daten dazu, wie umfassend die Veränderungen des B-Zell-Repertoires und der Antikörperprofile ausfallen.

Die Tatsache, dass bei vielen Patienten die oligoklonalen Banden (OKBs) im Liquor auch nach der Transplantation nachweisbar bleiben, sprechen wiederum für das Persistieren klonal expandierter B- und Plasmazellen im ZNS, wenngleich die Daten hierzu nicht vollkommen schlüssig sind. So wurde vereinzelt auch das Verschwinden der OKBs berichtet (Mancardi und Saccardi 2008). Dass antikörperproduzierende Zellen die Konditionierung überdauern können, wird durch die Tatsache gestützt, dass bei manchen Patienten Impftiter gegen bestimmte Antigene auch nach der Konditionierung nachweisbar sind.

Insgesamt bleiben wichtige mechanistische Fragen offen, so etwa die Rolle der chronischen Mikrogliaaktivierung, das Ausmaß der Toleranzinduktion in den verschiedenen Immunkompartimenten oder die klonale Spezifität des B-Zell-Repertoires nach Transplantation.

Merke

Eine wesentliche Frage im Zusammenhang der Immunrekonstitution als Basis der Wirksamkeit der aHSZT betrifft die Möglichkeit, dass transplantierte Patienten trotz durchgreifender Erneuerung des Immunrepertoires erneut eine MS entwickeln, bekommen sie doch schließlich ihre eigenen Stammzellen reinfundiert, die prinzipiell jene genetischen Merkmale tragen, die zur Entwicklung der Erkrankung beigetragen haben.

In einer weiteren Studie zu dieser Frage wurden Genexpressionsdaten sowie microRNA-Profile von $CD34^+$ hämatopoetischen Vorläuferzellen von MS-Patienten und gesunden Kontrollen untersucht. Die Ergebnisse dieser Studie ließen keine Unterschiede zwischen Patienten und Kontrollen erkennen, was gegen die Annahme spricht, dass eine prädisponierende proinflammatorische Signatur bereits in Vorläuferzellen von Patienten angelegt ist (Lutterotti et al. 2012).

18.4.3 Fazit und Ausblick

Zusammenfassend komplementieren die Ergebnisse der mechanistischen Arbeiten zur aHSZT die in sämtlichen zuletzt publizierten klinischen Studien berichteten hervorragenden Ergebnisse zur Wirksamkeit der aHSZT bei MS. Ein wesentlicher Bestandteil zukünftiger Bemühungen wird die Selektion geeigneter Patienten sein. Die bisherigen Erfahrungen zeigen, dass die historisch aus nachvollziehbaren Gründen mehrheitlich transplantierten Patienten mit überwiegend fixierten höhergradigen Defiziten wahrscheinlich nicht jener Gruppe von Patienten entsprechen, die am nachhaltigsten von der Therapie profitiert. Vieles spricht dafür, dass Patienten nach aHSZT und Konditionierung mittels „intermediate intensity regime“ lang anhaltend profitieren und keine Anschlusstherapie benötigen. Ob und an welcher Stelle die aHSZT in einem zukünftigen und zunehmend komplexer werdenden Therapiealgorithmus mit zumindest auch in Teilen depletierend wirkenden hochaktiven neuen Substanzen ihren Platz finden wird, sollte durch randomisierte, kontrollierte und mechanistisch flankierte Studien beantwortet werden.

In der Folge intensiver Beratungen europäischer und US-amerikanischer Experten ist ein Vorschlag eines Phase-III-Studienprotokolls zur aHSZT erarbeitet worden (Saccardi et al. 2012). Diese Studien werden neuere, deutlich wirkstärkere Präparate einbeziehen müssen, die u. U. wiederum neuartige Risiken und Sicherheitsbedenken mit sich bringen. Schwierigkeiten bzgl. der Finanzierung und Harmonisierung solcher Studien machen deutlich, dass derartige Studienbemühungen stets Gefahr laufen, in einem sich zunehmend dynamisch entwickelnden therapeutischen Umfeld immer wirksamerer Therapien von der klinischen Realität eingeholt zu werden.

LITERATURAUSWAHL

Unter https://shop.elsevier.de/multiple_sklerose erhalten Sie Zugriff auf weitere Literaturstellen zu diesem Kapitel.

Atkins H, Freedman M (2005). Immunoablative therapy as a treatment aggressive multiple sclerosis. Neurol Clin 23: 273–300.

Atkins HL, Bowman M, Allan D, et al. (2016). Immunoablation and autologous haemopoietic stem-cell transplantation for aggressive multiple sclerosis: A multicentre single-group phase 2 trial. Lancet 388: 576–585.

Burman J, Iacobaeus E, Svenningsson A, et al. (2014). Autologous haematopoietic stem cell transplantation for aggressive multiple sclerosis: the Swedish experience. J Neurol Neurosurg Psychiatry 85(10): 1116–1121.

Burt RK, Cohen BA, Russel E, et al. (2003). Hematopoietic stem cell transplantation for progressive multiple sclerosis: Failure of intense immune suppression to prevent disease progression in patients with high disability scores. Blood 102: 2373–2378.

Burt RK, Loh Y, Cohen B, et al. (2009). Autologous nonmyeloablative haematopoietic stem cell transplantation in relapsing-remitting multiple sclerosis: A phase I/II study. Lancet Neurol 8: 244–253.

Burt RK, Balabanov R, Han X, et al. (2015) Association of nonmyeloablative hematopoietic stem cell transplantation with neurological disability in patients with relapsing-remitting multiple sclerosis. JAMA 313: 275–284.

Curro' D, Vuolo L, Gualandi F, et al. (2015). Low intensity lympho-ablative regimen followed by autologous hematopoietic stem cell transplantation in severe forms of multiple sclerosis: A MRI-based clinical study. Mult Scler 21: 1423–1430.

Fassas A, Anagnostopoulos A, Kazis A, et al. (2000). Autologous stem cell transplantation in progressive multiple sclerosis – an interim analysis of efficacy. J Clin Immunol 20: 24–30.

Gratwohl A, Passweg J, Bocelli-Tyndall C, et al. (2005). Autologous hematopoietic stem cell transplantation for autoimmune diseases. Bone Marrow Transplant 35: 869–879.

Karussis DM, Slavin S, Lehmann D, et al. (1992). Prevention of experimental autoimmune encephalomyelitis and induction of tolerance with acute immunosuppression followed by syngeneic bone marrow transplantation. J Immunol 148: 1693–1698.

Kozak T, Havrdova E, Pit'ha J, et al. (2008). Immunoablative therapy with autologous PBPC transplantation in the treatment of poor risk multiple sclerosis. Bone Marrow Transplant 41 (Suppl 1): S18.

Lutterotti A, Jelcic I, Schulze C, Schippling S, et al. (2012). No proinflammatory signature in $CD34^+$ hematopoietic progenitor cells in multiple sclerosis patients. Mult Scler 18: 1188–1192.

Mancardi G, Saccardi R (2008). Autologous haematopoietic stem-cell transplantation in multiple sclerosis. Lancet Neurol 7: 626–636.

Mancardi GL, Saccardi R, Filippi M, et al. (2001). Autologous hematopoietic stem cell transplantation suppresses Gd-enhanced MRI activity in MS. Neurology 57: 62–68.

Mancardi GL, Muraldo A, Rossi P, et al. (2005). Autologous stem cell transplantation as rescue therapy in malignant forms of multiple sclerosis. Mult Scler 11: 367–371.

Mancardi GL, Sormani MP, Gualandi F, et al. (2015) and the ASTIMS Haemato-Neurological Collaborative Group, on behalf of the Autoimmune Disease Working Party (ADWP) of the European Group for Blood and Marrow Transplantation (EBMT). Autologous hematopoietic stem cell transplantation in multiple sclerosis: A phase II trial. Neurology 84: 981–988.

Muraro PA, Cassiani-Ingoni R, Martin R (2003). Hematopoietic stem cell transplantation for multiple sclerosis: Current status and future challenges. Curr Opin Neurol 16: 299–305.

Muraro PA, Douek DC, Packer A, et al. (2005). Thymic output generates a new and diverse TCR repertoire after autologous stem cell transplantation in multiple sclerosis patients. J EXP Med 201: 805–816.

Muraro PA, Pasquini M, Atkins HL, et al.; Multiple Sclerosis–Autologous Hematopoietic Stem Cell Transplantation (MS-AHSCT) Long-term Outcomes Study Group (2017). Long-term outcomes after autologous hematopoietic stem cell transplantation for multiple sclerosis. JAMA Neurol [Epub ahead of print] PubMed PMID:28241268.

Nash RA, Hutton GJ, Racke MK, et al. (2015). High-dose immunosuppressive therapy and autologous hematopoietic cell transplantation for relapsing-remitting multiple sclerosis (HALT-MS): A 3-year interim report. JAMA Neurol 72: 159–169.

Roccatagliata L, Rocca MA, Valsasina P, et al. (2007). The long-term effect of AHSCT on MRI measures of MS evolution: A five year follow-up study. Mult Scler 13: 1068–1070.

Saccardi R, Kozak T, Bocelli-Tyndall C, et al. (2006). Autologous stem cell transplantation for progressive multiple sclerosis: Update of the European Group for Blood and Marrow Transplantation autoimmune diseases working party database. Mult Scler 12: 814–823.

Saccardi R, Mancardi GL, Bosi A, et al. (2008). Autologous HSCT for severe progressive multiple sclerosis in the Italian prospective, multicentre GITMO-Neuro trial: Long-term follow-up. Bone Marrow Transplant 41 (Suppl 1): S17.

Saccardi R, Freedman MS, Sormani MP, Atkins H, Farge D, Griffith LM, et al. (2012). A prospective, randomized, controlled trial of autologous haematopoietic stem cell transplantation for aggressive multiple sclerosis: A position paper. Mult Scler 18(6): 825–834.

Snarski E, Snowden JA, Oliveira MC, et al. (2015). Onset and outcome of pregnancy after autologous haematopoietic SCT (AHSCT) for autoimmune diseases: a retrospective study of the EBMT autoimmune diseases working party (ADWP). Bone Marrow Transplant 50(2): 216–220.

KAPITEL

19

Orhan Aktas und Frauke Zipp

Neue, experimentelle und zukünftige Therapieansätze

19.1 Einführung

Die multiple Sklerose (MS) stellt in Europa eine der wichtigsten Ursachen für neurologische Behinderungen bei jungen Erwachsenen dar. Daher ist es ein Anliegen grundlagenorientierter MS-Forschung, über ein besseres Verständnis der Pathomechanismen neue therapeutische Ansatzpunkte zu finden. Ausgehend vom aktuellen pathophysiologischen Konzept stellen wir nachfolgend ausgewählte experimentelle Behandlungsstrategien vor, die sich in einem fortgeschrittenen Entwicklungsstadium befinden.

19.2 Prinzipielle therapeutische Ansatzpunkte

Die MS wird als eine Autoimmunerkrankung des ZNS angesehen, die sich in genetisch suszeptiblen Individuen entwickelt. Nach tierexperimentellen, humanen Ex-vivo- und klinischen Untersuchungen werden Entzündung und nachfolgende Schädigung des ZNS im Wesentlichen durch aktivierte proinflammatorische T-Zellen vermittelt, die für Antigene des ZNS spezifisch sind (Martin et al. 1992). Pathophysiologisch besteht die Schadenskaskade aus folgenden Schritten (➤ Abb. 19.1):

- Extrazerebrale Aktivierung und Proliferation autoreaktiver T-Zellen
- Überwindung der Blut-Hirn-Schranke (Transmigration)
- Lokale Reaktivierung: Entmarkung und neuronaler Schaden

Die meisten therapeutischen Ansatzpunkte richten sich gegen eine oder mehrere Schritte dieser Schadenskaskade. Zudem existieren experimentelle und erste klinische Ansätze für die Reparatur des bereits geschädigten, in seiner Funktion eingeschränkten ZNS-Gewebes.

19.2.1 Extrazerebrale (periphere) Aktivierung und Proliferation autoreaktiver T-Zellen

Antigenspezifische Ansätze

Die Hoffnung auf eine antigenspezifische Therapie gründet auf der bekannten Wirkung von Impfungen (Vakzinierungen) als vorbeugende Maßnahme: Das Immunsystem kann gezielt trainiert werden, eine spezifische Struktur als schädlich zu erkennen (übli-

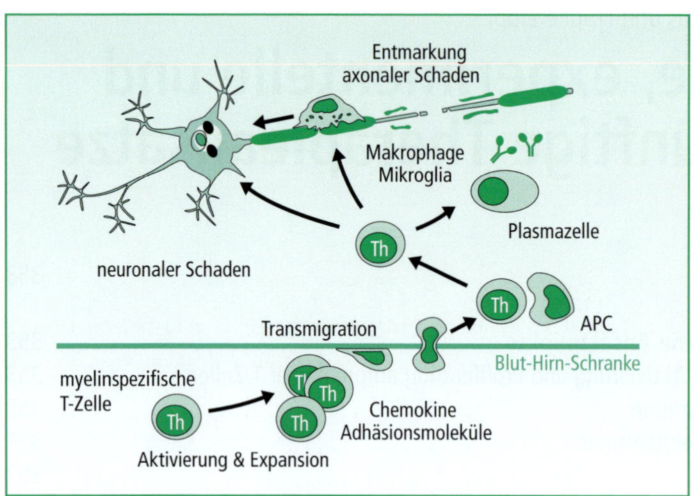

Abb. 19.1 Überblick über die Pathogenese der MS: Danach werden myelinspezifische T-Helferzellen mit proinflammatorischen Eigenschaften (Th1 bzw. Th17) außerhalb des ZNS durch antigenpräsentierende Zellen (APCs, u. a. B-Lymphozyten, dendritische Zellen und Makrophagen) aktiviert. Durch Versagen immunologischer Kontrollmechanismen (z. B. regulatorische T-Lymphozyten, Apoptose) persistieren diese Zellen und überschreiten unter Vermittlung von Adhäsionsmolekülen und Chemokinen die Blut-Hirn-Schranke. Im ZNS erfolgt die Restimulation durch antigenpräsentierende Zellen (APCs), wodurch die lokale inflammatorische Reaktion angestoßen wird. Hierunter fallen die direkte T-Zell-vermittelte Attacke, die Freisetzung zytotoxischer Mediatoren sowie die Rekrutierung weiterer Entzündungszellen, die zur antikörpervermittelten Zytotoxizität über B-Zellen und Makrophagen führt. Am Ende stehen die lokale Entmarkungsreaktion sowie die irreversible Schädigung von Axonen und Neuronen (modifiziert nach Aktas und Zipp 2003). [O523]

che Impfung gegen Krankheitserreger) oder sie als harmlos einzustufen (Immuntoleranz). Allerdings stellt die Heterogenität der fehlgeleiteten Immunantwort eine Herausforderung für die Therapieentwicklung dar: Idealerweise würde für jeden Patienten eine individuelle Vakzine erstellt, was bislang nicht praktikabel ist. Die nachfolgenden Ansätze stellen daher eine erste Annäherung dar.

T-Zell-(Rezeptor-)Vakzinierung

Gegen myelinspezifische T-Zellen gerichtete antigenspezifische Therapiestrategien bieten aus immunologischer Sicht den Vorteil, dass nur eine ausgewählte, für den Krankheitsprozess verantwortliche Zellpopulation gehemmt wird, unter Vermeidung einer unselektiv breiten Immunsuppression (mit assoziierten Nebenwirkungen). Andererseits werden antigenspezifische Therapien, bedingt durch die Vielfalt der Zielantigene und der Erkennungsstrukturen (T-Zell-Rezeptor/MHC-Komplex), durch die interindividuelle immunologische Heterogenität myelinreaktiver T-Zellen erschwert (Hohlfeld und Wekerle 2004). Für einen antigenspezifischen individualisierten Therapieansatz wäre es notwendig, die in den betreffenden Patienten vorkommenden myelinreaktiven T-Zellen zu isolieren, um sie dann – nach Attenuierung – bei denselben Patienten als Vakzine anzuwenden. Die günstige klinische Wirkung einer solchen personalisierten Immunintervention wurde wiederholt gezeigt, zuletzt im Rahmen einer kleinen placebokontrollierten Studie (NCT01448252). Dabei wurden gegen die wichtigsten Myelinbestandteile – basisches Myelinprotein (MBP), Proteolipidprotein (PLP) und Myelin-Oligodendrozyten-Glykoprotein (MOG) – gerichtete T-Zellen subkutan verabreicht, die nachfolgend das Voranschreiten der Erkrankung verhindern und die Schubrate senken konnten (Karussis et al. 2012).

In einem weiter standardisierten Ansatz wurde eine patientenspezifische trivalente T-Zell-Vakzine etabliert (Tcelna® bzw. Imilecleucel-T®, vormals Tovaxin®), die autologe inaktivierte MBP-, PLP- und MOG-reaktive T-Zellen umfasst und in der Lage ist, potenziell enzephalitogene T-Zellen zu eliminieren (Loftus et al. 2009). Nach einer erfolgversprechenden Phase-IIb-Studie an Patienten mit CIS bzw. schubförmiger MS (TERMS, NCT00245622, Fox et al. 2012) konnte eine Nachfolgestudie die Wirkung dieser Vakzine bei sekundär chronisch-progredienter MS allerdings nicht bestätigen (Abili-T, NCT01684761).

Myelin-Vakzinierung

Als Alternative für eine T-Zell-Impfung stellt sich die direkte **Vakzinierung mit Myelinbestandteilen** dar. Abhängig von der gewählten Applikationsweise können hierdurch relevante klinische Effekte erzielt werden: So wurde bei schubförmiger MS durch eine transdermale Immunisierung mit einer Mischung aus drei Myelinpeptiden (MBP_{85-99}, MOG_{35-55} und $PLP_{139-155}$) im Vergleich zu Placebo eine günstige Wirkung sowohl auf radiologische Parameter (Anzahl KM-anreichernder Herde) als auch auf klinische Parameter (Schubrate) erzielt (Walczak et al. 2013).

Einen ähnlichen Ansatz stellt die im EAE-Tiermodell wirksame **Vakzine ATX-MS-1467** dar; sie setzt sich aus vier löslichen synthetischen Peptiden zusammen, die immundominanten Abschnitten des MBP mit hoher Affinität zu den humanen Leukozyten-Antigen-(HLA)-Haplotypen DRB1*1501 und DQB1*0602 entsprechen (Streeter et al. 2015). Sowohl in einer Pilotstudie als auch in einer Phase-IIa-Bestätigungsstudie bei schubförmiger MS senkte die Vakzine bei intradermaler Applikation in cMRT-Untersuchungen die Anzahl KM-anreichernder Herde (NCT01097668, NCT01973491).

Antigenunspezifische Ansätze

Statine

Neben ihrer cholesterinsenkenden Wirkung verfügen Statine (Hemmer der β-HMG-CoA-Reduktase) auch über antiinflammatorische Eigenschaften (Zipp et al. 2007). Immunbiologisch hemmen Statine die für die professionelle Antigenerkennung wichtige induzierbare Expression von MHC-Klasse-II-Molekülen auf APCs, die immunstimulatorische Wirkung dendritischer Zellen sowie den Zellzyklus von aktivierten T-Zellen. Aufgrund erfolgversprechender tierexperimenteller Studien wurde eine Reihe von klinischen Pilotstudien zur MS initiiert, die ein bislang gemischtes Bild erbrachten: Einerseits fand sich ein günstiger, in der klinischen Wirkung vergleichsweise moderater Nutzen einer Statintherapie, der auch bei Patienten im Frühstadium der MS oder mit isolierter Optikusneuritis nachweisbar war (Waubant et al. 2012). In Kombination mit verschiedenen IFN-β-Präparaten fand sich kein einheitliches Bild, wohingegen eine aus tierexperimenteller Sicht erfolgversprechende Kombination von Statinen mit Glatirameracetat (GLAT) bislang klinisch nicht geprüft wurde (Paul et al. 2008; Sørensen et al. 2011). Jedenfalls haben auch die günstigen Effekte von Simvastatin auf die Hirnatrophierate und die Krankheitsprogression (Chataway et al. 2014) nicht zu einer Neubewertung im klinischen Alltag geführt.

Minocyclin

Für das Antibiotikum Minocyclin wurde tierexperimentell eine günstige immunmodulatorische und neuroprotektive Wirkung gezeigt, die wahrscheinlich über eine Modulation der Mikrogliaaktivität vermittelt wird. Nach initialen Pilotstudien mit entzündungshemmenden Effekten von Minocyclin bei schubförmiger MS zusätzlich zu einer GLAT-Therapie (Metz et al. 2009) ergab auch eine placebokontrollierte Studie eine günstige Wirkung im CIS-Stadium (NCT00666887). Eine kürzlich erschienene Kombinationsstudie zeigte allerdings keinen günstigen Effekt von Minocyclin zusätzlich zu IFN-β-1a s. c. (Sørensen et al. 2016). Daher bleibt der Einsatz von Minocyclin in der MS-Therapie bislang offen.

19.2.2 Hemmung der (Trans-) Migration

Die koordinierte Migration von Immunzellen stellt einen wichtigen Prozess für die Entfaltung einer antigenspezifischen (Auto-)Immunantwort dar. Dies betrifft sowohl die Zirkulation von Lymphozyten zwischen sekundären lymphatischen Organen als auch deren Migration zum ZNS als Zielorgan. Durch Kenntnis der beteiligten molekularen Strukturen wurde mit **Natalizumab** ein Antikörper gegen das Adhäsionsmolekül VLA-4 entwickelt, der die Transmigration aktivierter Immunzellen durch die Blut-Hirn-Schranke behindert (➤ Kap. 18.3.4). Das als

19

oral applizierbarer VLA-4-Blocker entwickelte **Firategrast** ist einer Phase-II-Studie zufolge ebenfalls antiinflammatorisch wirksam (Miller et al. 2012), wird jedoch nicht weiterentwickelt. Ein gegen das Adhäsionsmolekül VLA-2 gerichteter Antikörper konnte dagegen die gesetzten Erwartungen nicht erfüllen (NCT02222948).

Wegen des bei Natalizumab bekannten Risikos für opportunistische Infektionen mit dem JC-Virus stellt sich jedoch die Frage nach alternativen Ansätzen zur therapeutischen Steuerung der Migration von Immunzellen. Eine Möglichkeit besteht in der Interferenz mit **Chemokinen,** einer heterogenen Familie von chemotaktischen Molekülen, welche die gerichtete Rekrutierung von aktivierten Leukozyten in das entzündete ZNS steuern. Allerdings werden therapeutische Interventionen durch die pleiotropen biologischen Wirkungen und die ausgeprägte Redundanz innerhalb der Chemokin-Familien erschwert, beispielhaft gezeigt anhand des oralen CCR1-Antagonisten BX-471 (Zipp et al. 2006). Wünschenswert wären daher Therapiestrategien, die gezielt endogene Regulationsmechanismen aktivieren.

19

Ein tierexperimentell aufgeworfener Kandidat ist das **Bradykinin-System,** das über den Bradykinin-Rezeptor B1 die Migration von Lymphozyten ins ZNS beeinflusst (Schulze-Topphoff et al. 2009; Göbel et al. 2011). Gleichzeitig ist dieses System mit dem **Gerinnungssystem** verknüpft, dessen Beitrag zu immunologischen Aktivierungs- und Schadensprozessen bei autoimmuner Entzündung zuletzt intensiv experimentell untersucht wurde (Pankratz et al. 2016). Ein anderes, klinisch etabliertes Prinzip basiert auf dem Sphingosin-1-Phosphat-(S1P-)Signalweg (➤ Kap. 18.3.5): Die Leitsubstanz **Fingolimod** (FTY720) moduliert den S1P1-Rezeptor auf Lymphozyten und unterbindet hierdurch deren Austritt aus den Lymphknoten, wodurch die Krankheitsaktivität gesenkt wird. Allerdings zeigt Fingolimod auch Aktivität auf andere S1P-Rezeptoren, wodurch möglicherweise unerwünschte Wirkungen vermittelt werden. Daher wurden weitere für ausgewählte S1P-Rezeptoren spezifische Substanzen entwickelt (z. B. BAF312/Siponimod, ACT-128 800/Ponesimod, ONO-4641/Cerafilimod, RPC-1063/Ozanimod) (NCT00879658, NCT01006265, NCT01081782, NCT01628393).

Für die S1P1- und S1P5-Modulatoren **Siponimod, Cerafilimod** und **Ozanimod** wurden mittlerweile entzündungshemmende Effekte aus Phase-II-Studien berichtet (Selmaj et al. 2013: NCT00879658; Bar-Or et al. 2014: NCT01226745; Cohen et al. 2016: NCT01628393). In einer Nachfolgestudie zeigte Siponimod bei Patienten mit sekundär chronisch-progredienter MS einen günstigen Effekt (EXPAND, Phase III, NCT01665144).

19.2.3 Hemmung der Schadensmechanismen

Weitere Therapieansätze zielen auf die direkte Verhinderung lokaler Schädigungen im ZNS ab (z. B. durch Blockade zytotoxischer Mediatoren oder exzitotoxischer Aktivität). Neuropathologischen Studien zufolge ist von einem relevanten Untergang von Axonen und insbesondere von Neuronen – sowohl im Kortex als auch auf Rückenmarksebene – auszugehen (Kawachi und Lassmann 2017). Grundlagenwissenschaftliche Arbeiten weisen dabei auf die Bedeutung neuronaler Kollateralschädigung durch myelinreaktive T-Zellen hin (Meuth et al. 2009; Siffrin et al. 2010). Hierbei rückt zunehmend das unter entzündlichen Bedingungen veränderte Expressionsmuster für Ionenkanäle in den Vordergrund, woraus sich neue therapeutische Ansatzpunkte ableiten lassen (Ehling et al. 2011). In der Tat konnte eine Pilotstudie einen diskreten neuroprotektiven Effekt des Natriumkanalhemmers **Phenytoin** bei isolierter Optikusneuritis zeigen (Raftopoulos et al. 2016: NCT01451593). **Amilorid**, das eine Vielzahl von Kanalsystemen beeinflusst, hatte in einer ersten Optikusneuritis-Studie keine Wirkung (McKee et al. 2015: NCT01802489); weitere Studienergebnisse werden erwartet (zweite Optikusneuritis-Studie: NCT01879527; Studie bei sekundär chronisch-progredienter MS: NCT01910259). Diazoxid (NT-KO-003) als ATP-sensitiver Kaliumkanalöffner hatte bei schubförmiger MS keinen entzündungshemmenden Effekt (Villoslada et al. 2015: NCT01428726).

Für das Polyphenol **Epigallocatechin-3-Gallat** (EGCG) fanden wir eine antioxidative sowie proteasomhemmende Wirkung mit entsprechenden antientzündlichen und neuroprotektiven Effekten im EAE-Tiermodell, auch in Kombination mit GLAT

(Herges et al. 2011). Wir initiierten eine randomisierte placebokontrollierte Multicenterstudie zur Wirkung von EGCG zusätzlich zu bereits bestehender GLAT-Behandlung bei schubförmig-remittierender MS (NCT00525668), deren Resultate derzeit ausgewertet werden.

Faktoren der finalen Schadenskaskade sind z. B. Mitglieder der TNF-Familie wie **TNF** oder **TNF-assoziierter apoptoseinduzierender Ligand** (**TRAIL**). Allerdings führte die Blockade von TNF selbst in einer Phase-II-Studie mit dem löslichen TNF-Rezeptor (Lenercept) zur Exazerbation der Erkrankung und zum Abbruch der Therapie (The Lenercept Multiple Sclerosis Study Group and The University of British Columbia MS/MRI Analysis Group 1999). Im experimentellen Stadium befinden sich die Untersuchungen zu TRAIL, das auf T-Zellen infolge der Aktivierung heraufreguliert wird und im Kontext der EAE zum neuronalen Untergang beiträgt (Aktas et al. 2005).

Ein anderer potenzieller Mediator der Gewebedestruktion ist der Neurotransmitter **Glutamat**, dessen Neutralisierung in EAE-Tiermodellen günstige Effekte hatte (Pitt et al. 2000). Mithilfe der MR-Spektroskopie bei Patienten mit schubförmiger MS konnten in einer Langzeitbeobachtungsstudie erhöhte Glutamatkonzentrationen mit strukturellen und funktionellen Markern der Neurodegeneration und der Krankheitsprogression korreliert werden (Azevedo et al. 2014).

Schließlich werden im Rahmen des Untergangs [illegible] rekt zum neuronalen Schaden führen können. Hierzu gehören Cholesterinabbauprodukte, die ortsständige Mikroglia dazu aktivieren, in bereits entzündete Zonen zu wandern, um dort Nervenzellen zu zerstören (Diestel et al. 2003; Farez et al. 2009). Als molekularer Faktor konnte die **Poly(ADP-Ribose)polymerase-1** (PARP-1) identifiziert werden. Ein experimenteller Ansatz ist daher die Hemmung oder Blockierung von PARP-1 im ZNS, um hierdurch den Untergang der Nervenzellen zu vermindern oder gar zu verhindern.

19.2.4 Förderung der Reparatur

In einem noch frühen experimentellen Stadium befinden sich die Bemühungen, untergegangene ZNS-Zellen wie Oligodendrozyten oder Neurone durch Transplantation omni- oder pluripotenter embryonaler Stammzellen zu ersetzen. Die technische Durchführbarkeit wurde im EAE-Tiermodell demonstriert, wo i. v. verabreichte neurale Stammzellen gezielt in geschädigte Areale im ZNS migrierten und dort zu einer Reparatur des geschädigten Gewebes führten (Pluchino et al. 2003). Inwieweit sich diese Ergebnisse in eine bei MS-Patienten einsetzbare Therapie umsetzen lassen, bleibt vorläufig offen. Kritische Aspekte für eine Anwendung in humanen Studien sind die Herkunft der Stammzellen sowie das Entartungsrisiko.

Daher versuchen aktuelle Strategien, gezielt molekulare Mechanismen der gestörten Regeneration zu identifizieren und somit spontane endogene Reparaturprozesse zu verstärken. Bei einer Reihe von Wachstumsfaktoren mit neurobiologisch günstigen Effekten wie z. B. **Ciliary Neutrotrophic Factor (CNTF)** (Linker et al. 2002) steht die Bestätigung in klinischen Studien aus bzw. ist ein Einsatz wegen weitreichender systemischer Effekte und damit möglicher Nebenwirkungen nicht vorstellbar. Eine Ausnahme stellt **Erythropoietin** (EPO) dar, das neben den bekannten Wirkungen auf das blutbildende System auch über neuroprotektive bzw. reparative Effekte verfügt. Nach einer vielversprechenden Pilotstudie (Sühs et al. 2012) wurde mit der TONE-Studie eine placebokontrollierte Studie bei Optikusneuritis gestartet, in der die Wirkung von EPO zu- [illegible] (Diem et al. 2016, NCT01962571).

Als weiterer Ansatzpunkt ist die wachsende Klasse endogener Inhibitoren der Oligodendrogenese zu nennen, deren therapeutische Modulation zur Remyelinisierung beitragen könnte. Hierbei ist das inhibitorische Molekül **LINGO-1** *(leucine-rich repeat and immunoglobulin-like domain-containing nogo receptor-interacting protein 1)* herauszuheben: Durch Blockade von LINGO-1 wurde in tierexperimentellen Studien die Remyelinisierung im entzündlich entmarkten ZNS gefördert, vermittelt über die Förderung der Differenzierung von ortsständigen Oligodendrozyten-Vorläuferzellen (Mi et al. 2009). Dementsprechend wurden zwei Phase-II-Studien aufgelegt, in denen die mögliche reparative Wirkung von **Opicinumab**, eines monoklonalen anti-LINGO-1-Ak, nach Optikusneuritis (als Monotherapie; RENEW, NCT01721161) bzw. bei schubförmiger MS (als Add-on-Therapie bei bestehender Medikation mit IFN-β1a i. m.; SYNERGY, NCT01864148) untersucht wurde. Die beiden als „Proof-of-Biology“-Ansätze explorativ ausgelegten Studien verfehlten zwar ihren formalen Endpunkt, zeigten aber bei der erweiterten Analyse vielversprechende Effekte (Cadavid et al. 2016, 2017). Zudem erfolgte bei der RENEW-Studie erstmals der Einsatz von seriellen VEP-Untersuchungen als primärer Endpunkt und damit eine weitergehende Charakterisierung und Positionierung der Optikusneuritis als Studienparadigma für regenerative Therapien (Aktas et al. 2016).

Des Weiteren wurde auf Basis tierexperimenteller Befunde die remyelinisierende Wirkung des Antihistaminikums **Clemastin** in einer Phase-II-Studie bei MS-Patienten mit vorangegangener Optikusneuritis untersucht und ein geringer, statistisch signifikanter Vorteil gezeigt (NCT02040298). Eine ähnliche Strategie wird mit dem kleinmolekularen Histamin-H3-Rezeptorantagonisten GSK239512 verfolgt, das in einer ersten Pilotstudie einen durch Magnetisierungstransfer-Ratio (als Variante der MRT-Bildgebung) nachgewiesenen Remyelinisierungseffekt bei MS hatte (Schwartzbach et al. 2017: NCT01772199). Auf der Basis bereits seit längerer Zeit bekannter grundlagenexperimenteller Daten wird die mögliche reparative Wirkung von **rekombinantem humanem IgM22** (rHIgM22) bei MS-Patienten klinisch erprobt (Watzlawik et al. 2013: NCT01803867, NCT02398461).

19

19.3 Ausblick

In der Vergangenheit mussten zahlreiche in präklinischen Ansätzen erfolgversprechende Therapiestrategien wegen mangelnder Wirkung bzw. intolerabler Nebenwirkungen aufgegeben werden. Aufgrund jüngster Erfahrungen rückt zudem die Sicherheit der teils recht wirksamen neuen Therapien in den Vordergrund. Diese Aspekte sind bei der Beratung von Patienten hinsichtlich einer möglichen Studienteilnahme unbedingt zu berücksichtigen. Insbesondere die auf Neuroprotektion und Regeneration ausgerichteten Behandlungsansätze werden zunehmend in klinischen Studien geprüft und könnten künftig die bestehenden entzündungshemmenden Ansätze sinnvoll ergänzen. Eine regelmäßig aktualisierte und umfassende Übersicht zu laufenden klinischen Studien findet sich auf der Internetseite der deutschen und der amerikanischen MS-Gesellschaft (www.dmsg.de; www.nationalmssociety.org).

LITERATURAUSWAHL

Unter https://shop.elsevier.de/multiple_sklerose erhalten Sie Zugriff auf weitere Literaturstellen zu diesem Kapitel.

Aktas O, Zipp F (2003). Regulation of self-reactive T cells by human immunoglobulins – implications for multiple sclerosis therapy. Curr Pharm Des 9(3): 245–256.

Aktas O, Albrecht P, Hartung HP (2016). Optic neuritis as a phase 2 paradigm for neuroprotection therapies of multiple sclerosis: Update on current trials and perspectives. Curr Opin Neurol 29(3): 199–204.

Azevedo CJ, Kornak J, Chu P, et al. (2014). In vivo evidence of glutamate toxicity in multiple sclerosis. Ann Neurol 76(2): 269–278.

Bar-Or A, Zipp F, Scaramozza M, et al. (2014). Effect of ceralifimod (ONO-4641), a sphingosine-1-phosphate receptor-1 and -5 agonist, on magnetic resonance imaging outcomes in patients with multiple sclerosis: Interim results from the extension of the DreaMS study. AAN: P3.161. www.neurology.org/content/82/10_Supplement/P3.161.

Cadavid D, Edwards KR, Hupperts R, et al. (2016). Efficacy analysis of opicinumab in relapsing multiple sclerosis: The phase 2b SYNERGY trial. ECTRIMS Online Library. Sep 16, 2016; 147038.

Cadavid D, Balcer L, Galetta S, et al. (2017). Safety and efficacy of opicinumab in acute optic neuritis (RENEW): A randomised, placebo-controlled, phase 2 trial. Lancet Neurol 16(3): 189–199.

Chataway J, Schuerer N, Alsanousi A, et al. (2014). Effect of high-dose simvastatin on brain atrophy and disability in secondary progressive multiple sclerosis (MS-STAT): A randomised, placebo-controlled, phase 2 trial. Lancet 383(9936): 2213–2221.

Diem R, Molnar F, Beisse F, et al. (2016). Treatment of optic neuritis with erythropoietin (TONE): A randomised, double-blind, placebo-controlled trial-study protocol. BMJ Open 6(3): e010956.

Ehling P, Bittner S, Budde T, et al. (2011). Ion channels in autoimmune neurodegeneration. FEBS Lett 585(23): 3836–3842.

Herges K, Millward JM, Hentschel N, et al. (2011). Neuroprotective effect of combination therapy of glatiramer acetate and epigallocatechin-3-gallate in neuroinflammation. PLoS One 6(10): e25456.

Hohlfeld R, Wekerle H (2004). Autoimmune concepts of multiple sclerosis as a basis for selective immunotherapy: From pipe dreams to (therapeutic) pipelines. Proc Natl Acad Sci USA 101 (Suppl 2): 14599–14606.

Kawachi I, Lassmann H (2017). Neurodegeneration in multiple sclerosis and neuromyelitis optica. J Neurol Neurosurg Psychiatry 88(2): 137–145.

Martin R, McFarland HF, McFarlin DE (1992). Immunological aspects of demyelinating diseases. Annu Rev Immunol 10: 153–187.

McKee JB, Elston J, Evangelou N, et al. (2015). Amiloride Clinical Trial In Optic Neuritis (ACTION) protocol: A randomised, double blind, placebo controlled trial. BMJ Open 5(11): e009200.

Pankratz S, Bittner S, Kehrel BE, et al. (2016). The inflammatory role of platelets: Translational insights from experimental studies of autoimmune disorders. Int J Mol Sci 17(10) pii: E1723.

Raftopoulos R, Hickman SJ, Toosy A, et al. (2016). Phenytoin for neuroprotection in patients with acute optic neuritis: A randomised, placebo-controlled, phase 2 trial. Lancet Neurol 15(3): 259–269.

Schwartzbach CJ, Grove RA, Brown R, et al. (2017). Lesion remyelinating activity of GSK239512 versus placebo in patients with relapsing-remitting multiple sclerosis: A randomised, single-blind, phase II study. J Neurol 264(2): 304–315.

Siffrin V, Radbruch H, Glumm R, et al. (2010). In vivo imaging of partially reversible th17 cell-induced neuronal dysfunction in the course of encephalomyelitis. Immunity 33(3): 424–436.

Sørensen PS, Lycke J, Erälinna JP, et al.; SIMCOMBIN study investigators (2011). Simvastatin as add-on therapy to interferon AUD_greek_sansserifβ/AUD_greek_sansserif-1a for relapsing-remitting multiple sclerosis (SIMCOMBIN study): A placebo-controlled randomised phase 4 trial. Lancet Neurol 10(8): 691–701.

Sørensen PS, Sellebjerg F, Lycke J, et al. (2016). Minocycline added to subcutaneous interferon β-1a in multiple sclerosis: Randomized RECYCLINE study. Eur J Neurol 23(5): 861–870.

Villoslada P, Rovira A, Montalban X, et al. (2015). Effects of diazoxide in multiple sclerosis: A randomized, double-blind phase 2 clinical trial. Neurol Neuroimmunol Neuroinflamm 2(5): e147.

Walczak A, Siger M, Ciach A, et al. (2013). Demonstration of efficacious antigen-specific therapy in multiple sclerosis. JAMA Neurol 70(9): 1105–1109.

Watzlawik, JO, Wootla B, Painter MM et al. (2013). Cellular targets and mechanistic strategies of remyelination-promoting IgMs as part of the naturally occurring autoantibody repertoire. Expert Rev Neurother 13(9): 1017–1029.

Waubant E, Pelletier D, Mass M, et al. (2012). Randomized controlled trial of atorvastatin in clinically isolated syndrome: The STAyCIS study. Neurology 78(15): 1171–1178.

Zipp F, Waiczies S, Aktas O, et al. (2007). Impact of HMG-CoA reductase inhibition on brain pathology. Trends Pharmacol Sci 28(7): 342–349.

KAPITEL

20 Risikomanagement und alltagspraktische Aspekte

Orhan Aktas und Frauke Zipp

20.1 Einführung

Im Rahmen einer spezialisierten MS-Sprechstunde werden von Patienten, Angehörigen und Hausärzten wiederholt alltagsrelevante Aspekte thematisiert. Im Vordergrund stehen exogene Faktoren, die angeschuldigt werden, die MS zum Ausbruch zu bringen bzw. einen Schub auszulösen oder eine bestehende MS zu verschlimmern. So wird gefragt, ob und welche Impfungen möglich sind, inwieweit Infektionen und Stress einen Einfluss haben, ob Operationen unter Narkose erlaubt sind und ob eine Schwangerschaft vereinbar ist.

20.2 Infektionen und Impfungen

20.2.1 Immunpathogenetische Aspekte

Wiederholt wurde ein Zusammenhang zwischen immunologischen Stimuli wie Impfungen sowie Infektionen und dem Auftreten einer MS bzw. von Schüben postuliert. Grundlage ist die Betrachtung der MS als Autoimmunerkrankung (➤ Kap. 5).

20.2.2 Rolle von Infektionen als Schubauslöser

In der Tat weisen epidemiologische Studien auf **virale Infekte** als Schubauslöser hin (McKay et al. 2016). Demnach ist die Schubrate im Zeitraum um eine virale Infektion des oberen Respirationstraktes im Vergleich zu infektfreien Intervallen signifikant erhöht. In weiteren Untersuchungen wurde ein Zusammenhang zwischen der Reaktivierung eines endogen latenten Virus (EBV) und Krankheitsaktivität (Schubfrequenz, Progression) gezeigt. Eine mögliche Rolle in der Pathogenese der MS wird für eine Reihe weiterer, allgemein verbreiteter Krankheitserreger wie z. B. HHV-6 oder *Chlamydia pneumoniae* kontrovers diskutiert (Derfuss et al. 2001).

20.2.3 Impfung: Prinzip und postulierte immunologische Auswirkung auf die MS

Das Prinzip der aktiven Impfung ist der Erwerb einer spezifischen Immunität im Sinne eines gezielten Schutzes gegen Infektionserreger durch die künstliche Erzeugung einer abgeschwächten Erkrankung. Zu diesem Zweck werden vermehrungsfähige, abgeschwächte Krankheitserreger, mikrobielle Antigene oder Toxoide eingesetzt. Daher ist eine Aktivierung autoreaktiver Lymphozyten im Rahmen der erwünschten impfbedingten Immunaktivierung denkbar. Hierfür kommen folgende Mechanismen in Betracht:

- **Molekulare Mimikry:** Aufgrund von Ähnlichkeiten zwischen einem Bestandteil des Impfstoffs und einem Autoantigen (z. B. basischem Myelin, einem Eiweiß der Markscheide von Nervenzellen) wird eine Immunantwort gegen körpereigene Bestandteile initiiert (➤ Abb. 20.1a). Für die Hepatitis-B-Impfung wurde eine solche molekulare Mimikry berichtet und tierexperimentell bestätigt.
- Alternativ ist eine direkte **unspezifische (Bystander-)Aktivierung** autoreaktiver T-Zellen durch vermehrte Freisetzung entzündlicher Botenstoffe (z. B. Zytokine) im Rahmen der Impfantwort denkbar (➤ Abb. 20.1b).
- Vorstellbar ist auch eine Stimulation zirkulierender autoreaktiver T-Lymphozyten durch sog. **Superantigene.** Hierbei handelt es sich um Proteine von Erregern, die antigenpräsentierende Zellen mit T-Zellen verknüpfen und Letztere unabhängig von der Antigenspezifität aktivieren (➤ Abb. 20.1c).

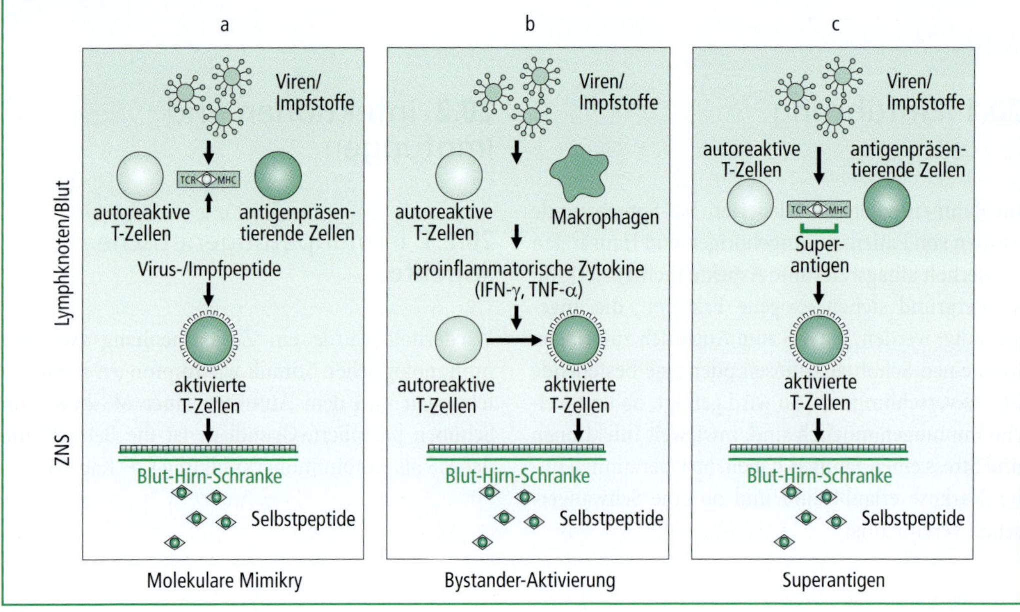

Abb. 20.1 Mögliche Mechanismen der peripheren Aktivierung autoreaktiver T-Zellen im Rahmen einer impfbedingten Immunantwort: **a** molekulare Mimikry; **b** Bystander-Aktivierung; **c** Superantigen [O523]

Wie sicher ist aber eine Impfung bei Patienten mit MS? Können Impfungen MS auslösen oder verschlechtern? Einzelfallberichte über akut demyelinisierende Erkrankungen des ZNS (akute disseminierte Enzephalomyelitis, ADEM) nach Vakzination sowie anekdotische Fallbeschreibungen über impfbedingte Schübe oder sogar das Auftreten von MS-Neuerkrankungen nach einer Hepatitis-B-Impfung führten dazu, dass Patienten lange Zeit von Impfungen abgeraten wurde (Deisenhammer et al. 1994).

Merke

Der einzige pathophysiologisch bewiesene Mechanismus für eine Induktion von Autoimmunreaktionen des ZNS ist jedoch die Verunreinigung von Impfstoffen mit Gehirngewebe, die heutzutage durch die weitgehend rekombinante Herstellung der Präparate ausgeschlossen ist (Hemachudha et al. 1987).

20.2.4 Impfstudien

Mittlerweile liegen hinsichtlich Größe und Design verlässliche Studien vor, die eine zuverlässige Aussage zu relevanten Impfstoffen erlauben (Mailand und Frederiksen 2016). Dabei ist zu unterscheiden, ob die jeweiligen Impfungen als Auslöser von Schüben oder der Erkrankung an sich untersucht wurden. Besondere Aufmerksamkeit verdienen dabei die Influenza-Impfung (für die saisonale Beratung), die Hepatitis-B-Impfung (für die grundsätzliche Frage nach dem Auftreten einer MS) und die Gelbfieber-Impfung (für Beratung zu Fernreisen). Außerdem wird aus aktuellem Anlass die Impfung gegen humane Papillomviren (HPV) thematisiert. Für sonstige übliche Impfungen wie Masern, Mumps, Röteln (Rubella), Tetanus, Windpocken (Varizellen), Pocken, Tetanus, Diphtherie, Polio, Pertussis, Typus oder Tuberkulose (Bacille Calmette-Guérin, BCG) fand sich kein besonderes Signal (Mailand und Frederiksen 2016), weshalb hier keine gesonderte Betrachtung erfolgt.

Influenza-Impfung Für die durch saisonal variierende Erregerstämme ausgelöste gewöhnliche Grippe konnte ein Zusammenhang zwischen einer Grippeerkrankung und dem Ausbruch von MS-Schüben gezeigt werden. Daher stellt sich die Frage nach der Sicherheit und Wirkung einer Influenza-Impfung. Erfreulicherweise wurde in einer Reihe von Studien die Zuverlässigkeit dieser Impfung bei MS-Patienten belegt.

Schließlich sind infektionsepidemiologisch relevante Influenza-Subtypen wie z. B. die in der Saison 2009/10 aufgekommene H1N1-Variante (sog. Schweinegrippe) zu erörtern, die mit Impfempfehlungen für breite Bevölkerungsschichten einhergehen. Eine Fallserie bei MS-Patienten berichtete über eine tatsächlich erhöhte Schubrate nach einer H1N1-Impfung, wobei es sich um eine sehr kleine Studie mit einer geringen Fallzahl (15 H1N1-vakzinierte Patienten) und einem kurzen Beobachtungszeitraum (3 Wo.) handelte (McNicholas und Chataway 2011). Dies ist aber im Kontext von 13 anderen Studien zu sehen, die einen solchen Zusammenhang nicht fanden (Mailand und Frederiksen 2016).

Merke

Daher bleibt festzuhalten, dass die Sicherheit und Wirkung für die gewöhnliche Grippe-Impfung gut belegt ist und die Impfung gegen spezielle (pandemierelevante) Subtypen nach Abwägung der epidemiologischen und individuellen Risikokonstellation heraus im Einzelfall zu entscheiden ist.

Hepatitis-B-Impfung Hinsichtlich der Rolle einer Hepatitis-B-Impfung als Schubauslöser existieren zwei Studien, die einen solchen Zusammenhang nicht nachweisen konnten (Mailand und Frederiksen 2016). Ausgehend von Einzelfallberichten aus Frankreich über einen direkten Zusammenhang zwischen einer Hepatitis-B-Impfung und einer MS-Manifestation wurden weitaus mehr Studien (n = 15) Studien initiiert, um den Beitrag dieser Impfung als Verursacher einer MS zu klären. In der ersten kontrollierten Studie ergab sich in einer genetisch relativ homogenen Population in den USA bei Personen, die gegen Hepatitis B geimpft waren, im Vergleich zu Nichtgeimpften kein Unterschied für das Neuauftreten einer MS in einem Intervall von 3 Jahren nach der Impfung (Zipp et al. 1999). Die Untersuchung basiert auf Krankenversicherungsdaten von 134.698 Amerikanern. Dabei wurde die Diagnose ausschließlich von einem Neurologen bzw. im Fall der Sehnervenentzündung auch von einem Ophthalmologen gestellt.

Eine weitere nordamerikanische Studie basiert auf zwei großen Datenbanken, in denen 121.700 Krankenschwestern seit 1976 und 116.671 Krankenschwestern seit 1989 erfasst sind (Ascherio et al. 2001). Hier zeigte sich für Hepatitis-B-geimpfte Frauen ebenfalls kein statistisch erhöhtes Risiko, an MS zu erkranken.

Damit konnten die Daten aus diesen und zehn weiteren aufwendigen Untersuchungen (Mailand und Frederiksen 2016) keinen Zusammenhang zwischen einer Hepatitis-B-Impfung und Risiko für eine MS etablieren. Dieser überzeugenden Datenbasis stehen drei weitere kleinere Studien gegenüber, die eine Assoziation einer solchen Impfung mit dem Auftreten von MS postulierte (Mailand und Frederiksen 2016). In der Zusammenschau lässt sich damit kein sicherer Zusammenhang zwischen einer Hepatitis-B-Impfung und einer MS feststellen, weder für das Auftreten von Schüben noch für die Erkrankung an sich (McKay et al. 2016).

Gelbfieber-Impfung Als eine typische im Rahmen einer Fernreise relevante Impfung ist die gegen das Gelbfiebervirus zu nennen. Im Gegensatz zur Influenza- und Hepatitis-B-Impfung liegt hier ein Lebendimpfstoff mit einem abgeschwächten, aber prinzipiell vermehrungsfähigen Erreger vor, bei dem grundsätzlich Vorsicht geboten ist. In der Tat wurde in einer kleinen Fall-Kontroll-Studie eine erhöhte Schubrate nach einer Gelbfieber-Vakzination berichtet (Farez und Correale 2011), wenngleich methodologische Aspekte die Aussagekraft solcher Ansätze schwächen (Pool et al 2012).

20

Merke

Im Fall von Indikations- oder Reiseimpfungen müssen daher Nutzen und Risiko abgewogen werden. Der erhöhten Schubrate durch den Lebendimpfstoff steht bei Gelbfieber eine Mortalität von 30 % gegenüber.

Humanes Papillomvirus (HPV)-Impfung Angesichts der kurzen Zeitspanne (ca. 10 Jahre) der breiten Verfügbarkeit und Kostenübernahme von HPV-Impfungen liegen bislang keine Langzeitstudien vor. Immerhin existieren bereits fünf Studien, in denen das Risiko für die Entstehung einer MS nach einer HPV-Impfung untersucht wurde (Mailand und Frederiksen 2016). In zwei dieser Studien wurde auch die Rolle einer solchen Impfung als Schubauslöser berücksichtigt. Keine der Studien konnte einen solchen Zusammenhang etablieren.

20.2.5 Wie soll in der Praxis geimpft werden?

Es gibt in Deutschland und insbesondere bei MS-Patienten große Lücken im Impfschutz. Das Ergebnis der vorgestellten Impfstudien unterstützt die Empfehlungen der bundesdeutschen Ständigen Impfkommission (STIKO). Den vorgestellten Studien zufolge existiert für alltagsrelevante Fragestellungen (saisonale Influenza, Hepatitis B) kein relevantes Risiko. Dies ist auch im Kontext des von der STIKO empfohlenen Impfprogramms für Kinder zu sehen, das die Hepatitis-B-Impfung einschließt. Für HBV sind 0,3 % der deutschen Bevölkerung infektiöse Virusträger, die eine Ansteckungsquelle darstellen. Des Weiteren existiert kein erhöhtes Schubrisiko für die Auffrischimpfungen mit Totimpfstoffen gegen Tetanus, Diphtherie und Polio.

Prinzipiell gelten daher die regulären Empfehlungen der STIKO (s. Internetpräsenz des Robert Koch-Instituts, www.rki.de).

Merke

Nach aktuellem Stand können Auffrischimpfungen sowie erstmalige Impfungen gegen Kinderkrankheiten bei erwachsenen MS-Patienten bedenkenlos durchgeführt werden. Auch Grippeschutzimpfungen (mit den üblichen Spaltvakzinen) sind ausreichend sicher und bei MS empfehlenswert.

Auch bei den übrigen empfohlenen Impfungen ist nach denselben Regeln wie bei der Normalbevölkerung zu verfahren. So sollten bei Fernreisen die vorgeschriebenen Reiseimpfungen durchgeführt werden. Vorsicht ist bei **Lebendimpfstoffen** mit vermehrungsfähigen Viren geboten. Wie erwähnt (➤ Kap. 20.2.4), ist eine erhöhte Schubrate im Zusammenhang mit dem Lebendimpfstoff gegen das Gelbfiebervirus bekannt. Dagegen haben andere Lebendimpfstoffe wie z. B. gegen Masern, Mumps, Röteln und Varizellen keinen Einfluss auf die Schubrate. In den Fällen, in denen eine ausreichende Wirksamkeit nur durch einen Lebendimpfstoff zu erzielen ist (Gelbfieber, Masern, Mumps, Röteln und Varizellen), kann bei notwendigen Auffrischimpfungen der Impfantikörpertiter serologisch bestimmt werden, um den tatsächlichen Impfschutz zu erfassen.

Merke

Von einer Impfung während eines Schubs ist Abstand zu nehmen.

Eine besondere Konstellation liegt bei MS-Patienten vor, die mit immunmodulatorischen bzw. immunsuppressiven Substanzen behandelt werden. Hierzu liegen generell nur wenige belastbare Studien vor. Eine laufende **IFN-β**-Therapie hat demnach keinen ungünstigen Effekt auf die Ausbildung einer Immunantwort gegen Influenza (Mehling et al. 2013). Unter **Glatirameracetat** (GLAT) scheint das Ansprechen auf eine Influenza-Impfung vermindert zu sein (Olberg et al. 2014). Bei unspezifischen immunsuppressiven Therapien wie z. B. **Azathioprin** und **Mitoxantron** ist der Impferfolg grundsätzlich unsicher.

Bei den neueren selektiven Immunsuppressiva ist das Bild uneinheitlich. Für **Natalizumab** wurden sowohl eingeschränkte als auch erhaltene Impfantworten auf eine Influenza-Vakzinierung berichtet (Olberg et al. 2014; Kaufman et al. 2014). **Fingolimod** scheint einer aktuellen Studie zufolge den Impferfolg gegen die saisonale Influenza leicht zu vermindern (Kappos et al. 2015). Eine ähnliche Beobachtung wurde für eine Influenza-Impfung unter **Teriflunomid** berichtet (Bar-Or et al. 2013). **Daclizumab** scheint eine Influenza-Impfung nicht zu beeinträchtigen (Lin et al. 2016). Zu Impfungen unter **Alemtuzumab** existieren bislang keine veröffentlichten Studien, aber angesichts der nachhaltigen Immunzelldepletion sollte von einer eingeschränkten Immunantwort ausgegangen werden.

Merke

Zusammenfassend sollte bei Einsatz unspezifischer Immunsuppressiva sowie bei möglicher Infekthäufung trotz Impfung der Erfolg einer Impfung serologisch überprüft und ggf. wiederholt geimpft werden.

20.3 Einfluss von Traumata, Narkosen und psychischem Stress

Zahlreiche, jedoch nur wenige methodisch haltbare Untersuchungen haben sich dem Zusammenhang von exogenen Faktoren wie Traumata, Narkosen oder Stress und dem Verlauf einer MS gewidmet. Generell wird ein Zusammenhang zwischen der Entstehung oder Progression einer MS und **physischen Traumata** jeglicher Art (einschl. traumatischer Kopfverletzungen) als wenig wahrscheinlich erachtet (Goodin et al. 1999). Ebenso findet sich kein Anhalt für eine Schubauslösung durch **Anästhesien** gleich welcher Art (McKay et al. 2016), darunter Epi- oder Periduralanästhesien bei schwangeren MS-Patientinnen (Vukusic et al. 2004; Pasto et al. 2012). Auch **operativen Eingriffen** wird kein Einfluss auf die MS zugeordnet. Allerdings ist durch eine mögliche postoperative Temperaturerhöhung eine transiente Verschlechterung im Sinne des Uhthoff-Phänomens möglich, weshalb eine Prophylaxe mit Antipyretika sinnvoll ist.

Ein ungünstiger Einfluss von **psychischem Stress** auf die MS wird immer wieder postuliert. Allerdings ist die Untersuchung eines solchen Zusammenhangs recht komplex. Dies liegt an der methodischen Schwierigkeit, psychischen Stress valide zu operationalisieren, d. h. qualitativ zu definieren und quantitativ für den intra- und interindividuellen Vergleich zuverlässig zu erfassen. Schließlich ist zu berücksichtigen, dass die individuelle Erwartungshaltung, z. B. die Erwartung einer stressinduzierten Krankheitsverschlechterung, die Erinnerung an Stressfaktoren verfälschen kann. Unter diesen Vorbehalten sind die bislang publizierten Studien (Übersicht bei McKay et al. 2016) zu betrachten, die einen Zusammenhang zwischen psychischem Stress und der Erkrankung nahelegen. So führt das Auftreten eines stressbehafteten Ereignisses zu einer Verdoppelung des Schubrisikos innerhalb der folgenden 4 Wochen, wobei als „stressbehaftetes Ereignis" alle emotional belastendenden Ereignisse definiert wurden, die nicht durch die Grunderkrankung selbst verursacht waren (z. B. Stress am Arbeitsplatz, finanzielle Probleme, Tod eines nahen Angehörigen). Infekte werden als unabhängige Schubrisikofaktoren gesehen, weshalb bei zeitlicher Koinzidenz von psychischem Stress und Infekten von einem erhöhten Schubrisiko auszugehen ist.

Merke

Daraus lässt sich ableiten, dass MS-Patienten vorhersehbare Belastungssituationen, sofern möglich, reduzieren sollten. Das setzt einerseits voraus, dass individuelle chronische Stressfaktoren identifiziert und biografisch spezifische Strategien zur Vermeidung oder Linderung gesucht werden.

Regelmäßige Ruhe- und Erholungspausen sind ebenso nötig wie eine an der individuellen Belastbarkeit orientierte Zeitstrukturierung und können den Einsatz von Entspannungstherapien erforderlich machen.

20.4 Reisen

Reisen bieten eine gute Erholungsmöglichkeit, sofern bereits bei Festlegung des Reiseziels und der Reisedauer etwaige Probleme einbezogen werden. Bei einer Gangstörung sind z. B. die örtlichen Transportmöglichkeiten, die Unterkunft (Rollstuhlgängigkeit?) und die sanitären Anlagen abzuklären. Weitere wichtige Faktoren sind die verminderte Belastbarkeit und die als Uhthoff-Phänomen bekannte ausgeprägte Wärmeempfindlichkeit, wonach bei Erhöhung der Körpertemperatur typischerweise eine Verstärkung bestehender Beschwerden zu beobachten ist (Uhthoff 1890).

20

Bei Fernreisen ist die Kühlpflicht der immunmodulatorischen Medikation zu beachten, die nur begrenzt temperaturstabil ist. Fragen zur Anwendung von Medikamenten während der Reise oder zur medizinischen Versorgung vor Ort sollten vorab geklärt werden. Dies gilt insbesondere bei Reisen in Regionen mit hierzulande ungewöhnlichen Infektionskrankheiten, die spezifische Impfungen erforderlich machen können (➤ Kap. 20.2.5).

20.5 Schwangerschaft bei MS

20.5.1 Schwangerschaft und Krankheitsverlauf

Da überwiegend jüngere Frauen an MS erkranken, stellt sich häufig die Frage nach **Kinderwunsch** und Schwangerschaft. Generell können zur **Schwangerschaftsverhütung** orale Kontrazeptiva unbedenklich angewendet werden (McKay et al. 2016). Die Fertilität ist durch die MS nicht beeinträchtigt. Durch die Erkrankung selbst ist keine Schädigung des Fetus zu erwarten (Poser und Poser 1983). Daher ergibt sich keine Indikation für eine Pränataldiagnostik. Die genetische Belastung für MS lässt sich nicht feststellen, da die MS zwar vermehrt familiär vorkommt, aber nur Genorte identifiziert werden konnten, welche die Empfänglichkeit, nicht jedoch die Krankheit selbst bestimmen.

Der **Geburtsverlauf** bei MS-Patientinnen ist normal, ein prophylaktischer Kaiserschnitt ist nicht erforderlich. Ebenfalls findet sich kein Anhalt für einen Einfluss eines Kaiserschnitts oder einer Epi- oder Periduralanästhesie auf den Krankheitsverlauf (Vukusic et al. 2004; Pastò et al. 2012).

Merke

Der natürliche Krankheitsverlauf hat bei unbehandelten Patientinnen ein charakteristisches Muster: Mit fortschreitender Schwangerschaft werden die Schübe immer seltener, treten dann jedoch in der Wochenbettphase häufiger auf, um schließlich auf das Ausgangsniveau vor Eintritt der Schwangerschaft zurückzukehren (Confavreux et al. 1998). Auch sukzessive Schwangerschaften scheinen keinen ungünstigen Effekt auf den Krankheitsverlauf zu haben (Benoit et al. 2016).

Dabei bleibt die Progression im Behinderungsgrad während der Schwangerschaft im Vergleich mit der Phase vorher und nachher (Zeitraum von 2 J.) konstant (Vukusic et al. 2004). Bei Patientinnen mit einer präpartal hohen Schubrate ist mit einer auch postpartal anhaltend hohen Krankheitsaktivität zu rechnen (Portaccio et al. 2014).

Der Effekt der Schwangerschaft auf die Schubrate ist vor allem bei unbehandelten Patientinnen deutlich, bei mit IFN-β oder GLAT vorbehandelten Patientinnen weniger deutlich ausgeprägt (Hellwig et al. 2012). Eine über diesen Zeitraum hinausgehende Aussage über die prognostische Auswirkung einer Schwangerschaft auf die Behinderung lässt sich daher nicht treffen.

Schließlich bleibt die Frage nach dem Einfluss der **Stillphase** auf den Krankheitsverlauf. Hierzu legen die meisten Studien nahe, dass Stillen eine günstige therapeutische Wirkung auf die Schubrate hat, der allerdings nicht sehr ausgeprägt ist (Coyle 2016; s. auch prospektive Studie von Hellwig et al. 2015). Dieser Befund ist jedoch nicht einer im Einzelfall postpartal notwendigen immunmodulatorischen Therapie gleichzusetzen, weshalb das Aussetzen einer Immuntherapie zugunsten des Stillens immer eine Einzelfallentscheidung darstellt.

20.5.2 Schwangerschaft und MS-Therapie

Zwar hat eine Schwangerschaft keinen ungünstigen Einfluss auf den Verlauf einer MS. Jedoch ist im Spannungsfeld von Kinderwunsch, Therapiewunsch und individuellen Lebensumständen der günstigste Zeitpunkt dafür sorgfältig zu erwägen. Allgemein wird eine effektive Kontrazeption bei allen immunmodulierenden und immunsuppressiven Substanzen empfohlen, und alle Immuntherapeutika müssen vor einer Schwangerschaft unter Abwägung der Risiken abgesetzt werden. Bei noch nicht abgeschlossener Familienplanung ist zu überlegen, eine immunmodulierende Therapie zugunsten des Kinderwunsches aufzuschieben. Sofern jedoch bei bestehender Therapie eine Schwangerschaft eintritt, stellt sich oft die Frage, inwieweit eine Schädigung des Kindes zu erwarten ist.

Hierzu liegen systematische Untersuchungen mit ausreichend großen Fallzahlen für Schwangerschaften vor, die unter einer laufenden **Behandlung mit IFN-β** eintraten und dann – nach Absetzen der Behandlung bei Erkennen der Schwangerschaft – in der überwiegenden Mehrheit ausgetragen wurden (Übersicht bei Coyle 2016). Dieses Muster konnte auch in einer neuen prospektiven Studie bestätigt werden (Thiel et al. 2016). Zusammengefasst fand sich kein Anhalt für ein auffälliges Muster hinsichtlich spontaner Frühaborte, ungewöhnlicher Schwangerschaftsverläufe oder Fehlbildungsraten.

Ein ähnliches Bild zeigte sich für die Therapie mit **GLAT** (Übersicht bei Coyle 2016, s. auch aktuelle prospektive Studie bei Herbstritt et al. 2016). Dabei existieren auch Erfahrungen von Frauen, die wegen einer zuvor hoch aktiven MS auch während der Schwangerschaft durchgehend GLAT erhielten. Zusammenfassend verliefen die Schwangerschaften regelrecht, und die Kinder waren unauffällig, weshalb die europäische Zulassungsbehörde seit Ende 2016 eine Schwangerschaft nicht mehr als Kontraindikation für eine GLAT-Therapie ansieht.

Für die beiden klassischen Injektionstherapien – IFN-β und GLAT – wurden kürzlich in einer großen Registerstudie Prädiktoren für den klinischen Verlauf über einen Zeitraum von mindestens 10 Jahren analysiert. Dabei stellte sich heraus, dass während einer solchen Therapiephase auftretende Schübe prognostisch ungünstig, Schwangerschaften dagegen günstig waren (Jokubaitis et al. 2016).

Schließlich bleibt die Frage nach den neuen MS-Therapeutika, die bei Versagen der immunmodulatorischen Basisbehandlung als Eskalationstherapie zum Zug kommen. Für **Natalizumab** existieren kleinere Fallserien (Coyle 2016) sowie kürzlich veröffentlichte Registerdaten (Friend et al. 2016), die einen unauffälligen Schwangerschaftsverlauf bei Natalizumab-Exposition nahelegen. Offen bleibt der Hinweis auf ein diskret erhöhtes Fehlbildungsrisiko (Friend et al. 2016) oder ein leicht vermindertes Geburtsgewicht der Neugeborenen (Hellwig et al. 2008). Zudem wurde in einer kleinen Fallserie die Gabe von Natalizumab auch im dritten Trimenon als therapeutische Option bei Patientinnen mit hoher Krankheitsaktivität vorgestellt (Haghikia et al. 2014).

Zu dem erst 2011 zugelassenen S1P-Modulator **Fingolimod** existieren bislang erste Erfahrungen aus der täglichen Praxis, die zwar noch kein abschließendes Urteil erlauben, aber eine eher vorsichtige Haltung rechtfertigen (Karlsson et al. 2014). Wegen der komplexen S1P-Biologie und der tierexperimentellen Daten ist die Substanz bei einer Schwangerschaft oder bei Kinderwunsch kontraindiziert. Ersten Registerdaten zufolge scheint kein besonderes Fehlbildungsrisiko vorzuliegen (Geissbühler et al. 2016).

Für **Alemtuzumab** existieren bislang keine direkten Hinweise auf einen ungünstigen Effekt auf die Schwangerschaft (Tuohy et al. 2015), wenngleich die nachhaltig lange andauernde selektive Immunsuppression schwierig einzuschätzen ist und potenzielle Nebenwirkungen wie z. B. Schilddrüsen-Autoimmunkrankheiten zusätzliche Risiken für das ungeborene Kind darstellen.

Bei **Teriflunomid** ist die vergleichsweise lange Halbwertszeit von bis zu 2 Jahren aufgrund eines ausgeprägten enterohepatischen Kreislaufs zu bedenken, die bei Eintritt der Schwangerschaft unter dieser Behandlung eine forcierte Elimination mit Cholestyramin oder Aktivkohle erfordert. Bei Berücksichtigung dieser besonderen Maßnahmen wurde in einem ersten Schwangerschaftsregister kein besonderes teratogenes Profil von Teriflunomid gefunden (Kieseier und Benamor 2014).

Für **Dimethylfumarat** zeigen Daten aus Studienregistern und Kohorten nach Marktzulassung keine besonderen Signale, weder bzgl. des Fehlbildungsrisikos noch im Hinblick auf einen ungünstigen Verlauf einer Schwangerschaft (Gold et al. 2015).

Zu **Daclizumab** ist die Datenlage wegen der erst 2016 erfolgten Zulassung in der EU begrenzt. Einer kürzlich erschienenen Zusammenstellung zufolge existiert auch hier kein spezifisches Sicherheitssignal (Gold et al. 2016).

20

Merke

Zusammengefasst stellt eine immunmodulatorische Basistherapie mit IFN-β oder GLAT keine Indikation zu einem Schwangerschaftsabbruch dar. Sicherlich ist die individuelle Konstellation unter Berücksichtigung der Krankheitsaktivität und der Lebenssituation spezifisch zu betrachten.

Für die sonstigen Substanzen ist die Datenlage vergleichsweise dürftig. Eine Ausnahme stellen i. v. applizierte Immunglobulin-Präparate (IVIG) dar, die unbedenklich während der Schwangerschaft und auch postpartal zur Schubprophylaxe gegeben werden können (Brandt-Wouters et al. 2016).

Eine Besonderheit stellt die Frage nach dem Einfluss einer paternalen Medikamentenexposition dar. Hierzu existieren bislang kaum systematische Untersuchungen. Laut einer kürzlich erschienenen Studie hat die Behandlung mit IFN-β oder GLAT keinen schädlichen Einfluss auf die Schwangerschaft oder das Fehlbildungsrisiko der Nachkommen (Pecori et al. 2014).

Zur Pharmakotherapie in Schwangerschaft und Stillzeit wird auf die weiterführende Literatur verwiesen (z. B. Schaefer et al. 2012). Während der Stillzeit muss der Übertritt der einzelnen Substanzen in die Muttermilch berücksichtigt werden. Dabei sind oft die Herstellerfirmen behilflich. Unter einer laufenden Immuntherapie wird prinzipiell (mit Ausnahme der Immunglobuline) zum Abstillen geraten.

20.6 Rehabilitation

Trotz der neuen Therapien ist die MS eine mit einer hohen Prävalenz an relevanten Behinderungen einhergehende chronische Erkrankung. Neben der häufig eingeschränkten Gehfähigkeit sind die kognitiven Störungen für die oftmals rasch eintretende Arbeitsunfähigkeit verantwortlich zu machen (Chiaravalloti und DeLuca 2008). Daher sind ergänzende symptomatische Rehabilitationsmaßnahmen zur Stabilisierung der Alltagssituation zu begrüßen. Zur Wirksamkeit existieren mittlerweile eine Reihe prospektiver Untersuchungen. Diese belegen den lang anhaltenden Nutzen **stationärer Rehabilitationsmaßnahmen** (Solari et al. 1999; Freeman et al. 1997, 1999).

Analog konnte für **ambulante physiotherapeutische Behandlungen** und **selektive rehabilitative Interventionen** ein günstiger Effekt gezeigt werden, so für Ausdauertraining auf Mobilität, soziale Interaktionen, Aktivität im Alltag sowie Ermüdbarkeit und Lebensqualität (Schulz et al. 2004; Mostert und Kesselring 2002; Petajan et al. 1996). Plohmann et al. (1998) berichten, dass MS-assoziierte Aufmerksamkeitsstörungen durch ein EDV-basiertes kognitives Training gebessert werden.

Merke

Zusammengefasst können insbesondere bei polysymptomatischen, mittelschwer behinderten MS-Patienten stationäre Interventionen zu einer länger anhaltenden Verbesserung führen, während bei ausgestanzten Ausfällen spezifisch ausgerichtete ambulante Maßnahmen günstige Effekte entfalten.

Der Längsschnittstudie von Freeman et al. (1999) zufolge hat ein günstiges Rehabilitationsergebnis allerdings keinen Einfluss auf die Krankheitsprogression. Offensichtlich ist die Wirkung rehabilitativer Maßnahmen auf eine verbesserte Kompensation und Adaptation an die Defizite zurückzuführen.

LITERATURAUSWAHL

Unter https://shop.elsevier.de/multiple_sklerose erhalten Sie Zugriff auf weitere Literaturstellen zu diesem Kapitel.

Bar-Or A, Freedman MS, Kremenchutzky M, et al. (2013). Teriflunomide effect on immune response to influenza vaccine in patients with multiple sclerosis. Neurology 81(6): 552–558.

Benoit A, Durand-Dubief F, Amato MP, et al. (2016). History of multiple sclerosis in 2 successive pregnancies: A French and Italian cohort. Neurology 87(13): 1360–1367.

Brandt-Wouters E, Gerlach OH, Hupperts RM (2016). The effect of postpartum intravenous immunoglobulins on the relapse rate among patients with multiple sclerosis. Int J Gynaecol Obstet 134(2): 194–196.

Confavreux C, Hutchinson M, Hours MM (1998). Rate of pregnancy-related relapse in multiple sclerosis. Pregnancy in Multiple Sclerosis Group. N Engl J Med 339: 285–291.

Coyle PK (2016). Management of women with multiple sclerosis through pregnancy and after childbirth. Ther Adv Neurol Disord 9(3): 198–210.

Freeman JA, Langdon DW, Hobart JC, et al. (1999). Inpatient rehabilitation in multiple sclerosis: Do the benefits carry over into the community? Neurology 52: 50–56.

Friend S, Richman S, Bloomgren G, et al. (2016). Evaluation of pregnancy outcomes from the Tysabri® (natalizumab) pregnancy exposure registry: A global, observational, follow-up study. BMC Neurol 16(1): 150.

Geissbühler Y, Vile J, Koren G, et al. (2016). Cumulative data on pregnancy outcomes after exposure to fingolimod and in comparison with the general population. ECTRIMS Online Library Sep 15, 2016; 146555.

Gold R, Phillips JT, Havrdova E, et al. (2015). Delayed-release dimethyl fumarate and pregnancy: Preclinical studies and pregnancy outcomes from clinical trials and postmarketing experience. Neurol Ther 4(2): 93–104.

Gold R, Stefoski D, Selmaj K, et al. (2016). Pregnancy experience: Nonclinical studies and pregnancy outcomes in the daclizumab clinical study program. Neurol Ther 5(2): 169–182.

Haghikia A, Langer-Gould A, Rellensmann G, et al. (2014). Natalizumab use during the third trimester of pregnancy. JAMA Neurol 71(7): 891–895.

Hellwig K, Haghikia A, Rockhoff M, Gold R (2012). Multiple sclerosis and pregnancy: Experience from a nationwide database in Germany. Ther Adv Neurol Disord 5(5): 247–253.

Hellwig K, Rockhoff M, Herbstritt S, et al. (2015). Exclusive breastfeeding and the effect on postpartum multiple sclerosis relapses. JAMA Neurol 72(10): 1132–1138.

Herbstritt S, Langer-Gould A, Rockhoff M, et al. (2016). Glatiramer acetate during early pregnancy: A prospective cohort study. Mult Scler 22(6): 810–816.

Jokubaitis VG, Spelman T, Kalincik T, et al.; MSBase Study Group (2016). Predictors of long-term disability accrual in relapse-onset multiple sclerosis. Ann Neurol 80(1): 89–100.

Kappos L, Mehling M, Arroyo R, et al. (2015). Randomized trial of vaccination in fingolimod-treated patients with multiple sclerosis. Neurology 84(9): 872–879.

Karlsson G, Francis G, Koren G, et al. (2014). Pregnancy outcomes in the clinical development program of fingolimod in multiple sclerosis. Neurology 82(8): 674–680.

Kaufman M, Pardo G, Rossman H, et al. (2014). Natalizumab treatment shows no clinically meaningful effects on immunization responses in patients with relapsing-remitting multiple sclerosis. J Neurol Sci 341(1–2): 22–27.

Kieseier B, Benamor M (2014). Pregnancy outcomes following maternal and paternal exposure to teriflunomide during treatment for relapsing-remitting multiple sclerosis. Neurol Ther 3(2): 133–138.

Lin YC, Winokur P, Blake A, et al. (2016). Patients with MS under daclizumab therapy mount normal immune responses to influenza vaccination. Neurol Neuroimmunol Neuroinflamm 3(1): e196.

Mailand MT, Frederiksen JL (2016). Vaccines and multiple sclerosis: A systematic review. J Neurol Sep 7 [Epub ahead of print].

McKay KA, Jahanfar S, Duggan T, et al. (2016). Factors associated with onset, relapses or progression in multiple sclerosis: A systematic review. Neurotoxicology Apr 1. pii: S0161-813X(16)30042-0. DOI: 10.1016/j.neuro.2016.03.020.

Mehling M, Fritz S, Hafner P, et al. (2013). Preserved antigen-specific immune response in patients with multiple sclerosis responding to IFN-β therapy. PLoS One 8(11): e78532.

Tuohy O, Costelloe L, Hill-Cawthorne G, et al. (2015). Alemtuzumab treatment of multiple sclerosis: Long-term safety and efficacy. J Neurol Neurosurg Psychiatry 86(2): 208–215.

Zipp F, Weil JG, Einhaupl KM (1999). No increase in demyelinating diseases after hepatitis B vaccination. Nat Med 5: 964–965.

KAPITEL

21 Komplementäre Therapien der multiplen Sklerose

Dieter Pöhlau, Jeanine Gerken und Sabine Schipper

21.1 Einleitung

Betrachtet man Statistiken zum Einsatz von Therapien, die als nicht evidenzbasiert anzusehen sind, so zeigt sich, dass bei MS-Patienten das Bedürfnis besteht, solche Behandlungen jenseits der anerkannten medikamentösen und nichtmedikamentösen Verfahren einzusetzen. In einer Studie mit 440 Patienten, die in einem kanadischen MS-Zentrum behandelt wurden, gaben 70 % aller Patienten an, komplementäre Therapien der MS anzuwenden (Page et al. 2003). Die am häufigsten eingesetzten Verfahren sind Diäten (vor allem Fettreduktion, Omega-3-Fettsäuren und Antioxidanzien; Übersicht in Yadav et al. 2010). Dabei wird der behandelnde Neurologe nur von 12 % dazu befragt, der Allgemeinarzt nur von 33 %. Die Compliance zur konventionellen Therapie wird durch den Einsatz komplementärer Therapien in aller Regel jedoch nicht gemindert (Pucci et al. 2004).

Im Folgenden werden verschiedene Aspekte komplementärer Therapieverfahren dargestellt. Der Ausdruck „komplementäre Therapie" wird gewählt, weil die meisten Patienten diese zusätzlich zu evidenzbasierten „schulmedizinischen" Verfahren einsetzen und nur selten wirklich alternativ dazu, im englischen Sprachgebrauch werden diese Verfahren deshalb auch als „complementary and alternative medicine" (CAM) zusammengefasst.

21.2 Psychologische Aspekte komplementärer Therapien

Das Verständnis, was eine „wirksame Therapie" ist, geht zwischen Ärzten und Wissenschaftlern auf der einen und Patienten auf der anderen Seite häufig auseinander. In der klinischen Forschung gelten fest definierte Regeln, ab wann eine Therapie als wirksam anerkannt wird. Im Bereich der Pharmakotherapien gilt die Doppelblindstudie als Goldstandard. Dieses Studiendesign ist darauf ausgerichtet, psychologische, subjektive Effekte beim untersuchenden und behandelnden Arzt sowie beim Patienten weitestgehend zu minimieren.

Der Patient seinerseits erwartet von einer Therapie meist jedoch eine subjektive Verbesserung seines körperlichen Zustands, also eine wahrgenommene Verbesserung. Subjektives Wohlbefinden und Wahrnehmung unterliegen verschiedenen psychologischen Mechanismen.

21

Ein denkbarer Zusammenhang zwischen psychischen Verarbeitungsmechanismen und der subjektiven Wirksamkeit von nicht evidenzbasierten Therapien soll nachfolgend aufgezeigt werden, entsprechende wissenschaftliche Studien stehen derzeit leider noch aus. Forschungsaktivitäten in diesem Bereich, insbesondere unter Einbeziehung von Kenntnissen aus der sozial- und motivationspsychologischen Grundlagenforschung (z. B. Frey und Irle 2002) als auch Erkenntnissen der klinischen Psychologie (z. B. Davison und Neale 1998; Sachse 1999, 2001), sind dringend zu wünschen.

Wie kann etwas wirken, was eigentlich nicht wirken kann? – Ein Erklärungsversuch

Die Grundlage des vorliegenden Erklärungsmodells bildet die rege (sozial-)psychologische Forschung zur (kognizierten) Kontrolle (Überblick z. B. in Osnabrügge et al. 1985; Frey und Jonas 2002).

Merke

Kontrolle meint die Überzeugung oder das Bestreben einer Person, erwünschte Zustände zu erreichen und aversive zu vermeiden oder zumindest zu reduzieren.

Nach einer Theorie von Rotter erlebt ein Individuum (interne) Kontrolle, wenn es annimmt, dass die Ergebnisse (Folgen) von seinen Fähigkeiten oder seinem Verhalten abhängen. Ein Individuum erlebt Unkontrollierbarkeit (externe Kontrolle), wenn es annimmt, dass seine Ergebnisse, sein Zustand etc. nicht von ihm selbst, sondern von externen Faktoren abhängen (Rotter 1954).

Eine Weiterentwicklung dieses Ansatzes unterscheidet zwischen primärer und sekundärer Kontrolle (vgl. Frey und Jonas 2002), wobei **primäre Kontrolle** durch aktives Verhalten ausgeübt wird. Ziel ist die Veränderung externer Ergebnisse. Eine Situation ist somit beeinflussbar (das Handeln kann ein positives Ergebnis herbeiführen oder ein negatives Ergebnis mildern/verhindern). **Sekundäre Kontrolle** meint im Individuum lokalisierte kognitive Prozesse. Ergebnisse können vorhergesehen oder Ursache-Wirkungs-Zusammenhänge verstanden werden. Die Kognitionen können zu unterschiedlichen Zeitpunkten (vor, nach, während des Ereignisses) wirksam werden. Nach Heckhausen und Schulz (1995, in Frey und Jonas 2002) kommt primärer Kontrolle in der Regel ein höherer Stellenwert zu als sekundärer Kontrolle, die eher den Verlust primärer Kontrolle auszugleichen sucht.

Mit Blick auf eine chronische Erkrankung erscheint es somit naheliegend, dass Betroffene versuchen, direkten Einfluss auf das Krankheitsgeschehen zu nehmen, d.h. interne, primäre Kontrolle zu erlangen, bevor kognitive Umstrukturierungen im Rahmen weitergehender Copingprozesse vorgenommen werden (müssen). Die MS mit ihren meist nicht vorhersagbaren Schüben, mit einer nur partiell zu beeinflussenden Progression der Behinderung, vermittelt den Patienten oft das Gefühl der Unkontrollierbarkeit.

Ergibt sich die dauerhafte Erfahrung, dass zwischen einem Verhalten und dem Ergebnis des Verhaltens kein Zusammenhang besteht (sog. nichtkontingente Beziehung) und kann diese Tatsache weder im Nachhinein erklärt, noch situativ eingegrenzt oder kognitiv umstrukturiert werden, erleben sich Menschen als hilflos.

Die Wahrnehmung der Unbeeinflussbarkeit, der Unkontrollierbarkeit nennt Seligman (1975) **erlernte Hilflosigkeit**. Der Organismus lernt, dass er keine Kontrolle hat und überträgt diese Wahrnehmung auch auf spätere, andere Situationen (die vielleicht kontrollierbar wären).

Nach Seligman hat erlernte Hilflosigkeit drei Folgen:

1. **Einfluss auf die Motivation:** Erlernte Hilflosigkeit führt zu Passivität. Wenn die eigenen Handlungen ohnehin keinen Einfluss auf die Ereignisse haben, die das Individuum betreffen, dann ist kein Anreiz vorhanden, überhaupt etwas zu tun.
2. **Einfluss auf Lernprozesse:** Wenn man gelernt hat, dass kein Zusammenhang zwischen dem eigenen Verhalten und den Ergebnissen/Folgen besteht, ist es schwer, in späteren Lernprozessen zu erkennen, dass doch ein Zusammenhang vorhanden ist. Erlernte Hilflosigkeit beeinträchtigt spätere Lernergebnisse.
3. **Einfluss auf Gefühle, Antrieb, Stimmung:** Erlernte Hilflosigkeit kann bei andauernder Unbeeinflussbarkeit zu Depressionen führen.

Das Modell der erlernten Hilflosigkeit ist das erste sehr gut untersuchte experimentelle Modell der Depression, das bei allen Wirbeltieren einschl. Fischen untersucht und bestätigt wurde. Vereinfacht ausgedrückt:

Merke

Erlernte Hilflosigkeit führt zur Depression.

Depression ihrerseits korreliert negativ mit praktisch allen Bereichen von Befindlichkeit. Nachvollziehbarerweise sind Strategien, die Hilflosigkeit reduzieren, geeignet, Befindlichkeit zu verbessern. Die Wahrnehmung von Kontrolle ist dabei vorteilhaft. Psychologisch ist dabei nicht entscheidend, ob die wahrgenommene Kontrolle real gegeben ist oder nicht. Eine Vielzahl von empirischen Untersuchungen beweist, dass die Illusion der Kontrolle (Langer 1975) oft genauso wirksam ist wie die Kontrolle selbst (Übersicht bei Wortman 1976).

Die Effekte einer **Kontrollillusion** lassen sich im kognitiven Bereich ebenso nachweisen wie im „psychosomatischen". Dazu ein typisches Experiment: In einem Versuch von Hiroto (1974) hörten zwei Gruppen von Patienten gleiche, sehr laute, unangenehme Geräusche über Kopfhörer, während sie schwierige Rechenaufgaben zu bewältigen hatten. Die Probanden der ersten Gruppe wurden gebeten, so gut und konzentriert zu arbeiten, wie es ihnen möglich sei. Den Probanden der zweiten Gruppe wurde gezeigt, wie sie die Geräusche abstellen könnten, wenn sie diese nicht mehr ertrügen, sie wurden jedoch gebeten, dies nicht zu tun, da noch Versuchsdaten von Probanden unter Lärmbedingungen benötigt würden. Beide Gruppen hatten objektiv die gleichen Bedingungen, da niemand der zweiten Gruppe den Lärm abstellte. Die zweite Gruppe (die unter den Bedingungen der Kontrollillusion arbeitete) war in der Problemlösung besser und hatte weniger körperliche Beschwerden (Kopfschmerzen, Herzklopfen, Magenbeschwerden) als die erste.

Die wahrgenommene Kontrollmöglichkeit hat unabhängig von der realen Kontrollmöglichkeit (also auch als „Kontrollillusion") eine Reihe von befindlichkeitsverbessernden Eigenschaften. (Illusion der) Kontrolle wirkte in vielen Experimenten antidepressiv, schmerzlindernd und symptomverbessernd (Wortman 1976). Interessanterweise haben depressive Patienten mehr erlebte Hilflosigkeit als nichtdepressive, nichtdepressive überschätzen öfter die reale Kontrolle.

Merke

Verfahren der komplementären Medizin, die Kontrollillusionen vermitteln, können also auf rein psychologischem Wege „wirksam" sein, d. h. die Befindlichkeit der Betroffenen verbessern und Depressivität vermindern, ohne dass ein direkter biologischer Effekt vorhanden sein muss. Zu bedenken sind überdies weiterführende gesundheitsförderliche Verhaltensänderungen, die begleitend zur Behandlung auftreten und das Befinden positiv beeinflussen.

Diese Phänomene gelten auch für die Normalbevölkerung. Körperliche Symptome, Einsamkeit und Kontrollüberzeugungen erwiesen sich in einer Schweizern Gesundheitsuntersuchung von 1997 als stärkste Prädiktoren für schlechtes psychisches Wohlbefinden.

21.3 Probleme der Arzt-Patient-Kommunikation bei Anwendung von komplementären Therapien

21.3.1 Reaktanz als Reaktion auf eine Verminderung der Kontrollmöglichkeit

Die Hilflosigkeitstheorie besagt, dass Menschen auf die anhaltende Erfahrung von Nichtkontingenz mit Hilflosigkeit reagieren. Die sog. **Reaktanztheorie** vermutet auf den ersten Blick das Gegenteil. Erfährt ein Individuum eine Freiheitseinschränkung bzw. wird sein Handlungsspielraum eingeengt (Wegnahme einer subjektiven Kontrollmöglichkeit), so erzeugt dies oft eine Gegenreaktion, die von Brehm (1966) und Wortman (1976) als „Reaktanz" bezeichnet wurde.

Im Wesentlichen sind drei Reaktanzfolgen zu erwarten (Brehm 1966):

1. Die Motivation, das eingeschränkte Verhalten auszuführen, steigt.
2. Evtl. tritt Aggression auf (gegen den, der als freiheitsbeschränkend erlebt wird).
3. Als innere Reaktanzfolge wird die (eliminierte) Alternative aufgewertet.

Wortman und Brehm (nach Frey und Jonas 2002) gelang eine Integration der einander scheinbar widersprechenden Theorien zur gelernten Hilflosigkeit und zur Reaktanz. So nahmen sie an, dass durch die Erfahrung von Unbeeinflussbarkeit eines geringeren Ausmaßes nicht sofort Hilflosigkeit, sondern vielmehr Reaktanz hervorgerufen wird. Bei länger dauernder Unbeeinflussbarkeit wird die Reaktanzmotivation jedoch aufgegeben, und es kommt zu den bekannten Hilflosigkeitseffekten wie z. B. depressiven Affekten etc.

Manche Schwierigkeiten in der Arzt-Patient-Interaktion lassen sich sicherlich auf Basis der Reaktanztheorie betrachten. Reaktanzphänomene kennen alle Ärzte, die z. B. Vitamine, die den Patienten lange zulasten der gesetzlichen Krankenkasse verordnet wurden, plötzlich nicht mehr verordnen können. Das Problem der Reaktanz kann dann noch verstärkt auftreten, wenn der Patient für eine „Therapie" viel Geld, Mühen etc. auf sich genommen hat. Die Intervention eines Arztes, welcher der komplementären Therapie kritisch gegenübersteht, nimmt die Qualität einer Freiheitseinschränkung an, auf die der Patient Reaktanz zeigt (z. B. mit Aggression reagiert).

21.3.2 Auch „Therapien", deren Erklärungsmodell nicht nachvollziehbar ist, können den Patienten nutzen

Während es den meisten naturwissenschaftlich ausgebildeten Ärzten kaum Probleme bereitet, die Einnahme von Vitaminen oder antioxidativ wirksamen Nahrungsergänzungsmitteln zu akzeptieren, wird es bei „Behandlungen", die schon aufgrund nicht nachvollziehbarer physikalischer Grundannahmen dem naturwissenschaftlich ausgebildeten Arzt hanebüchen erscheinen müssen, schwierig.

Wenn z. B. ein Patient seinem Neurologen berichtet, dass er durch eine (teure) „Edelsteintherapie" eine deutliche Verbesserung seiner MS-Symptome verspürt, dann ist die Reaktion, das alles für „Humbug" zu erklären, erst einmal verständlich. Aber: Die Reaktion des Arztes wird den Patienten, der ja subjektiv einen Benefit davon hat, nicht von der Behandlung abhalten, sondern vielmehr die Arzt-Patient-Beziehung stören. Eine mögliche Reaktion des Patienten ist, dem Arzt die Kompetenz für solche Therapien abzusprechen, ihn als „engstirnigen Schulmediziner" anzusehen, was evtl. eine (aggressive) Gegenreaktion des Arztes hervorruft … Ganz sicher wird die Arzt-Patient-Beziehung dadurch nicht gebessert.

Merke

Wichtig ist es u. E., sich zu vergegenwärtigen, dass Therapien, die objektiv keine Wirksamkeit zeigen können, dennoch über psychologische

Mechanismen zu einer Verbesserung des Wohlbefindens des Patienten führen können und damit subjektiv „wirksam" sind.

In solchen Fällen kommt es darauf an zu überlegen, worin der Nutzen für den Patienten liegt und über welche Mechanismen ein solcher Nutzen generiert werden kann. Wenn man sich z. B. vorstellt, dass sich ein Patient täglich mehrfach hinlegt, entspannt und „spürt", wie der auf dem Bauch liegende Stein „schlechte Energie" aus ihm „herauszieht", dann fällt es leicht, einen über die Entspannung vermittelten subjektiven Nutzen und die autosuggestive Wirkung dieser Prozedur zu akzeptieren, wie sie für die verschiedenen Techniken des autogenen Trainings sehr gut belegt ist (Thomas 1976).

21.3.3 Zum Spontanverlauf der MS

Ein **akuter Schub** würde meist auch ohne spezifische Therapie zumindest partiell remittieren, d. h., auch bei Applikation einer „unwirksamen" Therapie wird sich dieser Spontanverlauf einstellen. Patient und Therapeut neigen verständlicherweise dazu, die Besserung der eingesetzten Therapie zuzuschreiben und diese Besserung entsprechend zu kommunizieren.

Auch unter **Placebobehandlung** in Doppelblindstudien bessern sich Patienten. So hatten sich 14 % der MS-Patienten gebessert, die im Rahmen der österreichischen Immunglobulinstudie über 24 Monate mit Placebo behandelt worden waren (Fazekas et al. 1997). Dies sind durch erfahrene Neurologen objektivierte Verbesserungen um einen EDSS-Punkt bei vorher stabilen Patienten, also keine „eingebildeten" Besserungen. Entsprechend ist zu erwarten, dass auch unter einer per se nicht die Placebowirksamkeit überschreitenden Therapie sich eine gewisse Prozentzahl von Patienten objektiv bessert. Wenn andere Patienten solche Verbesserungen sehen, sind sie verständlicherweise schnell davon zu überzeugen, dass die eingesetzte „Therapie" wirksam ist. Auch Patienten, die einen anderen MS-Betroffenen erleben, der sich unter einer wie auch immer gearteten Intervention „bessert", führen dies verständlicherweise auf die Intervention zurück.

Merke

Es ist oft nicht einfach, aber nötig, den Patienten zu vermitteln, dass objektive Besserungen auch „spontan" auftreten können, dass also die Besserung eines Betroffenen nicht die Wirksamkeit einer „Therapie" beweist.

21.4 Übersicht über komplementäre Therapien

Im Folgenden werden einige häufiger eingesetzte bzw. von Patienten nachgefragte Verfahren der komplementären Therapien vorgestellt, und es erfolgt der Versuch einer Zuordnung.

21.4.1 Klinisch geprüft und unwirksam

Enzymkombinationen

Enzymkombinationspräparate (z. B. Phlogenzym®) entfalten in vitro und in Zellkulturen eine Reihe von immunologischen Effekten. Eine Filmtablette Phlogenzym® enthält 90 mg Bromelain, 48 mg Trypsin und 100 mg Rutosid. Im Rahmen einer placebokontrollierten Doppelblindstudie erhielten 280 Patienten entweder 6 Kapseln Phlogenzym® pro Tag oder Placebo. Eine erste Auswertung ergab keinen Unterschied zwischen Verum und Placebo (mündliche Mitteilung, PD Dr. J. Mertin).

Hyperbare Sauerstofftherapie

In ihrem Review von acht Doppelblindstudien zur Sauerstoffüberdrucktherapie bei MS kamen Kleijnen und Knipschild (1995) zu dem Schluss, dass diese Therapie nachweislich unwirksam ist. Auch ein Cochrane-Review kommt zu dem Ergebnis, dass es keinen Beweis für einen Nutzen dieser Therapie bei MS gibt (Bennett und Heard 2004).

Amalgamentfernung

Da einige der zentralen Symptome einer Quecksilbervergiftung auch bei MS auftreten können (z.B. Tremor), wurde die – nicht haltbare – These aufgestellt, der MS könne eine Quecksilbervergiftung zugrunde liegen. Fall-Kontroll-Studien zufolge ergab sich im Hinblick auf die Entstehung von MS kein Unterschied zwischen Amalgam-Exponierten und Probanden ohne solche Zahnfüllungen (Bangsi et al. 1998).

21.4.2 Diäten, Nahrungs(ergänzungs)mittel und Phytotherapeutika

Diäten

Diät nach Dr. Fratzer/Hebener Eine Grundannahme der Diät nach Dr. Fratzer geht davon aus, dass die Zufuhr von Linolsäure, die im Körper z. T. zu Arachidonsäure umgebaut wird, drastisch vermindert werden sollte. Er empfahl eine Reduktion der mit der Nahrung zugeführten Linolsäure auf 1,5 g/d.

In klinischen Supplementationsstudien, in denen MS-Patienten doppelblind entweder hoch dosierte Linolsäure als mehrfach ungesättigte essenzielle Fettsäuren oder gesättigte Fette erhielten, führte die Supplementation mit Linolsäure jedoch zu einer signifikanten Reduktion der Behinderung, vor allem in der Subgruppe der bei Studienbeginn weniger behinderten Patienten. Patienten, die bei Studienbeginn nur eine geringe oder keine Beeinträchtigung aufwiesen und mit Linolsäure behandelt wurden, hatten keine signifikante Progression der Behinderung, während die Kontrollpatienten sich signifikant verschlechterten. Dauer und Schwere der Schübe wurden durch die Linolsäure-Behandlung unabhängig von Behinderungsgrad und Erkrankungsdauer signifikant vermindert; eine Metaanalyse dieser Studien wurde von Dworkin et al. (1984) veröffentlicht. Damit ist die Annahme eines schädlichen Effekts der Linolsäure bei MS widerlegt.

Reduktion tierischer Fette Die Reduktion tierischer Fette in der Nahrung von MS Patienten ist mit hoher Wahrscheinlichkeit sinnvoll und empfehlenswert. In einer Vielzahl von epidemiologischen Studien wurde ein Zusammenhang zwischen dem Konsum tierischer Fette und der MS-Inzidenz gefunden (Übersicht bei Pöhlau et al. 1997).

Es gibt leider bislang keine prospektive kontrollierte Studie zur Reduktion von Nahrungsfetten. In einer prospektiven unkontrollierten Studie fand Swank (1970) bei MS-Patienten, die eine sehr deutlich fettreduzierte Diät über bis zu 5 Jahre einhielten, eine Schubreduktion von initial 1/Jahr auf 0,05/Jahr nach 5 Jahren. Im Post-hoc-Vergleich zu historischen Kontrollen schnitten die Patienten unter dieser Diät besser ab (Swank 1970). Neben der Reduktion tierischer Fette beinhaltet die **Swank-Diät** auch die Zufuhr von Fischölen, d.h. von Omega-3-Fettsäuren. Patienten, die um 1953 in die Studie eingeschlossen wurden, konnten bis zu 50 Jahre später nachuntersucht werden. Die Patienten wurden je nach Adhärenz zur Diät dichotomisiert. In der Gruppe, die diese Diät gut eingehalten hatte, waren 23 Patienten verstorben, in der anderen Gruppe 58 Patienten. Bei erneuter Kontaktaufnahme im Jahr 2000 lebten noch 15 Patienten; alle hatten sich gut an die Diätempfehlungen gehalten. Eine 50-jährige Studie ist einzigartig, allerdings ist ihre Aussagekraft durch das Fehlen von Randomisierung und einer Kontrollgruppe gemindert.

Evers-Diät Um 1940 machte Dr. Evers Umweltfaktoren, insbesondere die Nahrung, für die Entstehung und Progredienz der MS verantwortlich. Dem ging die Beobachtung voraus, dass bei Völkern mit hohem Lebensstandard und entsprechender Ernährung MS häufiger auftritt als bei einfach lebenden Völkern. Evers (1954, 1969) propagierte die Abwendung von denaturierter Nahrung (Weißmehl, raffinierter Zucker, konservierte Lebensmittel). Mit dieser Diät wird zwangsläufig reichlich Rohkost und eine stark verminderte Menge an Fett zugeführt. Die Diät führte bei vielen Patienten zu (erwünschter) Gewichtsreduktion und zur Verbesserung des Allgemeinbefindens. Ein Verbot konservierter Lebensmittel kann jedoch aus heutiger Sicht nicht mehr aufrechterhalten werden.

Glutenfreie Diät Eine glutenfreie Diät ist die Therapie der Wahl bei der Zöliakie und wurde auch für die MS postuliert. Ein Nutzen ist nach heutigen pathogenetischen Vorstellungen nicht zu erwarten und auch nicht belegt (Matheson 1974). Auch für eine vor allem in den USA propagierte **„allergenfreie" Diät** gibt es keinen Wirksamkeitsbeleg.

Ketogene Diät Das Gehirn verbraucht sehr viel Energie, die es aus Glukose (einem Kohlenhydrat) beziehen kann. Im Hungerzustand übernehmen Ketone die Energieversorgung des Gehirns.

Bei einer ketogenen Diät wird die Kalorienzufuhr zu 80 % über Fette realisiert, die restlichen 20 % über Eiweiße und Kohlenhydrate (bei Normalkost liegt der Kohlenhydratanteil bei über 50 %).

Im Tierversuch konnte durch eine Ernährung, die den Kohlenhydratanteil dadurch deutlich verminderte, dass die Versuchstiere pro Woche für 3 Tage eine Diät aus sehr wenig Kohlenhydraten und Proteinen bekamen („fasting mimicking diet", FMD), die Krankheitsschwere einer EAE ebenso vermindert werden wie die Anzahl der Entzündungszellen im Gehirn. Außerdem fanden sich Hinweise auf eine verstärkte Remyelinisierung unter dieser Diät (Choi et al. 2016).

In einer ersten Studie mit 60 MS-Betroffenen ergab sich im primären Endpunkt (mittels Fragebogen gemessene krankheitsbezogene Lebensqualität) ein Nutzen der adaptierten ketogenen Ernährung. Eine größere Studie mit MRT-Parametern als Endpunkt ist geplant (mündliche Mitteilung M. Bock, Charité).

Nahrungsmittel und Nahrungsergänzungsmittel

Nahrungsergänzungsmittel, insbesondere Vitamine, werden von ca. zwei Dritteln aller MS-Patienten zumindest hin und wieder eingenommen (Page et al. 2003) und zum Einsatz bei MS geschickt beworben. Im Gegensatz zu Arzneimitteln, die dem strengen Heilmittelwerbegesetz unterliegen, muss für Nahrungsergänzungsmittel kein Wirksamkeitsbeleg erbracht werden (➤ Tab. 21.1).

Tab. 21.1 Unterschiede zwischen dem Wirksamkeitsnachweis eines Arzneimittels durch eine klinische Prüfung und der puren Behauptung der Wirksamkeit eines Nahrungsergänzungsmittels

Klinische Prüfung eines Arzneimittels	Behauptung der Wirksamkeit eines Nahrungsergänzungsmittels
Prüfplan nötig	Keine Prüfung
Prüfung aufwendig	
Prüfung teuer	
Nutzen belegt	
Nebenwirkungen bekannt	Nebenwirkungen nicht erfasst
Zulassung durch Behörde nach strenger Prüfung	Keine Zulassung

Vitamine Mehr als 60 % aller MS-Patienten nehmen Vitamine (Vit.) zur Nahrungsergänzung (Page et al. 2003). Da manche Vitaminmangelzustände (z. B. Vit. B_{12}) neurologische Ausfälle verursachen können, wurde vermutet, dass auch der MS ein Vitaminmangel zugrunde liegen könnte. Dies hat sich als nicht haltbar erwiesen.

Dennoch ist die Vitaminversorgung von MS-Patienten nicht optimal. In einer Studie, bei der MS-Patienten über 7 Tage ihre häusliche Nahrungszufuhr dokumentierten, fanden wir bei Vit. D und E sowie Folsäure eine deutlich unter den Empfehlungen der Deutschen Gesellschaft für Ernährungsmedizin liegende Zufuhr (Orlowski et al. 1996).

Mit einer vollwertigen Ernährung werden bei normaler Magen- und Darmfunktion ausreichend Vitamine zugeführt. Sehr hohe Mengen an fettlöslichen Vitaminen (A, D, E, und K) sind potenziell schädlich.

Die Diskussion um eine Vitaminsupplementation ist noch nicht abgeschlossen; insbesondere Vit. B_{12} soll Symptomverbesserungen bewirken (Wade et al. 2002). Antioxidativ wirkende Stoffe, vor allem Vit. C und E, sind im Rahmen der Erkenntnisse um Neurodegeneration bei MS wieder vermehrt in die Diskussion geraten. Antioxidativ wirkende Substanzen, die mit der Nahrung zugeführt werden können (Vit. E, C, Beta-Carotin) sind im Serum von MS-Patienten im Vergleich zu gesunden Kontrollen vermindert, Produkte der Lipidperoxidation sind erhöht (Besler et al. 2002); allerdings kann Vit. E die Blut-Hirn-Schranke nur schlecht überwinden. Da antioxidativ wirksame Substanzen (z. B. Alpha-Liponsäure) auch im Tiermodell der EAE einen Nutzen haben und Lipidperoxidation bei der MS eine Rolle spielt (Besler et al. 2002), ist zu erwarten, dass (Ernährungs-)Strategien mit Antioxidanzien in Zukunft intensiver untersucht werden.

Vitamin D spielt bei der MS eine besondere Rolle. In Erdzonen, in denen Menschen verstärkt dem Sonnenlicht ausgesetzt sind (Sonnenlicht induziert die Vit.-D-Produktion), tritt die MS relativ selten auf und umgekehrt (Übersicht bei van Amerongen et al.

2004). Vit. D hat antientzündliche Effekte und ist im EAE-Modell der MS wirksam (Cantorna et al. 1996; ➤ Kap. 3.5.2).

Aus Serumproben von 7 Mio. amerikanischen Militärangehörigen wurden die Vit.-D-Spiegel von Personen, die später MS bekamen, mit Kontrollen ohne MS verglichen. Dabei stellte sich heraus, das die 20 % mit den höchsten Vit.-D-Spiegeln ein um 62 % geringeres Risiko hatten, an MS zu erkranken, als die 20 % mit den niedrigsten Spiegeln (Munger et al. 2006). Auch weitere Daten aus epidemiologischen Studien stützen die Annahme, dass Vit.-D-Metaboliten bei MS eine immun- und krankheitsmodulierende Rolle spielen.

Merke

Die aus diesen Untersuchungen gewonnenen Kenntnisse untermauern ein Denkmodell, in dem Vit. D eine Verschiebung hin zu einer antientzündlichen Immunantwort bewirkt, insbesondere hin zu einer verstärkten regulatorischen T-Zell-Funktionalität. Vit. D unterbindet die Differenzierung von antigenpräsentierenden Zellen, vermindert die Produktion proinflammatorischer Zytokine und fördert die Sekretion antiinflammatorischer Zytokine (Übersicht bei Smolders et al. 2008 und Döring et al. 2013).

In der doppelblinden, randomisierten Solarstudie erhielten 229 RRMS-Patienten zusätzlich zu IFN-β-1a 3 ×44 IE s. c. entweder hoch dosiertes Vit. D oder Placebo (mündliche Mitteilung R. Hupperts, ECTRIMS 2016). Obwohl eine Studiendauer von 24 Monaten geplant war, wurde die Studie aufgrund von Rekrutierungsproblemen auf 48 Wochen beschränkt. Während der primäre Endpunkt, d. h. Freiheit von Krankheitsaktivität (NEDA), nicht erreicht wurde, fand sich ein nichtsignifikanter Trend zu einer Verminderung der jährlichen Schubrate (0,28 in der Verum-, 0,41 in der Placebogruppe). Bei MRT-Parametern konnte ein signifikanter Nutzen bzgl. der aktiven Läsionen[1] gefunden werden, weiterhin war die Volumenzunahme bei T2-Läsionen fast halbiert.

Unsere Arbeitsgruppe fand, wie auch andere, dass die Versorgung von MS-Patienten mit Vit. D suboptimal ist (Orlowski et al. 1996; Yildiz et al. 2011), deshalb erscheint eine Supplementation der Nahrung mit Vit. D sinnvoll, wenngleich auch noch nicht in allen Punkten bewiesen. Der Versorgungsstatus des Organismus mit Vit. D stellt sich am besten im 25(OH)-Vit.-D-Spiegel dar. Vit. D sollte bei MS-Betroffenen im mittleren Referenzbereich liegen.

Der Wissenschaftliche Lebensmittelausschuss der Europäischen Kommission nahm 2002 zur Sicherheit von Vitamin D_3 wie folgt Stellung: *„Eine maximale tägliche Dosis von 50 µg (2.000 IE) für Jugendliche und Erwachsene (inkl. Schwangere und stillende Mütter) und 25 µg (1.000 IE) für Kinder in den ersten 10 Lebensjahren sind von Gesunden ohne Risiko von Nebenwirkungen auch ohne medizinische Aufsicht langfristig einnehmbar."*

Diese Angabe ist zumindest für Erwachsene vorsichtig gewählt und mit einem Sicherheitsfaktor von 2 versehen, d. h., dass eigentlich erst bei über doppelt so hohen Dosen Nebenwirkungen beobachtet wurden. Gemessen an den üblichen Vit.-D-Dosierungen erscheint diese Stellungnahme für Erwachsene einen genügenden Spielraum zu lassen. Bei Kleinkindern ist dieser Sicherheitsbereich geringer. Nach unserer Erfahrung benötigen manche MS-Betroffene zur Erreichung des erwünschten Zielspiegels höhere Dosen.

Zur Prophylaxe von Osteoporose hat es einen festen Platz in der Therapie.

Kurzkettige Fettsäuren (z. B. Propionsäure) Während langkettige Fettsäuren, wie sie z. B. aus tierischen Fetten freigesetzt werden, entzündungsfördernde T-Zell-Reaktionen auslösen können, führen kurzkettige Fettsäuren (z. B. aus faserreicher pflanzlicher Nahrung) zur Entstehung regulatorischer Zellen, die eine Entzündungsreaktion eindämmen können. Propionsäure ist von der EU als Nahrungsmittelzusatzstoff zugelassen und wird auch in sehr hohen Dosen als gesundheitlich unbedenklich eingestuft. Zurzeit wird untersucht, welche Immunveränderungen durch die tägliche Einnahme von 2 × 500 mg Natriumproprionat hervorgerufen werden (mündliche Mitteilung A. Haghikia).

Oligomereproanthocyanidine (OPC) Bei OPC handelt es sich um einen aus Traubenkernen gewon-

1 „Aktive Läsionen" waren definiert als neue T1- oder neue oder sich vergrößernde T2-Läsionen.

nenen Pflanzenextrakt mit sehr deutlichen antioxidativen Wirkungen; klinische Daten für die MS liegen nicht vor.

Mehrfach ungesättigte Fettsäuren Mehrfach ungesättigte Fettsäuren (z.B. Linol-, Linolensäure) wirken antioxidativ und haben im Tiermodell der EAE einen Nutzen (Stackpoole und Mertin 1981; s. auch „Diät nach Dr. Fratzer/Hebener“ und „Reduktion tierischer Fette“).

Nachtkerzenöl Es enthält 71 % Linolsäure, die in kontrollierten Studien einen gewissen Nutzen brachte (s. o.).

Nonisaft Nonisaft wird aus Maulbeerbäumen in Tahiti, Polynesien oder Hawaii gewonnen; ihm wird eine positive Wirkung auf die MS und viele andere Krankheiten zugeschrieben. Zurzeit ist der Nonisaft eine intensiv beworbene „Modemedizin“, jedoch ohne jede belegte Wirksamkeit.

Ysop Ysop gehört zu den Lippenblütengewächsen und enthält ätherische Öle und adstringierend wirkende Substanzen ohne nachweislichen Nutzen bei MS.

Neuroperm Der Urologe Dr. Kluge vertritt die Auffassung, dass der MS auch eine X-chromosomal gesteuerte Unterfunktion der Ornithin-Transcarboxylase im Harnstoffzyklus zugrunde liegt, was zu einer Erhöhung von „neurozytolytischem“ Ammoniak führe. Deshalb empfiehlt er, regelmäßig Lactulose und das Eiweißersatzmittel Neuroperm einzunehmen. Ein Wirksamkeitsbeweis für diese Therapie liegt nicht vor, außerdem gibt es keinen Hinweis auf X-chromosomale Suszeptibilitätsgene für MS (Transatlantic Multiple Sclerosis Genetics Cooperative 2003).

Mikrobiomforschung und Symbioselenkung Der menschliche Organismus dient Billiarden von Mikroben als Ökosystem. Diese können eine Masse von bis zu 1,5 kg erreichen und haben vielfältige Einflüsse auch auf das Immunsystem.

Der Begriff „Mikrobiom“ wurde von dem Molekularbiologen Joshua Lederberg in Anlehnung an das Humangenomprojekt geprägt. Primär gehören dazu die Bakterien des Darms, aber auch von Haut, Urogenitaltrakt, Mund, Rachen und Nase. Vermutlich leben mehr als 10.000 verschiedene Bakterien in und am Menschen. Das Mikrobiom wird als Teil des menschlichen Stoffwechselsystems gesehen. Es gibt erste Daten zum Einfluss des Mikrobioms auf Immunfaktoren und klinische Verläufe, insbesondere für entzündliche Darmerkrankungen, Psoriasis, Asthma und Allergien (Goeser 2012). Für die MS liegen nach einer aktuellen Literaturrecherche noch keine aussagekräftigen Studien vor.

Beim Ansatz der **Symbioselenkung** geht man davon aus, dass der Mensch mit einer Vielzahl von Mikroorganismen, die Haut und Schleimhäute (z. B. Darm) besiedeln, in Symbiose lebt. Schädigende Umwelteinflüsse, Fehlernährung, Medikamente können diese Symbiose stören. Eine gestörte Symbiose („Dysbiose“) bereitet den Boden für akute und chronische Erkrankungen. Um eine Heilung zu ermöglichen, muss die Symbiose, vor allem durch Wiederherstellung der „normalen“ Mikroflora, durch mikrobiologische Therapie („Symbioselenkung“) wiederhergestellt werden, z. B. durch den Verzehr von Joghurt, Kefir und Sauermilchprodukten.

Die **Candida-Diät** kann als Teil der Symbioselenkung verstanden werden. Sie geht von der Beobachtung ausgeht, dass der Hefepilz *Candida albicans* in der gesunden Darmflora nur zu einem geringen Anteil vorhanden ist. Bei zu starker Vermehrung soll er Krankheiten nach sich ziehen. Der Pilz wird durch raffinierte Kohlenhydrate (Zucker, Weißmehl, Alkohol) und auch Medikamente (Antibiotika, die Pille, Steroide) begünstigt. Ihn zu bekämpfen soll eine positive Wirkung auf die MS haben. Obwohl manche Ernährungsempfehlungen gut belegt sind, wird die Wissenschaftlichkeit und Wirksamkeit dieses Therapieansatzes als Ganzes bestritten (Heyll und Wachauf 1997).

Phytotherapeutika und Pflanzenextrakte

In der Wahrnehmung der Betroffenen und der Allgemeinbevölkerung besteht oft ein gravierender Gegensatz zwischen synthetischen Arzneimitteln und „natürlichen“, „pflanzlichen“ Arzneimitteln. Die Gefahr schädlicher Nebenwirkungen bei chemisch-synthetischen Medikamenten schätzen 84 % der Befragten als „mittel“ bis „groß“ ein. Im Gegensatz dazu werden Naturheilmittel von den meisten für harmlos gehalten (zit. nach Korzilius 1998).

Es ist u. E. wichtig, die Patienten darüber aufzuklären, dass pflanzliche Arzneimittel neben ihren

Hauptwirkungen durchaus auch Nebenwirkungen entfalten und genauso sorgfältig indiziert werden müssen wie „synthetische“ Arzneimittel.

21.4.3 Therapien, die wahrscheinlich durch Entspannung wirken

Das Erlernen und Praktizieren von **Entspannungstechniken** ist ein wichtiger Teil ärztlicher Therapieempfehlungen und ein zentrales Element der psychosomatischen Grundversorgung (Kruse et al. 2001).

Neben dem **autogenen Training** und der **progressiven Muskelrelaxation** nach Jacobson führen auch andere Verfahren zu Entspannung, so etwa die Techniken nach **Feldenkrais** (1996), bei denen es darum geht, durch gezielte Wahrnehmung von motorischen Körperfunktionen motorische und psychische Veränderungen hervorzurufen. Ebenso wirken **Atemtherapien** und **Yoga** entspannend.

Die **Fußreflexzonenmassage** ist ein Beispiel dafür, wie sich trotz der kaum nachvollziehbaren Grundannahme, dass sich der ganze Körper im Fuß darstellt und Organsymptome durch lokalen Druck und Massagen behandelbar sind, bei der Anwendung des Verfahrens eine sehr angenehme Entspannung einstellen kann.

Auch verschiedene Techniken wie z. B. Ölmassagen oder Ölgüsse, wie sie im **Ayurveda** eingesetzt werden, wirken entspannend. Das Gleiche gilt für **Aromatherapien.** Allerdings umfasst die ayurvedische Medizin u. a. auch andere, potenziell schädliche Verfahren sowie Kräutermedikamente, deren Wirkung nicht untersucht ist.

21

21.4.4 Therapien, die man als Physiotherapie im weiteren Sinne verstehen kann

Neben den anerkannten Techniken nach **Vojta und Bobath, PNF** und **E-Technik** (eine Weiterentwicklung der Vojta-Technik) sind auch andere Verfahren wie **manuelle Medizin** und **chiropraktische Techniken** auf einer symptomatischen Ebene wirksam. Bei Letzteren sind schnelle Techniken („Knacksen“) insbesondere an der Halswirbelsäule zu vermeiden, da immer wieder Dissektionen der vertebrobasilären Arterien nach solchen Maßnahmen berichtet wurden (Haldeman et al. 2002).

Die **Hippotherapie** als Krankengymnastik auf dem Pferd hat neben dem psychologischen einen antispastischen Effekt und stimuliert Reflexkreise (Barolin und Samborski 1991). Viele offene Studien berichten von einem Nutzen, allerdings gibt es kaum prospektive randomisierte Wirksamkeitsstudien. Wollenweber et al. (2016) führten eine solche prospektive, randomisierte, untersucherverblindete Studie durch. Dabei wurden 70 Patienten aus 5 Zentren randomisiert. Bei allen wurde die bisherige Immun- und Symptomtherapie fortgeführt; die Interventionsgruppe erhielt eine zusätzliche Hippotherapie-Einheit pro Woche über 12 Wochen. Der primäre Endpunkt waren Veränderungen auf der international anerkannten *Berg Balance Scale;* weitere Endpunkte waren Fatigue, Schmerzen, Spastik und krankheitsbezogene Lebensqualität (QoL). Es fand sich ein signifikanter Nutzen der Hippotherapie bzgl. des primären Endpunktes sowie bei Fatigue, Spastik und QoL.

21.4.5 Verfahren, denen differenzierte, naturwissenschaftlich unbewiesene Pathogenesevorstellungen zugrunde liegen

Homöopathie Die Grundannahmen der Homöopathie sind umstritten. Den Kriterien der evidenzbasierten Medizin genügende Wirksamkeitsbelege liegen weder für homöopathische Symptomtherapien noch für schub- und progressionsbeeinflussende Dauertherapien vor. Nicht selten dürfte die Prozedur einer homöopathischen Behandlung, die einen sehr intensiven Arzt-Patient-Kontakt voraussetzt („Droge Arzt“), über psychologische Mechanismen den Patienten jedoch nützen (Whitmarsh 2003).

Traditionelle chinesische Medizin (TCM) Die TCM erlebt zurzeit einen Boom. Dabei werden heilkundliche Techniken aus dem alten China eingesetzt, deren Entstehung bis zu 6000 Jahre zurückreicht. Dahinter steht die Vorstellung von Yin und Yang sowie vom System der fünf Elemente. Heilung und Wohlbefinden sollen z. B. Akupunktur, Akupressur, Kräutermedizin, Diätetik, sexualpraktische Regeln, Massageformen u. a. bringen.

Yoga Diese 5000 Jahre alte umfassende indische Denk-; Lebens- und Seinsweise verfolgt das Ziel, sich über seine körperliche Existenz zu erheben und die Seele des Menschen mit Brahma, der Weltseele, zu vereinigen. Im engeren Sinne bedeutet Yoga die Beherrschung und Kontrolle aller Lebensimpulse. Im Westen beschränkt man sich meist auf die ersten Stufen des Yoga-Weges: körperliche Übungen, Atemkontrolle und Entspannung.

Die Belege für den Nutzen von Krankengymnastik und Entspannung bei MS dürften sich darauf übertragen lassen. So konnte die Fatigue bei MS-Patienten durch die 6-monatige Teilnahme an einem körperlichen Übungsprogramm („exercise training") wie auch durch ein 6-monatiges Yoga-Programm im Vergleich zu einer Wartelistengruppe vermindert werden; hinsichtlich Kognition und Stimmung zeigte sich kein Unterschied zwischen den drei Gruppen (Oken et al. 2004).

21.4.6 Verfahren, die von sich behaupten, mit „Energielenkung" einen Nutzen zu erzielen

Bei einer Erkrankung, bei der schnelle Erschöpfbarkeit und Energielosigkeit zu den Kernsymptomen gehören, ist nachvollziehbar, dass Verfahren, die den Anspruch erheben, die Energie zu mehren oder Energien wieder „in Fluss zu bringen", bei MS-Betroffenen a priori auf Interesse stoßen.

Akupunktur Zwischen 4 % (Pucci et al. 2004) und 22 % (Page et al. 2003) aller MS-Patienten nutzen Akupunktur, die damit innerhalb der komplementären Medizin einen hohen Stellenwert hat. Ein Behandlungsversuch ist u. E. bei Schmerzsyndromen indiziert. Auch eine Verminderung der Urge-Symptomatik bei neurogenen Blasenstörungen wird anekdotisch berichtet. Dies dürfte auch für die **Akupressur** gelten.

Shiatsu Shiatsu (jap. *shi:* Finger; *atsu:* Druck) ist eine Fingerdruckmassage auf den Energiebahnen des menschlichen Körpers, den Meridianen. Im Unterschied zur Akupunktur werden nicht nur einzelne Druckpunkte gereizt, sondern die Meridiane in ihrer ganzen Ausdehnung gedrückt und geklopft. Die Selbstheilungskräfte des Körpers sollen dadurch mobilisiert werden. Auch hierfür gibt es keinen Wirksamkeitsbeleg.

Tai-Chi Tai-Chi (auch Taiji) bezeichnet das chinesische „Schattenboxen", ein traditionelles Übungssystem, das auf dem Prinzip des harmonischen Ausgleichs der Gegensätze – Yin und Yang – basiert. Mit viel Konzentration werden ruhige, fließende Bewegungen ausgeführt, die nach Figuren (z. B. Kranich) benannt werden. Dabei werden Elemente der Bewegungstherapie mit Selbstwahrnehmungselementen kombiniert – ein empfehlenswertes Bewegungsprogramm.

Bach-Blütentherapie Diesem nach dem walisischen Arzt Edward Bach (1886-1936) benannten Verfahren liegt die Vorstellung zugrunde, dass die „gebundene Energie der Blüten" eine regulierende Wirkung auf seelische Zustände hat und damit auch körperliche Erkrankungen bessern kann. Die Behandlung von 38 postulierten Seelenzuständen erfolgt mit entsprechenden Blütenmitteln. Rescue- oder Notfalltropfen bei schockierenden Erlebnissen beinhalten bestimmte Bach-Blüten in Kombination. Seminare zur Bach-Blütentherapie beinhalten auch viele Elemente der Entspannung, der Selbsterfahrung und anderer psychotherapeutischer Techniken. Ein Nutzen der Bach-Blüten ist nicht belegt.

Chakrenarbeit Chakren bezeichnen im Hatha-Yoga und in der Tantra-Medizin besondere „energetische Knotenpunkte". Bei der Chakrentherapie werden unter den sieben Chakren Lebensenergiezentren verstanden. Das Energiesystem der Chakren wird verschiedenen Organen, Drüsen, Eigenschaften und Funktionen zugeordnet. Die Chakrenarbeit verwendet Klänge, Farben, Edelsteine und Düfte, die durch Meditation, Atemübungen und Fußreflexzonenmassagen ergänzt werden.

21.4.7 Potenziell biologisch wirksame Therapien, die noch nicht ausreichend untersucht sind

Ruta-Tee MS-Patienten berichteten von verbessertem Sehvermögen, Kraftzunahme und Verminderung der Fatigue-Symptomatik nach dem Genuss von Ruta-Tee. Physiologen der Universität Kiel konnten diese Wirkung auf Inhaltsstoffe der Pflanze (sog. Psoralene) zurückführen, die als Kaliumkanalblocker wirken (Düring et al. 2001). Das 5-Methoxy-Psoralen steht als Medikament für die PUVA-Therapie der Psoriasis zur Verfügung. Aufgrund seiner fotosensibilisierenden Wirkung und möglichen Kanzerogenität sowie der Zulassung von 4-Aminopyridin (www.ema.europa.eu/docs/de_DE/document_library/EPAR_-_Product_Information/human/002097/WC500109956.pdf) zur symptomatischen Funktionsverbesserung bei MS muss die Indikation allerdings sehr eng gestellt werden; formal bewiesen ist sein Nutzen zur symptomatischen Therapie der MS nicht.

Grüner Tee Grüner Tee könnte eine neue Therapieoption für Patienten mit MS liefern. Verantwortlich für die erhofften positiven Effekte des grünen Tees ist die Substanz **Epigallocatechin-3-gallat** (EGCG), ein Naturstoff aus der Gruppe der Flavonoide. EGCG bremst offensichtlich den chronischen Entzündungsprozess im ZNS, der für die Erkrankung typisch ist. Aktas et al. (2004) haben nachgewiesen, dass EGCG in das Wachstum aktivierter Immunzellen (T-Lymphozyten) eingreift und die Expansion dieser Zellen hemmt (➤ Kap. 19.2.3). Gleichzeitig kann EGCG die Nervenzellen vor verschiedenen schädlichen Substanzen schützen, die das Immunsystem freisetzt. Nach Überprüfung der Wirksamkeit der Substanz im Tierversuch und in Kulturen von menschlichen Immun- und Nervenzellen sind Studien am Patienten geplant (Bundesministerium für Bildung und Forschung, Stand 3/2017, www.gesundheitsforschung-bmbf.de/de/1053.php).

Weihrauch Bereits im Papyrus Ebers (ca. 1500 v. Chr.) wurden der Saft und das Harz der Weihrauchpflanze als Heilmittel beschrieben (Martinez et al. 1989). In der indischen ayurvedischen Naturheilkunde findet es breite Anwendung, insbesondere als Antipyretikum, Antiseptikum und Entzündungshemmer (Übersicht bei Kreck und Saller 1998). Die Hauptwirkstoffe der Pflanze sind Boswellia-Säuren, die vor allem als Leukotriensynthesehemmer wirken und in offenen Studien einen Nutzen bei der rheumatoiden Arthritis hatten. Allerdings sind die Inhaltsstoffe zwischen den unterschiedlichen *Boswellia* spp. recht unterschiedlich (Übersicht in Ammon 1998). Für einen Nutzen bei MS gibt es noch keinen Beleg. In einem EAE-Modell der MS fand sich nach täglicher intraperitonealer Gabe einer Mixtur von Boswelliasäuren eine signifikante Reduktion der klinischen Symptome zwischen Tag 11 und 21 nach Induktion, allerdings kein Unterschied der inflammatorischen Infiltrate im Gehirn und Rückenmark (Wildfeuer et al. 1998).

Cannabinoide Die erste medizinische Anwendung von Cannabis wird bereits vor über 5000 Jahren aus China berichtet. Aus *Cannabis sativa* (Indischer Hanf) werden Haschisch und Marihuana gewonnen. Als Marihuana oder „Gras" bezeichnet man das Gemisch aus den getrockneten Blättern, Blüten und Stängeln der Pflanze, Haschisch wird aus dem Harz der in Blüte stehenden weiblichen Cannabis-Pflanze gewonnen. Das Harz wird geknetet und zu biegsamen Platten gepresst, deren Farbe von grün über rot bis braun und schwarz reichen kann.

Es gibt über 70 verschiedene Cannabinoide im Harz der Hanfpflanze, die z. T. erst durch Erhitzen aktiviert werden. Es sind zwei Cannabisrezeptoren beschrieben: CB1-Rezeptoren finden sich vor allem im ZNS, dort im Kortex, in den Basalganglien und im Zerebellum, aber auch in der Milz und im Gastrointestinaltrakt. CB2-Rezptoren finden sich auf Milzmakrophagen und anderen Immunzellen.

Bei MS-Patienten wurden vor allem die **symptomatischen Effekte von Cannabinoiden** untersucht. Besserungen bei Blasenstörungen wurden in einer offenen Studie beschrieben (Brady et al. 2004).

Die lange umstrittene Wirksamkeit von Cannabis auf die Spastik bei MS konnte inzwischen in mehreren kontrollierten Studien mit mehr als 1.500 Patienten nachgewiesen werden (Wade et al. 2010; Novotna et al. 2011). Dabei wurde ein Pflanzenextrakt als Mundspray eingesetzt. Ein Sprühstoß mit 100 μl dieses Sprays besteht aus einem standardisierten Gemisch von 2,7 mg Delta-9-Tetrahydrocannabinol (THC) und 2,5 mg Cannabidiol (CBD). THC und CBD wirken agonistisch an Cannabinoidrezeptoren, die u. a. an Nervenendigungen zu finden sind.

In der bisher größten einfach verblindeten Studie erhielten 572 MS-Patienten das Medikament Sativex®. Nach 4 Wochen erreichten 241 Patienten (42 %) das Einschlusskriterium einer mindestens 20-prozentigen Reduktion der Spastik. Diese Responder wurden danach für die 12-wöchige doppelblinde Phase zu Verum bzw. Placebo randomisiert. Die initial erzielte Verbesserung konnte unter Sativex® erhalten werden, während sich die Placebogruppe wieder zum Ausgangszustand verschlechterte. Neben der Reduktion der Spastik wurden positive Effekte auch für Spasmen, Schlaf und Gehfähigkeit berichtet.

Sativex® wurde als Betäubungsmittel zur Behandlung von Patienten mit mittelschwerer bis schwerer Spastik zugelassen, die unzureichend auf andere Antispastika angesprochen haben. Zunächst sollte die vorbestehende antispastische Medikation weitergeführt und die Dosis langsam bis zu maximal 12 Sprühstößen (verteilt auf zwei tägliche Gaben) auftitriert werden. Das Ansprechen auf Sativex® sollte nach 4 Wochen überprüft werden. Die Verträglichkeit ist in aller Regel gut, Appetitstörungen (meist Steigerung), Herzjagen, Schwindel und Reizungen der Mundschleimhaut sind seltene Nebenwirkungen. Auch psychiatrische Symptome wie Unruhe, Angst und Stimmungsschwankungen können auftreten. Durch die orale Applikation werden im Gegensatz zum gerauchten Cannabis keine hohen Plasmaspitzen der Substanz und damit auch kein „Kick" erreicht. Ein erhöhtes Missbrauchspotenzial war erst bei 8–16 gleichzeitig verabreichten Sprühstößen vorhanden. Damit stellt Sativex® eine Bereicherung der therapeutischen Möglichkeiten in der Behandlung des Spastizität dar.

Cannabinoide haben auch eine **immunmodulatorische und antidegenerative Wirkung**; analgetische und antiinflammatorische Effekte u. a. über eine Hemmung der Lipoxygenase und der Cyclooxygenase sind beschrieben.

Auch in verschiedenen Tiermodellen der MS sind Cannabinoide wirksam (Pryce et al. 2003; Grundy 2002). Diese Erkenntnisse finden klinisch zurzeit noch keine Anwendung, lassen jedoch in Zukunft weitere Indikationen für Cannabinoide erwarten, wobei insbesondere eine mögliche antidegenerative Wirksamkeit systemisch untersucht wird.

21.4.8 Potenziell gefährliche Therapien

Frischzellentherapie Diese Behandlung wurde erstmals 1931 von dem Chirurgen Niehans angewandt. Dabei werden aus verschiedenen Organen von Schafsfeten steril entnommene Zellen in Kochsalz aufgeschwemmt und i. m. injiziert. Der Nutzen dieser Art von Behandlung, bei der es sich genau genommen um eine Xenotransplantation handelt, ist bei MS nicht belegt. Es besteht prinzipiell die Gefahr, dass pathogene (Tier-)Viren aktiviert werden und Überempfindlichkeitsreaktionen auftreten. Bei Schafen als Spenderquelle ist auch das Risiko einer Übertragung von Scrapie (einer Variante der Jacob-Creutzfeldt-Erkrankung bei Schafen) gegeben.

Cobratoxin Cobratoxin ist ein Schlangengift, das als Analogon zu Bungarotoxin an nikotinische Acetylcholinrezeptoren bindet. Es wird ein immun- und tumorsupprimierender Effekt postuliert.

Zur Wirksamkeit bei der MS liegen keine Studien vor. Für Patienten mit Adrenoleukodystrophie, für die Cobratoxin ebenfalls beworben wird, wurde in einer kleinen kontrollierten Studie kein Nutzen nachgewiesen. Schlangengifte werden auch in homöopathischer Dosierung angeboten.

Apitherapie (Bienenstichtherapie) Unter dem Namen Apitherapie werden verschiedene Imkereiprodukte zur Therapie angeboten, neben dem Bienengift auch Honig, Propolis, Pollen und Gelee Royale. Bienenstichen wird seit Jahren ein Nutzen bei der MS zugeschrieben, ohne dass ein Beleg dafür erbracht wurde. In einem Tiermodell der MS verstärkte sich bei einigen der mit Bienengift behandelten Tiere die Erkrankung sogar (Lublin et al. 1998). Danach ist nicht auszuschließen, dass sich MS-Patienten unter dieser Therapie verschlechtern; außerdem besteht das Risiko anaphylaktischer Reaktionen.

21.5 Zusammenfassung

Verfahren der alternativen und komplementären Medizin werden von vielen Patienten mit MS praktiziert und haben eine wichtige Funktion für die Krankheitsverarbeitung. Für viele Patienten sind sie eher Maßnahmen zur selbstbestimmten Therapie der MS und nicht Ausdruck einer Ablehnung der Schulmedizin oder der unrealistischen Suche nach Heilung (Thorne et al. 2002).

CAM-Verfahren fordern von den Betroffenen oft aktive Teilnahme und Disziplin und vermindern über verschiedene (psychologische) Mechanismen Hilflosigkeit, Angst und Depressivität, was zu einer

Steigerung des subjektiven Wohlbefindens führen kann. Auch objektiv wirkungslose Verfahren können damit über psychologische Mechanismen einen subjektiven und evtl. sogar objektivierbaren Nutzen generieren.

Die teilweise nicht nachvollziehbaren Vorstellungen zur Wirkungsweise sollten nicht dazu verführen, eine subjektive Wirksamkeit beim Patienten, der davon berichtet, in Abrede zu stellen.

LITERATURAUSWAHL

Unter https://shop.elsevier.de/multiple_sklerose erhalten Sie Zugriff auf weitere Literaturstellen zu diesem Kapitel.

Amerongen BM van, Dijkstra CD, Lips P, Polman CH (2004). Multiple sclerosis and vitamin D: an update. Eur J Clin Nutr 58(8): 1095–1109.

Ammon HPT (1998). Salai-Guggal-(Indischer Weihrauch-) Gummiharz aus *Boswellia serrata:* Boswelliasäuren als Nicht-Redoxhemmstoffe der Leukotrienbiosynthese – Neue therapeutische Möglichkeit? Dtsch Ärztebl 95(1–2): 30.

Bennett M, Heard R (2004). Hyperbaric oxygen therapy for multiple sclerosis. Cochrane Database Syst Rev 1: CD003057.

Besler HT, Comoglu S, Okcu Z (2002). Serum levels of antioxidant vitamins and lipid peroxidation in multiple sclerosis. Nutr Neurosci 5(3): 215–220.

Brady CM, DaGupta R, Dalton C, et al. (2004). An open label pilot study of cannabis-based extracts for bladder dysfunction in advanced multiple sclerosis. Mult Scler 10(4): 425–433.

Brehm JW (1966). A Theory of Psychological Reactance. New York, London: Academic Press.

Choi Y, Piccio L, Childress P, et al. (2016). A diet mimicking fasting promotes regeneration and reduces autoimmunity and multiple sclerosis symptoms. Cell Rep 15(10): 2136–2146.

Döring A, Paul F, Dörr J (2013). Vitamin D und Multiple Sklerose. Nervenarzt 84: 173–189.

Dworkin RH, Bates D, Millar JHD, Paty DW (1984). A reanalysis of three double blind trials. Neurology 34: 1441–1445.

Evers J (1969). Die diätetische Therapie der Multiplen Sklerose. Med Welt 2: 1700–1707.

Frey D, Jonas E (2002). Die Theorie der kognizierten Kontrolle. In: Frey D, Irle M (Hrsg.), S. 13–50.

Grundy RI (2002). The therapeutic potential of cannabinoids in neuroprotection. Expert Opin Investig Drugs 11(10): 1365–1374.

Kleijnen J, Knipschild P (1995). Hyperbaric oxygen for multiple sclerosis. Review of controlled trials. Acta Neurol Scand 91: 330–334.

Novotna A, Mares J, Ratcliffe S, et al. (2011). A randomized, double-blind, placebo-controlled, parallel-group, enriched-design study of nabiximols* (Sativex®), as add-on therapy, in subjects with refractory spasticity caused by multiple sclerosis. Eur J Neurol 18(9): 1122–1131.

Orlowski G, Brand R, Holsten P, Pöhlau D (1996). Lebensmittelverzehr, Nährstoffdichte der Nahrung und Nährstoffzufuhr bei Patienten mit Multipler Sklerose. Ernährungsumschau 43(1): 14–18.

Osnabrügge G, Stahlberg D, Frey D (1985). Die Theorie der kognizierten Kontrolle. In: Frey & Irle (Hrsg.), S. 127–172.

Pöhlau D, Hoffmann V, Orlowski G et al. (1997). Fette und MS. Ernährungsumschau 44: 136–142.

Pryce G, Ahmed Z, Hankey DJ, et al. (2003). Cannabinoids inhibit neurodegeneration in models of multiple sclerosis. Brain 126(10): 2191–202.

Seligman MEP (1975). Helplessness. San Francisco: Freeman.

Swank RL (1970). Multiple sclerosis. Twenty years on low fat diet. Arch Neurol 23: 460–473.

Wade DT, Young CA, Chaudhuri KR, Davidson DL (2002). A randomised, placebo-controlled, exploratory study of Vitamin B12, lofepramin, and L-phenylalanin (the "Cari Loder Regime") in the treatment of multiple sclerosis. J Neurol NeuroSurg Psychiatry 73(3): 246–249.

Wildfeuer A, Neu IS, Safayhi H, et al. (1998). Effects of boswellic acids extracted from a herbal medicine on the biosynthesis of leukotriens and the course of experimental autoimmune encephalomyelitis. Drug Res 48: 668–674.

Whitmarsh TE (2003). Homeopathy in multiple sclerosis. Complement Ther Nurs Midwifery 9(1): 5–9.

Wollenweber V, Drache M, Schickendantz S, Poehlau D, et al. (2016). Study of the effectiveness of hippotherapy on the symptoms of multiple sclerosis – Outline of a randomised controlled multicentre study (MS-HIPPO). Contemp Clin Trials 3: 6–11.

Wortman CB (1976). Causal attributions and personal control. In: Harvey JH, Ickes WJ, Kidd RF (eds.). New Directions in Attribution Research. Vol. 1. Hillsdale, NJ: Lawrence Erlbaum, pp. 23–51.

Yadav V, Shinto L, Bourdette D (2010). Complementary and alternative medicine for the treatment of multiple sclerosis. Expert Rev Clin Immunol 6(3): 381–395.

Yildiz M, Tettenborn B, Putzki N (2011). Vitamin D levels in Swiss multiple sclerosis patients. Swiss Med Wkly 141: w13192.

KAPITEL

22 Psychische Veränderungen, Krankheitsbewältigung, Patientenführung und -coaching

22.1 Psychische Veränderungen

Michael Schifferdecker

Das erste Dokument über die multiple Sklerose in der Literatur überhaupt stammt von dem selbst betroffenen medizinischen Laien Sir Augustus D'Esté (1794–1848), einem Enkel des englischen Königs George III. In seinen Tagebüchern schildert er eindrucksvoll sein 26 Jahre dauerndes Leiden. Dabei widmet er sich zwar vor allem der Beschreibung seiner körperlichen Beschwerden und deren medizinischer Therapie, aber in einigen Sätzen spiegeln sich auch seine seelischen Nöte wider. Der Verlust seiner körperlichen Fähigkeiten löst in ihm „große Angst", „Nervosität" und eine „gedrückte Stimmung" sowie „Energielosigkeit" aus. Die beschriebenen Störungen gehören auch heute noch zu den bei MS am häufigsten genannten, sind aber nicht vollständig und in ihrer Ursache nicht immer so einfach zuzuordnen, wie es D'Esté als Betroffener versucht hat.

Die Einteilung psychischer Erkrankungen erfolgt heute allgemein nach operationalisierten Diagnoseschemata wie der *International Classification of Diseases,* 10. Revision (ICD-10), oder dem *Diagnostic and Statistical Manual of Mental Disorders* in der 5. Auflage (DSM-5). Bei progredient verlaufenden Krankheitsbildern wie der HIV-Infektion und der MS, die mit einem Befall des ZNS einhergehen, ist die Anwendung der genannten diagnostischen Manuale häufig jedoch problematisch. Bei Vorliegen eines derartigen körperlichen Befunds wird hier nämlich stets die auftretende psychische Symptomatik der körperlichen Erkrankung zuzuordnen sein, also als psychoorganisch qualifiziert. Damit wird man der überwiegenden Zahl psychischer Veränderungen bei MS aber sicher nicht gerecht.

Es bietet sich daher an, auf ein Krankheitsmodell zu rekurrieren, das zum Verständnis psychischer Störungen insgesamt breite Anwendung gefunden hat, das sog. **biopsychosoziale Modell.** Dieses Modell ordnet jeder psychischen Erkrankung in je unterschiedlichem Ausmaß eine biologische, eine psychologische und eine soziale Komponente als ätiologischen und verlaufsbestimmenden Faktor zu. Am Beispiel einer Depression im Verlauf der MS könnte dies bedeuten, dass die depressive Symptomatik sowohl Ausdruck eines Befalls bestimmter Areale des Gehirns ist und möglicherweise mit einer prämorbiden Störung des serotonergen Systems einhergeht, dass aber auch die psychische Auseinandersetzung mit dem bisherigen Krankheitsverlauf auf dem Boden bestimmter Persönlichkeitsmerkmale und schließlich die Folgen der Erkrankung auf Beruf oder Partnerschaft das depressive Bild bestimmen und unterhalten. Nicht zuletzt kann auch die medikamentöse Behandlung der MS pharmakogene depressive Bilder auslösen.

Damit nicht genug, weiß man heute aus den Ergebnissen der psychoneuroimmunologischen Forschung, dass umgekehrt auch der seelische Zustand den organischen Krankheitsverlauf beeinflusst, sodass die ganze Komplexität des Themas eher eines kybernetischen Ansatzes bedürfte.

Zum allgemeinen Verständnis psychischer Veränderungen im Verlauf der MS erscheint es aber ausreichend, im Folgenden Art, Ausprägung und Häufigkeit einzelner Störungsbilder herauszugreifen, mit dem Hinweis, dass eine klare Abgrenzung psychischer Veränderungen bei MS eher die Ausnahme, eine Multikausalität hingegen die Regel ist. Dieses Vorgehen ist auch insofern erlaubt, als das psychopharmakologisch-therapeutische Vorgehen eher symptom- denn krankheitsbezogen erfolgt.

Merke

Wichtig ist jedoch, eine psychische Symptomatik überhaupt als solche zu erkennen, zumal sie unabhängig von und schon vor körperlichen Beeinträchtigungen auftreten kann. Denn offenbar werden Patienten mit MS noch immer nicht adäquat psychiatrisch-psychotherapeutisch betreut, obwohl eine effektive Behandlung psychischer Störungen nicht nur Funktionsniveau, Selbstachtung und Lebensqualität fördert, sondern auch die Compliance mit der medizinischen Behandlung unterstützt.

22.1.1 Epidemiologie und Pathologie psychischer Veränderungen

Eine Analyse der Veröffentlichungen zur Epidemiologie psychischer Veränderungen bei MS ergibt folgendes Bild (Schifferdecker et al. 1996): Symptome wie eine Minderung der intellektuellen Leistungsfähigkeit, Gedächtnis- und Konzentrationsstörungen, Kritikminderung, eine organische Euphorie und/oder Affektlabilität sind eher Störungen der fortgeschrittenen, schweren MS. In früheren Stadien der Krankheit hingegen sind vor allem affektive und weniger intellektuelle Störungen beschrieben. Depressive Verstimmungen und emotionale Labilität sind häufige psychische Veränderungen dieser Patientengruppe.

Psychotische Krankheitsbilder bei Patienten mit MS werden seit über 100 Jahren immer wieder als Einzelfälle in der Literatur beschrieben; ihr Anteil an allen psychischen Störungen bei diesen Patienten ist jedoch gering. Paranoid-halluzinatorische Psychosen scheinen vor allem in frühen Erkrankungsstadien, in Einzelfällen sogar als erstes Symptom der Erkrankung aufzutreten.

Geht man nun auf die Psychopathologie einzelner definierter Störungsbilder ein und schließt mögliche differenzialätiologische Überlegungen ein, bedeutet dies einen Übergang von syndromalen Beschreibungen zu dem Bemühen, diagnostische Entitäten einzugrenzen. Dieses Vorgehen ist nicht unproblematisch, da die psychiatrischen Diagnoseschemata gerade in den letzten Jahren einem raschen Wandel unterworfen waren.

Störungen der Emotion

Der Begriff der emotionalen Beeinträchtigung umfasst in neuer Terminologie zwei Anteile, von denen einer im Bereich der Affekte im Sinne einer heftigen Gefühlswallung anzusiedeln ist, der zweite sich auf die Stimmung als einen im Unterschied zum Affekt länger andauernden Gefühlszustand bezieht, durch den alle übrigen Erlebnisinhalte der Betroffenen eine besondere Färbung erfahren.

Merke

> Affekte können abgestumpft, flach inadäquat oder labil sein; Stimmungsstörungen können sich in Traurigkeit, Fröhlichkeit oder Gereiztheit äußern (Minden 2000).

Störungen der Stimmung Ausgehend vom zugrunde liegenden neurologischen Krankheitsbild müssten MS-Patienten [illegible] **Anpassungsstörung** leiden, einem Krankheitsbild, das eine emotionale Beeinträchtigung z. B. nach schwerer körperlicher Erkrankung beschreibt. Derartige Störungen als Reaktion auf die MS im Sinne eines definierten und umschriebenen Krankheitsbegriffs sind aber bisher wissenschaftlich kaum untersucht. Die zugehörige Störung zeigt sich am ehesten in Aussagen über die Reaktion der Betroffenen auf ihre Erkrankung.

In der Literatur findet sich daher vielmehr die **Depression** als häufigste psychiatrische Erkrankung, die im Verlauf der MS mit einer Störung der Stimmung einhergeht. Angaben zur Punktprävalenz einer Major Depression schwanken zwischen 14 und 37 %. Die Lebenszeitprävalenz soll sogar zwischen 42 und 54 % liegen. Demnach ist das Risiko, an einer Depression von Krankheitswert zu erkranken, für MS-Betroffene etwa dreimal höher als für die Normalbevölkerung, mit einer ebenfalls deutlich höheren Tendenz zur Chronifizierung. Dies könnte für eine unterschiedliche Pathophysiologie sprechen. Gerade jüngere Patienten mit größerer körperlicher Einschränkung sind besonders häufig betroffen. Außerdem gibt es einen signifikanten Zusammenhang zwischen der Schwere einer Depression und einer IFN-Therapie (Kim et al. 2012). Trotzdem werden Depressionen bei MS-Patienten häufig nicht erkannt und bleiben somit unbehandelt, was nicht nur Auswirkungen auf die Lebensqualität, sondern auch auf die Bewältigung und den Rückgang neurologischer Ausfälle hat.

Die Angaben über die Beziehung zwischen dem Auftreten einer Depression und verschiedenen Krankheitsparametern sind widersprüchlich. Die Annahme eines organischen Faktors bei der Depression dieser Patienten wird durch neuere Untersuchungen gestützt, die mittels moderner bildgebender Verfahren durchgeführt wurden. So fanden Gobbi et al. (2014) einen Zusammenhang zwischen dem Auftreten einer Depression und Entmarkungsherden in bestimmten Hirnregionen.

Ein weiterer Faktor, der den biologischen Zusammenhang zwischen Depression und MS nahelegt, ergibt sich aus molekulargenetischen Studien. Sowohl bei MS-Patienten als auch bei depressiven Patienten finden sich erhöhte Frequenzen für das Genprodukt DR2 (Schiffer et al. 1988).

Zusammenfassend lassen sich folgende Argumente aufzählen, die ähnlich wie der Zustand der Euphorie – für eine **hirnorganische (Mit-)Verursachung affektiver Störungen** sprechen (Schifferdecker und Calabrese 2007):

- Depressionen sind bei überwiegend im Großhirn lokalisierten Herden häufiger als bei Verlaufsformen mit mehr spinaler Beteiligung.
- Die Depressivität ist bei erhöhter Prozessaktivität (Schub) ebenfalls erhöht.
- Pathoanatomische Untersuchungen weisen auf dienzephale, hypothalamische Entmarkungsherde bei MS-Patienten mit schwerer depressiver Symptomatik hin.
- Sowohl bei Depressiven als auch bei MS-Patienten zeigen sich charakteristische immunologische Veränderungen.

Fälle einer reinen Manie bei MS sind eher selten, während die Wahrscheinlichkeit bipolarer Verlaufsformen wiederum deutlich höher liegen soll als in der Normalbevölkerung. Die Prävalenz bipolarer Störungen bei hospitalisierten MS-Patienten soll etwa 2 % betragen.

Störungen des Affekts Angaben zur Prävalenz von **pathologischem Lachen oder Weinen** bei MS schwanken zwischen 7 und 95 %! Berücksichtigt man nur die aktuellen Studien, in denen explizite Kriterien zur Diagnostik dieses Phänomens vorgegeben werden, muss eine Prävalenzrate von etwa 10 % angenommen werden. Möglicherweise liegt diesem Symptom eine Unterbrechung der kortikobulbären Bahnen zugrunde, die in die Kontrolle emotionaler Äußerungen eingreifen. Diese Affektstörung korreliert mit einem chronisch-progredienten Verlauf der MS, einer langen Erkrankungsdauer, kognitiven Einbußen, stärkeren körperlichen Beeinträchtigungen und einem eher diffusen bilateralen Befall des Gehirns. Keine Bezüge gibt es hingegen zu den oben beschriebenen Störungen der Stimmung.

Angaben zur Prävalenz der **Euphorie** als eine im Gegensatz zum pathologischen Lachen anhaltende hochgestimmte seelische Verfassung, gekennzeichnet durch Sorglosigkeit, Optimismus und subjektives Wohlbefinden ohne Zusammenhang mit dem objektiven Zustand, schwanken ebenfalls in einem breiten Spektrum zwischen 0 und 63 %. Auch das Auftreten euphorischer Zustandsbilder soll mit fortgeschrittener MS und kognitiven Einbußen, wohl auch mit vergrößerten Ventrikeln korrelieren (Rodgers und Bland 1996).

22

Suizidalität Die Auseinandersetzung mit der Erkrankung wird nicht selten auch von Verzweiflung geprägt. Dies betrifft zum einen die emotionale Adaptation der MS durch den Kranken und zum anderen den zunehmenden Verlust an Autonomie, das Erleben von Abhängigkeit durch die neurologischen Ausfälle. Suizidale Krisen sind daher gehäuft zu erwarten. Bei einer Untersuchung von 295 Patienten mit MS in Israel wurde festgestellt, dass nach 6 Jahren 3 % dieser Gruppe Suizid begangen hatten. Diese Zahl ist 14-mal höher als in der Normalbevölkerung. Nach einer anderen Untersuchung waren Suizide bei stationär behandelten MS-Kranken auch dreimal häufiger als bei hospitalisierten Patienten mit vergleichbaren körperlichen Erkrankungen. Oft ging dem Suizid ein Schub voraus, wobei der Grad der Behinderung als eher moderat zu beschreiben ist (Stenager et al. 1996).

Störungen der Kognition

Im Folgenden sollen unter dem Begriff Kognition Gedächtnisfunktionen und traditionelle Intelligenzleistungen zusammengefasst werden, da in vielen Untersuchungen der Übergang zwischen beiden fließend gedacht wird. Die Widersprüchlichkeit der Untersuchungsergebnisse gerade zur Frage kognitiver Einbußen ist zum einen damit erklärbar, dass viele Tests auch komplexe motorische und sensorische Fähigkeiten verlangen, zum anderen mit der häufig von Betroffenen gerade nach akuten Schüben beschriebenen und oft persistierenden körperlichen Erschöpfbarkeit, die dann zu Unrecht als kognitive Leistungseinbuße gewertet wird. Schließlich hat auch die Stimmungslage der Patienten zum Untersuchungszeitpunkt Einfluss auf die Untersuchungsergebnisse und verfälscht so u. U. deren Reliabilität.

Schon immer wurden jedoch auch schwere kognitive Störungen bis hin zur Demenz bei MS-Patienten beobachtet. Diese **subkortikale Demenz** bei MS zeigt Symptome von verlangsamter Informationsverarbeitung, reduzierter Merkfähigkeit im Kurzzeitbereich und Schwierigkeiten, Gedächtnisinhalte abzurufen, von Störungen des Affekts, Schwächen im konzeptionellen Denken und gestörten Exekutivfunktionen und korreliert offenbar mit kumulierten multiplen kortexnahen Demyelinisierungsherden ohne neurologische Beeinträchtigung („silent lesions"). MS-Betroffene sollen außerdem Schwierigkeiten haben, Gedächtnisinhalte abzurufen, die zeitlich vor dem Beginn ihrer Erkrankung liegen. Die Häufigkeit kognitiver Störungen liegt in den meisten Studien bei etwa 10 %. Neuere Untersuchungen mit feineren psychometrischen Verfahren zeigen jedoch, dass leichtere Einschränkungen offenbar häufiger (bis zu 40 % und mehr) und auch früher im Krankheitsverlauf zu beobachten sind (Jongen et al. 2012). Mit Abklingen eines Schubs können sich die testpsychologischen Befunde verbessern. Kognitive Störungen sind beim chronisch-progredienten Verlauf der

MS im Vergleich zum schubförmigen mehr als doppelt so häufig anzutreffen. Die Häufigkeit kognitiver Störungen nimmt in etwa mit der Erkrankungsdauer zu; diese Regel kennt aber auch viele Ausnahmen (Boerner und Kapfhammer 1999).

Gerade auch kognitive Störungen haben Auswirkungen auf das Leben mit der Erkrankung. Beim Vergleich zweier nichthospitalisierter Patientengruppen – die eine mit, die andere ohne kognitive Defizite – stellte sich heraus, dass in der Gruppe mit kognitiven Defiziten Arbeitslosigkeit, ein Rückgang der sozialen Kontakte, sexuelle Dysfunktionen und Schwierigkeiten in der häuslichen Routine überproportional häufig vertreten waren.

Psychosen

Produktive Psychosen sind seltene psychische Auffälligkeiten im Verlauf der MS, treten aber offenbar doch – zumindest bei Kindern und Jugendlichen (Pakpoor et al. 2016) – häufiger auf als in der Normalbevölkerung. Zusammenhänge mit einer IFN-Therapie und mit Läsionen im Temporallappen werden beschrieben. Auffällig ist eine Häufung von **Emotionspsychosen,** also Psychosen, die von großer Angst oder auch einem starken Glücksgefühl getragen werden. Emotionspsychosen treten früher im Verlauf der MS auf als schizophrene Psychosen. Eine Deutung der Ergebnisse gelingt unter psychodynamischen Gesichtspunkten. Betrachtet man die Emotionspsychosen als Erkrankung, die – unabhängig von etwaigen biologischen Parametern – neben angstneurotischen Persönlichkeitsmerkmalen gerade auf diese Persönlichkeit besonders emotional wirkender Auslöser bedarf, so kann, ähnlich wie bei der HIV-Infektion beschrieben, die MS selbst als ein solcher Auslöser angesehen werden. Eine auf der organischen Erkrankung beruhende Kritikschwäche wird den Ausbruch einer solchen Psychose begünstigen (Schifferdecker et al. 1996).

22.1.2 Therapie psychischer Veränderungen

Wenn auch, wie in diesem Buch dargestellt, weitreichende therapeutische Möglichkeiten entwickelt wurden, gibt es doch bis heute keine kausale Therapie der MS. In dieser Situation rückt ein therapeutisches Aufgabenfeld ganz in den Vordergrund, das dem psychosozialen Halt der Patienten gilt. Es umfasst den Umgang mit der eigenen Behinderung und deren Folgen. Hierfür ist aber eine genaue Kenntnis der jeweiligen psychopathologischen Begleiterscheinungen unerlässlich. Nur sie erlaubt die Aufstellung eines Gesamtplans, in dem die Anteile von Pharmako-, Psycho- und Soziotherapie hilfreich auf die individuellen Erfordernisse abgestimmt sind.

Wünschenswert wäre bei jedwedem therapeutischen Vorgehen grundsätzlich eine enge Zusammenarbeit zwischen Psychologen, Medizinern und Betroffenen unter Einbeziehung der Angehörigen. Letztere sind schließlich von den Folgen der Erkrankung für das tägliche Leben ebenfalls betroffen und beeinflussen zusätzlich durch ihre Haltung die Einstellung der Erkrankten.

Grundsätzlich gilt für die Behandlung MS-Kranker mit Psychopharmaka die aus der Gerontopsychiatrie bekannte Regel: „Start low and go slow", d. h., wegen erhöhter Gefahr von Nebenwirkungen sollte einschleichend und niedriger als üblich dosiert werden. Evidenzbasierte Leitlinien zur Auswahl bestimmter Psychopharmaka existieren wegen der insuffizienten Datenlage jedoch bisher nicht (Minden et al. 2014).

Merke

Die Auseinandersetzung mit der Erkrankung und insbesondere das deutlich erhöhte Suizidrisiko MS-Kranker machen häufig eine **Psychotherapie** notwendig. Auch die medikamentöse Behandlung psychiatrischer Krankheitsbilder sollte gerade wegen ihrer Multikausalität psychotherapeutisch begleitet werden. Metaanalysen belegen die Wirksamkeit von kognitiver Verhaltenstherapie (KVT) zur Behandlung depressiver Störungen bei Patienten mit MS (Hind et al. 2014). Inwieweit eine Psychotherapie den Krankheitsverlauf beeinflussen kann, ist umstritten. Sie kann aber einen wichtigen Beitrag zur Lebensqualität der Betroffenen leisten.

Medikamentöse Therapie

Depressive Symptome

Das Regime einer antidepressiven Therapie MS-Kranker unterscheidet sich nicht grundsätzlich vom üblichen Vorgehen. Jedoch sollten wegen ihrer geringeren Neben- und insbesondere Wechselwirkungen bevorzugt selektiv wirkende **Serotonin- (SSRI)** und **Serotonin-Noradrenalin-Wiederaufnahmehemmer (SNRI)** als Mittel der Wahl angewandt werden. Dies gilt vor allem dann, wenn anamnestisch Krampfanfälle bekannt sind. Zu den Nebenwirkungen dieser Mittel gehören aber auch sexuelle Funktionsstörungen – ein Problem, an dem schon ohne eine derartige Medikation eine Vielzahl der Betroffenen leidet. In diesen Fällen ist daher Buproprion (Elontril®) oder auch trotz seiner sedierenden WirkungMirtazepin (Remergil®) vorzuziehen.

Im Gegensatz zu den MAO-Hemmern älteren Typs sind selektiv wirkende **MAO-Hemmer** wie Moclobemid (Aurorix®) ebenfalls ohne größere Nebenwirkungen therapeutisch wirksam.

Benzodiazepine wirken bei depressiven Patienten überwiegend durch ihren anxiolytischen Effekt. Mittel der Wahl ist daher auch Alprazolam (z. B. Tafil®). Eine Langzeitbehandlung mit Benzodiazepinen unterliegt den üblichen Beschränkungen. Bei Lungeninfektionen sind Benzodiazepine nur mit größter Zurückhaltung zu geben.

Die Behandlung mit **Lithium** (z. B. Hypnorex® oder Quilonum®) wird ebenso toleriert wie eine Phasenprophylaxe mit Carbamazepin (z. B. Tegretal®) oder Valproinsäure (z. B. Ergenyl®).

Die Indikation zur **Elektrokrampftherapie** (EKT) soll noch strenger als im Normalfall gestellt werden, da zusätzliche neurologische Störungen nach EKT-Behandlung beschrieben sind.

Kognitive Störungen

Bislang wurden nur vereinzelt kleinere Studien durchgeführt, so etwa mit **Donezipil** (Aricept®). Eine Stabilisierung kognitiver Funktionen wurde aber auch unter erfolgreicher immunmodulatorischer Therapie beobachtet (Feinstein 2004).

Die in mehr als 75 % d. F. zu beobachtende abnorme körperliche und kognitive Ermüdbarkeit (Fatigue) spricht offenbar recht gut auf Amantadinsulfat an. Von einer Therapie mit Modafinil (Vigil®) liegen ebenfalls erste positive Ergebnisse vor (MSTKG 2004).

Paranoid-halluzinatorische Symptome Auf Antipsychotika reagieren MS-Patienten ebenfalls empfindlicher; schwere Nebenwirkungen (Dyskinesien, malignes neuroleptisches Syndrom) sollen häufiger auftreten. Daher ist die Gabe eines sog. atypischen Antipsychotikums wie Clozapin (Leponex®), Olanzapin (Zyprexa®), Aripiprazol (Abilify®) oder Risperidon (Risperdal®) prinzipiell vorzuziehen. Für die Behandlung mit Amisulprid (Solian®) oder Quetiapin (Seroquel®) liegen noch keine ausreichenden Erfahrungen vor.

Unruhe und Angst Unruhe und Angst können in jedem Stadium der Erkrankung auftreten, häufig – aber nicht immer – in Zusammenhang mit einer depressiven Störung. Eine vorbestehende Angststörung kann durch die Erkrankung exazerbieren. Eine supportive (psychotherapeutische) Behandlung ist in jedem Fall indiziert. Falls zusätzlich Benzodiazepine notwendig sind, unterliegen diese den üblichen Beschränkungen. Kurze Halbwertszeit und das Fehlen aktiver Metaboliten machen Lorazepam (Tavor®) und Oxazepam (Adumbran®) zu Mitteln der ersten Wahl. Bei chronischen Angstzuständen bietet sich eine Behandlung mit anxiolytisch wirksamen Antidepressiva wie Clomipramin (Anafranil®) oder neueren SSRI an. Ausreichende Erfahrungen mit Pregabalin (Lyrica®) als Präparat gegen generalisierte Angststörungen liegen noch nicht vor.

Psychotherapie

Fast die Hälfte der MS-Patienten gibt Bedarf an psychologischer oder psychotherapeutischer Hilfe an. Auch die bisher in diesem Kapitel dargestellte Problematik weist auf die Notwendigkeit hin, Psychotherapie, aber auch psychologische Beratung und Betreuung zur Förderung der Krankheitsbewältigung in die Behandlungskonzepte der MS einzubeziehen.

Zwei zentrale Problembereiche kennzeichnen einen solchen Therapieprozess:

- die emotionale Adaptation der MS durch den Kranken und

- das Autonomie- bzw. Abhängigkeitserleben im Verlauf der Erkrankung.

Der nicht vorhersagbare Krankheitsverlauf fordert den Einsatz des gesamten Spektrums psychotherapeutischer Strategien und Techniken. Je nach Krankheitsphase ist eine Arbeit am Widerstand oder an den Abwehrmechanismen, dann wieder an den unbewussten Gefühlen und Impulsen notwendig. Besonders im Spätstadium liegt die Betonung psychotherapeutischer Unterstützung auch auf der Entwicklung von Bewältigungsstrategien.

Manche Autoren beschreiben Auswirkungen von Psychotherapie bei MS-Kranken, die von erheblicher Besserung bis hin zur Heilung reichen. Ein langfristiger Einfluss auf den Krankheitsverlauf konnte jedoch nie wirklich belegt werden. Wohl aber zeigt sich ein Effekt der Therapie auf das subjektiv erlebte körperliche Befinden. Die Krankheit bessert sich also durch Psychotherapie zwar nicht hinsichtlich ihrer Symptomatik, die Patienten machen diese aber nicht mehr zum alleinigen Gradmesser ihres Wohlbefindens.

Da **Gruppenpsychotherapie** als bevorzugte Maßnahme gilt, um individuelle Probleme auszudrücken und zu teilen, ist dies in fast allen Untersuchungen auch die Therapie der Wahl. Zuverlässige Studien über die Effizienz einer individuellen (Einzel-)Psychotherapie bei MS-Kranken liegen bisher nicht vor. In einer kontrollierten Studie konnte bei MS-Patienten eine deutliche Reduktion von Depressionswerten sowohl durch eine konfliktorientierte Gruppenpsychotherapie als auch durch KVT in der Gruppe erreicht werden. Die Therapie stellte dabei eine im psychologischen wie auch körperlichen Bereich entlastende Maßnahme dar, die vor allem bei jüngeren und erst kürzlich diagnostizierten Patienten Erfolg verspricht. Positive Erfahrungen zeigten sich auch mit **Musiktherapie,** wenn krankheitsbezogene Themen und angestaute Affekte wie Angst, Wut und Trauer aktualisiert werden konnten. Anhaltende Verbesserungen des Krankheitszustands sind überhaupt dann am besten zu erreichen, wenn es den Patienten durch die Psychotherapie gelingt, ihre Gefühle deutlicher zu zeigen und sich von Abhängigkeiten zu lösen. Therapiestudien zeigen denn auch, dass eine deutliche Zunahme einer Änderung in Richtung Entspannung, Gelassenheit und Optimismus im Vergleich zu unbehandelten Kontrollgruppen einsetzt. Dies ist auch in weitaus stärkerem Maße möglich, als dies in den Selbsthilfegruppen der Fall ist, da der Austausch in einer Therapiegruppe für die Teilnehmer offenbar eine andere Qualität hat (Gergaut-Rösch et al. 1990).

22.1.3 Persönlichkeitsmerkmale

Es existiert keine prospektive Forschung zur Frage prämorbider Persönlichkeitsmerkmale MS-Kranker. Insofern können die im Folgenden genannten Merkmale allenfalls Ausdruck einer Akzentuierung der Persönlichkeit im und vermutlich auch durch den Krankheitsverlauf sein. So besteht denn auch weitgehend Konsens, dass es eine „MS-Persönlichkeit" nicht gibt. Trotzdem findet man eine Vielzahl von Untersuchungen zu psychosomatischen Aspekten der Persönlichkeitsforschung, also zu der Frage, ob bestimmte Persönlichkeitsmerkmale überproportional häufig auftreten und so den Verlauf, evtl. auch den Ausbruch der Erkrankung beeinflussen.

In ihrer Beziehungsgestaltung sollen MS-Kranke durch ein starkes **Abhängigkeitsbedürfnis** gekennzeichnet sein. Diese eher symbiotische Struktur zeigt sich in einer engen Bindung an die Familie mit der Konsequenz, dass Umstellungen auf neue Beziehungen als schwierig erlebt werden. Daneben soll es MS-Patienten auch schwerfallen, ihre Bedürfnisse durchzusetzen oder auch nur wahrzunehmen. Die **mangelnde Selbstwahrnehmung** kann – unabhängig von der Erkrankung – dazu führen, dass selbst der eigene Körper als fremd erlebt wird (Mei-Tal et al. 1970).

Vergleicht man diese Beschreibungen – Probleme in der Beziehung zu den eigenen Bedürfnissen, zum eigenen Körper und in der Beziehungsgestaltung – mit Ergebnissen der ressourcenorientierten Bewältigungsforschung, zeigt sich, wie ungünstig gerade diese Persönlichkeitsmerkmale für einen erfolgreichen Umgang mit der Erkrankung sind. Eine in diesem Sinne „widerstandsfähige" Persönlichkeit ist danach durch drei miteinander verknüpfte Komponenten charakterisiert:

- **Engagement:** beschreibt den Glauben an Wichtigkeit und Wert der eigenen Person.

- **Kontrolle:** beschreibt die Überzeugung, den Verlauf der Ereignisse durch eigenes Zutun angemessen beeinflussen zu können.
- **Herausforderung:** beschreibt die Vorstellung, dass Veränderung und weniger Stabilität das Leben allgemein kennzeichnen.

Eine weitere potenzielle Ressource soll die sog. **private Selbstaufmerksamkeit** sein, die Tendenz, die Aufmerksamkeit stärker auf die eigene Person, z. B. auf Gefühle und Körpersensationen, als auf die Umwelt zu richten (Filipp und Aymanns 2003).

Merke

Dieser Gegensatz von offenbar häufig zu beobachtenden Persönlichkeitsmerkmalen MS-Kranker und den Eigenschaften der „widerstandsfähigen" Persönlichkeit verlangt den Betroffenen für eine erfolgreiche Krankheitsbewältigung also eine Veränderung ihrer Sichtweise und Einstellungen ab, die häufig nur mit äußerer, evtl. auch nur mit professioneller Hilfe gelingen kann.

22.1.4 Psychoneuroimmunologie

Krankheitsbewältigung ist kein unidirektionaler Prozess. Vielmehr ist davon auszugehen, dass nicht nur eine körperliche Erkrankung wie die MS die Psyche beeinflusst und Bewältigungsstrategien erfordert, sondern dass der psychische Zustand auch Einfluss auf die Erkrankung hat. Dieses Gebiet der Wechselwirkung zwischen Psyche und Soma, die Psychoimmunologie oder Psychoneuroimmunologie, steckt allerdings erst in den Anfängen und ist eine noch junge Grundlagendisziplin der psychosomatischen Forschung, wenn auch die Zahl der Untersuchungen zu diesem Thema fast exponentiell ansteigt.

22

Wiederholt wurde die Befürchtung geäußert, dass eine psychosomatisch orientierte Sichtweise der Erkrankung zu einer ungünstigen Krankheitsverarbeitung führt, indem die Schuld für die Krankheit in der eigenen Person gesehen wird. Dies gilt aber offenbar nur dann, wenn es den Betroffenen nicht gelingt, daraus positive Anknüpfungspunkte zu entwickeln. Die Tatsache, dass Ätiologie und Prognose weitgehend unbekannt sind, fördert zudem eigene Krankheitstheorien bis hin zu magischen Vorstellungen. Viele glauben sogar, sich wegen der Erkrankung überhaupt nicht mehr belasten zu dürfen – mit somatischen Folgen bis hin zu einer Atrophie der Muskulatur. Hinsichtlich ihres subjektiven Krankheitskonzepts nehmen MS-Betroffene an, dass ihre Erkrankung am ehesten vererbt wurde, dann in abnehmender Wahrscheinlichkeit durch Alltagsstress, hohe Selbstansprüche, berufliche und erst an letzter Stelle seelische Belastungen verursacht wurde. Der sog. **Life-Event- Theorie**- wird also eine Absage erteilt, obwohl viele Untersuchungen einen Zusammenhang zwischen emotionalem Stress oder psychischen Traumata und dem Ausbruch der Erkrankung oder weiterer Schübe festgestellt haben wollen. So fand eine kontrollierte Studie bei 77 % d. F. vor Ausbruch der Krankheit schwere Belastungsereignisse, ähnlich den Ergebnissen bei psychosomatischen Erkrankungen. In anderen Untersuchungen konnte dies nicht reproduziert werden. Fast alle Studien kranken aber daran, dass bei der Untersuchung der Auswirkungen belastender Lebensereignisse auf die Gesundheit die vermittelnde Rolle von Bewältigungsreaktionen in der Regel nicht berücksichtigt wurde. Hinzu kommt, dass nicht die Quantität der Belastung das Maß ist, sondern die subjektiv erlebte Qualität, das spezifische Ereignis, das eben auf diesen Kranken mit seiner ganz persönlichen Geschichte „passt".

Die widersprüchlichen Ergebnisse sind aber möglicherweise auch durch den reduktionistischen Ansatz der zugrunde liegenden Theorien erklärbar. Denn gerade im Bereich der Stressforschung ist ein mechanistischer Ansatz wenig wirkungsvoll, weil er der hohen Differenziertheit und Dynamik des menschlichen Lebens, aber auch der höheren Komplexität psychischer Prozesse und umgebender sozialer Realität nicht gerecht wird (Schubert 1998).

Ein direkter Zusammenhang zwischen **Psyche und Immunsystem** wurde in einer prospektiven Studie über 13 MS-Patienten mit chronisch progredientem Verlauf gefunden. Danach gehen Perioden mit stärkerer Depression und Angst mit einem erhöhten Quotienten von Helfer- und Suppressorzellen (CD4/CD8-Ratio) einher (Foley et al. 1992). Es konnte in dieser Untersuchung jedoch nicht entschieden werden, ob die veränderte Lymphozyten-

Subpopulation Ursache oder Folge der psychischen Veränderungen ist. Denn Krankheitsverhalten kann auch als eine gegenläufige immunpsychologische Wirkrichtung interpretiert werden. Die Tatsache, dass z. B. bei Infektionskrankheiten der Erkrankte müde ist, mehr schläft, schwach ist, weniger trinkt und den sozialen Kontakt meidet, kann als Ausdruck der Schwächung des Körpers verstanden werden, aber auch als überlebensnotwendiges Verhalten, das zur Einhaltung einer neuen krankheitsbedingten Homöostase eingesetzt wird. Es macht Sinn, wenn das kranke Individuum zur optimalen Mobilisierung der Abwehr fiebert, zum Einsparen von Energie schläft und wenig Nahrung zu sich nimmt und zur Vermeidung des Kontakts mit weiteren Krankheitserregern den sozialen Umgang einschränkt.

Immunpsychologisch gesehen könnte sich so in Zukunft auch zeigen, dass gewisse emotionale, kognitive und motivationale Zustände durch periphere Immunveränderungen, wie sie bei der Auseinandersetzung auch mit chronischen Krankheiten stattfinden, bedingt sind.

22.1.5 Lebensqualität

Dass MS zu einer Einschränkung der Lebensqualität bei Betroffenen, aber auch bei ihren Angehörigen führt, gerade wenn sie in die Versorgung der Erkrankten eingebunden sind, ist evident. Ein Ziel erfolgreicher Krankheitsbewältigung ist daher eine Verbesserung der Lebensqualität aller Beteiligten. Die Lebensqualität von Angehörigen in diese Untersuchungen einzubeziehen ist auch deswegen wichtig, weil diese wiederum Lebensgefühl und Lebensqualität der Betroffenen bestimmen.

In einer kanadischen Studie wurde festgestellt, dass Betroffene wie Angehörige offenbar sehr zufrieden mit ihren familiären Beziehungen, Freundschaften und ihrer Wohnsituation sind, zufriedener sogar als andere Behinderte und ihre Angehörigen. Am wenigsten zufrieden waren die Erkrankten mit ihrem gesundheitlichen Zustand, die versorgenden Angehörigen mit ihrer finanziellen Situation. Insgesamt korrelierte verminderte Lebenszufriedenheit bei den Betroffenen mit einer Abnahme sozialer Aktivitäten aufgrund der Erkrankung, während es bei den versorgenden Personen insbesondere dann zu abnehmender Lebenszufriedenheit kam, wenn der zurückliegende Krankheitsverlauf instabil war. Offen bleibt jedoch, ob eine reduzierte Lebenszufriedenheit zu weniger sozialen Aktivitäten oder die Abnahme der sozialen Aktivität zu einer verminderten Lebenszufriedenheit geführt hat. Sozialer Rückzug als häufige Reaktion birgt offenbar trotzdem das Risiko einer konsekutiven Verschlechterung des Lebensgefühls und vermindert damit das seelische Wohlbefinden (Aronson 1997).

Bei einem Vergleich zwischen MS-Patienten und Patienten mit entzündlicher Darmerkrankung und Patienten mit rheumatoider Arthritis hatten MS-Patienten die niedrigsten Scores in der Lebenszufriedenheit. Bereits im Frühstadium der Erkrankung kommt es zu deutlichen Einbußen (Haupts et al. 2003). Aus derartigen Untersuchungen wird jedoch nicht deutlich, ob dieses geringere Maß an Lebensqualität Ausdruck der spezifischen Störungsmuster der MS ist oder ob nicht doch Persönlichkeitsmerkmale und damit prämorbide Eigenschaften der Grund für die beobachteten Unterschiede in der Einstellung zur Erkrankung sind.

Andere Untersuchungen wiederum haben gezeigt, dass gerade die schnelle Ermüdbarkeit von vielen Betroffenen als die im Hinblick auf ihre Lebensqualität am stärksten belastende Symptomatik erlebt wird (Ford et al. 1998).

Darüber hinaus existieren signifikante Zusammenhänge zwischen Lebensstil und Copingstrategien (Schipper et al. 2011).

22.2 Patientenführung

Michael Schifferdecker

Fragen zur Aufklärung von MS-Kranken über ihre Erkrankung gehören zu den unter den behandelnden Ärzten viel und häufig auch kontrovers diskutierten Problemen. Auch die Betroffenen selbst sind uneins über den richtigen Zeitpunkt. Die Frage, aufklären oder nicht bzw. wann, verkürzt jedoch das Problem. Ärztliche Aufklärung muss immer einen Dialog darstellen, in dem mehr als reine Daten oder Fakten vermittelt werden. In diesem Dialog soll der

Kranke lernen, die Bedeutung von Diagnose und Befunden, die Wertigkeit seiner Beschwerden einzustufen. Befürchtungen, die sich auf die Prognose beziehen, kann er dann immer wieder in Beziehung zur realen Bedrohung setzen.

Aufklärung sollte stets auch die Mitteilung eines Plans für das weitere diagnostische und therapeutische Vorgehen beinhalten bis hin zur kurzfristigen Gabe von Psychopharmaka bei Unruhe, Angst oder Schlafstörungen. Ein Fehler – nicht nur in rechtlicher Hinsicht – ist es, Angehörige vor dem oder gar anstelle des Patienten zu informieren. Dies schwächt die Rolle des Patienten in der Familie und belastet die Angehörigen selbst unzumutbar. Viele Betroffene haben sogar ihre Diagnose zufällig und nicht vom Arzt erfahren.

Merke

Eine sorgfältige und rechtzeitige Aufklärung führt schließlich nicht zuletzt auch zu einem besseren Umgang mit der Erkrankung.

Aufklärung bedeutet aber auch, Hoffnung als Gegengewicht zur existenziellen Bedrohung durch die Diagnose zu vermitteln. Der Aspekt der **Hoffnung** ist psychologisch von großer Bedeutung, weil mitentscheidend, ob der Patient die Mitteilung, an MS erkrankt zu sein, innerlich kompensieren kann. So sollte dem Patienten vermittelt werden, dass er eine nicht geringe Chance hat, noch lange gesund zu bleiben. Auch Hoffnung in zukünftige Forschungsergebnisse ist gerechtfertigt, da es sich um eine häufig relativ langsam fortschreitende Erkrankung handelt und während des Krankheitsverlaufs selbstverständlich weitere Fortschritte in der Behandlung der MS erzielt werden.

Andererseits darf und soll Aufklärung auch nicht zu früh erfolgen. So geschieht es immer wieder, dass Zufallsbefunde in der MRT ohne klinische Symptomatik als MS diagnostiziert und die Betroffenen so unnötig beunruhigt werden.

Merke

Die Mitteilung reiner Verdachtsdiagnosen sollte möglichst unterbleiben und die Diagnose eindeutig gesichert sein, bevor der Patient informiert wird.

22.3 Krankheitsbewältigung

Christina Sokol und Uwe Hoppenworth

Die Funktionsfähigkeit des Körpers ist durch die Erkrankung oder die Therapie in hohem Maße beeinträchtigt. Der Patient sieht sein Körperbild verletzt. Die Integration dieses „fehlerhaften" Bildes in sein Bewusstsein erfordert eine hohe psychische Anpassungsfähigkeit. Die Förderung der Autonomie im Krankheits- und Therapieprozess und das damit verbundene Selbsterleben ermöglichen es dem Patienten, diesen Anpassungsprozess aktiv mitzugestalten und damit eine körperliche, soziale und psychische Veränderung zu erreichen.

Die Rollenerwartungen an Patienten und die Qualität gesundheitsrelevanter Leistungen haben sich erheblich geändert: Von Patienten wird erwartet, dass sie einen sehr viel größeren Teil ihres Therapieerfolgs selbst in die Hand nehmen und als aktive Mitgestalter am Behandlungsprozess teilnehmen. Der Rollenwechsel vom passiven Patienten (paternalistisches Modell) zum selbstbewussten Mitgestalter seiner Krankheit (partnerschaftliches Modell) kann mit den Schlüsselbegriffen **Coping**, **Compliance** und **Adhärenz** markiert werden.

22.3.1 Coping: ein Begriff – viele Bedeutungen

Das Konzept des Copings (engl. „cope with") ist am ehesten mit Krankheitsbewältigung zu beschreiben. Eine einheitliche Definition bzw. ein standardisiertes Instrumentarium zur Messung von Copingstrategien liegt bisher nicht vor. Zum Verständnis vorliegender Konzepte der Krankheitsbewältigung ist es notwendig, zwischen Coping und Abwehr zu unterscheiden – zwei Konzepte, die theoretisch wenig konturiert sind und mehr Fragen aufwerfen als Lösungen aufzeigen (Kächele und Steffens 1988).

Die Erforschung menschlichen Verhaltens in bedrohlichen Situationen – und eine Erkrankung ist eine bedrohliche Situation – reicht ins 19. Jh. zurück und berührt die Wurzeln der Psychoanalyse: Menschliches Verhalten in Krisensituationen geriet zunächst als „Abwehrverhalten" in den Blick. Das psychoanalytische Konzept der **Abwehr** umfasste alle Abwehrbemühungen, die ausgelöst werden, wenn ein Angstsignal dem Individuum eine Bedrohung signalisiert (Freud 1936). Sie dienen dem Schutz vor unangenehmen, schmerzhaften Affekten, die in bestimmten Situationen körperlicher oder seelischer Bedrängnis auftreten. Beispiele für solche eher **unbewusst motivierten Abwehrprozesse** sind u. a. Verdrängung, Verleugnung, Projektion. Ihnen allen ist gemeinsam, dass sie dem Erkrankten zunächst „helfen“,

- die durch die Krankheitsbedrohung ausgelösten Emotionen zu reduzieren,
- Zeit zur Bewältigung von Ereignissen, die nicht sofort integriert werden können, zu gewinnen (z. B. des Schocks bei der Diagnose MS) und
- mit unwiederbringlichen Verlusten (z. B. Mobilität) umzugehen.

Merke

Während **Abwehr** darauf zielt, Bedrohung von sich fernzuhalten bzw. sie im subjektiven Erleben zu modifizieren – sie also zu bagatellisieren, zu verdrängen oder zu projizieren –, will **Coping** einen eher bewussten Umgang mit der Erkrankungssituation initiieren.

Der Begriff **Coping** umfasst alle kognitiven und verhaltensmäßigen Versuche eines Individuums, eine durch Krankheit ausgelöste Stresssituation zu meistern. Stress wird in diesem Zusammenhang als stark belastende Lebenssituation verstanden, die Ursache und Ausgangspunkt für gesundheitliche Beeinträchtigung sein kann (Cohen und Lazarus 1982).

Trotz der Unterschiede in den theoretischen Ansätzen zur Systematisierung von Copingverhalten ist allen Konzepten gemeinsam, dass Krankheitsbewältigung als phasenhaft ablaufender Prozess verstanden wird (➤ Kap. 22.3.6). Horowitz und Wilner (1980) unterscheiden drei **Bewältigungsmuster**:

1. Aktive Beschäftigung mit der eigenen Krankheit und Durcharbeiten der eigenen Situation
2. Hinwendung zu anderen Aktivitäten und Neuformierung eigener Einstellungen und Werte
3. Aufsuchen sozialer Kontaktpersonen

Welche Copingstrategien im Verlauf der Krankheit dominieren, ist neben krankheitsbedingten Variablen (Dauer und Prognose über den Verlauf der Krankheit) abhängig von individuellen Faktoren (kognitive Struktur der Betroffenen, Einstellungen, Werthaltungen etc.), den Erfahrungen mit sich selbst in Lebenskrisen, den subjektiven Krankheitstheorien, dem Selbstwertgefühl und schließlich von den Reaktionen des sozialen Kontextes. Krankheitsbewältigung muss insofern als multifaktorieller Prozess verstanden werden, dem ein kompliziertes Umwelt-Person-Passungsgefüge zugrunde liegt (Fitzegerald Miller 2000).

Verkürzt kann die **Umwelt-Person-Beziehung des Patienten** so zusammengefasst werden: Die Art und Weise, wie der Patient über sich selbst und die Welt denkt, hat einen direkten Einfluss auf sein Befinden. Nicht nur seine Gefühle, Ängste, Erwartungen, sondern auch seine Erinnerungen spielen eine Rolle. Es ist daher wichtig, den Patienten darin zu unterstützen, dass er sich der Glaubensmuster hinsichtlich seiner Handlungen in Bezug zur Krankheitsbewältigung bewusst wird. Denn sie haben einen direkten Einfluss auf den Krankheitsverlauf. Stressbedingte Gedanken und Emotionen lösen unmittelbar körperlichen Stress aus. Gedanken bestimmen das Verhalten, und von hier aus gehen Impulse an alle Zellen im Körper. So reagieren MS-Patienten auf verschiedene Krankheitssituationen mit einem spezifischen Bewertungsprozess, der biografisch determiniert ist und in der Bewältigungssituation jene Ressourcen aktiviert, die durch die vorausgegangene Selektion nicht abgeblockt, sondern freigegeben wurden.

22.3.2 Compliance als Therapietreue oder wie individuelle Bewältigungsstrategien auf medizinische Notwendigkeiten ausgerichtet werden

Während im Verlauf von Copingprozessen das Verhalten der Patienten nicht selten zwischen den Polen von Abwehr und Akzeptanz oszilliert, gerät im **Compliance**konzept vorrangig die „gehorsame“ Einhaltung von medizinischen Verhaltensmaßregeln (Therapietreue) in den Blick. **Therapietreue** als Gütekriterium einer gelungenen Krankheitsbewältigung löst allerdings eine Reihe von kritischen Fragen aus: Neben den moralischen Implikationen des Begriffs „Treue“ stellt sich die Frage:

- „Wer ist wem gegenüber zur Treue verpflichtet"?
- Stellt „Untreue" (Non-Compliance) in diesem Zusammenhang nicht auch gerade den Versuch dar, das eigene Leben – und damit den Umgang mit der Krankheit – selbstbestimmt zu organisieren?
- Ist Non-Compliance in diesem Fall nicht geradezu der Versuch, die eigene Autonomie wiederherzustellen – um sich selbst treu zu bleiben?

So viel lässt sich an dieser Stelle sagen:

Merke

Non-Compliance an sich ist noch kein Beweis für ein therapiegefährdendes Verhalten und Compliance kein Garant für eine gelungene Krankheitsbewältigung. Entscheidend sind in jedem Fall die Bedingungen der jeweils individuellen Situation des Patienten in Verbindung mit seinen krankheitsspezifischen Bedingungen.

In diesem Sinne kann „Verordnungstreue" durchaus positiv gesehen werden: Sie sichert, dass Medikamente gemäß der ärztlichen Verschreibung eingesetzt werden, um auch bei Langzeittherapien den gewünschten Erfolg erreichen zu können. Gerade bei MS ist angesichts der hohen Therapieabbruchrate eine auf Vertrauen und Zuverlässigkeit beruhende Kooperation zwischen Arzt und Patient zur Erhaltung der Compliance unerlässlich.

22.3.3 Adhärenz: ein Modell partizipativer Entscheidungsfindung

Adhärenz markiert den Wechsel vom überwiegend „väterlichen, beschützenden" Arzt zu einem „zur Mitsprache einladenden Gesundheitsexperten", der dem Patienten anbietet, ihm als Partner in seiner Krankheitsbewältigung zu begegnen und ihn als jemand zu akzeptieren, der als Betroffener allein authentische Erfahrungen mit seiner Erkrankung in den Dialog einbringen kann.

22

Die Ausfüllung der Patientenrolle erfährt somit einen bemerkenswerten Wandel:

- Der Patient wird zum aktiv Fragenden, statt sprachloser Empfänger zumeist überwiegend schlechter Nachrichten zu sein.
- Er ist der umfänglich Informierte statt der ausschließlich passive Rezipient.
- Er wird zum Handelnden statt zum ausschließlich Behandelten.

In der Praxis überwiegen nicht selten Compliance- statt Adhärenztechniken. Dies erklärt sich nach Anderson und Funnel (2005) mit dem immer noch überwiegend in der Arzt-Patient-Beziehung dominierenden Paradigma der Akutmedizin. Hier übernimmt der Arzt einen großen Teil der Verantwortung für den kranken Patienten, was bei chronischen Erkrankungen eher kontraindiziert ist, da die Betroffenen lebenslang mit ihrer Erkrankung umgehen müssen. Die Vergrößerung des Handlungsvolumens des Patienten und der daraus resultierende Gewinn an Autonomie gelingt ohne entsprechende Unterstützung nur partiell, weil die MS Lebensgewohnheiten und Routinen verändert und das Selbstwertgefühl beeinträchtigt.

Merke

Dieses Zusammenspiel von Krankheitsbedingungen und sozialen Folgen bedarf einer behutsamen Unterstützung, die einerseits die Nöte der Patienten ernst nimmt und andererseits alternative Umgangsformen aufzeigt. Der Patient kann sich nur dann ein positives Selbstkonzept und Selbstwertgefühl bewahren, wenn es ihm gelingt, sein Selbstideal mit dem neuen Körperbild auszubalancieren.

22.3.4 Diagnose MS: ein Sturz aus der Selbstverständlichkeit

Mit einer chronischen Krankheit zu leben, bedeutet zu akzeptieren, dass man nicht mehr der ist, der man einmal war. Gesundheit und Vitalität haben als wesentliche Garanten einer erfolgreichen Selbstinszenierung in beruflichen und persönlichen Bereichen einen bedeutsamen Stellenwert. Umso dramatischer wird vor diesem Hintergrund der Verlust eines scheinbar selbstverständlichen Zusammenspiels der Organe und Organsysteme im menschlichen Körper erlebt: Währt diese als Desaster erlebte Dysfunktion über einen längeren Zeitraum, kommt es zu einer Krise, die den Betroffenen zutiefst erschüttert und ihn aus den bisherigen Selbstverständlichkeiten seines Alltags reißt.

Die Eröffnung der MS-Diagnose kann einen emotionalen Schock auslösen. Je traumatisierender die Diagnose erlebt wird, desto umfassender fällt die notfallartig einsetzende Reaktion aus. Darüber hinaus erleben einzelne Patienten die Diagnose durchaus auch als Entlastung, da sie schon lange nach den Ursachen ihrer neurologischen Symptome gesucht haben und jetzt endlich einen begreifbaren medizinischen Hintergrund erkennen, der die Hoffnung auf Heilung zulässt. Eine Integration der Krankheit in die Persönlichkeit gelingt erst nach einiger Zeit und ist abhängig von biografischen Vorerfahrungen, Persönlichkeitsmerkmalen, Einstellungen zum eigenen Körper und Bindungs- und Beziehungsfähigkeiten. Für Patienten mit sichtbaren Behinderungen ist es oft leichter, die Folgen der Krankheit zu integrieren, als für Patienten, die kaum oder keine sichtbaren Symptome aufweisen. Adaptationsprozesse für Patienten mit nicht eindeutig erkennbaren Symptomen gestalten sich kompliziert, weil im Kontext sozialer Begegnungen die Bedeutung krankheitsbedingter Symptome – und die wechselnde Intensität ihrer Ausprägung – durchaus missverständlich gedeutet werden können.

22.3.5 MS – nicht nur eine körperliche Verletzung

Die Forschung zum Thema **Körpererleben** und **Körperbild** ist in der klinischen Psychologie, Psychiatrie und Neurologie ein wichtiges Feld. Der Körper sowie die bewussten und unbewussten Körperbilder prägen die psychischen Entwicklungsprozesse maßgeblich (Moré 2003). Die Entwicklung des Körperbildes wird als Prozess in verschiedenen Phasen beschrieben: Extensions-, Kohäsions-, Komparations-, Expansions- und Integrationsphase. Die damit verbundenen Endwicklungsprozesse prägen das Selbsterleben, das Selbstwertgefühl, das Selbstvertrauen, die Selbstwirksamkeit und die Beziehungserfahrungen. Selbstgrenzen werden durch Körpergrenzen angedeutet und entscheiden somit auch die Verhaltensspektren.

Merke

MS als eine Autoimmunerkrankung löst eine narzisstische Kränkung aus. Die Zellen des Immunsystems richten sich gegen den eigenen Körper. Bereits Fantasien über körperliche Einschränkungen (Rollstuhl) können psychische Krisen mit entsprechenden neurophysiologischen Reaktionen auslösen.

22.3.6 Phasen der Krankheitsbewältigung

Krankheitsbewältigung verläuft in verschiedenen Phasen, und diese sind immer auch implizit Versuche eines Krisenmanagements: Die Erkrankung zwingt zur Besinnung, stellt neue Anforderungen und verlangt ungewohnte Bewältigungsformen (➤ Tab. 22.1). Dabei hält der „Bewältigungsprozess" keine strenge Abfolge ein: Je nach individueller Ausgangslage werden einzelne Stufen übersprungen, wird auf Stufen verharrt, oder bereits bewältigte Abschnitte werden noch einmal durchlaufen.

Tab. 22.1 Phasen der Krankheitsbewältigung (Hellige 2002)

Phase	Merkmale	Coping (+) und Abwehr (–)
Vordiagnosephase	**Verlauf** ist u. a. abhängig von: • Beginn der Krankheit • Verhalten des Pat. • Grad der Verunsicherung des Patienten durch Verstärkung der Symptomatik • Verhalten von Angehörigen und professionellen Helfern • Bereitschaft, einen Arzt zu konsultieren	(–) • Verharmlosung der Probleme und Symptome der Krankheit • Notwendige Entscheidungen über die eigene Krankheit werden verschoben • Gefühle und Gedanken zum eigenen Befinden werden nicht mitgeteilt (+) • Sorgen werden geäußert • Gefühle werden gezeigt

22

Tab. 22.1 Phasen der Krankheitsbewältigung (Hellige 2002) *(Forts.)*

Phase	Merkmale	Coping (+) und Abwehr (–)
Diagnosephase	• Selbst- und Körperkonzept gerät aus dem Gleichgewicht • Berufstätigkeit, Rolle in der Familie u. a. sind dauerhaft oder bei Symptomverstärkung gestört • Unsicherheit des Pat. wird durch mögliche Unsicherheit der Professionellen im Umgang mit der Diagnose verstärkt • Hat der Pat. schließlich die Diagnose erfahren, hängt es von der Art der Mitteilung ab, wie er mit der Diagnose umgeht	(–) • Krankheit wird verdrängt • Pat. isoliert sich sozial, gibt frühere Aktivitäten und soziale Kontakte auf, ist vorwiegend mit sich selbst beschäftigt, ist depressiv • Gibt anderen die Schuld, z. B. dem behandelnden Arzt • Verweigert die Mithilfe bei der Therapie, ist aggressiv (+) • Sucht Informationen, richtet sich auf die Krankheit aus, fragt nach Hintergründen der Therapie • Behält soziale Aktivitäten bei
Phase der Suchbewegungen	• Versuche der Neugestaltung der eigenen Lebenswelt: Täglich müssen neue Anpassungsleistungen geplant, mit Angehörigen abgestimmt, bewertet und realisiert werden. Pat. erkennt, welche Konsequenzen dies für die Gestaltung seines Alltags hat • Zunehmende Fähigkeitsverluste initiieren eine permanente Krise, Selbst- und Körperbild müssen ständig neu etabliert werden • Trauer (Abschied von vielen Teilkompetenzen) und Frustrationsarbeit werden nicht selten zu einer größeren Belastung als die eigentlichen Krankheitssymptome • Auseinandersetzung mit medizinischen Behandlungskonzepten, Anschluss an Selbsthilfegruppen: Vergleich der eigenen Bewältigungsstrategien mit den Strategien anderer Erkrankter	(–) • Pat. hat unrealistische Hoffnungen für die Zukunft • Glaubt, seine Funktionalität würde völlig wiederhergestellt • Sucht nicht aktiv nach Hilfe • Stützt sich übermäßig auf Angehörige • Setzt sich unrealistische Ziele • Nimmt Ereignisse passiv hin, glaubt an Vorbestimmung (Krankheit als Schicksal), zeigt wenig Besorgnis über die bestehenden Probleme • Verweigert die Mitarbeit bei der Therapie (+) • Nimmt Einfluss auf die Gestaltung seiner Lebenswelt, wird zunehmend aktiver • Denkt positiv und versucht, das Gute in jeder Situation zu sehen • Behält soziale Aktivitäten bei • Nimmt Kontakt mit ebenfalls Betroffenen auf, findet Trost in dem Wissen, dass es anderen ähnlich geht
Konsolidierungsphase	MS ist weitgehend in den Alltag integriert: • Pat. hat eine Lebensform gefunden, die es ihm und seinen Angehörigen (soweit vorhanden) ermöglicht, ein Leben unter den Bedingungen der Krankheit zu führen • Neben der Erfahrung verschiedenster Fähigkeitsverluste ist die Erfahrung getreten, dass es eine Reihe gesunder Potenziale gibt, die eine bestimmte Lebensqualität sichern und das eigene Selbstbild stabilisieren • Pat. hat sich aus den unterschiedlichsten Informationsquellen ein „Expertenwissen" angeeignet, das die Bewältigungskompetenz positiv stützt	(+) • Pat. hält einen realistischen Grad von Unabhängigkeit aufrecht • Übernimmt seine Pflege selbst, soweit das die Krankheit zulässt • Setzt sich Ziele und arbeitet aktiv darauf hin • Erprobt neue Rollen • Bereitet sich innerlich auf verschiedene Verlaufsformen vor • Lässt sich von anderen helfen, wenn es nötig ist

22.4 Patientencoaching: Begleitung als Gestaltungsprinzip im Versorgungsmanagement

Christina Sokol und Uwe Hoppenworth

22.4.1 Was ist Patientencoaching?

MS-Patienten müssen seelische und körperliche Belastungen bewältigen, eine Fülle von Informationen verarbeiten und eine Vielzahl von Therapieanweisungen und Verhaltensregeln befolgen. Dabei bleiben bedeutsame psychosoziale Faktoren, die eine Adhärenzverbesserung bewirken könnten, oftmals unberücksichtigt.

Wie die Erfahrung zeigt, verhält sich fast nur jeder zweite Patient überhaupt therapiegerecht. Hier setzt das Konzept des Patientencoachings im Sinne einer „Hilfe zur Selbsthilfe" ein, um den Patienten zu einem langfristig verantwortungsbewussten Umgang mit seiner Krankheit und der medizinischen Behandlung anzuleiten. Ziel des Coachings ist die Verbesserung der Krankheitsbewältigung des Patienten unter Berücksichtigung seiner individuellen Ressourcen. Dabei ist zunächst keine Verhaltensänderung intendiert. Der Patientencoach zeigt Möglichkeiten auf, wie bestimmte schwierige Situationen im Alltag gemeistert werden können:

- Er bespricht mit dem Patienten, dessen Arzt und Angehörigen, was getan werden kann, um einen besseren Umgang mit der Erkrankung zu finden.
- Er vermittelt Kontakte (z. B. zu Ärzten, MS-Nurses, Reha-Zentren, Pflegediensten, Hilfsmittelanbietern, Selbsthilfe- und Sportgruppen usw.).
- Er erleichtert den Wechsel vom Krankenhaus nach Hause oder in die Reha und bleibt auch nach dem Klinikaufenthalt Ansprechpartner für den Patienten.

Durch eine wertschätzende Wahrnehmung der **Selbstkompetenz** des Patienten wird dessen Verantwortlichkeit für den Krankheitsprozess betont: Der Betroffene erfährt, dass seine Möglichkeiten der Bewältigung respektiert werden und als wesentliche Momente in weiterführende Therapiekonzepte einfließen. Patient und Coach begegnen sich als gleichberechtigte Partner. Eine der Besonderheiten der MS ist, dass der Patient jahrelange Erfahrung mit seiner Erkrankung hat, jede Nuance spürt, wie die MS auf seelische Belastungen, körperliche Anstrengungen, das Wetter, Medikamente, bestimmte krankengymnastische Übungen, Hitze, Massagen usw. reagiert, und sich deshalb in vielerlei Hinsicht viel besser auskennt als ein noch so guter Arzt.

22.4.2 Gestaltung des Patientencoachings im Einzelkontakt

Informationsphase – Ressourcenanalyse

Um das Bewältigungsverhalten des Patienten besser verstehen zu können, ist es unerlässlich zu ergründen, welche individuelle Bedeutung der Patient seiner Situation beimisst und welche Handlungs- und Umgangsformen daraus abgeleitet werden.

Dieses patientenorientierte Vorgehen lässt sich mithilfe des **triadischen Modells** (Sokol und Hoppenworth 2012) nicht nur anschaulich visualisieren, sondern es stellt auch eine wirkungsvolle Methode dar, um gemeinsam mit dem MS-Patienten am Thema „Verantwortlichkeit" zu arbeiten (➤ Abb. 22.1).

In der bildlichen Darstellung der triadischen Anordnung des Arbeitsbündnisses von Patient und Fachpersonal wird die Verteilung der Verantwortlichkeiten deutlich: MS-Patient, Fachpersonal und Arzt begegnen sich im Hinblick auf die gemeinsame Aufgabe „Krankheitsbewältigung". Beide tragen ihren Anteil dazu bei. Der Patient kann Schwierigkei-

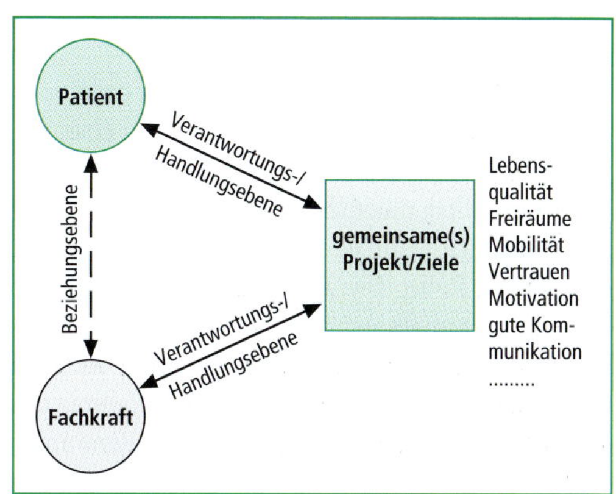

Abb. 22.1 Triadisches Modell des Arbeitsbündnisses von Patient und Fachkraft [L106]

ten und Probleme in der Krankheitsbewältigung vortragen, die damit verbundenen Gefühle, Wünsche und Ziele benennen und im triadischen System lokalisieren. Bereits bewährte Unterstützungssysteme werden deutlich und können in die medizinische Versorgung integriert werden. Patient, Fachpersonal und Arzt entgehen auf diesem Wege einer Vielzahl von Missverständnissen, die z. B. daraus entstehen können, dass Beziehungs- und Sachebenen miteinander vermischt werden.

Merke

Der Patient wird auf der Beziehungsebene wertgeschätzt. Gleichzeitig können kritische Verhaltensformen thematisiert werden, ohne dass er sich beurteilt fühlen muss, was wiederum eher negatives Copingverhalten fördern würde.

Klärungsphase – Ressourcenorientierung

In dieser Phase des Coachingprozesses werden die Anliegen des Fachpersonals und des Patienten sprachlich und visuell konkretisiert. Der Patienten erfährt, dass seine Erfahrungen ernst genommen werden. Er lernt, selbstgewählte Ziele wirksamer auszurichten, und wird unterstützt bei:

- der Erweiterung seiner persönlichen und sozialen Kompetenzen,
- seinem Umgang mit inneren und äußeren Konflikten,
- der Identifikation der darin gebundenen Ressourcen und ihrer Nutzung für eine bessere Krankheitsbewältigung,
- der Entwicklung seiner Fähigkeiten, in der Konfrontation mit dem Unabänderlichen zu einer persönlichen Haltung zu finden, die eine Akzeptanz im Alltag möglich macht.

Der Patient wird zum Reden ermutigt; er übernimmt eine aktive Rolle. Die Fachkraft erhält nicht nur wichtige Informationen, sondern es wird gleichzeitig eine Gesprächssituation etabliert, die wichtige Grundbedürfnisse nach Geltung und Entfaltung des Patienten erfüllt. Das sichert einen guten Beratungsverlauf.

Folgende Fragen können zur Klärung beitragen:

- „Was müsste geschehen, damit Sie nach … (Zeitangabe) hier rausgehen und sagen können: ‚Das hat sich gelohnt!'?“
- „Von allen Fragen, die Sie haben, welche ist jetzt für Sie die wichtigste?“

Zur besseren Orientierung hilft die Visualisierung der Fragen auf Karten, die hierarchisch sortiert und bearbeitet werden können.

Umsetzungsbegleitung – Ressourcenaktivierung

In dieser Phase geht es um die Besprechung konkreter Anliegen. Die Aufmerksamkeit des Patienten kann durch Fragen immer wieder gewonnen werden.

Ja-Fragen Bei dieser Frageform geht es um die Erzeugung einer positiven Grundstimmung. Die Fragen werden so formuliert, dass der Patient auf die Antwort neugierig wird:

- „Wollen Sie wissen, ob …“
- „Interessiert es Sie, warum ich Sie hier anspreche?“
- „Ich habe mir einige gute Ideen zu … einfallen lassen. Möchten Sie sie hören?“

Reflektierende Fragen Das Gespräch verliert sich im Allgemeinen, es gerät in eine Sackgasse oder wird für kurze Zeit unterbrochen. Durch diese Fragetechnik kann der Dialog wieder aufgenommen werden. Dabei wird ein Teil dessen, was der Patient gesagt hat, wiederholt. Die reflektierende Frage ist sozusagen ein „Echo“ seiner Ausführungen und soll ihn anregen, das angeschnittene Thema zu überdenken und weiter zu vertiefen:

- „Sie haben vorhin gesagt, dass …“
- „Wenn ich Sie richtig verstanden habe, ist …“

Anschaulichkeit Menschen leben in einer konkreten Welt und haben konkrete Vorstellungen, wie sie mit den an sie gestellten Herausforderungen fertig werden. Alles Denken und Fühlen ist mit konkreten Vorstellungen verbunden, die durchaus visualisiert werden können, z. B. durch Impulse wie:

- „Können Sie das in einer Skizze, einem Bild darstellen?“

- „Welche Vorstellungen/Assoziationen löst dieser Vorgang/dieses Erlebnis bei Ihnen aus? Welche Gefühle sind damit verbunden?“
- „Stellen Sie sich eine Skala von 1–10 vor. 10 steht für: ‚Es geht mir sehr gut‘, und 1 bedeutet: ‚Es geht mir richtig schlecht!‘ Wo würden Sie Ihr heutiges Befinden einordnen?“ Und weiterführend: „Wie können wir Sie unterstützen, damit Sie von 4 nach 6 gelangen“?
- Aufgreifen der Körpersprache: „Sie schauen so fragend?“

Abwehr von Themen Mögliche Bedenken und Widerstände können direkt angesprochen werden:
- „Es fällt Ihnen schwer, darüber zu sprechen?“
- „Ich habe den Eindruck, dass es besser ist, dieses Thema beim nächsten Mal zu besprechen.“
- „Wir können später noch einmal darauf zurückkommen, weil …“

Entscheidungsphase

Schließende Fragen Mit schließenden Fragen werden Entscheidungen herbeigeführt:
- „Ich habe Ihnen jetzt so viel erzählt. Haben Sie noch Fragen?“
- „Wünschen Sie noch andere Auskünfte? Überlegen Sie in aller Ruhe!“

Kontrollfragen Diese Fragen werden am Ende eines Gesprächs gestellt. Sie verfolgen folgende Ziele:
- Eindrücke des Patienten zum erlebten Gespräch zu erhalten
- Übereinstimmung und Dissensen festzustellen
- Bestehende Differenzen oder Probleme aufzuzeigen

Beispiele:
- „Sind Sie damit einverstanden, wenn …?“
- „Können wir uns darauf einigen, dass Sie …?“

Ausklangsphase – Neuanknüpfung

- Bilanz ziehen (Standortbestimmung): Was wurde für beide im Gespräch erreicht? Das Erlebnis, ein konstruktives Gespräch geführt zu haben, ist die beste Motivation für weitere Gespräche.
- Mit dem Patienten kleine Schritte vereinbaren, die in seine Alltagsstrukturen übertragbar sind.
- Bei Bedarf nächsten Termin vereinbaren.

22.4.3 Patientencoaching in der Gruppe

Patientencoaching findet zumeist im Einzelkontakt statt. Studien zeigen, dass supportive Gruppenkonzepte vor dem Hintergrund der sich verknappenden Ressourcen nicht nur eine sinnvolle Unterstützungsmaßnahme für Patienten sind, sondern durch den gruppendynamischen Prozess einen wichtigen Baustein der integrierten patientennahen Versorgung darstellen:
- In der Gruppe erfahren die Patienten emotionale und handlungsorientierte Unterstützung durch Mitpatienten: Über das Feedback der anderen können sie ihre Einstellungen, Gefühle und ihr Handeln überprüfen, Bestätigung erfahren oder Alternativen entdecken.
- Die Gruppe stellt den tragenden emotionalen Resonanzboden für den Einzelnen dar. Er erfährt Ermutigung und Unterstützung aus der Gruppe und erkennt, dass andere Menschen in der gleichen Situation ähnliche Gedanken und Gefühle haben.
- Beziehungserfahrungen mit Ärzten, Fachpersonal sowie Angehörigen können leichter zum Ausdruck gebracht werden, ohne dass eine Stigmatisierung befürchtet werden muss.
- Das Gefühl, anderen helfen zu können, stabilisiert und stärkt das Selbstwertgefühl.

LITERATURAUSWAHL

Unter https://shop.elsevier.de/multiple_sklerose erhalten Sie Zugriff auf weitere Literaturstellen zu diesem Kapitel.

Anderson RM, Funnel MM (2005). Patient empowerment: Reflection on the challenge of fostering the adoption of a new paradigm. Patient Educ Couns 8: 173–178.

Cohen F, Lazarus RS (1982). Coping with the stresses of illness. In: Stone GC, Cohen F, Adler NF (eds.). Health Psychology – A Handbook. San Francisco: Jossey Bass; pp. 217–254.

Feinstein A (2004). The neuropsychiatry of multiple sclerosis. Can J Psychiatry 49: 157–163.

Filipp SH, Aymanns P (2003). Bewältigungsstrategien (Coping). In: Adler R, Herrmann JM, Köhle K et al. (Hrsg.).

Uexküll – Psychosomatische Medizin. Modelle ärztlichen Denkens und Handelns. 6. A. München: Elsevier Urban & Fischer; S. 297–310.

Fitzegerald Miller J (2000). Coping fördern – Machtlosigkeit überwinden. Hilfen zur Bewältigung chronischen Krankseins. Bern: Huber.

Freud A (1936). Das Ich und die Abwehrmechanismen. Wien: Internationaler Psychoanalytischer Verlag.

Gobbi C, Rocca MA, Pagani E, et al. (2014). Influence of the topography of brain damage on depression and fatigue in patients with multiple sclerosis. Mult Scler 20: 192–201.

Haupts M, Elias G, Hardt C et al. (2003). Lebensqualität bei Patienten mit schubförmiger MS in Deutschland. Nervenarzt 74: 144–150.

Hellige B (2002). Balanceakt Multiple Sklerose. Stuttgart: Kohlhammer

Hind D, Cotter J, Bradburn M, et al. (2014). Cognitive behavioural therapy for the treatment of depression in people with multiple sclerosis: A systematic review and meta-analysis. BMC Psychiatry 14: 5.

Horowitz MJ, Wilner N (1980). Life events, stress and coping. In: Poon L (ed.). Aging in the 1980s: Selected contemporary issues in the psychology of aging. Washington: American Psychological Association; pp. 363–374.

Jongen PJ, Horst AT, Brands AM (2012). Cognitive impairment in multiple sclerosis. Minerva medica 103: 73–96.

Kächele H, Steffens W (Hrsg.) (1988). Bewältigung und Abwehr. Beiträge zur Psychologie und Psychotherapie schwerer körperlicher Krankheiten. Heidelberg: Springer.

Kim S, Foley FW, Picone MA, et al. (2012). Depression levels and interferon treatment in people with multiple sclerosis. Int J MS Care 14: 10–16.

Minden SL, Feinstein A, Kalb RC, et al. (2014). Evidence-based guideline: Assessment and management of psychiatric disorders in individuals with MS: Report of the Guideline Development Subcommittee of the American Academy of Neurology. Neurology 82: 174–181.

Moré A (2003). Bewusste und unbewusste Körperbilder. Ihre Bedeutung in der Persönlichkeitsentwicklung junger Frauen. Werkblatt Psychoanalyse und Gesellschaftskritik 20(51): 25–43.

MSTKG – Multiple Sklerose Therapie Konsensus Gruppe (2004). Symptomatische Therapie der Multiplen Sklerose. Nervenarzt 75 (Suppl 1): 2–39.

Pakpoor J, Goldacre R, Schmierer K, et al. (2016). Risks of psychiatric disorders in children and young adults with demyelinating diseases of the central nervous system: A national record-linkage study. Mult Scler 22: 17

Schifferdecker M, Calabrese P (2007). Psychische Dysfunktionen bei MS. In: Calabrese P (Hrsg.). Multiple Sklerose und Kognition. Stuttgart: Thieme; S. 37–43.

Schipper S, Wiesmeth S, Wirtz M, et al. (2011). Krankheitsverarbeitungsstile und gesundheitsbezogene Lebensqualität bei Multiple-Sklerose-Erkrankten. Psychother Psychosom Med Psychol 61: 347–355.

Sokol C, Hoppenworth U (2015). Patientencoaching: Coping gestalten – Autonomie fördern. In: Schmidt RM, Hoffmann FA, Faiss JH, Köhler W (Hrsg.). Multiple Sklerose. 6 A. München: Elsevier Urban & Fischer; S. 428.

KAPITEL

23

Peter Flachenecker

Prinzipien der Rehabilitation

23.1 Grundlagen der Rehabilitation

„Rehabilitation ist ein Prozess, der behinderte Menschen dazu befähigen soll, ihren optimalen körperlichen, sensorischen, intellektuellen, psychischen und sozialen Funktionszustand zu erreichen und zu erhalten. Rehabilitation stellt alle notwendigen Maßnahmen zur Verfügung, damit behinderte Menschen Unabhängigkeit und Selbstbestimmung erlangen können.“

Weltgesundheitsorganisation (WHO, www.who.int, Übersetzung durch den Autor)

Die Definition der WHO liefert eine allgemeine Beschreibung dessen, was Rehabilitation ausmacht. Anders ausgedrückt: Rehabilitation ist ein aktiver Lernprozess, der auf die Bewältigung einer Behinderung und Minimierung einer Aktivitätseinschränkung ausgerichtet ist und auf die vollständige Wiederherstellung abzielt oder, wenn diese nicht erreicht werden kann, darauf fokussiert, das optimale körperliche, geistige und soziale Potenzial der Patienten auszuschöpfen und so dafür zu sorgen, dass sie ihren angestammten Platz in der Gesellschaft und in ihrem persönlichem Umfeld behalten bzw. wieder einnehmen können (Kesselring 2004). Damit ist die Rehabilitation ein wesentlicher Bestandteil in der medizinischen Versorgungskette, um Funktionsfähigkeit, Aktivität und Teilhabe und damit schlussendlich Selbstständigkeit und Lebensqualität zu erhalten oder gar zu verbessern.

Rehabilitation ist ein komplexer Vorgang, bei dem sich innerhalb eines umfassenden Behandlungskonzepts medizinische, berufliche und soziale Maßnahmen gegenseitig ergänzen. Die funktionellen Behandlungen (vor allem Physiotherapie, Ergotherapie und Neuropsychologie) sollen die bestehenden Symptome und die daraus entstehende Behinderung beseitigen oder vermindern bzw. einer Verschlimmerung vorbeugen (Henze 2013). Somit können Rehabilitationsmaßnahmen als „intensivierte symptomatische Therapie“ betrachtet werden, bei der die vielfältigen Symptome der MS im interdisziplinären multiprofessionellen Team behandelt werden können (➤ Abb. 23.1). Im Rahmen einer stationären Rehabilitationsbehandlung können nicht nur die körperlichen Funktionseinschränkungen wie Spastik, Ataxie, Dysarthrie und Dysphagie oder Blasenstörungen behandelt, sondern auch die Krankheitsverarbeitung und die psychischen Konsequenzen der Erkrankung angegangen werden. Daher empfiehlt sich eine Rehabilitationsbehandlung nicht nur nach einem akuten MS-Schub oder bei chronisch-progredienter Verschlechterung der Leistungsfähigkeit, sondern gerade auch in den frühen Stadien der Erkrankung. Durch die Hilfestellung bei der Krankheitsbewältigung, geeignete psychoedukative Maßnahmen und eine umfangreiche Informationsvermittlung kann der Umgang mit der neuen Situation erleichtert und Fehlentwicklungen vorgebeugt werden (Meißner und Flachenecker 2014).

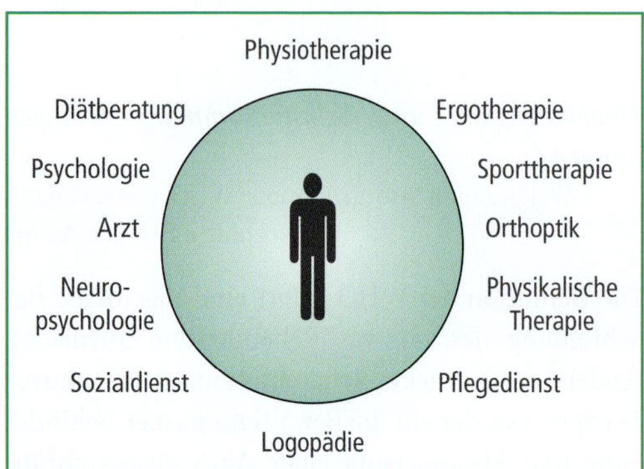

Abb. 23.1 Interdisziplinäres multiprofessionelles Team der neurologischen Rehabilitation [L231]

23.1.1 ICF und ICF Core Sets

Die **Internationale Klassifikation der Funktionsfähigkeit, Behinderung und Gesundheit** (*International Classification of Functioning, Disability and Health,* **ICF**) dient dazu, die Gesundheitsbeeinträchtigungen einer Person in ihrer Wechselwirkung zur materiellen und sozialen Umwelt zu beschreiben (Frommelt und Grötzbach 2005). Damit ergänzt die ICF die Klassifikation der Krankheiten (ICD) sinnvoll und ist für die Rehabilitation als Denkmodell gut geeignet. Es muss ausdrücklich darauf hingewiesen werden, dass die ICF **kein** Bewertungssystem sein will. Die ICF beruht auf einem komplexen Wechselwirkungsmodell, das zusätzliche Kontextfaktoren berücksichtigt, die personenbezogen oder umweltbedingt sein können, und nicht nur Barrieren, sondern auch Förderfaktoren einbezieht. Behinderung („disability“)und Gesundheit („health“) werden also nicht mehr nur als Eigenschaften von Personen verstanden, sondern im Zusammenhang zwischen dem Betroffenen und seiner Umwelt gesehen. Darin liegt der Kern des erweiterten Konzepts der funktionalen Gesundheit, das in ➤ Abb. 23.2 veranschaulicht ist.

Systematisch werden mindestens drei Ebenen unterschieden (Frommelt und Grötzbach 2005):

- die biomedizinische Ebene des Organismus (Schädigungen von Körperfunktionen und -strukturen), die sich an den allgemein anerkannten Normen von Gesundheit orientiert,
- die Ebene des handelnden Menschen mit seinen Aktivitäten (Handlungsebene), die durch Krankheit und Kontextfaktoren wie Umweltbedingungen beeinträchtigt sein können, und
- die Ebene des Subjekts in Gesellschaft und Umwelt (Kontextfaktoren) mit Barrieren und Förderfaktoren, die das Ausmaß der Partizipation bzw. Teilhabe am gesellschaftlichen Leben und

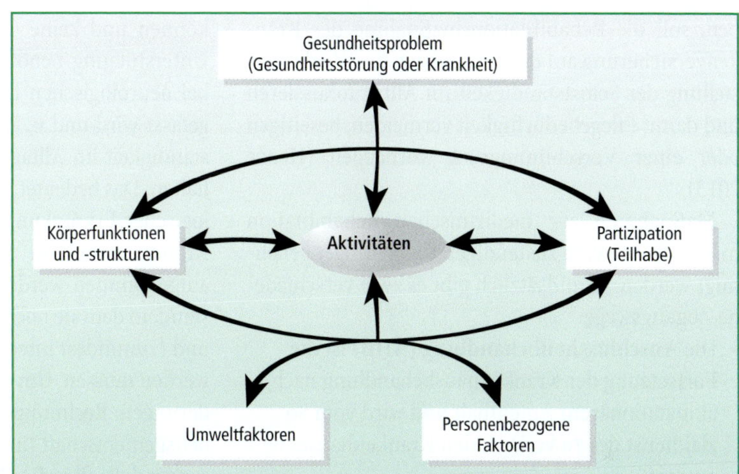

Abb. 23.2 Konzept der ICF [L231]

damit letztlich die Beeinträchtigungen bestimmen (> Abb. 23.2).

Der Umfang von 1.454 Items erfordert einen erheblichen technischen und administrativen Aufwand. Selbst die offizielle Kurzform der ICF (Kategorien der 2. Ebene) umfasst noch 362 Items und ist für die klinische Anwendung nicht praktikabel. Werkzeuge wie die **ICF Core Sets** machen das Klassifikationssystem sowohl für die medizinische Forschung als auch für die klinische Praxis anwendbar. Dafür werden mithilfe eines vorab festgelegten standardisierten Prozesses für einzelne Krankheitsbilder die relevanten Kategorien der ICF definiert, mit denen dann gearbeitet werden kann. Die Anzahl der ausgewählten Items sollte für die Arbeit im multidisziplinären Team (z. B. der Rehabilitation) [illegible] Kategorien *(Comprehensive ICF Core Sets)* umfassen, für medizinische Forschungsprojekte und Statistik sind 10–15 Kategorien *(Brief ICF Core Sets)* sinnvoll.

Im Rahmen eines Gemeinschaftsprojekts der WHO, des Rehabilitationszentrums Valens und des *ICF Research Branch* der WHO an der Ludwig-Maximilians-Universität München wurden mit Unterstützung der Hertie-Stiftung *ICF Core Sets* für die MS entwickelt (Kesselring et al. 2008). Nach einer Vorbereitungsphase, in der die unterschiedlichen Perspektiven von Forschern, Behandlern und Patienten berücksichtigt wurden, wurden im Rahmen einer Konsensuskonferenz mit internationalen Experten aller Fachrichtungen (Ärzte, Therapeuten, Angehörige von Selbsthilfegruppen etc.) für die MS sowohl ein *Comprehensive ICF Core Set* (138 Kategorien aller Ebenen) als auch ein *Brief ICF Core Set* (19 Kategorien) definiert, in denen die für die MS relevanten Items enthalten sind (Holper et al. 2010; Coenen et al. 2011).

23.1.2 Kostenträger und Zugangswege

Für die medizinische Rehabilitation stellt sich die besondere Situation dar, dass neben den gesetzlichen oder privaten Krankenversicherungen auch die gesetzliche Rentenversicherung (GRV, Deutsche Rentenversicherung) Leistungsträger ist und Rehabilitationsmaßnahmen finanziert. In aller Regel ist der Rentenversicherer für alle Patienten zuständig, die noch im Erwerbsleben stehen, d. h. noch nicht berentet sind. Im Einzelfall kann die Rentenversicherung Leistungen zur medizinischen Rehabilitation auch dann gewähren, wenn eine Rente wegen vollständiger Erwerbsunfähigkeit bezogen wird und befristet ist. In den meisten anderen Fällen trägt die Krankenversicherung die Kosten der Rehabilitationsmaßnahme. Selten sind andere Sozialleistungsträger wie die gesetzliche Unfallversicherung (Berufsgenossenschaft), die Bundesagentur für Arbeit oder die Sozialhilfeträger zuständig.

Die Zielsetzungen der Leistungsträger sind unterschiedlich: Während die GRV gemäß dem Grundsatz „Reha vor Rente“ zum Ziel hat, die berufliche Leistungsfähigkeit so lange wie möglich zu erhalten und den Zeitpunkt der Berentung hinauszuschie-

23

ben, soll die Rehabilitationsmaßnahme der Krankenversicherung auf den Erhalt bzw. die Wiederherstellung der Selbstständigkeit im Alltag fokussieren und damit Pflegebedürftigkeit vermeiden, beseitigen oder einer Verschlimmerung vorbeugen (Henze 2013).

Maßnahmen zur medizinischen Rehabilitation müssen vorab vom zuständigen Kostenträger genehmigt werden. Grundsätzlich gibt es zwei verschiedene Zugangswege:

- Die **Anschlussheilbehandlung (AHB)** ist die Fortsetzung der Krankenhausbehandlung nach akutstationärem Aufenthalt und wird vom Sozialdienst des zu verlegenden Krankenhauses beantragt.
- Eine **Rehabilitationsmaßnahme** ohne vorherigen Krankenhausaufenthalt erfordert einen Antrag des betreuenden Haus- oder Facharztes, das für den Zuständigkeitsbereich der gesetzlichen Krankenversicherung in der Rehabilitations-Richtlinie geregelt ist. Seit April 2016 ist dieses Verfahren wieder vereinfacht, das vormals zweistufige Verfahren und der Nachweis einer Qualifikation für die Antragstellung sind entfallen.

Merke

Die zunehmende Notwendigkeit von Einsparungen seitens der Rehabilitationsträger führt dazu, dass medizinisch notwendige Maßnahmen zur Rehabilitation zunehmend nicht genehmigt werden und damit der Zugang zur Rehabilitation auch für MS-Patienten erschwert wird.

23.1.3 Phasenmodell der Neurorehabilitation

Die Rehabilitation neurologischer Krankheiten nimmt eine Sonderstellung gegenüber anderen Indikationen ein, die darin begründet ist, dass das wichtigste Organ des Menschen, das zur Verarbeitung und Anpassung an eine Erkrankung am meisten gefordert ist, durch eine Schädigung selbst betroffen ist. Hinzu kommt, dass im Gegensatz zur Rehabilitationsbehandlung anderer Indikationen, bei denen die Rehabilitanden sich weitgehend selbst versorgen können und keine oder nur minimale pflegerische Unterstützung benötigen, der Rehabilitationsbegriff bei neurologischen Erkrankungen wesentlich weiter gefasst wird und u. a. das Ziel beinhaltet, die Selbstständigkeit im Alltag wiederherzustellen oder zu erhalten. Das bedeutet, dass Patienten nach akutneurologischer Erkrankung in einem deutlich schwereren Krankheitsstadium zur Rehabilitationsbehandlung aufgenommen werden können, sogar in einem Zustand, in dem sie noch intensivmedizinisch behandelt und (zumindest intermittierend) maschinell beatmet werden müssen. Um diesen unterschiedlichen Anforderungen Rechnung zu tragen, hat die Bundesarbeitsgemeinschaft für Rehabilitation (BAR) das **Phasenmodell für die Neurorehabilitation** definiert (VDR 1995). Die für die Rehabilitation bedeutsamen Phasen sind die Phasen B–E (Phase A ist der akutstationären Krankenhausbehandlung vorbehalten, Phase F bezeichnet die funktionserhaltende Pflege):

- In **Phase B** werden in der Regel bewusstlose bzw. bewusstseinsgestörte Patienten und solche behandelt, die noch einer intensivmedizinischen Behandlung bedürfen. Die Patienten sind überwachungspflichtig, aber kreislaufstabil; die primäre Akutversorgung ist abgeschlossen. Das Ziel der Behandlung ist die Besserung des Bewusstseinszustands und das Herstellen der Kommunikations- und Kooperationsfähigkeit, die Vermeidung sekundärer Komplikationen und die Klärung des weiteren Rehabilitationspotenzials. Je nach Verlauf folgt danach entweder Phase C oder die zustandserhaltende Dauerpflege der Phase F.
- In **Phase C** können die Patienten z. T. noch erhebliche pflegerische Hilfe zur Bewältigung ihrer Alltagsaktivitäten wie Waschen, Körperpflege, Anziehen, Essen und Transfers benötigen, sind aber nicht mehr überwachungspflichtig, überwiegend bewusstseinsklar und in der Lage, täglich an mehreren Therapieeinheiten von je etwa 30 min Dauer mitzuarbeiten. Das Ziel dieser Phase ist weitgehende pflegerische Unabhängigkeit und die Wiederherstellung der Selbstständigkeit bei den alltäglichen Verrichtungen.
- **Phase D** kennzeichnet die „klassische" Anschlussheilbehandlung, in der die Betroffenen bei den Alltagsaktivitäten weitgehend selbstständig sind und umschriebene Defizite trainiert werden müssen. Das Ziel ist der Abbau von Behinderung,

um am normalen Leben in der Gesellschaft wieder aktiv teilnehmen zu können bzw. die Leistungsfähigkeit im Erwerbsleben wiederherzustellen oder zu sichern.

- Durch nachgehende Rehabilitationsleistungen und berufliche Rehabilitationsmaßnahmen der **Phase E** kann der medizinische Rehabilitationserfolg gefestigt werden (VDR 1995).

23.1.4 Organisationsformen

Die Rehabilitation kann ambulant oder stationär erfolgen. Bei der ambulanten Rehabilitation werden die Patienten über einen Zeitraum von 3–4 Wochen werktäglich in das Zentrum gebracht, was eine ausreichende Mobilität voraussetzt. Da aber bei der MS gerade die Mobilität häufig eingeschränkt ist, ist hier eine stationäre Rehabilitationsmaßnahme oftmals sinnvoller. Eine solche Maßnahme wird in der Regel über einen Zeitraum von 4–6 Wochen durchgeführt.

Merke

Aufgrund der spezifischen Erfordernisse der MS-Betroffenen ist eine **neurologische Rehabilitationsmaßnahme** unabdingbar.

Leider kommt es immer wieder vor, dass aus Kostengründen nur eine orthopädische oder geriatrische (!) Rehabilitationsmaßnahme bewilligt wird. Die Behandlung in einer MS-erfahrenen Klinik, möglichst in einem nach den Kriterien der DMSG „anerkannten MS-Zentrum“, ist zu empfehlen.

23.1.5 Gesetzliche Grundlagen

Mit der Verabschiedung des Sozialgesetzbuches zur Rehabilitation (SGB IX) im Jahr 2001 wurde ein Paradigmenwechsel in der gesetzlichen Zielsetzung der Rehabilitation eingeleitet. Diese besteht darin, *„die vollständige Teilhabe behinderter Menschen am Leben in der Gesellschaft zu verwirklichen“*. Im Vordergrund stehen somit Teilhabe und selbstbestimmte Lebensführung (§ 4 SGB IX, www.sgb.de).

Rehabilitationsmaßnahmen können nur in Einrichtungen durchgeführt werden, für die ein Versorgungsvertrag nach § 111 SGB V besteht; stationäre Einrichtungen müssen nach § 20 SGB IX zertifiziert sein. In § 40 SGB V sind die Leistungen zur medizinischen Rehabilitation für ambulante (Abs. 1) und stationäre (Abs. 2) Maßnahmen geregelt (vollständiger Gesetzestext unter www.sgb.de). Mit der letzten (großen) Gesundheitsreform 2007 (GKV-WSG) hat der Gesetzgeber die Rehabilitation als Pflichtleistung der gesetzlichen Sozialleistungsträger klar gestärkt.

Merke

§ 40 SGB V (Leistungen zur medizinischen Rehabilitation)

(1) Reicht bei Versicherten eine ambulante Krankenbehandlung nicht aus, um die in § 11 Abs. 2 beschriebenen Ziele zu erreichen, erbringt die Krankenkasse aus medizinischen Gründen erforderliche ambulante Rehabilitationsleistungen in Rehabilitationseinrichtungen, für die ein Versorgungsvertrag nach § 111 besteht. […]

(2) Reicht die Leistung nach Absatz 1 nicht aus, erbringt die Krankenkasse stationäre Rehabilitation mit Unterkunft und Verpflegung in einer nach § 20 Abs. 2a des Neunten Buches zertifizierten Rehabilitationseinrichtung, mit der ein Vertrag nach § 111 besteht. Wählt der Versicherte eine andere zertifizierte Einrichtung, mit der kein Versorgungsvertrag nach § 111 besteht, so hat er die dadurch entstehenden Mehrkosten zu tragen. Die Krankenkasse führt nach Geschlecht differenzierte statistische Erhebungen über Anträge auf Leistungen nach Satz 1 und Absatz 1 sowie deren Erledigung durch.

(3) […] Leistungen nach den Absätzen 1 und 2 können nicht vor Ablauf von vier Jahren nach Durchführung solcher oder ähnlicher Leistungen erbracht werden, deren Kosten aufgrund öffentlich-rechtlicher Vorschriften getragen oder bezuschusst worden sind, es sei denn, eine vorzeitige Leistung ist aus medizinischen Gründen dringend erforderlich. […]

Gerade der letzte Satz in Abs. 3 führt immer wieder zu Missverständnissen. Zwar stimmt die vielfach von Kostenträgerseite geäußerte Aussage, dass einem chronisch Kranken erst nach 4 Jahren wieder eine erneute Rehabilitationsbehandlung zusteht. Allerdings wird der letzte Nachsatz – dass nämlich eine vorzeitige Leistung aus medizinischen Gründen erforderlich sein kann – häufig übersehen oder nicht mitgeteilt. Gerade bei Patienten mit chronisch-progredienter MS, bei der immunsuppressive oder immunmodulierende Maßnahmen nicht mehr erfolgversprechend sind, stellen jährliche Wiederholungen der Rehabilitationsbehandlung eine gute Möglichkeit dar, dem weiteren Krankheitsfortschritt entgegenzuwirken und langfristig die vorhandenen Restfunktionen zu erhalten.

In § 9 SGB IX ist das Wunsch- und Wahlrecht der Patienten geregelt (www.sgb.de). Damit ist klargelegt, dass Patienten die für sie geeignete Rehabilitationseinrichtung aussuchen können. Oftmals wählen aber Kostenträger nicht im Sinne ihrer Versicherten, sondern unter Kostengesichtspunkten aus. Hier lohnt sich in jedem Fall ein Widerspruch.

Merke

§ 9 SGB IX (Wunsch- und Wahlrecht der Leistungsberechtigten)

(1) Bei der Entscheidung über die Leistungen und bei der Ausführung der Leistungen zur Teilhabe wird berechtigten Wünschen der Leistungsberechtigten entsprochen. […]

23.2 Neuronale Plastizität

Die Fortschritte der Grundlagenforschung haben einen wesentlichen Beitrag dazu geleistet, welche Mechanismen bei der Rückbildung neurologischer Behinderungen eine Rolle spielen. Tiermodelle und Untersuchungen mit funktioneller Bildgebung haben nachgewiesen, dass auch das ausgereifte Gehirn zu plastischen Veränderungen in der Lage ist (. Diese dynamische Reorganisation ist nicht nur auf akute Schädigungen wie nach einem Schlaganfall beschränkt, sondern auch bei chronischen Erkrankungen wie der MS vorhanden. So werden bei aktiven Fingerbewegungen bei MS-Betroffenen trotz noch normaler motorischer Funktionen signifikant mehr Hirnareale als bei gesunden Kontrollpersonen aktiviert. In ähnlicher Weise wiesen MS-Patienten mit Gedächtnisstörungen bei einer Aufmerksamkeitsaufgabe im Vergleich zu Gesunden eine verstärkte zerebrale Aktivierung auf, obwohl beide Gruppen vergleichbare Resultate im *Multiple Sclerosis Functional Composite* (MSFC) und der visuellen Form des *Paced Auditory Serial Addition Test* (PASAT) erzielten. Diese Unterschiede in den kortikalen Aktivierungsmustern deuten darauf hin, dass kompensatorische Mechanismen als Ausdruck der neuronalen Plastizität bereits frühzeitig im Verlauf der MS auftreten (Flachenecker 2015).

Nachdem früh einsetzende plastische Veränderungen des motorischen Systems weder mit einer motorischen Beeinträchtigung noch mit dem Ausmaß der zentralnervösen Schädigung assoziiert sind (Zeller et al. 2010), scheinen diese Mechanismen bei der MS keine Rolle zu spielen. Folgerichtig sollten Rehabilitationsmaßnahmen darauf abzielen, die späten Phasen motorischen Lernens zu unterstützen. Eines dieser späteren Stadien ist die **Langzeitpotenzierung** (*long-term potentiation,* LTP). Nachdem LTP durch wiederholtes Üben moduliert wird und das Grundprinzip der Neurorehabilitation ebenfalls im ständigen Üben liegt, könnte dieser Mechanismus das Bindeglied zwischen Grundlagenforschung und klinischer Erfahrung sein. In der Tat beruhen einige der neueren erfolgversprechenden Rehabilitationsverfahren auf dieser Annahme: Dazu gehören

- das **störungsspezifische repetitive Training,**
- die *Constraint-Induced Movement Therapy* (CIMT), die auf dem Konzept des „erlernten Nichtgebrauchs" basiert und zum Ziel hat, die stärker betroffene Extremität gezielt in Therapie und Alltag einzusetzen,
- die **EMG-getriggerte Elektrostimulation** und
- interaktive, gerätegestützte und roboterassistierte Therapieformen (Krakauer 2006).

Dabei ist jedoch zu berücksichtigen, dass klinische Studien bisher fast ausschließlich bei Patienten mit Schlaganfall oder Querschnittslähmung durchgeführt wurden und keine umfangreiche Evidenz bei MS vorliegt. Dennoch scheinen CIMT, Laufbandtherapie und automatisierte Gangtrainer auch bei MS wirksam zu sein. Diesbezüglich konnten wir in einer eigenen Studie zeigen, dass MS-Betroffene in gleichem Maße vom CIMT-Training profitieren können wie Schlaganfallpatienten (Gusowski 2014).

23.3 Beteiligte Berufsgruppen

Da vor allem störungsspezifische Einzeltherapien zur Anwendung kommen, ist die neurologische Rehabilitation sehr personalintensiv. Zur Sicherstellung der Strukturqualität gibt die gesetzliche Rentenversicherung Anhaltszahlen (d. h. Personalstellen pro Planbetten) vor und fordert für Schwerpunkteinrichtungen der neurologischen Rehabilitation das Vorhandensein der nachfolgend aufgeführten Berufsgruppen (VDR 1991).

23.3.1 Ärzte

Die leitenden Ärzte müssen Fachärzte für Neurologie (und Psychiatrie) sein, nach Möglichkeit eine sozialmedizinische Qualifikation aufweisen und die neurophysiologischen und neuroradiologischen Methoden beherrschen. Aufgrund der besonderen Erfordernisse von MS-Betroffenen sollten andere Fachgruppen wie Augenarzt oder Urologie zumindest konsiliarisch verfügbar sein.

Zu den Aufgaben des ärztlichen Dienstes gehört neben einer ausführlichen Aufnahmeuntersuchung, in deren Rahmen der individuellen Situation und den speziellen Problemen des Patienten besondere Aufmerksamkeit geschenkt wird, die Vereinbarung individuell auf die Bedürfnisse des Patienten ausgerichteter Rehabilitationsziele, die möglichst konkret sein sollten, sowie die Verordnung der zugehörigen Therapien.

Daneben obliegen dem Rehabilitationsarzt die Leitung des therapeutischen Teams und die regelmäßige Überwachung des Therapiefortschritts, ggf. mit Anpassung der Therapieziele, die Behandlung von Komplikationen und die medikamentöse Therapie. Letztere ist insb. bei der Behandlung der MS von Bedeutung. Der mehrwöchige Aufenthalt in der Rehabilitationsklinik bietet eine gute Gelegenheit für die Einstellung auf neue Immuntherapien oder deren Umstellung, da hierdurch eine ausführliche Aufklärung des Patienten über Vorteile und Risiken der Behandlung möglich ist.

23.3.2 Pflege

Im Sinne einer aktivierenden therapeutischen Pflege begleiten und unterstützen die Mitarbeiter des Pflegedienstes die Patienten 24 Stunden am Tag. In Absprache mit dem Patienten und in Zusammenarbeit mit dem gesamten therapeutischen Team werden gezielt die Fähigkeiten des Patienten trainiert, die ihm helfen sollen, seinen Alltag wieder bzw. besser zu bewältigen. Die Ziele der Rehabilitationspflege umfassen neben der Grundpflege die Verringerung der Pflegebedürftigkeit, die Steigerung des Selbsthilfepotenzials, die Vermittlung und das Training richtiger (Selbst-)Lagerung sowie das Erlernen der Selbstbeobachtung zur Vermeidung von Hautschäden, Kontrakturen und weiteren Folgen der Behinderung.

23.3.3 Physiotherapie

Mobilitätseinschränkungen sind häufige Beschwerden bei MS-Patienten. Daher sind die Patienten in hohem Maße auf physiotherapeutische Behandlung angewiesen, um ihre körperliche Leistungsfähigkeit zu erhalten oder zu verbessern. Zu den Zielen der krankengymnastischen Übungsbehandlung gehören:

- Verbesserung von Kraft und Koordination
- Verbesserung von Stand- und Gangfunktionen sowie der Hantierfunktion (in Zusammenarbeit mit der Ergotherapie)
- Aktive und passive Maßnahmen zur Minderung der Spastizität
- Verbesserung von Gleichgewicht und Bewegungsabläufen
- Aufdehnung bzw. Prophylaxe von Kontrakturen
- Erhöhung der Belastbarkeit im Alltag, Anleitung zu Eigenübungen und Anregungen für eine sinnvolle, aktive Freizeitgestaltung

Grundlage sind Behandlungsmethoden wie das Bobath-Konzept, das Vojta-Prinzip, die Stemmführung nach Brunkow oder die propriozeptive neuromuskuläre Fazilitation (PNF). Diesen Techniken ist gemeinsam, dass sie auf neurophysiologischen Grundlagen beruhen und nicht vornehmlich an der Muskelkräftigung arbeiten, sondern mithilfe tonusregulierender Maßnahmen Koordination und Ausdauerleistung erhöhen wollen. Bisher hat sich keines dieser konventionellen Therapiekonzepte in klinischen Studien als überlegen erwiesen. Für die Praxis bedeutet dies, dass verschiedene Verfahren verfügbar sein sollten und ausprobiert werden müssen. Moderne Verfahren wie CIMT, Laufbandtherapie oder gerätegestützte Therapie können die physiotherapeutischen Maßnahmen in Abhängigkeit vom Störungsbild sinnvoll ergänzen (Gusowski 2014).

23.3.4 Ergotherapie

Die zielgerichtete und symptomorientierte ergotherapeutische Behandlung von MS-Patienten hat den Erhalt bzw. die Wiedererlangung der Fertigkeiten im Alltags- und Erwerbsleben (Aktivitäten des täglichen Lebens, ATL) zum Ziel. Dazu dienen die Verbesserung bzw. der Erhalt sensomotorischer Leistungen, die Verbesserung automatisierter und komplexer Bewegungsabläufe der oberen Extremitäten, Schmerzlinderung sowie die Anleitung und Anregung zum selbstständigen Training für die Zeit nach der Rehabilitation unter Berücksichtigung möglicher kognitiver Einschränkungen. Die individuelle Zielsetzung orientiert sich am Alltag des Patienten. Im Vordergrund stehen die ATL sowie die Wiedererlangung bzw. der Erhalt der beruflichen Leistungsfähigkeit. Die Ziele werden mit folgenden therapeutischen Ansätzen angestrebt:

- Training der Grob- und Feinmotorik der oberen Extremitäten
- Sensibilitätstraining mittels thermischer und/ oder mechanischer Reize
- Nichtmedikamentöse Behandlung von Tremor und Ataxie
- Alltagsorientiertes Training (Wasch-/Anziehtraining und Esstraining)
- Arbeitsplatztraining mit Beratung zum ergonomischen Arbeiten und zur Anpassung des Arbeitsplatzes
- Umfangreiche Hilfsmittelberatung und -versorgung

23.3.5 Neuropsychologie und Psychologie

Die MS mit ihren vielfältigen Beeinträchtigungen stellt einen gravierenden Einschnitt im Leben eines jeden Patienten dar. Neben körperlichen und kognitiven Einschränkungen treten dabei häufig auch behandlungsbedürftige **affektive Störungen** auf (Kesselring und Klement 2001). Insbesondere die Diagnose MS bedeutet für die Betroffenen in der Regel eine erhebliche psychische Belastung. Die Auseinandersetzung mit der Tatsache, unter einer chronischen Erkrankung zu leiden, die zu zunehmender Behinderung führt, ist besonders für Berufstätige und junge Erkrankte nur schwer zu bewältigen.

Die psychologische Behandlung zielt vor allem darauf ab, gemeinsam mit dem Patienten schrittweise einen Weg zu finden, der eine Brücke zwischen den Schwierigkeiten auf der einen und den persönlichen Lebenszielen auf der anderen Seite schlagen kann. Von zentraler Bedeutung ist dabei die Entwicklung einer realistischen Lebensperspektive. Oberstes Ziel ist es, die Reintegration in das Erwerbsleben vorzubereiten bzw. einen möglichst langfristigen Verbleib im Arbeitsprozess zu gewährleisten. Zudem soll dysfunktionalen Bewältigungsstilen wie z. B. Substanzmissbrauch oder sozialem Rückzug wirksam vorgebeugt werden. Darauf basierend wird in unserer Klinik ein ganzheitlicher, ressourcenorientierter Behandlungsansatz auf verhaltenstherapeutischer Grundlage verfolgt.

Eine weitere wesentliche Aufgabe ist die Behandlung kognitiver Störungen. Dafür ist eine umfassende neuropsychologische Diagnostik und Analyse der kognitiven Probleme und psychischen Ausgangsbedingungen notwendig. Die einzelnen Maßnahmen umfassen:

- Behandlung kognitiver Defizite (PC-gestützt sowie in Form von Gruppenaktivitäten)
- Einübung kompensatorischer kognitiver Techniken und sozialer Kompetenzen
- Beratung über geeignete Hilfsmittel zum Ausgleich neuropsychologischer Einschränkungen
- Training arbeitsrelevanter Basisqualifikationen
- Beurteilung der Fahreignung und bei Bedarf Behandlung fahrrelevanter Leistungen
- Stützende Psychotherapie und Herausarbeiten persönlicher Stärken und Ressourcen
- Informationsvermittlung zur Verbesserung der Compliance
- Vermittlung von Strategien zur Stressbewältigung

23.3.6 Logopädie

Bei der MS kommen Aphasien vergleichsweise selten vor. Häufiger ist eine **Dysarthrophonie,** vor allem in weiter fortgeschrittenen Stadien; dabei kann auch eine **Dysphagie** vorhanden sein (Stuke et al. 2009). Daher orientiert sich die logopädische Behandlung vorzugsweise an der Diagnostik und Therapie von Sprech-, Stimm- und Schluckstörungen, wobei verschiedene Maßnahmen wie etwa das faziorale Training (FOTT) und ein Kommunikationstraining zum Einsatz kommen. Die Zusammenarbeit mit anderen Therapiebereichen ermöglicht eine interdisziplinäre Behandlung der oftmals komplexen neuropsychologischen Defizite.

23.3.7 Sozialdienst

Der Sozialdienst ergänzt die ärztliche und pflegerische Versorgung durch fachliche Hilfen. Sein Tätigkeitsbereich umfasst:

- Beratung und Gespräche mit Patienten und ihren Angehörigen
- Informationsvermittlung und Hilfestellung bei sozialrechtlichen Fragen, um den Zugang zu möglichen Leistungen zu erleichtern (z. B. Antragsverfahren nach dem Pflegeversicherungs- oder Schwerbehindertengesetz)
- Einleitung häuslicher Hilfen (Pflegehilfsmittel, Hausnotrufsysteme, Essen auf Rädern, Nachbarschaftshilfe usw.)
- Organisation ambulanter häuslicher Krankenpflege oder Hilfestellung bei der Suche nach einem Pflegeheimplatz
- Informationen über stufenweise Wiedereingliederung, innerbetriebliche Umsetzung oder berufliche Rehabilitation
- Aufklärung über die Leistungsarten der verschiedenen Kostenträger
- Vermittlung von Kontakten zu den Rehabilitations- und Rentenberatern der Rentenversicherung sowie externen Beratungsstellen, Selbsthilfegruppen und psychosozialen Diensten

23.4 Spezielle Therapiemöglichkeiten

23.4.1 Bewegungstherapie und Sport

Durch die Physiotherapie können nicht nur motorische Defizite und Gangunsicherheit gebessert, sondern auch Mobilität, Ausdauerleistung und körperliche Fitness gesteigert werden. In mehreren Studien konnte keine Überlegenheit für eine spezielle Behandlungsform gefunden werden, weder für die „konventionellen" Methoden wie Bobath-Konzept, Vojta-Prinzip, Brunkow oder PNF, noch für die neueren Ansätze wie CIMT, Laufbandtherapie oder Gerätetraining (Flachenecker 2011). Daher sollte die Behandlung an Störungsmuster und Ressourcen des Patienten, aber auch an Kenntnisse und Verfügbarkeit des therapeutischen Teams angepasst sein.

Lange Zeit wurde MS-Betroffenen von sportlicher Aktivität abgeraten. Das erscheint heutzutage nicht mehr gerechtfertigt. Im Gegenteil deuten zahlreiche Befunde darauf hin, dass sportliche Betätigung Funktionsfähigkeit und Lebensqualität erhöhen kann, ohne dass hierdurch negative Effekte zu befürchten sind (Tallner et al. 2012). In einer eigenen Untersuchung konnten wir kürzlich die Befunde der früheren Valenser Studie bestätigen, dass ein aerobes Ausdauertraining auf dem Ergometer neben der körperlichen Funktionsfähigkeit auch die Fatigue verbessern kann (Pfitzner et al. 2011).

Merke

Es gibt genügend Evidenz, um MS-Betroffenen mit geringem bis moderatem Behinderungsgrad zu einem regelmäßigen Bewegungstraining zu raten, das Kraft- und/oder Ausdauertraining beinhaltet. Damit kann sowohl den krankheitsbedingten Einschränkungen als auch den Auswirkungen eines (krankheitsbedingten) inaktiven Lebensstils begegnet werden. MS-Betroffene sollten aufgeklärt werden, dass diese Trainingsformen bei Vermeidung übermäßigen Trainings keine negativen Auswirkungen haben.

23.4.2 Hippotherapie

Die Hippotherapie ist ein konservatives neurophysiologisches Behandlungsverfahren, das mithilfe des Pferdes und seinen dreidimensionalen rhythmischen Schwingungsimpulsen in der Gangart Schritt durchgeführt wird und insb. bei der MS häufig mit Erfolg eingesetzt wird. Dabei werden die Bewegungen des Pferdes auf den Rumpf des Patienten übertragen und dabei genau die Muskeln aktiviert, die auch beim Gehen benötigt werden. Diese Mechanismen wurden nicht nur durch vergleichende Beobachtungen festgestellt, sondern auch durch elektromyografische Messungen am Rumpf: So konnte nicht nur die Übertragung der gangtypischen Bewegungen auf den Rumpf des Patienten bestätigt, sondern darüber hinaus auch gezeigt werden, dass die Bewegungsstimulation über das Pferd im Vergleich zu den Muskelaktivitäten beim normalen Gehen eine Mehrreaktion aller beteiligten Muskeln auslöst (Lamprecht 2011).

Trotz offensichtlich positiver Effekte existieren kaum wissenschaftliche Studien zur Wirksamkeit der Hippotherapie. In einer prospektiven randomisierten kontrollierten Einfachblindstudie haben wir über einen Zeitraum von 3 Wochen die Effekte einer einmal wöchentlichen 20-minütigen Hippotherapie mit einer gleich langen Einheit zusätzlicher konventioneller Physiotherapie verglichen; die Therapien wurden zusätzlich zum üblichen störungsspezifischen Rehabilitationsprogramm abgegeben. Dabei zeigten sich nur in der Hippotherapie-Gruppe ausgeprägte kurzfristige, d. h. über 2–3 Tage anhaltende, Effekte. Nach 3 Wochen waren Gehvermögen und Gleichgewicht ausweislich des 6-Minuten-Gehtests, des Tinetti-Scores und des „Timed-up-and-go"-Tests in beiden Gruppen signifikant verbessert, während die beobachtende Ganganalyse und der 10-Meter-Gehtest nur in der Hippotherapie-Gruppe Unterschiede im zeitlichen Verlauf aufwiesen (Schatz et al. 2014).

23.4.3 Atemtherapie

Insbesondere in den fortgeschrittenen Stadien der Erkrankung leiden viele MS-Betroffene an einer u. U. auch klinisch sichtbaren Einschränkung der Atemfunktion, die sich zumeist als restriktive Ventilationsstörung manifestiert und mit einer eingeschränkten Arm- und Rumpffunktion korreliert ist (Eitel et al. 2014). Die frühzeitige Diagnostik einer Atemfunktionsstörung mithilfe einer einfachen Spirometrie zur Bestimmung der Vitalkapazität ist nicht nur zur raschen Einleitung einer zielgerichteten Therapie notwendig, sondern auch zur Vorbeugung von Komplikationen wie reduzierter Sauerstoffaufnahme oder häufiger bronchopulmonaler Infekte. Während durch eine unspezifische, d. h. nicht speziell auf die Kräftigung der Atemmuskulatur ausgerichtete, Rehabilitationsbehandlung zwar motorische Funktionsfähigkeit und Gehvermögen verbessert werden konnten, war die Atemleistung nur in der Gruppe gesteigert, die spezifisch auf die Atemleistung fokussierte. Davon profitierten vor allem Patienten mit einer Vitalkapazität < 70 % (Eitel et al. 2014).

23.4.4 Fatigue und Kognition

Die **erhöhte Erschöpfbarkeit (Fatigue)** ist ein häufiges Symptom der MS, an der bis zu 90 % der MS-Patienten leiden können. Nicht selten werden dadurch sowohl die Lebensqualität als auch die Arbeits- und Erwerbsfähigkeit so stark beeinträchtigt, dass eine vorzeitige Berentung nötig wird und die Betroffenen sich immer mehr von sozialen Aktivitäten zurückziehen. Da die medikamentöse Therapie der Fatigue in der Regel nicht sonderlich erfolgreich ist, stehen nichtmedikamentöse Maßnahmen im Vordergrund der Behandlung. Von besonderer Bedeutung ist es dabei zunächst, die Fatigue als solche zu erkennen und die Patienten und ihre Angehörigen darüber aufzuklären, dass die erhöhte Ermüdbarkeit zur MS-Erkrankung dazugehört und eben nicht durch z. B. fehlende Willenskraft bedingt ist. Andere zur erhöhten Müdigkeit führende Ursachen wie Nebenwirkungen von Medikamenten (insb. solche zur Verringerung der spastischen Tonuserhöhung), akute Infektionen, Depressionen oder Schlafstörungen müssen ausgeschlossen bzw. angemessen behandelt werden. Viele Patienten kommen gut damit zurecht, eine oder mehrere Ruhepausen am Tag einzulegen. Körperliches Training, insbesondere mit Ausdauersportarten (z. B. Nordic Walking, Fahrradergometer), steigert die körperliche Belastbarkeit (Pfitzner et al. 2014). Daneben scheint auch ein spezifisches neuropsychologisch geleitetes Aufmerksamkeitstraining erfolgreich zu sein, zumindest bei den Patienten, bei denen eine Aufmerksamkeitsstörung festgestellt werden konnte (Flachenecker und Meißner 2014). Im Rahmen einer stationären Rehabilitation können neben diesen Maßnahmen auch Strategien zum effektiven Einsatz der (Rest-)Energie vermittelt und die Betroffenen im Gebrauch von Hilfsmitteln (z. B. Kühlelemente) geschult werden.

Kognitive Defizite treten bei etwa zwei Dritteln aller MS-Erkrankten auf. Am häufigsten kommt es zu Beeinträchtigungen der Gedächtnis- und Aufmerksamkeitsfunktionen, aber auch zu Einschränkungen der Exekutivfunktionen (planerisches Handeln, Urteilsvermögen, Kritikfähigkeit) und der visuokonstruktiven Leistungen (Schober et al. 2005). Kognitive Defizite haben einen erheblichen Einfluss auf die berufliche Leistungsfähigkeit, die Bewältigung des Alltags, die sozialen Kontakte und damit auf die Lebensqualität insgesamt. Wichtig sind die frühzeitige Diagnose anhand ausgewählter neuropsychologischer Testverfahren sowie die Abgrenzung zur Depression und zum Fatigue-Syndrom. Nur bei genauer Kenntnis der gestörten Komponente kann ein zielgerichtetes neuropsychologisches Funktionstraining eingeleitet werden, dessen Wirksamkeit in mehreren Studien nachgewiesen wurde (König und Flachenecker 2013). Demgegenüber ist die medikamentöse Behandlung unbefriedigend; auch die in früheren Zeiten propagierte Therapie mit Donepezil hat sich als unwirksam erwiesen (DGN/KKNMS 2012).

23.5 Wirksamkeit der Rehabilitation

Mit der hier dargestellten Entwicklung innovativer Behandlungsmethoden haben sich die Möglichkeiten der neurologischen Rehabilitation im Allgemeinen und der Rehabilitation der MS im Speziellen deutlich erweitert. Daher besteht ein zunehmendes Interesse daran, die Wirksamkeit der Rehabilitation in wissenschaftlichen Studien nachzuweisen. Eine szientometrische Analyse des ISI-Web of Science von 1900 bis 2009 belegte diesbezüglich eine stetig wachsende Forschungsaktivität, wobei weltweit zwar die meisten Veröffentlichungen aus den USA stammten, innerhalb Europas jedoch Deutschland das Land mit den (nach Großbritannien) zweithöchsten Publikationszahlen war (Kloft et al. 2014). Die meisten dieser Arbeiten beschäftigen sich zwar mit dem Schlaganfall; dennoch gibt es auch für die MS zunehmende wissenschaftliche Evidenz – sowohl für einzelne Interventionen als auch für die Rehabilitation insgesamt.

So wurden in einer aktuellen Übersichtsarbeit 39 systematische Reviews identifiziert, die sich den Effekten der Rehabilitation bei der MS widmeten (Khan und Amatya 2017). Demzufolge besteht eine starke Evidenz sowohl für die körperliche Bewegungstherapie im Hinblick auf Aktivität und Partizipation als auch für übungsbasierte Edukationsprogramme zur Verbesserung der Fatigue. Mittelgradige Evidenz findet sich für die multidisziplinäre Rehabilitation im Hinblick auf längerfristige Aktivität und Partizipation, für die kognitive Verhaltenstherapie zur Behandlung der Depression, und für die Vermittlung von Informationen, während für symptomspezifische Programme nur begrenzte Evidenz vorliegt. In vielen anderen Bereichen fehlen belastbare wissenschaftliche Wirksamkeitsnachweise allerdings (Khan und Amatya 2017).

Merke

Vorzugsweise sollte die Rehabilitation stationär erfolgen und im Anschluss daran mit niedriger Intensität fortgesetzt werden (Flachenecker 2012). Da die positiven Effekte auf Behinderungsgrad, Blasenstörungen und Teilhabe die Intervention zwar bis zu 12 Monate überdauern können, dann aber wieder nachlassen (Freeman et al. 1999), bedarf es wiederholter Rehabilitationsverfahren in möglichst jährlichem Abstand, um den Funktionszustand und die Selbstständigkeit in Alltag und Beruf so weit wie möglich wiederherzustellen und möglichst lange zu erhalten.

Mittlerweile existieren nicht nur Leitlinien und Therapieempfehlungen für die immunprophylaktische Therapie, sondern auch für die symptomatische Therapie und die Rehabilitation, die auf wissenschaftlichen Wirksamkeitsnachweisen basieren und detaillierte Handlungsempfehlungen für die Rehabilitation der MS geben (RIMS 2011; DGN/KKNMS 2012).

LITERATURAUSWAHL

Unter https://shop.elsevier.de/multiple_sklerose erhalten Sie Zugriff auf weitere Literaturstellen zu diesem Kapitel.

Coenen M, Cieza A, Freemann J, et al. (2011). The development of ICF Core Sets for multiple sclerosis: Results of the International Consensus Conference. J Neurol 258: 1477–1488.

DGN/KKNMS (2012). Leitlinie zur Diagnose und Therapie der Multiplen Sklerose. www.dgn.org/leitlinien/2333-ll-31-2012-diagnose-und-therapie-der-multiplen-sklerose (letzter Zugriff: 4.3.2017).

Eitel A, Gusowski K, Flachenecker P (2014). Atemfunktionsstörungen bei Multipler Sklerose – Häufigkeit, Einflussfaktoren und Behandlungseffekte. Neurol Rehab 20: 253–259.

Flachenecker P (2012). Autoimmune diseases and rehabilitation. Autoimmun Rev 11: 219–225.

Flachenecker P, Meißner H (2014). Fatigue bei Multipler Sklerose – wie objektivieren, wie behandeln? Neurol Rehab 20: 273–281.

Flachenecker P (2015). Clinical implications of neuroplasticity – the role of rehabilitation in multiple sclerosis. Front Neurol 6: 36. doi: 10.3389/fneur.2015.00036. eCollection 2015.

Freeman JA, Langdon DW, Hobart JC, Thompson AJ (1999). Inpatient rehabilitation in multiple sclerosis: Do the benefits carry over into the community? Neurology 52: 50–56.

Frommelt P, Grötzbach H (2005) Einführung der ICF in die Neurorehabilitation. Neurol Rehabil 11: 171–178.

Gusowski K (2014). Physiotherapie bei Multipler Sklerose – konventionelle und moderne Verfahren. Neurol Rehab 20: 239–245.

Henze T (2013). Rehabilitation bei Multipler Sklerose. In: Henze T (Hrsg.). Multiple Sklerose. Symptome besser erkennen und behandeln. 3. A. München: Zuckschwerdt; S. 257–275.

Holper L, Coenen M, Weise A, et al. (2010). Characterization of functioning in multiple sclerosis using the ICF. J Neurol 257: 103–113.

Kesselring J (2004). Neurorehabilitation in multiple sclerosis – what is the evidence-base? J Neurol 251 (Suppl 4): IV/25–IV/29.

Kesselring J, Coenen M, Cieza A, et al. (2008). Developing the ICF Core Sets for multiple sclerosis to specify functioning. Mult Scler 14: 252–254.

Khan F, Amatya B (2017). Rehabilitation in multiple sclerosis: A systematic review of systematic reviews. Arch Phys Med Rehabil 98(2): 353–367.

Kloft B, Hoffmann-Roe T, Quercoo D, et al. (2014). Neurologische Rehabilitation: Eine Density Equaling Mapping Analyse der globalen Forschung. Akt Neurol 41: 217–224.

König H, Flachenecker P (2013). Kognitive Störungen. In: Henze T (Hrsg.). Multiple Sklerose. Symptome besser erkennen und behandeln. 3. A. München: Zuckschwerdt; S. 59–75.

Meißner H, Flachenecker P (2014). Krankheitsbewältigung bei Multipler Sklerose – 10 Jahre Erfahrungen mit dem REMUS-Programm. Neurol Rehabil 20: 287–292.

Pfitzner A, Flachenecker P, Zettl UK (2014). Effekte eines Ausdauertrainings unter normobaren Hypoxiebedingungen auf die Fatigue bei Patienten mit multipler Sklerose: Ergebnisse einer randomisierten prospektiven Pilotstudie. Neurol Rehab 20: 265–272.

RIMS (2011). Recommendations on rehabilitation services for persons with multiple sclerosis in Europe. European MS Platform, Brüssel, Belgien. www.eurims.org/images/stories/documents/Brochures/Recommendations%20on%20MS%20Rehabiltation%20RIMS%20EMSP%202012.pdf (letzter Zugriff: 4.3.2017).

Schober S, König H, Meißner H, Flachenecker P (2005). Kognitive Defizite bei Multipler Sklerose. DNP 12/05: 28–33.

Schatz L, Boswell S, Eitel A, et al. (2014). Hippotherapie bei Multipler Sklerose. Ergebnisse einer prospektiven, randomisierten, einfach-blinden Studie und Übersicht über die Literatur. Neurol Rehab 20: 246–252.

Stuke K, Flachenecker P, Zettl UK, et al. (2009). Symptomatology of MS: Results from the German MS Registry. J Neurol 256: 1932–1935.

Tallner A, Waschbisch A, Wenny I, et al. (2012). Multiple sclerosis relapses are not associated with exercise. Mult Scler 18: 232–235.

VDR – Verband Deutscher Rentenversicherungsträger (1991). Kommission zur Weiterentwicklung der Rehabilitation in der gesetzlichen Rentenversicherung. Teilband 3: Psychische und neurologische Erkrankungen. Abschlussberichte – Band III Arbeitsbereich „Rehabilitationskonzepte"; S. 829–910.

VDR – Verband Deutscher Rentenversicherungsträger (1995). Phaseneinteilung in der neurologischen Rehabilitation. Rehabilitation 34: 119–127.

Zeller D, aufm Kampe K., Biller A, et al. (2010). Rapid-onset central motor plasticity in multiple sclerosis. Neurology 74: 728–735.

KAPITEL

24

Jürgen H. Faiss und Wolfgang Köhler

MS-Nursing

24.1 Einführung

Die multiple Sklerose (MS) ist die häufigste entzündliche Erkrankung des ZNS; sie betrifft im Altersgipfel junge Erwachsene zwischen 20 und 35 Jahren, die sich mit dem Risiko chronischer Behinderung konfrontiert sehen. Durch neue Therapiemöglichkeiten entstehen jedoch auch Chancen, einerseits die Schubrate der Erkrankung zu reduzieren und andererseits das Fortschreiten der Erkrankung zu verzögern. Mit den Therapien erwachsen jedoch auch Probleme im Umgang mit der Erkrankung, vor allem im Hinblick auf die Selbstinjektion der Basistherapeutika (β-IFN, Glatirameracetat), dauerhafte Therapieadhärenz bei oralen Medikamenten (Dimethylfumarat, Fingolimod, Teriflunomid) oder die Risiken unerwünschter Arzneimittelwirkungen bei Eskalationstherapien (Natalizumab, Alemtuzumab, Mitoxantron). Darüber hinaus wurde in den letzten Jahren deutlich, dass die Patienten bereits zu einem frühen Zeitpunkt der Erkrankung unter kognitiven Defiziten leiden (➤ Kap. 6, ➤ Kap. 15, ➤ Kap. 16) und zusätzlich Probleme mit der Krankheitsbewältigung aufweisen, die der alleinigen ärztlichen Betreuung nicht zugänglich sind.

Diese Konstellation gibt Anlass, die Modalitäten der Betreuung von MS-Patienten zu überarbeiten und zu optimieren. Im Vordergrund des Interesses steht dabei, die Kontinuität der Behandlung zu garantieren und problemorientiert zu gestalten. Nützlich ist in diesem Zusammenhang, jahrzehntelange internationale Erfahrungen aufzugreifen und – insbesondere auch aufgrund der vielschichtigen Probleme einer chronischen Erkrankung mit der Tendenz zur Verschlechterung – ein MS-Nursing zu etablieren.

Seit 1999 stehen an unseren MS-Zentren in Teupitz und Wermsdorf mehr als 1.300 Patienten mit MS in kontinuierlicher Betreuung. Die Patienten werden hier von Beginn an durch ein multiprofessionelles Team unter Leitung des Arztes und speziell ausgebildeter MS-Nurses betreut. Im Idealfall werden die Patienten dem MS-Nursing zum Zeitpunkt der Diagnosestellung zugeführt, insbesondere jedoch bei der Einstellung auf eine immunmodulatorische Langzeittherapie nach den Therapieleitlinien der Deutschen Gesellschaft für Neurologie (DGN 2014).

Die spezifischen Aufgaben einer MS-Nurse bestehen in der Kontaktaufnahme stationär und ambulant, als Gesprächspartner bei der Unterstützung nach Diagnosestellung, in der Therapieplanung nach erfolgter Therapieentscheidung, vor allem Beratung, Schulung der Selbstinjektionen, ggf. auch unter Einbeziehung des Partners oder einer Pflegeperson, und im Weiteren in der Therapiebegleitung (insbesondere hinsichtlich Nebenwirkungen und Hautreaktionen) bis hin zu Hausbesuchen. Darüber hinaus sind die Nurses über ein Mobiltelefon ständig erreichbar. Im MS-Zentrum verfügen sie über einen eigenen Beratungs- und Trainingsraum. Auch über die Eskalationstherapien und die neue orale Therapieform sind die MS-Nurses umfassend informiert und können den Patienten entsprechend ihre Hilfe anbieten.

Die Erfassung sozialer Probleme und die entsprechende Beratung, auch über Pflegestufen, erfolgt in Kooperation mit Sozialarbeitern des Zentrums, die Unterstützung bei psychologischen Problemen (vor allem auch das familiäre und berufliche Umfeld betreffend) in Zusammenarbeit mit den Psychologen und zusammen mit Physiotherapeuten die Auswahl geeigneter Hilfsmittel nach individuellen Bedürfnissen sowie ggf. auch eine spezielle Ernährungsberatung.

Neben der direkten Patientenbetreuung stehen die Nurses auch im Kontakt zu Selbsthilfegruppen und zur DMSG, halten Vorträge und führen Schulungen beim übrigen Personal des MS-Zentrums, bei Mitarbeitern des Ärzte-Netzwerks und auch der häuslichen Krankenpflegeteams durch.

Merke

Diese Form der Betreuung hat zu einer deutlich besseren Compliance und Therapieadhärenz geführt und die Therapieabbruchrate auf unter 5 % gesenkt (zum Vergleich: durchschnittliche Therapieabbruchrate bei allen Beta-Interferonen nach den ersten 3 Monaten 20,3 %, nach 1 Jahr 40,1 %).

In einem Pilotprojekt mit anderen MS-Zentren wurde ein Curriculum zur berufsbegleitenden Qualifikation zur MS-Schwester erarbeitet, das schließlich 2007 mit dem Bundesverband der DMSG als Curriculum MS-Management bundesweit etabliert wurde. Nach den bisherigen Erfahrungen und den Bewertungen der mittlerweile 200–300 Teilnehmer können die Inhalte des Seminars nutzbringend in die tägliche Arbeit integriert werden. Als nächstes Ziel soll dieses Seminar Anerkennung durch die entsprechenden Berufsverbände erhalten. Mittlerweile sind auch Refresher-Kurse durchgeführt worden, die alle 3 Jahre an einem Seminarwochenende absolviert werden müssen.

In einem weiteren Schritt wurde unter Federführung der European MS Platform (EMSP) ein internetbasiertes Lernprogramm auf europäischer Ebene in mehreren Sprachen entwickelt. Die deutsche Version ist seit September 2014 verfügbar. Dieses Programm dient als Zulassungsvoraussetzung für das bestehende deutsche MS-Nurse-Ausbildungsprogramm der DMSG.

24.2 Ziele und Aufgaben

Die zunehmende Komplexität von Diagnose und Therapie der MS (Rudick et al. 2001; Naismith 2011; Gold et al. 2012) hat zur Herausbildung von MS-Schwerpunktpraxen und regionalen MS-Zentren geführt. Diese Zentren haben eine wichtige Funktion in der Beratung von ärztlichen Kollegen und Patienten, wobei die spezielle Behandlungssituation (Selbstinjektion) die fachgerechte Aufklärung und Anleitung zur Medikamentenapplikation erfordert. Darüber hinaus ist durch die Zulassung neuer MS-Medikamente die intensive Therapiebegleitung und Information noch bedeutsamer geworden, zumal damit auch ein umfangreiches Risikomanagement verbunden ist.

Aufgabe der MS-Nurse ist die kontinuierliche Betreuung von MS-Patienten im stationären und ambulanten Setting. Dabei sind verschiedene Aufgabenbereiche zu definieren.

24.2.1 Ansprechpartner

Die MS-Nurse muss umfassende Kenntnisse über das klinische Bild der MS besitzen, um den Patienten bei der Vermittlung des Krankheitsverständnisses zu unterstützen. Sie soll sich als Ansprechpartner und Vermittler zwischen Arzt und Patient auf der primären Ebene und anderen Berufsgruppen und sozialem Umfeld auf der sekundären und tertiären Ebene verstehen. Die MS-Nurses sind stets über den aktuellen Zustand der zu betreuenden MS-Patienten informiert und geben die Informationen gezielt und korrekt weiter, um sicherzustellen, dass alle wichtigen Informationen den wichtigsten therapeutischen

Bezugspersonen zeitnah zugänglich sind. Hierzu gehört auch, dass diese Informationen dokumentiert werden und nachvollziehbar sind. Dafür stehen mittlerweile computergestützte Programme zur Verfügung (z. B. MSDS 3; ➤ Kap. 28), die zukünftig erlauben, dass in den großen MS-Zentren eine standardisierte Datenerfassung vergleichbar zur Verfügung steht.

24.2.2 Patientenbindung

Der MS-Patient erhält eine ganzheitliche Versorgung und Beratung unter Einbeziehung seiner Angehörigen, seiner Haus- und Fachärzte und seines erweiterten sozialen Umfelds. Dabei werden insbesondere auch krankheitsbedingte Bedürfnisse zeitnah und professionell wahrgenommen und entsprechend vermittelt, mit dem Ziel, einerseits die Lebensqualität bei positiver Beeinflussung des Krankheitsverlaufs zu verbessern, andererseits aber auch den Einsatz teurer Ressourcen (Arzt, stationäre Behandlung etc.) zu reduzieren. Schübe und Nebenwirkungen MS-spezifischer Therapien werden erfasst und entsprechend bewertet, vor allem auch hinsichtlich der Notwendigkeit, einen Arztkontakt herzustellen bzw. eine Schubtherapie einzuleiten oder über die Fortsetzung bzw. Modifikation der Therapie zu reflektieren.

24.2.3 Risikomanagement der MS-Therapien

Merke

Stets gut geschulte Patienten können mit den Therapien und ihren Nebenwirkungen sicher umgehen!

Die derzeit verfügbaren MS-spezifischen Therapien erlauben dem Patienten die Selbstinjektion. Zudem kommen Natalizumab, Alemtuzumab, Mitoxantron (Immunglobuline, nicht zugelassen) i. v. zur Anwendung. Damit verbunden sind umfangreiche Voruntersuchungen, die koordiniert werden müssen und eine strukturierte Betreuung während der Behandlungsphasen erfordern. Insbesondere ist die Nachbetreuung der Patienten, die Alemtuzumab erhalten, durch die 4-wöchigen Laborkontrollen sehr aufwendig. Inzwischen stehen auch vier oral verabreichte Medikamente zur Verfügung – Fingolimod als Medikament bei hochaktiver MS bzw. Unwirksamkeit der Basistherapie, Dimethylfumarat und Teriflunomid als Basistherapeutika sowie in besonderen Fällen Azathioprin. Auch diese Medikamente erfordern eine intensive begleitende Betreuung insbesondere die Therapieadhärenz und Patientencompliance betreffend. Nach Diagnosestellung und Besprechung der Therapieoptionen wird dem Patienten vor Beginn des Trainings vom behandelnden Arzt eine geeignete Therapie vorgeschlagen. Daraufhin erfolgt der Kontakt zur MS-Nurse. Während der ersten Einweisung in die Selbstinjektion bzw. die Besonderheiten der jeweils eingesetzten Medikamente werden nochmals aktuelle Fragen des Patienten besprochen.

Bei einer Therapie mit Selbstinjektionen wird ein Starterset des jeweiligen Medikaments ausgehändigt. Das Training erfolgt individuell, und in der Regel werden Angehörige in das Training einbezogen. Vor der ersten Selbstinjektion werden die Notwendigkeit und Gestaltung eines sauberen und hygienischen Arbeitsplatzes sowie die sterile Handhabung bei der Medikamentenzubereitung vermittelt. Das Spritzentraining sollte unbedingt in einer ruhigen Umgebung erfolgen, und es sollte ausreichend Zeit zur Verfügung stehen. Besonders bewährt haben sich in diesem Zusammenhang die vorherige neuropsychologische Untersuchung auf bestehende kognitive Defizite (Faiss et al. 2014; Stangel et al. 2013) und die Durchführung des *Nine-Hole Peg Test* (Rudick et al. 2001). Zudem werden neben der Applikationstechnik in regelmäßigen Abständen auch die Injektionsstellen überprüft.

Die bei der MS zur Anwendung kommenden Medikamente können insbesondere zu Beginn der Behandlung vielfältige Nebenwirkungen hervorrufen. Deshalb sind die MS-Nurses mit allen häufigen Nebenwirkungen vertraut, können sie einordnen und entsprechend reagieren. Die Patienten werden bei Behandlungsbeginn ausführlich und am individuellen Profil über potenzielle Nebenwirkungen, mögliche Abhilfemaßnahmen und Vermeidungsstrategien informiert. Gleiches gilt selbstverständlich auch für i. v. und oral verabreichte Therapien, über deren

Risiken und Nebenwirkungen die MS-Nurses ebenfalls umfassend Bescheid wissen müssen. Daher besteht kontinuierlicher Fortbildungsbedarf, der die Bedeutung der Refresher-Kurse unterstreicht.

24.3 Kompetenz im Netz

Die bisherigen Ausführungen machen deutlich, dass für die optimale Betreuung von MS-Patienten ein multiprofessionelles Netzwerk unabdingbar ist. Einzelne Kompetenzen müssen klar definiert und Handlungsalgorithmen festgelegt werden. Der MS-Nurse kommen folgende Aufgaben zu: Vermittlung des Krankheitsverständnisses, Initiierung und Pflege des Patientenkontakts, Definition und Erarbeitung individueller Patientenprobleme gemeinsam mit dem Patienten und Entwicklung eines individuellen Patientenprofils. Dabei sollen auch gemeinsam mit Ärzten und Psychologen Umgangs- und Bewältigungsstrategien vermittelt und Erwartungshaltungen der Patienten auf ihre Realitätsbezogenheit überprüft werden. Entscheidend dabei ist, dass alle MS-Patienten in dieses Netzwerk eingebunden sind.

Es lassen sich verschiedene Patientengruppen nach Zeitaufwand klassifizieren (➤ Tab. 24.1).

Tab. 24.1 Einteilung von Patientengruppen nach Betreuungsaufwand

Hoher Zeitaufwand	• Patienten mit ausgeprägten funktionellen und kognitiven Defiziten • Patienten, die erhebliche Probleme mit der Krankheitsbewältigung haben • Patienten mit ausgeprägten Nebenwirkungen unter der Therapie und bei Umstellung der Therapie • Patienten mit sozialen Problemen und wenig verständnisvoller Umgebung
Geringer Zeitaufwand	• Patienten in der Frühphase der Behandlung und junge Patienten • Patienten in der Routinebetreuung • Patienten mit intaktem sozialem Umfeld
Unterschiedlich hoher Zeitaufwand	bei den verschiedenen Therapien

24.4 Zukünftige Entwicklung eines MS-Nurse-Konzepts

Die MS ist die häufigste Ursache von Behinderung bei jüngeren Erwachsenen, in Deutschland sind ca. 140.000 Menschen betroffen, weltweit über 1 Mio. Die Diagnose wird häufig zu einem Zeitpunkt gestellt, zu dem die familiäre und berufliche Verantwortung besonders hoch ist. Dies bedeutet, dass die MS-Erkrankung eines Patienten Familie, Freunde und berufliches Umfeld einbezieht und somit das Leben von fast ½ Mio. Menschen in Deutschland unmittelbar betroffen ist.

Die Tatsache, dass mit fortschreitender Krankheitsdauer auch von einer zunehmenden Behinderung auszugehen und der individuelle Krankheitsverlauf nicht vorhersagbar ist, macht die MS zu einer der im klinischen Alltag schwierigsten neurologischen Erkrankungen. Deshalb hat sich mehr und mehr auch in Deutschland die Überzeugung durchgesetzt, dass MS-Patienten nichtärztlicher Unterstützung und Anregung bedürfen, um ihr Leben und ihre sozialen Beziehungen möglichst normal gestalten zu können. Sie benötigen Unterstützung, Anleitung und Ausbildung in Bezug auf die Anpassung an Veränderungen, die durch eine Verschlechterung der Erkrankung oder andere Probleme auf sie zukommen.

Leider sind die Standards einer spezifischen Betreuung (MS-Nursing) national und international sehr variabel und im Ergebnis wenig vergleichbar (Buchanan et al. 2002; Pozzilli et al. 2002). Mittlerweile sind MS-Nurses an vielen MS-Zentren und Schwerpunktpraxen etabliert (Tiffert und Zettl 2002). Durch den intensiven Austausch der Zentren untereinander (Praktika an anderen MS-Zentren im Rahmen der MS-Management-Ausbildung) entstand ein **Ziele- und Maßnahmenkatalog,** der sich als sehr nützlich für den Umgang mit MS-Patienten erwiesen hat:

- **Hauptkategorien der Ziele:** die Kenntnis der Diagnose und der Umgang mit ihr, ebenso die MS-spezifischen Therapien und deren Implikationen (z. B. Nebenwirkungen), der Umgang mit Schüben und Krankheitsprogression auch in Bezug auf den Erhalt der Lebensqualität, Kenntnisse über und der Umgang mit spezifischen Pflege-

problemen, der Umgang mit begrenzter Belastbarkeit und die Kenntnisse sozialer Möglichkeiten sowie die Einbeziehung von Angehörigen und Bezugspersonen in den Krankheits- und Therapieprozess.
- **Hauptkategorien der Maßnahmen:** Beratung über Diagnose, Therapie, Training der Selbstapplikation und der Umgang mit Nebenwirkungen unter Einbeziehung der Angehörigen, Beratung und Begleitung in der Schubphase bzw. Krankheitsprogression, Beratung über spezifische Pflegeprobleme und Anleitung zur Bewältigung. Daneben erfolgt die Überprüfung der Therapie und Lebensqualität sowie der individuellen Belastbarkeit mittels Gesprächsführung zur Motivation auch unter Einbeziehung der Familie, des sozialen Umfelds und der Selbsthilfeorganisationen.

Solche Konzepte bestehen in Großbritannien und den USA schon seit Mitte der 1990er-Jahre (National Institutes of Health et al. 1996; Kirker et al. 1995). 1997 brachten die britische MS-Gesellschaft und das *National Hospital for Neurology and Neurosurgery* MS-Patienten, MS-Experten und Pflegedienste zusammen, um über Möglichkeiten zur Verbesserung MS-spezifischer Betreuung zu diskutieren. Das Forum entwickelte *Standards of Healthcare for People with MS.* Diese Standards beinhalten eine Reihe von Empfehlungen, die MS-Patienten helfen, den Umgang mit ihrer Erkrankung in verschiedenen Phasen (u. a. die Diagnosephase, die Phase geringer Behinderung, die Phase mäßiger Behinderung und die Phase schwerer Behinderung) praktikabler zu gestalten.

Obwohl die medikamentöse immunmodulatorische Therapie einen besonderen Stellenwert im MS-Management besitzt, ist es wichtig, darauf hinzuweisen, dass sie nur einen Aspekt dieser chronischen Erkrankung darstellt. Ein zum Management von neurologischen und anderen chronischen Erkrankungen gegründetes nationales Dienstleistungsnetz (NSF) entwickelte Leitlinien (NSF Working Party 2002) für folgende Hauptthemen:

- Integrierte Gesundheits- und Sozialhilfe
- Unterstützung des „informierten Patienten"
- Angebot einer flächendeckenden Dienstleistung
- Interdisziplinäre Kooperation
- Unmittelbarer Zugang zur MS-spezifischen Dienstleistung
- Symptommanagement
- Unterstützende Einrichtungen in Wohnortnähe
- Lebensqualität, häusliche Pflege, Arbeit, Transport und Freizeit
- Selbstüberweisung zu speziellen Diensten.

Die erste Studie zur Evaluation des Nutzens eines MS-Nurse-Programms wurde in Schottland publiziert (Kirker et al. 1995). Sie zeigt, dass MS-Nurses hilfreich in der Vermittlung von Kenntnissen über die Krankheit sind und die Stimmung und die Zufriedenheit hinsichtlich einer ungewissen Zukunft verbessern. Allgemeinmediziner empfinden die Nurses hinsichtlich einer Reduktion der eigenen Arbeitsbelastung und der Verbesserung ihres eigenen Wissens über die Erkrankung als hilfreich.

Eine andere Studie aus Manchester (Campion 1996) zeigt, dass durch den Einsatz von MS-Nurses die Arztkontakte generell deutlich reduziert und die Anzahl der Krankenhaustage um 60 % gesenkt werden konnten. Mittlerweile ist in Großbritannien ein umfassendes MS-Nurse-Netzwerk entstanden, das von der britischen MS-Gesellschaft unterstützt, aber auch durch kommerzielles, staatliches und karitatives Fundraising finanziert wird.

Die *UK MS Specialist Nurse Association* (UKMSSNA) ist Mitglied in der *International Organization of MS Nurses* (IOMSN). Das erste UKMSSNA-Projekt wurde von einer aus Mitgliedern des MS-Trusts und des *Royal College of Nursing* bestehenden Arbeitsgruppe generiert. Ziele waren die Definition der Schlüsselelemente für die Entwicklung einer MS-Fachschwester-Dienstleistung und daran anknüpfend die Schaffung eines Modells für das MS-Nursing. Im Rahmen dieses Projekts wurde erkannt, dass MS-Nurses durch spezielle Ausbildungseinheiten („educational pathways") unterstützt werden müssen. Es wurde ein MS-Nurse-Graduierungsprogramm entwickelt und an das internationale Zertifizierungsprogramm angebunden.

Die Bedeutung der MS-Nurses ist in den letzten 15 Jahren enorm gestiegen. Wie eine Studie zeigt, sehen die britischen MS-Nurses ihre Rolle als lohnenswert, innovativ, flexibel und als seltene Möglichkeit einer ganzheitlichen Vorgehensweise, was für die Effektivität der Langzeit-MS-Betreuung essenziell ist (Johnson et al. 2000; Stangel et al. 2013).

Auch in Deutschland sind solche institutionalisierten Modelle des MS-Nursings nunmehr mithilfe der DMSG in Umsetzung begriffen. Die Qualität der speziellen MS-Betreuung hängt aber auch wesentlich von der Aktivität einzelner MS-Nurses und MS-Zentren sowie MS-Schwerpunktpraxen ab. Eine flächendeckende standardisierte Versorgung ist, gemessen am internationalen Standard der MS-Versorgung, unabdingbar und wird durch das Curriculum MS-Management nachhaltig unterstützt. Einen weiteren Entwicklungsschub erhalten diese Bestrebungen durch die Etablierung eines europäischen Konzepts der internetbasierten Vermittlung spezifischen Wissens über die Betreuung MS-Betroffener (Foundation Course MS-Nurse pro 2014).

Die einzelnen Fortbildungsmodule können auch für andere chronische Erkrankungen in der Neurologie als Vorlage dienen, wie dies z. B. in Großbritannien bei der Betreuung von Epilepsiepatienten bereits geschieht (Greenhill et al. 2001).

LITERATUR

Buchanan RJ, Wang S, Ju H (2002). Analyses of the minimum data set. Comparison of nursing home residents with multiple sclerosis to other nursing home residents. Mult Scler 8: 512–522.

Campion K (1996). Meeting multiple needs. Nurse Times 24: 28–30.

DGN (2014). Therapieleitlinien der Deutschen Gesellschaft für Neurologie. Online-Publikation Mai 2014. www.dgn.org/leitlinien.html.

Freeman J, Johnson J, Rollinson S, Thompson A (1997). Standards of Healthcare in Multiple Sclerosis. London: The Multiple Sclerosis Society of Great Britain and Northern Ireland.

Gold R, Hartung HP, Stangel M, Wiendl H, Zipp F (2012). Therapieziele von Basis- und Eskalationstherapien zur Behandlung der schubförmig remittierenden Multiplen Sklerose. Akt Neurol 39: 342–350.

Greenhill L, Betts T, Pickard N (2001). The epilepsy nurse specialist – expendable handmaiden or essential colleague? Seizure 10: 615–620.

Halper J (2007). Advanced Concepts in Multiple Sclerosis Nursing Care. 2nd ed. New York: Demos Medical Publishing.

Johnson J, Goldstone L, Smith P (2000). Evaluation of MS nurse specialists: a review and development of the role. Part 1: Report on the national survey of specialist nurses in the UK. MS Research Trust and the South Bank University.

Kirker SG, Young E, Warlow CP (1995). An evaluation of a multiple sclerosis liaison nurse. Clin Rehab 9(3): 219–226.

Naismith RT (2011). MS therapeutic strategies: Start safe and effective, reassess early, and escalate if necessary. Neurol Clin Pract 1: 69.

National Institutes of Health, National Institute of Neurological Disorders and Stroke, Office of Communications and Public Liaison (1996). Multiple Sclerosis: hope through research. NIH Publication No. 967–5.

NSF Working Party 2002. www.health.gov.au/internet/publications/publishing.nsf/Content/work-edu-spectr-mstsc-rept-toc~work-edu-spectr-mstsc-rept-1~work-edu-spectr-mstsc-rept-1-3.

Pozzilli C, Brunetti M, Amicosante AMV, et al. (2002). Home based management in multiple sclerosis: results of a randomised controlled trial. J Neurol Neurosurg Psychiatry 73: 250–255.

Rudick RA, Cutter G, Baier M, et al. (2001). Use of the Multiple Sclerosis Functional Composite to predict disability in relapsing MS. Neurology 56: 1,324–1,330.

Stangel M, Penner IK, Kallmann BA, Lucas C, Kieseier BC, Gold R (2013). MS Decision Model (MSDM): Entwicklung eines Mehrfaktorenmodells zur Beurteilung des Therapie- und Krankheitsverlaufs bei schubförmiger MS. Akt Neurol 40: 486.

Tiffert C, Zettl UK (2002). Multiple Sklerose – Aspekte der Fachschwester im Rahmen des Therapiemanagements. Krankenpflege-Journal 40: 102–108.

KAPITEL

25

Michael Haupts

Lebensqualität – gesundheitsökonomische Aspekte

25.1 Sekundäre und tertiäre Krankheitsfolgen: eine erweiterte Perspektive von Krankheit

Moderne Betrachtungen über Krankheit und Gesundheit können, vor allem in gesundheitspolitischen Diskussionen, von üblichen medizinischen Aspekten abweichen: Erfragt werden auch Auswirkungen der Erkrankung auf der sekundären Ebene für Patient und Umwelt, die damit verbundenen tertiären Einschränkungen und die Optimierung der Versorgung. Daher werden auch Begriffe wie „Lebensqualität" und ökonomische Betrachtungen in enger Verknüpfung verwendet.

MS mit ihrer fast normalen Lebenserwartung, aber chronischen Behinderung darf als wichtiges Beispiel einer Erkrankung mit langfristig beeinträchtigter Lebensqualität gelten.

25.2 Lebensqualität und Nutzwert

Im Gegensatz zu klassischen Messgrößen stellt die „gesundheitsbezogene Lebensqualität" (engl. „hrQoL") einen patientenrelevanten Parameter des Krankheitsverlaufs dar. Der Begriff „Lebensqualität" kann sich allerdings auf sehr verschiedene Bereiche des menschlichen Lebens beziehen. Dazu gehören z. B. tägliche Dinge wie Wohnen und Essen, aber auch umfassendere Zustände wie Glück und persönliche Zufriedenheit. Lebensqualität unterliegt materiellen (Einkommen, Lebensstandard), kulturellen (Ideale, kollektive vs. individuelle Selbstverwirklichung) oder auch politischen Einflüssen (politische Stabilität, Bildung). Ziel wissenschaftlicher Erhebungen ist es, mithilfe standardisierter Messmethoden Lebensqualität in quantitativer Form abzubilden und somit vergleichbar zu machen.

Im Bereich des Gesundheitswesens wird dabei der sehr globale Begriff der Lebensqualität auf Aspekte eingegrenzt, die den Gesundheitszustand vieler Individuen maßgeblich beeinflussen. Diese Bereiche können selbstverständlich auch durch andere, nicht berücksichtigte Komponenten der Lebensqualität beeinflusst werden. Grundsätzlich ist das Konzept der „gesundheitsbezogenen Lebensqualität" (*Health-Related Quality of Life* [HRQoL]) vor allem von der zugrunde liegenden Definition von Gesundheit abhängig. Es umfasst zumeist die Bereiche von physischer, psychischer und sozialer Gesundheit, wobei die Ausfüllung der beruflichen und familiären Rollen bzw. Verpflichtungen oft zusätzlich betrachtet wird:

- **Physische Gesundheit** umfasst u. a. die Fähigkeit zur Arbeit (auch Hausarbeit), die Schlafqualität oder Belange der Ernährung.
- Zur **psychischen Gesundheit** gehören emotionale Faktoren wie Wohlbefinden, Angst oder Niedergeschlagenheit.
- **Soziale Gesundheit** bezieht sich z. B. auf die Fähigkeit, soziale Kontakte aufzubauen bzw. zu pflegen (etwa durch Teilnahme an Veranstaltungen), und individuelle Unabhängigkeit (vgl. Schöffski 2007).

Bei der Messung gesundheitsbezogener Lebensqualität muss zwischen den Begriffen **Gesundheitszustand** und **Nutzwert** streng differenziert werden. Grundsätzlich beschreiben alle Messinstrumente für HRQoL für jeden Patienten einen Gesundheitszustand anhand der oben genannten Parameter bzw. Dimensionen. Mittels verschiedener Validierungsverfahren lassen sich Gesundheitszustände in relative Nutzwerte zwischen 1 (perfekte Gesundheit) und 0 (Tod) transformieren.

25.2.1 Messung von gesundheitsbezogener Lebensqualität

) Die Operationalisierung der oben genannten Bereiche für die Messung der HRQoL erfolgt über verschiedene Ansätze. Mögliche Messinstrumente sind zum einen vom Patienten auszufüllende Fragebögen oder Tagebücher, zum anderen telefonische oder persönliche Interviews. Fragebögen erfordern einen geringeren personellen und zeitlichen Aufwand für die Untersucher, haben aber den Nachteil, dass die Datenqualität durch unvollständiges oder nicht eindeutiges Ausfüllen beeinflusst werden kann. Bei schweren Erkrankungen (z. B. Morbus Parkinson oder fortgeschrittene Stadien der MS) muss auf **Fremdeinschätzungen** zurückgegriffen werden.

Es existieren verschiedene standardisierte und psychometrisch geprüfte Fragebogen zur Lebensqualität: Im Wesentlichen werden Profil- und Indexinstrumente, krankheitsspezifische und generische Instrumente (➤ Box 25.1) sowie Fragebogen mit ordinaler oder kardinaler Skalierung (➤ Box 25.2) unterschieden.

Box 25.1

Fragebogen zur Lebensqualität I

- **Profilinstrumente** liefern getrennte Ergebnisse für jede der gemessenen Dimensionen, die Kennzahlen werden nicht zu einem einzigen Wert aggregiert (z. B. *Sickness Impact Profile* [SIP]; SF-36, SF-12; *Nottingham Health Profile* [NHP]).
- **Indexinstrumente** liefern dagegen ein zusammengefasstes Ergebnis aller Dimensionen (z. B. Karnofsky-Index, EQ-5D, *Quality of Well-Being Scale).*
- **Krankheitsspezifische** Instrumente gelten als sehr sensitiv, gut akzeptiert und leicht handhabbar und werden hauptsächlich in klinischen Prüfungen eingesetzt. Sie erlauben z. B. den Vergleich zwischen verschiedenen Behandlungsgruppen.
- **Generische** Fragebögen sind unabhängig von einer bestimmten Erkrankung einsetzbar. Diese Art von HRQoL-Instrument kann unzureichend sensitiv sein, wenn der Umfang und die Qualität der Symptomatik einer untersuchten Krankheit nicht angemessen durch die Dimensionen eines Messinstruments beschrieben werden. Die Vorteile liegen darin, dass sie Effekte auf die Lebensqualität durch – in einem krankheitsspezifischen Messinstrument nicht antizipierte – Nebenwirkungen besser abbilden. Die Ergebnisse sind über verschiedene Krankheiten hinweg vergleichbar.

Box 25.2

Fragebogen zur Lebensqualität II

Ordinalskalen liefern Aussagen zur Rangfolge von Lebensqualitätszuständen, jedoch keine Wertung, um *wie viel* besser oder schlechter ein Gesundheitszustand empfunden wird. Somit findet die Therapie mit dem günstigsten Gesundheitszustand Anwendung.

Sobald jedoch Kosten in die Entscheidung über den Einsatz verschiedener Therapiealternativen einbezogen werden, wird der tatsächliche Abstand zwischen zwei Lebensqualitätszuständen interessant, wie er durch **Kardinalskalen** ermittelt werden kann. Typische Beispiele für Ordinalskalen sind das NHP (➤ Tab. 25.1), das SIP (➤ Box 25.1) und der Karnofsky-Index, während der EQ-5D oder der *Health Status Index* Kardinalskalen darstellen. ■

Eine Auswahl an Messinstrumenten findet sich in ➤ Tab. 25.1.

Das *Multiple Sclerosis Quality of Life* (MSQoL)-54-Instrument ist ein krankheitsspezifischer Fragebogen für MS-Patienten, der auf dem generischen Fragebogen SF-36 aufbaut bzw. diesen um MS-spezifische Aspekte der Lebensqualität erweitert (Vickrey et al. 1995). Die 18 zusätzlichen Items des MSQoL-54 verteilen sich auf die Dimensionen soziale Funktionsfähigkeit, körperliche Schmerzen und Vitalität sowie auf die zusätzlichen Dimensionen **gesundheitsbezogene Verzweiflung,** übergeordnete Lebensqualität, sexuelle Funktionsfähigkeit, Zufriedenheit mit der sexuellen Funktionsfähigkeit sowie kognitive Funktionsfähigkeit. Da die Kerndimensionen des SF-36 bei der Entwicklung des MSQoL-54 unverändert geblieben sind, lassen sich die Ergebnisse von Lebensqualitätsstudien bei MS-Patienten mit anderen Studien vergleichen. Die bei MS häufig eingesetzte *Expanded Disability Status Scale* (EDSS) stellt kein HRQoL-Instrument dar. Für die Messung von Lebensqualität existiert kein Goldstandard – die Auswahl der Instrumente muss in Abhängigkeit von der Fragestellung wie auch den Anforderungen an Sensitivität, Praktikabilität, Zuverlässigkeit, Repräsentativität usw. getroffen werden (vgl. Schöffski 2007).

Merke

Generell soll das gewählte Messinstrument der HRQoL der Komplexität des Konstrukts „Lebensqualität" gerecht werden und in der Lage sein, nicht nur Einschränkungen, sondern auch Veränderungen im Zeitverlauf aufzuzeigen.

Die meisten in der Lebensqualitätsforschung eingesetzten Instrumente stammen aus dem angloamerikanischen Raum. Dabei ist grundsätzlich zu bedenken, dass das Verständnis von „Lebensqualität" kulturellen Einflüssen unterliegt und z. B. von der Stellung des Einzelnen in der Gesellschaft geprägt sein kann. Für eine Normierung der Antworten in verschiedenen Ländern sind entsprechende bevölkerungsrepräsentative Studien erforderlich, wie sie z. B. für den SF-36 in mehreren Sprachen vorliegen.

25.2.2 Das qualitätskorrigierte Lebensjahr

Von zunehmendem Interesse bei der Beurteilung neuer oder existierender Therapieansätze sind nicht allein der lebensverlängernde Effekt einer Therapie, sondern auch die Bewertung dieser Lebensverlängerung durch den Patienten als „Lebensqualität". Das sog. QALY-Konzept („quality-adjusted life year")

Tab. 25.1 HRQoL-Profilinstrumente zur Beschreibung von Gesundheitszuständen

HRQoL-Instrument	Dimensionen	Items	Art des Instruments
SF-36	Körperliche Funktionsfähigkeit, körperliche Rollenfunktion, körperliche Schmerzen, allgemeine Gesundheitswahrnehmung, Vitalität, soziale Funktionsfähigkeit, emotionale Rollenfunktion und psychisches Wohlbefinden	36	generisch
MSQoL-54	s. SF-36 Zusätzlich: gesundheitsbezogene Verzweiflung, übergeordnete Lebensqualität, sexuelle Funktionsfähigkeit und Zufriedenheit mit der sexuellen Funktionsfähigkeit sowie kognitive Funktionsfähigkeit	54	krankheitsspezifisch MS
NHP	Physische Mobilität, soziale Isolation, Schmerzen, Energieverlust, emotionale Reaktion, Schlaf	38	generisch

Quelle: Brazier et al. 1999; Vickrey et al. 1995

25

ermöglicht diese Verknüpfung von Lebensqualität und Zeit in Form von sog. qualitätskorrigierten Lebensjahren. Das menschliche Leben wird in diesem Konzept charakterisiert durch die gegebene Restlebenserwartung zum Zeitpunkt der Beobachtung und durch den Nutzwert, den ein Patient dem erlangten Gesundheitszustand und der damit verbundenen Lebensqualität beimisst.

Um die Nutzwerte von Gesundheitszuständen zu ermitteln, bedarf es wohlfahrtstheoretisch basierter Methoden. Zu den wichtigsten zählen dabei das **Standard-Gamble-Verfahren** (SG) sowie die **Time-Trade-off-Methode** (TTO). Beiden Ansätzen ist gemein, dass Teilnehmer der Studienpopulation eine Entscheidung zwischen zwei Gesundheitszuständen treffen müssen. Zusätzlich nutzt das SG-Verfahren Unsicherheiten bei der Entscheidung in Form von Wahrscheinlichkeiten des Eintreffens eines Gesundheitszustands und entspricht somit der Entscheidung eines Konsumenten auf dem freien Markt. Bei vielen HRQoL-Instrumenten wurde eine solche Präferenzbildung anhand einer für die Allgemeinbevölkerung repräsentativen Stichprobe bereits durchgeführt. Anhand des daraus bestimmten Logarithmus können die Nutzwerte von Patienten ohne eine erneute zeitintensive Anwendung von SG oder TTO ermittelt werden. In der Literatur wird teilweise auch die Bewertung von Gesundheitszuständen durch eine visuelle Analogskala (VAS) beschrieben (vgl. Brazier et al. 1999). Da diese Methode keine direkte Entscheidung erfordert, ist sie zur Ermittlung von Nutzwerten nicht geeignet. ➤ Tab. 25.2 nennt HRQoL-Messinstrumente, für die ein validiertes Verfahren zur Ermittlung von Nutzwerten existiert.

Ist der Nutzwert eines Gesundheitszustands bekannt, so wird er mit seiner Dauer multipliziert. Dies kann bei stark schwankenden Nutzwerten (z. B. bei Chemotherapie) eine häufige Messung notwendig machen, wobei die QALYs für die Restlebenszeit aufaddiert werden. So können dann z. B. rechnerisch 3 Jahre mit je 0,2 QALY (= 0,6) gegen 2 Jahre mit 0,45 QALY (= 0,9) abgewogen werden.

Merke

Als großer Vorteil des QALY-Konzepts erweist sich die Eindimensionalität der QALYs, die sowohl Lebensqualität als auch Lebenserwartung in einer Maßzahl abbilden. Vor allem in Verbindung mit ökonomischen Daten ermöglicht das QALY-Konzept die Bewertung und den Vergleich verschiedener Therapien hinsichtlich ihrer Lebensqualitätsnutzwerte.

25.2.3 Lebensqualitätsforschung bei MS

Bemerkenswert ist, dass bis Ende des 20. Jh. in nur wenigen Untersuchungen zur MS-Therapie Lebensqualitätsdaten berücksichtigt wurden.

Merkelbach et al. (2002) analysierten den quantitativen Einfluss von **Fatigue** auf die Lebensqualität bei 87 Patienten unter Berücksichtigung der EDSS. Dabei konnte gezeigt werden, dass Fatigue sich sowohl auf körperliche als auch psychische Aspekte der Lebensqualität auswirkt. Auch Benedict et al. (2005) fanden sowohl die physische als auch psychi-

Tab. 25.2 Instrumente zur Messung von HRQoL und Nutzwert

HRQoL-Instrument	Dimensionen (Stufen)	Anzahl Gesundheitszustände	Validierungsmethode
EQ-5D	Beweglichkeit/Mobilität (5 Stufen), für sich selbst sorgen (5), allgemeine Aktivitäten (5), Schmerzen/körperliche Beschwerden (5) und Angst/Niedergeschlagenheit (5)	3.125 Tod, Bewusstlosigkeit	VAS, TTO
SF-6D	Körperliche Funktionsfähigkeit (6), Rollenfunktion (2), soziale Funktionsfähigkeit (5), körperliche Schmerzen (6), psychisches Wohlbefinden (5) und Vitalität (5)	18.000 Tod	VAS, SG
HUI-III	*Vision* (6), *hearing* (6), *speech* (5), *ambulation* (6), *dexterity* (6), *emotion* (5), *cognition* (5), *pain* (5) [keine dt. Version vorhanden]	972.000	VAS übertragen auf SG

Quelle: Eigene Darstellung nach Brazier et al. (1999)

sche Domäne der Lebensqualität im MSQoL-54 stark mit **Depression** und Fatigue korreliert.

Im Rahmen einer europaweiten Studie von Kobelt et al. (2006a) wurden die Kosten und die Lebensqualität von 2.973 MS-Patienten in Deutschland mithilfe des EQ-5D untersucht. Der durchschnittliche Nutzwert betrug 0,62 und zeigte sich vom Geschlecht unbeeinflusst, obwohl Männer durchschnittlich einen höheren Wert auf der **EDSS** aufwiesen als Frauen. Ebenso konnte ein statistisch signifikanter Zusammenhang jeweils zwischen der Höhe des EDSS-Wertes bzw. eines Schubs mit der Höhe des Nutzwertes gefunden werden. Im Vergleich zur Normalbevölkerung zeigt sich der Nutzwert von MS-Patienten im Durchschnitt um 0,2 reduziert, was einem jährlichen Verlust an QALYs von 0,2 entspricht.

Haupts et al. (2003) untersuchten den Einfluss der **IFN-Behandlung** auf die Lebensqualität im deutschen Versorgungskontext. Dabei wies die als Therapie-Responder eingestufte Subgruppe der Behandelten nach 1 Jahr statistisch signifikante Vorteile in den Lebensqualitätsmaßen des SF-36 sowohl gegenüber ihren eigenen Ausgangswerten als auch im Vergleich zu Non-Respondern dieser Untersuchung auf.

Putzki et al. (2009) führten eine prospektive multizentrische Studie zur Lebensqualität bei 674 RRMS-Patienten im frühen Stadium vor und nach Behandlungsbeginn mit IFN-β1a i. m. durch. HRQoL wurde bei Behandlungsbeginn und in 3-Monats-Intervallen bis 12 Monate danach erhoben. Die durchschnittliche Lebensqualität – gemessen durch die VAS des EQ-5D – stieg in diesem Zeitraum von 64,8 auf 70,1 und der durchschnittliche Nutzwert von 0,75 (Baseline) auf 0,77 (12 Mon.). Weiterhin konnte ein Zusammenhang zwischen einer hohen Anzahl von Schüben und der Höhe der Nutzwerte zur Baseline gezeigt werden.

25.3 Gesundheitsökonomische Aspekte

Wirtschaftlichkeitsuntersuchungen im Gesundheitswesen lassen sich in Kostenstudien und (gesundheits)ökonomische Evaluationen einteilen. In beiden Studien spielt die Betrachtung der Kosten eine wesentliche Rolle, weshalb in ➤ Box 25.3 eine Differenzierung von Kostenarten erfolgt, bevor auf die Besonderheiten der ökonomischen Evaluationen eingegangen wird (vgl. Greiner 2006).

Box 25.3

Kostenarten

- **Direkte Kosten** können medizinischer (z. B. Kosten einer medikamentösen Therapie oder Arztkonsultation) oder nichtmedizinischer Art sein (z. B. Aufwendungen des Patienten für Fahrten zum Arzt, häusliche Hilfen und Umbauten oder auch Krankengeldzahlungen durch eine Krankenkasse).
- Kosten, die indirekt aus der medizinischen Behandlung eines Patienten resultieren, werden als **indirekte Kosten** bezeichnet (z. B. volkswirtschaftliche Produktivitätsverluste durch verlorene Arbeitstage des Patienten oder pflegender Angehöriger).
- **Intangible Kosten** sind grundsätzlich nicht monetär erfassbar. Jedoch existieren wissenschaftliche Methoden wie die Ermittlung der Zahlungsbereitschaft, um intangible Ressourcenverbräuche mit monetären Werten in Kosten umzurechnen. Auch intangible Kosten können direkter oder indirekter Art sein, z. B. der Wert von Schmerzen durch eine Behandlung (direkte intangible Kosten) bzw. das Leid der Angehörigen beim Tod eines Patienten (indirekte intangible Kosten). Zu beachten ist, dass intangible Kosten bei ökonomischen Evaluationen (➤ Kap. 25.3) auch auf der Effektseite abgebildet werden können und eine Doppelzählung z. B. von o. g. Leid zu Verzerrungen führen kann. Für die Abschätzung intangibler Kosten wird zunehmend der Parameter „Lebensqualität" herangezogen.

Wichtig ist, die **Perspektive** einer Wirtschaftlichkeitsuntersuchung zu definieren. So kann eine gesundheitsökonomische Analyse z. B. aus Sicht der Krankenkasse oder des Krankenhauses durchgeführt werden. Für die häufig dargestellte Gesellschaftsperspektive („societal perspective") werden die verschiedenen Sichtweisen von Leistungserbringern (ambulant, stationär) und Kostenträgern (Krankenkasse, Patient, Arbeitgeber) zusammengeführt.

Die in ➤ Box 25.3 genannten Kostenarten stehen bei **Kostenstudien** im Fokus, vor allem bei sog. Krankheitskostenanalysen („cost of illness", COI). Hierbei werden alle Kosten einer Erkrankung dargestellt und häufig mit epidemiologischen Daten wie der Erkrankungsprävalenz verknüpft. Sie dienen in der Regel dazu, die volkswirtschaftlichen Dimensionen einer Erkrankung aufzuzeigen und in Relation zu anderen Krankheiten zu setzen.

Von COI-Studien abzugrenzen sind **ökonomische Evaluationen.** Im Wesentlichen besteht der Unterschied darin, dass bei dieser Form gesundheitsökonomischer Analysen die Kosten in Relation zu einem Ergebnis analysiert werden. Je nach gewähltem Ergebnisparameter werden unterschiedliche Studientypen differenziert (➤ Box 25.4).

Box 25.4

Studientypen

- **Kosten-Minimierungs-Analysen** („cost-minimization analysis", CMA) vergleichen zwei oder mehrere alternative, aber therapeutisch gleichwertige Therapieverfahren anhand der damit verbundenen Kosten. Wichtig ist hierbei, dass alle Maßnahmen auf dieselbe Art und Weise bewertet werden, da sonst keine Vergleichbarkeit gegeben ist. Bei MS würde sich z. B. anbieten, verschiedene immunprophylaktische Therapien zu vergleichen, wozu aber gleiche Ergebnisparameter bei gleichen Kollektiven dokumentiert sein müssten. Häufig sind Behandlungsverfahren nicht therapeutisch äquivalent und können daher nicht allein anhand der Kosten beurteilt werden.
- In **Kosten-Effektivitäts-Analysen** (auch Kosten-Wirksamkeits-Analyse, „cost-effectiveness analysis", CEA) werden die Kosten in monetären Einheiten und die Effektivität in leicht fassbaren nichtmonetären Einheiten dargestellt, z. B. einem geretteten Menschenleben oder schubfreier Zeit bei MS. Über den Quotienten aus Kosten und Effektivität werden nun verschiedene Therapien miteinander vergleichbar.
- In **Kosten-Nutzen-Analysen** („cost-benefit analysis", CBA) werden sowohl Kosten als auch Nutzen in monetären Werten dargestellt. Hier könnten also die zuvor als intangibel, weil nicht monetär bewertbar beschriebenen Kosten Eingang finden, z. B. der Wert eines menschlichen Lebens oder die Abwesenheit von Schmerzen. Die mit einer solchen monetären Bewertung verbundenen Probleme kann sich der Leser sicherlich vorstellen, weshalb solche Evaluationen eher selten durchgeführt werden.
- In **Kosten-Nutzwert-Analysen** („cost-utility analysis", CUA) wird die monetäre Beurteilung z. B. von Gesundheitszuständen vermieden und deren Bewertung dem Patienten durch Vergabe von Nutzwerten („utilities") für gesundheitsbezogene Lebensqualität und Lebenserwartung (QALY-Konzept, ➤ Kap. 25.2.2) übertragen (vgl. Schöffski et al. 2007).

25.3.1 Ökonomische Dimensionen der MS

Ein Vergleich von gesundheitsökonomischen Analysen aus verschiedenen Gesundheitssystemen muss aus verschiedenen Gründen sehr vorsichtig erfolgen: Zum einen ist die verwendete Methodik hinsichtlich ihrer Vergleichbarkeit zu beurteilen, zum anderen behindern Unterschiede in Struktur und Zugänglichkeit der Gesundheitsdienstleistungen, in Behandlungsmustern sowie im Preisniveau den Vergleich von Ergebnissen unterschiedlicher Herkunft. Im Folgenden sollen die Ergebnisse von Krankheitskostenstudien und ökonomischen Evaluationen für Deutschland vorgestellt werden.

In oben bereits genannter Studie von Kobelt et al. (2006a) wurden neben der HRQoL auch Kosten von MS-Patienten untersucht. Aus gesellschaftlicher Sicht betrugen diese Kosten für das Preisniveau des Jahres 2005 pro Patient und Jahr durchschnittlich 39.998 Euro, wovon 47,5 % durch Sozialversicherungen abgedeckt werden. Im Bereich der medizinischen Kosten nahmen dabei die **Disease-Modifying Drugs** (DMDs) mit rund 23 % an den Gesamtkosten den größten Kostenblock ein. Produktivitätsverluste (indirekte nichtmedizinische Kosten) und informelle Pflege von MS-Patienten (indirekte medizinische Kosten) zeichnen mit 42 % bzw. 11 % für die hohen Gesamtkosten verantwortlich. Ferner konnte gezeigt werden, dass die durchschnittlichen Kosten pro Patient signifikant mit dem EDSS-Wert korrelieren. Demnach sind die Kosten eines schwer erkrankten

MS-Patienten (EDSS > 6,5) mit 70.500 Euro rund viermal so hoch wie zu Beginn der Krankheit (18.500 Euro). Den größten Anteil der direkten medizinischen Kosten bildeten dabei Arzneimittel mit ca. 60 %, stationäre Behandlungen einschl. Rehabilitation etwa 20 %.

Neuere deutsche Studien beinhalten bei ähnlichen Resultaten keine bessere Datenbasis bzgl. Fallzahlen und Repräsentativität als die Studie von Kobelt; eine Analyse aus Daten der GKV differenziert Resultate weder nach Verlaufsformen der MS noch nach EDSS-Schweregraden (vgl. Kip et al. 2016).

Im europäischen Vergleich liegen die Krankheitskosten von MS-Patienten in Deutschland relativ hoch (Kobelt et al. 2006b). Für MS-Patienten mit einem EDSS-Wert von 2,0 ergeben sich demnach mit 27.910 Euro die höchsten Kosten, gefolgt von Schweden mit 27.254 Euro pro Jahr. In der Schweiz liegen die Kosten mit 18.538 Euro am niedrigsten. Vor allem die Ausgaben für Medikamente liegen in Deutschland mit 12.881 Euro bei EDSS 2,0 deutlich höher als im nachfolgenden Österreich mit 8.807 Euro. Allerdings sinken diese Kosten in späten Stadien: Sie betragen bei EDSS 6,5 nur noch 7.377 Euro. Bei diesem EDSS-Wert sind die Krankheitskosten in Deutschland ebenfalls am höchsten (55.344 Euro), wobei der Anteil der direkten Kosten sinkt und die indirekten Kosten (26.396 Euro) deutlich oberhalb der anderen Länder liegen.

In Großbritannien wurden moderne Interferon- bzw. Glatirameracetat-Therapien in Bezug auf EDSS-Progression und QALY-Differenz gegenüber Unbehandelten über 6 Jahre ökonomisch evaluiert („risk sharing scheme“; Palace 2015). Dabei wurden andauernde Effekte auf die Progression gefunden und die ökonomische Vorgabe von 36.000 brit. Pfund pro QALY im Sinne einer Kosteneffektivität (mit dortigen Arzneipreisen) erreicht.

Für Deutschland führten Nuijten und Mittendorf (2010) eine gesundheitsökonomische Evaluation von IFN-β-1a s. c. 44 µg im Vergleich zu IFN-β-1a s. c. 30 µg, IFN-β-1b und GLAT zur Behandlung von **schubförmig remittierender MS** (RRMS) über einen Zeitraum von 4 Jahren im deutschen Versorgungskontext durch. Als patientennaher Endpunkt wurden verhinderte Schübe gewählt. Im Vergleich zur Nichtbehandlung erwies sich IFN-β-1a 44 µg mit 51.250 Euro pro verhindertem Schub als kosteneffektivste Behandlungsalternative, gefolgt von IFN-β-1b (54.475 Euro), GLAT (71.416 Euro) und IFN-β-1a 30 µg (133.770 Euro). Im Vergleich zur nächstbesten Behandlungsalternative verbesserte sich der inkrementelle Kosten-Effektivitäts-Quotient („incremental cost-effectiveness ratio“, ICER) auf 23.449 Euro. Im Rahmen der Sensitivitätsanalyse zeigten sich die Ergebnisse robust gegenüber Veränderungen der Diskontierungsrate, der Häufigkeit und Kosten von Rückfällen, des Krankheitsfortschritts sowie der Patientencompliance.

25.3.2 Krankheitskosten der MS im Vergleich

Aufgrund der aktuellen Datenlage können die oben genannten Kostendaten nur in Ansätzen mit den Behandlungskosten anderer neurologischer Erkrankungen in Deutschland verglichen werden. Andlin-Sobocki et al. (2005) stellten Kosten für verschiedene Krankheiten zusammen und ermittelten für Deutschland pro Patient und Jahr Kosten von ca. 12.735 Euro (Demenz), 11.138 Euro (Morbus Parkinson), 8.599 Euro (Epilepsie) und 31.096 Euro (MS). Somit liegen die Kosten pro MS-Patient und Jahr in dem von Kobelt et al. (2006a) ermittelten Bereich. In Kombination mit epidemiologischen Daten ergaben sich gesellschaftliche Gesamtkosten von rund 11,6 Mrd. Euro für Demenz, 2,9 Mrd. Euro für Morbus Parkinson, 3,8 Mrd. Euro für Epilepsie und 1,8 Mrd. Euro für MS. In einer anderen Studie beziffern Sobocki et al. (2007) die Gesamtkosten für MS auf 2,98 Mrd. Euro. Der Unterschied der Gesamtkosten ist mit den verschiedenen Methoden der Kostenerfassung und der unterschiedlichen Berücksichtigung der indirekten Kosten zu erklären. Aktuelle Prävalenzzahlen von ca. 200.000 MS-Kranken in Deutschland (Petersen 2014) könnten sogar MS-Gesamtkosten von 4 Mrd. Euro bedingen.

Die Prävalenz der MS hat in Deutschland in den letzten Jahrzehnten stetig zugenommen. Der Zuwachs an behandlungsfähigen Fällen, aber auch die Verschiebungen im klinischen Erscheinungsbild der MS bedingen Probleme ökonomischer Bedarfsplanungen. Allerdings verspricht der frühe leitliniengemäße Einsatz medikamentöser Prophylaxen mit anfänglich hohen direkten Kosten eine relevante Verlangsamung der Krankheitsprogression und Verhütung von Kosten und Leid MS-Betroffener in späteren Jahren.

LITERATUR

Andlin-Sobocki P, Jönsson B, Wittchen HU, et al. (2005). Cost of disorders of the brain in Europe. Eur J Neurol 12 (Suppl 1): 1–27.

Benedict R, Wahlig E, Bakshi R, et al. (2005). Predicting quality of life in multiple sclerosis: Accounting for physical disability, fatigue, cognition, mood disorder, personality, and behavior change. J Neurol Sci 231: 29–34.

Brazier J, M Deverill, C Green, et al. (1999). A review of the use of health status measures in economic evaluation. Health Technology Assessment 3(9): 1–164.

Greiner W (2006). Methoden der gesundheitsökonomischen Evaluation. In: Hurrelmann K, Laaser U, Razum O (Hrsg.). Handbuch Gesundheitswissenschaften. 4. A. München, Weinheim: Juventa; S. 347 ff.

Haupts M, Elias G, Hardt C et al. (2003). Lebensqualität bei Patienten mit schubförmiger MS in Deutschland. Nervenarzt 74: 144–150.

Kip M, Schönfelder T, Bleß H (2016). Weißbuch MS. Berlin: Springer

Kobelt G, Berg J, Lindgren P, et al. (2006a). Costs and quality of life of multiple sclerosis in Germany. Eur J Health Econ 7 (Suppl 2): S34–S44.

Kobelt G, Berg J, Lindgren P, et al. (2006b). Costs and quality of life of patients with multiple sclerosis in Europe. J Neurol Neurosurg Psychiatry 77: 918–926.

Merkelbach S, Sittinger H, Koenig J (2002). Is there a differential impact of fatigue and physical disability on quality of life in multiple sclerosis? J Nerv Ment Dis 190(6): 388–393.

Nuijten M, Mittendorf T (2010). A health-economic evaluation of disease-modifying drugs for the treatment of relapsing-remitting multiple sclerosis from the German societal perspective. Clin Ther 32(4): 717–728.

Palace J, Duddy M, Piske B, et al. (2015) Effectiveness and cost-effectiveness of interferon beta and glatiramer acetate in the UK Multiple Sclerosis Risk Sharing Scheme at 6 years Lancet 14: 497–505.

Petersen G, Wittmann R, Arndt V et al. (2014) Epidemiologie der Multiplen Sklerose in Deutschland Nervenarzt 85: 990–998.

Putzki N, Fischer J, Gottwald K, et al. (2009). Quality of life in 1,000 patients with early relapsing-remitting multiple sclerosis. Eur J Neurol 16: 713–720.

Schöffski O (2007). Lebensqualität als Ergebnisparameter in gesundheitsökonomischen Studien. In: Schöffski O, Glaser P, von der Schulenburg JM (Hrsg.). Gesundheitsökonomische Evaluationen – Grundlagen und Standortbestimmung. 1. A. Berlin: Springer; S. 321 ff.

Sobocki P, Pugliatti M, Lauer K, et al. (2007). Estimation of the cost of MS in Europe: Extrapolations from a multinational cost study. Mult Scler 13: 1054–1064.

Vickrey BG, Hays RD, Harooni R, et al. (1995). A health-related quality of life measure for multiple sclerosis. Qual Life Res 4: 187–206.

KAPITEL 26

Hendrik Schmitt

Deutsche Multiple Sklerose Gesellschaft – Dienstleister, Fachverband und Selbsthilfeorganisation

26.1 Geschichtliche Entwicklung

Die Deutsche Multiple Sklerose Gesellschaft, Bundesverband e. V. (DMSG) wurde 1952 als Zusammenschluss medizinischer Fachleute gegründet. In den ersten Jahren war es das Ziel, Informationen an Ärzte und medizinische Fachleute weiterzugeben sowie Patientenanfragen zu beantworten. Deutlicher Schwerpunkt der damaligen Arbeit war jedoch die Forschung über MS, vor allem im epidemiologischen Bereich.

Die Öffentlichkeit reagierte zunächst kritisch auf diese ersten Aktivitäten und sah keine Notwendigkeit für die Gründung eines eigenen Vereins nur für MS-Kranke. Doch unter kompetenter Führung der Verbandsvorsitzenden stieg das Interesse von Fachleuten (insb. aus dem sozialen Bereich) an der DMSG.

Ende der 1960er-Jahre erwachte der Gedanke zur Selbsthilfe: MS-Erkrankte begannen sich in Gruppen zu organisieren und veränderten damit die Arbeitsinhalte der DMSG. Nun galt es, auch die sozialmedizinischen Probleme von Erkrankten und ihren Familien in die Aufgaben einzubeziehen. Mit der Gründung des Ärztlichen Beirats und des Patientenbeirats sollte die Arbeit für die Betroffenen intensiviert und in den Mittelpunkt gestellt werden.

1979 wechselte der Verbandsvorsitz; wiederum übernahm eine Frau die Führung. Sie arbeitete intensiv daran, die bereits Ende der 1950er-Jahre begonnene Gründung von DMSG-Landesverbänden weiterzuführen. Außerdem gelang es ihr, viele bekannte Persönlichkeiten in die Arbeit der DMSG einzubinden – der Bekanntheitsgrad der DMSG stieg.

Der Beginn der 1980er-Jahre war geprägt von der Gründung weiterer Landesverbände, mit dem Ziel, das regionale Dienstleistungsnetz für Erkrankte und Familien immer dichter zu weben. Der erste Bundesgeschäftsführer wurde eingestellt, und in den Landesverbänden wurden ebenfalls hauptamtliche Mitarbeiter in die Geschäftsleitung aufgenommen. Mit dem Mauerfall gab es Anfang der 1990er-Jahre neue Anforderungen an die DMSG: schnellstmöglich Beratungs- und Hilfsangebote für MS-Erkrankte auch im Gebiet der ehemaligen DDR aufzubauen und anzubieten. So wurden 1990 in den fünf neuen Bundesländern DMSG-Landesverbände ins Leben gerufen.

Merke

Heute gliedert sich die DMSG in den Bundesverband und 16 Landesverbände. Die Aufgabenverteilung untereinander gewährleistet ein umfangreiches Dienstleistungsangebot für MS-Erkrankte und ihre Familien. Während in den Landesverbänden die Betreuung von MS-Erkrankten und deren Angehörigen im Vordergrund steht, konzentriert sich die Arbeit des Bundesverbandes auf fachliche Aspekte wie die Interessenvertretung, die inhaltliche Entwicklung allgemeingültiger Therapie- und Betreuungsstandards, die Forschungsförderung sowie auch die Fort- und Weiterbildungsprojekte für medizinisches Fachpersonal, darunter die industrieunabhängigen DMSG-Ausbildungen für MS-Schwestern und Pflegekräfte.

Um eine optimale Orientierungshilfe für akutmedizinische und rehabilitative Versorgung MS-Erkrankter zu geben, zeichnet der DMSG-Bundesverband MS-Zentren, MS-Schwerpunktzentren und MS-Rehabilitationszentren aus, die bestimmten strengen Kriterien genügen müssen. Hinzu kommen die Erarbeitung und Herausgabe von Aufklärungs- und Informationsmaterialien unter Berücksichtigung moderner Kommunikationsformen.

26.2 Fachverband und Selbsthilfeorganisation

Seit Gründung der DMSG wurden viele Spezialisten und Meinungsbildner aus Fachkreisen in Gremien eingebunden, um die fachliche Kompetenz der DMSG nach innen und außen zu stärken. Heute kann die DMSG dadurch eine hohe Qualität in der Beratung, bei Patienten-Serviceprogrammen und in der Interessenvertretung gewährleisten.

26.2.1 Der Ärztliche Beirat

1953 wurde der Ärztliche Beirat der DMSG gegründet. Er hatte zunächst die Aufgabe, Behandlungsmöglichkeiten für MS-Erkrankte mittels Umfragen in Fachkliniken, bei Gesundheitsämtern und Landesversicherungsanstalten in Erfahrung zu bringen. Darüber hinaus beriet er den Vorstand der DMSG bei allen Fragestellungen aus Medizin und Forschung. In den weiteren Jahren gab der Ärztliche Beirat auch zunehmend inhaltliche Unterstützung für die Herausgabe von Publikationen und Patienteninformationen, für die medizinischen Beiträge der bundesweiten Verbandszeitschrift *aktiv!*, für Forschungsinitiativen sowie nationale und internationale MS-Symposien der DMSG.

Heute stehen dem Bundesverband und den Landesverbänden jeweils ein Ärztlicher Beirat und ein Patientenbeirat zur Seite. Der Ärztliche Beirat der DMSG Bundesverband e. V. verfügt über 73 Mitglieder, alles anerkannte Fachleute aus Klinik, Forschung und niedergelassener Praxis. Die **Aufgaben** des Ärztlichen Beirats sind:

- Erarbeiten von Stellungnahmen zu medizinischen Themen
- Beratung des Bundesverbandes bei medizinischen Fragestellungen
- Verfassen und Überprüfen von medizinischen Beiträgen für die Zeitschrift *aktiv!*
- Fachliche Beratung und Begleitung von Informationsmaterialien und -projekten
- Initiierung und beratende Begleitung von Forschungsvorhaben bei Förderanträgen an die DMSG

26.2.2 Der Bundesbeirat MS-Erkrankter

In den 1970er- und 1980er-Jahren setzte sich der Selbsthilfegedanke in der DMSG immer stärker durch. So war die Forderung, MS-Erkrankte selbst an Funktions- und Entscheidungsgruppen zu beteiligen, nur konsequent. Ihr wurde 1983 mit der Gründung des ersten Bundespatientenbeirats, 2010 umbenannt in Bundesbeirat MS-Erkrankter, entsprochen.

Grundsätzlich versteht sich dieser Beirat – ob auf Bundes- oder Landesverbandsebene – als Vermittler zwischen MS-Erkrankten und den Gremien der DMSG. Für den jeweiligen Vorstand übt er Beraterfunktion aus und bringt Patientenbelange in dessen Diskussionen ein. Umgekehrt erläutert er Patienten Entscheidungen der DMSG-Gremien und verbessert dadurch die Kommunikation mit Mitgliedern und Ratsuchenden.

Der heutige DMSG-Bundesbeirat MS-Erkrankter hat folgende **Aufgaben**:

- Förderung des Informations- und Meinungsaustauschs mit den DMSG-Landesverbänden
- Diskussionsforum für grundsätzliche Fragen in politischer, medizinischer, rechtlicher und sozialer Hinsicht
- Stellungnahmen zu Belangen von MS-Erkrankten
- Einbringen von Patientenanliegen in die Arbeit des Bundesverbandes
- Multiplikator für Aktionen des Bundesverbandes

26.3 Die DMSG-Landesverbände

Für die mehr als 200.000 MS-Erkrankten in Deutschland – so die neuesten Zahlen des Bundesversicherungsamtes – und ihre Familien sind die DMSG-Landesverbände mit ihren Arbeitsschwerpunkten in der persönlichen Beratung für private, berufliche, sozialrechtliche und medizinische Fragen eine wichtige Anlaufstelle.

1957, 1958 und 1960 wurden vom Bundesverband erste regionale Zweigstellen in Niedersachsen, Bayern und Rheinland-Pfalz gegründet. In der Folge kamen in den 1980er-Jahren die Landesverbände Baden-Württemberg (AMSEL), Hessen, Nordrhein-Westfalen, Saarland, Berlin, Hamburg, Schleswig-Holstein und Bremen hinzu. Nach dem Mauerfall entstanden 1990 in den neuen Bundesländern fünf weitere Landesverbände.

Heute gibt es in jedem Bundesland eine DMSG-Landesverbandsgeschäftsstelle und viele Beratungsstellen. Gemeinsam mit weiteren Angeboten der DMSG bilden sie ein dichtes Netz mit umfangreichen **Dienstleistungsangeboten für MS-Erkrankte** und ihre Angehörigen. Dazu gehören:

- Trägerschaft von MS-Spezialkliniken
- Spezielle Wohnprojekte für MS-Erkrankte
- Beratungsstellen für medizinische, berufliche, rechtliche und private Fragen
- Online-Informationsangebote
- MS-spezifische Publikationen
- Themenzentrierte Gesprächskreise und Therapiegruppen
- Mobile soziale Hilfs- und Fahrdienste
- Schulungen und Fachtagungen
- Angebote von therapeutischen Maßnahmen
- Rollstuhl- und Mobilitätstraining
- Seminare und Freizeiten

Öffentlichkeitsarbeit und Patientenprojekte sind heute für die Arbeit auf Bundes- wie auch Landesebene gleichermaßen bedeutend. Allen voran steht die **Patienteninformation**, die in den ersten Jahren hauptsächlich durch Sonderdrucke und über das damalige Mitteilungsblatt erfolgte. Im Dezember 1953 erschien erstmalig eine verbandseigene Zeitschrift, die damals 4 Seiten umfasste. Heute hat sich die *aktiv!* des DMSG-Bundesverbandes zu einer anerkannten Fachzeitschrift für MS entwickelt, die mit einer Auflage von 47.600 Exemplaren bundesweit viermal im Jahr erscheint und Informationen zu aktuellen medizinischen, rechtlichen und für das Alltagsleben mit MS relevanten Themen publiziert.

26.4 Die DMSG in Zahlen: Mitglieder und Mitarbeiter

Zwei Jahre nach ihrer Gründung, also im Jahr 1954, hatte die DMSG 701 Mitglieder, 1955 waren es 1.293 und 1977 bereits 12.136. Mit dem Aufbau der DMSG-Landesverbände, dem zunehmenden Bekanntheitsgrad und den immer attraktiveren Dienstleistungen wuchs der Verband stetig. Heute zählt die DMSG rund 44.000 Mitglieder.

Der aufkeimende Selbsthilfegedanke der 1970er- und 1980er-Jahre ließ Kontaktgruppen in allen Regionen Deutschlands entstehen. Gegenwärtig gibt es in der DMSG deutschlandweit rund 850 **Selbsthilfegruppen** für Erkrankte und ihre Familien. Hier finden die MS-Betroffenen eine Palette ganz unterschiedlicher Hilfsangebote, Erfahrungsaustausch unter Gleichgesinnten oder Gruppenangebote, die alle zusammen einen Beitrag dazu leisten, das Leben mit MS erträglicher zu gestalten.

Mit steigenden Mitgliederzahlen wuchs auch die Mitarbeiterzahl in der DMSG: 1957 waren 7 Personen ehrenamtlich für die DMSG tätig, ohne den ebenfalls ehrenamtlichen Vorstand mitzuzählen. 1965 waren es erstmals 4 hauptamtliche und 47 ehrenamtliche Helfer, 1977 zählte die DMSG 18 hauptamtliche und 163 ehrenamtliche Mitarbeiter, und im Jahr 1982 waren es 52 hauptamtliche und 702 ehrenamtliche Mitarbeiter. Mit der Grenzöffnung und dem damit verbundenen Mitgliederzuwachs stiegen die Mitarbeiterzahlen entsprechend an (heute: 260 Hauptamtliche und ca. 4.200 Ehrenamtliche). Die überwiegende Anzahl aller hauptamtlichen Mitarbeiter in der DMSG sind im Sozialdienst als Sozialarbeiter, Psychologen oder Therapeuten beschäftigt. Von den Ehrenamtlichen sind viele selbst an MS erkrankt.

26.5 Die DMSG heute

26.5.1 Ziele und Aufgaben

Merke

Ziel ist es, eine Vertretung für alle Menschen zu organisieren, die an MS erkrankt sind, ihre Interessen zu bündeln, sie professionell zu vertreten, Hilfsangebote anzubieten und die Forschung voranzutreiben.

So ist der DMSG-Bundesverband u. a. seit 2004 als themenbezogener Patientenvertreter im Gemeinsamen Bundesausschuss (G-BA) aktiv.

Die Erkrankung wird meist zwischen dem 20. und 40. Lj. diagnostiziert. Und so bedeutet die Diagnose MS nicht nur die Konfrontation mit einer noch immer unheilbaren Krankheit. Für viele bringt sie auch einschneidende soziale Veränderungen mit sich, weil z. B. der Beruf nicht mehr ausgeübt werden kann. Hinzu kommen Vorbehalte in der Öffentlichkeit, die einer Erkrankung, deren Ursachen noch immer ungeklärt sind, mit Unverständnis begegnet.

26.5.2 Zusammenarbeit auf internationaler Ebene

Um für ihre Arbeit eine **internationale Vernetzung** zu nutzen, engagiert sich die DMSG intensiv sowohl als Mitglied der *European Multiple Sclerosis Platform* (EMSP) als auch der *Multiple Sclerosis International Federation* (MSIF). Dieser Zusammenschluss von 44 nationalen MS-Gesellschaften unter dem Dach der MSIF gewährleistet einen weltweiten Erfahrungs- und Informationsaustausch. Für beide Organisationen diente der DMSG-Bundesverband als Geburtshelfer.

So wurde 1999, initiiert vom DMSG-Bundesverband und unter Mitwirkung der Nachbarländer Österreich und Schweiz, erstmalig eine länderübergreifende Therapieempfehlung zur immunmodulierenden Behandlung der MS verabschiedet, die als Grundlage der aktuellen **DGN-Leitlinie zur Diagnose und Therapie der MS** diente. 2003 wurde auf dieser Grundlage erstmals eine Konsensus-Leitlinie mit den übrigen europäischen MS-Gesellschaften im Rahmen der EMSP abgestimmt. 2004 kamen die **Konsensus-Empfehlungen zur symptomatischen Therapie** hinzu. Beide Leitlinien sind heute Bestandteil des *EU Health Portals,* das Empfehlungen für die nationalen Gesundheitssysteme der Mitgliedstaaten gibt.

In enger Zusammenarbeit mit dem DMSG-Bundesverband initiierte die EMSP 2007 das von der EU-Kommission finanzierte **MS-ID-Projekt**, das auf zwei Hauptziele fokussiert: die Entwicklung eines Modells für ein europaweites MS-Register und die Umsetzung des von der EMSP entwickelten **Code of Good Practice** – ein Anforderungskatalog für Therapie und sozialrechtliche Unterstützung, mit dessen Hilfe für MS-Erkrankte in ganz Europa ein gleichberechtigter Zugang zur bestmöglichen medizinischen Versorgung gewährleistet und eine adäquate Lebensqualität durchgesetzt werden soll. Aus dieser Initiative entwickelte sich das Projekt *European Network of Multiple Sclerosis Registries* (EuNetMuS), in dem die Daten der nationalen Register in einem einheitlichen Basisdatensatz zusammengeführt werden sollen.

26.5.3 Forschungsförderung

Die Erforschung der Ursachen und damit die wirksame Bekämpfung der MS gehören zu den wichtigsten Anliegen des DMSG-Bundesverbandes. Aus diesem Grund unterstützt und fördert die DMSG die Grundlagenforschung und spezielle Forschungsprojekte. Spenden und testamentarische Zuwendungen helfen, diese Forschungsbemühungen zu finanzieren.

Ein weiterer wichtiger Aspekt der Arbeit der DMSG in Zusammenhang mit den Forschungsergebnissen ist die kontinuierliche Information der Erkrankten über wissenschaftliche Studien, aktuelle Ergebnisse und seriöse Prognosen in der internationalen MS-Forschung. Aus diesem Grund veranstaltet die DMSG internationale wissenschaftliche MS-Symposien, an denen Meinungsbildner aus der ganzen Welt teilnehmen. Für international renommierte Neurologen stellen die Symposien ein wichtiges Forum für den Meinungs- und Erfahrungsaustausch über die neuesten medizinischen und therapeutischen Erkenntnisse dar. Das letzte Symposium fand im Rahmen des Weltkongresses zum 60-jährigen Bestehen der DMSG im Oktober 2013 in Berlin statt. Beim Kongress der Deutschen Gesellschaft für Neurologie (DGN) 2017 in Leipzig stellte die DMSG, Bundesverband e. V. ihre aktuellen Forschungsförderungsvorhaben dem wissenschaftlichen Publikum im Rahmen eines Fachsymposiums vor.

Seit 2002 baut die DMSG ein **bundesweites MS-Register** auf, um verlässliche Daten über Epidemiologie, Therapie und Versorgungsqualität zu erhalten. Mittlerweile beteiligen sich ca. 176 DMSG-ausgezeichnete MS-Zentren (87 MS-Zentren, 70 MS-Schwerpunktzentren und 19 Rehabilitationszentren) an der Dokumentation relevanter Forschungsdaten. Aktuell werden jährlich bis zu 27.000 Datensätze dokumentiert. Mitte September 2016 befanden sich über 172.000 qualitätsdokumentierte Datensätze von mehr als 48.000 Patienten im MS-Register. Die dort gewonnenen Daten fließen in wissenschaftliche Publikationen ein und leisten einen wertvollen und nachhaltigen Beitrag zur Verbesserung der Versorgungssituation der MS-Erkrankten in Deutschland. Darüber hinaus ist die Arbeit des deutschen Registers im Kontext der europäischen Bestrebung zum Aufbau eines Netzwerks europäischer Register von essenzieller Bedeutung.

26.5.4 Öffentlichkeitsarbeit

Nicht nur über wissenschaftliche Veranstaltungen und die Herausgabe der Verbandszeitschrift *aktiv!* betreibt die DMSG aktive Öffentlichkeitsarbeit, um auf diese Weise stärker auf das Thema MS aufmerksam zu machen. Auch Mailing-Aktionen, die Präsenz auf internationalen Fachmessen, Wanderausstellungen oder spezielle Aktionen mit Prominenten sind gezielte Aktivitäten, um das positive Image und den Bekanntheitsgrad der DMSG zu steigern.

Seit der Jahrtausendwende führt der DMSG-Bundesverband immer wieder **bundesweite PR-Kampagnen** durch, um über das Krankheitsbild MS noch umfassender aufzuklären und zu informieren, den MS-Erkrankten eine breit gestreute Hilfe anzubieten und ihnen zu mehr Akzeptanz in der Gesellschaft zu verhelfen. *„Multiple Sklerose? Alles geht, aber eben nur anders …"* lautete der Kampagnenslogan für den Welt-MS-Tag 2017. Der Einsatz verschiedener Medien, insbesondere die Nutzung der sozialen Netzwerke, Videoplattformen und der DMSG-Website, garantiert einen hohen Wiedererkennungswert der Marke DMSG.

Die Teilnahme am **Welt-MS-Tag**, der seit 2009 jeweils am letzten Mittwoch im Mai stattfindet, stellt die Belange MS-Erkrankter in den Fokus der Öffentlichkeit; u. a. zeigen diverse Fernsehsender seit April 2010 pro bono eine Kurzversion des 2009 zum Welt-MS-Tag entstandenen Films „Beautiful Day". In der Zwischenzeit wurden in der DMSG weitere Filme im Bundesverband und in den Landesverbänden erarbeitet, welche die mediale Reichweite erhöhen.

Bereits seit 1996 präsentiert sich die DMSG – als eine der ersten gemeinnützigen Organisationen – mit einer eigenen **Homepage** im Internet: Unter www.dmsg.de erhalten Nutzer aktuelle Informationen aus Forschung und Therapie sowie zu sozialrechtlichen Inhalten und Alltagsfragen, über Dienstleistungsangebote sowie über Aufbau und Zielsetzung des Verbandes. Auch die 16 DMSG-Landesverbände präsentieren sich im Internet. Seit einem Relaunch im Frühjahr 2016 ist die Website des DMSG-Bundesverbandes responsiv zu nutzen. Mit einer Stichwortsuchfunktion sind alle Informationen, nach Thema geordnet, schnell zu finden.

Seit Sommer 2007 wird monatlich ein Video-Podcast online gestellt, in dem jeweils ein MS-Experte oder ein MS-Erkrankter zu den Themenschwerpunkten „Therapie und Forschung“ oder „Leben mit MS“ zu Wort kommt. Für die DMSG sind seit 2017 ehrenamtliche MS-Reporter aktiv und recherchieren zu Themen, die in der Lebensrealität der Erkrankten von besonderer Bedeutung sind.

Ein dreistufiges **digitales Lernprogramm „etrain MS“** sowie die **multimedialen Tools** „MS verstehen“, „MS behandeln“, „MS erforschen“, „Die virtuelle MS-Klinik“ und „MS Kognition – Stärke deine Fähigkeiten“, Erklärfilme, sog. Simple-Shows zu verschiedenen MS-Themen sowie die **Apps** „MS Tagebuch“ und „MS-Kognition“ helfen MS-Erkrankten, Perspektiven zu erkennen und Chancen zu nutzen. Damit erfüllt der DMSG-Bundesverband die Erwartungen MS-Erkrankter, sich mittels moderner Kommunikationsmittel ein umfangreiches Wissen über MS zu erwerben und ihren Alltag mit der Erkrankung zu gestalten. Täglich greifen durchschnittlich mehr als 25.000 Nutzer auf www.dmsg.de zu. Darüber hinaus informieren das Portal „MS und Sport“, das Jugendportal und die Kinder-Website zu speziellen Themen über MS.

Merke

Die Internetseiten des DMSG-Bundesverbandes tragen den HONCODE, der bestätigt, dass der DMSG-Bundesverband hochwertige Gesundheitsinformationen liefert und auf Unabhängigkeit, Transparenz und Sachlichkeit achtet.

Der DMSG-Bundesverband hat sich in den sozialen Netzwerken eine aktive Community aufgebaut. Gerade in Bezug auf die Kommunikation und die Gewinnung von Mitgliedern sind die sozialen Netzwerke integraler Bestandteil der Arbeit in der DMSG.

KAPITEL

27

Tjalf Ziemssen und Raimar Kern

MS-Dokumentation, -Register und -Management

27.1 MS-Dokumentation

Multiple Sklerose ist eine Erkrankung des ZNS, die klinisch zum einen durch Krankheitsschübe aufgrund entzündlicher Demyelinisierungsherde, zum anderen durch eine Zunahme von neurologischer Behinderung aufgrund von axonalem Schaden und Nervenzellverlusten charakterisiert ist. Da das Durchschnittsalter beim Auftreten erster MS-Symptome bei rund 30 Jahren liegt, die Lebenserwartung aber, wenn überhaupt, nur geringfügig reduziert ist, handelt es sich bei der MS um eine Langzeiterkrankung, die für den Patienten über Dekaden von Relevanz ist. Als weiteres Charakteristikum kommt hinzu, dass die MS inter-, aber auch intraindividuell in unterschiedlichen Krankheitsstadien sehr unterschiedliche Verläufe nehmen kann.

Zwangsläufig kumulieren im Rahmen dieser ärztlichen, teilweise auch pflegerischen Versorgung zahlreiche Krankheitsdaten mit Informationen zu Beschwerden, Symptomen sowie diagnostischen und therapeutischen Maßnahmen. Heutzutage sind bestimmte therapeutische Optionen (z. B. Therapie mit Natalizumab, Fingolimod) an das Vorliegen bestimmter Krankheitscharakteristika (z. B. Schubanzahl, MRT-Parameter) gebunden. Bei Verordnung anderer Therapien (z. B. Fampridin in den USA) muss die Wirksamkeit beim individuellen Patienten dokumentiert werden. Die selbst mit Dokumentation im Einzelfall schwierige Beurteilung von Respondern und Non-Respondern auf immunmodulatorische Therapien ist ohne eine spezifische Dokumentation überhaupt nicht denkbar. Nimmt man die Dokumentation von psychischen Krankheitssymptomen (z. B. Depression, Fatigue) und von anderen medizinischen Disziplinen (z. B. Urologie, Ophthalmologie, Neuroradiologie) hinzu, wird die Notwendigkeit einer komplexen Dokumentation insbesondere im Verlauf deutlich. Da zum anderen unterschiedliche Einrichtungen an der Patientenversorgung beteiligt sind, ist ein zeitnaher und möglichst kompletter Informationsaustausch zwischen den beteiligten Partnern notwendig.

Die genannten Punkte prädestinieren die elektronische Datenverarbeitung zum Einsatz in der MS-

Verlaufsdokumentation. Über geeignete Datenbanksysteme können Einzelverläufe über viele Jahre standardisiert abgebildet und die hierbei anfallenden Daten lesbar, transparent und rasch abrufbar gespeichert werden. Automatisierte Berechnungen senken die Schwelle zur systematischen Anwendung etablierter Skalen, die für die Quantifizierung neurologischer Defizite unabdingbar sind. Der regelmäßige Einsatz von Skalen wie *Expanded Disability Status Scale* (EDSS) oder *Multiple Sclerosis Functional Composite* (MSFC) wird mittlerweile im Rahmen von Expertenempfehlungen zur MS-Therapie vorausgesetzt (MSTKG 2002; Diener und Weimar 2012).

Trotz der vielen Argumente für eine detaillierte elektronische Dokumentation von MS-Patienten ist eine entsprechende Umsetzung in der klinischen Praxis schwierig. Aufgrund der problematischen Vergütungssituation für Ärzte fehlt vielfach die zusätzliche Zeit für eine detaillierte Dokumentation, zumal es auch von den Kostenträgern außer gewissen Einzelverträgen keine flächendeckenden Initiativen dazu gibt. Die verschiedenen von der pharmazeutischen Industrie entwickelten elektronischen Dokumentationssysteme wurden nach mehr oder weniger langen Pilotphasen nicht weiterverfolgt (z. B. Smile CARD, MUSIS, TQMS Promise). Insgesamt hat sich gezeigt, wie problematisch eine von einem einzelnen pharmazeutischen Hersteller abhängige Dokumentationsplattform ist.

Im Einzelnen sind in Deutschland neben individuellen Dokumentationssystemen von Kliniken, Ärztenetzwerken oder Verbundprojekten EDMUS und das MSDS-System verfügbar, wobei EDMUS mit Schwerpunkt in Frankreich eher für spezielle wissenschaftliche Fragestellungen angewendet wird, während das MSDS System einen eher klinischen Schwerpunkt (Funktionen wie z. B. Arztbriefgenerator) hat und die Eingabeplattform für das weiter unten dargestellte Deutsche MS-Register bildet.

27.1.1 EDMUS

Das älteste in Deutschland verfügbare MS-spezifische Dokumentationssystem ist die *European Database for Multiple Sclerosis* (EDMUS; Confavreux et al. 1992; Flachenecker und Hartung 1996). EDMUS ist im Rahmen verschiedener Studien zur Anwendung gekommen, derzeit werden mit EDMUS die Studien POPARTMUS, NONADMUS und TYSEDMUS durchgeführt. Die aktuelle Version 4 kann über www.edmus.org bezogen werden und ist kostenpflichtig.

27.1.2 MSDS Klinik

Seit 1999 wurde durch die MSDS-Projektgruppe unter Leitung von Professor Martin Pette ein spezielles System zur MS-Dokumentation (Multiple Sklerose Dokumentationssystem, MSDS) mit Unterstützung der Hertie-Stiftung etabliert, das in Deutschland langsam, aber kontinuierlich eine wachsende Anzahl von Nutzern (Pette und Eulitz 2002) und auch im Rahmen des MS-Register-Pilotprojekts Anwendung gefunden hat (Flachenecker et al. 2005). MSDS ist eine Datenbankanwendung, die für die Erfassung von Patienten mit MS konzipiert ist. MSDS ist sowohl auf Einzelplatzrechnern als auch in lokalen Netzwerken einsetzbar. Das Programm ist modular aufgebaut und kann nach Bedarf um Funktionen erweitert werden. Die Grundbestandteile von MSDS sind Stammdatenverwaltung, Verwaltung von Daten zum Krankheitsverlauf, Berechnung von Scores, Arztbriefschreibung, Bioprobenverwaltung, Studien/Protokoll-Editor und ein Abfragemodul. MSDS dient vorrangig der strukturierten Erfassung klinischer Daten und der Arztbriefschreibung. Es kann strukturierte Krankheitsdaten zum Krankheitsbild MS erfassen, alle Daten aufbereiten, sie in einem standardisierten Arztbrief ausgeben und Auswertungen über den gesammelten Datenbestand führen, z. B. zum Auffinden von Patienten für Studien. MSDS Klinik steht seit 2004 in der Version 3.0 zur Verfügung.

Das Programm kann nach Unterzeichnung einer Geheimhaltungsvereinbarung kostenfrei von der MSDS-Projektgruppe in Dresden (http://msdsweb.med.tu-dresden.de) bezogen werden.

27.1.3 MSDS Praxis

MSDS Praxis ist ein computergestütztes System zur standardisierten Verlaufsdokumentation neurologischer Krankheitsbilder, insbesondere von MS und Parkinson-Syndromen. Es wurde von der MSDS-Projektgruppe Dresden unter Leitung von Professor Martin Pette in Interaktion mit einem Team von niedergelassenen Neurologen und mit finanzieller Unterstützung von Schering Deutschland (jetzt Bayer Healthcare) inhaltlich abgestimmt und auf der Basis langjähriger Erfahrung in der EDV-gestützten klinischen MS-Dokumentation entwickelt. Im Gegensatz zu MSDS Klinik, das speziell für MS-Spezialambulanzen im universitären Bereich konzipiert wurde, soll MSDS Praxis durch einen reduzierten Dokumentationsumfang und eine vereinfachte Benutzeroberfläche den besonderen Erfordernissen in der Praxis neurologischer Fachärzte gerecht werden. Neben dem primären Ziel, durch eine transparente Darstellung des Krankheitsverlaufs eine verbesserte Basis für diagnostische und therapeutische Entscheidungen zu schaffen, ist es ein vordringliches Anliegen, den hierfür erforderlichen Zeitaufwand auf ein notwendiges Minimum zu reduzieren. Darüber hinaus verfügt MSDS Praxis über einige eingebaute Datenabfragen zur Auflistung der erfassten Patienten und statistischer Details. Da MSDS Praxis mit dem SQL-Standard[1] kompatibel ist und dem Programm eine relationale Datenbank zugrunde liegt, können prinzipiell alle eingegebenen Daten über angepasste Abfragen zusammengestellt werden.

Seit Ende 2016 führt der von Bayer Vital beauftragte technische Dienstleister MedicalSyn GmbH eine grundlegende Überarbeitung des Systems durch.

27.1.4 MSDS^3D

Durch die eHealth/MSDS^3D-Projektgruppe in Dresden wurde seit 2008 als Neuentwicklung von MSDS Klinik unter Leitung der Autoren dieses Buchkapitels das in ➤ Kap. 27.3 detailliert dargestellte Patientenmanagementsystem MSDS^3D entwickelt und bundesweit in der Praxis implementiert. Aufgrund immer komplexerer Diagnose- und Therapiealgorithmen bei vielfältigen Innovationen in den letzten Jahren wird damit der Schritt von einem Patientendokumentationssystem hin zu einem elektronisch unterstützten adaptiven Patientenmanagementsystem bei MS gewagt (Kempcke et al. 2012a; Schultheiß 2012; Ziemssen et al. 2013). Den technischen Betrieb des Systems unterstützt seit dem 1.7.2016 der technische Dienstleister MedicalSyn GmbH.

[1] SQL = Structured Query Language, Standardsprache für Datenbankabfragen

27.2 MS-Register

Vor allem Studien zum therapeutischen Effekt immunmodulatorischer Therapien überblicken in der Regel nur einen Zeitraum von 2–3 Jahren. Dies steht in krassem Widerspruch zur MS-Krankheitsdauer von mehreren Jahrzehnten. Um solche Langzeitaspekte der Erkrankung besser abbilden zu können, wurden bereits vor längerer Zeit sog. **Registerstudien** für MS-Patienten initiiert, die wertvolle Informationen über Prävalenz, aktuelle Therapiemuster und Daten zum Krankheitsverlauf liefern können. Im besten Fall können solche Daten auch über längere Zeiträume von z. B. mehr als 20 Jahren erhoben werden. Solche MS-Register erlauben Korrelationen des Krankheitsverlaufs mit demografischen und klinischen Charakteristika. Somit können Registerstudien klinisch höchst relevante Daten zum MS-Langzeitverlauf liefern. Natürlich haben MS-Register ihre Limitationen, insbesondere, was die Verallgemeinerbarkeit der Daten angeht: Ein MS-Register lässt nur Rückschlüsse auf die Patientenkohorten zu, die im Rahmen des Registers dokumentiert werden.

MS-Register können arzt- oder patientenorientiert sein, mit jeweils unterschiedlichen Vor- und Nachteilen:

- **Arztbasierte Register** haben ihren klaren Vorteil in der detaillierten klinischen und demografischen Dokumentation, negativ dabei ist allerdings der z. T. hohe ärztliche Dokumentationsaufwand, der eine Langzeitdokumentation von großen Kohorten erschwert.
- **Patientenbasierte Register** erlauben die Erfassung großer Patientenkollektive und sind relativ kosteneffektiv. Das Fehlen eines ärztlichen Screenings sowie der ärztlichen Datenbestätigung

kann zu signifikanten Fehlern (z. B. fehlende MS-Diagnose) führen. Allerdings gibt es patientenbezogene MS-Register mit hohen Responseraten und 90 % oder mehr korrekten MS-Diagnosen. Beobachtungen von Registerstudien sind besonders wertvoll und klinisch relevant, wenn mehrere Registerstudien ihre Befunde gegenseitig bestätigen können. Allerdings ist es wichtig, sich zu vergegenwärtigen, dass sämtliche MS-Register-Daten bei unterschiedlichen Kohorten nicht konsistent sein können. Jede Datenbank ist einzigartig und setzt in der Regel jeweils unterschiedliche Schwerpunkte. Insgesamt hängt eine fehlende Konsistenz meist mit quantitativen oder qualitativen Unterschieden bei der Datengewinnung zusammen.

Merke

MS-Register stellen die einzige sinnvolle Möglichkeit der Gewinnung von Langzeitdaten dar, die auf keinem anderen Weg gewonnen werden könnten, weil keine solch große Patientenzahl über diesen langen Zeitraum im Rahmen einer klinischen Studie verfolgt werden kann.

Methodisch überwindet eine solche prospektive standardisierte Datensammlung die Limitationen an statistischer Power, die in vielen klinischen Studien besteht. Trotzdem werden solche Registerdatenbanken für ihren Mangel an statistischer Power bzgl. ihrer schwachen Assoziationen und Vorhersagen seltener Ereignisse sowie für ihre Unvollständigkeit vielfach kritisiert. Zusätzlich bedeutet die Sicherstellung einer hohen Datenqualität eine große Herausforderung. Dies ist insbesondere bei begrenzten finanziellen Ressourcen schwierig.

Eine Vielzahl von MS-Registern konnte in Kanada, den USA und Europa etabliert werden; eine Auswahl wesentlicher Register nennt ➤ Tab. 27.1 mit Literaturreferenz, Patientenanzahl und Etablierungsbeginn (Hurwitz 2011; Flachenecker und Stuke 2008).

Tab. 27.1 Wichtige MS-Register im Überblick

Register	Patientenanzahl	Beginn
MS-Register London, Ontario (Weinshenker et al. 1989)	1.099	1972
NYSMSC (Jacobs et al. 1999)	3.019	1996
EDMUS Lyon (Confavreux et al. 1992)	2.021	1976
Dänisches Register (Brønnum-Hansen et al. 2004)	9.881	1956
NARCOMS (Marrie et al. 2005)	19.297	1995
British Columbia (Tremlett et al. 2006)	2.837	1980

27.2.1 Deutsches MS-Register

Auch in Deutschland wurde im Jahr 2001 von der Deutschen Multiple Sklerose Gesellschaft (DMSG) ein MS-Register initiiert, um standardisierte Daten zur MS und ihren Unterformen, über die Versorgungssituation und den Einfluss der Krankheit auf die Berufs- und Arbeitswelt zu erhalten. Die Entwicklung des Registers fand in drei Phasen statt:

1. Pilotphase (2002–2003): Entwicklung, Testung und Verbesserung des Basisdatensatzes und des Erhebungsverfahrens
2. Extensionsphase (seit 2005): Ausweitung des Projekts durch Rekrutierung neuer Zentren
3. Spezialisierungsphase (seit 2010): weitere Verbesserung der Dokumentation und Datenqualität

Von der MS-Register-Gruppe wurde ein sog. **Basisdatensatz** entworfen, der soziodemografische Daten, Daten zu Diagnosestellung und Diagnosesicherheit, Verlaufsformen und Erstsymptomatik sowie zur Krankheitsaktivität und zur immunmodulierenden und symptomatischen Therapie, aber auch Behinderungsgrade und funktionelle Einschränkungen sowie Aussagen zu sozialmedizinischen Aspekten wie Berufstätigkeit und Berentung umfasst. In einer gemeinsamen Arbeitsgruppe der Multiple-Sklerose-Therapie-Konsensus-Gruppe (MSTKG) und des Ärztlichen Beirats der DMSG wurde auf Grundlage dieses Entwurfs der Basisdatensatz definiert und im Rahmen einer Konsensbildung zur standardisierten Dokumentation von MS-Patienten im Dezember 2001 übereinstimmend akzeptiert (Flachenecker et al. 2005).

An der anschließenden, auf 2 Jahre angelegten Pilotphase beteiligten sich fünf Zentren aus unterschiedlichen Regionen und Versorgungsstrukturen (Flachenecker 2008; Flachenecker et al. 2007). Als Dateneingabeinstrument kam MSDS Klinik bzw.

MSDS Praxis zur Anwendung. Nach einer mehrstufigen Qualitätskontrolle standen von 3.458 erhobenen Datensätzen 3.223 (93,2 %) für weitere Analysen zur Verfügung. Die demografischen Daten waren mit einem Frauenanteil von 72 %, einem mittleren Alter von 42,9 ± 11,2 Jahren und einer mittleren Krankheitsdauer von 12,6 ± 8,7 Jahren denen anderer Querschnittsuntersuchungen vergleichbar, ebenso wie die Verlaufsform (64 % Pat. mit schubförmiger MS) oder der Schweregrad der Behinderung (medianer EDSS 3,0; EDSS ≤ 4,0 bei 70 % der Pat.). Ein wichtiger neuer Befund war die relativ lange Zeitdauer vom Auftreten des ersten Symptoms bis zur Diagnosestellung. So vergingen bis zur Diagnosestellung im Mittel 3,4 Jahre, was sich auch in der Zeit nach 2000 nicht änderte. Ein Drittel der Patienten war MS-bedingt vorzeitig berentet; hiervon waren 15 % noch uneingeschränkt gehfähig. Eine Immuntherapie wurde bei 73 % der Patienten durchgeführt, zumeist mit IFN oder GLAT. Der Anteil der unbehandelten Patienten lag auch bei klinisch aktivem Krankheitsverlauf zwischen 21 und 28 %.

Ende Juni 2017 beteiligten sich am DMSG-Register 176 Zentren (87 MS-Zentren, 70 MS-Schwerpunktzentren und 19 Rehabilitationszentren). Aktuell werden jährlich bis zu 27.000 Datensätze durch die von der DMSG ausgezeichneten Zentren dokumentiert. Mitte September 2016 befanden sich über 172.000 qualitätskontrollierte Datensätze von mehr als 48.000 Patienten im MS-Register. Das deutsche MS-Register ist nicht populationsbezogen, sondern zentrumsbasiert, sodass ein Selektionsbias durchaus möglich ist. Mittlerweile liegt der Fokus des MS-Registers auf der longitudinalen Betrachtung der Versorgungssituation MS-Erkrankter in Deutschland über die verschiedenen Versorgungsbereiche (Klinik, Praxis, Reha) hinweg. Ausgehend von anderen europäischen Registern wurde über die *European Multiple Sclerosis Platform* (EMSP) 2007 ein Pilotprojekt für ein europäisches MS-Register gestartet (Flachenecker et al. 2010).

27.2.2 KKNMS: CONTROL-MS-Kohortenstudie

Auch das krankheitsbezogene Kompetenznetz Multiple Sklerose (KKNMS) rekrutiert im Verbund CONTROL MS 1.000 Patienten mit klinisch isoliertem Syndrom (CIS) oder früher MS, die über mehr als 10 Jahre medizinisch begleitet und wissenschaftlich beobachtet werden sollen. Detailliertere Informationen finden sich unter www.kompetenznetz-multiplesklerose.de.

27.2.3 Medikamentenspezifische Register

27

Neben den nationalen und zentrumsbasierten Registern gibt es seit Zulassung innovativer MS-Therapeutika wie z. B. Natalizumab und Fingolimod im Rahmen des Zulassungsverfahrens vorgeschriebene medikamentenspezifische Register. Ihr primäres Ziel ist die Dokumentation der Art und Häufigkeit schwerwiegender unerwünschter Ereignisse unter der jeweiligen Therapie. In der Regel werden Patienten rekrutiert, die eine Therapie mit dem jeweiligen Therapeutikum beginnen. Die Teilnehmer werden über einen längeren Zeitraum in regelmäßigen Abständen untersucht. So ist z. B. TYGRIS (TysabRi® Global Observation Program in Safety) eine weltweite Beobachtungsstudie, in der die Sicherheit der langfristigen Therapie mit Natalizumab bei einer großen Kohorte von MS-Patienten in der klinischen Praxis untersucht wird. PANGAEA (Post-Authorization Non-interventional GermAn treatment benefit study of GilEnyA® in MS patients) bildet die Basis für ein Langzeitregister von mit Fingolimod behandelten Patienten in Deutschland. Andere Länder wie z. B. Schweden oder Italien können aufgrund ihres jeweiligen Medikamentenzulassungsverfahren nationale Medikamentenregister umsetzen (Mancardi et al. 2011; Piehl et al. 2011).

27.3 MS-Management

Als **Neuentwicklung** des in Dresden entwickelten Multiple Sklerose Dokumentationssystems (MSDS) entstand **ab 2008** durch die eHealth/MSDS^{3D}-Projektgruppe das mehrdimensionale Patientenmanagementsystem MSDS^{3D}, das den Arzt bei der Durchführung komplexerer Prozesse (z. B. beim Therapie-

27

management) unterstützen soll (Pette und Eulitz 2002; Schultheiß et al. 2012; Suhrbier et al. 2013; Ziemssen et al. 2010a, 2013; McDonald et al. 2001). Insbesondere bei hochspezialisierten Krankheitsbildern wie z. B. der MS wünschen sich die am Behandlungsprozess Beteiligten ein spezielles, intelligentes Managementsystem, das über eine reine MS-Dokumentation hinausgeht (Lublin und Reingold 1996; McDonald et al. 2001, Haase et al. 2012; Suhrbier et al. 2013). Für prospektive Datenerfassungen ebenfalls nicht ausreichend ist ein reines Dokumentationssystem, das den Anwender nicht bei der prospektiven Dateneingabe unterstützt bzw. ihn beim Fehlen wichtiger Daten an diese erinnert.

In dem mit MSDS^{3D} dargestellten Gesamtprozess werden Patient, Schwester und Arzt in das System einbezogen (Kempcke et al. 2012a). Darüber hinaus kann das System nicht nur genutzt werden, um Daten des Patienten zu erfassen und zu interpretieren, sondern als interaktives System auch Informationen an den Patienten vermitteln. Die Interaktion mit dem Patienten erfolgt entweder über Online-Multitouch-Systeme, z. B. einen Touchscreen oder ein Touch-Pad als interaktives Patiententerminal oder über Mobilgeräte wie z. B. das Smartphone des Patienten (➤ Abb. 27.1). Das in MSDS^{3D} integrierte Befragungssystem für die fragebogengestützte Datenerfassung ist mit einer speziell auf MS-Patienten ausgerichteten Benutzeroberfläche ausgestattet (Kern et al. 2013). Zusätzlich administriert das medizinische Personal den Ablauf der Befragung (z. B. Start der Befragung) und gibt evtl. Hilfestellung bei der Beantwortung.

Die mobilen Endgeräte werde jeweils vom lokal im Behandlungszentrum befindlichen MSDS^{3D}-System über einen speziellen Server angesteuert, der auch den Datenfluss zum und vom Patienten regelt (➤ Abb. 27.1). Anonymität und Datenschutz werden in einem aufwendigen Prozess garantiert, der eine verschlüsselte Übertragung (Kratzsch et al. 2009) enthält.

Die MSDS^{3D}-Module ermöglichen eine standardisierte Dokumentation und Visualisierung der Besuchszeitpläne und obligatorischen Untersuchungen über die Gliederung mit einem vertikalen Zeitstrahl, der die Untersuchungszeitpunkte abbildet, und jeweils horizontal angeordneten durchzuführenden Aufgaben mit den detailliert dargestellten zu erhebenden Parametern. Oberhalb des Rahmens, der den aktuellen Besuch des Patienten dokumen-

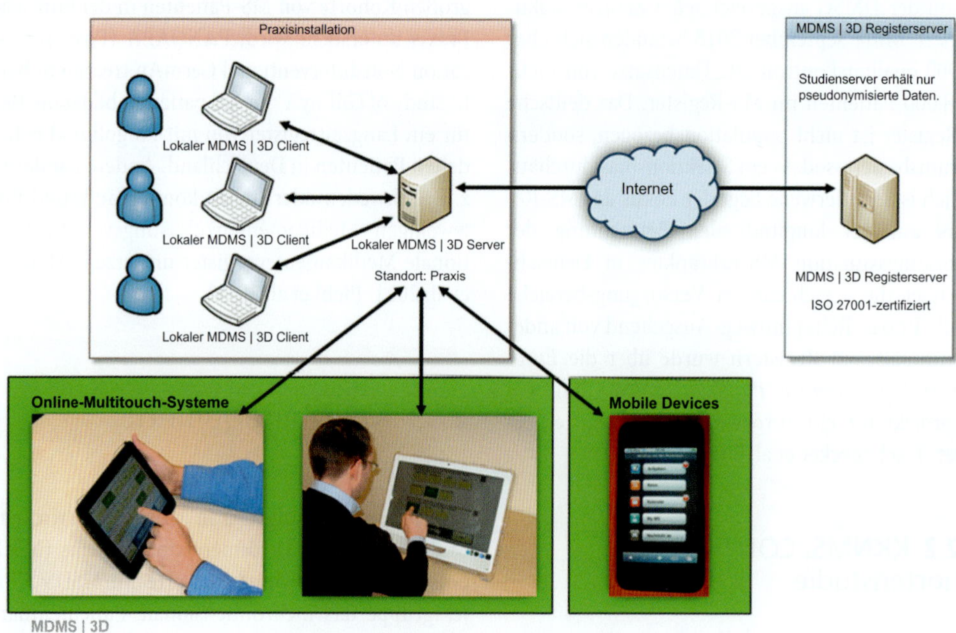

Abb. 27.1 MSDS^{3D} – Interaktionsmöglichkeiten mit dem Patienten [M938]

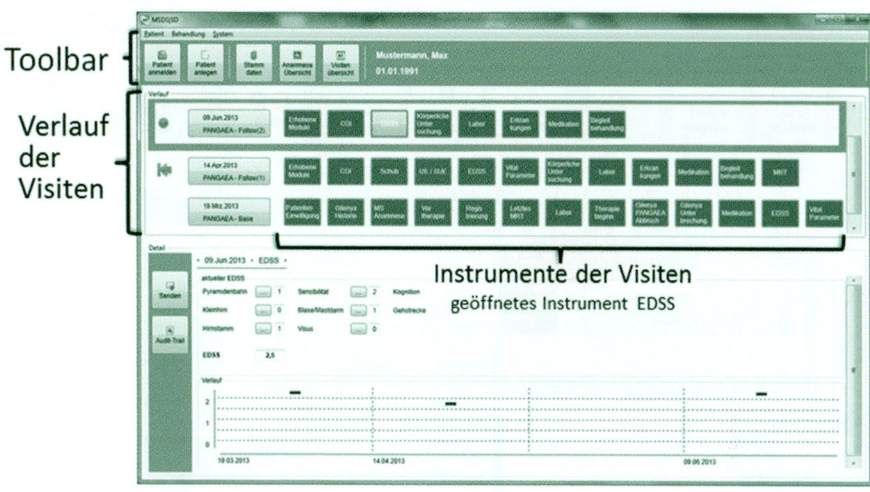

Abb. 27.2 MSDS^{3D} – Toolbar, Visitenstruktur mit Instrumenten und Aufgaben [M938]

tiert, wird der nächste Termin mit dem vorgesehenen Zeitfenster aufgeführt; unterhalb scrollbar die abgeschlossenen Visiten. Die jeweiligen durchzuführenden Prozeduren (z. B. EDSS, Patientenbefragungen) sind jeweils in Form von separaten Instrumenten dargestellt (➤ Abb. 27.2) (Pette und Eulitz 2002; Ziemssen et al. 2010b; Kempcke et al. 2012a; Kern et al. 2013; Ziemssen et. al 2013).

Zusätzlich erfolgte über eine Toolbar die Integration administrativer Funktionen (z. B. Anlegen eines Patienten, Anmeldung eines Patienten für eine Untersuchung) und von Auswertemechanismen in das Patientenmanagementsystem MSDS^{3D} (➤ Abb. 27.2). Nach Anklicken des jeweiligen Instruments mit Aufgaben öffnet sich das entsprechende Eingabemenü (➤ Abb. 27.3). Diagnostisch-therapeutisch richten sich die implementierten Instrumente nach den Leitlinien der jeweiligen Fachgesellschaften (Pette und Zettl 2002; MSTKG 2002; Diener und Weimar 2012).

Durch zusätzliche Einbeziehung Multi-Touch-basierter Systeme konnten das klinische Management und die Dokumentation des Krankheitsverlaufs von MS Patienten mit MSDS^{3D} in den letzten Jahren weiterentwickelt und somit neue Möglichkeiten im Ma-

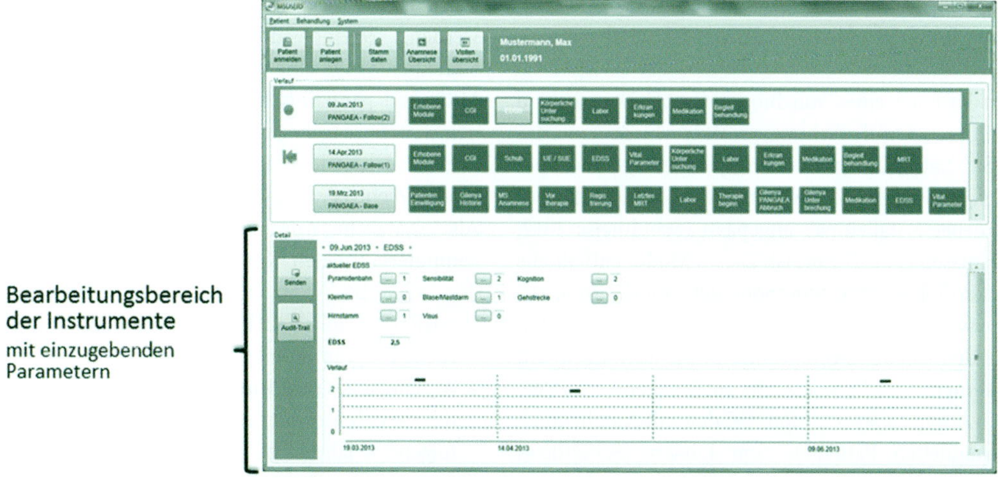

Abb. 27.3 MSDS^{3D} – Instrument EDSS mit Aufgaben im Bearbeitungsbereich [M938]

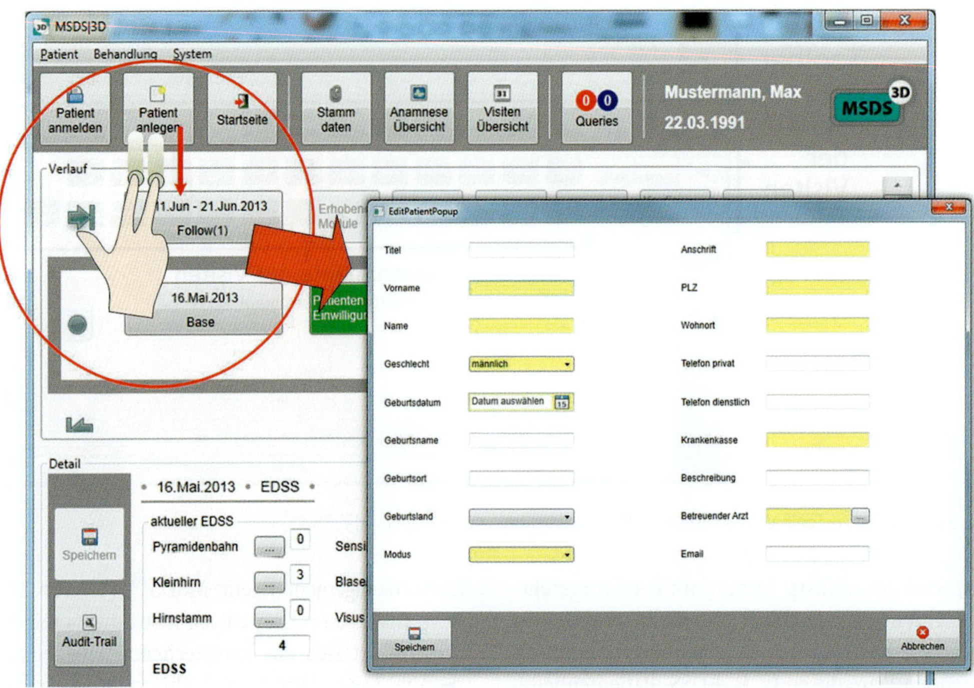

Abb. 27.4 Bedienung administrativer Funktionen der Toolbar in MSDS^{3D} mittels Multitouch-Gesten [M938]

nagement von Patienten zur Anwendung gebracht werden (Kern et al. 2013; ➤ Abb. 27.4).

27.3.1 Anwendungen von MSDS^{3D} in verschiedenen Patientenmanagementsystemen

Das MSDS^{3D}-Natalizumab-Modul

Im Rahmen eines von Biogen GmbH Deutschland unterstützten Forschungsprojekts wurde ein MSDS^{3D}-Natalizumab-Modul implementiert, das speziell an die Behandlung mit dem monoklonalen Antikörper Natalizumab angepasst (Schultheiss 2012; Ziemssen et al. 2010b) ist. Dieses Modul enthält alle essenziellen Prozesskomponenten von der Indikationsstellung über die Infusionsdurchführung bis hin zu den notwendigen Kontrolluntersuchungen. Im Rahmen eines Pilotversuchs am MS-Zentrum Dresden kommt dieses System bei den mit Natalizumab behandelten Patienten zum Einsatz (Schultheiss 2012; Ziemssen et al. 2010b). Multizentrisch findet dieses System derzeit für ca. 200 mit Natalizumab behandelte MS-Patienten bundesweit Anwendung. Die Abfolge der Visiten und jeweils zu absolvierenden Instrumente im MSDS^{3D}-Natalizumab-Modul ist festgelegt. Bei gegebener Indikation erfolgt zum Zeitpunkt der erstmaligen Infusion die sorgfältige Dokumentation der Patienteneinwilligung. Diese steht als Bericht im MSDS^{3D} zur Verfügung und muss ausgedruckt in der Patientenakte abgelegt werden. Nachfolgende Instrumente umfassen Krankheitsvorgeschichte, EDSS und MSFC sowie MRT und paraklinische Parameter. Optional können weitere Fragebögen wie z. B. zur Lebensqualität oder eine kognitive Testung vom Patienten über touchscreenbasierte Systeme durchgeführt werden. Als zusätzliche Anwendungen im Rahmen eines computergestützten Krankheitsmanagements wurden im MSDS^{3D}-Natalizumab-Modul zwei weitere, speziell im Hinblick auf das Risikomanagement entwickelte Programmfunktionen integriert.

1. Anhand eines **multitouchbasierten Quiz** werden die Patienten vor der ersten Infusion und nachfolgend ¼-jährlich zu ihrem Kenntnisstand in Bezug auf Natalizumab befragt. Das 19 Fragen umfassende Quiz lässt sich am Touchscreen des

Patiententerminals oder auf einem Touchpad ohne größeren Aufwand bearbeiten. Das Ergebnis kann der Arzt an seinem Bildschirm direkt einsehen. Das Quiz dient in erster Linie dazu, den mit Natalizumab behandelten Patienten ein regelmäßiges Feedback über das Medikament zu geben und den Wissensstand stets auf einem möglichst hohen Niveau zu halten.

2. Das zweite Tool ist eine **Checkliste**, die nach dem Auftreten häufiger **Symptome einer progressiven multifokalen Leukoenzephalopathie** (PML) als mögliche Nebenwirkung einer Therapie mit Natalizumab fragt und von jedem Patienten allein oder im Beisein von Angehörigen vor jeder Infusion beantwortet werden muss. Dies wird ebenfalls per Touchscreen am Patiententerminal oder über Touchpad durchgeführt. Sofern sich im Rahmen der Checkliste Warnhinweise auf eine PML ergeben, erscheinen sog. Red Flags, die eine unmittelbare Vorstellung des Patienten beim behandelnden Arzt erforderlich machen. Sind alle notwendigen Instrumente der jeweiligen Visite durchgeführt, erteilt der Arzt die Infusionsfreigabe, vor der keine Infusion von Natalizumab erfolgen kann. Die Infusion selbst wird von der Schwester dokumentiert, die auch den nächsten Termin mithilfe des MSDS^{3D}-Terminmanagers vereinbart. Erscheint der Patient nicht zum vereinbarten Termin, werden Schwester und Arzt durch MSDS^{3D} daran erinnert. Hierbei ist die Einhaltung der gültigen nationalen sowie europäischen Datenschutzbestimmungen gewährleistet. Sofern alle Instrumente der Therapie mit Natalizumab grün hinterlegt sind, kann die Visite mit der entsprechenden Berechtigung vidiert und an ein zentrales Register (z. B. MS-Register oder medikamentenspezifisches Register) pseudonymisiert übermittelt werden.

Breite Anwendung finden die Erkenntnisse aus diesem Pilotprojekt bundesweit in der durch Biogen GmbH Deutschland initiierten Studie TRUST zur Begleitung von Patienten unter Behandlung mit Natalizumab und dem zusätzlichen MSDS^{3D}-TysabRi®-Modul. Ziel dieses Moduls ist die Begleitung der Anwender von Natalizumab mittels hinterlegter und adaptiver Algorithmen in Abhängigkeit bestimmter Parameter wie z. B. Therapiedauer und JCV-Status des Patienten. Je nach Änderung der integrierten Parameter gibt das System zu bestimmten Zeitpunkten Hinweise auf durchzuführende Prozeduren (z. B. MRT-Untersuchungen). Das MSDS^{3D}-TysabRi®-Modul kann kostenlos beim MSDS^{3D}-Support oder bei Biogen GmbH Deutschland angefordert werden.

Das MSDS^{3D}-ZEUS-Modul für die Daclizumab-Dokumentation

Nach den positiven Erfahrungen mit dem MSDS^{3D}-Natalizumab-Modul wurde mit Unterstützung von Biogen Deutschland für Patienten unter Therapie mit Daclizumab ein MSDS^{3D}-Daclizumab-Modul entwickelt. Ziel dieses Modus ist es, das frühzeitige und kontinuierliche Monitoring der mit Daclizumab behandelten Patienten hinsichtlich Verträglichkeit und Sicherheit in der realen klinischen Routine zu ermöglichen. Dazu werden die in der klinischen Praxis erhobenen medizinischen Daten verwendet und um spezifische Parameter erweitert. Die behandelnden Ärzte und Schwestern werden vor allem hinsichtlich des Monitorings und der Kontrolle der Laborparameter unterstützt. Neben der manuellen Eingabe im Monitoring notwendiger Laborparameter ist die automatisierte Übernahme von Laborparametern möglich. Verletzungen definierter Grenzen werden dem behandelnden Personal im System aktiv dargestellt und Informationen der jeweils aktuellen Leitlinien zu Behandlungsstrategien hinterlegt.

Das MSDS^{3D}-Fingolimod-Modul für PANGAEA-Dokumentation

Mithilfe von Novartis Deutschland wurde mit MSDS^{3D}-Fingolimod zur Verwaltung der therapeutischen Eskalation mit Fingolimod bei der Behandlung der MS ein weiteres Modul implementiert. Es integriert den bestehenden Risikomanagement-Plan für die Therapie mit Fingolimod in die MSDS^{3D}-Software und unterstützt den behandelnden Neurologen durch die genaue Abbildung der notwendigen Untersuchungen (Ziemssen et al. 2012b) Durch den modularen Aufbau mit adaptiven Elementen – d. h. erst durch die Bestätigung einer Variable werden weitere Variablenfelder abgebildet, bei Nichtbestäti-

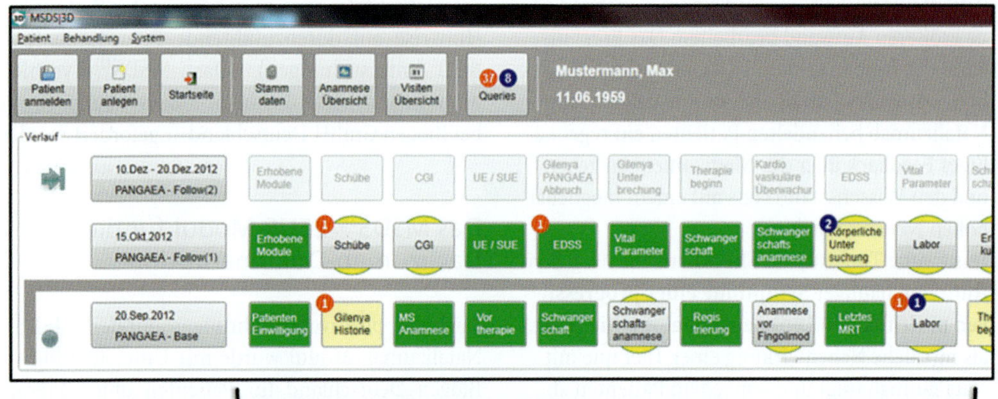

Instrumente der Visiten mit gekoppelten Queries

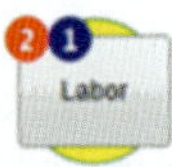

Queries sind vorhanden – Bearbeitung notwendig

Abb. 27.5 MSDS^{3D}-Pangaea-Modul mit zu bearbeitenden Queries

gung notwendiger Variablen sind keine Dokumentationen möglich – werden behandelnde Ärzte und medizinisches Fachpersonal vom Beginn der Behandlung mit Fingolimod an strukturell durch die notwendigen medizinischen Untersuchungen geführt. Diese müssen in ¼-jährlichen Abständen dokumentiert werden. So erfolgt im MSDS^{3D}-PANGAEA-Modul die Integration der vom Datenmanagement gestellten Rückfragen (Queries) in Form einer Gesamtanzeige in der Toolbar im Button „Queries" und einer direkt an die Instrumente gekoppelten Anzeige (➤ Abb. 27.5). Zu bearbeitende oder fehlende Daten können so direkt identifiziert werden.

Das MSDS^{3D}-Lemtrada®-Modul

In Deutschland ist Lemtrada® (Alemtuzumab) gemäß der Europäischen Arzneimittel-Agentur (EMA) seit September 2013 zur Therapie erwachsener Patienten mit aktiver schubförmig remittierender MS (charakterisiert durch klinischen Befund oder Bildgebung) zugelassen. Nach zweimaliger Gabe der Infusion über 5 Tage und nach 12 Monaten erneut über 3 Tage muss eine mindestens 4-jährige Monitoringphase durchgeführt werden, während der wesentliche Blutparameter monatlich erfasst und beurteilt werden müssen. Zur Umsetzung dieses Risk-Management-Programms (RMP) wurde das MSDS^{3D}-Lemtrada®-Modul entwickelt und in die mehrdimensionale MSDS^{3D}-Plattform integriert. Im MSDS^{3D}-Lemtrada®-System werden sowohl alle notwendigen Parameter bzgl. Diagnostik und Therapie dokumentiert, die der behandelnde Arzt im Rahmen der zwei Behandlungsphasen an jeweils 5 (zu Beginn der Behandlung) bzw. 3 (ab der zweiten Behandlungsphase) aufeinanderfolgenden Tagen erhebt, als auch die notwendigen Monitioringuntersuchungen im therapiefreien Intervall von 1 Jahr zwischen den Infusionszyklen abgebildet. (Adaptiv werden dabei z. B. die regionalen Impfanforderungen mindestens 6 Wochen vor Aufnahme der Behandlung mit Lemtrada® durch MSDS^{3D} dargestellt.)

Zusätzlich bildet MSDS^{3D} das notwendige regelmäßige Monitoring zur Sicherstellung der klinischen Vigilanz nach erfolgtem Abschluss der Infusionszyklen über den Zeitraum von 4 Jahren ab. Das MSDS^{3D}-Lemtrada®-System ermöglicht ein standardisiertes Management und eine standardisierte Dokumentation der mit Lemtrada® behandelten Patienten über Sektorengrenzen hinweg und kann als Dateneingabesystem für verschiedene Datenbanken dienen. Initiativen zur Nutzung des MSDSD^{3D}-Lemtrada®-Systems auf europäischer Ebene laufen aktuell.

Das MSDS^{3D}-REGIMS-Modul

Um den Zweig der Versorgungsforschung im deutschen KKNMS zu unterstützen, wurde ein MSDS^{3D}-REGIMS-Modul als Dokumentationstool für ein deutschlandweites Register zur Dokumentation von Immuntherapien (REGIMS) etabliert. Dieses Register soll die Früherkennung von möglichen schweren Komplikationen bei allen mit Immuntherapien behandelten MS-Patienten unterstützen. Dabei wird das computergestützte MSDS^{3D}-System dazu genutzt, Daten von allen an der Behandlung Beteiligten (Patient, Arzt, Schwester) zu erheben. Ziel ist es dabei u. a., Doppeldokumentationen für die an der Behandlung Beteiligten zu vermeiden. So kann z. B. ein in der klinischen Praxisroutine erhobener EDSS direkt in das REGIMS-Register übertragen werden.

Für die weitere Entwicklung und den Ausbau der Datenerhebung in der Zukunft wird computergestützten Systemen und Technologien eine zentrale Rolle zukommen, da mithilfe dieser Technologien die Erhebungsbreite effektiv ausgebaut werden kann. Derzeit ist eine Schnittstelle über MSDS^{3D} zu REGIMS entwickelt worden, um bundesweit Daten von den MS behandelnden Zentren in diese Datenbank zu übertragen.

Das MSDS^{3D}-DMSG-Modul

Das MS-Register der DMSG verfügt über ein Migrationstool zur Übermittlung von Daten aus MSDS-Klinik und MSDS-Praxis in die Forschungsdatenbank des MS-Registers. Eine Anbindung von MSDS^{3D} an die Forschungsdatenbank des MS-Registers ist momentan nicht realisiert. Um dem Nutzer die Anwendung aus einem System heraus zu ermöglichen und damit unnötige Doppeleingaben zu vermeiden, wäre eine zukünftige Integration sinnvoll.

Das MSDS^{3D}-IV-Modul

Mit dem MSS^{3D}-Modul als technische Plattform zur Abbildung integrierter Versorgungsansätze (MSDS^{3D}-IV-Modul) wird die Etablierung des Patientenmanagement- und Dokumentationssystem MSDS^{3D} sowohl im Bereich der klinischen Dokumentation zum Verlauf der MS als auch zur speziellen therapeutisch orientierten Dokumentation über sektorale Grenzen der MS-Versorgung hinweg genutzt. Darüber hinaus kann das System problemlos zur Dokumentation weiterer Fragestellungen wie z. B. zur Lebensqualität der Patienten *(quality of life,* QoL), genutzt werden. Der Plattformgedanke ermöglicht die Vernetzung mit weiteren Fachdisziplinen wie z. B. der Neuroradiologie. So können durch den Neurologen mit MSDS^{3D} MRT-Bilder für eine Zweitmeinung einem entsprechenden MRT-Experten zur Verfügung gestellt werden. Dieser kann bei Bedarf auf die klinischen Daten des Patienten im MSDS^{3D}-System zugreifen und dem Neurologen seinen Befund mithilfe von MSDS^{3D} vermitteln.

Seit Juni 2014 werden im MS-Versorgungsprozess Pilotprojekte gestartet, um mit MSDS^{3D} neue Versorgungsmodelle im Rahmen der Integrierten Versorgung (IV) oder der Ambulanten Spezialärztlichen Versorgung (ASV) abzubilden. Im Rahmen der IV können Patienten zusätzliche Leistungen ergänzend zur Regelversorgung in Anspruch nehmen. MSDS^{3D} ermöglicht dabei die Führung/Leitung der Patienten durch einen definierten integrierten Behandlungspfad und stellt die im IV-Vertrag vereinbarte Dokumentation bestimmter Qualitätsparameter sicher. Außerdem sind über MSDS^{3D} die abrechnungsrelevanten Parameter an die entsprechenden Stellen übertragbar. Ärzte können nun einerseits die im IV-Vertrag definierten Medikamente verabreichen/Leistungen erbringen und andererseits die im IV-Vertrag definierten Leistungen über den elektronischen Datenaustausch via MSDS^{3D} abrechnen.

Die Daten werden vom IV-Server des MSDS^{3D}-IV-Moduls angenommen und über eine gesicherte Verbindung an die entsprechenden Kooperationspartner weitergeleitet. Die übertragenen Informationen müssen sowohl den Anforderungen des § 295 Abs. 1b SGB V genügen als auch Daten mit Qualitätsparametern (z. B. Messung von Laborwerten) enthalten. Beide Datensätze sind für eine korrekte

Leistungsabrechnung zwingend zu liefern und müssen inhaltlich korrekt sein. Die Überprüfung übernehmen sowohl Checks in MSDS^{3D} als auch ein Datenannahmeserver des entsprechenden Kooperationspartners, der bei fehlerhaften Informationen automatisiert eine Antwort an den MSDS^{3D} verschickt. Zeitgleich wird diese Information über das MSD^{3D}-IV-Modul dem teilnehmenden Arzt zur Verfügung gestellt. So entstehen keine Verzögerungen im Versorgungsprozess.

Merke

MSDS^{3D} ermöglicht es, ohne zusätzlichen Dokumentationsaufwand die Versorgungskette der MS sektorenübergreifend abzubilden und verschiedene an der Versorgung beteiligte Player in einer Oberfläche zu integrieren. Zusätzliche Leistungen der Patientenversorgung werden auf dieser Grundlage qualitätsorientiert und transparent dargestellt.

27.3.2 Die MSDS^{3D}-Wissenschaftsmodule

Weiterhin hat MDS^{3D} Einzug in die Umsetzung verschiedener wissenschaftlicher Forschungsprojekte gefunden. Neben der standardisierten Erhebung klinischer Daten mit MSDS^{3D} wird dabei eine einfache Einbindung elektronischer Medien ermöglicht. So können Patientenbefragungen entweder papierbasiert über einen Touchscreen als interaktives Patiententerminal durchgeführt werden (➤ Abb. 27.6).

Daten können ohne zusätzliche Doppeldokumentation erhoben werden, stehen zeitgleich zur Verfügung und können automatisiert in weitere Datenbanken übertragen oder ausgewertet werden. Zusätzlich ist die Implementierung von Plausibilitätsprüfungen möglich. Eine manuelle Überprüfung und/oder Übertragung der erhobenen Daten ist nur noch in Ausnahmefällen notwendig. MSDS^{3D} kann somit erheblich zur effektiven und effizienten Umsetzung wissenschaftlicher Fragestellungen beitragen.

Im Laufe des Jahres 2017 wird das MSDS^{3D}-System einem systematischen Reengineering unterzogen und auf eine moderne technische Basis umgestellt. In Zusammenarbeit mit der MedicalSyn GmbH als zentralem technischem Provider werden die bestehenden MSDS- und MSDS^{3D}-Module in einer neuen technischen Struktur zusammengefasst. Unter der medizinisch-wissenschaftlichen Leitung von Prof. T. Ziemssen wird die Etablierung eines breit nutzbaren klinischen Dokumentations- und Monitoringtools kontinuierlich umgesetzt. Dabei wird neben der effizienten klinischen Datenerhebung und Dokumentation der Nutzung patientenorientierter Applikationen weiterhin ein zentraler Stellenwert zukommen.

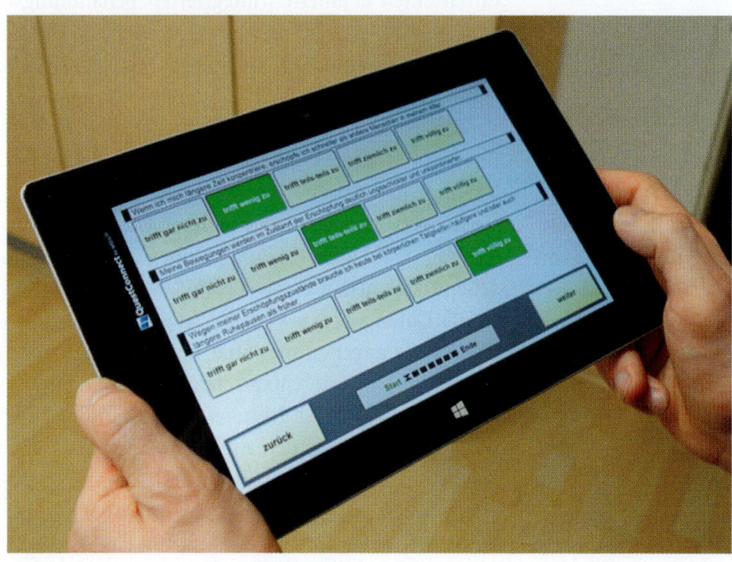

Abb. 27.6 Patientenbefragungmittels Tablet-PC [M938]

Damit ist es vor dem Hintergrund des demografischen Wandels zukünftig möglich, eine stärkere Vernetzung der medizinischen Leistungserbringer zu etablieren, um eine leistungsstarke flächendeckende Gesundheitsversorgung komplexer neurologischer Erkrankungen unterstützen zu können. Dazu werden weitere integrierte sektorenübergreifende Versorgungs- und Behandlungspfade definiert und nachhaltig implementiert. Eine weitere Zielstellung besteht darin, die Qualität der Versorgung neurologischer Erkrankungen durch Nutzung digitaler Dienste und Architekturen (z. B. in Form der elektronischen Fallakte) auf dem aktuell hohen Niveau zu erhalten.

In einem weiteren Ausbauschritt erfolgt dazu die **Anbindung an telemedizinische Infrastrukturen**, um in spezifischen medizinischen und/oder pflegerischen Fragestellungen nachhaltige Versorgungslösungen zu etablieren. Für die Durchführung und zur Unterstützung des Austauschs und der Kommunikation wird auf die CCS-Telehealth-Ostsachsen-Infrastruktur zurückgegriffen (THOS-Plattform). Die Plattform **CCS Telehealth** gibt den an der Versorgung Beteiligten eine Möglichkeit zur intersektoralen Vernetzung. Durch einen unkomplizierten Austausch zwischen Ärzten (Telekonsultation) sowie zwischen Patienten und deren Ärzten (Telemonitoring) können Versorgungsunterschiede zwischen gut ausgestatteten urbanen Zentren und ländlichen Regionen verhindert sowie Spitzenzentren verbunden werden. Die CCS-Telehealth-Plattform nutzt eigene Datenrouten und gewährleistet somit einen zertifizierten, sicheren Datenfluss. In dem in Deutschland lokalisierten Rechenzentrum werden die elektronischen Patientenakten hinterlegt, welche die Akteure mit entsprechender Freischaltung durch die Patienten leicht abrufen können. Dazu ist die THOS-Plattform mit den jeweiligen bestehenden elektronischen Patientenakten vernetzt. Als Basis der elektronischen Patientenakte dient das vom Zentrum für Klinische Neurowissenschaften entwickelte Patientenmanagement- und Dokumentationssystem MSDS^{3D}.

LITERATURAUSWAHL

Unter https://shop.elsevier.de/multiple_sklerose erhalten Sie Zugriff auf weitere Literaturstellen zu diesem Kapitel.

Flachenecker P (2008). Multiple sclerosis registry in Germany: Results of the extension phase 2005/2006. Dtsch Arztebl Int 105(7): 113–119.

Flachenecker P, Stuke K (2008). National MS registries. J Neurol 255 (Suppl 6): 102–108.

Flachenecker P, Zettl UK, Stuke K et al. (2007). MS-Register in Deutschland – Ergebnisse 2005/2006. Akt Neurol 34: P713.

Haase R, Schultheiß T, Kempcke R, et al. (2012). Use and acceptance of electronic communication by patients with multiple sclerosis: A multicenter questionnaire study. J Med Internet Res 14(5): e135.

Kempcke R, Schultheiß T, Kratzsch F et al. (2012a). Modernes Therapie-Management zur Verbesserung der Therapie mit Interferon beta-1b mit MSDS 3D. Akt Neurol 39: S2–S5.

Kern R, Suhrbier A, Großmann L et al. (2013). Mehr als dokumentieren: computergestütztes Patientenmanagement. Neurologe & Psychiater 14: 56–60.

Pette M, Eulitz M (2002). Das Multiple-Sklerose-Dokumentationssystem MSDS – Diskussionsgrundlage für einen Dokumentationsstandard Multiple Sklerose? Nervenarzt 73(2): 144–148.

Schultheiß T, Kempcke R, Kratzsch F et al. (2012). Multiple Sklerose-Management-System 3D. Der Umzug von der Dokumentation zur Behandlung von Patienten. Nervenarzt 83(4): 450–457.

Ziemssen T, Kratzsch F, Eulitz M et al. (2010a). Entwicklung und erste Bewertung der neuen Patienten-und Dokumentationssystem MSDS 3D für Patienten mit Multipler Sklerose. Neurology 74(9): A554.

Ziemssen T, Kratzsch F, Kempcke R (2010b). Patient Management von MS-Patienten auf die Therapie mit Natalizumab mit MSDS 3D. Nervenheilkunde 29: S31–S33.

Ziemssen T, Kempcke R, Eulitz M et al. (2013). Multiple sclerosis documentation system (MSDS): Moving from documentation to management of MS patients. J Neural Transm 120 (Suppl 1): S61–63.

27

Register

B

C

M

N